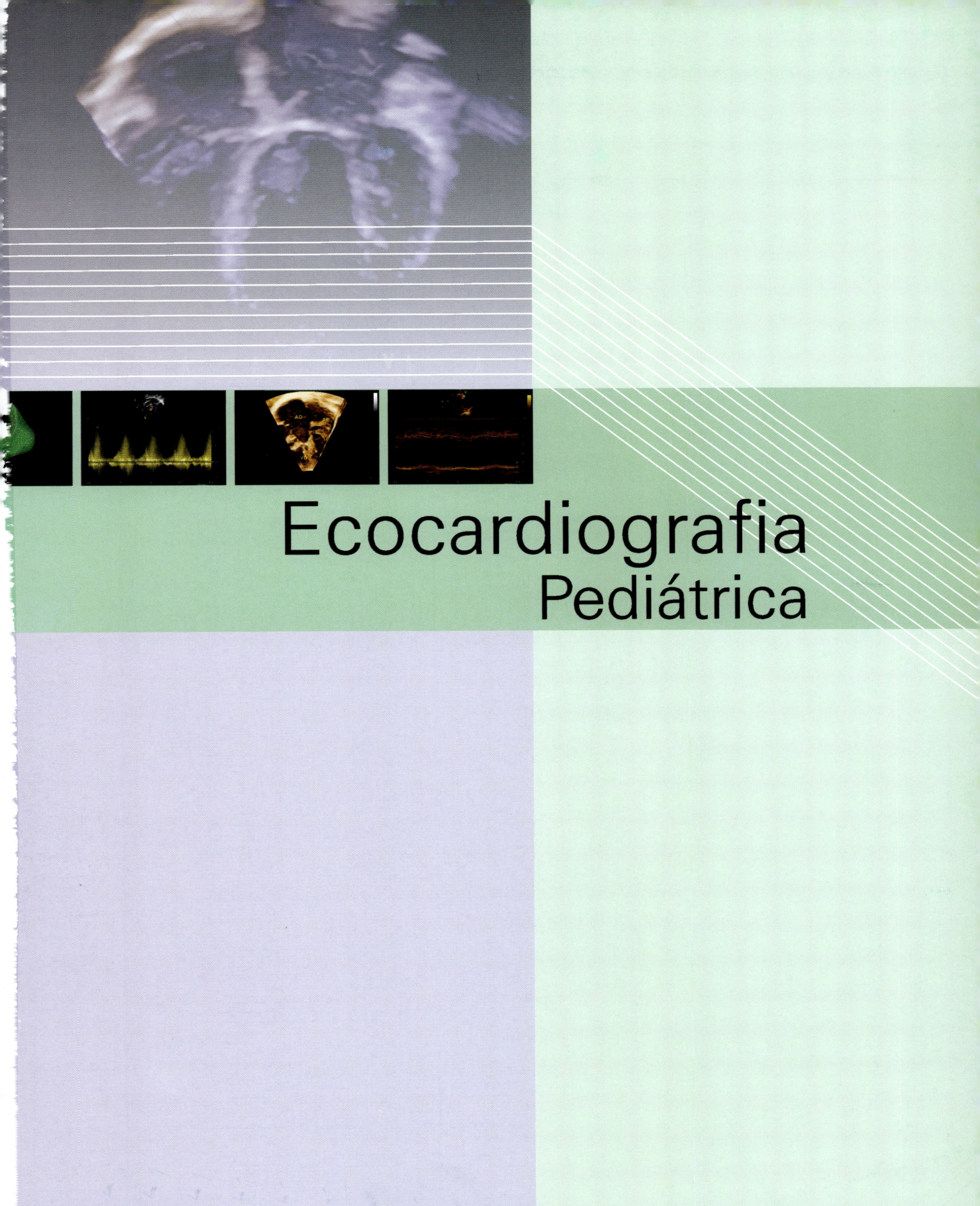

Ecocardiografia
Pediátrica

Colaboradores

CÉLIA TOSHIE NAGAMATSU
Médica-Colaboradora e Assistente da Clínica de Cardiologia Pediátrica e Fetal *Ecokid*
Estágio de Especialização na Universidade da Califórnia, São Francisco, EUA

ERIKA YUMI ISHICAVA TAKAHASHI
Médica-Colaboradora e Assistente da Clínica de Cardiologia Pediátrica e Fetal *Ecokid*

FABRICIO MARCONDES CAMARGO
Médico-Colaborador e Assistente da Clínica de Cardiologia Pediátrica e Fetal *Ecokid*
Médico-Assistente do Departamento de Obstetrícia/Setor de Ecocardiografia Fetal do Hospital das Clínicas da Universidade de São Paulo

GUSTAVO ANTONIO GUIMARÃES FÁVARO
Médico-Colaborador e Assistente da Clínica de Cardiologia Pediátrica e Fetal *Ecokid*
Doutor em Medicina pela Faculdade de Medicina da Universidade de São Paulo, Instituto do Coração da FMUSP
Estágio de Especialização na Universidade de Harvard – Boston, EUA

JULIANA TORRES PACHECO
Médica-Colaboradora e Assistente da Clínica de Cardiologia Pediátrica e Fetal *Ecokid*
Estágio de Especialização na Universidade da Pensilvânia – Pittsburgh, EUA

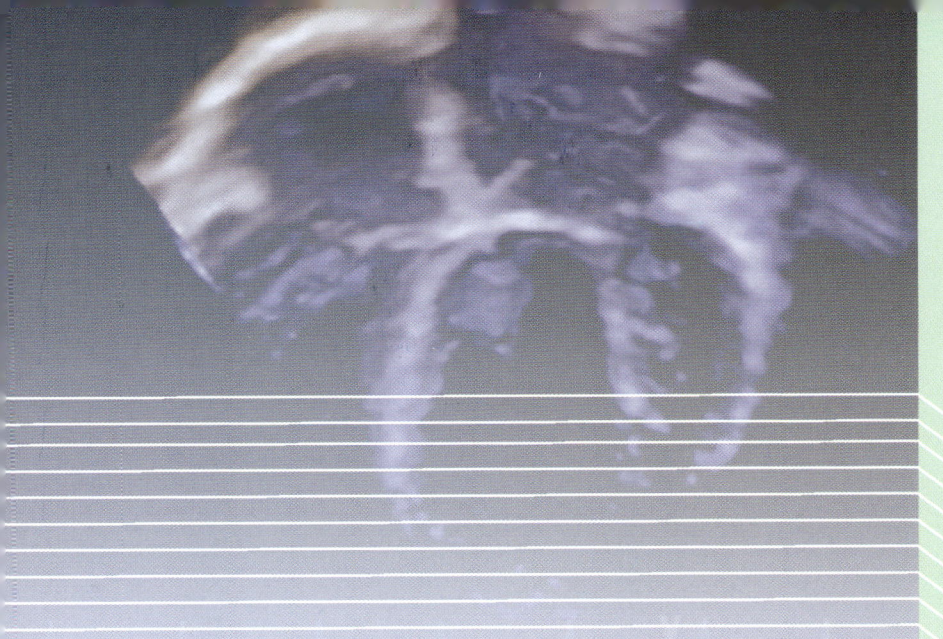
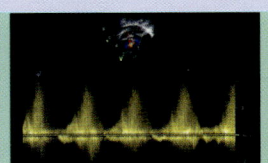 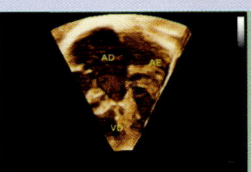 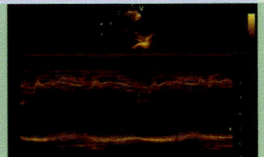

Ecocardiografia Pediátrica

Lilian Lopes

Doutora em Medicina pela Faculdade de Medicina da
Universidade de São Paulo (USP)
Research Fellow no Laboratório de Ecocardiografia Pediátrica e Fetal da
Universidade da Califórnia – São Francisco, EUA
Estágio Especializado no Departamento de Cardiologia Pediátrica do
Boston Children's Hospital da *Harvard Medical School* – Boston, EUA
Especialista em Cardiologia, Cardiologia Pediátrica e
Ecocardiografia pela Sociedade Brasileira de Cardiologia
Médica-Diretora da Clínica *Ecokid* de São Paulo

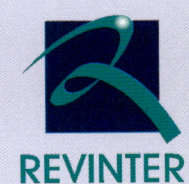

REVINTER

Ecocardiografia Pediátrica
Copyright © 2014 by Livraria e Editora Revinter Ltda.

ISBN 978-85-372-0588-4

Todos os direitos reservados.
É expressamente proibida a reprodução
deste livro, no seu todo ou em parte,
por quaisquer meios, sem o consentimento,
por escrito, da Editora.

Contato com a autora:
lilianlopes@ecokid.com.br

CIP-BRASIL. CATALOGAÇÃO NA PUBLICAÇÃO
SINDICATO NACIONAL DOS EDITORES DE LIVROS, RJ

L855e

Lopes, Lilian M.
    Ecocardiografia pediátrica / Lilian M. Lopes. - 1. ed. - Rio de Janeiro : Revinter, 2014.
    il.

Inclui bibliografia e índice
ISBN 978-85-372-0588-4

1. Ecocardiografia - Manuais, guias, etc. 2. Coração - Doenças - Diagnóstico - Manuais, guias, etc. I. Título.

14-12815   CDD: 616.1207543
                           CDU: 616.12-07

A precisão das indicações, as reações adversas e as relações de dosagem para as drogas citadas nesta obra podem sofrer alterações.
Solicitamos que o leitor reveja a farmacologia dos medicamentos aqui mencionados.
A responsabilidade civil e criminal, perante terceiros e perante a Editora Revinter, sobre o conteúdo total desta obra, incluindo as ilustrações e autorizações/créditos correspondentes, é do(s) autor(es) da mesma.

Livraria e Editora REVINTER Ltda.
Rua do Matoso, 170 – Tijuca
20270-135 – Rio de Janeiro – RJ
Tel.: (21) 2563-9700 – Fax: (21) 2563-9701
livraria@revinter.com.br – www.revinter.com.br

Dedicatória

Ao meu marido, Carlos, companheiro certo das horas incertas. Sem a sua compreensão, em relação à minha vida atribulada de médica e pesquisadora, não teríamos construído a nossa família. É uma pessoa que abriu mão de muitos sonhos para que os meus se realizassem, que sente minhas dores físicas e emocionais, que torce por mim e me apoia. Obrigada pelo seu amor.

Ao meu filho Victor, que tão poucas vezes reclamou e sempre entendeu o meu eterno cansaço e a minha falta de tempo. Que ainda hoje me perdoa por não ser uma mãe perfeita e me ama assim mesmo. Obrigada por existir.

Ao meu filho Valentinn (*in memoriam*), que muitas vezes reclamou, mas mesmo assim entendeu o meu eterno cansaço e a minha falta de tempo. Que me perdoou por não ser uma mãe perfeita e me amou assim mesmo. Obrigada pela sua tão curta existência. Saudades para sempre.

Ao meu mestre e amigo Professor Norman Silverman, responsável pela minha formação em ecocardiografia pediátrica e fetal como chefe do laboratório de Ecocardiografia Pediátrica e Fetal da Universidade da Califórnia de São Francisco. Com ele aprendi tudo o que sei e, por isto, serei eternamente grata. Sua paixão pelo que faz e alegria contagiante fizeram daquele ano de 1986, de trabalho árduo, em país estranho, um período de lembranças boas e inesquecíveis. Obrigada pela sua competência, genialidade e amizade.

Preface

This new volume by Dra. Lilian Lopes and her colleagues is a remarkable collection of information about Echocardiography

I met Dr. Lilian Lopes since 1985 when she studied in the pediatric echocardiography Laboratory of the University of California in San Francisco, USA as a visiting fellow. This was a remarkable time of discovery in echocardiography and Dra. Lopes took full advantage of the wealth of resources at the University of California, to augment her knowledge of ultrasound as the field has developed

Although she is best know for fetal echocardiography she has maintain and grown her interest in all aspects of cardiac ultrasound and particularly the study of congenital heart disease which she has incorporated into her practice.

This new volume is scholarly and articulate it contains outstanding illustrations of all the aspects of ultrasound related to the diagnosis of congenital heart disease. The writing is clear and to the point and provides useful information. The chapters are well laid out and the illustrations are state-of-the-art, from the cross-sectional images in two and three dimensions to the various aspects of Doppler ultrasound. The images are all appropriate and clearly labeled for the reader.

The reference section, rather than a total literature search, contains the best references for the reader to consult that are pertinent to the texts. The illustrations, the key to any informative volume in Echocardiography, are all excellent and extensive.

The volume will be of great value to many who use cardiac ultrasound as part of their practices of medicine, from the physicians performing and interpreting the ultrasound through to the surgeons who rely on ultrasound as a diagnostic management of their patients undergoing surgery. The volume will also be of interest to the disciplines of cardiac radiologic and magnetic resonance imaging to the nurses who care for these patients after surgery. Other physicians caring for patients with heart disease such as pediatricians and anesthesiologists might derive great benefit from the understanding of the lesions offered in this volume. It is well worth a reading and then a re-reading to assimilate the concepts and nuances offered from the combination of excellent illustrations and excellent writing.

Norman Silverman

Prefácio

Este novo livro de autoria da Dra. Lilian Lopes e seus colegas é uma notável coleção de informações sobre Ecocardiografia.

Conheço a Dra. Lilian Lopes desde 1985, quando estagiou no Laboratório de Ecocardiografia Pediátrica da Universidade da Califórnia, em São Francisco, EUA, como médica residente. Esta foi uma época notável de descobertas no campo da ecocardiografia, e a Dra. Lopes aproveitou a riqueza de recursos da Universidade da Califórnia para aumentar seu conhecimento neste campo da ultrassonografia, acompanhando seu desenvolvimento.

Embora a Dra Lopes seja mais conhecida pela ecocardiografia fetal, ela tem crescido e mantido seu interesse em todos os aspectos da ultrassonografia cardíaca, em particular no estudo das cardiopatias congênitas que incorporou em sua prática diária.

Este novo livro é erudito, articulado e contém ilustrações excepcionais de todos os aspectos da ultrassonografia relacionados com o diagnóstico das cardiopatias congênitas. A escrita é clara, objetiva e fornece informações úteis. Os capítulos são bem formatados, e as ilustrações são de última geração, representadas por imagens bidimensionais, tridimensionais e Doppler. As imagens são todas apropriadas e claramente identificadas para o leitor.

A seção de referências, em vez de citar de maneira extensa toda a literatura médica, contém as melhores referências para o leitor consultar e que são pertinentes aos textos. As ilustrações, a chave para qualquer livro informativo em ecocardiografia, são todas excelentes e completas.

Este livro será de grande valia para muitos que usam a ecocardiografia como parte de suas práticas da medicina, desde os médicos que realizam e interpretam a ecocardiografia até os cirurgiões que se baseiam nos diagnósticos ecocardiográficos dos pacientes submetidos à cirurgia. O livro também será de interesse para as disciplinas de radiologia cardíaca e ressonância magnética e para as enfermeiras que cuidam destes pacientes após a cirurgia. Outros médicos que cuidam de pacientes com doenças cardíacas, como pediatras e anestesistas, podem obter grandes benefícios a partir da compreensão das lesões oferecidas neste livro. Vale a pena uma leitura e, em seguida, uma releitura para assimilar os conceitos e nuances oferecidos a partir da combinação de excelentes ilustrações e excelente escrita.

Norman Silverman

Agradecimentos

Há mais de quinze anos acalento a ideia de escrever um livro didático de ecocardiografia pediátrica. Por ministrar cursos e treinar pessoas em ecocardiografia pediátrica e fetal há mais de 20 anos, sempre ouvi lamentos pelo fato de não existir um livro "fácil", que atendesse aos anseios e necessidades dos iniciantes e dos ecocardiografistas de adultos que às vezes são obrigados a realizar ecocardiogramas pediátricos.

Passados alguns anos, casualmente me deparei com um livro chamado "Bioestatística para Simples Mortais" e adorei esta ideia. Na verdade, achei engraçada. A partir desta data, iniciou em meu cérebro um processo de construção mental de um projeto de um livro de ecocardiografia pediátrica para "simples mortais".

A espera foi longa, pois nunca sobrava tempo. Ao final de cada curso de ecocardiografia pediátrica, sempre a pergunta inevitável: Dra. Lilian, quando é que você vai escrever um livro?

Finalmente, o tão sonhado livro ficou pronto. Não ficou tão básico como eu pensava, nem tão enxuto, mas ficou lindo, muito bem ilustrado e, principalmente, didático, muito didático.

Neste processo, inúmeras pessoas me encorajaram.

Agradeço a colaboração dos meus assistentes, os doutores Célia Toshie Nagamatsu, Erika Yumi Ishicava Takahashi, Fabricio Marcondes Camargo, Gustavo Antonio Guimarães Fávaro e Juliana Torres Pacheco, que, além de boas pessoas, apresentam profundo conhecimento na área de ecocardiografia pediátrica.

Agradeço à equipe administrativa e de secretaria da Clínica *Ecokid*, nas pessoas do Sr. Carlos Cateb e Mariângela Coldibelli, pela dedicação, profissionalismo e envolvimento no processo de crescimento da empresa.

Agradeço à equipe da GE Healthcare, na pessoa do Sr. Wilson Alves dos Santos, especialista clínico em tecnologias avançadas na área de ecocardiografia, que muito me ensinou sobre novas tecnologias e armazenamento de imagens. Sempre respondeu com tranquilidade e gentileza aos meus pedidos de ajuda desesperados, em cada etapa da minha curva de aprendizado no campo da tecnologia tridimensional, assim como em todo o processo de implantação do banco de imagens da *Ecokid*. Foram muitas as horas trabalhadas neste processo que precedeu a confecção do livro, muitas aulas de "EchoPAC", sem o qual não teria sido possível a realização deste livro.

Finalmente, um agradecimento especial a todos os meus ex-residentes e estagiários de ecocardiografia pediátrica e fetal ao longo destes 25 anos, cujo entusiasmo e alegria em aprender estimularam-me a escrever este livro.

Conteúdo do DVD

Parte I
Coração Normal

1 Coração Normal
1. 4 Câmaras 3D
2. Arco Aórtico
3. Arco Aórtico Color
4. Corte do Caranguejo
5. Corte do Caranguejo Color
6. Eixo de Cavas Subcostal
7. Eixo Curto Paraesternal
8. Eixo Curto Subcostal
9. Eixo Longo Paraesternal
10. Funçao Triplanar VE
11. Quatro Câmaras
12. Septo Interatrial Subcostal
13. Veia Cava Superior Aorta Artéria Pulmonar Direita Corte Supraesternal
14. Veia Cava Superior Aorta Artéria Pulmonar Direita Corte Supraesternal Doppler Colorido
15. VE AO Subcostal
16. VE AO Subcostal 2 Doppler Colorido

Parte II
Lesões de *Shunt*

2 Comunicação Interatrial (CIA)
1. CIA 3d
2. CIA *Ostium Primum*
3. CIA *Ostium Secundum*
4. CIA *Ostium Secundum* 1a
5. CIA *Ostium Secundum* 1b Doppler Colorido

3 Comunicação Interventricular (CIV)
1. CIV de Mal Alinhamento Anterior
2. CIV de Mal Alinhamento Posterior
3. CIV Perimembranosa
4. CIV Perimembranosa 4D
5. CIV de Via de Entrada

4 Defeito do Septo Atrioventricular (DSAV)
1. DSAV Tipo C
2. DSAV Tipo Intermediário
3. DSAV Tipo Intermediário com Cleft Mitral
4. DSAV Tipo A

5 Persistência do Canal Arterial (PCA)
1. PCA

6 Janela Aortopulmonar
1. Janela Aortopulmonar Grande
2. Janela Aortopulmonar Pequena

7 Drenagem Anômala de Veias Pulmonares
1. Drenagem Anômala Total Ferradura 1 Corte Supraesternal
2. Drenagem Anômala Total Ferradura 2 Corte Subcostal VCS AD
3. Drenagem Anômala Parcial

8 Anomalias das Artérias Coronárias na Criança
1. Artéria Coronária Esquerda Anômala Power Doppler
2. Artéria Coronária Esquerda Anômala Músculos Papilares Hiperecogênicos
3. Fístula Coronário-Cavitária
4. Fístula Coronária Esquerda para o Átrio Direito
5. Fístula Pequena Silenciosa
6. Kawasaki Aneurisma Descendente Anterior
7. Kawasaki Aneurismas da Artéria Coronária Esquerda
8. Kawasaki Aneurismas da Artéria Coronária Esquerda Dilatada

Parte III
Lesões Obstrutivas à Direita

10 Anomalia de Ebstein da Valva Tricúspide
1. Ebstein
2. Ebstein Doppler Colorido

11 Atresia Tricúspide
1. Atresia Tricúspide com Ventrículo Direito Aparente
2. Atresia Tricúspide com Ventrículo Direito Mínimo

12 Atresia Pulmonar com Septo Íntegro
1. Ventrículo Direito Hipoplásico
2. Ventrículo Direito Hipoplásico e Insuficiência Tricúspide

13 Dupla Câmara Ventricular Direita/Banda Anômala de Ventrículo Direito
1. Banda Anômala de Ventrículo Direito

14 Estenose Pulmonar Valvar (EPV)
1. EPV Anel Valvar
2. EPV Doppler Colorido
3. EPV Colorido Subcostal
4. EPV Dilatação Pós-Estenótica
5. EPV Subcostal
6. EPV Tesourinha 1
7. EPV Tesourinha 2
8. Valva Pulmonar Bicúspide

Parte IV
Lesões Obstrutivas à Esquerda

15 Anomalias Congênitas da Valva Mitral
1. Duplo Orifício Mitral
2. Membrana Supravalvar Mitral
3. Valva Mitral em Paraquedas 1
4. Valva Mitral em Paraquedas 2 Músculo Papilar Único
5. Valva Mitral em Paraquedas 3 Corte Eixo Longo
6. Valva Mitral em Paraquedas 4 Corte Eixo Longo

16 Cor *Triatriatum*
1. Cor *Triatriatum*

17 Hipoplasia do Coração Esquerdo – Atresia Mitral e Aórtica
1. Síndrome de Hipoplasia do Coração Esquerdo 1
2. Síndrome de Hipoplasia do Coração Esquerdo 2 Doppler Colorido
3. Síndrome de Hipoplasia do Coração Esquerdo 3 Eixo Longo

18 Obstrução Fixa da Via de Saída dos Ventrículos
1. Membrana Subaórtica 1 Eixo Longo
2. Membrana Subaórtica 2 Cinco Câmaras Doppler Colorido

19 Cardiomiopatia Hipertrófica e Cardiomiopatia Não Compactada
1. Miocardiopatia Hipertrófica 1
2. Miocardiopatia Hipertrófica 2

20 Estenose Aórtica e Supravalvar
1. Estenose Aórtica
2. Estenose Aórtica Doppler Colorido
3. Valva Aórtica Bicúspide 1
4. Valva Aórtica Bicúspide 2

21 Coarctação da Aorta
1. Coarctação 1
2. Coarctação 2
3. TGA com Coarctação

22 Interrupção do Arco Aórtico
1. Interrupção do Arco Aórtico 1
2. Interrupção do Arco Aórtico Tipo C Doppler Colorido

Parte V
Anomalias Conotruncais

23 Tetralogia de Fallot
1. T4F Via de Saída de VD Corte Subcostal
2. T4F com Cavalgamento da Aorta Eixo Longo
3. T4F2 em Corte Subcostal
4. T4F3 Corte Paraesternal Eixo Curto
5. T4F4 Doppler Colorido

24 Agenesia da Valva Pulmonar com Tetralogia de Fallot
1. T4F Agenesia da Valva Pulmonar TP Aneurismático
2. T4F Agenesia da Valva Pulmonar 1 Cavalgamento da Aorta
3. T4F Agenesia da Valva Pulmonar 2 VD Dilatado Quatro Câmaras

25 Transposição das Grandes Artérias (TGA)
1. TGA 1 VE AP Subcostal
2. TGA AO AP Paralelas Eixo Longo
3. TGA VE AP Subcostal Doppler Colorido

26 Transposição Corrigida das Grandes Artérias (TCGA)
1. TCGA Dextrocardi 1
2. TCGA 1 VD à Esquerda Septo Íntegro Quatro Câmaras
3. TCGA Dextrocardia VD à Esquerda com CIV e *Straddling* Tricúspide
4. TCGA Subcostal Ventrículo Esquerdo à Direita AP

27 Dupla Via de Saída de Ventrículo Direito (DVSVD)
1. DVSVD Tipo CIV Subaórtica
2. DVSVD Tipo CIV Subpulmonar
3. DVSVD com EPIV Doppler Colorido
4. DVSVD Duplo Infundíbulo

28 *Truncus Arteriosus*
1. Hemitruncus AO APD e AP APE Eixo Paraesternal Transverso das Artérias
2. Hemitruncus 1 AO APD Eixo Longo
3. Truncus II Subcostal
4. Truncus II Insuficiência da Valva Truncal Doppler Colorido Subcostal
5. Truncus II Valva Truncal e Truncus Cavalgando Septo Interventricular
6. Truncus II Valva Truncal Quadricúspide Displásica

Parte VI
Anomalias Complexas

29 Síndromes do Isomerismo Atrial Esquerdo e Direito
1. Isomerismo Direito Vasos Abdominais
2. Isomerismo Esquerdo DSAV Quatro Câmaras
3. Isomerismo Esquerdo VCI Ázigos Doppler Colorido Subcostal Longitudinal
4. Isomerismo Esquerdo VCI Ázigos Situs Subcostal Transversal

30 Ventrículo Único (VU)
1. VU Tipo Direito
2. VU Tipo Esquerdo

31 *Straddling* das Valvas Tricúspide e Mitral
1. *Straddling* Mitral
2. *Straddling* Tricúspide TCGA Dextrocardia

32 Justaposição de Apêndices
1. Justaposição

33 *Criss-Cross Heart*, Ventrículos Superior e Inferior e Inversão Ventricular Isolada
1. *Criss-Cross*
2. *Criss-Cross* Doppler Colorido

Parte VII
Ecocardiografia Fetal

34 Ecocardiografia Fetal Normal e nas Cardiopatias Congênitas
1. 3vt Color Normal
2. Arco Aórtico Normal
3. Arco Ductal Normal
4. CIV Colorido TUI
5. CIV Perimembranosa
6. Cruzamento Normal
7. Cruzamento Normal Doppler Colorido
8. Eixo Longo Normal
9. Hipoplasia VD Quatro Câmaras
10. Hipoplasia VE Quatro Câmaras
11. Quatro Câmaras Normal
12. T4F Fetal
13. TGA Fetal
14. Ventriculo Único

35 Arritmias Fetais
1. BAVT
2. *Flutter*
3. Taquicardia Supraventricular

Parte VIII
Avaliação Pós-Operatória das Cardiopatias Congênitas

36 Derrame Pericárdico e Pleural
1. Derrame Pericárdico 1 Subcostal
2. Derrame Pericárdico 2 Quatro Câmaras

37 Avaliação *Patches* e Retalhos
1. Pós-Operatório *Patch* Fechando Comunicação Interventricular Eixo Curto
2. Pós-Operatório *Patch* Fechando Comunicação Interventricular Eixo Longo

38 Anastomoses Sistêmicopulmonares, Cirurgia de *Blalock* e *Shunt* Central
1. *Blalock* Doppler Colorido

39 Cerclagem ou Bandagem da Artéria Pulmonar
1. Cerclagem Doppler Colorido

40 Avaliação de Rastelli, Implantes de Tubo VD-TP e Próteses Valvares
1. Tubo VD-TP Insuficiência da Valva do Tubo

41 Correção do Defeito do Septo Atrioventricular Total (DSAV)
1. Pós-Operatório DSAV Insuficiência Valvar Esquerda e Direita

42 Correção da Drenagem Anômala Total de Veias Pulmonares (DATVP)
1. Pós-Operatório DATVP Estenose de Anastomose das Veias Pulmonares Doppler Colorido Quatro Câmaras
2. Pós-Operatório DATVP Estenose de Anastomose das Veias Pulmonares Doppler Colorido Eixo Longo

43 Correção da Coarctação da Aorta e Interrupção do Arco Aórtico (COAO)
1. Pós-Operatório de COAO com Coarctação Residual

44 Correção da Tetralogia de Fallot
1. Insuficiência Pulmonar Moderada T4F
2. Pós-Operatório T4F Aneurisma VSVD 1
3. Pós-Operatório T4F Aneurisma VSVD 2 Doppler Colorido
4. Pós-Operatório T4F Insuficiência Pulmonar Importante Paraesternal
5. Pós-Operatório T4F Insuficiência Pulmonar Importante 2 Subcostal
6. VD T4F Função Triplanar Subcostal

45 Cirurgia de Reconstrução Cônica da Valva Tricúspide
1. Pós-Operatório Cone Insuficiência Tricúspide Residual Doppler Colorido
2. Pós-Operatório Cone 1

46 Cirurgia de Jatene ou *Switch* Arterial
1. Jatene 1 Anastomose VD AP Subcostal
2. Jatene 2 AP e AO Eixo Longo
3. Pós-Operatório TGA Jatene Lecompt

47 Cirurgia de Mustard e Senning
1. Senning em *Double Switch* (2)
2. Senning em *Double Switch* Doppler Colorido

48 Cirurgia de *Double Switch*
1. *Double Switch* 1
2. *Double Switch* 2 Doppler Colorido

49 Cirurgia de Norwood e Damus-Kaye-Stansel
1. Damus 1 AP AO Anastomosadas
2. Damus 2 AP AO Anastomosadas Doppler Colorido
3. Neo Aorta Norwood

50 Anastomoses Cavopulmonares – Cirurgia de Glenn e Fontan
1. Fontan
2. Fontan SHCE 13 Túnel Atrial Quatro Câmaras
3. Fontan SHCE 14 Quatro Câmaras Doppler Colorido
4. Glenn Anastomose VCS APD Doppler Colorido
5. Glenn 1 Anastomose VCS APD Doppler Colorido

Sumário

Parte I
Coração Normal

1 Coração Normal......3
Lilian M. Lopes

Parte II
Lesões de *Shunt*

2 Comunicação Interatrial......25
Lilian M. Lopes

3 Comunicação Interventricular......35
Lilian M. Lopes

4 Defeito do Septo Atrioventricular......45
Lilian M. Lopes

5 Persistência do Canal Arterial......57
Lilian M. Lopes

6 Janela Aortopulmonar......63
Lilian M. Lopes

7 Drenagem Anômala de Veias Pulmonares......67
Lilian M. Lopes

8 Anomalias das Artérias Coronárias na Criança......79
Lilian M. Lopes

9 Avaliação da Repercussão Hemodinâmica nas Lesões de *Shunt*......87
Lilian M. Lopes

Parte III
Lesões Obstrutivas à Direita

10 Anomalia de Ebstein da Valva Tricúspide......99
Lilian M. Lopes ▪ Erika Y. I. Takahashi

11 Atresia Tricúspide......109
Lilian M. Lopes ▪ Erika Y. I. Takahashi

12 Atresia Pulmonar com Septo Íntegro......117
Lilian M. Lopes ▪ Erika Y. I. Takahashi

13 Dupla Câmara Ventricular Direita/Banda Anômala de VD......125
Lilian M. Lopes ▪ Fabricio M. Camargo

14 Estenose Pulmonar Valvar......129
Lilian M. Lopes ▪ Fabricio M. Camargo

Parte IV
Lesões Obstrutivas à Esquerda

15 Anomalias Congênitas da Valva Mitral 137
Lilian M. Lopes ▪ Fabricio M. Camargo

16 Cor *Triatriatum* 145
Lilian M. Lopes ▪ Gustavo A. G. Fávaro

17 Hipoplasia do Coração Esquerdo – Atresia Mitral e Aórtica 149
Lilian M. Lopes ▪ Gustavo A. G. Fávaro

18 Obstrução Fixa da Via de Saída dos Ventrículos 159
Lilian M. Lopes ▪ Gustavo A. G. Fávaro

19 Cardiomiopatia Hipertrófica e Cardiomiopatia Não Compactada 165
Lilian M. Lopes ▪ Célia T. Nagamatsu

20 Estenose Aórtica Valvar e Supravalvar 171
Lilian M. Lopes ▪ Célia T. Nagamatsu

21 Coarctação da Aorta 179
Lilian M. Lopes

22 Interrupção do Arco Aórtico 187
Lilian M. Lopes ▪ Célia T. Nagamatsu

Parte V
Anomalias Conotruncais

23 Tetralogia de Fallot 193
Lilian M. Lopes ▪ Erika Y. I. Takahashi

24 Agenesia da Valva Pulmonar com Tetralogia de Fallot 201
Lilian M. Lopes ▪ Erika Y. I. Takahashi

25 Transposição das Grandes Artérias 207
Lilian M. Lopes ▪ Fabricio M. Camargo

26 Transposição Corrigida das Grandes Artérias 215
Lilian M. Lopes ▪ Fabricio M. Camargo

27 Dupla Via de Saída de Ventrículo Direito 221
Lilian M. Lopes ▪ Gustavo A. G. Fávaro

28 *Truncus Arteriosus* 231
Lilian M. Lopes ▪ Célia T. Nagamatsu

Parte VI
Anomalias Complexas

29 Síndromes do Isomerismo Atrial Esquerdo e Direito 241
Lilian M. Lopes ▪ Erika Y. I. Takahashi

30 Ventrículo Único 251
Lilian M. Lopes ▪ Fabricio M. Camargo

31 *Straddling* das Valvas Tricúspide e Mitral 257
Lilian M. Lopes

32 Justaposição de Apêndices 261
Lilian M. Lopes ▪ Gustavo A. G. Fávaro

33 *Criss-Cross Heart,* Ventrículos Superior e Inferior e Inversão Ventricular Isolada 265
Lilian M. Lopes

Parte VII
Ecocardiografia Fetal

34 Ecocardiografia Fetal Normal e nas Cardiopatias Congênitas 273
Lilian M. Lopes

35 Arritmias Fetais 285
Lilian M. Lopes

Parte VIII
Avaliação Pós-Operatória das Cardiopatias Congênitas

36 Derrame Pericárdico e Pleural 291
Lilian M. Lopes ▪ Juliana Torres Pacheco

37 Avaliação de *Patches* e Retalhos..293
Lilian M. Lopes ▪ Juliana Torres Pacheco

38 Anastomoses Sistemicopulmonares, Cirurgia de *Blalock* e *Shunt* Central............297
Lilian M. Lopes ▪ Juliana Torres Pacheco

39 Cerclagem ou Bandagem da Artéria Pulmonar.....................................299
Lilian M. Lopes ▪ Juliana Torres Pacheco

40 Avaliação de Rastelli, Implantes de Tubo VD-TP e Próteses Valvares................303
Lilian M. Lopes ▪ Juliana Torres Pacheco

41 Correção do Defeito do Septo Atrioventricular Total 305
Lilian M. Lopes ▪ Juliana Torres Pacheco

42 Correção da Drenagem Anômala Total de Veias Pulmonares 311
Lilian M. Lopes ▪ Juliana Torres Pacheco

43 Correção da Coarctação da Aorta e Interrupção do Arco Aórtico....................315
Lilian M. Lopes ▪ Juliana Torres Pacheco

44 Correção da Tetralogia de Fallot 319
Lilian M. Lopes ▪ Juliana Torres Pacheco

45 Cirurgia de Reconstrução Cônica da Valva Tricúspide.............................329
Lilian M. Lopes ▪ Juliana Torres Pacheco

46 Cirurgia de Jatene ou *Switch* Arterial...337
Lilian M. Lopes ▪ Juliana Torres Pacheco

47 Cirurgia de Mustard e Senning 343
Lilian M. Lopes ▪ Juliana Torres Pacheco

48 Cirurgia de *Double Switch* 347
Lilian M. Lopes ▪ Juliana Torres Pacheco

49 Cirurgia de Norwood e Damus-Kaye-Stansel 351
Lilian M. Lopes ▪ Juliana Torres Pacheco

50 Anastomoses Cavopulmonares – Cirurgia de Glenn e Fontan 359
Lilian M. Lopes ▪ Juliana Torres Pacheco

Índice Remissivo 363

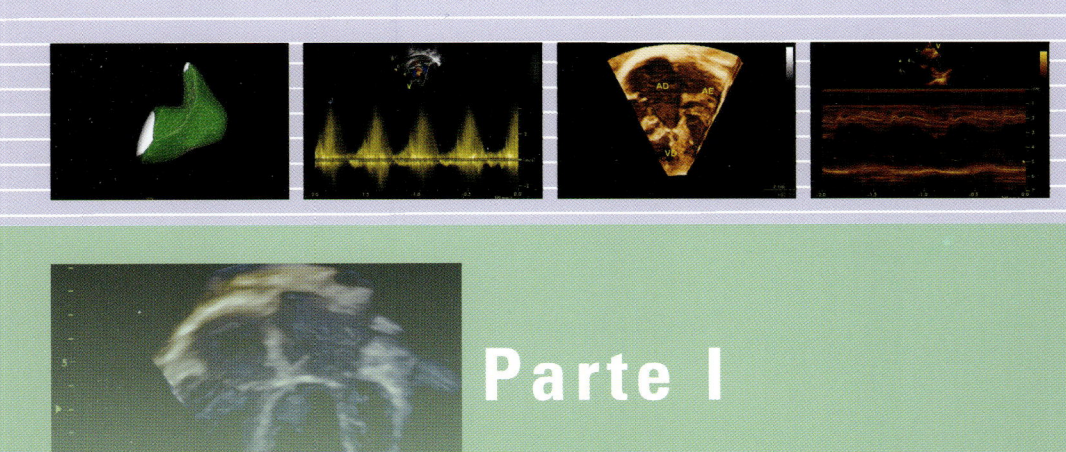

Parte I

Coração Normal

1 Coração Normal

Lilian M. Lopes

CONCEITOS GERAIS SOBRE A ECOCARDIOGRAFIA NAS CRIANÇAS

A ecocardiografia pediátrica pode e deve ser muito mais do que uma simples definição anatômica. O desafio de errar ou acertar o tipo de cardiopatia congênita, embora nos leve a emoções desafiadoras e seja um sentimento positivo, é apenas parte do que se pode fazer atualmente, quando tantos recursos tecnológicos estão disponíveis. Portanto, para que seja possível a análise adequada e completa do coração da criança, devemos também nos preocupar com o conforto do paciente, idade e história clínica. Nestes próximos parágrafos, vamos repassar alguns aspectos práticos que cercam a ecocardiografia das cardiopatias congênitas em adultos e crianças.

A ecocardiografia pediátrica deve começar pelo entendimento das razões que levaram aquele paciente a fazer um ecocardiograma. Isto deve ser feito pela leitura do pedido médico indicando os motivos da referência. Caso este pedido não esclareça as razões, pois não raro nos deparamos com solicitações do tipo "sopro cardíaco" em crianças com cicatrizes cirúrgicas e/ou cianóticas, devemos seguir indagando para os familiares dados da história clínica, como ecocardiogramas anteriores, se sabe o nome da cardiopatia descrita anteriormente, se sabe o nome da cirurgia realizada etc. Revisar a adenda de alta com detalhes do procedimento cirúrgico é de grande importância para a obtenção de um exame de melhor qualidade. Quando estas informações não forem possíveis de serem obtidas dos familiares, é de grande importância o exame da cor do paciente, aspecto do tórax, presença ou não de dispneia, hipodesenvolvimento e choro irritado em bebês. Obviamente uma criança cianótica ou muito chorosa tem muito mais possibilidade de ter uma cardiopatia congênita complexa do que uma criança em idade escolar referida apenas por sopro inocente.

As salas de espera e de exame devem ser humanizadas e confortáveis. Espaço para os familiares deve ser previsto, especialmente para a mãe deitar junto com os pequenos pacientes ou o mais próximo possível. Como a temperatura da sala deve ser mantida fria por necessidade operacional do equipamento, no agendamento do ecocardiograma deve ser solicitado que a criança venha com agasalhos disponíveis, para se evitar desconforto durante o exame. Monitores de televisão devem ser estrategicamente colocados para que a criança se entretenha com seus filmes e desenho preferidos, minimizando o longo tempo de análise que porventura possa ocorrer (Fig. 1-1).

Nas crianças entre 3 meses a 2 anos, a sedação deverá ser considerada, caso toda esta estratégia não seja suficiente para minimizar a ansiedade da criança. Por questões de segurança, a sedação deve ser feita em ambiente hospitalar ou em clínicas que tenham material de reanimação, caso alguma intercorrên-

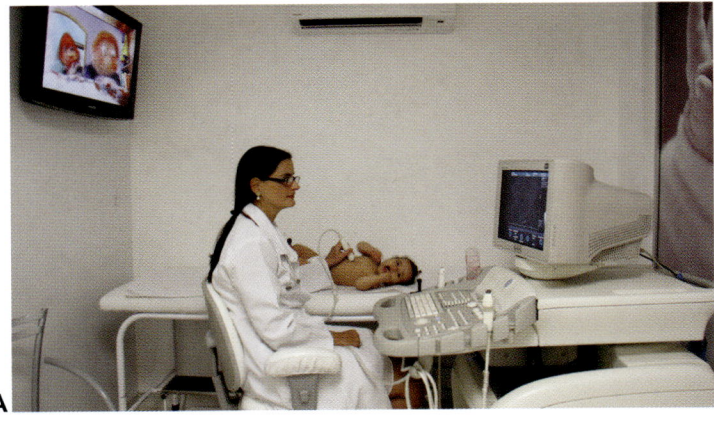
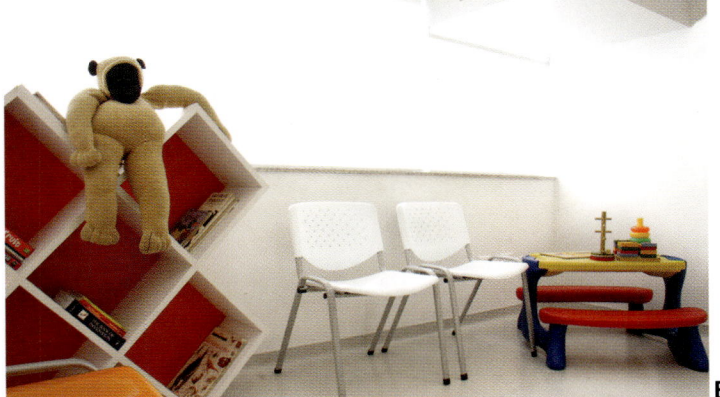

Fig. 1-1. (**A** e **B**) Salas de espera e de exame humanizadas para atendimento de crianças. Muito importante a presença de brinquedos e monitor de televisão com filmes infantis para a distração da criança.

cia ocorra. Usualmente utiliza-se o hidrato de cloral a 10%, em dose de 50 a 75 mg/kg. Jejum de 2 horas deve ser solicitado. Maiores detalhes sobre sedação pode ser encontrado na normatização publicada pela sociedade americana de pediatria.

PLANOS ECOCARDIOGRÁFICOS

Posição subcostal

A maioria dos especialistas em cardiopatias congênitas inicia o ecocardiograma pela posição subcostal. Em crianças pequenas e neonatos, esta posição fornece uma imagem muito nítida de todo o coração e estruturas adjacentes.

A análise no plano subcostal inicia-se colocando o transdutor abaixo do apêndice xifoide, levemente ancorado na costela e angulado para a esquerda apontando para o coração, mão acima do transdutor (Fig. 1-2). A partir deste ponto, pequenas angulações são realizadas nos sentidos horário e anti-horário, anterior e posterior, para obtenção dos cortes descritos a seguir:

1. Veia cava inferior e aorta, para definição do *situs* e fluxos ao *Doppler* da aorta abdominal. O transdutor é posicionado a 90° do tórax (Fig. 1-3).
2. Eixo de cavas, similar ao eixo de cavas do ecocardiograma transesofágico, útil para definição de comunicações em septo interatrial, fluxo em veias cavas em pós-operatório de Glenn e Fontan, análise comparativa ao mapeamento em cores de fluxo entre veias cavas inferior e superior (Fig. 1-4).
3. Septo interatrial em plano de veia cava superior; para definição de comunicações em septo interatrial e análise ao mapeamento em cores de fluxo de veia cava superior (Fig. 1-5).

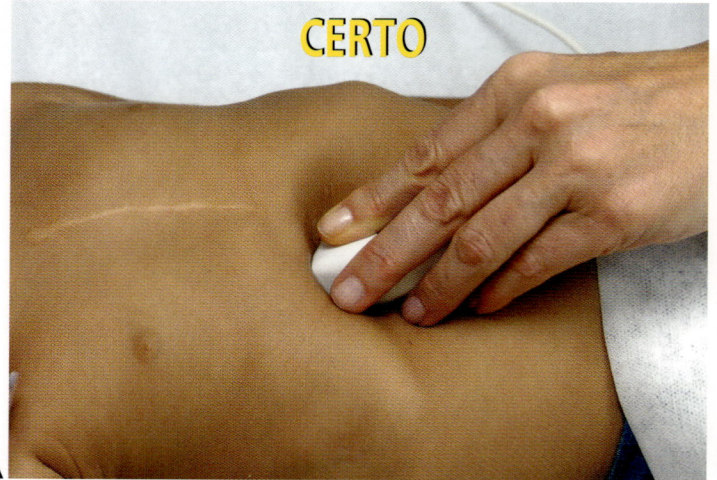
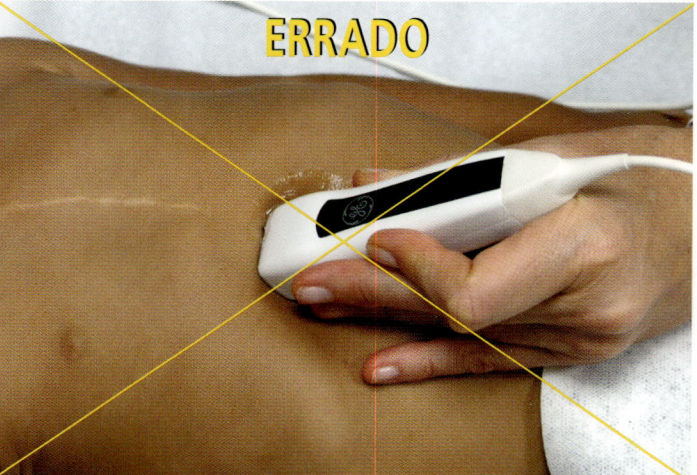

Fig. 1-2. Posicionamento das mãos e transdutor no corte subcostal. (**A**) Posição correta. (**B**) Posição inadequada das mãos.

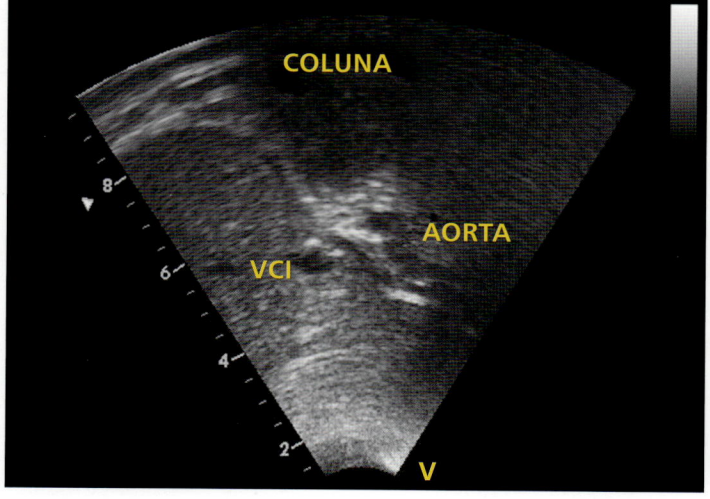
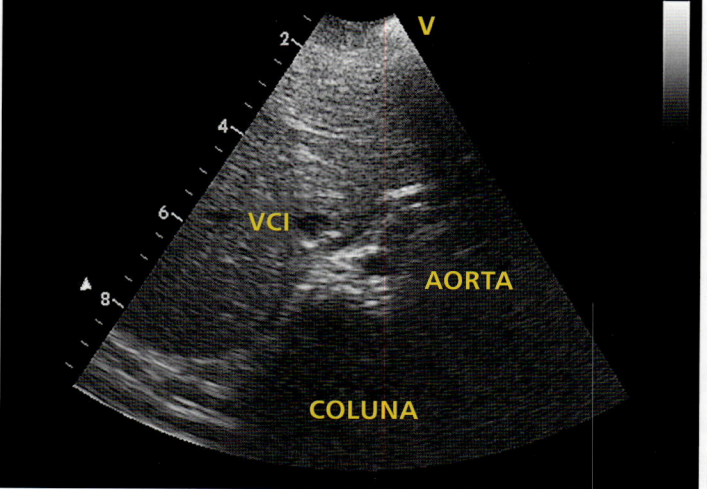

Fig. 1-3. Veia cava inferior (VCI) e aorta, para definição do *situs* e fluxos ao Doppler da aorta abdominal. (**A**) Posição com coluna superior na tela, que tem a vantagem de apresentar o corte subcostal com o septo interatrial já em posição anatômica a angular-se anteriormente. (**B**) Posição com coluna inferior.

Capítulo 1 ■ Coração Normal

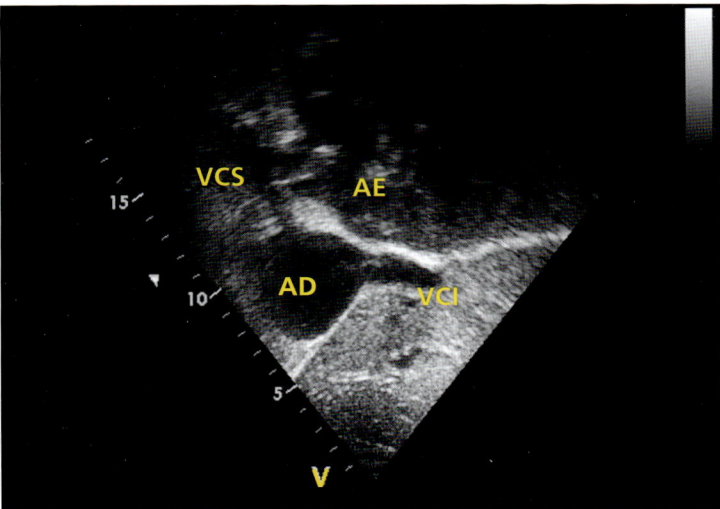

Fig. 1-4. Eixo de cavas, similar ao eixo de cavas do ecocardiograma transesofágico. A veia cava superior (VCS) e inferior (VCI) são vistas em seu eixo longitudinal entrando no átrio direito (AD). A porção mais anterior do septo interatrial pode ser vista anteriormente ao átrio esquerdo (AE).

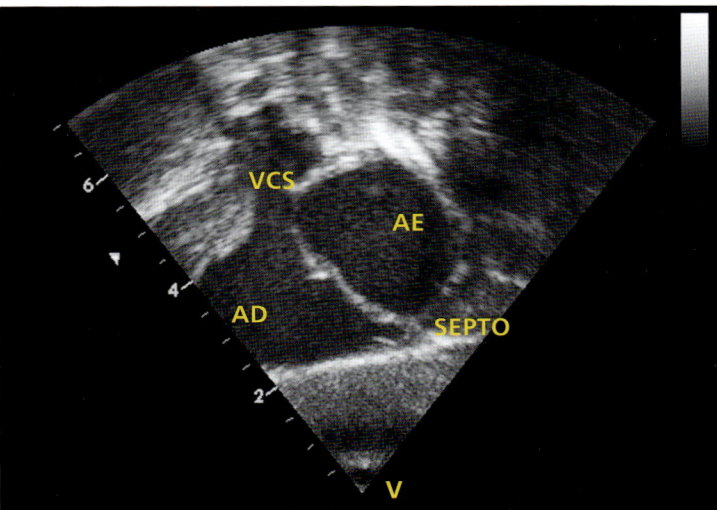

Fig. 1-5. Septo interatrial em plano de veia cava superior (VCS), observando-se a sobreposição da lâmina do forame oval com o restante do septo e já em posição de fechamento. AD = Átrio direito; AE = átrio esquerdo.

4. Septo interatrial em plano de veias pulmonares, para definição de comunicações em septo interatrial e análise ao mapeamento em cores de fluxo de veias pulmonares (Fig. 1-6).

5. Transversal das valvas tricúspide e mitral, para definição do corte transversal das valvas atrioventriculares e análise de integridade de folhetos e músculos papilares (Fig. 1-7).

6. Eixo longo de ventrículo esquerdo e aorta ascendente, para definição de contratilidade e dimensão de ventrículo esquerdo, presença de membrana subaórtica e análise ao mapeamento em cores do fluxo aórtico (estenoses e insuficiências aórtica [Fig. 1-8]).

7. Eixo curto subcostal do ventrículo direito, para definição da via de saída do ventrículo direito (hipertrofia, banda anômala, estenoses infundibulares) e localização de comunicação duplamente relacionada (Fig. 1-9).

Embora os cortes do plano subcostal sejam mais utilizados e mais nítidos em crianças, o desenvolvimento de transdutores mais sensíveis e de maior penetração tem permitido uma imagem adequada também em crianças maiores e adultos. Quando em uma criança maior (entre 5 a 12 anos) a penetração com o transdutor pediátrico não estiver adequada, aconselha-se utilizar o transdutor de adultos para os cortes subcostais e retornar para o transdutor pediátrico assim que passar para os planos de quatro câmaras e paraesternais.

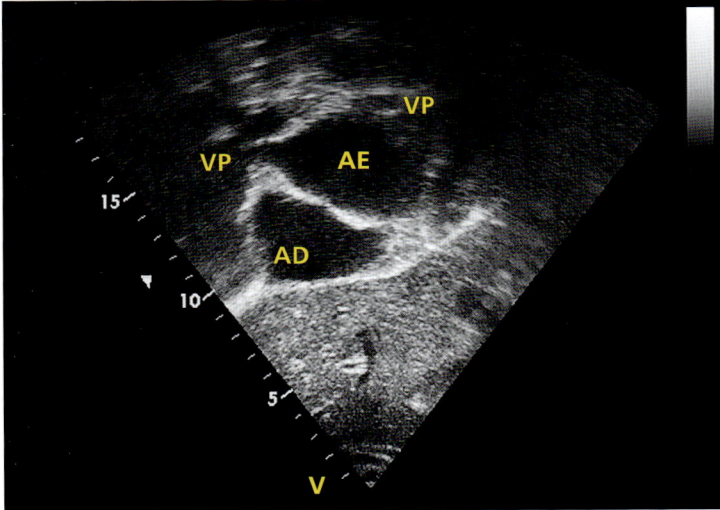

Fig. 1-6. Septo interatrial em plano de veias pulmonares, observando-se a entrada das veias pulmonares (VP). AD = Átrio direito; AE = átrio esquerdo.

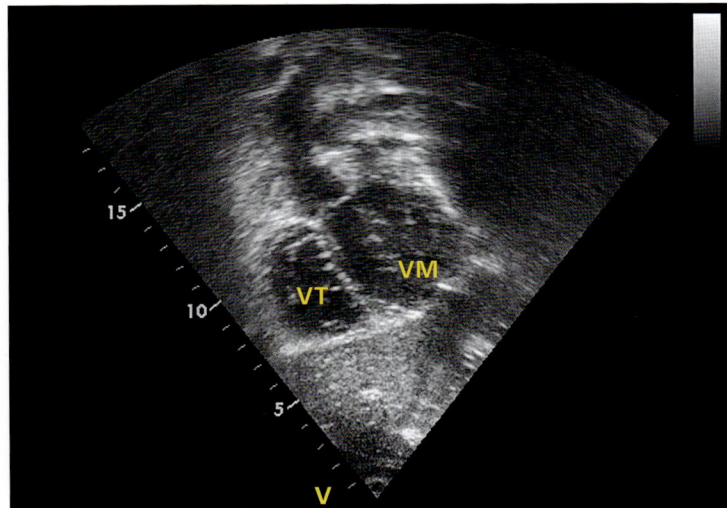

Fig. 1-7. Transversal das valvas tricúspide (VT, três músculos papilares e três inserções) e mitral (VM, dois músculos papilares e duas inserções).

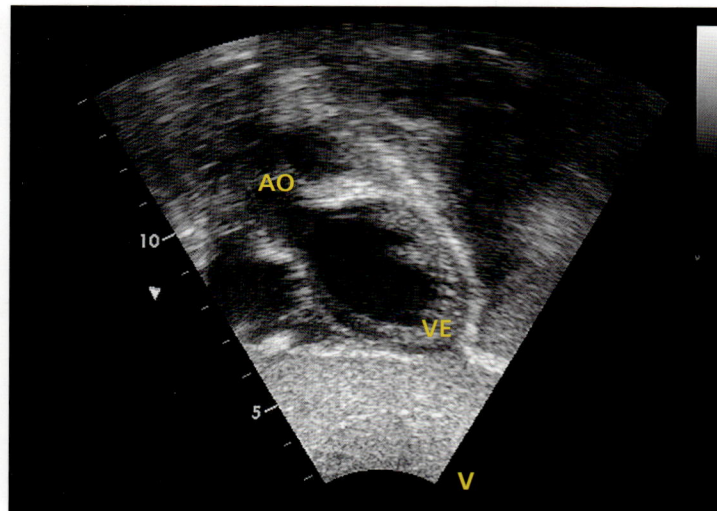

Fig. 1-8. Eixo longo de ventrículo esquerdo e aorta ascendente em plano subcostal. Este corte mostra bem a valva aórtica, região subaórtica e septo membranoso com parte de porção muscular também. AO = Aorta; VE = ventrículo esquerdo.

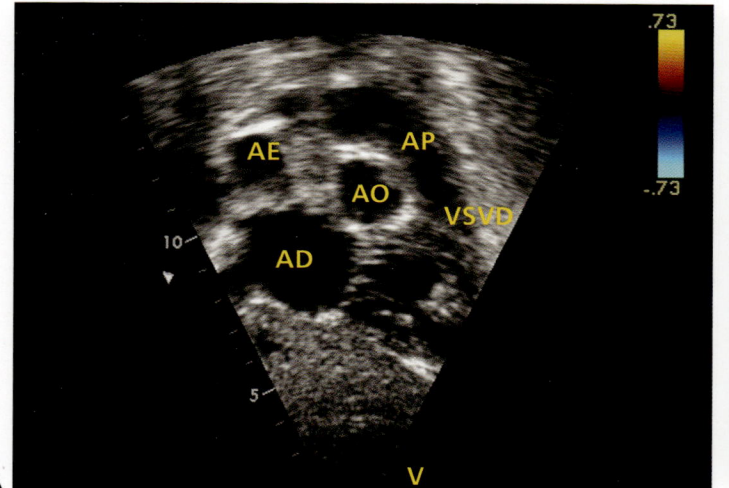 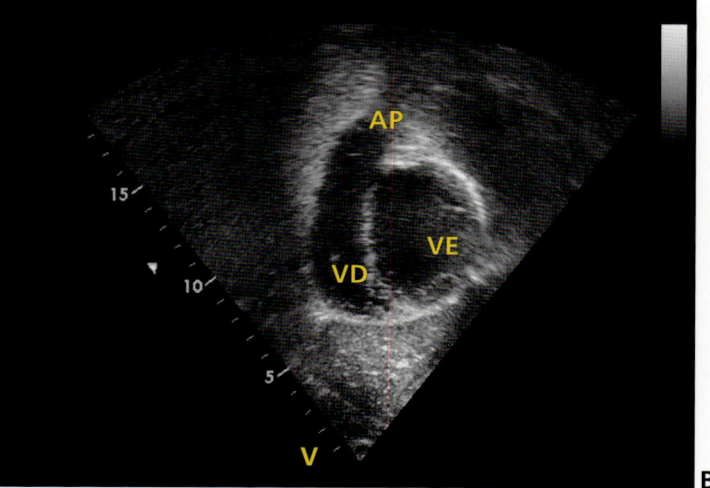

Fig. 1-9. Eixo curto subcostal do ventrículo direito (VD). (**A**) O VD à direita mostra a via de saída (VSVD) e a região de via de entrada com válvula tricúspide e átrio direito (AD). (**B**) O VD à esquerda mostra a via de saída e o septo infundibular. Estes cortes são obtidos com uma pressão um pouco mais vigorosa do transdutor no abdome seguido de angulação aguda anterior. AE = Átrio esquerdo; AO = aorta; AP = artéria pulmonar; VE = ventrículo esquerdo.

Posição apical

Corte das quatro câmaras

O corte apical de quatro câmaras mostra as vias de entrada dos dois ventrículos, o septo interventricular, o septo interatrial e os átrios. A análise do corte de quatro câmaras inicia-se colocando o transdutor na região apical, com o cotovelo apoiado na maca e dois ou três dedos apoiados no tórax da criança de tal maneira que tenhamos controle do grau de pressão exercida no tórax, que deve ser a menor possível. Embora este apoio de mãos não seja obrigatório na ecocardiografia em adulto, a falta deste apoio de mãos no tórax do paciente poderá causar pressão excessiva e desconforto (Fig. 1-10).

Este corte é útil para mostrar o centro fibroso do coração, também chamado "crux cordis", caracterizado pela múltipla junção das valvas tricúspide e mitral com os septos interatrial e interventricular (Fig. 1-11). Da mesma forma que na ecocardiografia de adultos, rotações neste plano nos levam aos cortes de duas câmaras e apical de cinco câmaras (Figs. 1-12 e 1-13). Uma angulação posterior da mesma posição mostra o seio coronário (Fig. 1-14). É fundamental que um coxim seja colocado apoiando o dorso da criança para que o tórax se posicione em 45°, evitando, assim, movimentações involuntárias.

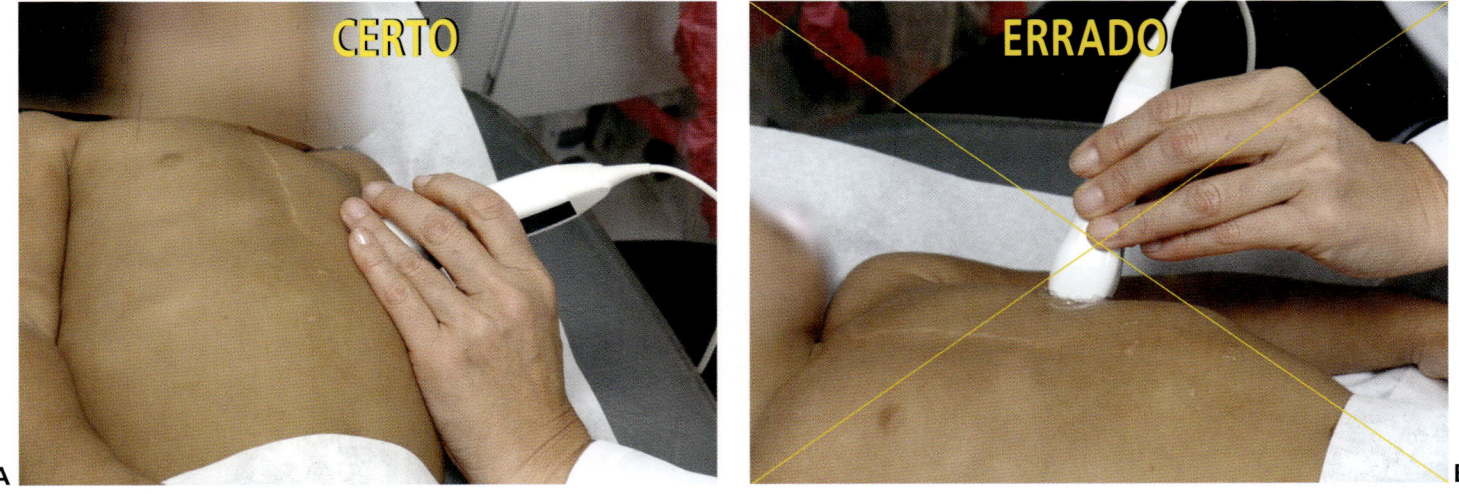

Fig. 1-10. Posicionamento das mãos e transdutor nos cortes apicais. (**A**) Posição correta. (**B**) Posição inadequada das mãos.

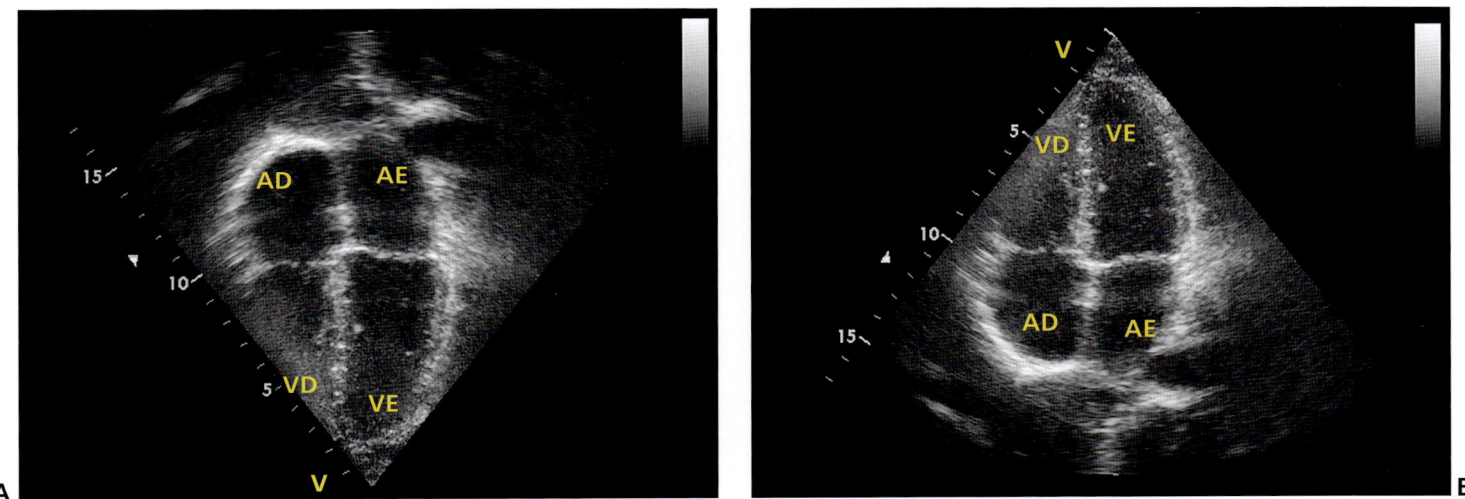

Fig. 1-11. O corte apical de quatro câmaras mostra as vias de entrada dos dois ventrículos, o septo interventricular, o septo interatrial e os átrios. (**A**) Posição anatômica. (**B**) Posição invertida. AD = Átrio direito; AE = átrio esquerdo; VD = ventrículo direito; VE = ventrículo esquerdo.

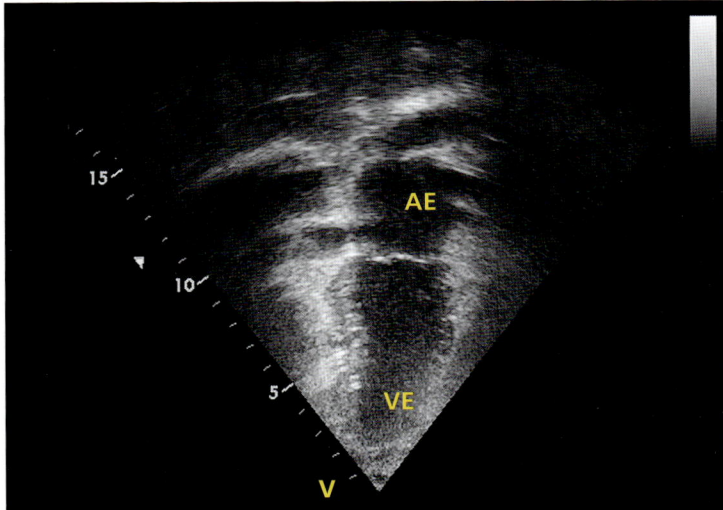

Fig. 1-12. O corte apical de duas câmaras mostra o átrio e o ventrículo esquerdos. AE = Átrio esquerdo; VE = ventrículo esquerdo.

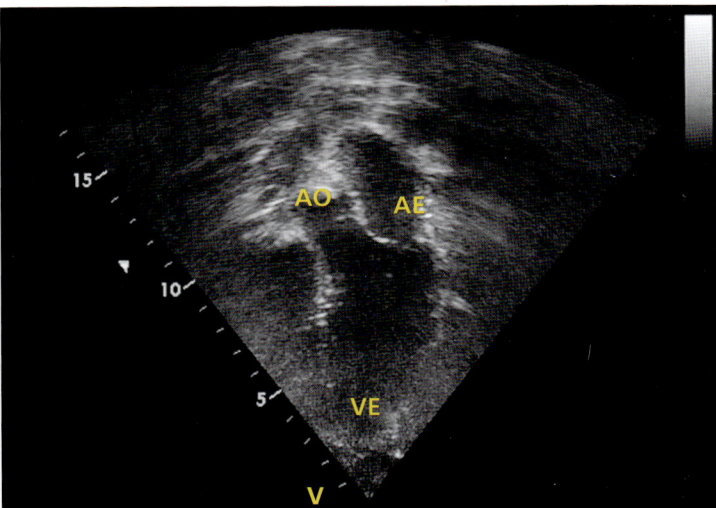

Fig. 1-13. O corte apical de cinco câmaras mostra átrios, ventrículos e a via de saída do ventrículo esquerdo. AD = Átrio direito; AE = átrio esquerdo; VE = ventrículo esquerdo; AO = aorta.

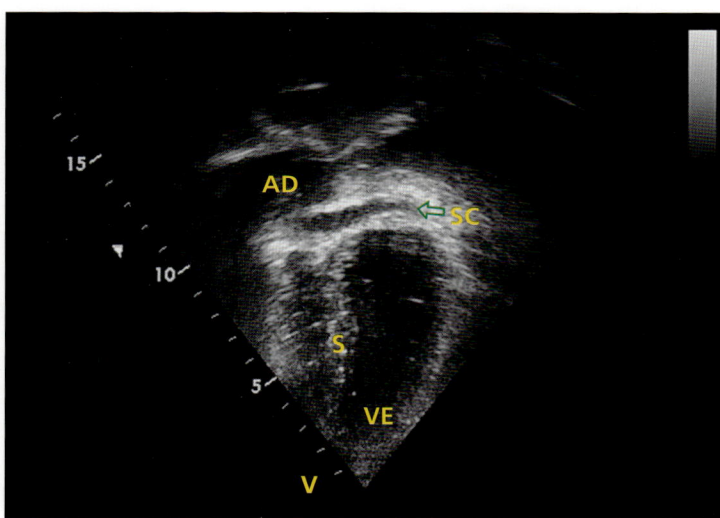

Fig. 1-14. Angulação posterior do corte apical de quatro câmaras mostrando o seio coronário (SC). AD = Átrio direito; VE = ventrículo esquerdo; S = septo.

Posição precordial

Eixo longo paraesternal

O eixo longo paraesternal é alinhado em um plano da aorta ascendente ao ápice do ventrículo esquerdo (Fig. 1-15). Ao contrário da ecocardiografia em adultos, que valoriza a análise da valva mitral neste corte, nas crianças examinamos mais a relação do ventrículo esquerdo com sua via de saída e aorta.

Eixo curto paraesternal

O eixo curto paraesternal é obtido rodando o transdutor em 90° a partir do eixo longo (Fig. 1-16). A partir deste ponto, cortes seriados do eixo curto são obtidos movendo-se linearmente o transdutor da base para o ápice, com discretas angulações, com o objetivo de focalizar mais claramente as seguintes estruturas descritas a seguir:

1. Tronco e ramos das artérias pulmonares (Fig. 1-17).
2. Valva aórtica e emergência de coronárias (Fig. 1-18).
3. Valva mitral (Fig. 1-19).
4. Músculos papilares do ventrículo esquerdo (Fig. 1-20).
5. Aorta ascendente (Fig. 1-21).

Da mesma forma, a técnica do exame é a mesma, com apoio de braço e alguns dedos para controle de pressão exercida no tórax do paciente (Fig. 1-22).

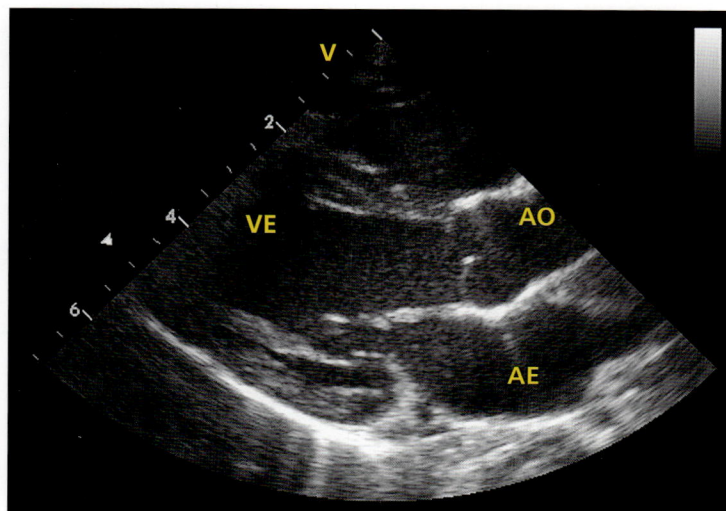

Fig. 1-15. Corte de eixo longo paraesternal. Os limites anteroposteriores do VE são vistos da raiz da aorta ao ápice. No coração normal este corte mostra a continuidade entre a borda anterior da aorta e a porção média do septo interventricular. A porção apical do SIV está cortada nesta foto. VE = Ventrículo esquerdo; AO = aorta; AE = átrio esquerdo.

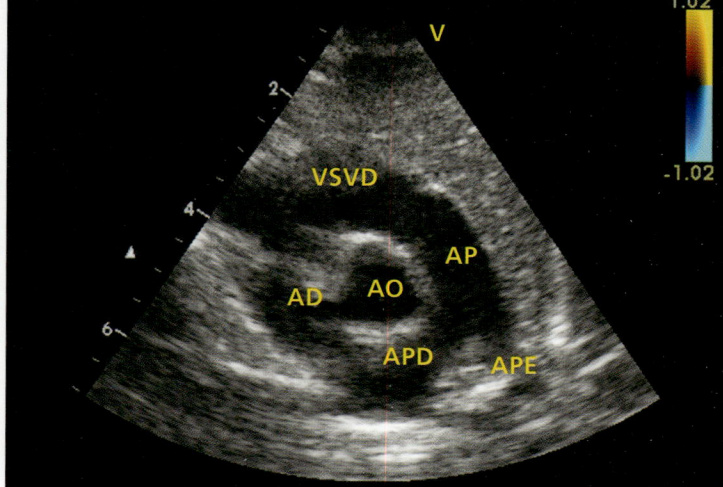

Fig. 1-16. Corte paraesternal de eixo curto, mostrando a via de saída do ventrículo direito (VSVD) e a artéria pulmonar (AP) principal bifurcando em artéria pulmonar direita (APD) e artéria pulmonar esquerda (APE). AO = Aorta; AD = átrio direito.

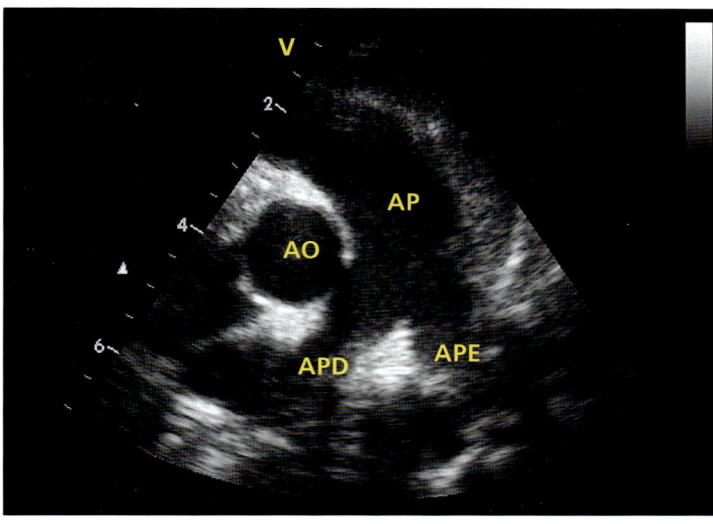

Fig. 1-17. Tronco e ramos das artérias pulmonares centralizados para melhor análise das artérias pulmonares direita (APD) e esquerda (APE), bem como da região entre raiz da aorta (AO) e a artéria pulmonar (AP).

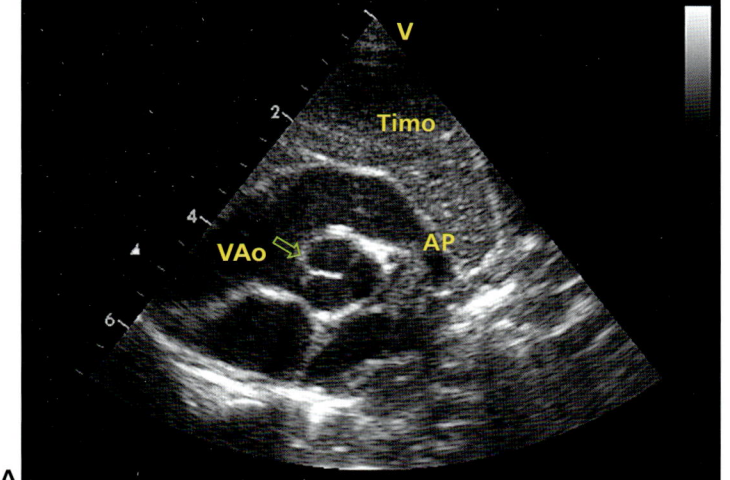
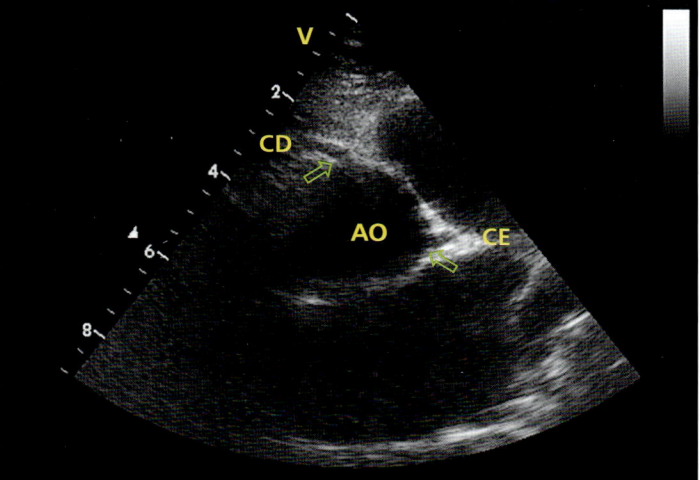

Fig. 1-18. (**A**) Valva aórtica (VAo) no centro do corte de eixo curto, observando-se sua maior ecogenicidade, quando comparada à valva pulmonar. Neste lactente observa-se a presença do timo anterior à artéria pulmonar (AP). (**B**) Origem de artérias coronárias direita (CD) e esquerda (CE) que só são bem visibilizadas em sua porção proximal. AO = Aorta.

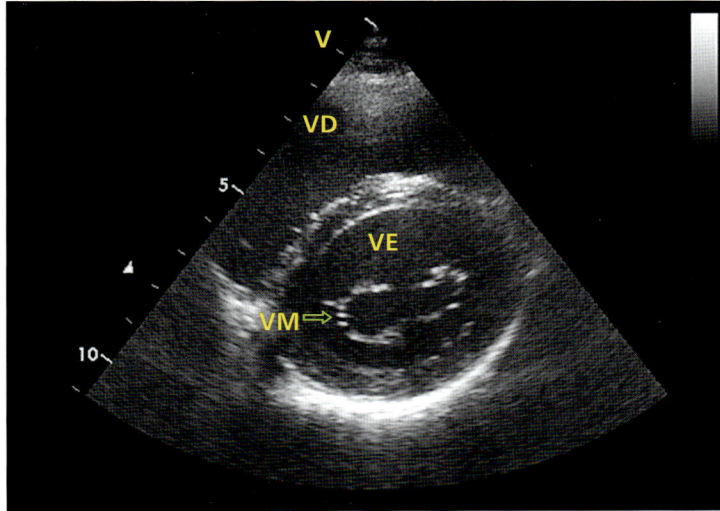

Fig. 1-19. Valva mitral (VM) em corte paraesternal ao nível da porção média muscular do septo. Notam-se também o ventrículo direito (VD) anterior e o ventrículo esquerdo (VE) posterior.

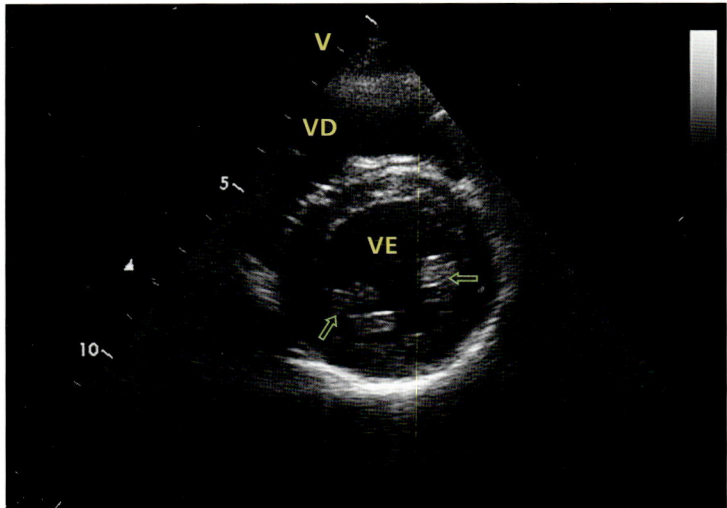

Fig. 1-20. Músculos papilares do ventrículo esquerdo, normalmente, posicionados em corte paraesternal ao nível da porção média muscular do septo, mas um pouco mais apical em relação à Figura 1-19 (setas). VD = Ventrículo direito; VE = ventrículo esquerdo.

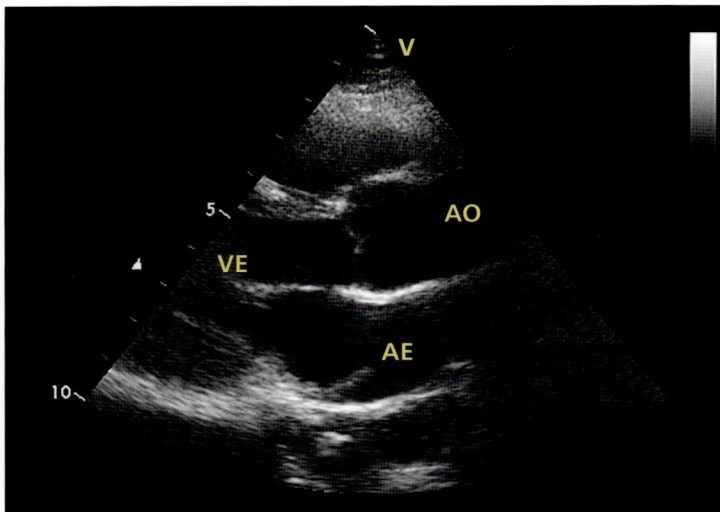

Fig. 1-21. Aorta ascendente em corte paraesternal de eixo longo modificado. Esta posição demonstra a região supravalvar aórtica. AE = Átrio esquerdo; VE = ventrículo esquerdo; AO = aorta.

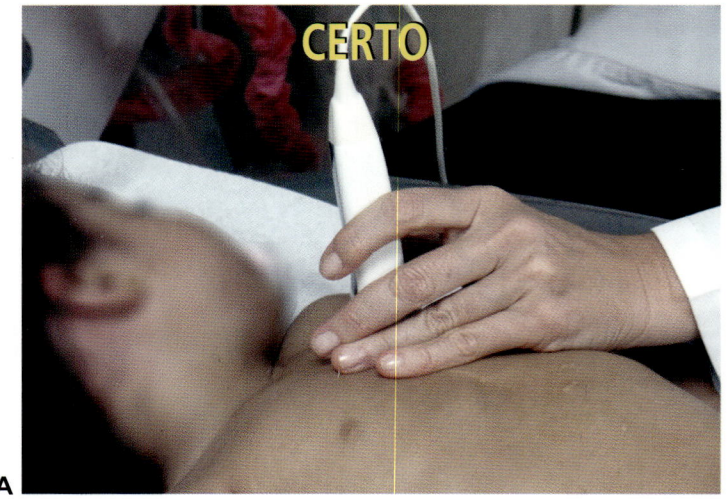
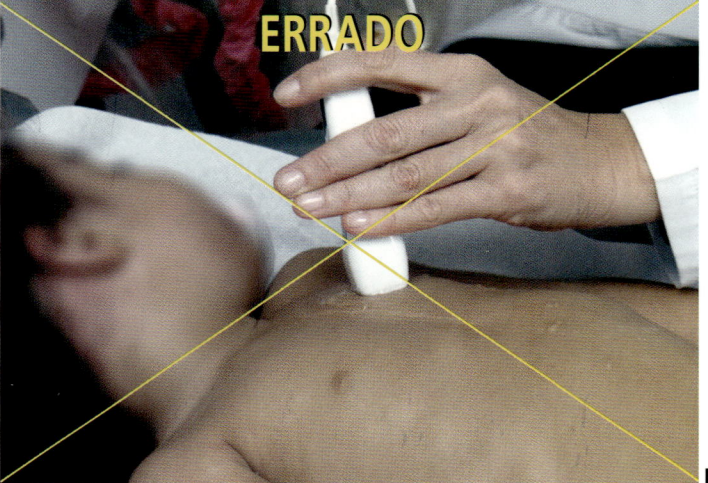

Fig. 1-22. Posicionamento das mãos e transdutor no corte paraesternal. (**A**) Posição correta. (**B**) Posição inadequada das mãos.

Posição supraesternal

Corte supraesternal

Com as costas apoiadas em um travesseiro ou pequeno coxim, a cabeça deverá ser angulada para trás para que o transdutor possa ser colocado na fúrcula (Fig. 1-23). Rotações horária e anti-horária mostrarão as seguintes estruturas:

1. O eixo longo do arco aórtico (Fig. 1-24).
2. A artéria pulmonar esquerda (Fig. 1-25).
3. A artéria pulmonar direita (Fig. 1-26).
4. A anatomia venosa do mediastino superior (Fig. 1-27).

Capítulo 1 ▪ Coração Normal

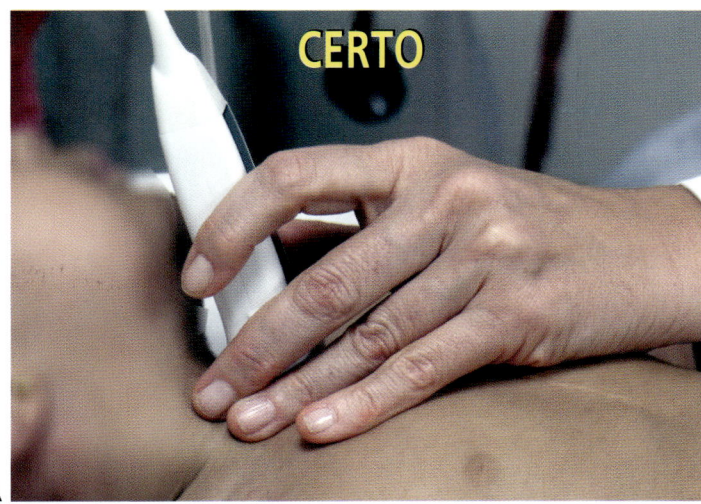
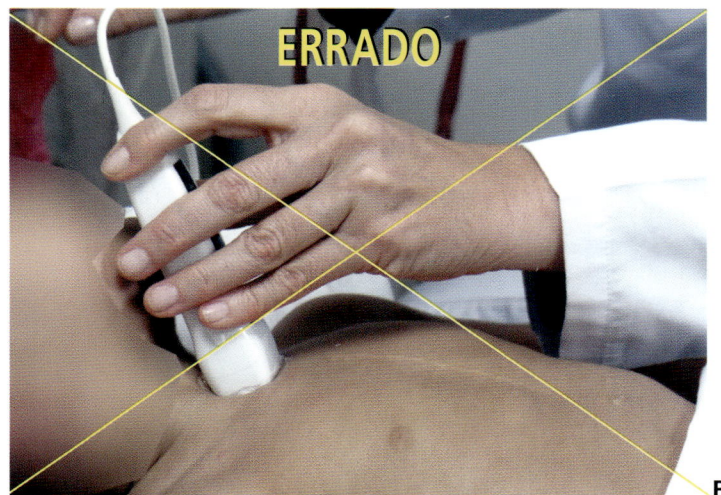

Fig. 1-23. Posicionamento das mãos e transdutor no corte supraesternal (fúrcula). (**A**) Posição correta. (**B**) Posição inadequada das mãos.

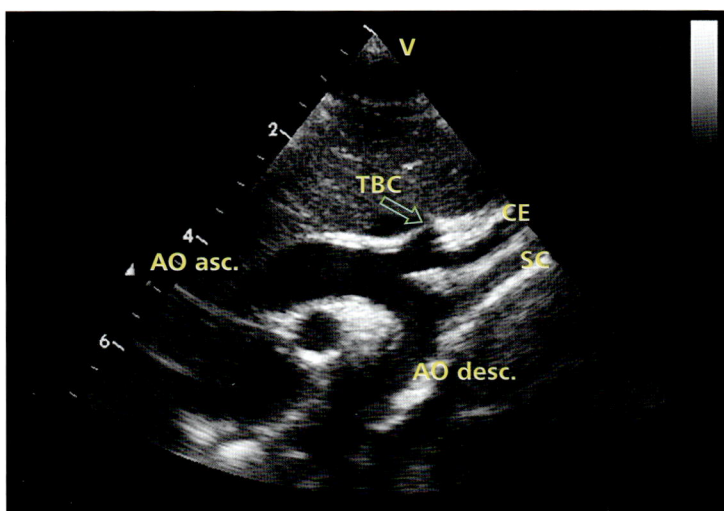

Fig. 1-24. Corte supraesternal demonstrando o arco aórtico. São vistas a aorta ascendente (AO asc.), aorta descendente (AO desc.), emergência do tronco braquiocefálico (TBC), carótida esquerda (CE) e subclávia esquerda (SCE).

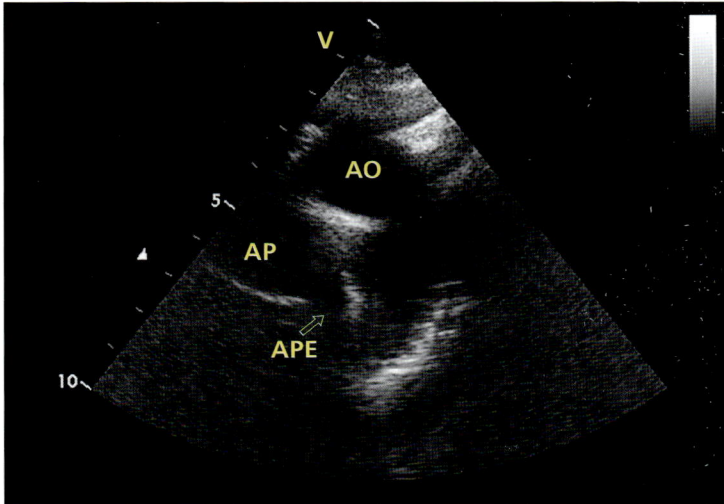

Fig. 1-25. A artéria pulmonar esquerda vista apenas em sua porção proximal por apresentar maior angulação em relação à artéria pulmonar direita. AO = Aorta; AP = artéria pulmonar; APE = artéria pulmonar esquerda.

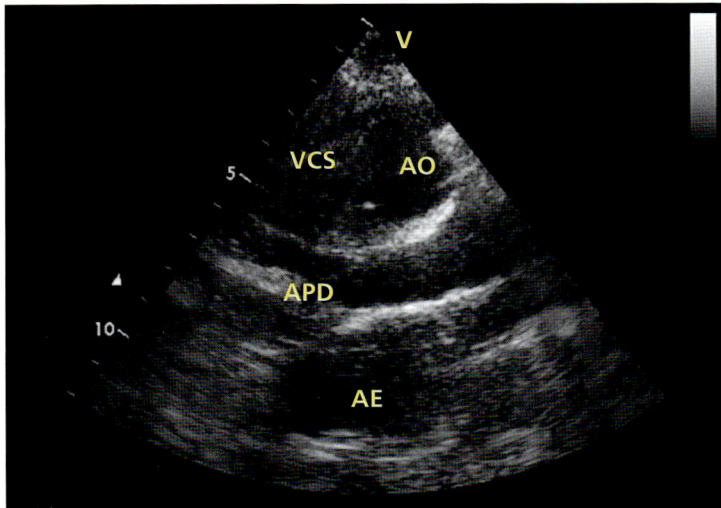

Fig. 1-26. A artéria pulmonar direita (APD) em seu eixo longitudinal, abaixo da aorta (AO) que se apresenta em seu eixo transversal. VCS = Veia cava superior; AE = átrio esquerdo.

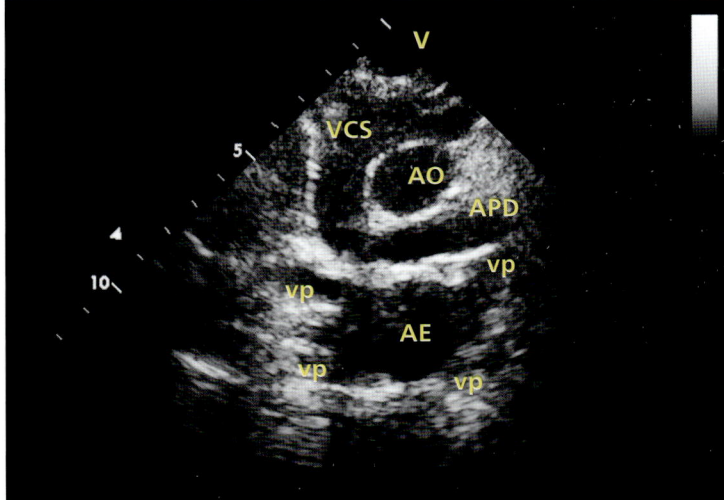

Fig. 1-27. A anatomia venosa do mediastino superior. Corte supraesternal demonstrando a veia cava superior (VCS), a aorta transversa (AO), a artéria pulmonar direita (APD), e a entrada das veias pulmonares (vp) em átrio esquerdo, semelhante à imagem de um caranguejo. AE = Átrio esquerdo.

DOPPLER

A análise Dopplerfluxométrica é parte integrante e fundamental na ecocardiografia pediátrica, sendo essencial que o ecocardiografista esteja habituado aos padrões normais dos traçados ao Doppler, em relação às suas características, direção e velocidade. É importante lembrar que em um coração pediátrico normal, a maior velocidade de fluxo está ao nível da aorta descendente, podendo chegar até 1,9 m/s. As velocidades normais dos fluxos pelas valvas atrioventriculares, semilunares, veias e artérias estão descritas no Quadro 1-1.

Quadro 1-1. VELOCIDADES NORMAIS DOS FLUXOS CARDÍACOS AO DOPPLER

Região	Fase do ciclo respiratório	Velocidade de pico	Variação mínimo/máximo
Veia cava inferior	Expiração	0,45 m/s	0,25–0,60 m/s
Veia cava superior	Expiração	0,70 m/s	0,30–0,90 m/s
Tricúspide	Expiração	0,60 m/s	0,40–0,90 m/s
Mitral	Indiferente	0,90 m/s	0,45–1,40 m/s
Pulmonar	Indiferente	0,90 m/s	0,70–1,20 m/s
Aorta ascendente	Indiferente	1,60 m/s	1,00–1,90 m/s
Aorta descendente	Indiferente	1,60 m/s	0,70–1,90 m/s

MAPEAMENTO DE FLUXO EM CORES

Além da análise cardíaca pelas imagens bidimensionais em escala de cinza, o mapeamento de fluxo em cores é considerado valiosa ferramenta diagnóstica. Embora o diagnóstico da cardiopatia seja feito pela imagem da anatomia ao bidimensional, o Doppler colorido permite uma rápida confirmação da normalidade cardíaca ou de um fluxo anormal, ajuda no posicionamento correto da amostra do Doppler espectral, diminuindo seu tempo de insonação, e auxilia o estudo de vasos pequenos. Para que boas imagens sejam obtidas, o fluxo das estruturas a serem estudadas deve estar o mais paralelo possível do feixe de ultrassom.

Principais aplicações do Doppler colorido

1. Confirmar normalidade das valvas na posição de quatro câmaras: o volume de fluxo pelas valvas tricúspide e mitral ao Doppler colorido deve ser igual (Fig. 1-28).
2. Confirmar saída da aorta do ventrículo esquerdo e ausência de obstrução em via de saída na posição subcostal (Fig. 1-29).
3. Confirmar saída de artéria pulmonar do ventrículo direito e ramos pulmonares na posição de eixo curto (Fig. 1-30).
4. Confirmar integridade do septo interatrial ou direção de fluxo pelo forame oval (Fig. 1-31).
5. Confirmar integridade do septo interventricular (Fig. 1-32).
6. Confirmar anatomia do arco aórtico (Fig. 1-33).
7. Confirmar conexão das veias pulmonares no átrio esquerdo (Fig. 1-34).
8. Confirmar fluxo em veias cavas (Figs. 1-35 e 1-36).

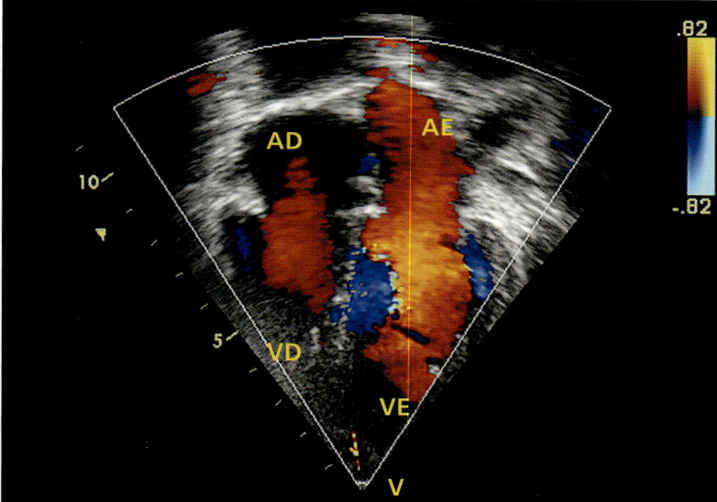

Fig. 1-28. Mapeamento de fluxo em cores da posição de quatro câmaras confirmando a normalidade do diâmetro dos anéis valvares pelo volume igual do fluxo pelas valvas tricúspide e mitral. AE = Átrio esquerdo; AD = átrio direito; VD = ventrículo direito; VE = ventrículo esquerdo.

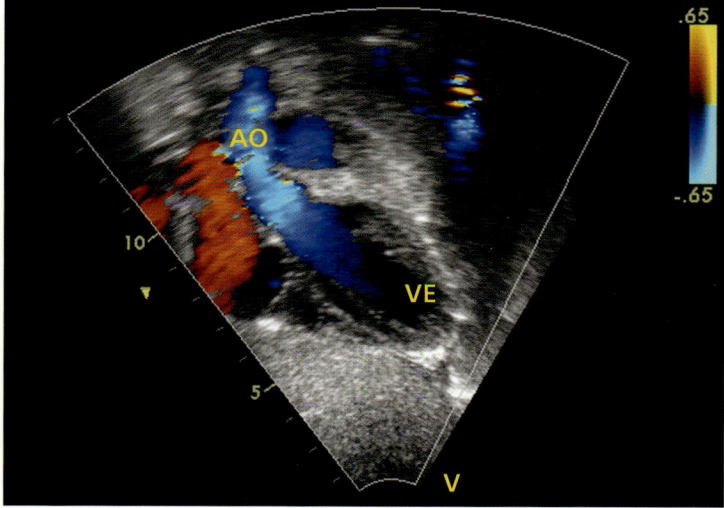

Fig. 1-29. Mapeamento de fluxo em cores da posição subcostal de saída da aorta do ventrículo esquerdo confirmando fluxo laminar e ausência de obstrução em via de saída. VE = Ventrículo esquerdo, AO = aorta.

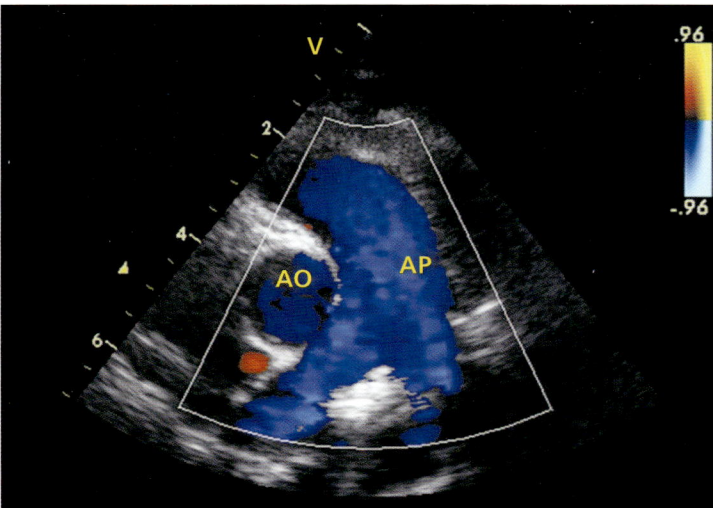

Fig. 1-30. Mapeamento de fluxo em cores da posição de eixo curto confirmando fluxo laminar da saída da artéria pulmonar do ventrículo direito com bifurcação dos ramos pulmonares. AO = Aorta, AP = artéria pulmonar.

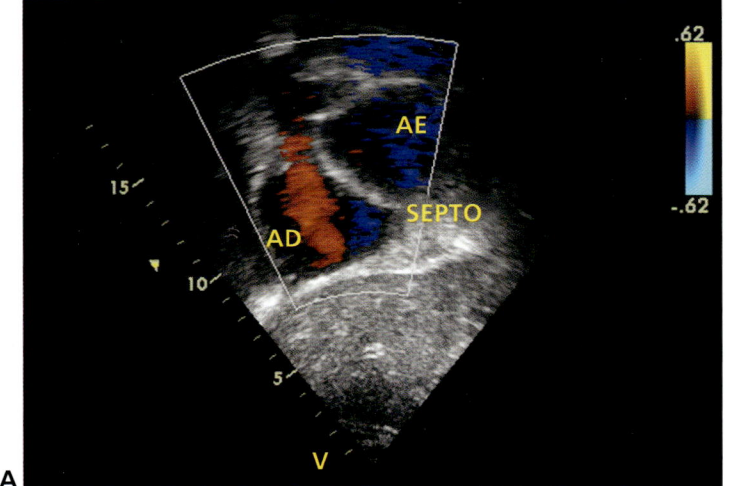
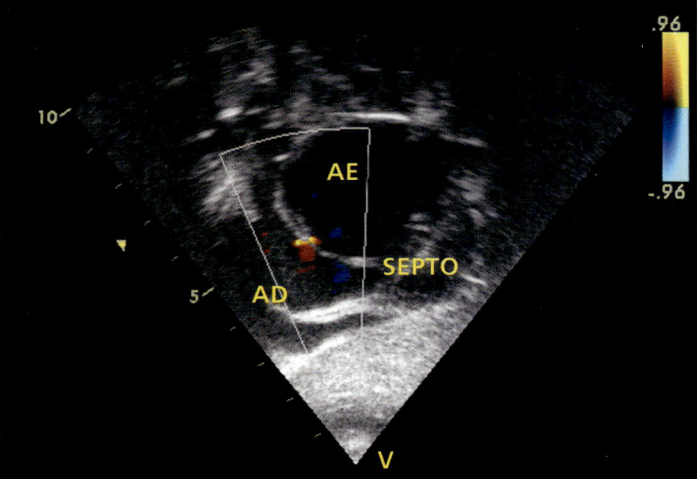

Fig. 1-31. Mapeamento de fluxo em cores da posição subcostal confirmando (**A**) a integridade do septo interatrial ou (**B**) a direção do fluxo pelo forame oval. AD = Átrio direito; AE = átrio esquerdo.

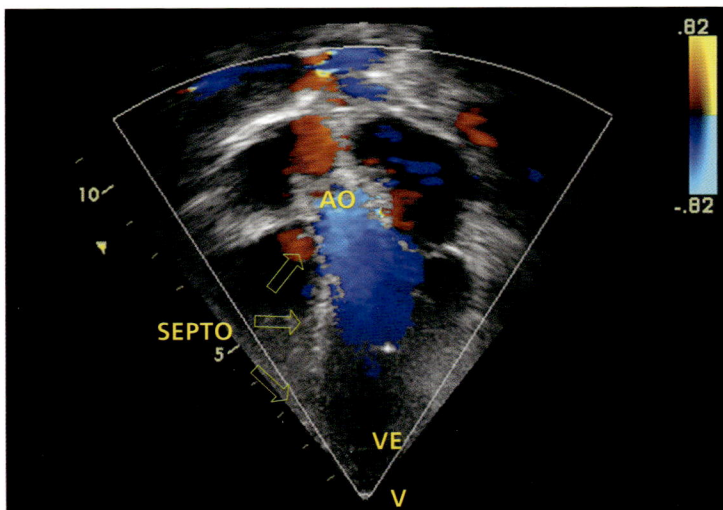
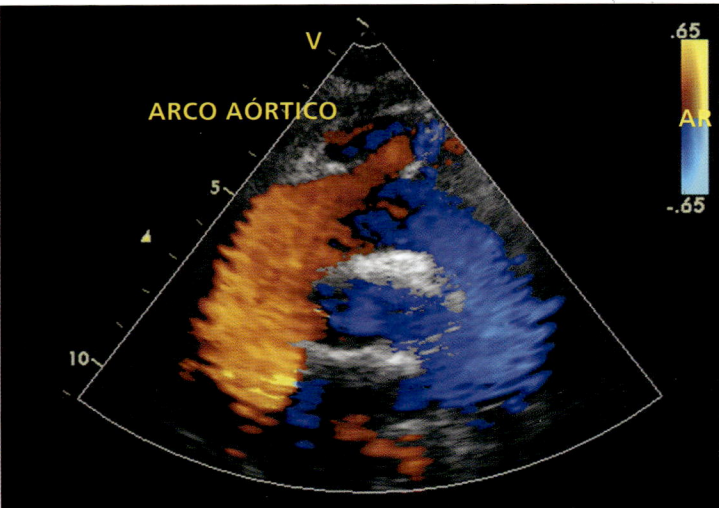

Fig. 1-32. Mapeamento de fluxo em cores da posição apical de cinco câmaras confirmando integridade do septo interventricular (setas). VE = Ventrículo esquerdo; AO = aorta.

Fig. 1-33. Mapeamento de fluxo em cores da posição supraesternal confirmando a anatomia do arco aórtico.

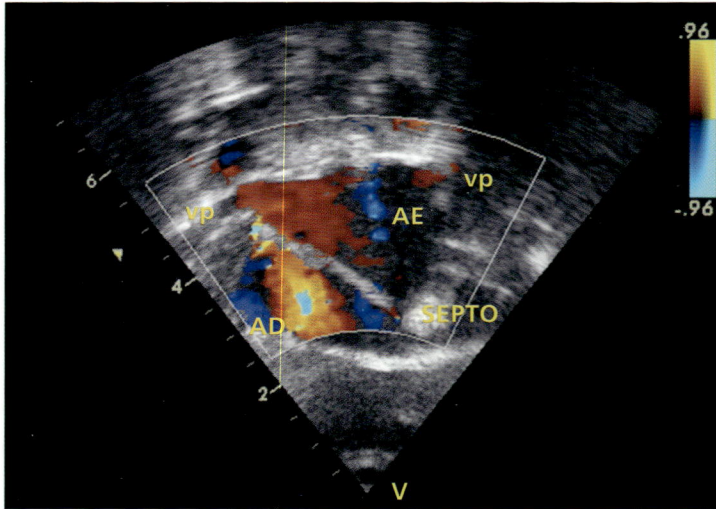

Fig. 1-34. Mapeamento de fluxo em cores da posição subcostal confirmando a conexão das veias pulmonares no átrio esquerdo. AD = Átrio direito; AE = átrio esquerdo; vp = veia pulmonar.

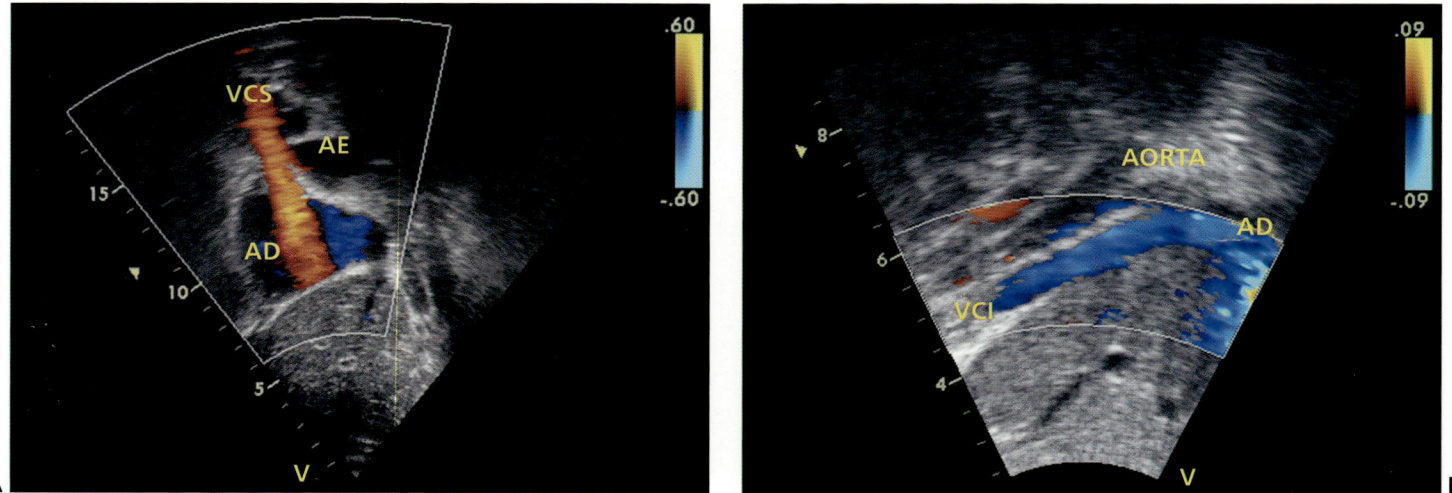

Fig. 1-35. Mapeamento de fluxo em cores da posição subcostal confirmando: (A) Fluxo em veia cava superior (VCS) e (B) fluxo em veia cava inferior (VCI). AD = Átrio direito; AE = átrio esquerdo.

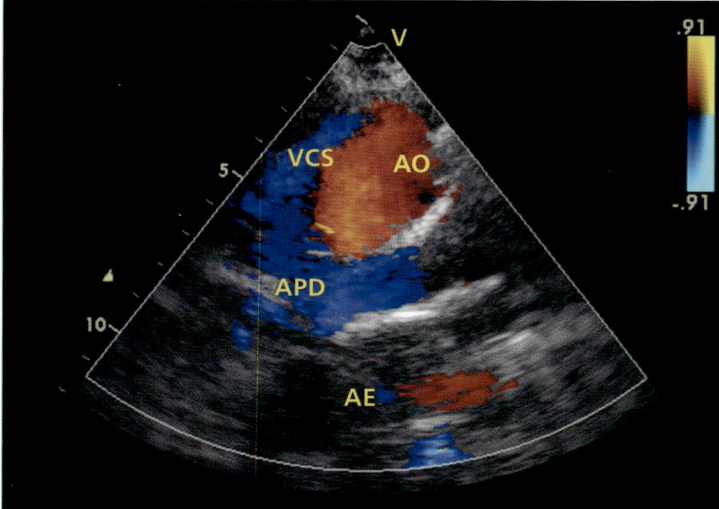

Fig. 1-36. Mapeamento de fluxo em cores da posição supraesternal confirmando os fluxos normais em veia cava superior (VCS), a aorta transversa (AO) e artéria pulmonar direita (APD). AE = Átrio esquerdo.

IMAGENS TRIDIMENSIONAIS

A análise das cardiopatias congênitas exige habilidade do ecocardiografista na reconstrução mental das relações espaciais das várias estruturas cardíacas, o que muitas vezes é muito difícil. Limitações na técnica bidimensional levaram os pesquisadores a desenvolver a tecnologia tridimensional de reconstrução em tempo real. Duas grandes áreas de aplicação clínica, então, estão em contínua evolução: visualização da morfologia cardíaca e quantificação volumétrica de câmaras e fluxos.

A visualização da morfologia cardíaca foi melhorada pela colorização de tecidos, criando a perspectiva de profundidade e a aparência da terceira dimensão. Exemplos de anatomia normal são demonstrados neste capítulo e ao longo deste livro mostraremos vários exemplos das diversas cardiopatias reconstruídas pela tecnologia tridimensional (Fig. 1-37).

A quantificação volumétrica tem sido cada vez mais usada por apresentar muito boa correlação com dados de ressonância magnética. Embora tenha uma curva de aprendizado difícil, a quantificação de volumes de câmaras pelo ecocardiograma tridimensional terá um grande impacto no acompanhamento de cardiopatias complexas por ter um custo menor e também por se evitarem riscos anestésicos nos pequenos pacientes (Figs. 1-38 e 1-39).

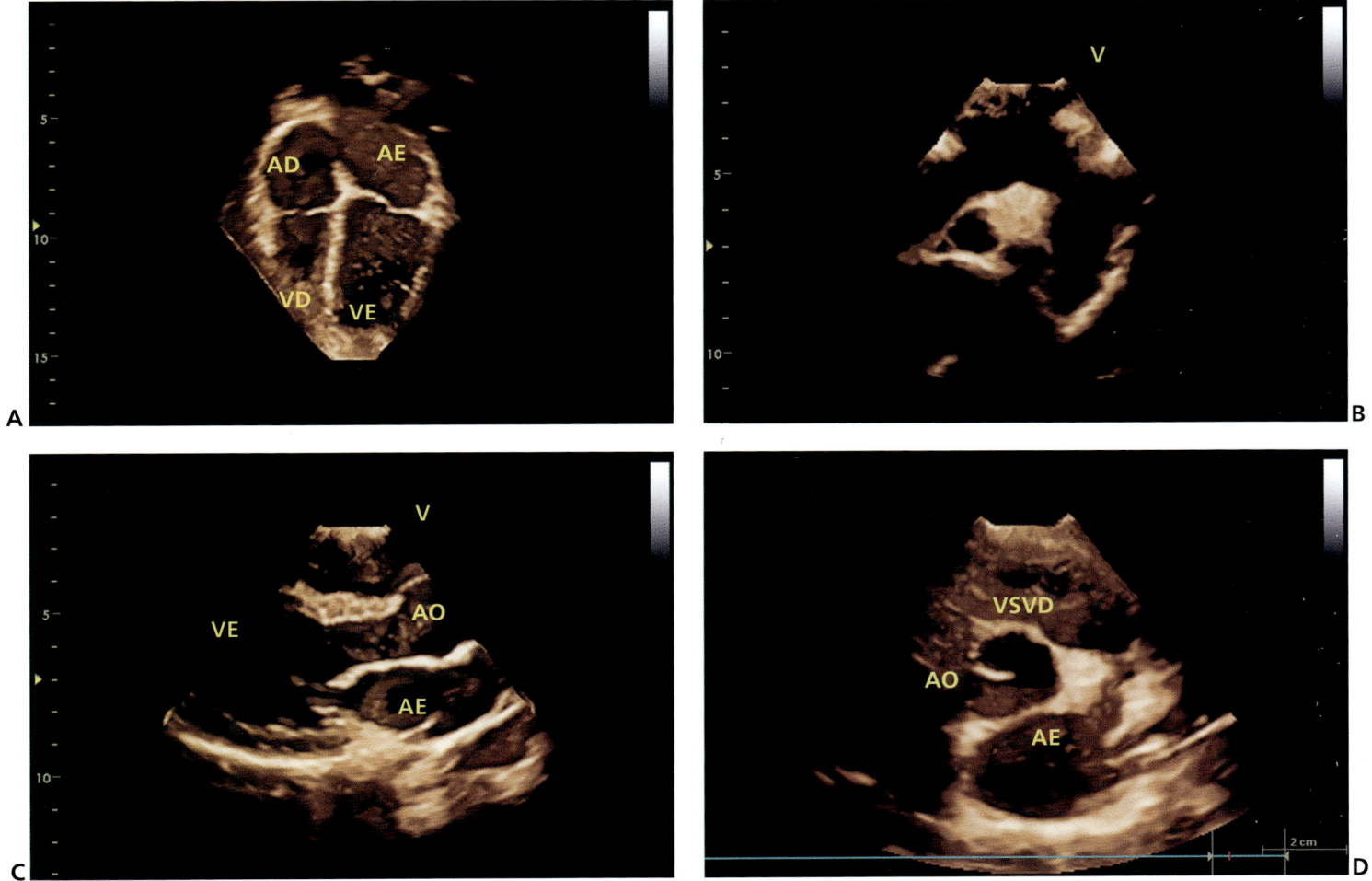

Fig. 1-37. Imagens tridimensionais. (**A**) Quatro câmaras; (**B**) arco aórtico; (**C**) eixo longo e (**D**) eixo curto. AD = Átrio direito; AE = átrio esquerdo; VD = ventrículo direito; VE = ventrículo esquerdo, AO = aorta, VSVD = via de saída de ventrículo direito.

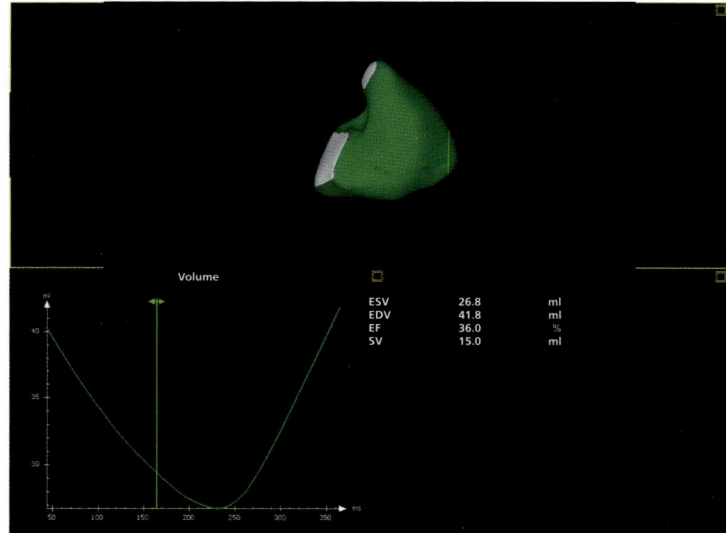

Fig. 1-38. Quantificação dos volumes do ventrículo direito (VD) através do ciclo cardíaco em software especial (TomTec) após captura de volume tridimensional.

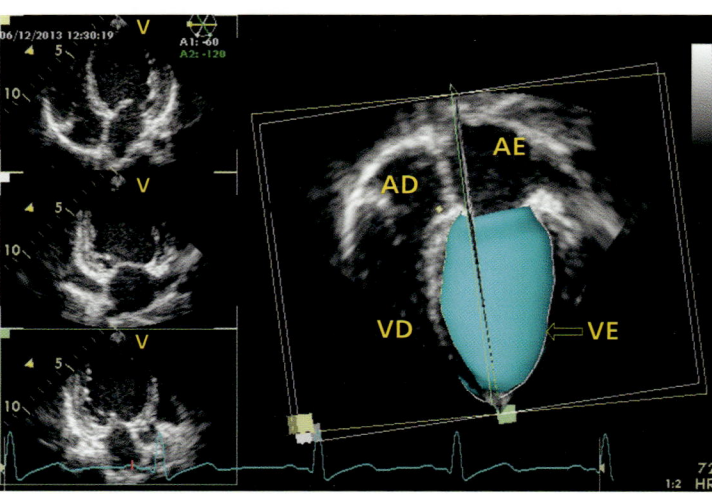

Fig. 1-39. Função triplanar. Quantificação volumétrica que possibilita cálculo da fração de ejeção, após captura com transdutor tridimensional. VE = Ventrículo esquerdo; VD = ventrículo direito; AE = átrio esquerdo; AD = átrio direito.

ANÁLISE SEGMENTAR SEQUENCIAL COMO BASE DIAGNÓSTICA DAS CARDIOPATIAS CONGÊNITAS

A análise segmentar sequencial é uma sistemática de análise do coração passo a passo, criada, no final da década de 1970 por um consenso entre os melhores cardiologistas pediátricos do mundo de maneira a simplificar a compreensão e a descrição dos complexos corações afetados por defeitos congênitos. Esta análise parte do princípio que todos os corações, normais ou anormais, são constituídos por três segmentos:

- Átrios.
- Ventrículos.
- Artérias.

A forma com que estas estruturas básicas se relacionam deve ser analisada e descrita no laudo ecocardiográfico em primeiro lugar, e, depois disso, todas as malformações associadas devem ser identificadas.

São considerados achados usuais os componentes do coração normal que se encontram habitualmente à direita ou à esquerda, cada um com características próprias em relação à sua lateralidade. Uma das principais características de muitos corações malformados é que nem sempre as câmaras atriais, ventriculares ou artérias estão localizadas no local habitual. Os termos "morfologicamente direito" e "morfologicamente esquerdo" devem, portanto, ser usados para descrever tais estruturas, fazendo sentido quando as mesmas estiverem mal posicionadas. As principais características das câmaras e artérias são:

- *Átrio direito:* apêndice atrial direito é triangular de base larga, sua junção com o átrio direito é larga.
- *Átrio esquerdo:* apêndice atrial esquerdo é tubular e em forma de gancho, sua junção com o átrio esquerdo é estreita.
- *Ventrículo direito:* trabeculações grosseiras com banda moderadora preenchendo sua ponta, valva tricúspide mais próxima do ápex e com cordas tendíneas inserindo-se no septo interventricular.
- *Ventrículo esquerdo:* trabeculações finas com ponta livre de músculo, o que torna seu contorno elíptico; valva mitral mais distante do ápex e sem cordas tendíneas inserindo-se no septo interventricular.
- *Aorta:* dá origem às artérias coronárias e ramos sistêmicos.
- *Artéria pulmonar:* bifurca-se em ramos direito e esquerdo.

Situs

Situs em latim significa "situado", ou seja, posicionado. O primeiro passo da análise segmentar sequencial é a identificação do *situs* atrial, cada tipo correspondendo às formas específicas de lateralização dos órgãos toracoabdominais. Existem três tipos de *situs* atrial:

- *Situs solitus:* posição atrial normal, onde o átrio morfologicamente direito está situado à direita, e o átrio morfologicamente esquerdo está situado à esquerda. É habitualmente encontrado com lateralização normal dos órgãos toracoabdominais: a) pulmão trilobado, brônquio curto, lobo maior do fígado e veia cava inferior à direita; b) pulmão bilobado, brônquio alongado, estômago, baço e aorta abdominal à esquerda.

- *Situs inversus:* é o arranjo invertido, como uma imagem em espelho do *situs solitus*, estando também invertida a posição dos órgãos toracoabdominais.
- *Situs ambíguo:* outros dois subtipos de *situs*, chamados de isomerismos, podem ser encontrados, ambos com a característica de apresentarem átrios e apêndices com a mesma morfologia, isto é, dois átrios do tipo direito no isomerismo atrial direito e dois átrios do tipo esquerdo no isomerismo atrial esquerdo. O isomerismo dos órgãos toracoabdominais quase sempre se correlaciona com o isomerismo dos átrios. O isomerismo atrial esquerdo basicamente caracteriza-se por: dois átrios de morfologia esquerda, dois pulmões bilobados, dois brônquios longos, polisplenia e interrupção da parte hepática da veia cava inferior com continuação da drenagem por veia ázigo. O isomerismo atrial direito basicamente caracteriza-se por: dois átrios de morfologia direita, dois pulmões trilobados, dois brônquios curtos, asplenia, veia cava inferior e aorta do mesmo hemilado em relação à linha média e coluna. Em ambos os tipos de *situs* ambíguo o fígado costuma ser simétrico e o estômago mesoposicionado. A Figura 1-40 mostra os tipos de *situs* em diagramas, e a Figura 1-41 demonstra a forma de diagnóstico ecocardiográfico destes tipos de *situs* através da análise da posição dos vasos abdominais.

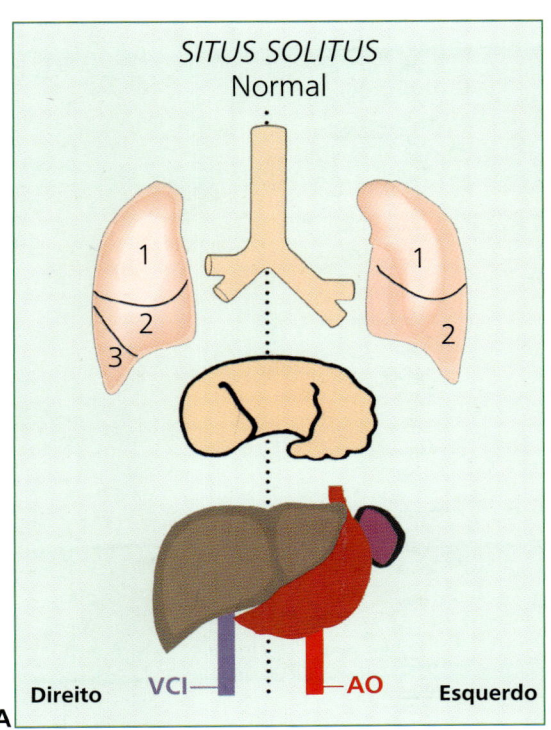
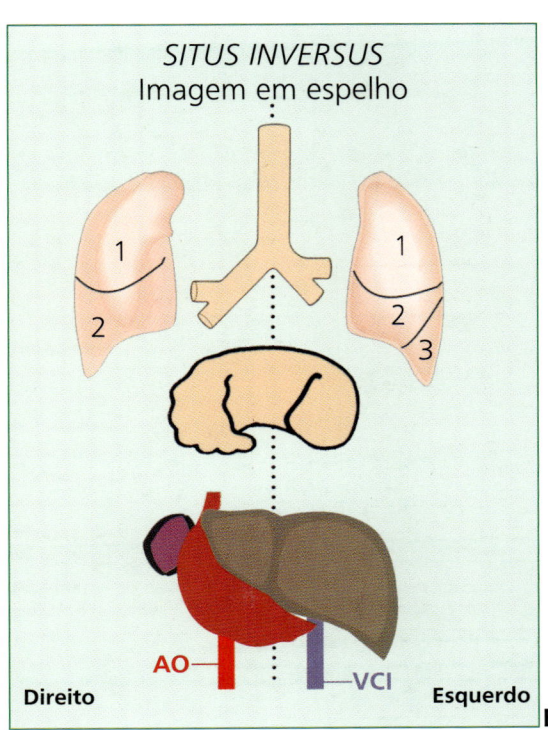
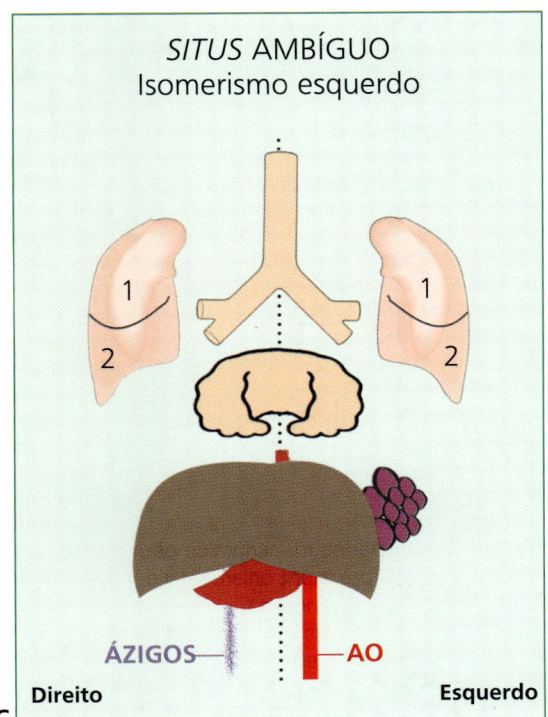
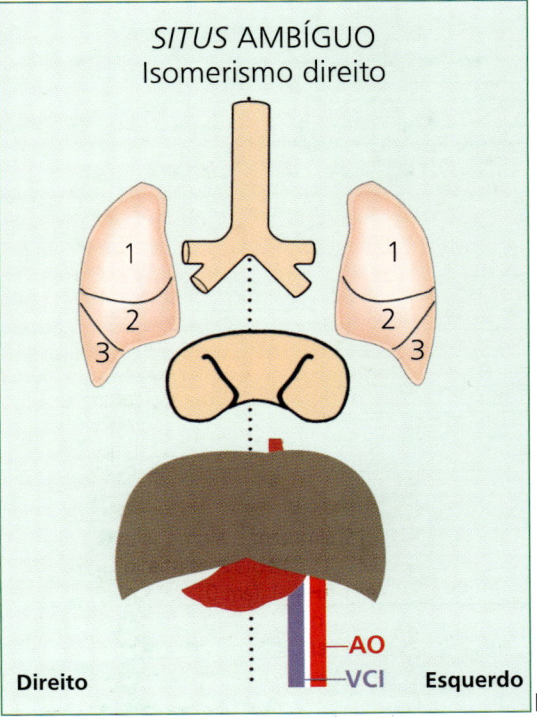

Fig. 1-40. Tipos de *situs* em diagramas. (**A**) *Situs solitus* ou arranjo usual notando-se à esquerda o pulmão trilobado, o brônquio curto, o átrio e o apêndice direitos, o lobo maior do fígado e a veia cava inferior, e à direita o pulmão bilobado, o brônquio longo, o átrio e o apêndice esquerdos, o estômago, o baço e a aorta abdominal. (**B**) *Situs inversus* ou arranjo tipo "imagem em espelho", onde nota-se toda a lateralidade invertida em relação ao *situs solitus*. (**C**) Isomerismo esquerdo ou síndrome da polisplenia predominando os órgãos de lateralidade esquerda em ambos os lados. O fígado costuma ser simétrico, o estômago mesoposicionado com presença de veias ázigos, substituindo a drenagem da veia cava inferior que se encontra interrompida em sua porção hepática. (**D**) Isomerismo direito ou síndrome da asplenia predominando os órgãos de lateralidade direita em ambos os lados. O fígado costuma ser simétrico e o estômago mesoposicionado com presença da veia cava inferior.

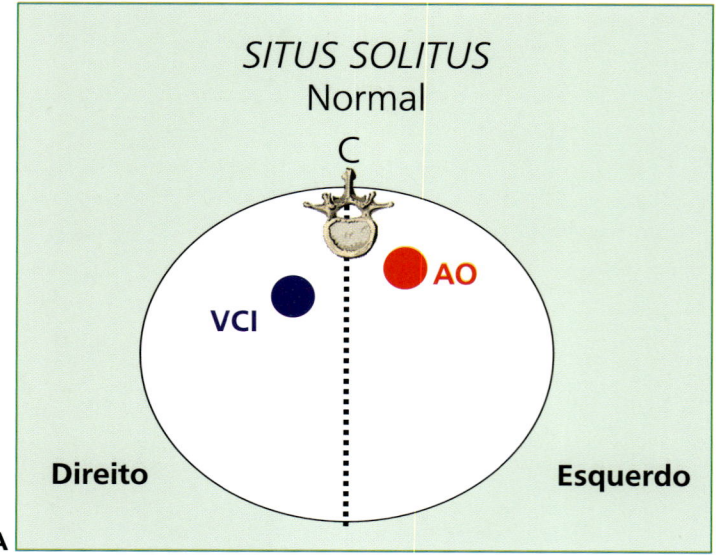
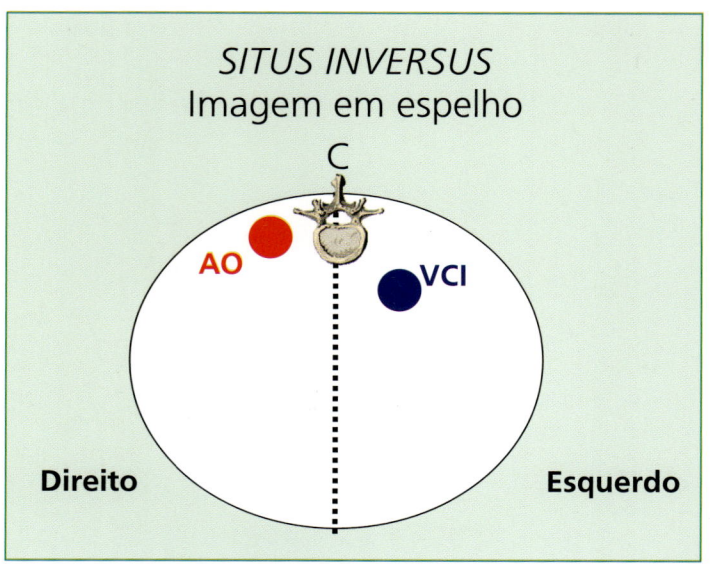
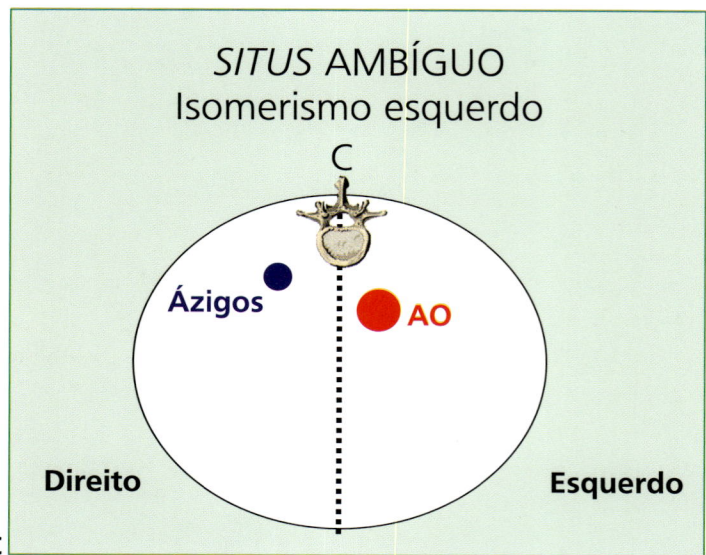
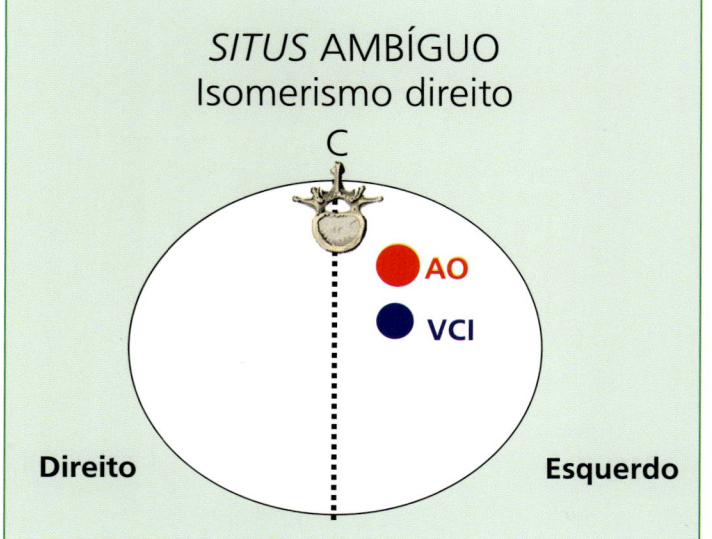

Fig. 1-41. Este diagrama demonstra a forma de diagnóstico ultrassonográfico destes tipos de *situs* através da análise da posição dos vasos abdominais. (**A**) O *situs solitus* caracteriza-se por veia cava inferior à direita e anterior e aorta à esquerda. (**B**) O *situs inversus* é uma imagem em espelho do *situs solitus*, com veia cava inferior à esquerda e aorta à direita. (**C**) No isomerismo atrial esquerdo costuma haver interrupção da parte hepática da veia cava inferior com veias ázigos posterior à aorta. (**D**) No Isomerismo direito costuma haver veia cava inferior e aorta do mesmo hemilado em relação à linha média e coluna. AO = Aorta; VCI = veia cava inferior; C = coluna.

Junção atrioventricular Descreve-se a junção atrioventricular determinando como o miocárdio atrial está conectado à massa ventricular (tipo) e em seguida de que modo as valvas atrioventriculares participam desta conexão (modo). Existem dois grupos de conexões atrioventriculares chamadas de biventriculares quando cada átrio está conectado a um ventrículo; e univentriculares quando os dois átrios conectam-se com um único ventrículo ou quando uma das conexões direita ou esquerda está ausente. Os tipos de conexões atrioventriculares são demonstrados na Figura 1-42 e descritos a seguir.

Biventricular
- *Concordante:* átrio direito conectado ao ventrículo direito, e átrio esquerdo conectado ao ventrículo esquerdo.
- *Discordante:* átrio direito conectado ao ventrículo esquerdo, e átrio esquerdo conectado ao ventrículo direito.
- *Ambígua:* quando os apêndices são da mesma morfologia direita ou esquerda, não podemos dizer que a conexão atrioventricular concorda nem discorda, sendo descritas como ambíguas (isomerismo direito ou isomerismo esquerdo).

Univentricular
- *Dupla via de entrada:* dois átrios conectam-se com um único ventrículo.
- *Ausência de conexão:* quando uma das conexões está ausente, quer seja à direita por uma atresia tricúspide ou à esquerda por uma atresia mitral.

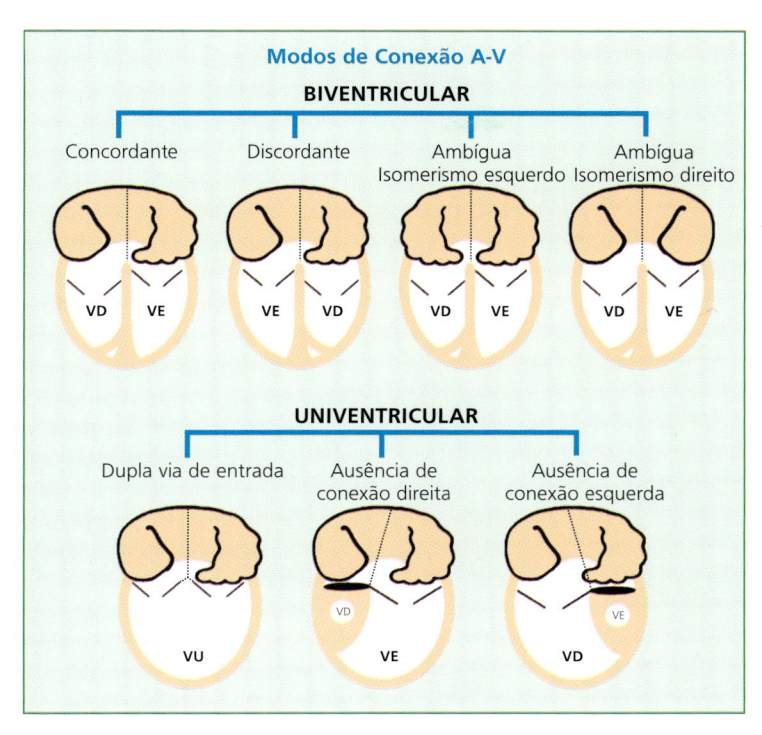

Fig. 1-42. Tipos de conexão atrioventricular. Os átrios são definidos de acordo com a morfologia de seus apêndices e os ventrículos pela posição das valvas em relação à ponta e presença de banda moderadora. Notar que o ventrículo direito se caracteriza pela valva tricúspide mais próxima à ponta cardíaca e pela banda moderadora. VD = Ventrículo direito; VE = ventrículo esquerdo; VU = ventrículo único.

Na conexão univentricular, quer seja na dupla via de entrada ou na ausência de conexão, os átrios poderão estar conectados a:

- Um ventrículo de morfologia esquerda que é dominante (ventrículo direito rudimentar e incompleto, geralmente anterossuperior).
- Um ventrículo de morfologia direita que é dominante (ventrículo esquerdo rudimentar e incompleto, geralmente posteroinferior).
- Um ventrículo solitário de morfologia indeterminada.

Os modos de conexões atrioventriculares são demonstrados na Figura 1-43 e descritos a seguir:

- *Duas valvas normais:* quando ambas as valvas mitral e tricúspide estão presentes.
- *Duas valvas, uma com straddle:* quando uma das valvas (mitral ou tricúspide) apresenta inserção cordal em ambos os lados do septo interventricular.
- *Uma valva:* quando uma das valvas é imperfurada, havendo uma só valva tricúspide ou uma só valva mitral.
- *Valva comum ou única:* as valvas comuns ou únicas representam uma parada no desenvolvimento embriológico em um período onde não houve a diferenciação em mitral e tricúspide. Fazem parte do defeito do septo atrioventricular.

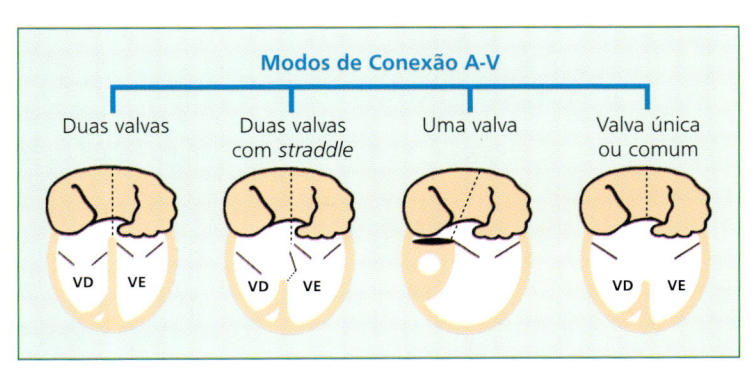

Fig. 1-43. Modos de conexão atrioventricular. VD = Ventrículo direito; VE = ventrículo esquerdo.

Junção ventriculoarterial

Descreve-se a junção ventriculoarterial determinando como o miocárdio ventricular está conectado às grandes artérias do coração. Os tipos de conexões ventriculoarteriais são demonstrados na Figura 1-44 e descritos a seguir:

- *Concordante:* ventrículo direito dá origem à artéria pulmonar e ventrículo esquerdo à aorta.
- *Discordante:* ventrículo direito dá origem à aorta e ventrículo esquerdo à artéria pulmonar.

- *Dupla via de saída:* ambas as artérias poderão emergir de um mesmo ventrículo, podendo haver:
  A) Dupla via de saída de ventrículo direito (forma mais comum).
  B) Dupla via de saída de ventrículo esquerdo.
  C) Dupla via de saída de ventrículo único indeterminado.
- *Via de saída única:* quando apenas um tronco arterial está conectado à massa arterial, podendo haver:
  A) *Truncus arteriosus*, também chamado de tronco arterial comum que apresenta uma valva arterial comum ou valva truncal.
  B) Atresia pulmonar, em que ocorre uma via de saída única aórtica consequente à atresia pulmonar.
  C) Atresia aórtica, em que ocorre uma via de saída única pulmonar consequente à atresia aórtica.

Os modos de conexões ventriculoarteriais são descritos a seguir:

- *Duas valvas:* quando ambas as valvas pulmonar e aórtica estão presentes.
- *Uma valva:* quando há uma só valva, podendo ser uma única valva truncal, uma única valva aórtica ou uma única valva pulmonar.

De um modo geral, quase todos os tipos de *situs* poderão se associar aos variados tipos de conexão atrioventricular e ventriculoarterial (Fig. 1-45).

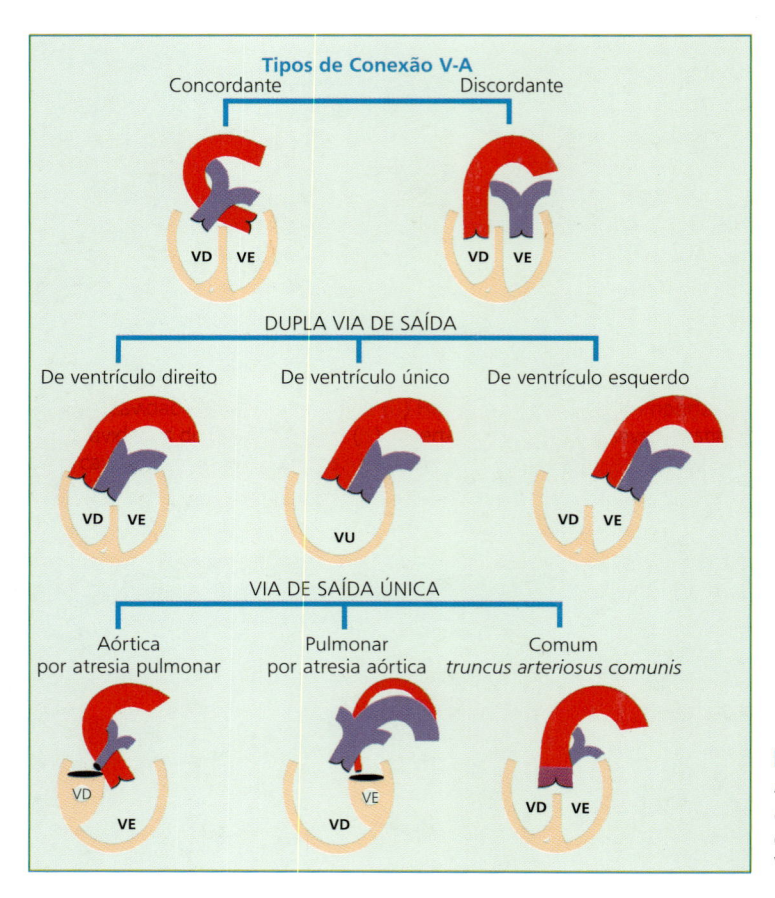

Fig. 1-44. Tipos de conexão ventriculoarterial. A aorta é representada em vermelho (AO) e a artéria pulmonar em azul (AP). VD = Ventrículo direito; VE = ventrículo esquerdo; VU = ventrículo único.

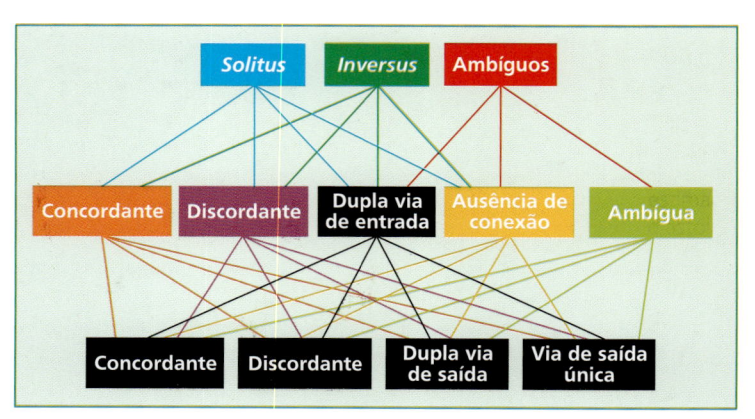

Fig. 1-45. Diagrama demonstrando que exceto o *situs* e a conexão ambígua, os *situs solitus* e *inversus* poderão existir com os quatro tipos de conexão atrioventricular. Todos os tipos de conexão atrioventricular poderão existir associados a todos os tipos de conexão ventriculoarterial. Esta grande possibilidade de associações mostra o grau de diversidade e complexidade que as cardiopatias congênitas apresentam.

Posição do coração

A posição do coração propriamente dita refere-se à posição do coração em relação ao hemitórax direito ou esquerdo. As alterações de *situs* e conexões até agora descritas poderão coexistir com um coração normalmente posicionado no hemitórax esquerdo, assim como um coração normal pode ser anormalmente posicionado no tórax, como o que acontece nas hérnias diafragmáticas ou ectopia *cordis*. As posições cardíacas possíveis são exemplificadas na Figura 1-46 e descritas a seguir:

- *Levocardia:* a maior parte da área cardíaca encontra-se no hemitórax esquerdo, independente da posição da ponta do coração.
- *Dextrocardia:* a maior parte da área cardíaca encontra-se no hemitórax direito, independente da ponta do coração.
- *Mesocardia:* a maior parte da área cardíaca encontra-se mesopocisionada em relação à linha mediana do tórax, independente da ponta do coração.

Após a descrição da posição do coração, descreve-se a posição da ponta ou ápex cardíaco, que pode ser:

- Ponta para a esquerda.
- Ponta para a direita.
- Ponta mesoposicionada.

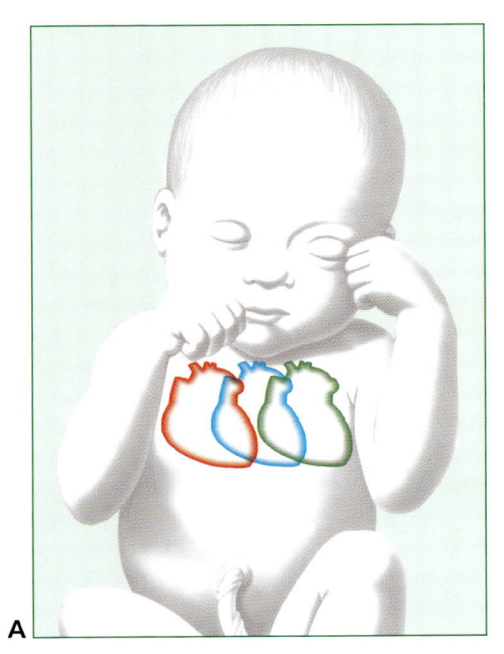

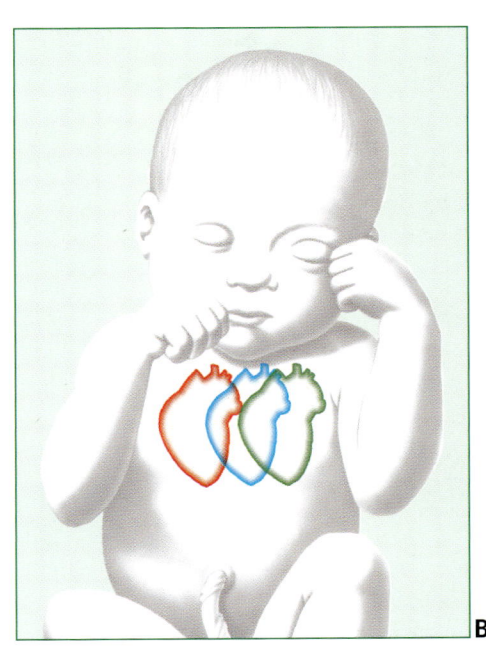

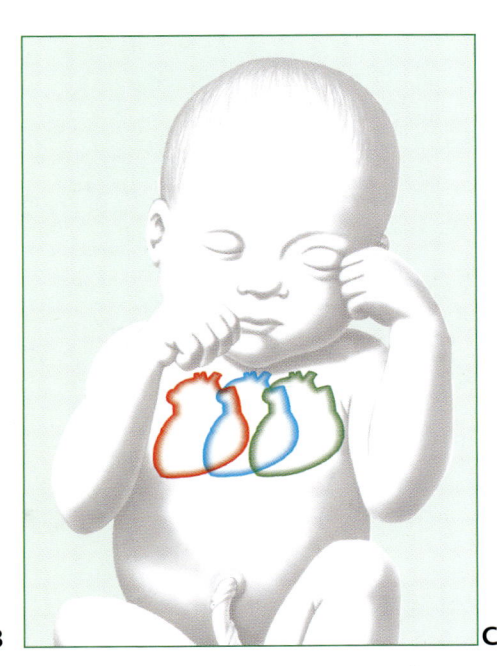

Fig. 1-46. Posição do coração no tórax fetal enfatizando que a posição cardíaca é independente da posição da ponta. (**A**) Dextrocardia, mesocardia e levocardia com ponta para a esquerda. (**B**) Dextrocardia, mesocardia e levocardia com ponta mesoposicionada. (**C**) Dextrocardia, mesocardia e levocardia com ponta para a direita.

BIBLIOGRAFIA

Anderson RH, Becker AE, Freedom RM *et al.* Sequential segmental analysis of congenital heart disease. *Pediatr Cardiol* 1984;5:281.

Araujo LML, Silverman NH, Filly RA *et al.* Prenatal diagnosis of left atrial isomerism by ultrasound. *J Ultrasound Med* 1987;6:667.

Gopal AS *et al.* Normal values of right ventricular size and function by real-time 3-dimensional echocardiography: comparison with cardiac magnetic resonance imaging. *J Am Soc Echocardiogr* 2007;20(5):445-55.

Hlavacek A *et al.* Feasibility and Utility of Three – Dimensional Color Flow Echocardiography of the Aortic Arch: The Echocardiographic Angiogram. *Echocardiography* 2006;23(10):860-64.

Lange A *et al.* Three-dimensional echocardiography: historical development and current applications. *J Am Soc Echocardiogr* 2001;14(5):403-12.

Popp RL *et al.* Cardiac anatomy viewed systematically with two dimensional echocardiography. *Chest J* 1979;75(5):579.

Shinebourne EA, Macartney FJ, Anderson RH. Sequential chamber localization-logical approach to diagnosis in congenital heart disease. *Br Heart J* 1976;38:327.

Silverman NH *et al.* Anatomical basis of cross sectional echocardiography. *Br Heart J* 1983;50:421.

Silverman NH, Araujo LML. An echocardiographic method for the diagnosis of cardiac situs and malpositions. *Echocardiography* 1987;4(1):35.

Silverman NH, Schiller NB. Apex echocardiography. A two-dimensional technique for evaluating congenital heart disease. *Circulation* 1978;57:503.

Tynan MJ, Becker AE, Macartney FJ *et al.* Nomenclature and classification of congenital heart disease. *Br Heart* 1979;41:544.

Visser CA *et al.* Apex two dimensional echocardiography. Alternative approach to quantification of acute myocardial infarction. *Br Heart J* 1982;47:461.

Zoghbi WA *et al.* Recommendations for evaluation of the severity of native valvular regurgitation with two-dimensional and Doppler echocardiography. *J Am Soc Echocardiogr* 2003;16(7):777.

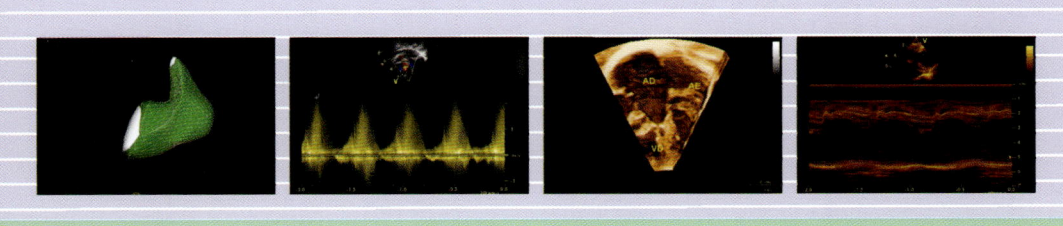

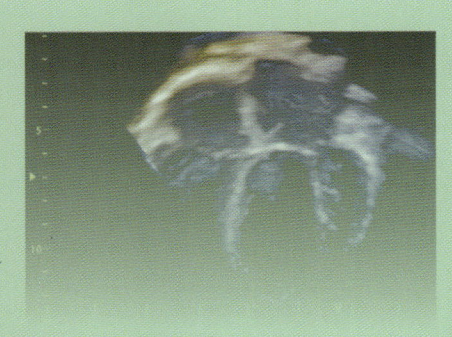

Parte II

Lesões de *Shunt*

2 Comunicação Interatrial

Lilian M. Lopes

INTRODUÇÃO

Os defeitos do septo interatrial representam uma das formas mais comuns de cardiopatias congênitas diagnosticadas em crianças, representando em torno de 10% do total e incidindo em aproximadamente um em cada 1.500 nascidos vivos. É um diagnóstico frequente na população pediátrica, pois o forame oval fetal persiste por semanas ou meses após o nascimento. Os tipos de comunicação interatrial (CIA) estão representados na Figura 2-1.

CLASSIFICAÇÃO

Tipo forame oval

O forame oval patente é uma comunicação interatrial na região central do septo, causada não só por deficiência da válvula do forame oval, chamada de *septum primum*, mas também por falta de sobreposição das duas lâminas. O forame oval caracteriza-se pela lâmina do septo *primum* redundante dentro do átrio esquerdo ou direito, sendo amplo nos primeiros dias de vida (4 a 5 mm) e diminuindo gradativamente após a queda das pressões pulmonares, o que em geral ocorre após o terceiro mês de vida. Em termos práticos, a ausência de coaptação do septo em torno de 2 mm ou menos após 3 meses de vida é chamada de "forame oval pérvio" (Fig. 2-2). No período neonatal, comunicações com bordas redundantes e amplas poderão ser chamadas de "comunicação tipo forame oval", pois não há como saber se a comunicação é resultante de deficiência real do tamanho da válvula do forame oval ou apenas uma abertura maior por persistência do padrão fetal (Fig. 2-3). Estas comunicações amplas neonatais deverão ser acompanhadas após queda do padrão fetal (3 meses) para análise de seu processo de fechamento.

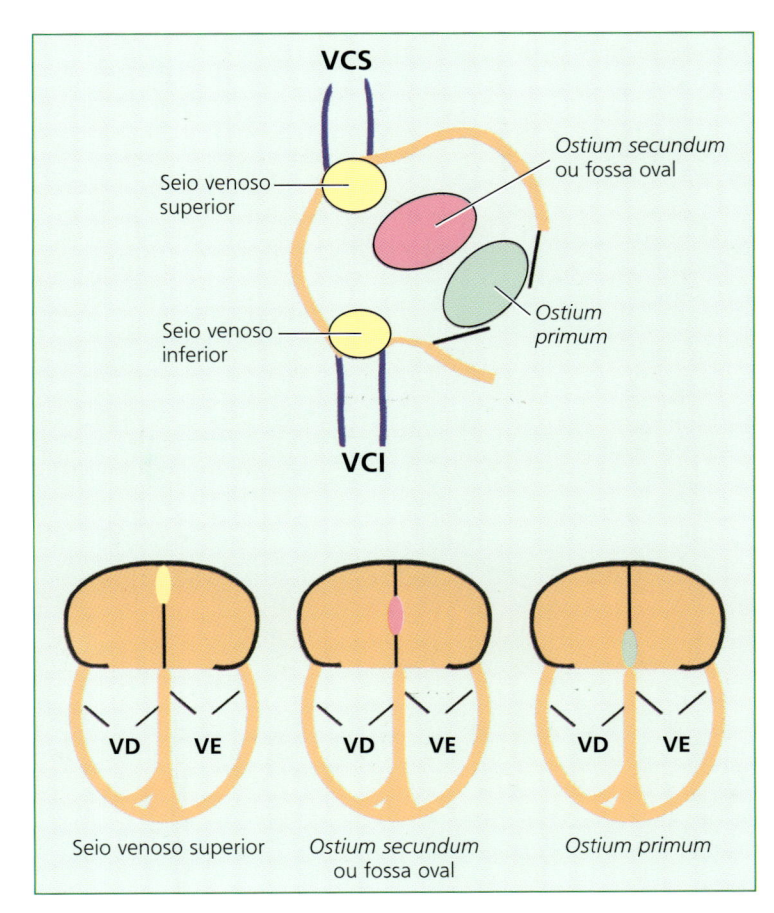

Fig. 2-1. Diagrama demonstrando a localização dos tipos de comunicação. VD = Ventrículo direito; VE = ventrículo esquerdo; VCS = veia cava superior; VCI = veia cava inferior.

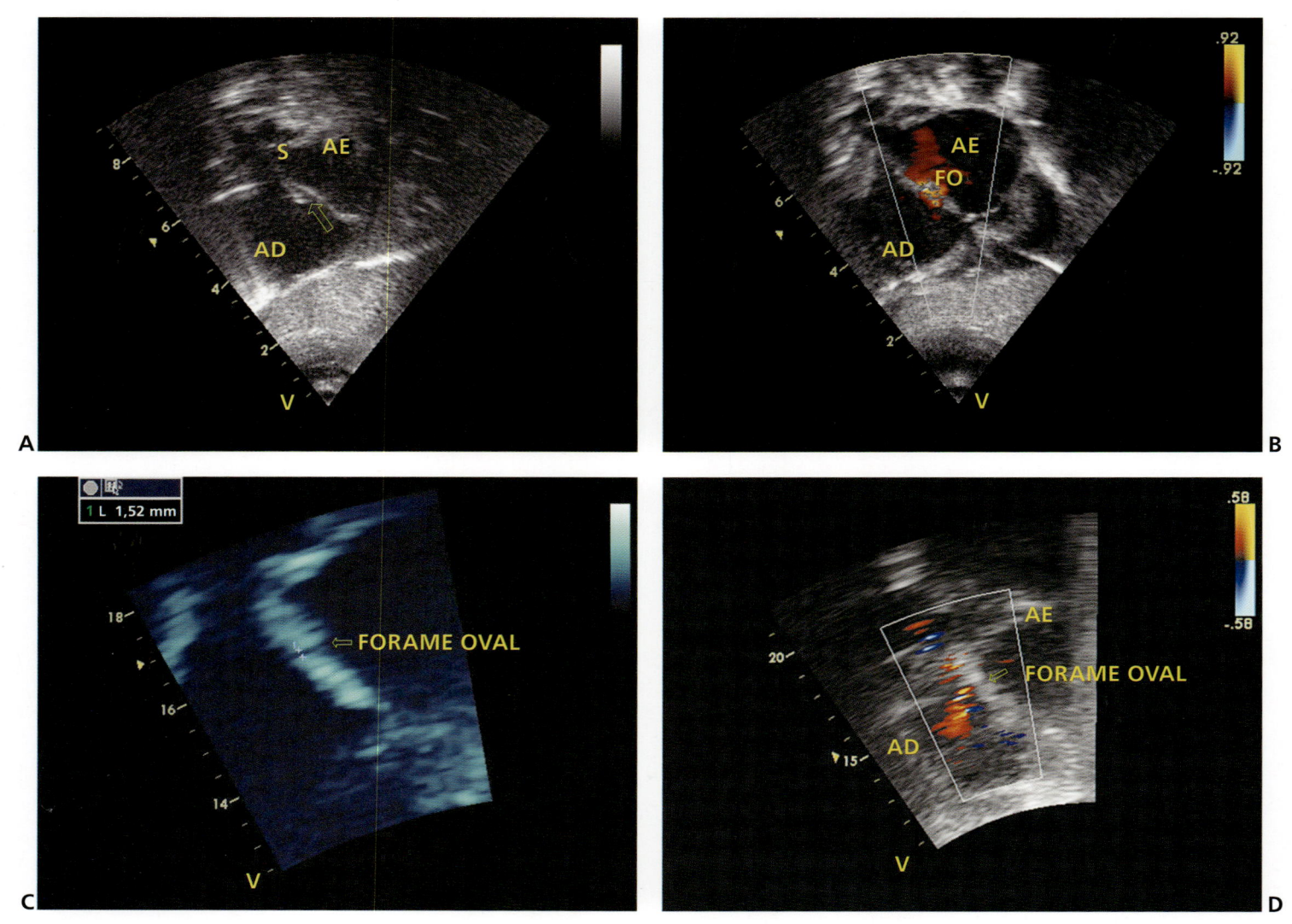

Fig. 2-2. Forame oval pérvio em neonato. (**A**) Lâminas superpostas ao bidimensional, sem que seja possível notar nenhum tipo de falha septal. (**B**) Mesmo paciente, sendo possível observar *shunt* mínimo pelas lâminas ao Doppler colorido. (**C** e **D**) Outro paciente com forame oval pérvio, sendo possível notar pequena falha septal de 1,5 mm, assim como discreto *shunt* esquerda-direita. AD = Átrio direito; AE = átrio esquerdo; FO = forame oval; S = septo.

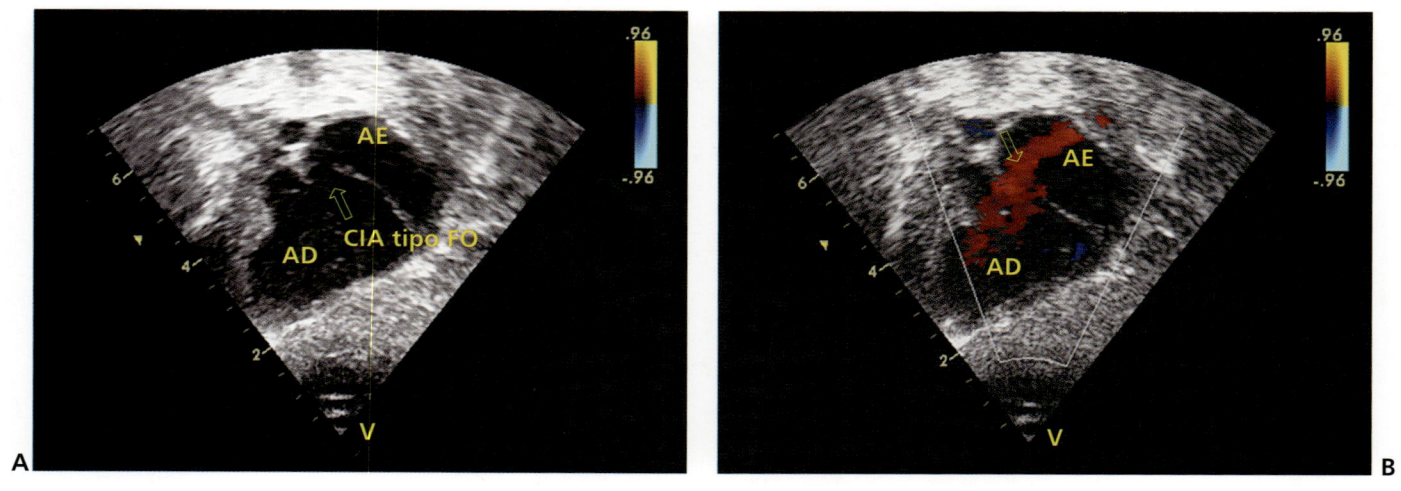

Fig. 2-3. Forame oval pérvio em neonato com persistência de padrão fetal. (**A**) Lâminas côncavas entre si e alinhadas, entretanto, com certo grau de afastamento em razão da pressão elevada em átrio direito. (**B**) *Shunt* discreto esquerda-direita pelas lâminas ao Doppler colorido. AD = Átrio direito; AE = átrio esquerdo; FO = forame oval; CIA = comunicação interatrial.

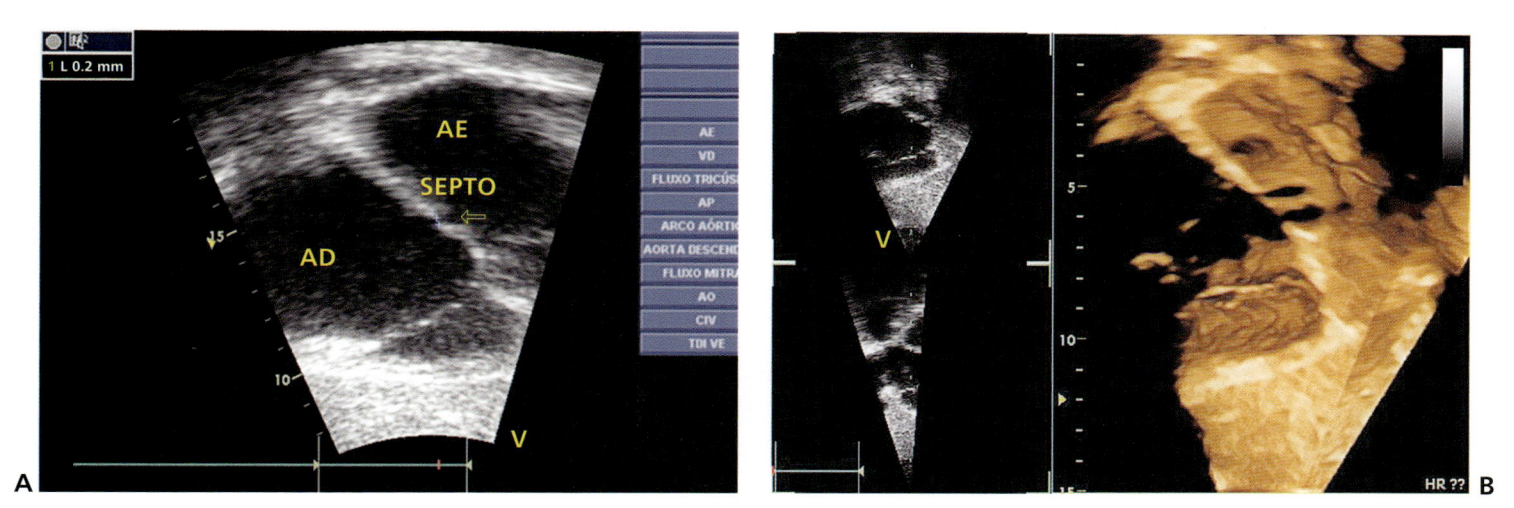

Fig. 2-4. Forame oval pérvio em adulto. (**A**) Comunicação mínima em fossa oval aparentando ser única ao bidimensional, posição subcostal. (**B**) Septo interatrial do mesmo paciente analisado ao tridimensional, sendo possível observar duas comunicações mínimas, entretanto um pouco maiores e ovaladas. AD = Átrio direito; AE = átrio esquerdo.

Sabe-se que o forame oval permanece pérvio em 25% dos indivíduos adultos normais. Como a janela ecocardiográfica subcostal em adultos muitas vezes é prejudicada, a ecocardiografia tridimensional muitas vezes é de grande utilidade na definição de bordas e número de comunicações. A Figura 2-4 mostra adulto com pequeno forame oval pérvio ao bidimensional, mais bem evidenciado pelo tridimensional.

Tipo *ostium secundum* Resulta da deficiência ou agenesia da válvula do forame oval (*septum primum*) e ocupa a porção central do septo interatrial (Fig. 2-5). Este tipo de CIA costuma apresentar possibilidade de fechamento percutâneo com próteses. Para saber quais pacientes se beneficiariam com o implante de prótese, existem critérios de seleção analisados pelo ecocardiograma transesofágico, descritos a seguir:

A) CIA com diâmetro menor ou igual a 30 mm, tanto no sentido longitudinal, como no transverso.
B) Bordas medindo pelo menos 5 mm nos cortes de quatro câmaras, cavas e transverso da aorta.
C) A borda anterossuperior, relacionada com a aorta no plano transverso, poderá ser menor que 5 mm ou ausente.

A Figura 2-6 mostra ecocardiograma transesofágico para seleção de fechamento percutâneo com prótese.

Tipo *ostium primum* Ocupa a porção mais anterior do septo interatrial, imediatamente acima das valvas atrioventriculares, estando geralmente associada ao *cleft* (fenda) do folheto anterior da mitral. Estes defeitos constituem a forma parcial do defeito do septo atrioventricular, entretanto podem ocorrer de maneira isolada (Fig. 2-7). Não é incomum que a CIA *ostium primum* se associe à CIA *ostium secundum* (Fig. 2-8). Na posição subcostal e de quatro câmaras, deve-se sempre tomar cuidado em não confundir a desembocadura do seio coronariano no átrio direito com uma comunicação interatrial do tipo *ostium primum* (Fig. 2-9).

Tipo seio venoso Frequentemente encontrada na porção superior do septo interatrial, próximo ao orifício da veia cava superior, ou mais inferiormente, próximo ao orifício da veia cava inferior (Figs. 2-10 e 2-11). Os dois tipos são frequentemente associados a anomalias do retorno venoso pulmonar.

Tipo seio coronariano É encontrada no teto do seio coronário, também conhecida como seio coronariano sem teto. É um defeito raríssimo, em que observamos uma persistência de veia cava superior esquerda drenando em seio coronariano e uma comunicação entre a parede do seio coronariano e átrio esquerdo. Dessa forma, na maioria das vezes, o sangue insaturado proveniente do seio coronariano é desviado para dentro do átrio esquerdo ao invés de seguir seu curso normal para o átrio direito. O resultado do *shunt* esquerda-direita interatrial ocasiona dilatação do seio coronariano, assim como das estruturas cardíacas direitas (Fig. 2-12).

Átrio único Ocorre por ausência total de septo interatrial, sendo um espectro mais grave do defeito do tipo *ostium primum*, sempre associado a defeito do septo atrioventricular. É um defeito quase que invariavelmente associado à síndrome do isomerismo esquerdo e mais raramente do direito (Fig. 2-13).

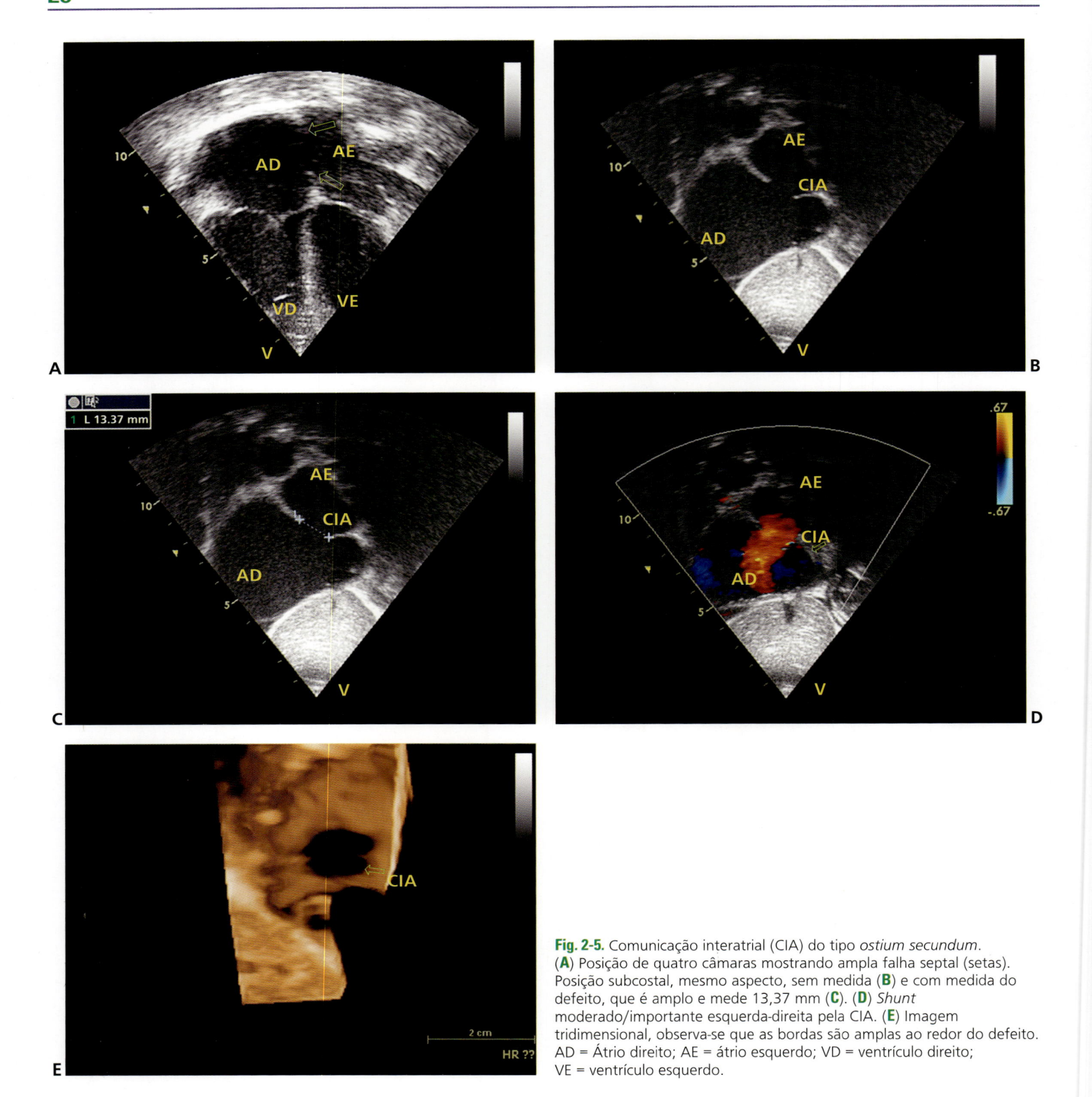

Fig. 2-5. Comunicação interatrial (CIA) do tipo *ostium secundum*. (**A**) Posição de quatro câmaras mostrando ampla falha septal (setas). Posição subcostal, mesmo aspecto, sem medida (**B**) e com medida do defeito, que é amplo e mede 13,37 mm (**C**). (**D**) *Shunt* moderado/importante esquerda-direita pela CIA. (**E**) Imagem tridimensional, observa-se que as bordas são amplas ao redor do defeito. AD = Átrio direito; AE = átrio esquerdo; VD = ventrículo direito; VE = ventrículo esquerdo.

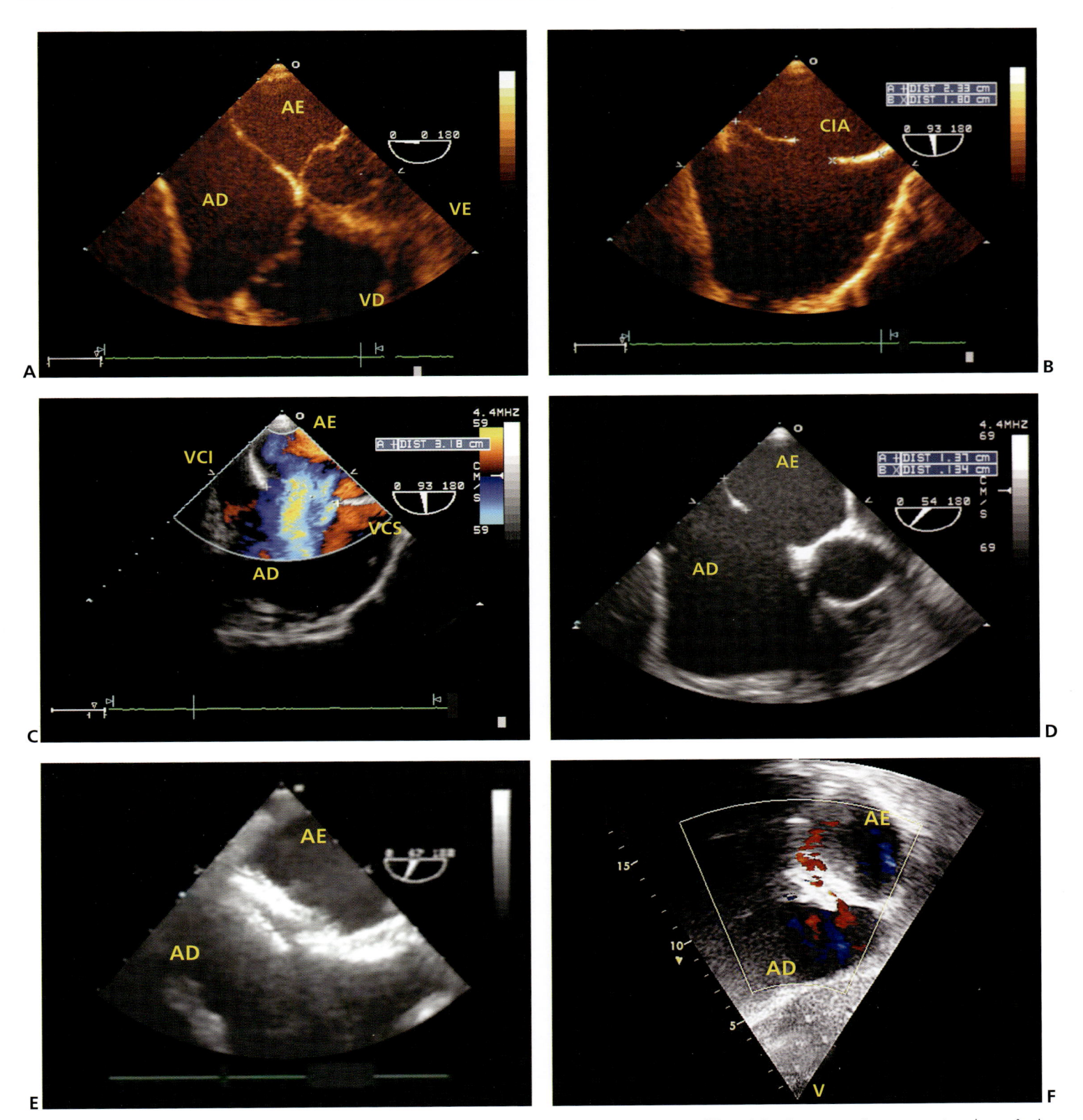

Fig. 2-6. Ecocardiograma transesofágico (ETE) para seleção de fechamento percutâneo com prótese. (**A**) Posição de quatro câmaras mostrando ausência de falha septal neste corte. (**B** e **C**) Posição eixos de cava mostrando ampla comunicação ao bidimensional e *shunt* esquerda-direita em azul ao Doppler colorido. (**D**) Plano transversal com borda anterossuperior ausente, relacionada com a aorta. (**E**) Prótese de Amplatzer bem posicionada ao ETE. (**F**) Prótese de Amplatzer bem posicionada em plano subcostal notando-se discreto *shunt* no interior da prótese, comum logo após o procedimento e que desaparece posteriormente. AD = Átrio direito; AE = átrio esquerdo; VCS = veia cava superior; VCI = veia cava inferior; CIA = comunicação interatrial; VD = ventrículo direito; VE = ventrículo esquerdo.

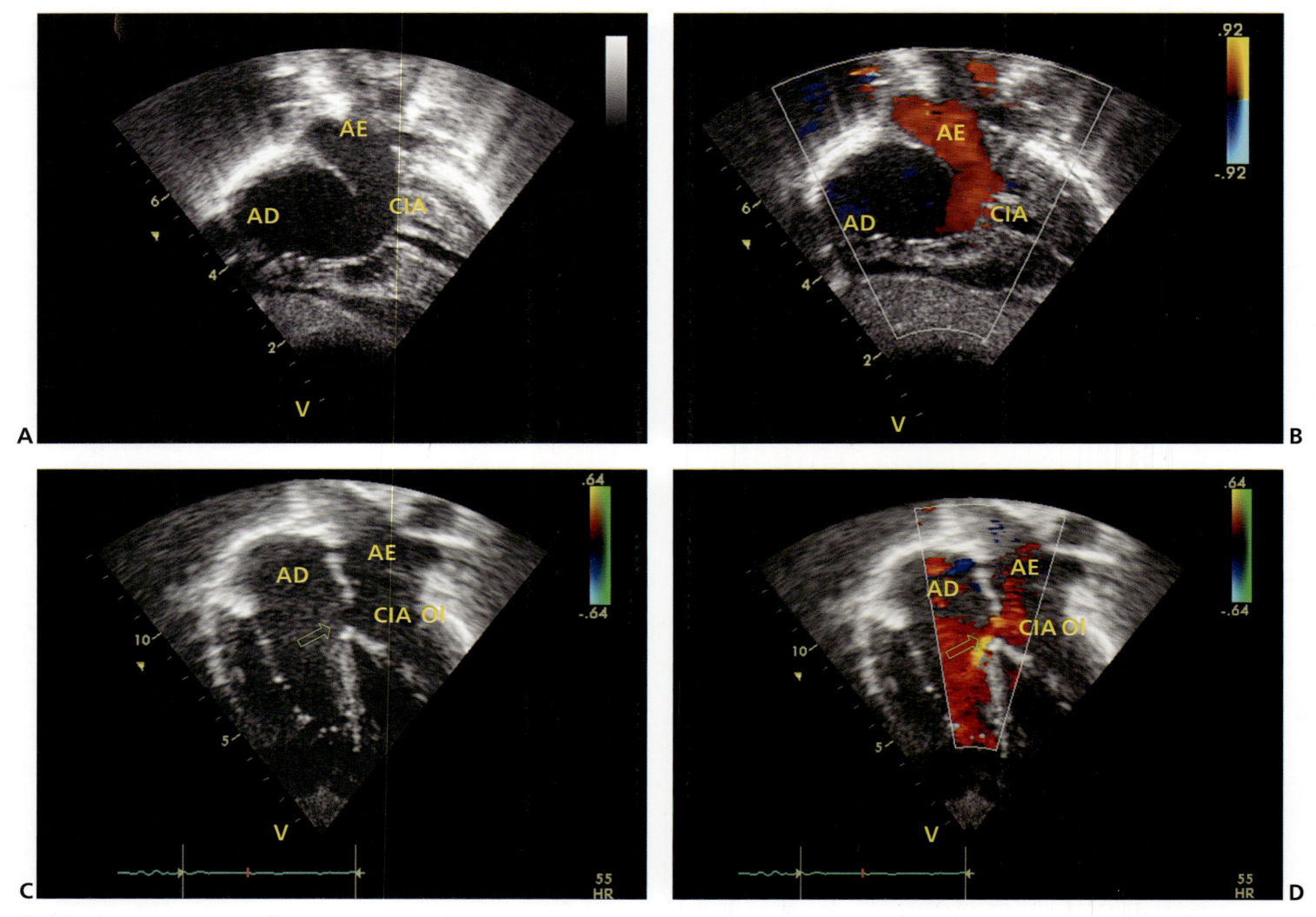

Fig. 2-7. CIA *ostium primum*. (**A**) Posição subcostal, notando-se ampla comunicação em região próxima ao centro fibroso e valvas atrioventriculares. (**B**) *Shunt* esquerda-direita em vermelho pela CIA. (**C**) Posição de quatro câmaras, com pequena CIA *ostium primum*. (**D**) *Shunt* esquerda-direita em vermelho pela CIA. AD = Átrio direito; AE = átrio esquerdo CIA = comunicação interatrial; OI = *ostium primum*.

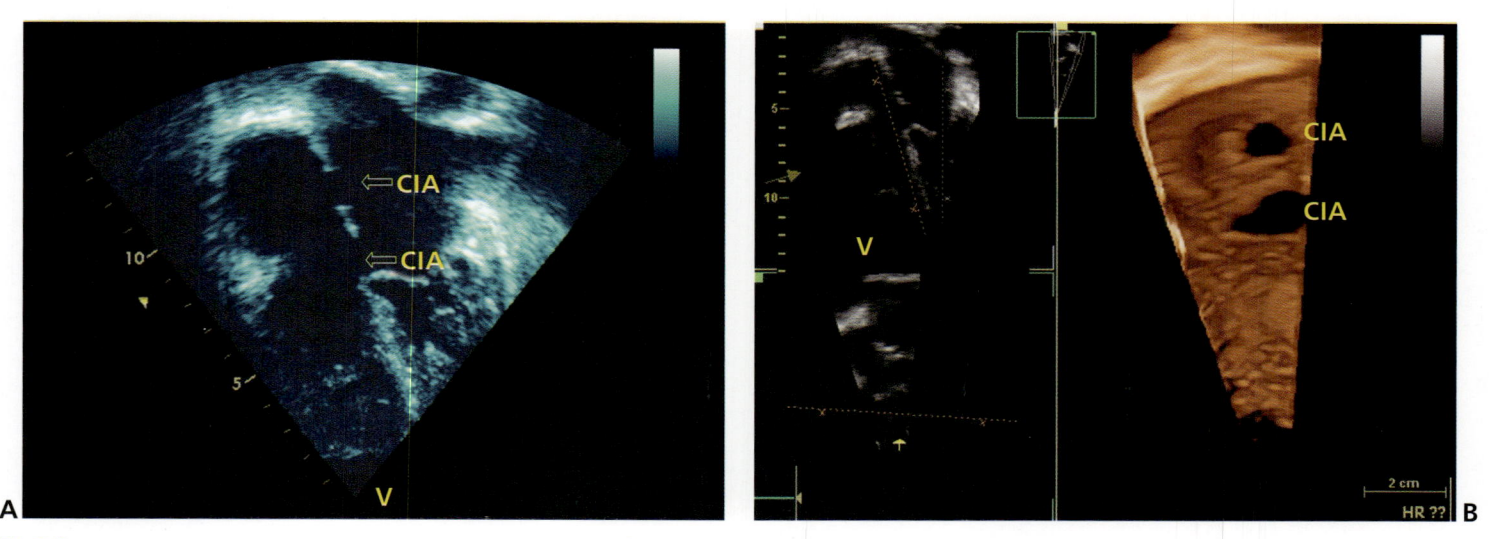

Fig. 2-8. CIA *ostium primum* associada à CIA *ostium secundum*. (**A**) Posição de quatro câmaras, bidimensional com colorização azul. (**B**) Imagem tridimensional das duas comunicações. CIA = Comunicação interatrial.

Capítulo 2 ▪ Comunicação Interatrial

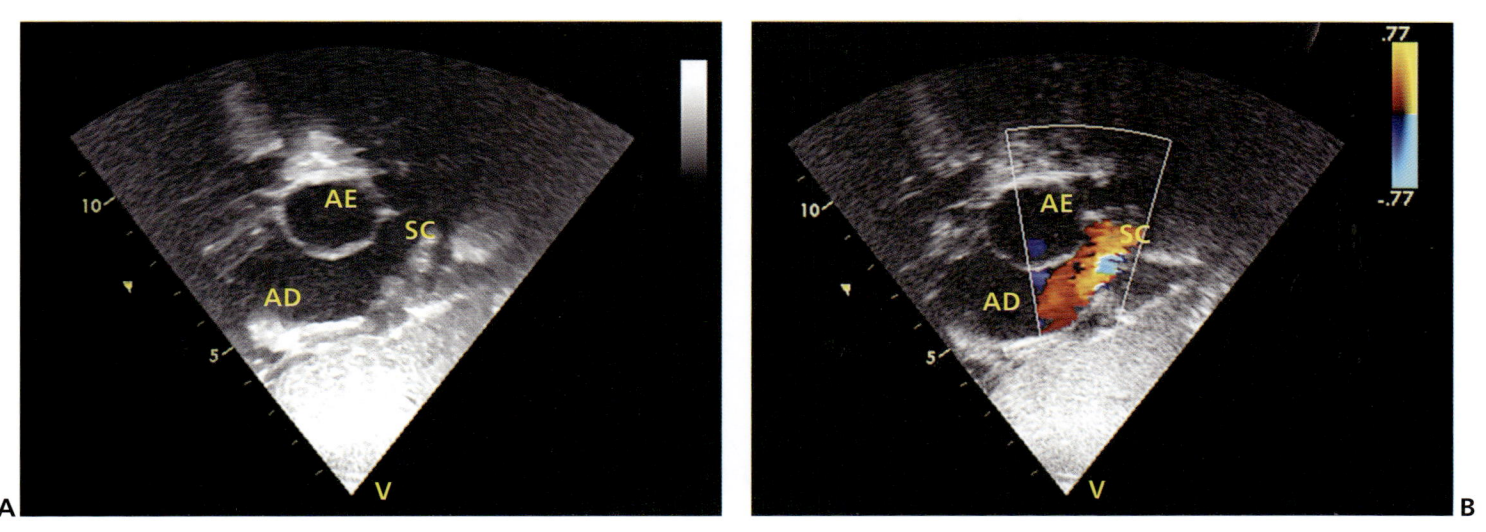

Fig. 2-9. Seio coronariano dilatado em paciente sem cardiopatia e com persistência da veia cava superior esquerda. (**A**) Desembocadura do seio coronariano em átrio direito, mimetizando uma comunicação interatrial do tipo *ostium primum*. (**B**) Fluxo de drenagem do seio coronariano mimetizando *shunt* esquerda-direita de uma comunicação interatrial do tipo *ostium primum*. AD = Átrio direito; AE = átrio esquerdo; SC = seio coronariano.

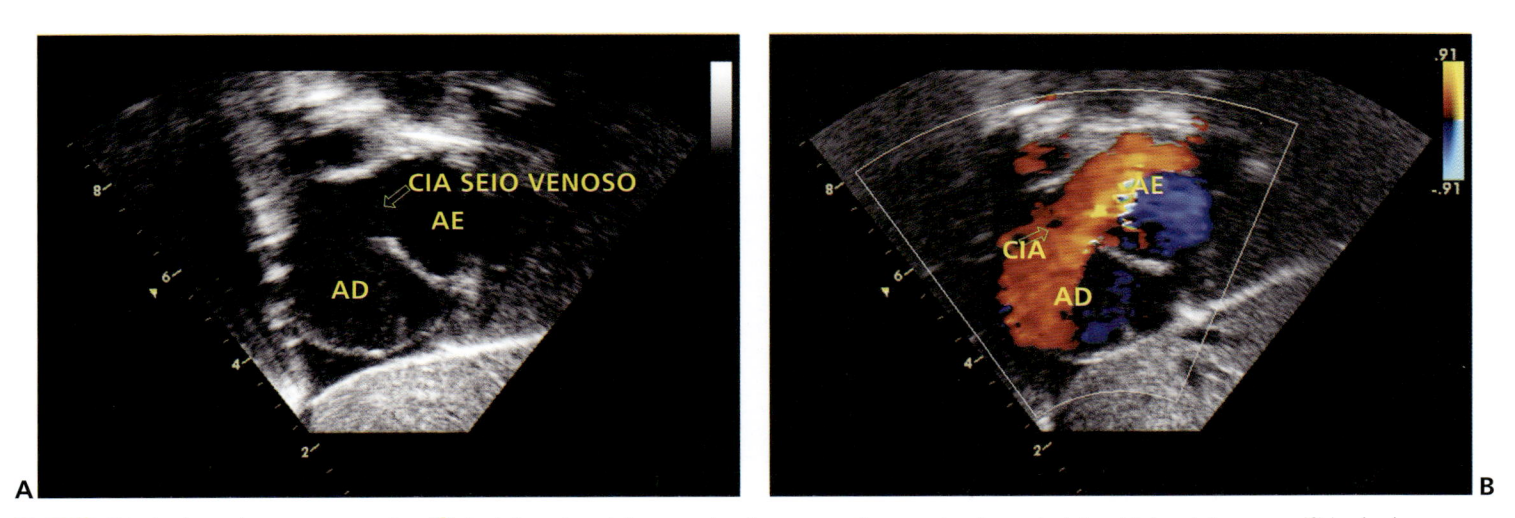

Fig. 2-10. CIA do tipo seio venoso superior. (**A**) Posição subcostal, comunicação em porção superior do septo interatrial, próximo ao orifício de drenagem da veia cava superior. (**B**) *Shunt* esquerda-direita pela CIA. AD = Átrio direito; AE = átrio esquerdo; CIA = comunicação interatrial.

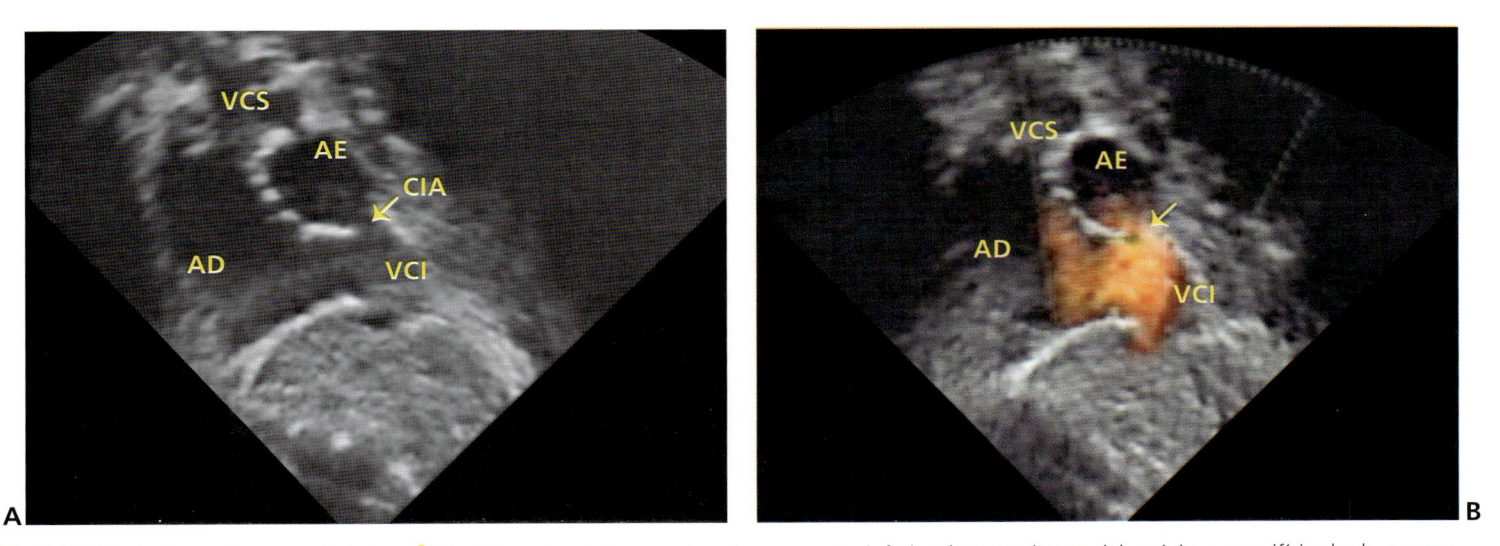

Fig. 2-11. CIA do tipo seio venoso inferior. (**A**) Posição subcostal, comunicação em porção inferior do septo interatrial, próximo ao orifício de drenagem da veia cava inferior (seta). (**B**) *Shunt* esquerda-direita pela CIA (seta). AD = Átrio direito; AE = átrio esquerdo; CIA = comunicação interatrial; VCS = veia cava superior; VCI = veia cava inferior.

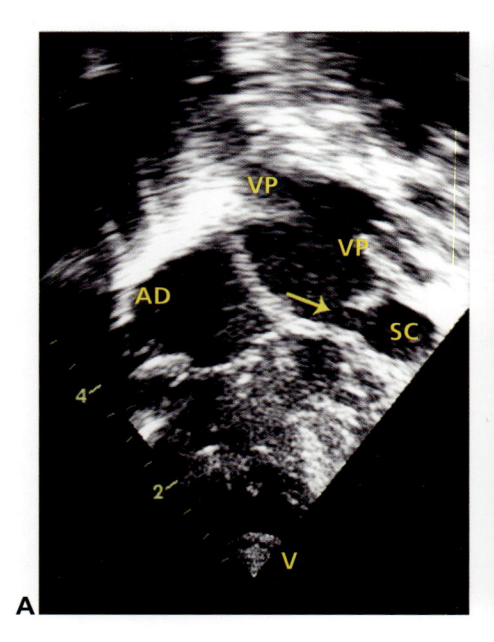

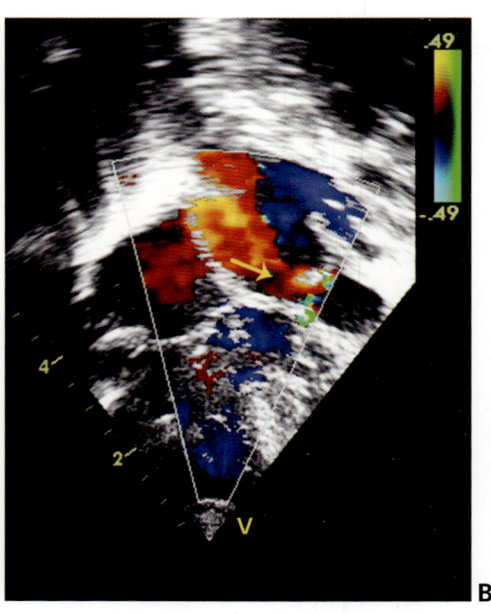

Fig. 2-12. CIA do tipo seio coronariano. (**A**) Nota-se uma comunicação entre a parede do seio coronariano e átrio esquerdo (seta). (**B**) A seta aponta para fluxo de sangue proveniente do seio coronariano para átrio esquerdo (vermelho). AD = Átrio direito; SC = seio coronariano; VP = veia pulmonar.

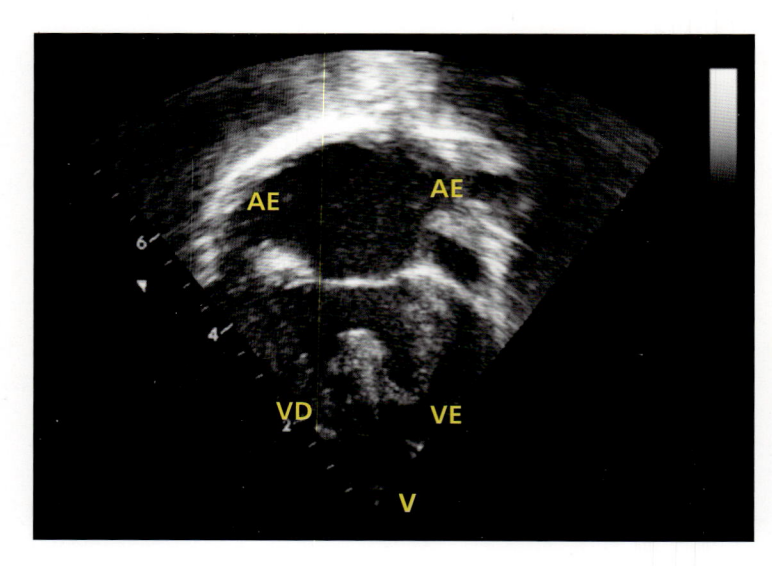

Fig. 2-13. Átrio único. Ausência total do septo interatrial em paciente com dois átrios de morfologia esquerda (AE) por isomerismo atrial esquerdo e defeito do septo atrioventricular. Nota-se ampla comunicação interventricular e valva atrioventricular única. VD = Ventrículo direito; VE = ventrículo esquerdo.

ACHADOS INDIRETOS

Dilatação das câmaras direitas e artéria pulmonar quando há *shunt* esquerda-direita grande em plano atrial. Lembrar que na criança a primeira região do ventrículo direito que dilata é a via de saída, portanto, uma posição de quatro câmaras normal poderá já estar associada a uma dilatação ventricular direita discreta, circunscrita inicialmente à via de saída.

A convexidade do septo interventricular para o ventrículo esquerdo durante a diástole poderá ocorrer em situações de grande aumento de ventrículo direito.

Fluxos pulmonares com velocidades aumentadas estarão presentes na grande maioria dos casos de defeitos moderados e grandes, exceto em casos de hipertensão pulmonar.

TÉCNICA DE EXAME

O corte subcostal é o mais adequado para a análise das comunicações interatriais pela incidência perpendicular dos feixes de ultrassom ao septo interatrial e por apresentar uma melhor janela acústica; desta forma o transdutor pode rodar através de uma grande área sem perder o contato com a pele. Este corte poderá ser difícil ou até mesmo impossível de se obter em adolescentes e adultos, especialmente em casos de obesidade.

A técnica para melhor visualização da CIA seria:

1. Rastrear todas as porções do septo interatrial e seio coronariano, girando o transdutor em sentido horário e anti-horário, alternando entre o plano septal com veias pulmonares e o plano septal com veia cava superior. Dessa forma, varremos a maior parte do septo interatrial, evitando-se, assim, perder o diagnóstico ou subestimar dimensões.
2. Tentar visualizar a comunicação em mais de um plano.

3. Saturar o ganho bidimensional para ver melhor porções finas do septo que muitas vezes mimetizam uma falsa CIA.
4. Lembrar que a CIA poderá ser elíptica e muitas vezes aparentar ser menor no bidimensional do que no tridimensional. Suspeitar de defeitos amplos e elípticos em casos em que o mapeamento em cores mostrar-se mais exuberante e desproporcional do que a imagem bidimensional.
5. Esta impressão de *shunt* maior que o defeito deverá ser comprovada pela análise da velocidade do fluxo pulmonar, que deverá estar aumentada no caso de hiperfluxo.

DIFICULDADES NO DIAGNÓSTICO

Falso-positivo

Poderá ocorrer em razão da falha de imagem na região da fossa oval, quando o septo é avaliado apenas em posições apical e paraesternal esquerda. Este problema pode ser evitado confirmando a presença de ausência de septo nos cortes subcostal e paraesternal direito. Outro tipo de diagnóstico falso-positivo é a dilatação da região de desembocadura do seio coronariano que poderá mimetizar uma comunicação tipo *ostium primum* (Fig. 2-14). O hábito de seguir o trajeto do seio coronariano posteriormente sempre que estiver visível na posição de quatro câmaras trará familiaridade da anatomia desta região, prevenindo este erro.

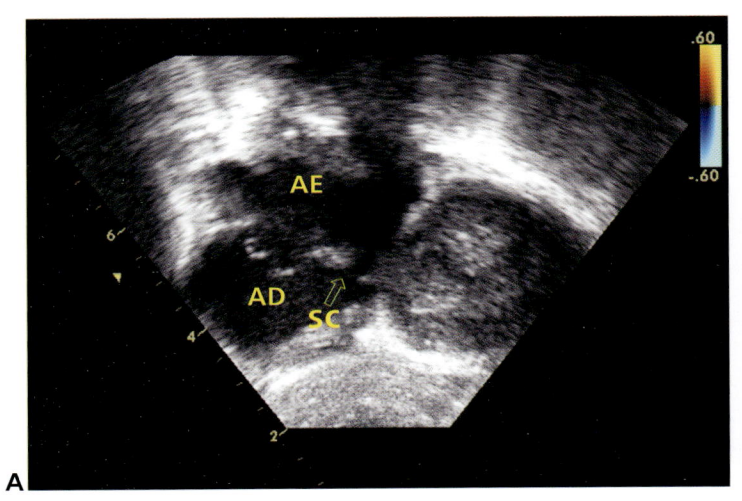

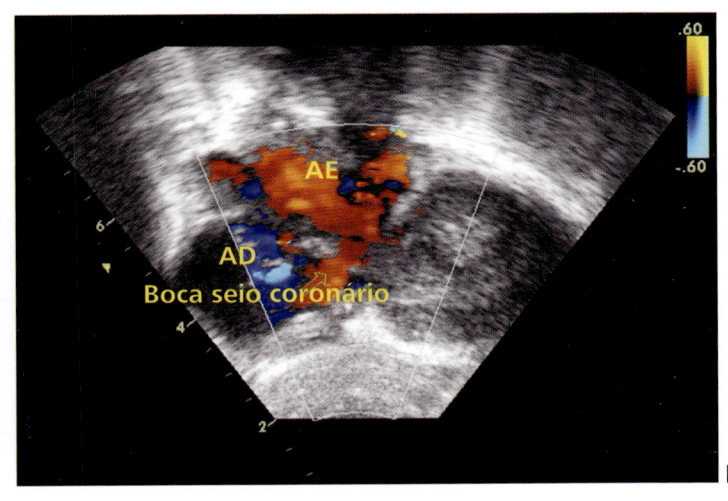

Fig. 2-14. Seio coronariano. (**A**) Desembocadura do seio coronariano em átrio direito mimetizando uma pequena comunicação interatrial do tipo *ostium primum*. (**B**) Fluxo de drenagem do seio coronariano mimetizando *shunt* esquerda-direita de uma comunicação interatrial do tipo *ostium primum*. AD = Átrio direito; AE = átrio esquerdo; SC = seio coronariano.

Falso negativo

Poderá ocorrer em casos de defeitos pequenos ou em septo interatrial fenestrado, caracterizado por pequenas perfurações na lâmina do forame oval. Defeitos no teto do seio coronariano são frequentemente esquecidos pela sua raridade.

O tamanho do VD deve ser sempre avaliado nos casos de CIA. Um VD normal na presença de CIA pode estar relacionado com diagnóstico de falso positivo. Inversamente, um VD dilatado, com septo íntegro, demonstra necessidade de seguir o exame procurando uma CIA ou drenagem anômala de veias pulmonares.

RESUMO DOS ACHADOS ECOCARDIOGRÁFICOS

- Dilatação de câmaras direitas.
- Hiperfluxo pulmonar caracterizado pela velocidade de fluxo acima do limite superior da normalidade.
- Ausência de alguma porção do septo interatrial confirmada pela passagem de fluxo ao mapeamento em cores.

BIBLIOGRAFIA

Cohen BE, Winer HE, Kronzon I. Echocardiographic findings in patients with left superior vena cava and dilated coronary sinus. *Am J Cardiol* 1979;44(1):158.

Geva Tal. *Abnormal Systemic Venous Connections 36*. Moss & Adams heart disease in infants, children, and adolescents: including the fetus and young adult. 2012.

Hagen PT, Scholz DG, Edwards WD. Incidence and size of patent foramen ovale during the first 10 decades of life: an autopsy study of 965 normal hearts. *Mayo Clin Proc* 1984;59:17-20.

Schmidt KG, Silverman NH. Cross-sectional and contrast echocardiography in the diagnosis of interatrial communications through the coronary sinus. *Int J Cardiol* 1987;16(2):193.

Van Praagh S *et al*. Sinus venosus defects: unroofing of the right pulmonary veins-anatomic and echocardiographic findings and surgical treatment. *Am Heart J* 1994;128(2):365.

3 Comunicação Interventricular

Lilian M. Lopes

INTRODUÇÃO

A comunicação interventricular (CIV) é a cardiopatia congênita mais comum, vista na população pediátrica e adulta. Na forma isolada incide em mais de 30% de todos os casos de cardiopatias congênitas detectadas na infância e na forma associada incide em 50% dos casos. Embora o diagnóstico ecocardiográfico de CIV seja relativamente simples, a interpretação da repercussão hemodinâmica nas outras estruturas cardíacas exige do ecocardiografista experiência e entendimento da anatomia septal. O septo interventricular por sua vez, apresenta anatomia complexa, sendo constituído por componentes musculares potentes e componentes membranosos e finos. Embora "geograficamente" o septo interventricular seja dividido em porções de via de entrada, via de saída, membranosa e trabecular muscular, a classificação e nomenclatura dos tipos de comunicação interventricular ainda permanecem com algumas discordâncias entre os especialistas. Em termos práticos, os tipos de comunicação interventricular estão representados na Figura 3-1.

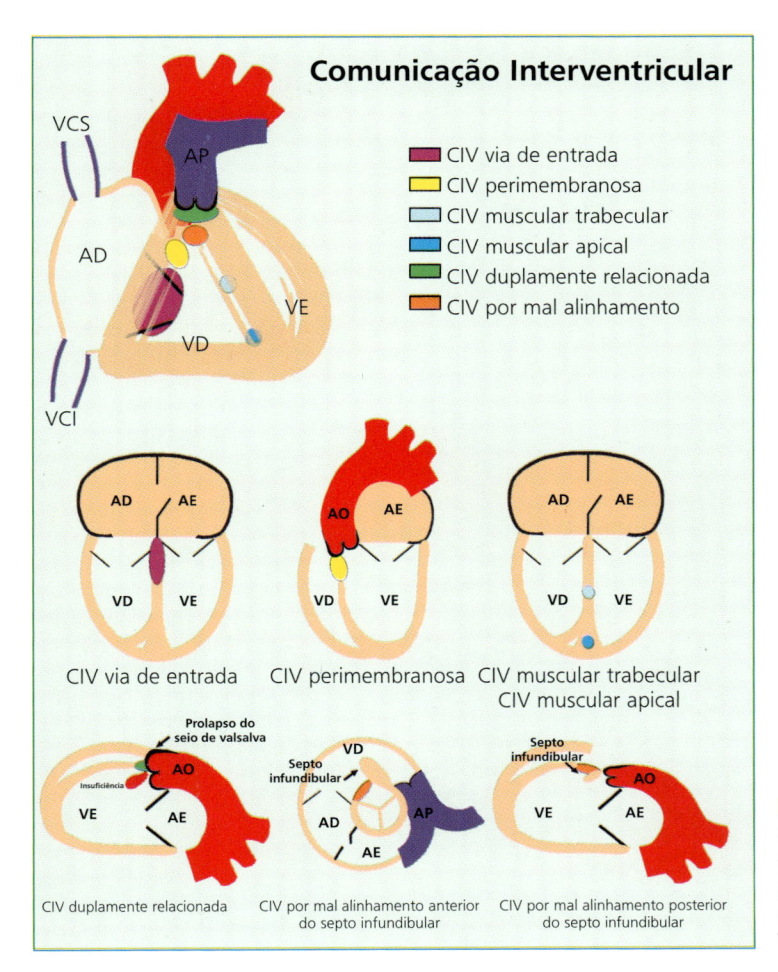

Fig. 3-1. Diagrama demonstrando os tipos de comunicação interventricular. VCS = Veia cava superior; AE = átrio esquerdo; AD = átrio direito; AP = artéria pulmonar; VD = ventrículo direito; VCI = veia cava inferior; AO = aorta; VE = ventrículo esquerdo.

CLASSIFICAÇÃO

CIV Perimembranosa

Sinônimos: subaórtica, membranosa, perimembranosa de via de saída, conoventricular, infracristal.

A CIV perimembranosa é localizada na junção entre o anel aórtico e valva tricúspide e é a forma mais comum de CIV, representando 80% dos casos. Normalmente o mecanismo é a falta de tecido na região perimembranosa do septo, sendo pequena e de forma ovalada quando restrita ao septo membranoso, podendo ser de dimensão moderada ou grande quando engloba outras porções do septo (Figs. 3-2 a 3-4). Tecido acessório relacionado com a valva tricúspide pode ocluir total ou parcialmente este defeito (Fig. 3-5). Os aneurismas de septo membranoso geralmente apresentam uma CIV pequena em sua região central (Fig. 3-6).

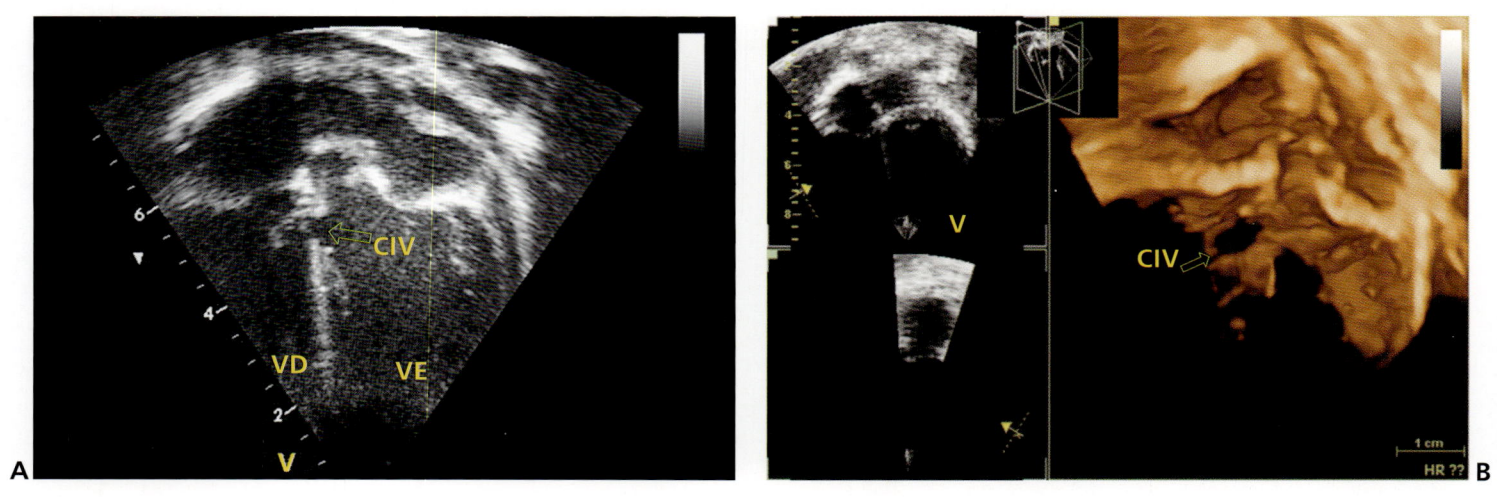

Fig. 3-2. Comunicação interventricular perimembranosa pequena. (**A**) Comunicação pequena em região perimembranosa do septo por falta de tecido na região perimembranosa. (**B**) Imagem tridimensional do mesmo paciente. VD = Ventrículo direito; VE = ventrículo esquerdo, CIV = comunicação interventricular.

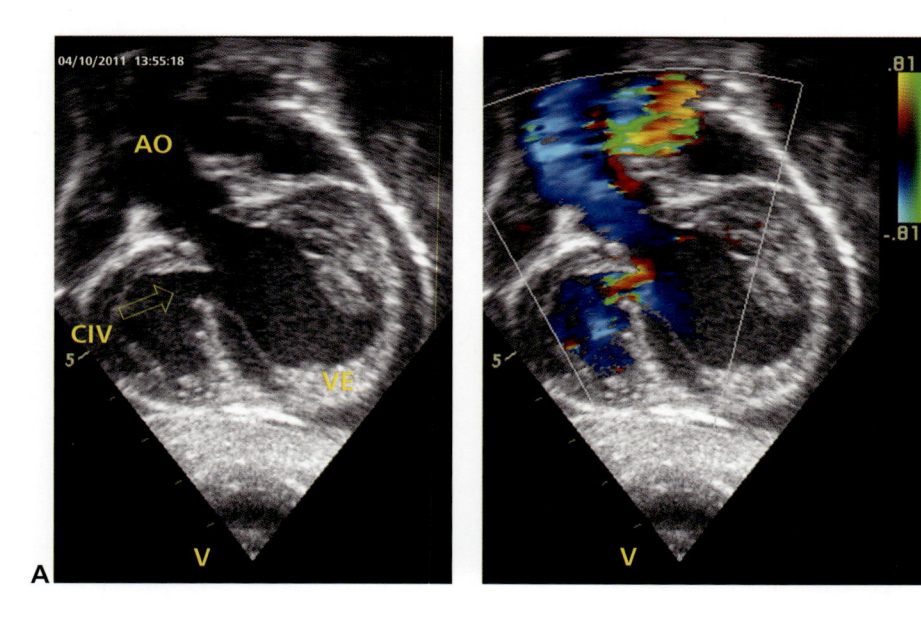

Fig. 3-3. Comunicação interventricular perimembranosa moderada. Comunicação maior em região perimembranosa do septo ao bidimensional (**A**) com *shunt* esquerda-direita ao Doppler colorido (**B**). VE = Ventrículo esquerdo; AO = aorta; CIV = comunicação interventricular.

Capítulo 3 ▪ Comunicação Interventricular

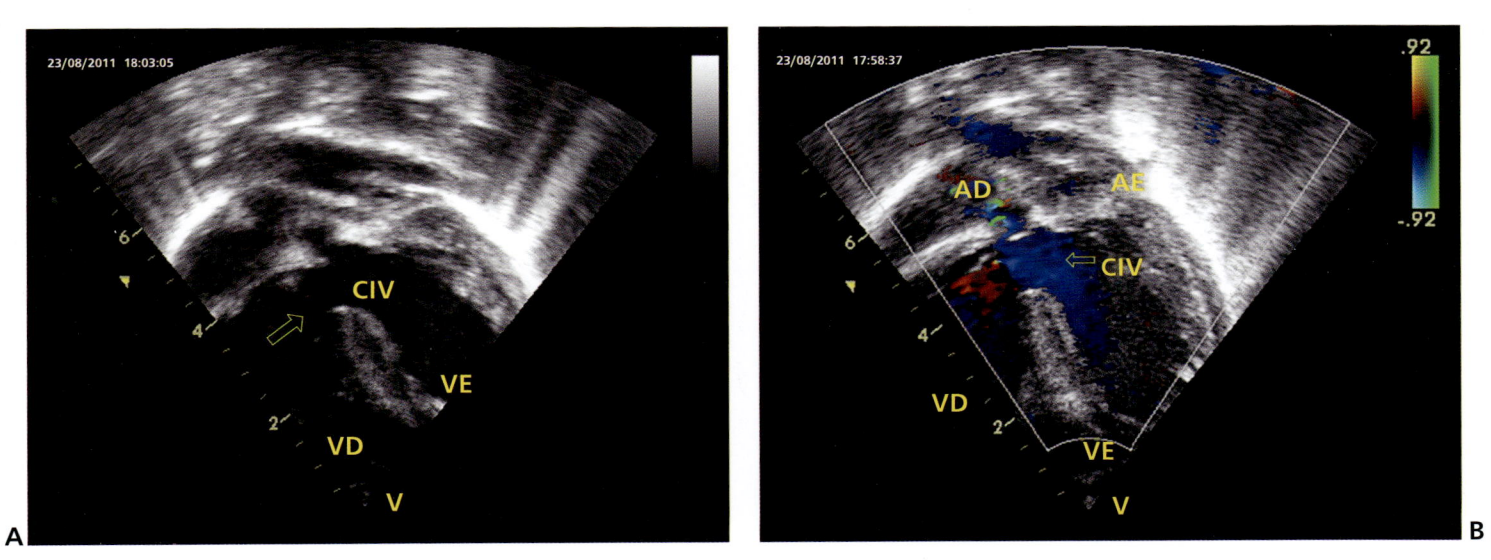

Fig. 3-4. Comunicação interventricular perimembranosa ampla. Comunicação ampla em região perimembranosa do septo ao bidimensional (**A**) com fluxo de via de saída de VE ao Doppler colorido (**B**). AD = Átrio direito; AE = átrio esquerdo; VD = ventrículo direito; VE = ventrículo esquerdo, CIV = comunicação interventricular.

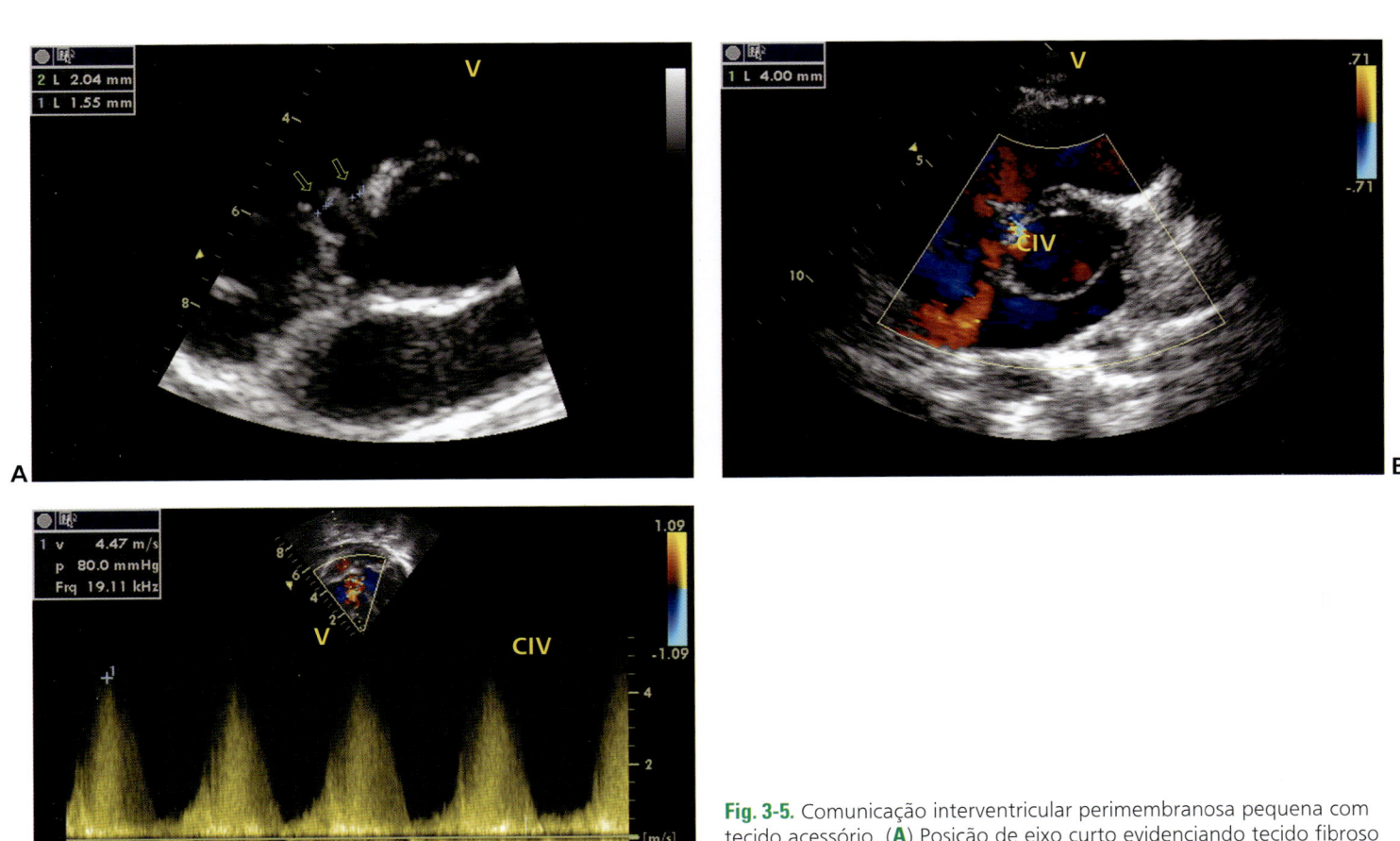

Fig. 3-5. Comunicação interventricular perimembranosa pequena com tecido acessório. (**A**) Posição de eixo curto evidenciando tecido fibroso irregular com duas pequenas comunicações visíveis (setas). (**B**) Shunt esquerda-direita mínimo pela CIV ao Doppler colorido. (**C**) Fluxo de alta velocidade ao Doppler contínuo, compatível com CIV restritiva, gradiente VE-VD de 80 mmHg. CIV = Comunicação interventricular.

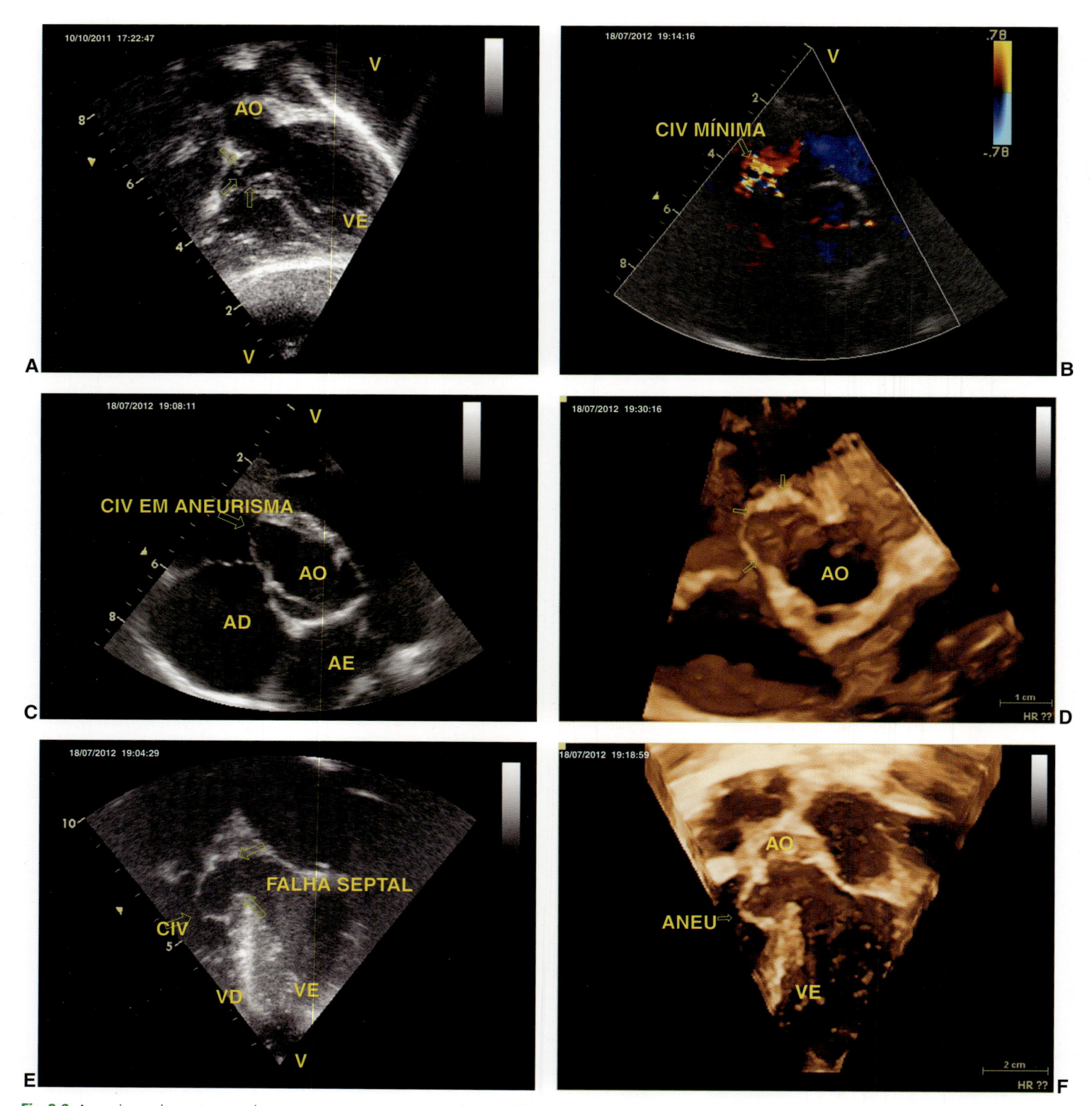

Fig. 3-6. Aneurisma de septo membranoso com pequena comunicação. (**A**) Posição subcostal em visão de ventrículo esquerdo notando-se o aneurisma (setas). (**B**) *Shunt* esquerda-direita de alta velocidade (mosaico) pela CIV ao Doppler colorido, corte de eixo curto. (**C** e **D**) Posição eixo curto evidenciando o aneurisma (setas) ao bidimensional e tridimensional. (**E** e **F**) Posição apical cinco câmaras evidenciando o aneurisma (setas) ao bidimensional e tridimensional. AD = Átrio direito; AE = átrio esquerdo; VD = ventrículo direito; VE = ventrículo esquerdo, CIV = comunicação interventricular; AO = aorta; Aneu = aneurisma.

CIV de via de entrada

Sinônimos: perimembranosa de via de entrada, tipo canal AV. A CIV tipo via de entrada está atrás do folheto septal da valva tricúspide e estende-se para o anel da valva AV (Fig. 3-7). Nos casos de defeito do septo atrioventricular total o folheto da valva AV única está na borda mais posterior da CIV (Fig. 3-8). Este defeito pode ocorrer isoladamente, mas frequentemente está associado ao defeito do septo atrioventricular total.

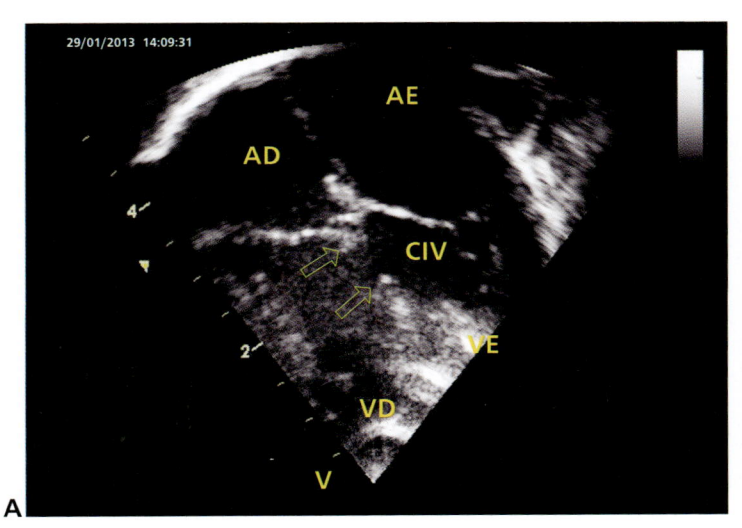

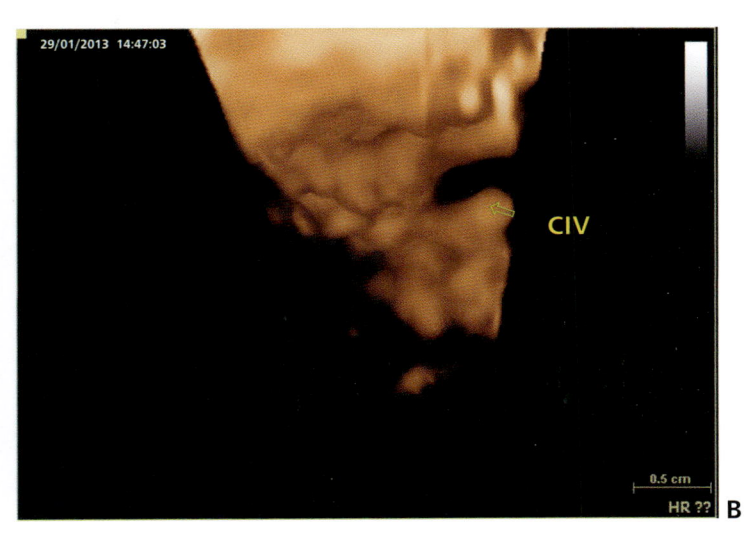

Fig. 3-7. Comunicação interventricular de via de entrada. (**A**) Grande comunicação na posição de quatro câmaras (setas) ao bidimensional. Nota-se o plano de inserção das valvas tricúspide e mitral preservados. (**B**) Imagem tridimensional do mesmo paciente. AD = Átrio direito; AE = átrio esquerdo; VD = ventrículo direito; VE = ventrículo esquerdo; CIV = comunicação interventricular.

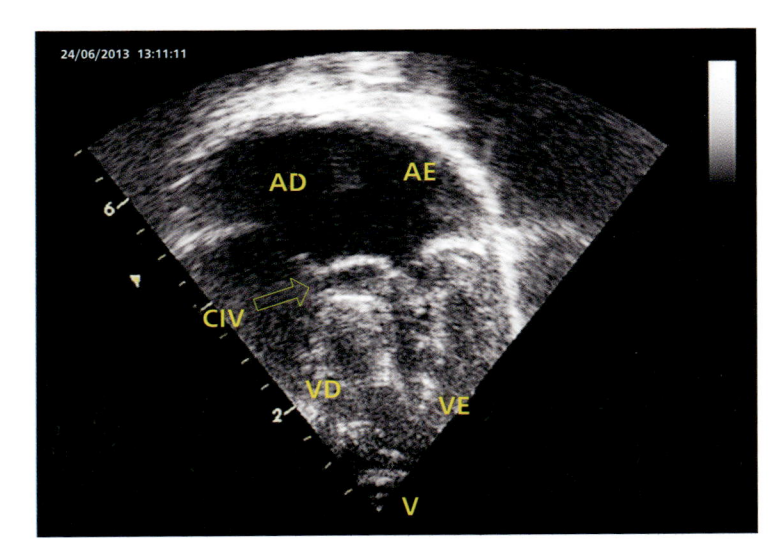

Fig. 3-8. Comunicação interventricular de via de entrada em DSAV total. Grande comunicação na posição de quatro câmaras (seta) ao bidimensional. Nota-se o folheto da valva AV única delimitando a borda mais posterior da CIV. AD = Átrio direito; AE = átrio esquerdo; VD = ventrículo direito; VE = ventrículo esquerdo; CIV = comunicação interventricular.

CIV de mal alinhamento

1. **CIV de mal alinhamento anterior** (conhecida como defeito subaórtico de via de saída): é criado por um desvio anterior do septo infundibular, deixando um espaço aberto entre este e o restante do septo trabecular muscular. Seu mecanismo, portanto, não é a falta de formação de tecido na região perimembranosa subaórtica, mas sim o desalinhamento entre as duas porções septais, infundibular e trabecular. Ocorre de forma isolada quando o desvio do septo infundibular em período embriológico foi discreto, não havendo nestes casos estenose infundibular (Fig. 3-9). Graus mais pronunciados de desvio anterior acarretarão hipoplasia variável do septo infundibular. Nesta situação é frequente a associação com defeitos conotruncais como tetralogia de Fallot, dupla via de saída de ventrículo direito e transposição das grandes artérias (Fig. 3-10). Este defeito é facilmente reconhecido ecocardiograficamente devido ao fato de ser grande e não ocluir outras estruturas.

   Resumindo, existe CIV tipo mal alinhamento isolada sem associação com tetralogia de Fallot, entretanto, não existe tetralogia de Fallot sem CIV tipo mal alinhamento.

2. **CIV de mal alinhamento posterior:** este defeito é criado por um desvio posterior do septo infundibular, que invade a via de saída do ventrículo esquerdo causando graus variáveis de obstrução subaórtica. Este tipo de CIV é frequentemente associado à interrupção do arco aórtico ou coarctação da aorta (Figs. 3-11 e 3-12).

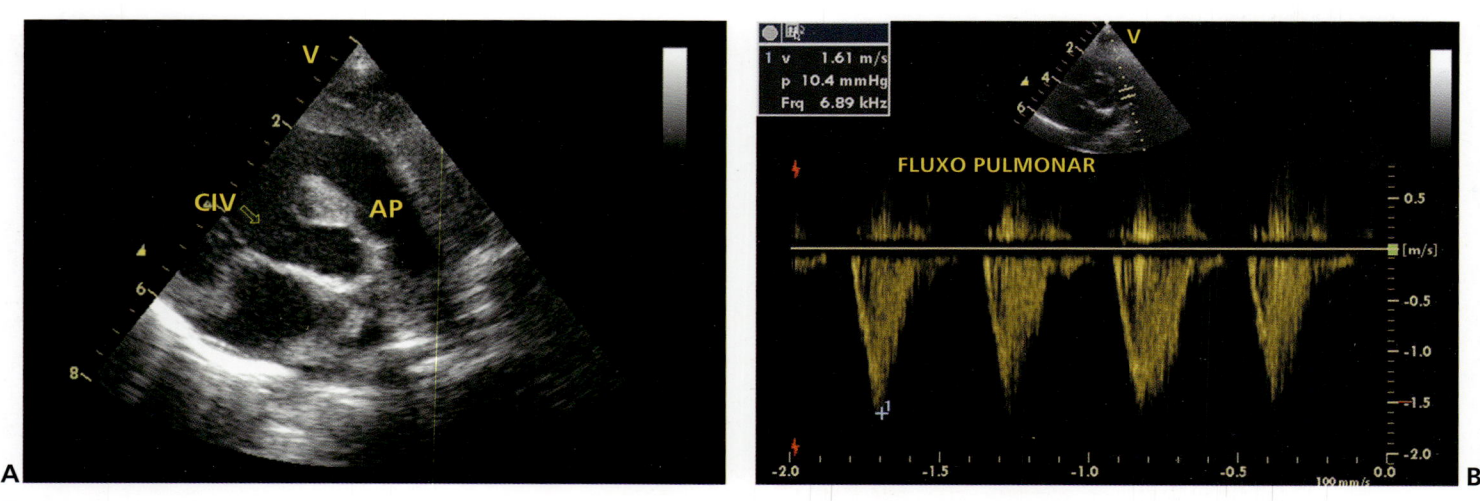

Fig. 3-9. Comunicação interventricular tipo mal alinhamento anterior isolada e sem associação com Tetralogia de Fallot. (**A**) Grande comunicação pode ser observada por desvio anterior discreto do septo infundibular, sem causar obstrução na via de saída do ventrículo direito. Notar anel valvar pulmonar de dimensão normal. (**B**) Hiperfluxo pulmonar associado ao Doppler (velocidade de fluxo = 1,6 m/s). AP = Artéria pulmonar; CIV = comunicação interventricular.

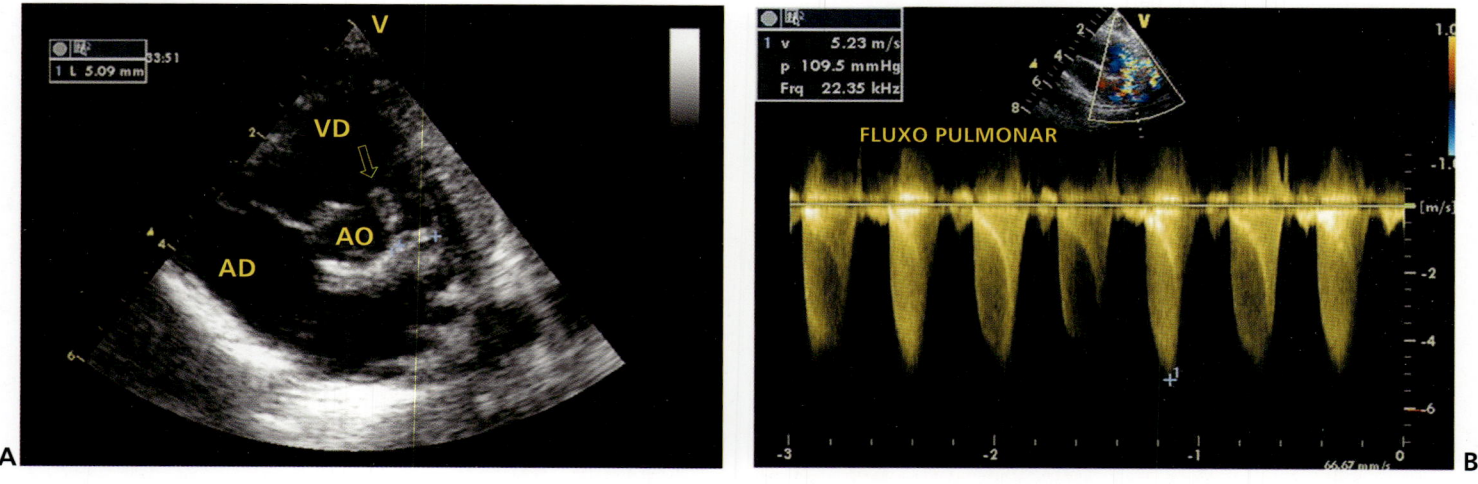

Fig. 3-10. Comunicação interventricular tipo mal alinhamento anterior em paciente com Tetralogia de Fallot. (**A**) Comunicação por amplo desvio anterior do septo infundibular (seta) causando obstrução importante na via de saída do ventrículo direito. Notar hipoplasia do anel valvar pulmonar. (**B**) Velocidade de fluxo pulmonar alta e gradiente elevado ao Doppler (109 mmHg). AD = Átrio direito; VD = ventrículo direito; AO = aorta.

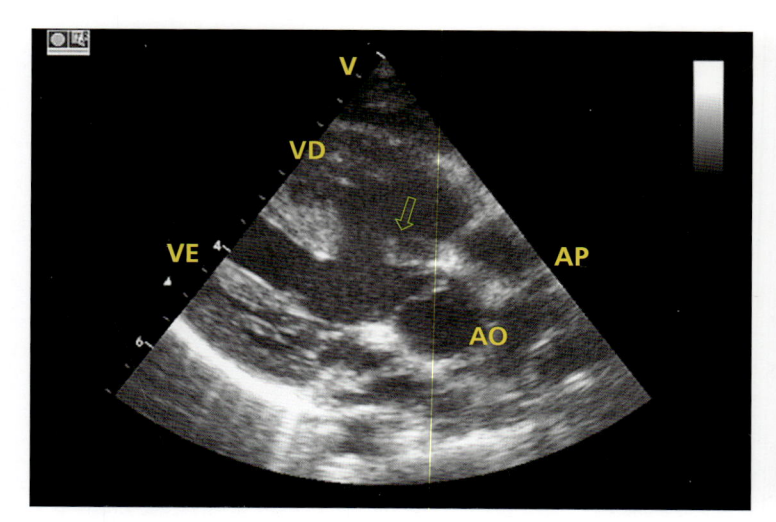

Fig. 3-11. Comunicação interventricular tipo mal alinhamento posterior. Comunicação observada por desvio posterior do septo infundibular, em direção à via de saída do ventrículo esquerdo (seta). VD = Ventrículo direito; VE = ventrículo esquerdo; AO = aorta; AP = artéria pulmonar.

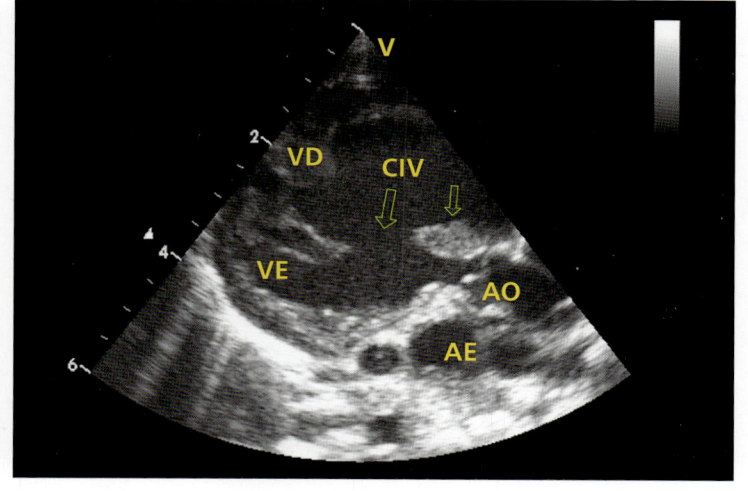

Fig. 3-12. Comunicação interventricular tipo mal alinhamento posterior com extensão para via de entrada. Grande comunicação pode ser observada por desvio posterior do septo infundibular em direção à via de saída do ventrículo esquerdo (seta), que apresenta consequente estenose subvalvar aórtica. AE = Átrio esquerdo; VD = ventrículo direito; VE = ventrículo esquerdo; AO = aorta; CIV = comunicação interventricular.

CIV duplamente relacionada

Sinônimos: subarterial, subpulmonar, supracristal, conal.

Este defeito é localizado abaixo de ambas as valvas semilunares, pulmonar e aórtica, e são resultantes da deficiência de tecido no septo infundibular nesta região entre o anel valvar aórtico e pulmonar. Representam 5% a 10% de todos os tipos de CIVs e são mais comuns na população asiática.

Prolapso da cúspide coronariana direita da valva aórtica pelo defeito, com distorção valvar, ocorre em 60% a 70% dos casos de CIV duplamente relacionada. Este prolapso de cúspide é demonstrado ecocardiograficamente por uma protrusão da cúspide aórtica na posição de eixo longo ou eixo curto e geralmente se associa a graus variados de insuficiência aórtica (Figs. 3-13 e 3-14). Em razão também deste prolapso, a CIV fica total ou parcialmente ocluída, sendo muitas vezes difícil de demonstra-la nos cortes paraesternais. O corte subcostal eixo curto costuma ser o mais adequado para demonstrar este defeito (Fig. 3-15). Em razão do risco de progressão da insuficiência aórtica, muitos cardiologistas pediátricos indicam a correção cirúrgica deste tipo de CIV tão logo o diagnóstico seja feito e independente de seu tamanho ou repercussão.

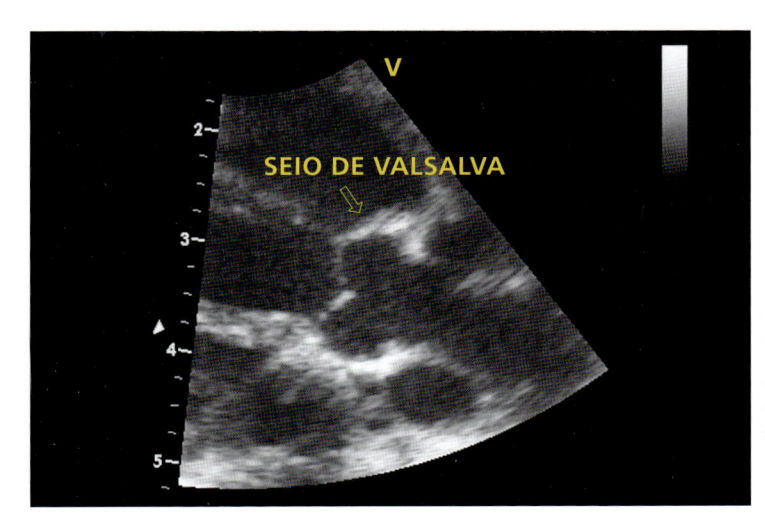

Fig. 3-13. Comunicação interventricular duplamente relacionada. Prolapso do seio de valsalva pela comunicação (seta), que por esta razão fica obliterada não sendo possível ser vista. Corte paraesternal eixo longo.

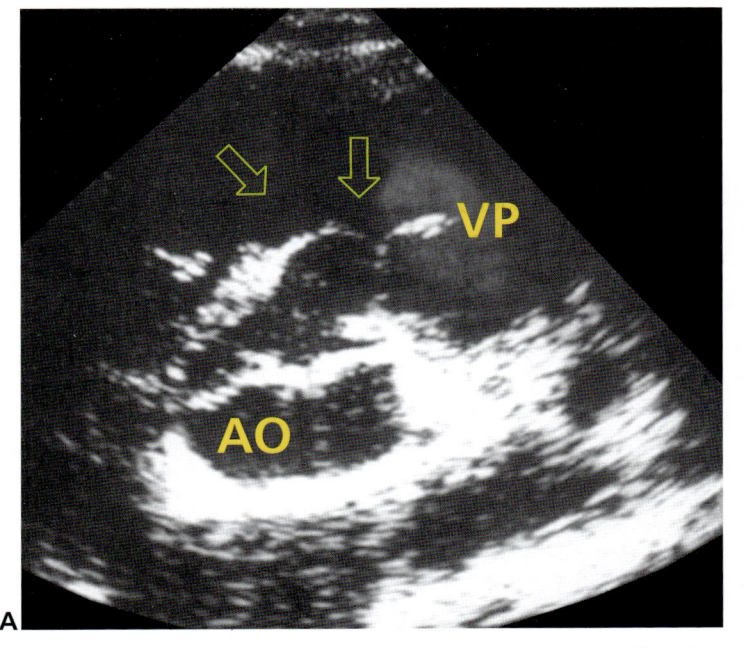

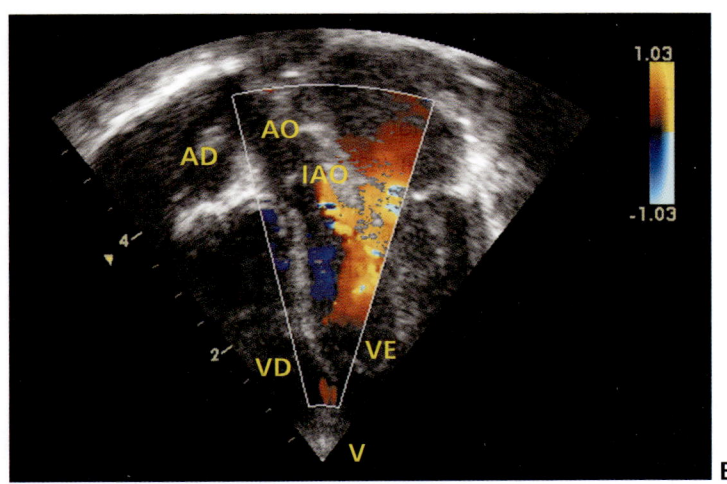

Fig. 3-14. Comunicação interventricular duplamente relacionada. (**A**) Prolapso do seio de valsalva pela comunicação em plano de eixo curto (setas) notando-se que a cúspide aórtica encosta na cúspide pulmonar em razão da grande protrusão do seio de valsalva. Neste caso, a CIV fica obliterada não sendo possível ser vista; (**B**) fluxo de insuficiência aórtica em vermelho dentro do ventrículo esquerdo (IAO). VD = Ventrículo direito; VE = ventrículo esquerdo; AD = átrio direito; AO = aorta; VP = valva pulmonar.

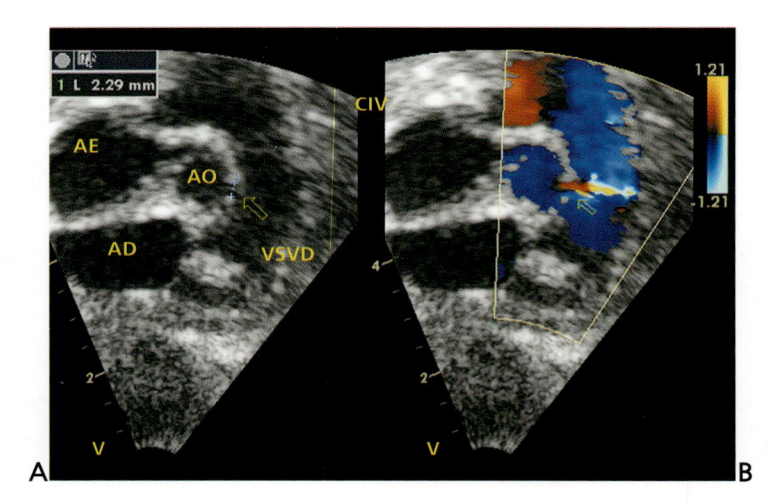

Fig. 3-15. Comunicação interventricular duplamente relacionada. Corte subcostal demonstrando a comunicação (**A**) e o jato do *shunt* ao Doppler colorido cruzando a via de saída do ventrículo direito, abaixo da valva pulmonar (**B**). AE = Átrio esquerdo; AD = átrio direito; AO = aorta; CIV = comunicação interventricular; VSVD = via de saída de ventrículo direito.

CIV muscular

Sinônimo: trabecular.

A CIV tipo muscular pode ser descrita, em termos práticos, como apical, trabecular muscular e múltiplas tipo queijo suíço (Figs. 3-16 a 3-18). Este defeito varia muito de tamanho e forma, podendo estar associado com outros tipos de CIV's. Na CIV tipo queijo suíço, a superfície septal esquerda é virtualmente ausente e as trabeculações do VD formam o septo.

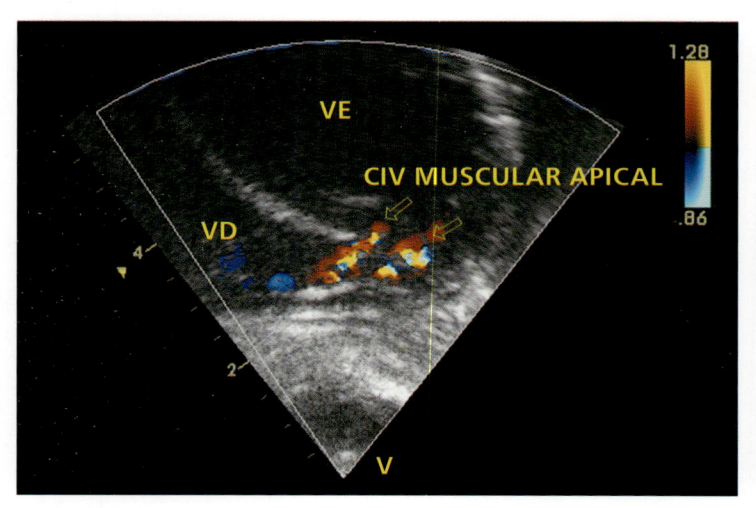

Fig. 3-16. Comunicação interventricular muscular apical pequena. Duas comunicações em região apical do septo interventricular, difíceis de serem vistas ao bidimensional, e demonstrada neste caso pelo Doppler colorido, através de um fluxo vermelho, (*shunt* esquerda-direita, setas). VD = Ventrículo direito; VE = ventrículo esquerdo; CIV = comunicação interventricular.

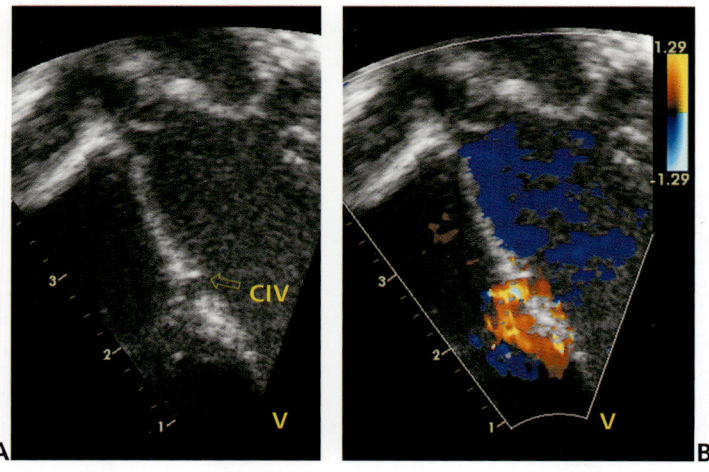

Fig. 3-17. Comunicação interventricular muscular trabecular pequena. Pequena comunicação em região trabecular do septo interventricular ao bidimensional (**A**) e *shunt* em vermelho ao Doppler colorido (**B**). Observa-se também outra comunicação mínima apical. CIV = Comunicação interventricular.

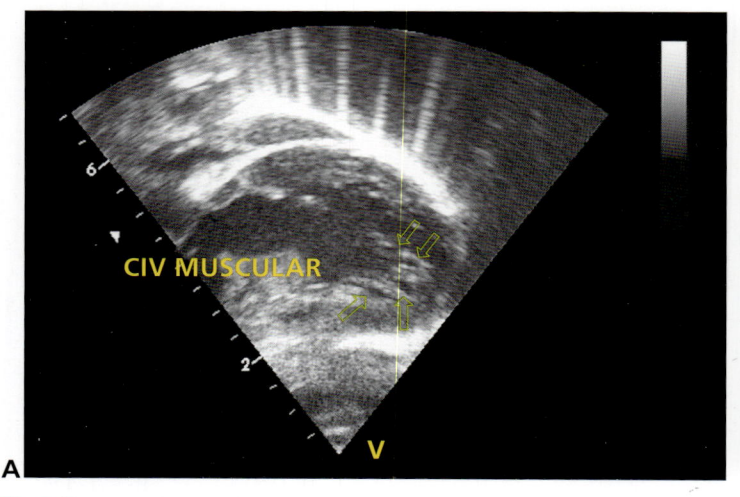

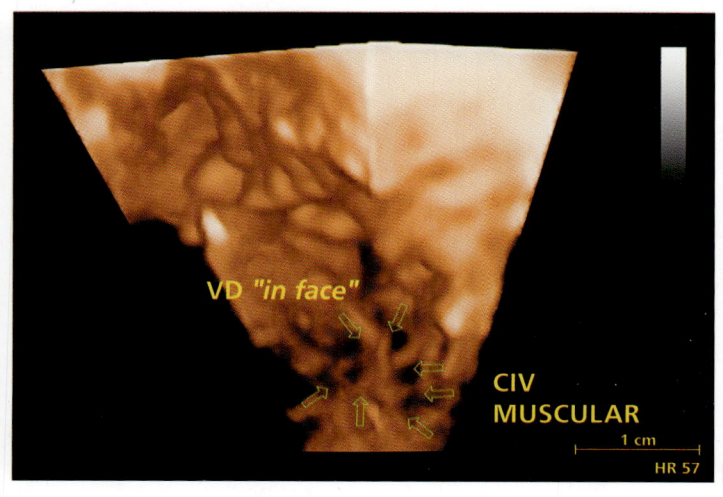

Fig. 3-18. Comunicações interventriculares múltiplas tipo queijo suíço. (**A**) Comunicações múltiplas em região trabecular e apical do septo ao bidimensional em corte frontal paralelo (setas). (**B**) Corte frontal *in face* do mesmo paciente ao tridimensional (setas). VD = Ventrículo direito; CIV = comunicação interventricular.

Capítulo 3 ■ Comunicação Interventricular

ACHADOS INDIRETOS

Dilatação das câmaras esquerdas e artéria pulmonar são comuns quando há *shunt* esquerda-direita grande em plano ventricular (Fig. 3-19). Fluxos pulmonares com velocidades aumentadas estarão presentes na grande maioria dos casos de defeitos moderados e grandes, exceto em casos de hipertensão pulmonar (Fig. 3-20).

Seguir o jato acelerado do *shunt* VE-VD da CIV gerado pelo Doppler em cores poderá ajudar na localização do defeito para se realizar a medida do diâmetro das bordas. As medidas do defeito não deverão ser realizadas com o fluxo em cores na tela pois poderá superestimar o tamanho da CIV.

A presença de jato colorido de *shunt* de CIV associado à insuficiência aórtica, com ou sem prolapso da cúspide aórtica visível, é sinal indireto de CIV duplamente relacionada.

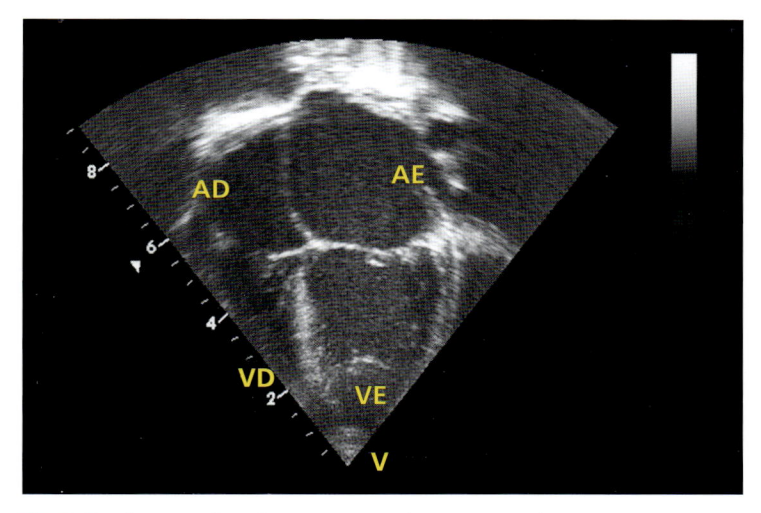

Fig. 3-19. Dilatação das câmaras esquerdas em comunicação interventricular. Grande repercussão hemodinâmica pelo hiperfluxo com consequente dilatação de átrio e ventrículo esquerdo. VD = Ventrículo direito; AD = átrio direito; AE = átrio esquerdo; VE = ventrículo esquerdo.

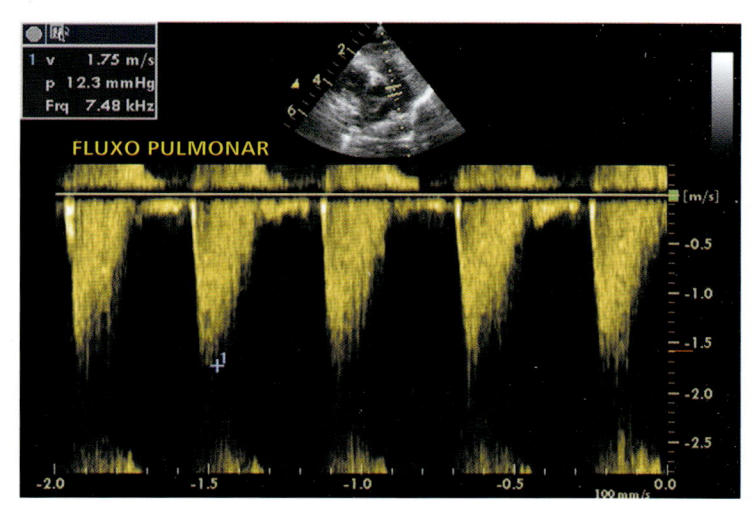

Fig. 3-20. CIV com hiperfluxo pulmonar ao Doppler. Velocidade de fluxo pulmonar elevada (1,75 m/s) em paciente com CIV. Notar fluxo ao Doppler com tempo de aceleração curto, evidenciando certo grau de hipertensão pulmonar.

TÉCNICA DE EXAME

O corte subcostal permite uma ampla varredura do septo, sendo seu ângulo de insonação ideal para a maioria das CIVs musculares e perimembranosas. Os cortes paraesternais mostram as CIVs tipo duplamente relacionada, mal alinhamento e perimembranosa; o corte quatro câmaras mostra idealmente a CIV tipo via de entrada e tipo trabecular muscular e o corte apical cinco câmaras mostra a CIV perimembranosa.

Para a obtenção do gradiente entre os ventrículos, o Doppler contínuo é ideal e seu ângulo de insonação deve ser ideal. Assim, recomenda-se localizar o jato do *shunt* da CIV pelo Doppler colorido e alinhar a linha do Doppler contínuo da maneira mais paralela possível. Os cortes ideais para isto costumam ser o paraesternal eixo curto e o subcostal.

CIV's grandes que se estendem para mais de uma região do septo interventricular não poderão ser caracterizadas por uma simples descrição. Nestes casos é importante definir o tipo principal e suas extensões para as outras porções do septo, por exemplo, "CIV perimembranosa com extensão para via de entrada".

DIFICULDADES NO DIAGNÓSTICO

A ausculta cardíaca antes do inicio do ecocardiograma em crianças com suspeita de CIV é uma regra de segurança fundamental para se evitar falsos-positivos ou negativos. Uma criança com sopro de CIV não poderá sair da sala de ecocardiografia com um laudo descrito como normal. Ao contrário, uma criança não poderá ter um diagnóstico ecocardiográfico de CIV com ausculta cardíaca normal e sem nenhum sopro. O médico ecocardiografista que associa o conhecimento clínico e ausculta cardíaca com os achados ecocardiográficos costuma fazer diagnósticos muito mais precisos.

Falso-positivo: após a incorporação do mapeamento de fluxo em cores, é muito difícil que ocorra diagnóstico falsamente positivo de CIV, pois toda falha septal deve ser acompanhada de passagem de fluxo ao Doppler colorido.

Falso-negativo: CIVs musculares são muitas vezes difíceis de serem vistas devido ao seu curso tortuoso ou coberto por trabeculação. São melhores observadas durante a diástole, pois ficam menores durante a contração sistólica. Outra causa de falso-negativo seria a presença de CIV muscular associada a outro tipo, por exemplo, uma grande CIV perimembranosa associada à outra muscular pequena. Nestes casos ocorre elevação da pressão ventricular direita e a visibilização do *shunt* torna-se difícil ou até mesmo impossível, sendo comum a perda do diagnóstico.

A herniação da cúspide direita da valva aórtica através da CIV duplamente relacionada não raramente oclui a CIV total ou parcialmente, sendo difícil seu diagnóstico apenas pela visibilização direta do defeito. Nesse caso, o Doppler colorido e contínuo, é fundamental para a confirmação diagnóstica (Fig. 3-21).

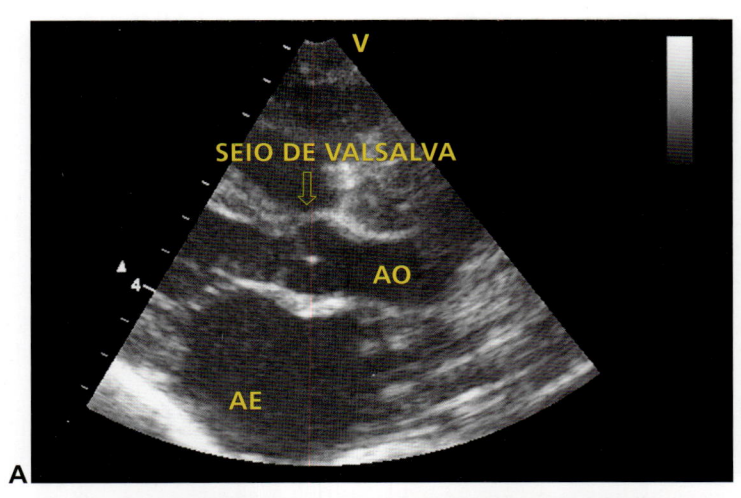

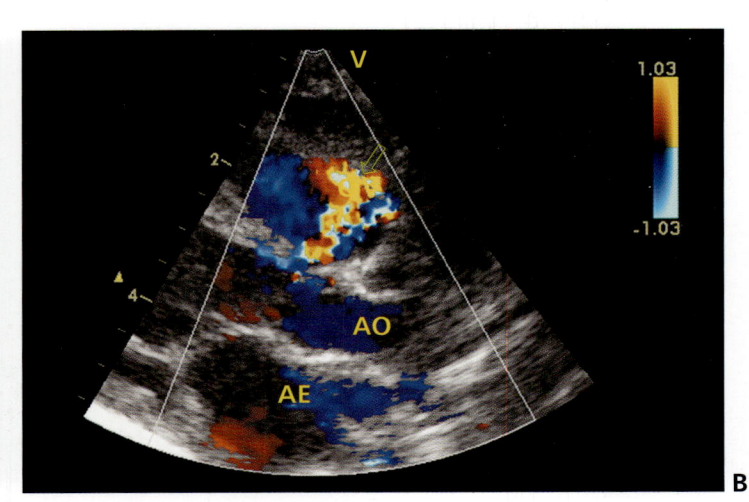

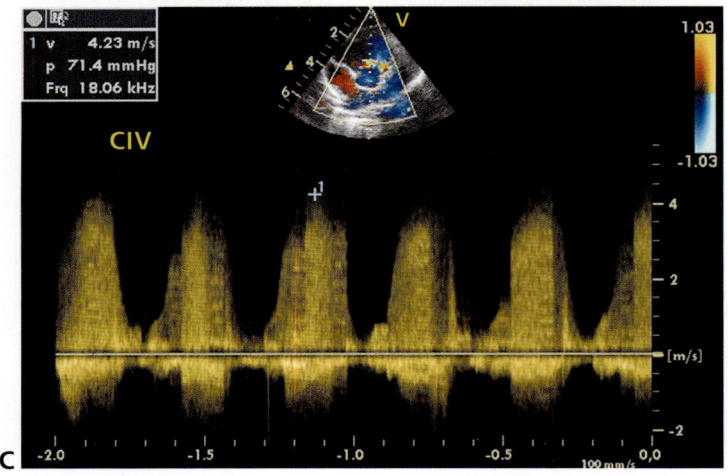

Fig. 3-21. Comunicação interventricular duplamente relacionada. (**A**) Corte paraesternal eixo longo, prolapso do seio de valsalva pela comunicação (seta), que por esta razão fica obliterada não sendo possível ser vista. (**B**) Doppler colorido demonstra existência de *shunt* esquerda-direita. (**C**) Fluxo de alta velocidade do Doppler contínuo gradiente VE-VD de 71 mmHg. AO = Aorta; AE = átrio esquerdo; CIV = comunicação interventricular.

RESUMO DOS ACHADOS ECOCARDIOGRÁFICOS

- Dilatação de câmaras esquerdas.
- Hiperfluxo pulmonar caracterizado pela velocidade de fluxo acima do limite superior da normalidade.
- Ausência de alguma porção do septo interventricular confirmada pela passagem de fluxo ao mapeamento em cores.

BIBLIOGRAFIA

Baker EJ, Leung MP, Anderson RH *et al.* The cross sectional anatomy of ventricular septal defects: a reappraisal. *Br Heart J* 1988;59(3):339.

Bierman FZ, Fellows K, Williams RG. Prospective identification of ventricular septal defects in infancy using subxiphoid two-dimensional echocardiography. *Circulation* 1980;62(4):807.

Corone P, Doyon F, Gaudeau S *et al.* Natural history of ventricular septal defect. A study involving 790 cases. *Circulation* 1977;55(6):908.

Eroglu AG, Öztunç F, Saltik L *et al.* Aortic valve prolapse and aortic regurgitation in patients with ventricular septal defect. *Pediatr Cardiol* 2003;24(1):36.

Eroglu AG, Öztunç F, Saltik L *et al.* Evolution of ventricular septal defect with special reference to spontaneous closure rate, subaortic ridge and aortic valve prolapse. *Pediatr Cardiol* 2003;24(1):31.

Hornberger LK, Sahn DJ, Krabill KA *et al.* Elucidation of the natural history of ventricular septal defects by serial Doppler color flow mapping studies. *J Am Coll Cardiol* 1989;13(5):1111.

Ramaciotti C, Keren A, Silverman NH. Importance of (perimembranous) ventricular septal aneurysm in the natural history of isolated perimembranous ventricular septal defect. *Am J Cardiol* 1986;57(4):268.

Snider AR, Silverman NH, Schiller NB *et al.* Echocardiographic evaluation of ventricular septal aneurysms. *Circulation* 1979;59(5):920.

Soto B, Becker AE, Moulaert AJ *et al.* Classification of ventricular septal defects. *Br Heart J* 1980;43(3):332.

4 Defeito do Septo Atrioventricular

Lilian M. Lopes

INTRODUÇÃO

Os defeitos do septo atrioventricular (DSAV) incluem um espectro de anomalias cardíacas caracterizadas pela deficiência em graus variáveis do septo interatrial e interventricular, assim como uma variedade de anomalias nas valvas atrioventriculares. Embriologicamente ocorre uma parada no desenvolvimento da septação normal com persistência do canal atrioventricular primitivo. Uma vez que o coxim endocárdico participa no desenvolvimento das valvas atrioventriculares, anomalias ao nível das valvas tricúspide e mitral é uma regra nesses defeitos.

Outros sinônimos menos adequados são usados para denominar este defeito como defeito do coxim endocárdico e malformação do canal atrioventricular. É uma cardiopatia congênita comum, incidindo em 3-7% das crianças afetadas. A taxa de sobrevivência após o reparo cirúrgico é excelente e a reoperação ocorre em 15 a 25% dos casos em razão da regurgitação progressiva da valva atrioventricular ou desenvolvimento de obstrução de via de saída de ventrículo esquerdo.

CLASSIFICAÇÃO

Os tipos de defeito do septo atrioventricular (DSAV) estão representados na Figura 4-1.

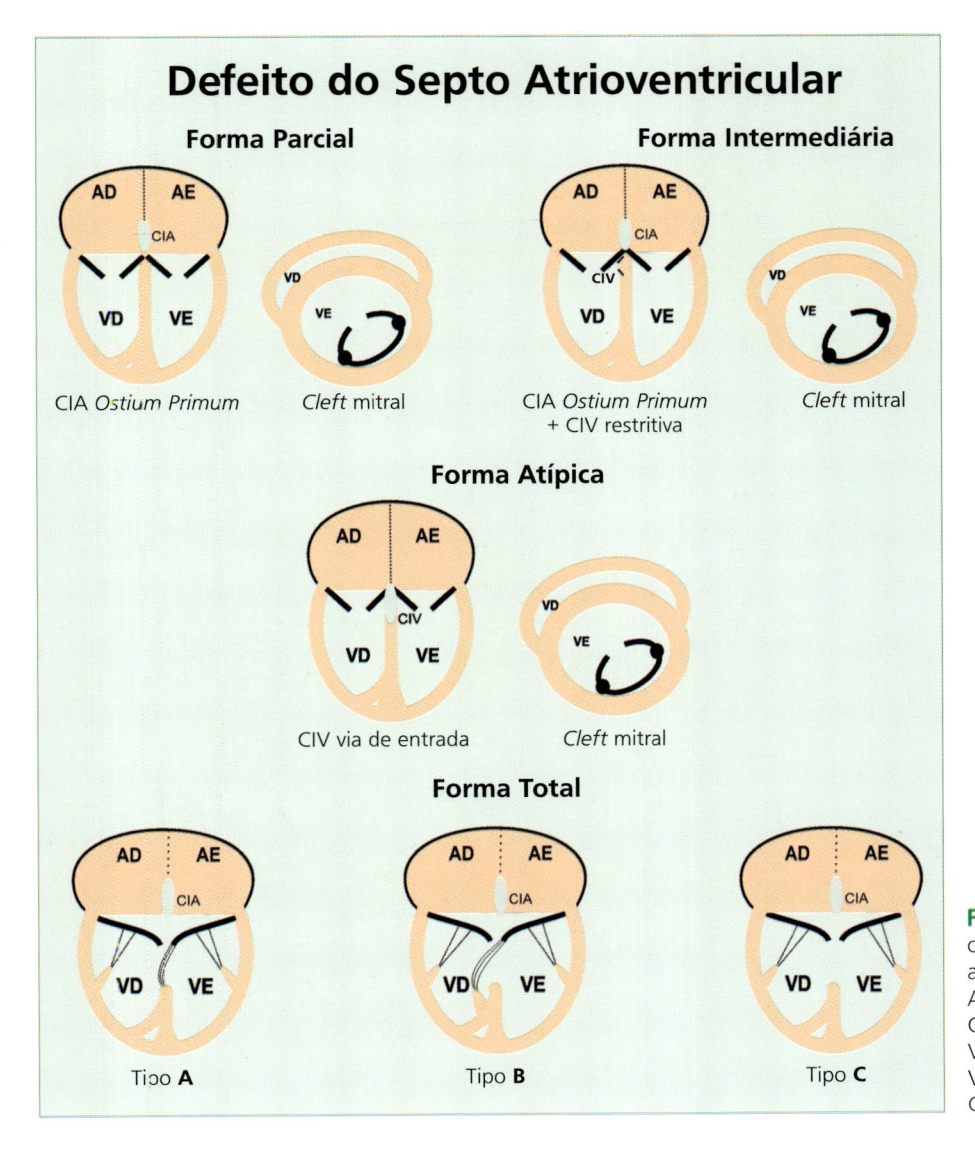

Fig. 4-1. Diagrama demonstrando os tipos de defeito do septo atrioventricular. AD = Átrio direito; AE = átrio esquerdo; CIA = comunicação interatrial; VD = ventrículo direito; VE = ventrículo esquerdo; CIV = comunicação interventricular.

Forma incompleta ou parcial (Fig. 4-2)

- Dois orifícios atrioventriculares.
- Comunicação interatrial tipo *ostium primum*.
- *Cleft* (fenda) no folheto anterior da valva mitral.

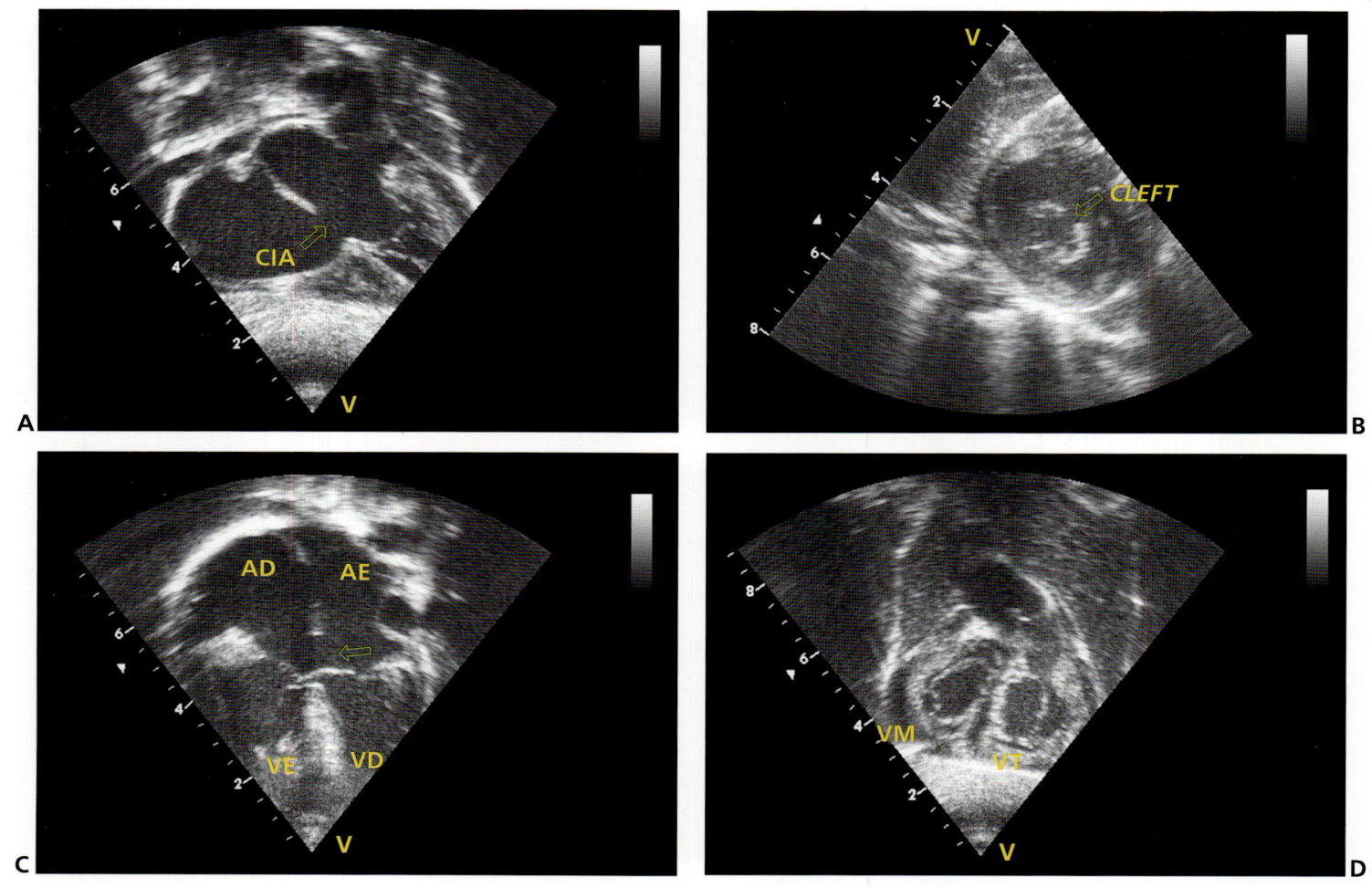

Fig. 4-2. DSAV forma incompleta ou parcial. (**A**) Posição subcostal notando-se comunicação *ostium primum* em região próxima ao centro fibroso e valvas atrioventriculares. (**B**) *Cleft* mitral em posição transversa de ventrículo esquerdo (seta). (**C**) Visão da CIA *ostium primum* na posição de quatro câmaras. Observar valvas atrioventriculares retificadas. (**D**) Corte subcostal mostrando dois anéis, tricúspide e mitral. AD = Átrio direito; AE = átrio esquerdo; VD = ventrículo direito; VE = ventrículo esquerdo; VT = valva tricúspide; VM = valva mitral; CIA = comunicação interatrial.

Capítulo 4 ▪ Defeito do Septo Atrioventricular

Forma intermediária
(Fig. 4-3)

- Dois orifícios atrioventriculares.
- Comunicação interatrial tipo *ostium primum*.
- *Cleft* (fenda) no folheto anterior da valva mitral.
- Comunicação interventricular mínima em bolsa de tecido subtricuspídeo *(tricuspid pouch)*.

Neste tipo de DSAV, o gradiente sistólico de pressão entre os ventrículos causa um abaulamento da lingueta que liga as duas valvas atrioventriculares (*bridging tongue*), ocorrendo a lesão chamada de *tricuspid pouch*, que é uma bolsa de tecido que lembra a bolsa abdominal do canguru.

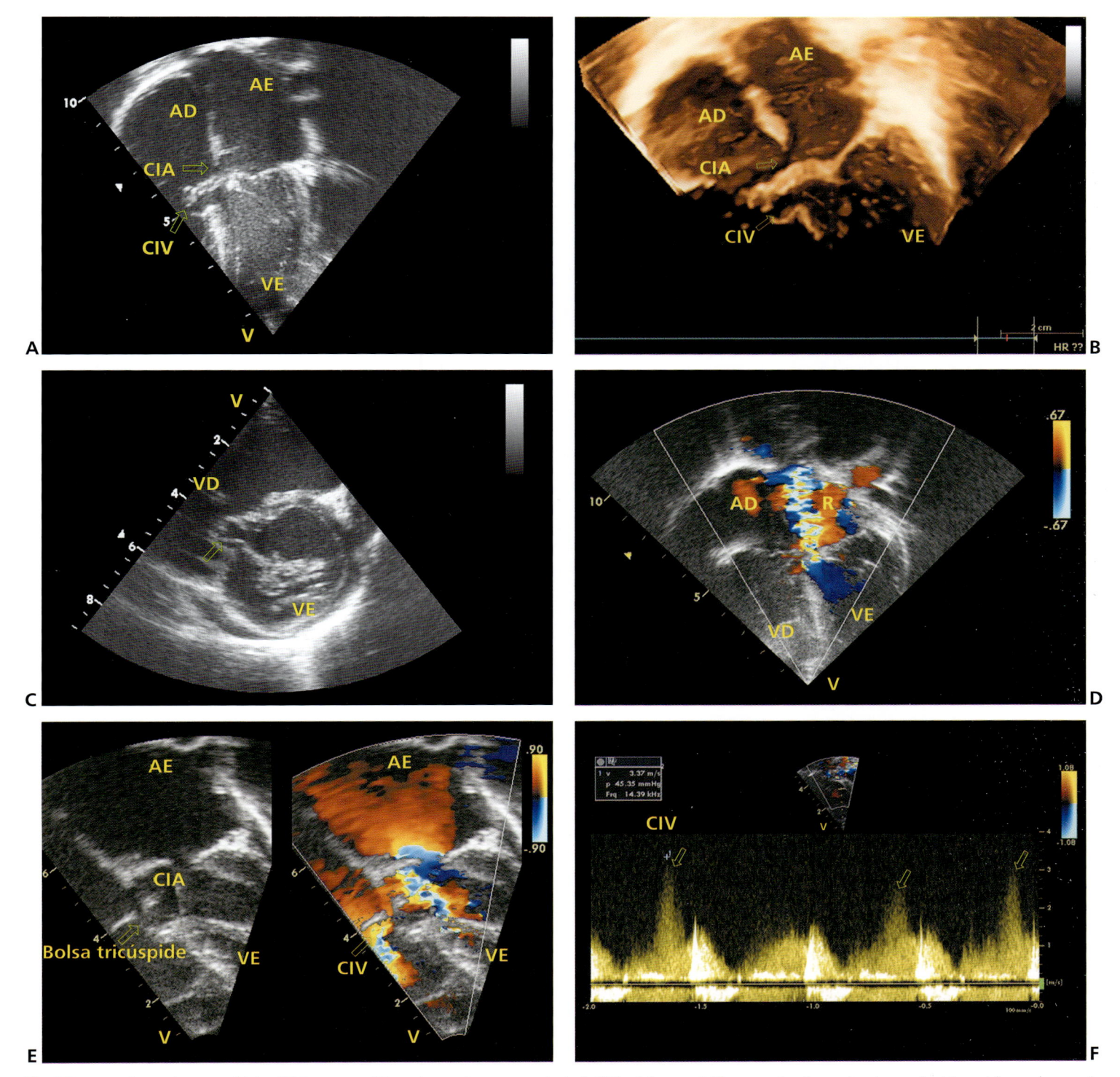

Fig. 4-3. DSAV forma intermediária. (**A**) Pequena CIA *ostium primum* associada à CIV mínima restritiva em abaulamento chamado *tricuspid pouch*, que é uma bolsa de tecido que lembra a bolsa abdominal do canguru. (**B**) Mesmo aspecto ao tridimensional. (**C**) Corte transversal de VE em nível da valva mitral, onde se observa lingueta que liga as duas valvas atrioventriculares (*bridging tongue*), terminando na bolsa tricuspíde (*tricuspid pouch*). (**D**) Insuficiência mitral importante ao Doppler colorido. (**E**) Maior aumento da região central do coração, com CIV mínima e *shunt* esquerda-direita ao Doppler colorido (setas). (**F**) Jato do *shunt* da CIV de difícil captação ao Doppler contínuo por estar restrito a uma região muito pequena. AD = Átrio direito; AE = átrio esquerdo; VD = ventrículo direito; VE = ventrículo esquerdo; CIV = comunicação interventricular; CIA = comunicação interatrial; R = regurgitação.

Forma transicional
(Fig. 4-4)

Dois orifícios atrioventriculares.
- Comunicação interatrial tipo *ostium primum*.
- *Cleft* (fenda) no folheto anterior da valva mitral.
- Comunicação interventricular ampla (falha septal) obliterada pelos folhetos ponte anterior e posterior e sem *shunt* em plano ventricular.

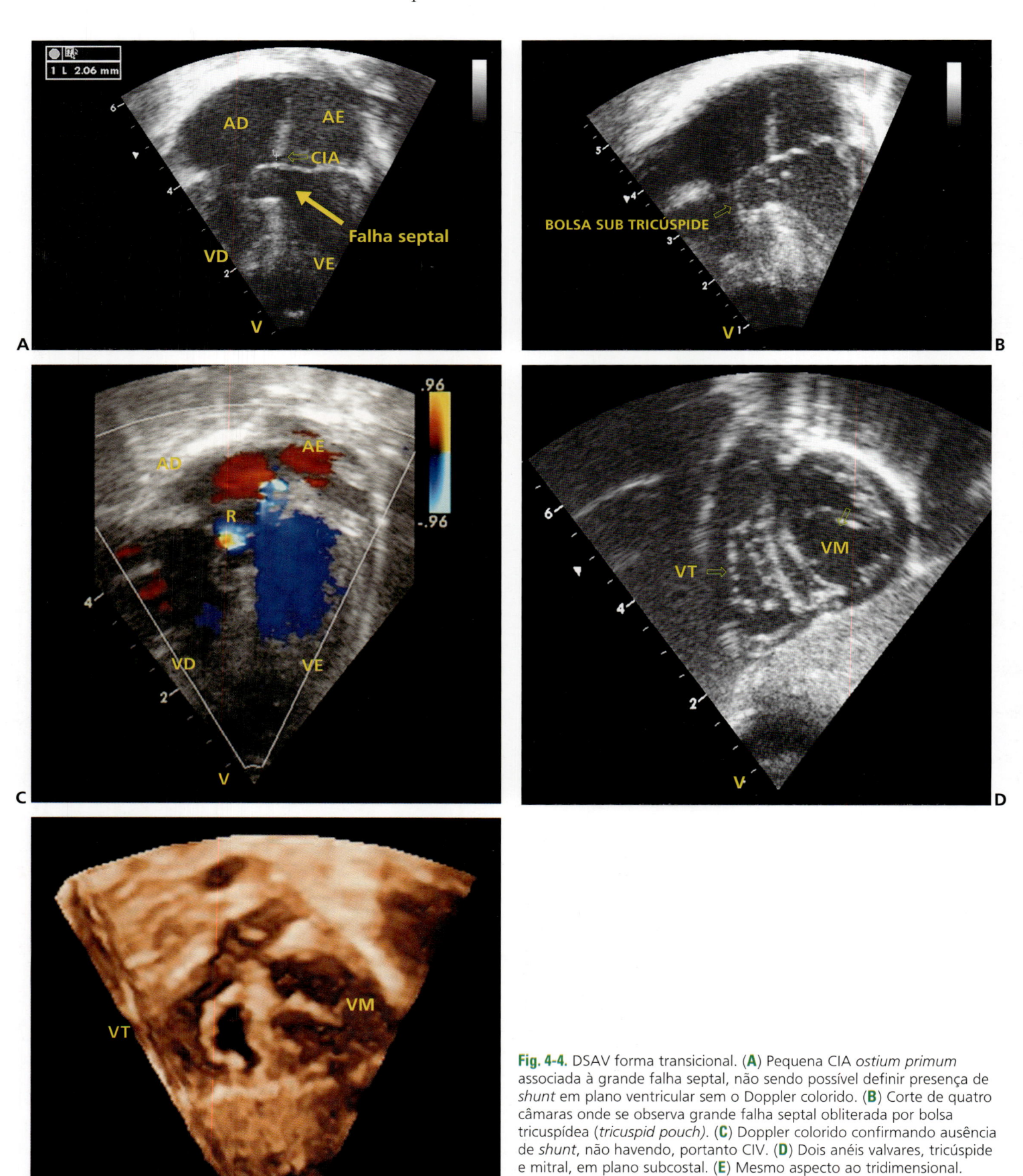

Fig. 4-4. DSAV forma transicional. (**A**) Pequena CIA *ostium primum* associada à grande falha septal, não sendo possível definir presença de *shunt* em plano ventricular sem o Doppler colorido. (**B**) Corte de quatro câmaras onde se observa grande falha septal obliterada por bolsa tricuspídea (*tricuspid pouch*). (**C**) Doppler colorido confirmando ausência de *shunt*, não havendo, portanto CIV. (**D**) Dois anéis valvares, tricúspide e mitral, em plano subcostal. (**E**) Mesmo aspecto ao tridimensional.
AD = Átrio direito; AE = átrio esquerdo; VD = ventrículo direito; VE = ventrículo esquerdo; VT = valva tricúspide; VM = valva mitral; CIA = comunicação interatrial.

Capítulo 4 ▪ Defeito do Septo Atrioventricular

Forma completa ou total
- Um orifício atrioventricular único que contêm uma valva comum (única) com cinco folhetos. Os folhetos anterior e posterior atravessam de um ventrículo ao outro por uma comunicação de via de entrada, por isto são chamados de "folheto ponte".
- Comunicação interatrial tipo *ostium primum*.
- Comunicação interventricular tipo via de entrada, de tamanhos variados.

De acordo com Rastelli, a forma completa do defeito do septo átrio ventricular pode ser subdividida em três tipos de acordo com a inserção do aparato tensor do folheto ponte anterior:

1. **Tipo A:** quando o folheto ponte anterior apresenta inserção cordal no topo do septo interventricular (Fig. 4-5).
2. **Tipo B:** quando o folheto ponte anterior não esta conectado ao septo, mas conectado medialmente a um músculo papilar anômalo no ventrículo direito (Fig. 4-6).
3. **Tipo C:** quando o folheto ponte anterior é livre e "solto", sem inserção cordal central, apenas com inserção lateral aos músculos papilares usuais de ambos os lados. Esta classificação tem importância apenas cirúrgica uma vez que a dificuldade na plastia da valva aumenta dos tipos A para C. O diagnóstico em vida fetal do defeito de septo nos tipos de Rastelli costuma ser possível com aparelhos de alta resolução (Fig. 4-7).

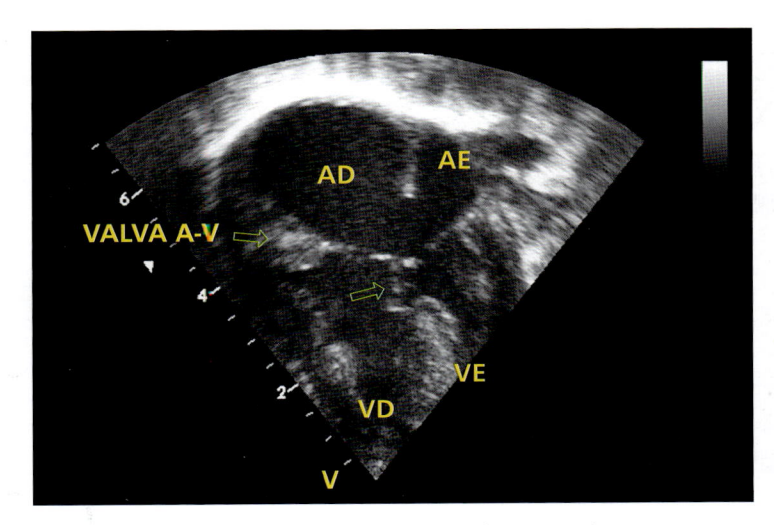

Fig. 4-5. DSAV total tipo A de Rastelli. Posição de quatro câmaras com valva atrioventricular (AV) única fechada durante a sístole. Notar as cordoalhas da valva AV única inseridas no topo do septo interventricular. AD = Átrio direito; AE = átrio esquerdo; VD = ventrículo direito; VE = ventrículo esquerdo.

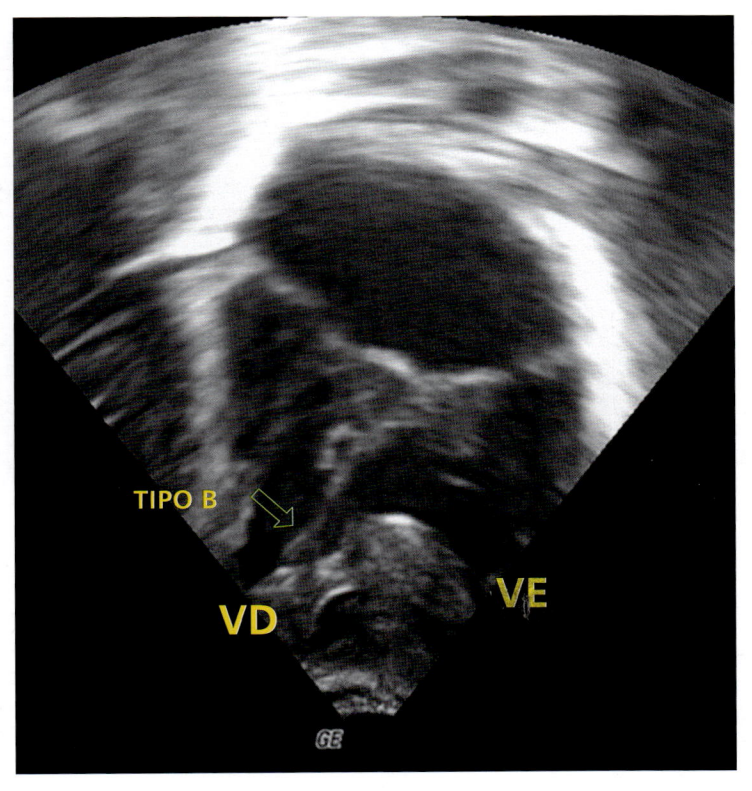

Fig. 4-6. DSAV total tipo B de Rastelli. Posição de quatro câmaras com valva atrioventricular (AV) única fechada durante a sístole. Notar as cordoalhas da valva AV única inseridas em um músculo papilar em ventrículo direito (seta). VD = Ventrículo direito; VE = ventrículo esquerdo.

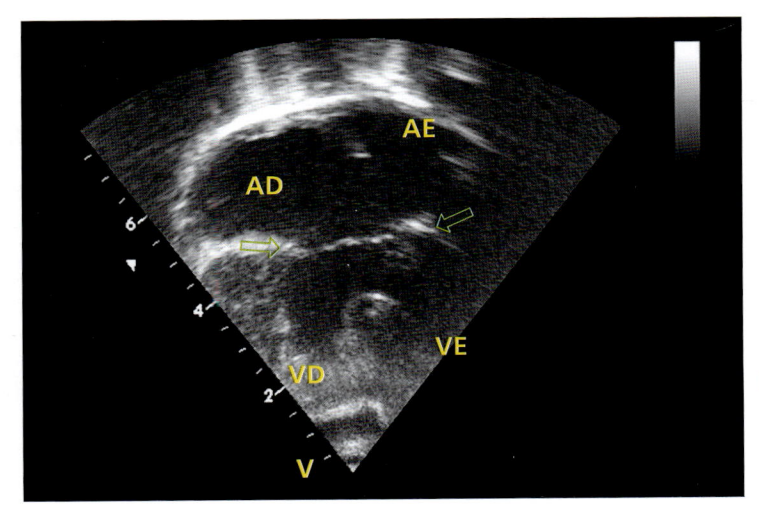

Fig. 4-7. DSAV total tipo C de Rastelli. Posição de quatro câmaras com valva atrioventricular (AV) única fechada durante a sístole, sem nenhuma inserção central de cordoalhas em septo interventricular nem em músculo papilar de VD. AD = Átrio direito; AE = átrio esquerdo; VD = ventrículo direito; VE = ventrículo esquerdo.

Forma frustra ou *cleft* isolado da valva mitral (Fig. 4-8)

- Dois orifícios atrioventriculares.
- Septo interatrial íntegro.
- *Cleft* (fenda) no folheto anterior da valva mitral.

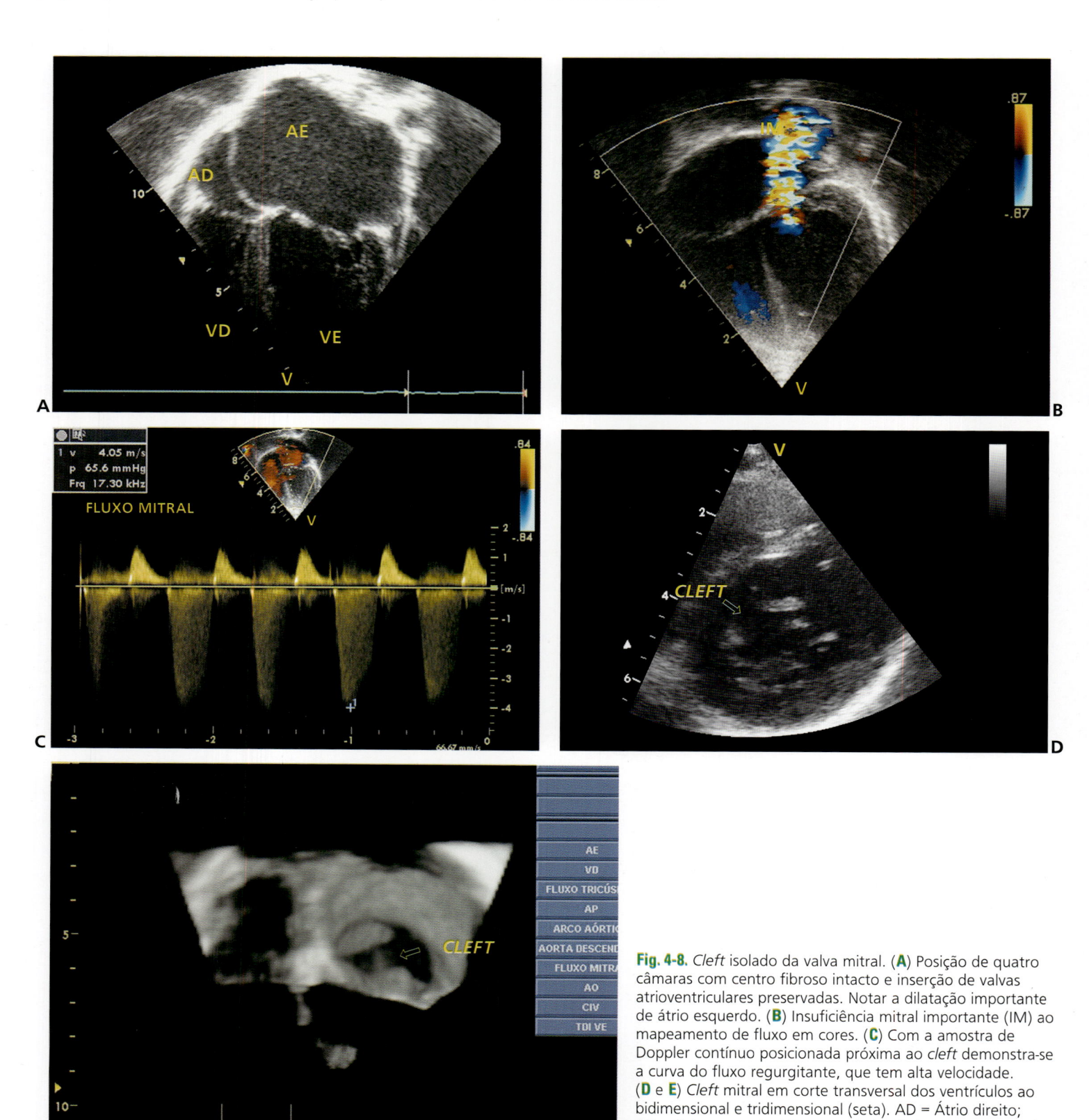

Fig. 4-8. *Cleft* isolado da valva mitral. (**A**) Posição de quatro câmaras com centro fibroso intacto e inserção de valvas atrioventriculares preservadas. Notar a dilatação importante de átrio esquerdo. (**B**) Insuficiência mitral importante (IM) ao mapeamento de fluxo em cores. (**C**) Com a amostra de Doppler contínuo posicionada próxima ao *cleft* demonstra-se a curva do fluxo regurgitante, que tem alta velocidade. (**D** e **E**) *Cleft* mitral em corte transversal dos ventrículos ao bidimensional e tridimensional (seta). AD = Átrio direito; AE = átrio esquerdo; VD = ventrículo direito; VE = ventrículo esquerdo.

Capítulo 4 ■ Defeito do Septo Atrioventricular

Forma atípica (Fig. 4-9)
- Dois orifícios atrioventriculares.
- Ausência de comunicação interatrial tipo *ostium primum*.
- *Cleft* (fenda) no folheto anterior da valva mitral.
- Comunicação interventricular tipo via de entrada.

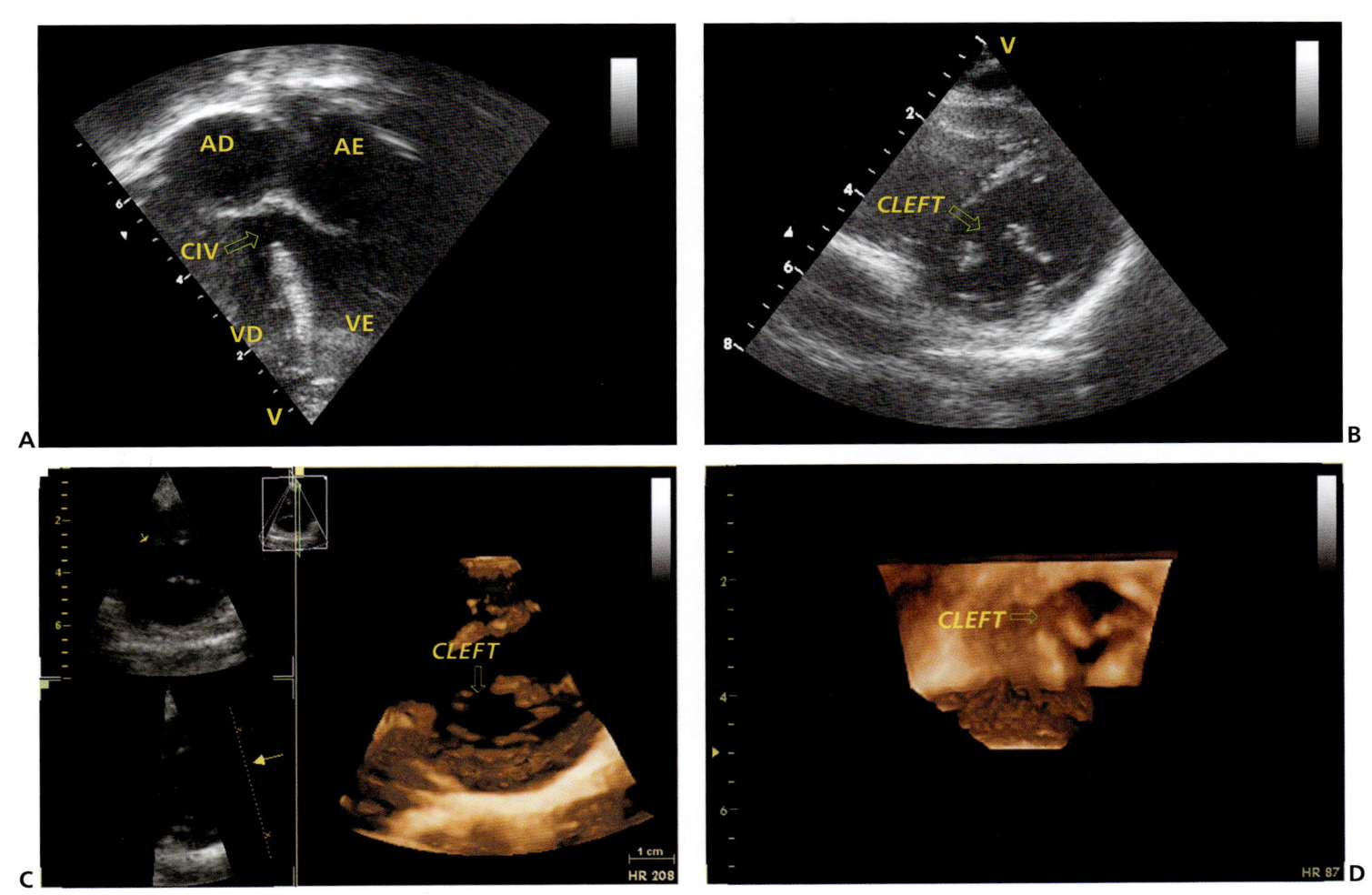

Fig. 4-9. DSAV forma atípica. (**A**) Com uma discreta angulação posterior a partir de quatro câmaras, pode-se perceber uma comunicação interventricular de via de entrada ampla (seta), assim como as valvas atrioventriculares implantadas no mesmo nível, firmemente aderidas ao septo interatrial. Posição de quatro câmaras, com discreto predomínio de câmaras direitas e septo interatrial visível e íntegro. (**B**) *Cleft* mitral em corte transversal dos ventrículos ao bidimensional. (**C** e **D**) *Cleft* mitral em corte transversal dos ventrículos ao tridimensional. AD = Átrio direito; AE = átrio esquerdo; VD = ventrículo direito; VE = ventrículo esquerdo; CIV = comunicação interventricular.

Formas balanceadas e desbalanceadas

- *Forma balanceada:* quando o orifício do anel da valva AV única relaciona-se com os ventrículos de tal forma que 50% encontra-se espacialmente sobre o ventrículo direito e 50% sobre o ventrículo esquerdo.
- *Forma desbalanceada:* quando o orifício do anel da valva AV única relaciona-se com os ventrículos de forma desigual, de tal forma que mais de 50% encontra-se espacialmente sobre o ventrículo direito (dominância direita, Fig. 4-10) ou esquerdo (dominância esquerda, Fig. 4-11). As formas desbalanceadas costumam apresentar graus variáveis de hipoplasia ventricular, muitas vezes contraindicando a correção total pela impossibilidade de recuperação da fisiologia biventricular.

Aproximadamente 5% dos casos de DSAV apresentam-se na forma desbalanceada, sendo a forma mais frequente com dominância direita. A posição de quatro câmaras é ideal para análise do grau de balanceamento do DSAV.

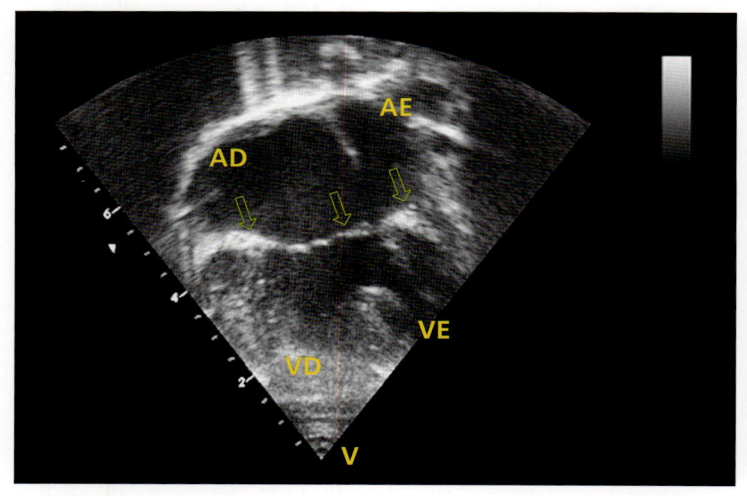

Fig. 4-10. DSAV desbalanceado com dominância direita. DSAV tipo C com dominância direita em posição de quatro câmaras. O anel da valva atrioventricular apresenta-se mais relacionado ao ventrículo direito, observando-se que a distância entre as setas delimitando o anel à direita é bem maior que a distância delimitante do anel à esquerda. AE = Átrio esquerdo; AD = átrio direito; VD = ventrículo direito; VE = ventrículo esquerdo.

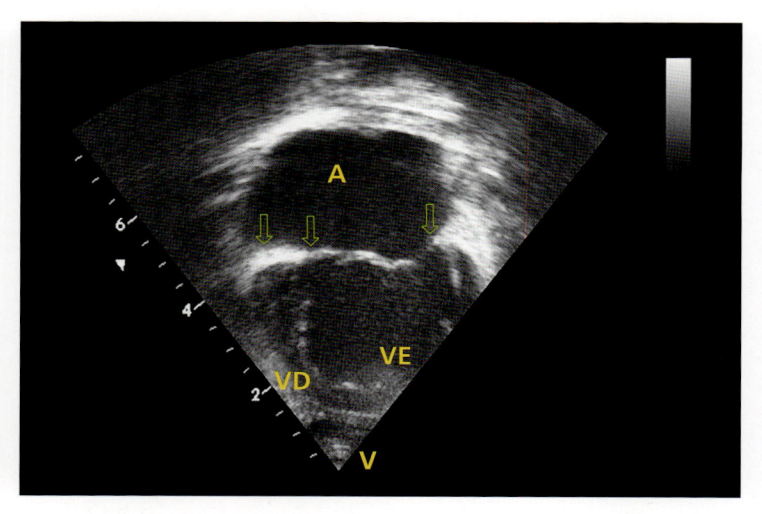

Fig. 4-11. DSAV desbalanceado com dominância esquerda. DSAV tipo C com dominância esquerda em posição de quatro câmaras. O anel da valva atrioventricular apresenta-se mais relacionado ao ventrículo esquerdo, observando-se que a distância entre as setas delimitando o anel à esquerda é bem maior que a distância delimitante do anel à direita. A = Átrio único; VD = ventrículo direito; VE = ventrículo esquerdo.

ACHADOS INDIRETOS

Dilatação global das câmaras cardíacas e artéria pulmonar são comuns. Fluxos pulmonares com velocidades aumentadas estarão presentes na grande maioria dos casos de defeitos moderados e grandes, havendo com frequência sinais de hipertensão pulmonar após queda do padrão fetal. Como a posição de quatro câmaras é muito alterada e característica nesta cardiopatia, o diagnóstico de DSAV é quase que instantâneo.

TÉCNICA DE EXAME

Na forma total de DSAV, a posição de quatro câmaras e subcostal são as mais úteis para determinar o tamanho dos defeitos (CIA e CIV) assim como a morfologia do folheto ponte anterior. Em sístole, quando os folhetos estão fechados, a total dimensão da CIA e CIV são vistas. Durante a diástole, todo o canal AV aberto poderá ser observado assim como a relação dos anéis valvares com os ventrículos. Em tempo real, as inserções cordais do folheto ponte anterior poderão ser melhor observadas (tipo A e B) assim como a ausência das mesmas (tipo C). No tipo C, o folheto ponte anterior se apresenta como uma barra retificada e móvel, observando-se inserção cordal apenas nos músculos papilares laterais. A posição e o número de músculos papilares são determinados pelos cortes paraesternais e subcostal.

Os achados anatômicos da valva AV que tem uma grande relevância no reparo cirúrgico são:

A) ***Presença de tecido suficiente para coaptação adequada dos folhetos:*** de maneira geral, o folheto ponte anterior costuma ter tecido suficiente para uma boa plastia, independente se o folheto posterior for um pouco pequeno.

B) ***Mobilidade do folheto e grau de regurgitação da valva AV (relativo à espessura e grau de displasia):*** a displasia valvar, definida como um aumento da espessura e ecogenicidade dos folhetos, quando presente, está mais relacionada a possibilidade de insuficiências residuais em fase pós-operatória.

C) **Alinhamento/balanceamento do canal AV sobre os ventrículos:** um pequeno grau de dominância de um dos ventrículos não causa maiores problemas no ato cirúrgico, particularmente quando o folheto ponte superior é flexível para a colocação do *patch* interventricular.

D) **Posição dos músculos papilares no VE:** em todas as formas de DSAV, os músculos papilares sofrem uma rotação anti-horária, sendo o ângulo dos músculos papilares mais fechado que o habitual (Fig. 4-12). Desta forma, a posição dos músculos papilares que normalmente é em 4 e 8 horas, roda para 3 e 7 horas. A presença de um músculo papilar único ou um espaço muito pequeno entre os músculos papilares pode resultar em uma valva mitral em paraquedas se a linha de sutura é colocada entre os folhetos superior e inferior. A ecocardiografia tridimensional define muito bem os músculos papilares das valvas atrioventriculares únicas (Fig. 4-13).

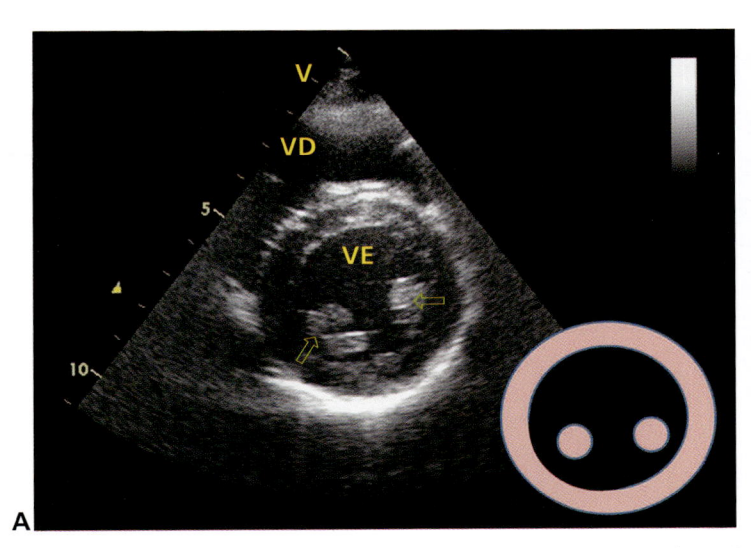

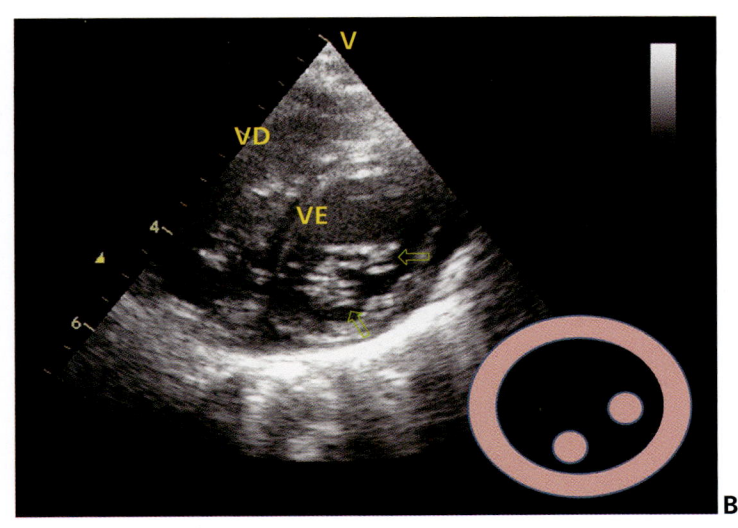

Fig. 4-12. Músculos papilares em corte transverso do VE. (**A**) Posição dos músculos papilares de ventrículo esquerdo em coração normal. (**B**) Posição dos músculos papilares de ventrículo esquerdo em paciente com DSAV. Notar a rotação anti-horária em relação à posição normal. VD = Ventrículo direito; VE = ventrículo esquerdo.

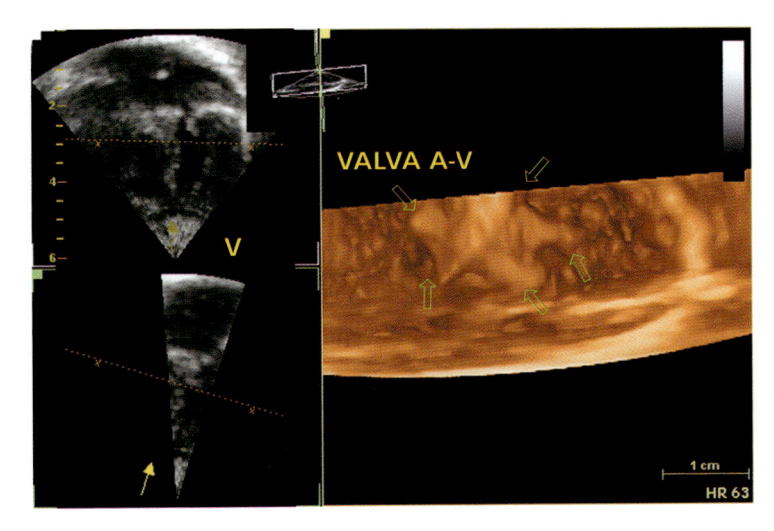

Fig. 4-13. Músculos papilares de valva única em corte transverso do VE. Posição dos músculos papilares de ventrículo esquerdo em paciente com DSAV total e valva atrioventricular (AV) única. VE = Ventrículo esquerdo.

DIFICULDADES NO DIAGNÓSTICO

Muitas vezes, nos casos de DSAV total, a posição de quatro câmaras deixa dúvidas em relação a presença ou não de inserção cordal no topo do septo, sendo difícil o diagnóstico diferencial entre os tipo A e C. Isto ocorre quando o tipo C apresenta displasia valvar importante e cordoalhas laterais redundantes, que no momento da sístole ventricular (valva A-V fechada) desabam sobre a borda da CIV aparentando uma falsa inserção cordal. Nesta situação, é de grande utilidade para o diagnóstico diferencial utilizar a posição subcostal transversal para a análise da inserção cordal do folheto ponte. As Figuras 4-14 a 4-16 demonstram o folheto ponte anterior centralmente dividido pelas cordas tendíneas no tipo A e retificado sem divisões nem inserções no tipo C. Nestes casos, nos dois tipos de DSAV, o folheto ponte inferior sempre apresenta inserção medial na borda inferior da CIV.

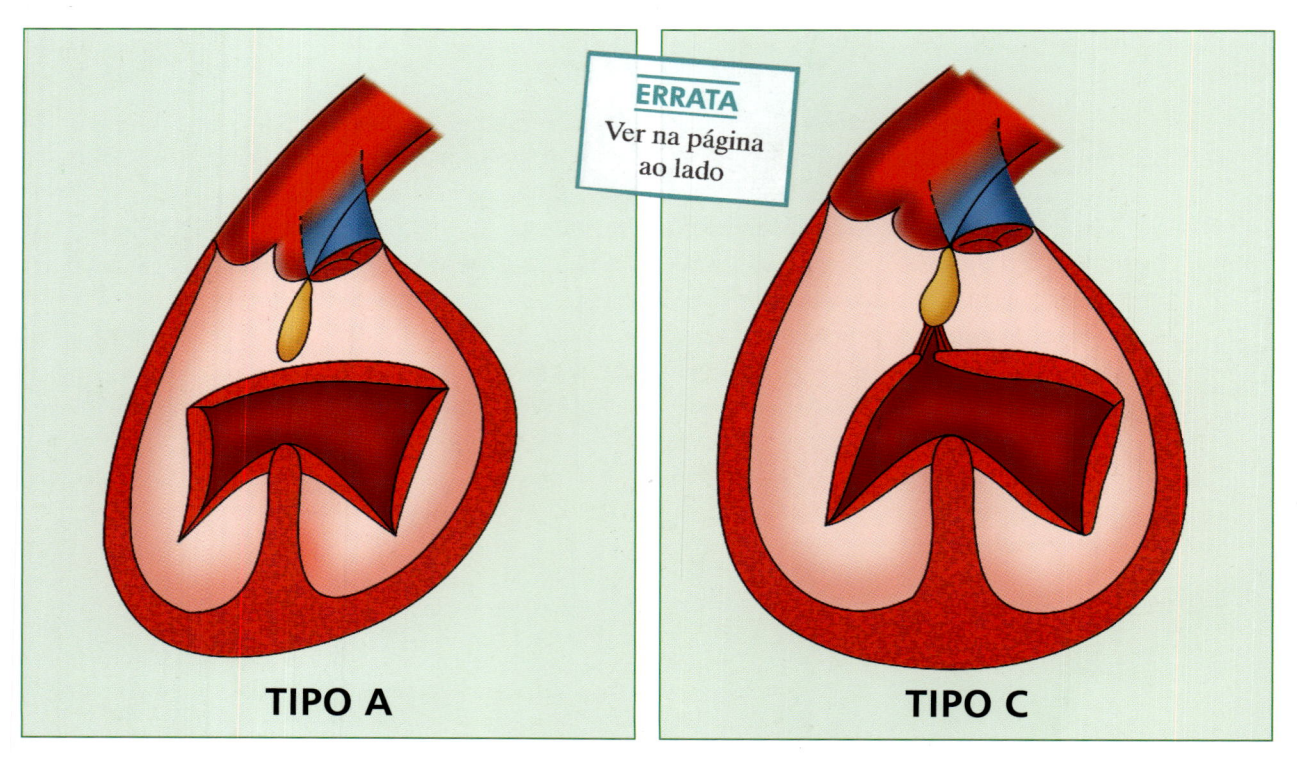

Fig. 4-14. Esquema ilustrativo do DSAV total em corte subcostal transversal. À Esquerda. Folheto ponte anterior centralmente dividido pelas cordas tendíneas no tipo A. À direita. Folheto ponte anterior retificado sem divisões no tipo C.

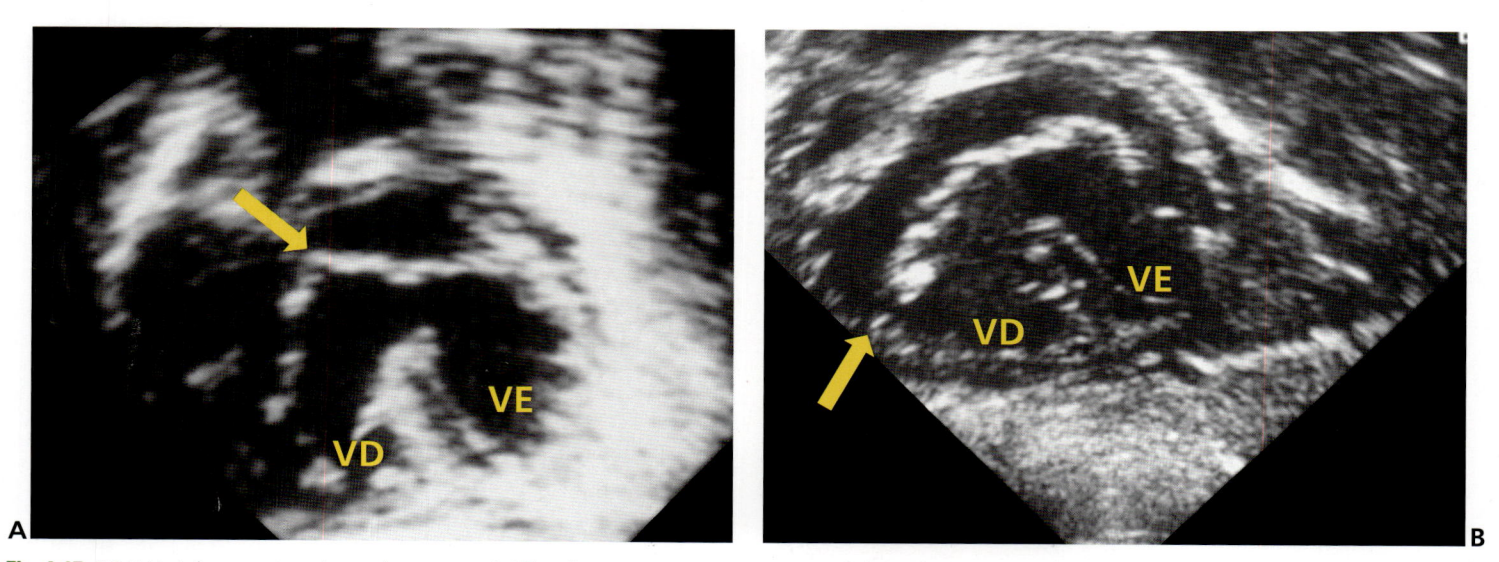

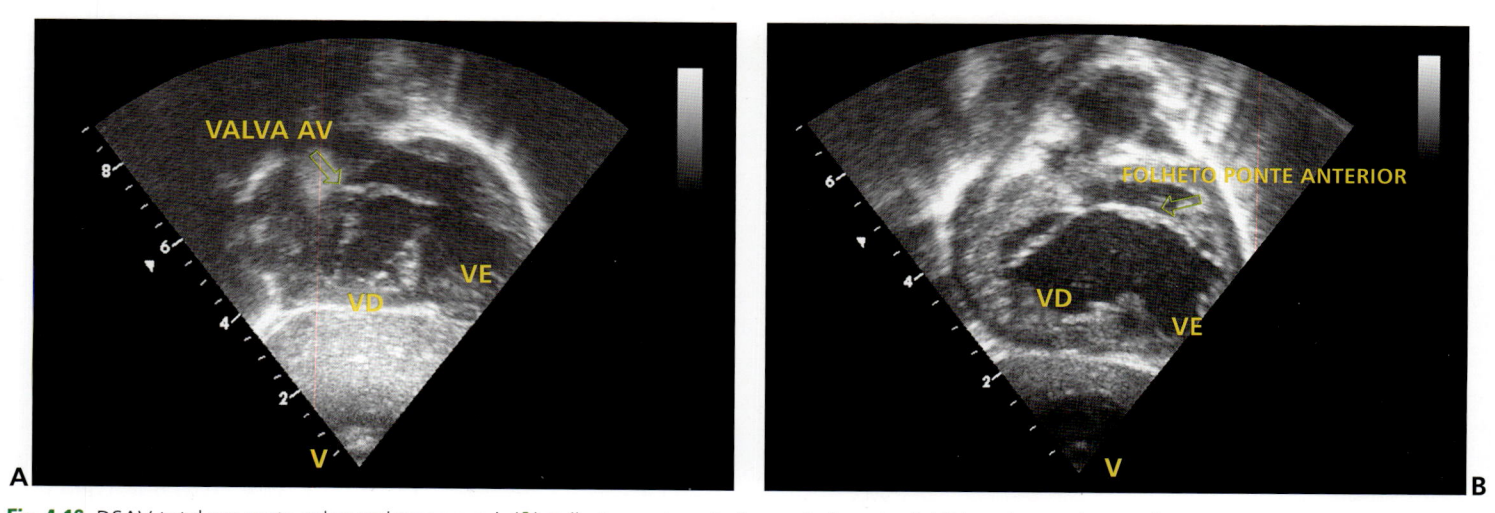

Fig. 4-15. DSAV total em corte subcostal transversal. (**A**) Folheto ponte anterior centralmente dividido pelas cordas tendíneas no tipo A (seta). (**B**) Folheto ponte anterior retificado sem divisões no tipo C (seta). Neste tipo, o folheto ponte anterior poderá ter inserções esparsas no septo interventricular, entretanto em geral não apresenta nenhuma inserção, como nesta figura. VD = Ventrículo direito; VE = ventrículo esquerdo.

Fig. 4-16. DSAV total em corte subcostal transversal. (**A**) Folheto ponte anterior centralmente dividido pelas cordas tendíneas no tipo A (seta). (**B**) Neste tipo C (seta), o folheto ponte anterior apresenta uma inserção mínima no septo interventricular, entretanto permanece retificado. VD = Ventrículo direito; VE = ventrículo esquerdo; AV = atrioventricular.

As formas transicionais e intermediárias poderão apresentar dificuldade em seu reconhecimento. Estes termos foram concebidos para descrever defeitos do septo atrioventricular nos quais a presença ou ausência de *shunt* em plano ventricular não pode ser concebida pelo número de orifícios valvares. O diagnóstico anatômico é feito pelo bidimensional associado ao Doppler colorido. A presença de dois anéis muito bem individualizados com *shunt* em plano ventricular pequeno ou ausente deve levantar a suspeita destes tipos raros de DSAV.

A ecocardiografia não pode predizer com acurácia o resultado da reconstrução cirúrgica da valva AV única e a probabilidade de ocorrer insuficiência residual.

Canal arterial patente, muitas vezes de grande dimensão, poderá não ser diagnosticado pelo ecocardiograma, principalmente em presença de certo grau de hipertensão pulmonar. É importante que o cirurgião seja alertado desta possibilidade de falso negativo em relação ao canal arterial para que sempre faça uma inspeção cuidadosa desta região. Além disto, CIVs musculares poderão também não ser diagnosticadas pelas mesmas razões.

RESUMO DOS ACHADOS ECOCARDIOGRÁFICOS

- Valvas atrioventriculares inseridas no mesmo nível no centro fibroso do coração na posição de quatro câmaras.
- Ausência de septo na região central do coração na posição de quatro câmaras.
- Via de saída de ventrículo esquerdo alongada.
- Fenda total ou parcial do folheto anterior da valva mitral em direção ao septo interventricular.

BIBLIOGRAFIA

Anderson RH, Webb S, Brown NA *et al*. Development of the heart:(2) Septation of the atriums and ventricles. *Heart* 2003;89(8):949.

Beppu S, Nimura Y, Nagata S *et al*. Diagnosis of endocardial cushion defect with cross-sectional and M-mode scanning echocardiography. Differentiation from secundum atrial septal defect. *Br Heart J* 1976;38(9):911.

Beppu S, Nimura Y, Sakakibara H *et al*. Mitral cleft in ostium primum atrial septal defect assessed by cross-sectional echocardiography. *Circulation* 1980;62(5):1099.

Cohen GA, Stevenson JG. Intraoperative echocardiography for atrioventricular canal: decision-making for surgeons. *Semin Thorac Cardiovasc Surg Pediatr Cardiac Surg Annu* 2007;10(1):47.

Di Segni E, Bass JL, Lucas RV *et al*. Isolated cleft mitral valve: a variety of congenital mitral regurgitation identified by 2-dimensional echocardiography. *Am J Cardiol* 1983;51(6):927.

Friedberg MK, Kim N, Silverman NH. Atrioventricular septal defect recently diagnosed by fetal echocardiography: echocardiographic features, associated anomalies, and outcomes. *Congenital Heart Disease* 2007;2(2):110.

Hagler DJ, Tajik AJ, Seward JB *et al*. Real-time wide-angle sector echocardiography: atrioventricular canal defects. *Circulation* 1979;59(1):140.

Ten Harkel A, Cromme-Dijkhuis AH, Heinerman BC *et al*. Development of left atrioventricular valve regurgitation after correction of atrioventricular septal defect. Ann Thorac Surg 2005;79(2):607.

Uretzky G, Puga FJ, Danielson GK *et al*. Complete atrioventricular canal associated with tetralogy of Fallot. Morphologic and surgical considerations. *J Thorac Cardiovasc Surg* 1984;87(5):756.

Walter EMD, Ewert P, Hetzer R *et al*. Biventricular repair in children with complete atrioventricular septal defect and a small left ventricle. *Eur J Cardio-Thorac Surg* 2008;33(1):40.

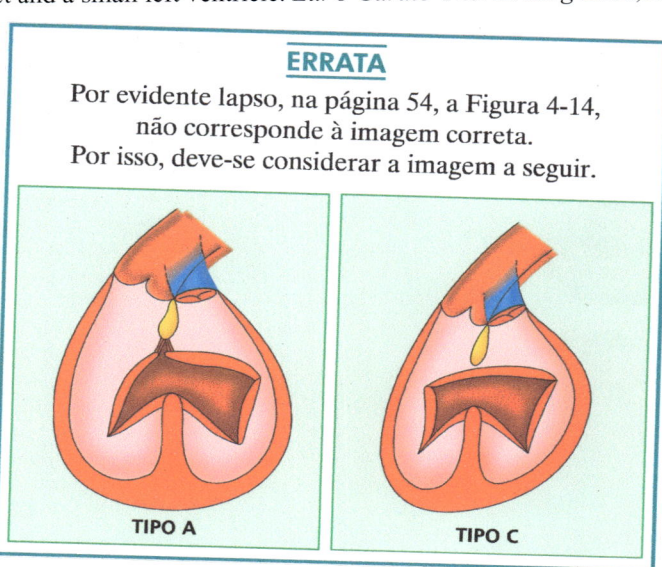

ERRATA

Por evidente lapso, na página 54, a Figura 4-14, não corresponde à imagem correta.
Por isso, deve-se considerar a imagem a seguir.

TIPO A   TIPO C

Dificuldades no diagnóstico

O principal diagnóstico diferencial para DATVP é a persistência do padrão fetal da circulação pulmonar (hipertensão pulmonar primária do RN). O achado clínico pode ser similar nestas lesões; ambos têm *shunt* D-E em nível atrial e dilatação de VD. Devido a esta similaridade, é necessário identificar a conexão das veias pulmonares para o diagnóstico adequado.

É necessária uma resolução excelente axial e lateral para avaliar o coletor venoso dentro do mediastino posterior e superior. O corte supraesternal da chegada das veias pulmonares em átrio esquerdo, também conhecido como "corte do caranguejo", muitas vezes se apresenta com baixa resolução, gerando muitas dúvidas em relação a uma ausência real de conexão ou se seria apenas uma anomalia de posição das veias ou dificuldade de insonação. A grande variabilidade de conexões anômalas é a maior dificuldade deste diagnóstico.

As altas velocidades do fluxo pulmonar, especialmente em casos de DATVP após queda do padrão fetal da circulação pulmonar, devem ser diferenciadas de estenose pulmonar, sendo consequência de hiperfluxo pulmonar importante. Nestes casos, a dilatação do anel valvar pulmonar e da via de saída do VD e o aspecto normal da valva pulmonar ajudarão no diagnóstico diferencial.

Lagos venosos no fígado poderão ser sinais indiretos de DATVP infradiafragmática, entretanto, hemangiomas hepáticos devem ser considerados como diagnóstico diferencial.

Resumo dos achados ecocardiográficos

- Câmaras direitas dilatadas na posição de quatro câmaras.
- Fluxo torrencial em alguma estrutura venosa sistêmica ou diretamente em átrio direito.
- Lagos venosos no fígado na drenagem do tipo infradiafragmático.
- Átrio esquerdo pequeno, sendo impossível demonstrar fluxo de veias pulmonares.
- *Shunt* direita-esquerda em plano atrial, por CIA ou forame oval.
- Hiperfluxo pulmonar importante ou severo.

DRENAGEM ANÔMALA PARCIAL DE VEIAS PULMONARES

Na drenagem anômala parcial de veias pulmonares (DAPVP), uma ou mais veias pulmonares (mais comumente a veia pulmonar superior direita) entra na borda lateral direita do átrio direito, na junção da veia cava superior ou, em alguns casos, em porções mais altas na VCS. A apresentação clínica da DAPVP é similar à da CIA. A DAPVP pode ser uma lesão isolada, mas é comumente associada com a CIA tipo seio venoso.

Na "Síndrome da Cimitarra", veias pulmonares superiores ou inferiores direitas podem drenar para a veia cava inferior, em associação com anomalias das artérias pulmonares e dextroposição cardíaca consequente à hipoplasia de pulmão direito. Esta lesão ocorre em 1 a 3 por 100.000 nascidos vivos e foi descrita em 1836 por Cooper. O termo "cimitarra" foi escolhido pela semelhança da imagem criada no RX pela veia pulmonar direita descendo em direção à veia cava inferior com a espada de origem turca chamada de cimitarra. A apresentação clínica no neonato é grave, pois estes pacientes apresentam hipertensão pulmonar e cianose. Cardiopatias associadas poderão ocorrer em 25% dos casos, incluindo CIA, CIV, PCA, tetralogia de Fallot e coarctação da aorta.

Drenagem simétrica ipsolateral das veias pulmonares direitas e esquerdas ocorre em pacientes com heterotaxia e átrio único.

Classificação

Forma parcial

- Veia pulmonar superior direita drenando em átrio direito em associação com comunicação interatrial tipo seio venoso. Estes pacientes geralmente apresentam drenagem parcial de veias pulmonares direitas, usualmente das veias superior e medial. Muitos patologistas acreditam que este defeito ocorre entre a veia cava superior e as veias pulmonares direitas no cruzamento de seus trajetos. Os cirurgiões frequentemente usam a CIA para tunelizar as veias pulmonares direitas para o átrio esquerdo (Fig. 7-8).
- Veias pulmonares direitas drenando em átrio direito sem associação com comunicação interatrial (Fig. 7-9).
- Síndrome da cimitarra, com veia pulmonar inferior direita drenando em veia cava inferior em associação com dextroposição cardíaca por hipoplasia do pulmão direito, hipoplasia da artéria pulmonar direita e suprimento sanguíneo arterial para pulmão direito proveniente da aorta abdominal (Fig. 7-10). Formas mais benignas, sem hipoplasia pulmonar e com estenose leve na desembocadura da veia anômala em sistema porta poderão atingir a vida adulta devido a diagnóstico mais tardio (Figs. 7-11 e 7-12).

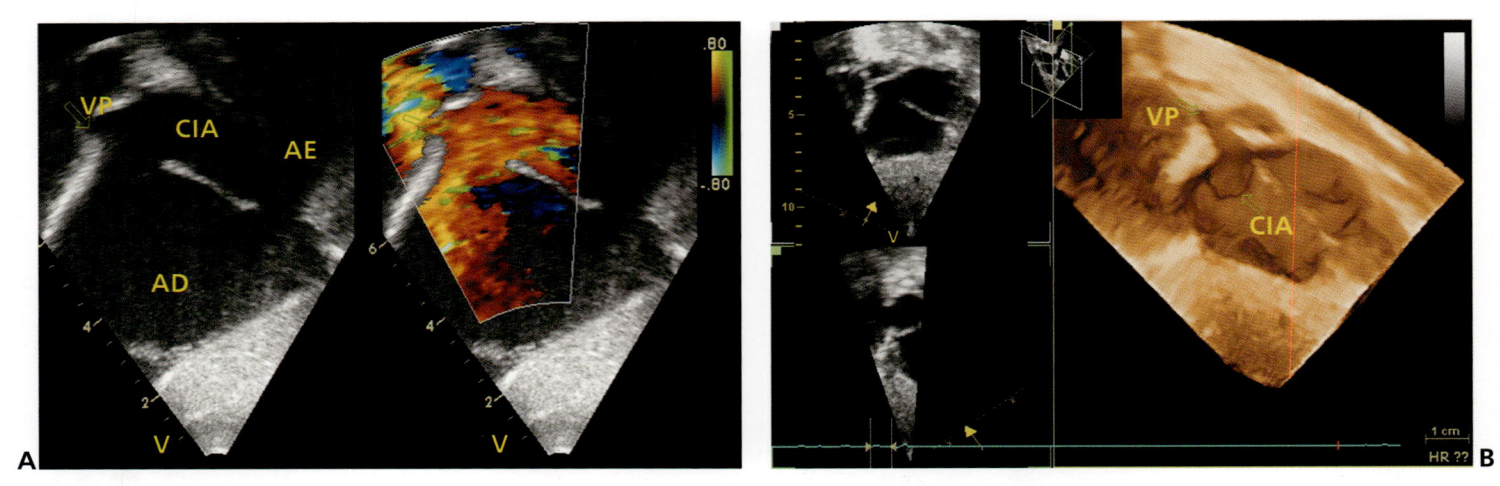

Fig. 7-8. CIA tipo seio venoso superior com drenagem anômala parcial de veias pulmonares. (**A**) Posição subcostal, comunicação interatrial (CIA) em porção superior do septo interatrial, próximo ao orifício de drenagem da veia pulmonar superior direita (VPSD). (**B**) Mesma posição subcostal, com CIA e VPSD (VP) demonstradas ao tridimensional. AD = Átrio direito; AE = átrio esquerdo.

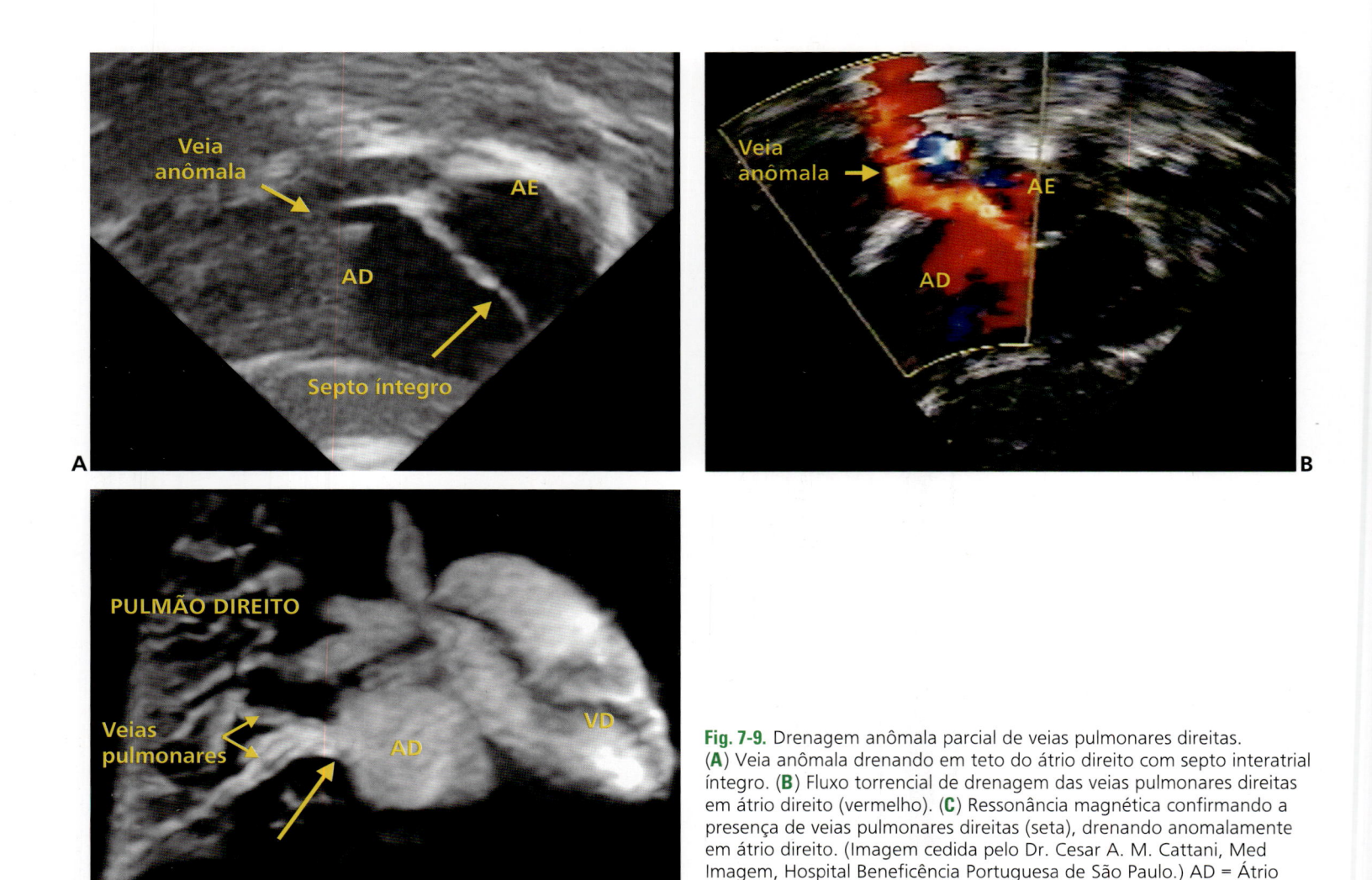

Fig. 7-9. Drenagem anômala parcial de veias pulmonares direitas. (**A**) Veia anômala drenando em teto do átrio direito com septo interatrial íntegro. (**B**) Fluxo torrencial de drenagem das veias pulmonares direitas em átrio direito (vermelho). (**C**) Ressonância magnética confirmando a presença de veias pulmonares direitas (seta), drenando anomalamente em átrio direito. (Imagem cedida pelo Dr. Cesar A. M. Cattani, Med Imagem, Hospital Beneficência Portuguesa de São Paulo.) AD = Átrio direito; AE = átrio esquerdo; VD = ventrículo direito.

Capítulo 7 ■ Drenagem Anômala de Veias Pulmonares

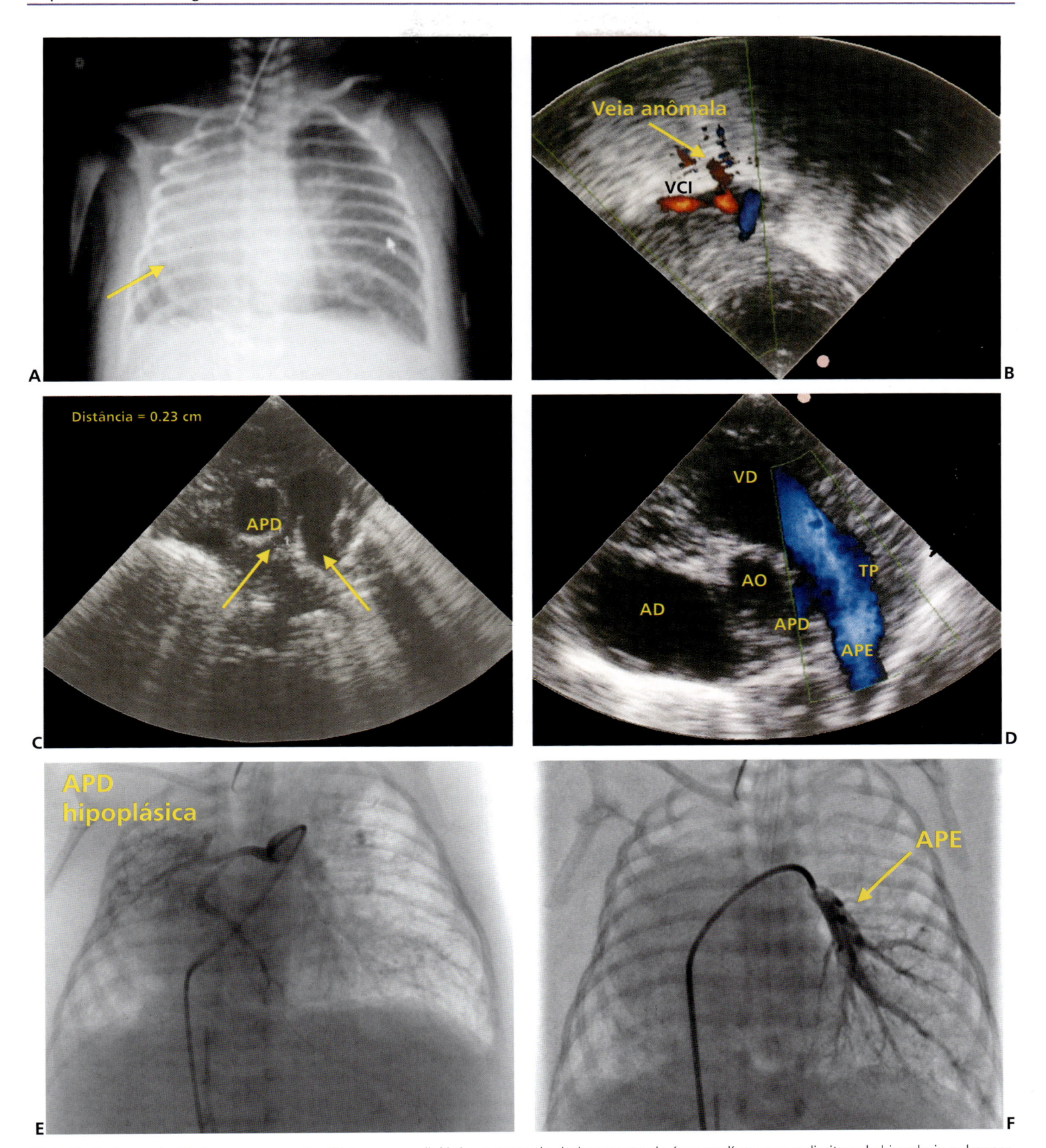

Fig. 7-10. Síndrome da Cimitarra em neonato. (**A**) Imagem radiológica mostrando deslocamento da área cardíaca para a direita pela hipoplasia pulmonar (seta). (**B**) Veia vertical anômala descendente demonstrada no corte subcostal em vermelho, na confluência com a veia cava inferior (VCI). (**C**) Corte paraesternal transverso demonstrando grande desproporção entre os diâmetros das artérias pulmonares, com artéria pulmonar direita (APD) hipoplásica e artéria pulmonar esquerda de dimensão normal. (**D**) Mesmo aspecto observado ao Doppler colorido. (**E** e **F**) Estudo hemodinâmico confirmando hipoplasia de artéria pulmonar direita com artéria pulmonar esquerda de dimensão normal. (Imagens ecocardiográficas cedidas pelo Dr. Gustavo A. G. Fávaro, Setor de Ecocardiografia do Hospital Santa Catarina de São Paulo; imagens de cateterismo cardíaco cedidas pela Dra. Grace Van Leeuwen Bichara, Setor de Hemodinâmica do Hospital Santa Catarina de São Paulo.) APE = Artéria pulmonar esquerda; AD = átrio direito; AO = aorta; VD = ventrículo direito; TP = tronco pulmonar.

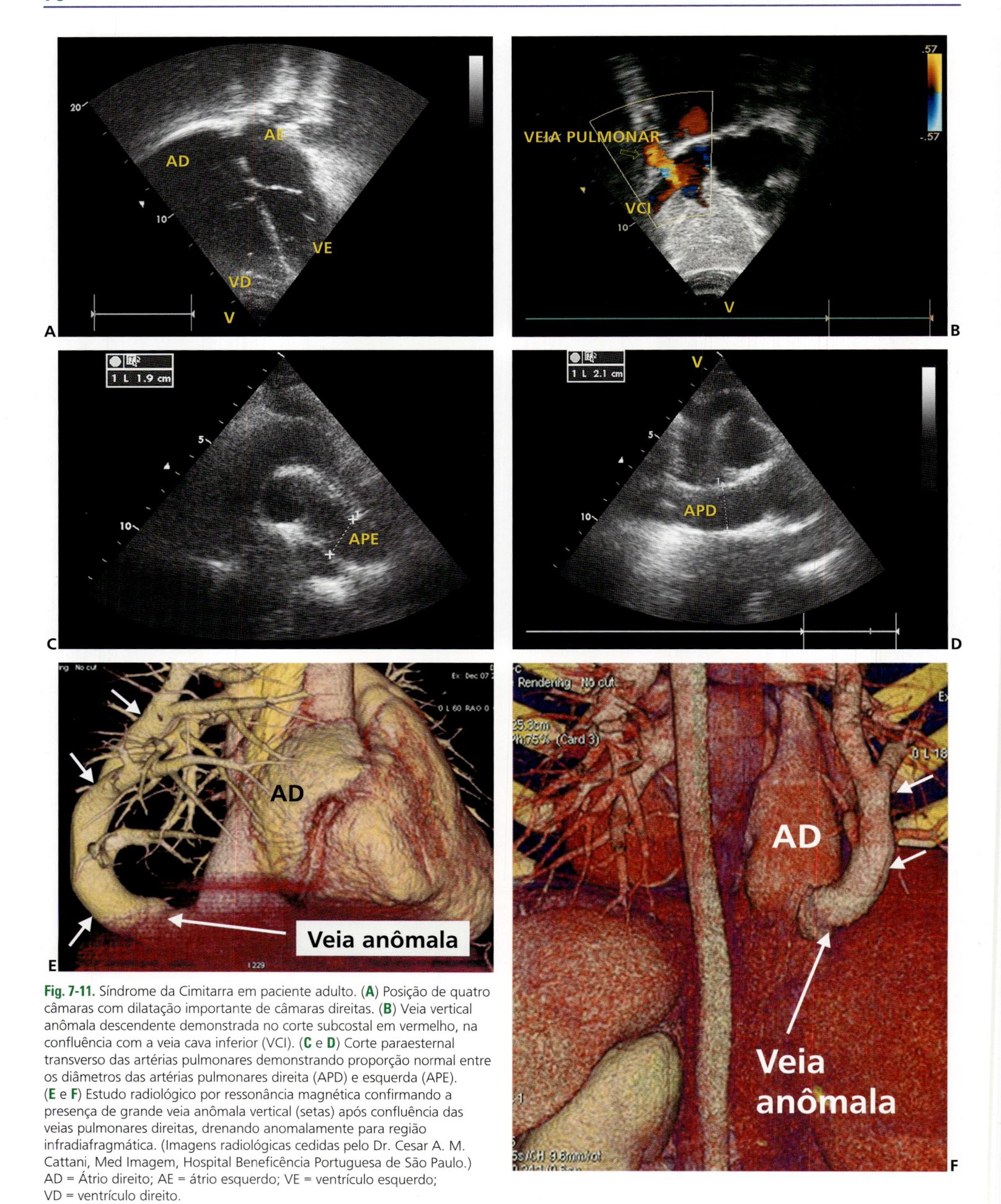

Fig. 7-11. Síndrome da Cimitarra em paciente adulto. (**A**) Posição de quatro câmaras com dilatação importante de câmaras direitas. (**B**) Veia vertical anômala descendente demonstrada no corte subcostal em vermelho, na confluência com a veia cava inferior (VCI). (**C** e **D**) Corte paraesternal transverso das artérias pulmonares demonstrando proporção normal entre os diâmetros das artérias pulmonares direita (APD) e esquerda (APE). (**E** e **F**) Estudo radiológico por ressonância magnética confirmando a presença de grande veia anômala vertical (setas) após confluência das veias pulmonares direitas, drenando anomalamente para região infradiafragmática. (Imagens radiológicas cedidas pelo Dr. Cesar A. M. Cattani, Med Imagem, Hospital Beneficência Portuguesa de São Paulo.) AD = Átrio direito; AE = átrio esquerdo; VE = ventrículo esquerdo; VD = ventrículo direito.

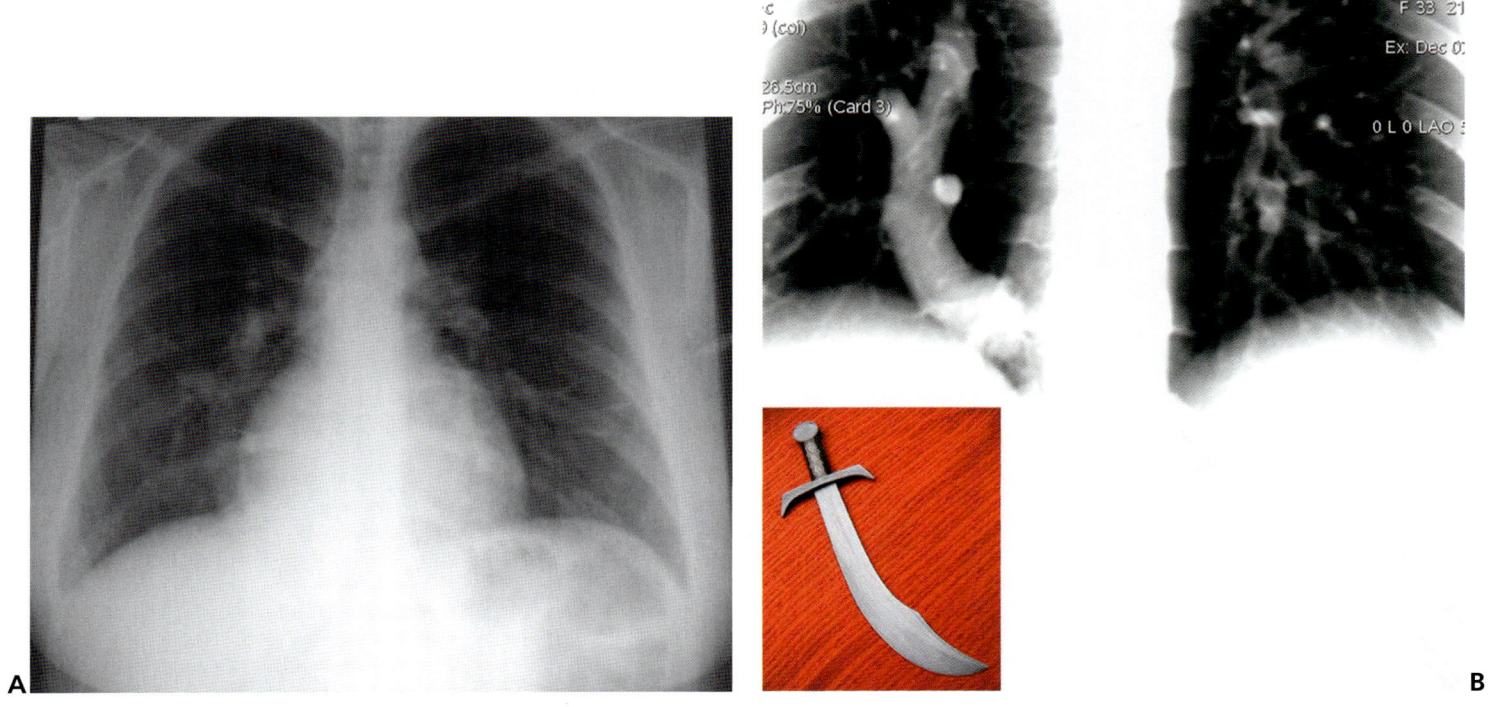

Fig. 7-12. Síndrome da Cimitarra em paciente adulto. (**A**) Imagem radiológica mostrando discreto deslocamento da área cardíaca para a direita com parênquima pulmonar preservado. (**B**) Estudo radiológico por angiotomografia confirmando a presença de grande veia anômala vertical após confluência das veias pulmonares direitas drenando anomalamente para região infradiafragmática. (Imagens radiológicas cedidas pelo Dr. Cesar A. M. Cattani, Med Imagem, Hospital Beneficência Portuguesa de São Paulo.)

Achados indiretos

Sobrecarga de volume de ventrículo direito, hiperfluxo pulmonar e impossibilidade de demonstrar uma CIA podem levar a suspeita de uma DAPVP isolada. Fluxo torrencial ao Doppler colorido, com padrão venoso e velocidade aumentada (acima de 1 m/seg) também costumam estar presente.

Coração mesoposicionado associado à hipoplasia de artéria pulmonar direita são sinais indiretos fortíssimos de síndrome da cimitarra (Fig. 7-10).

Técnica de exame

A visualização da entrada da VP no AD ou VCS é o achado mais definitivo para esta anomalia. A entrada das veias pulmonares no AD ou VCS pode ser demonstrada pelos cortes subcostal ou apical quatro câmaras. O corte supraesternal (fúrcula) e o subcostal de eixo de cavas são muito úteis para a visibilização da conexão da veia pulmonar na porção alta ou média da cava. Às vezes é difícil definir a relação exata da veia pulmonar com o átrio direito, quando a porção adjacente do septo atrial está ausente (isto é, defeito tipo seio venoso).

A veia anômala na síndrome da cimitarra costuma ser visibilizada no corte subcostal apenas pelo Doppler colorido (vermelho).

Dificuldades no diagnóstico

O principal problema para o diagnóstico é puramente técnico, relacionado à qualidade de imagens do mediastino posterior, borda do AD e VCS. Estas áreas são geralmente bem vistas na criança pequena, mas apresentam gradativo aumento de dificuldade com o avanço da idade por causa da limitação da janela acústica. Quando é vista uma CIA tipo seio venoso, o examinador precisa ter um cuidado especial para definir a entrada das veias pulmonares.

No caso da síndrome da cimitarra, a grande dificuldade é que muitas vezes não pensamos neste diagnóstico pela raridade de sua incidência. A suspeita sempre deve ser considerada quando há dextroposição cardíaca associada com quadro clínico neonatal grave.

Resumo dos achados ecocardiográficos

- Câmaras direitas dilatadas na posição de quatro câmaras.
- Fluxo torrencial em átrio direito ou veia cava superior.
- Hiperfluxo pulmonar importante ou severo.
- Presença ou não de CIA
- Dextroposição cardíaca com hipoplasia da artéria pulmonar direita, na síndrome da cimitarra.

BIBLIOGRAFIA

Delisle G, Ando M, Calder AL *et al.* Total anomalous pulmonary venous connection: report of 93 autopsied cases with emphasis on diagnostic and surgical considerations. *Am Heart J* 1976;91(1):99.

Fish FA, Davies J, Graham Jr TP. Unique variant of partial anomalous pulmonary venous connection with intact atrial septum. *Pediatr Cardiol* 1991;12(3):177.

Gustafson RA, Warden HE, Murray GF *et al.* Partial anomalous pulmonary venous connection to the right side of the heart. *J Thorac Cardiovasc Surg* 1989;98(5):861.

Jost CHA, Connolly HM, Danielson GK *et al.* Sinus venosus atrial septal defect long-term postoperative outcome for 115 patients. *Circulation* 2005;112(13):1953.

Mehta RH, Jain SP, Nanda NC *et al.* Isolated partial anomalous pulmonary venous connection: echocardiographic diagnosis and a new color Doppler method to assess shunt volume. *Am Heart J* 1991;122(3):870.

Pickoff AS, Sequeira R, Ferrer PL *et al.* Pulsed doppler echocardiographic findings in total anomalous pulmonary venous drainage to the coronary sinus. *Cathet Cardiovasc Diagn* 1980;6(3):247.

Sahn DJ, Allen HD, Lange LW *et al.* Cross-sectional echocardiographic diagnosis of the sites of total anomalous pulmonary venous drainage. *Circulation* 1979;60(6):1317.

Satomi G, Takao A, Momma K *et al.* Detection of the drainage site in anomalous pulmonary venous connection by two-dimensional Doppler color flow-mapping echocardiography. Heart Vessels, 1986;2(1):41.

8 Anomalias das Artérias Coronárias na Criança

Lilian M. Lopes

INTRODUÇÃO

As anomalias das artérias coronárias apresentam naturezas congênita e adquirida. Dentre as de natureza congênita encontram-se a origem anômala de artéria coronária e as fístulas coronarianas. Dentre as de natureza adquirida, a Doença de Kawasaki com suas complicações clássicas será também abordada, como os aneurismas e ectasias.

O diâmetro das artérias coronárias nas crianças varia entre 2 mm em crianças pequenas até 5 mm em adolescentes e adultos jovens. Mais recentemente adotamos o escore-Z das artérias coronárias para cálculo de suas dimensões (http://parameterz.blogspot.com.br/), sabendo-se que os valores do escore-Z normais situam-se entre +2 a –2.

ORIGEM ANÔMALA DA ARTÉRIA CORONÁRIA ESQUERDA DA ARTÉRIA PULMONAR

A origem anômala da artéria coronária esquerda da artéria pulmonar é uma anormalidade rara, que resulta numa alta mortalidade se não diagnosticado e tratado na infância. Usualmente, a coronária esquerda nasce da parede lateral ou posterior do tronco da artéria pulmonar, de dentro do seio pulmonar posterior ou esquerdo. Entretanto, poderá emergir de qualquer local da artéria pulmonar. Em pacientes mais velhos, a artéria coronária esquerda é grande em razão do *shunt* esquerda-direita proveniente da artéria coronária direita, através de colaterais intercoronárias. Caso este suprimento sanguíneo seja inadequado, isquemia miocárdica com seus sintomas clássicos ocorrerá logo nos primeiros meses de vida. Quando o sistema de colaterais se desenvolve adequadamente, um *shunt* esquerda-direita dentro da artéria pulmonar poderá ser visto ao ecocardiograma, causando o fenômeno de roubo de fluxo das artérias coronárias e isquemia miocárdica mais tardia.

Achados indiretos

Por causa da isquemia miocárdica, crianças com origem anômala da artéria coronária esquerda geralmente têm um quadro ecocardiográfico que imita a miocardiopatia dilatada. Anormalidades nas dimensões e função do ventrículo esquerdo estão presentes em praticamente todos os pacientes e incluem: (1) volume diastólico final do ventrículo esquerdo muito aumentado; (2) fração de ejeção diminuída com hipocinesia global; (3) anormalidades da movimentação segmentar das paredes; (4) áreas de fibroelastose endocárdicas, particularmente envolvendo as bases dos músculos papilares da valva mitral; (5) dilatação do anel valvar mitral, que resulta em insuficiência mitral; (6) formação aneurismática apical; (7) hipoplasia da porção proximal e/ou distal do sistema coronariano esquerdo (Fig. 8-1).

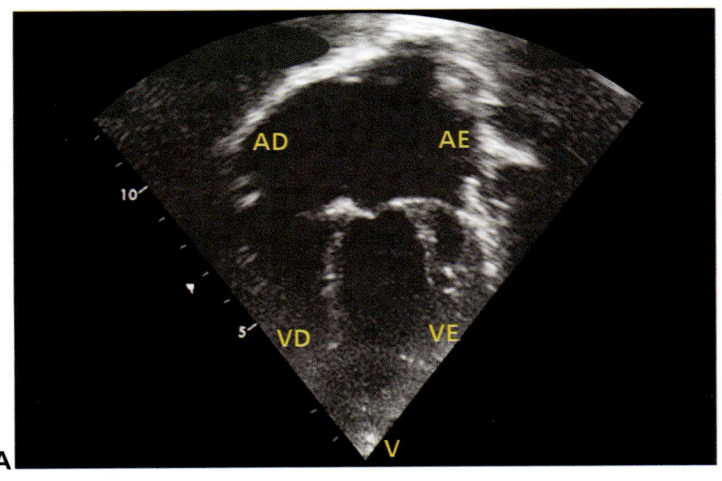

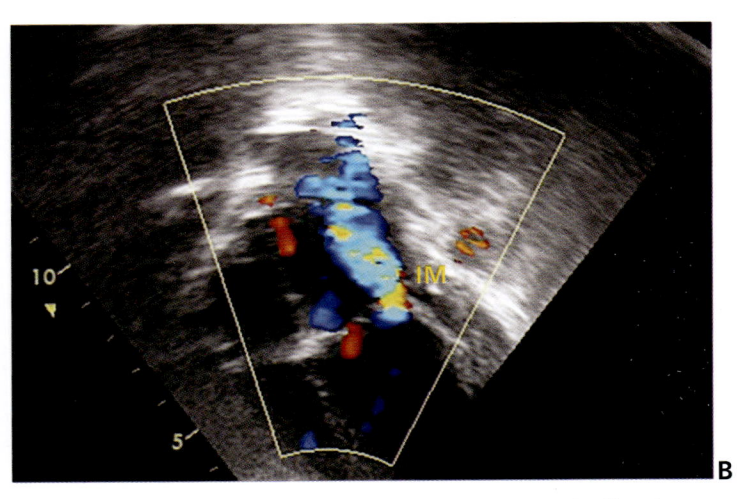

Fig. 8-1. Coronária esquerda anômala originando-se da artéria pulmonar. (**A**) Posição de quatro câmaras anormal, com ventrículo esquerdo dilatado e discreta hiperecogenicidade dos músculos papilares da valva mitral, consequente à fibroelastose endocárdica. (**B**) Insuficiência mitral (IM) importante por isquemia dos músculos papilares demonstrada pelo Doppler colorido. AD = Átrio direito; AE = átrio esquerdo; VD = ventrículo direito; VE = ventrículo esquerdo.

Outro indicador indireto de origem anômala da artéria coronária esquerda é a presença da dilatação da origem da artéria coronária direita (Fig. 8-2).

A conexão anômala entre a artéria coronária esquerda e a artéria pulmonar pode ser mais bem visibilizada na posição ecocardiográfica paraesternal de eixo curto, com leve rotação anti-horária do transdutor, de tal maneira a se alongar discretamente o tronco da artéria pulmonar (Fig. 8-3). Entretanto, vários artefatos tornam a visão direta da conexão anômala um desafio, porque a origem anômala da artéria coronária esquerda pode falsamente aparentar estar saindo da posição normal, isto é, do seio coronariano.

Técnica de exame

A origem normal da ACE pode ser mostrada pelo corte paraesternal de eixos curto e longo (com angulação para a esquerda) e eixo longo subcostal. O mapeamento de fluxo em cores tem melhorado a habilidade de diagnosticar esta anomalia. Com o Doppler colorido, pode-se ver um fluxo contínuo turbulento próximo ao orifício da artéria coronária. Adicionalmente, o Doppler pode revelar um jato de regurgitação mitral no átrio esquerdo como consequência de disfunção do músculo papilar.

A dificuldade de mostrar a origem da artéria coronária esquerda em sua localização habitual na vigência de um quadro de disfunção de VE na criança deve levar prontamente à intensa procura da origem anômala da artéria coronária esquerda da artéria pulmonar. Como o vaso pode emergir de qualquer ponto do tronco pulmonar, todos os lados da artéria pulmonar precisam ser inspecionados nos cortes paraesternal e subcostal. O exame com Doppler deve ser feito com a amostra no vaso anômalo e em seu orifício de origem na artéria pulmonar, assim como no átrio esquerdo, para avaliar a evidência de insuficiência mitral. Em crianças mais velhas, dilatação das artérias coronárias pode ser a primeira chave para o diagnóstico.

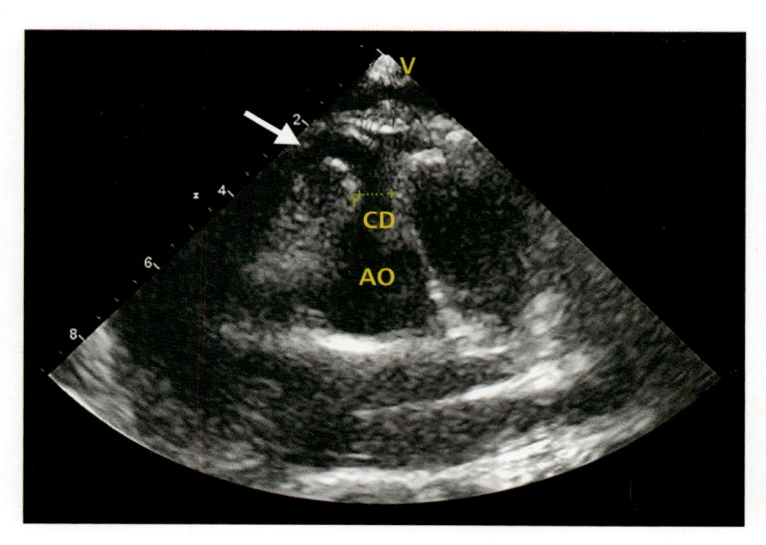

Fig. 8-2. Coronária esquerda anômala originando-se da artéria pulmonar. Posição paraesternal de eixo curto mostrando dilatação da origem da artéria coronária direita (CD – seta). AO = Aorta.

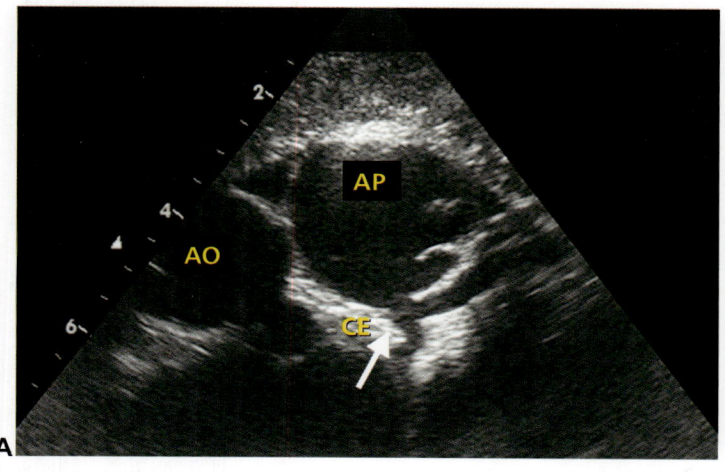

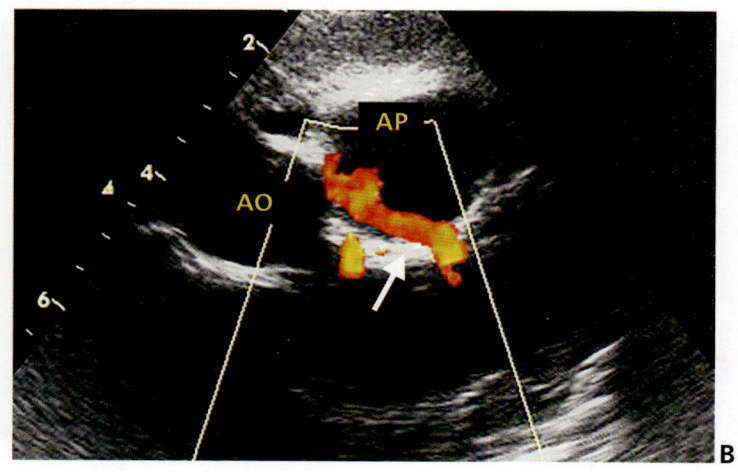

Fig. 8-3. Coronária esquerda anômala originando-se da artéria pulmonar. (**A**) Posição paraesternal rodada demonstrando coronária esquerda anômala (CE) originando-se do tronco da artéria pulmonar. (**B**) Mesmo corte demonstrando em vermelho *shunt* esquerda-direita ao Doppler colorido, proveniente da coronária esquerda, que tem pressão mais alta, para a artéria pulmonar que tem pressão mais baixa. AO = aorta; AP = artéria pulmonar.

Dificuldades no diagnóstico

A artéria coronária esquerda anômala pode estar muito próxima ao seio coronariano esquerdo do anel aórtico. Se a resolução lateral for pobre, a luz destas duas estruturas pode aproximar-se tanto que a artéria coronária parece emergir do anel aórtico. É necessária uma resolução excelente para a avaliação adequada de anormalidades de vasos tão pequenos, como as artérias coronárias.

Como o aspecto do coração é muito semelhante à miocardiopatia dilatada, a análise do brilho do endocárdio, buscando áreas hiperecogênicas em músculos papilares, será o divisor de águas para o diagnóstico diferencial. Lembrar que nos casos de miocardiopatia dilatada, o brilho do endocárdio é normal.

Resumo dos achados ecocardiográficos

- Dilatação e disfunção do ventrículo esquerdo com hiperecogenicidade dos músculos papilares da valva mitral.
- Dilatação do óstio da artéria coronária direita.
- Artéria coronária esquerda originando-se do tronco pulmonar.

FÍSTULAS CORONARIANAS

A fístula coronariana é relatada ocorrer em 1 em 50.000 pacientes com cardiopatia congênita e a cada 1 em 500 pacientes que vão para angiografia coronariana. Na presença de *shunt* significativo, o exame físico pode ser idêntico àquele de pacientes com persistência de canal arterial.

Mais comumente, as fístulas das artérias coronárias ocorrem na artéria coronária direita, podendo também ocorrer na artéria coronária esquerda e em ambas as artérias coronárias (Fig. 8-4). As câmaras de baixa pressão são habitualmente locais de drenagem da fístula, como o ventrículo direito e a artéria pulmonar.

O diagnóstico pela ecocardiografia bidimensional da fístula de artéria coronária deve ser considerado em toda a criança que tiver sopro contínuo. A imagem bidimensional nos cortes paraesternal de eixos longo ou curto costuma mostrar uma coronária muito dilatada contrastando com as outras que apresentam tamanho normal (Fig. 8-5).

Casos de pequenas fístulas de artérias coronárias clinicamente silenciosas têm sido relatados como achado casual no exame ecocardiográfico. Essas fístulas são percebidas por um pequeno jato ao Doppler colorido que cruza a artéria pulmonar (Fig. 8-6). Sherwood *et al.* descreveram 31 pacientes com fístula coronariana clinicamente silenciosa, cuja origem mais frequente foi a da artéria coronária esquerda (87%, n = 27/31) com ponto de drenagem mais comum na artéria pulmonar (58%, 18/31). Como a evolução de todos os pacientes foi benigna, a conduta proposta foi conservadora, apenas com acompanhamento ecocardiográfico regular.

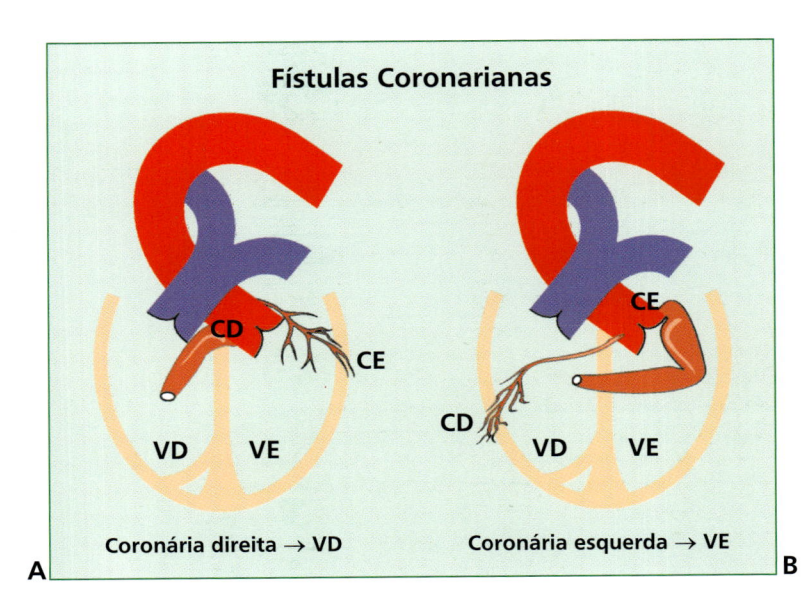

Fig. 8-4. Diagrama demonstrando exemplos de fístulas coronarianas mais comuns. (**A**) Da coronária direita (CD) para o ventrículo direito. (**B**) Da coronária esquerda (CE) para o ventrículo direito. Nesta situação, a artéria coronária com trajeto fistuloso torna-se dilatada desde sua origem. VD = ventrículo direito; VE = ventrículo esquerdo.

Técnica de exame

Planos bidimensionais múltiplos poderão ser usados para seguir a dilatação da artéria coronária através de seu curso fistuloso até o local de entrada. O local de entrada da fístula dentro de uma câmara cardíaca ou vaso muitas vezes não pode ser demonstrado diretamente pela ecocardiografia bidimensional; entretanto, o local da entrada pode usualmente ser localizado com ajuda do Doppler colorido e espectral (Fig. 8-5B e C).

Resumo dos achados ecocardiográficos

- Dilatação importante de ventrículo direito ou artéria pulmonar.
- Dilatação desproporcionalmente importante da artéria coronária direita ou esquerda.

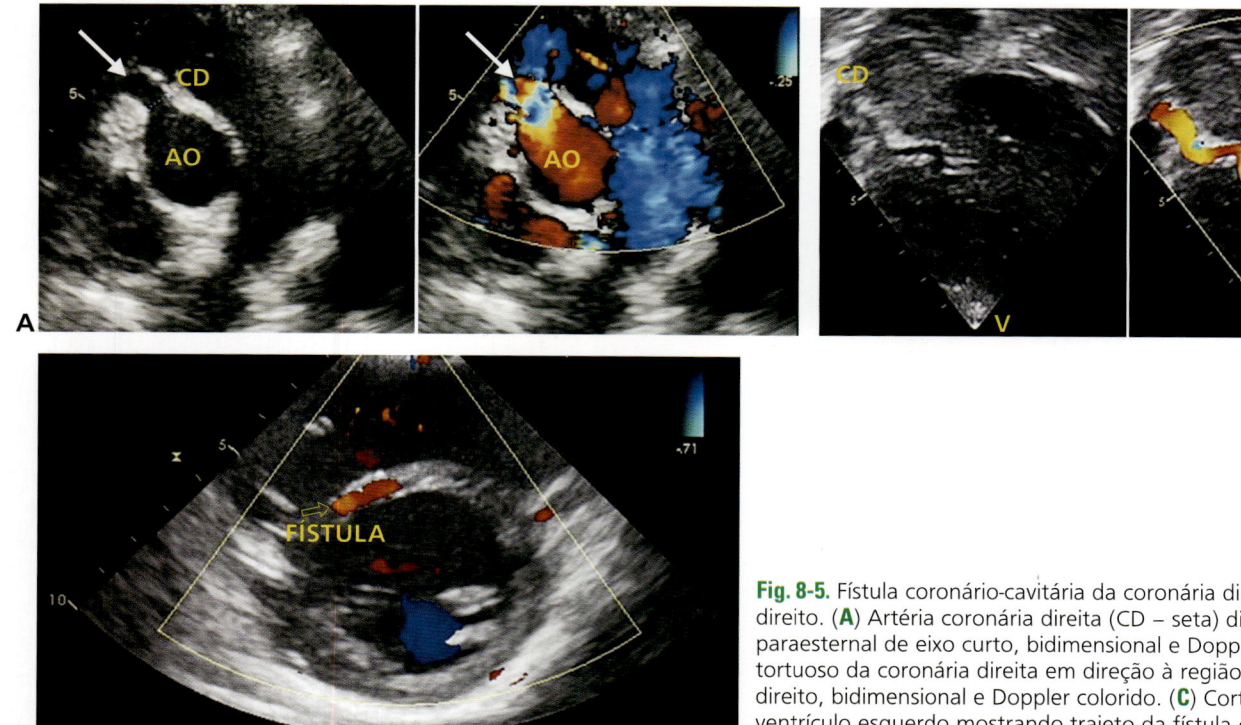

Fig. 8-5. Fístula coronário-cavitária da coronária direita para ventrículo direito. (**A**) Artéria coronária direita (CD – seta) dilatada no plano paraesternal de eixo curto, bidimensional e Doppler colorido. (**B**) Trajeto tortuoso da coronária direita em direção à região apical do ventrículo direito, bidimensional e Doppler colorido. (**C**) Corte transversal do ventrículo esquerdo mostrando trajeto da fístula coronariana em septo interventricular ao Doppler colorido (vermelho). AO = Aorta.

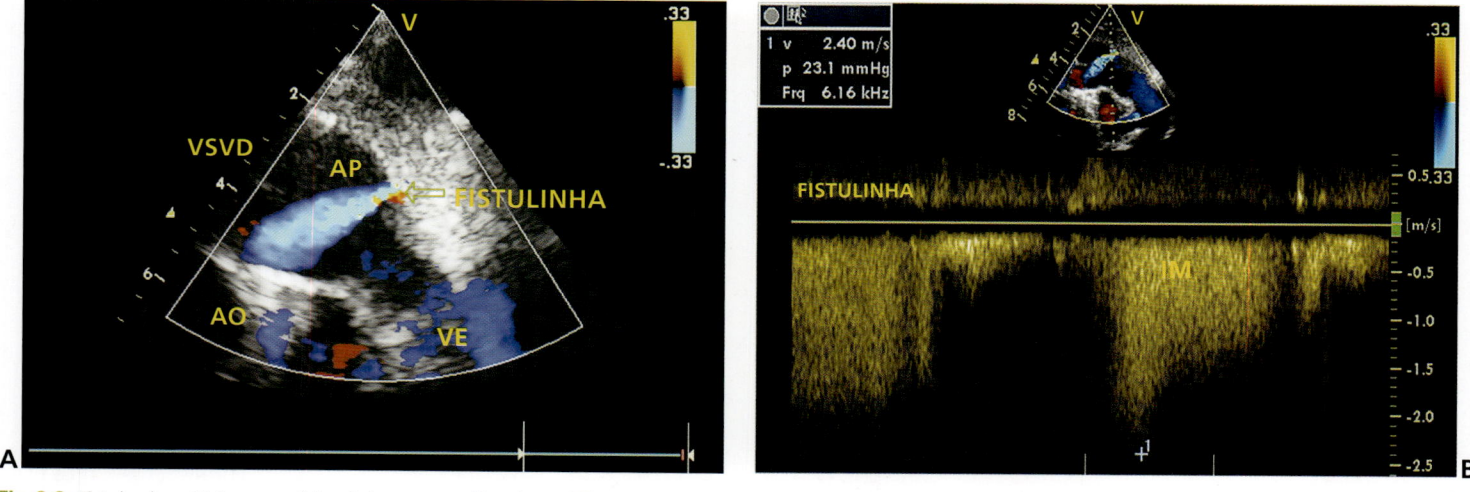

Fig. 8-6. Fístula de artéria coronária clinicamente silenciosa. (**A**) Corte paraesternal de eixo curto demonstrando fluxo da fístula ao Doppler colorido em forma de um jato azul. A pequena fístula conecta-se à parede anterior do tronco da artéria pulmonar, e o *shunt* cruza o lúmen pulmonar. (**B**) Fluxo sisto-diastólico da fístula ao Doppler. VSVD = Via de saída de ventrículo direito; AP = artéria pulmonar; AO = aorta; VE = ventrículo esquerdo.

Capítulo 8 ■ Anomalias das Artérias Coronárias na Criança   83

ANEURISMAS DA ARTÉRIA CORONÁRIA POR DOENÇA DE KAWASAKI

Em pacientes pediátricos, aneurismas de artéria coronária são usualmente consequentes à doença de Kawasaki.

Classificação

Os aneurismas são classificados como:

- *Saculares*, se os diâmetros lateral e axial do aneurisma são aproximadamente iguais (Fig. 8-7).
- *Fusiformes*, quando gradualmente vão diminuindo de diâmetro de maneira simétrica a partir do segmento dilatado (Fig. 8-7).
- *Pequenos*, quando menores de 5 mm de diâmetro interno (Fig. 8-8).
- *Médios*, quando entre 5 a 8 mm de diâmetro interno (Fig. 8-9).
- *Gigantes*, quando maiores do que 8 mm de diâmetro interno (Fig. 8-10).

Quando o diâmetro da artéria coronária é maior do que o normal e não existe um aneurisma segmentar aparente, a artéria coronária é descrita como ectásica (Fig. 8-11).

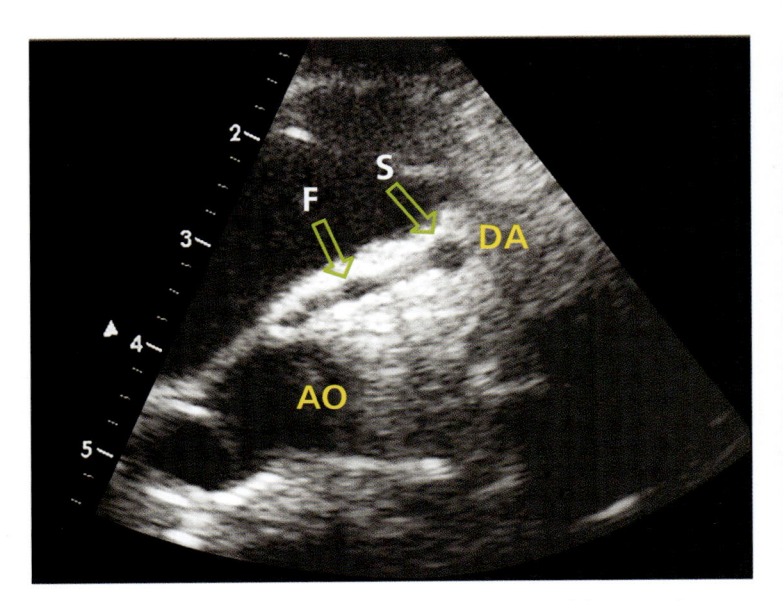

Fig. 8-7. Aneurisma sacular (S) e fusiforme (F) em coronária esquerda. Doença de Kawasaki em criança com múltiplos aneurismas em artéria descendente anterior (DA) em corte paraesternal de eixo curto rodado. AO = Aorta.

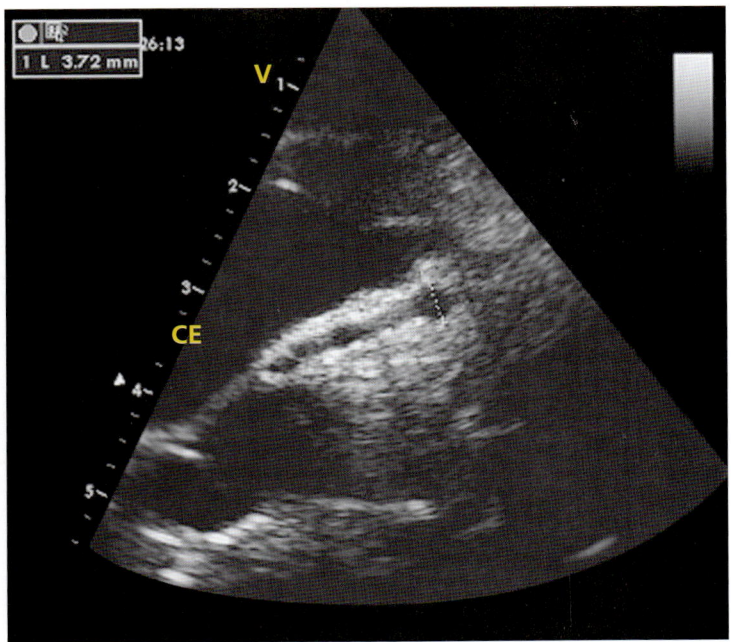

Fig. 8-8. Aneurisma sacular pequeno. Mesmo paciente da Figura 8-7 com aneurisma sacular em artéria descendente anterior medindo 3,7 mm. CE = Coronária esquerda.

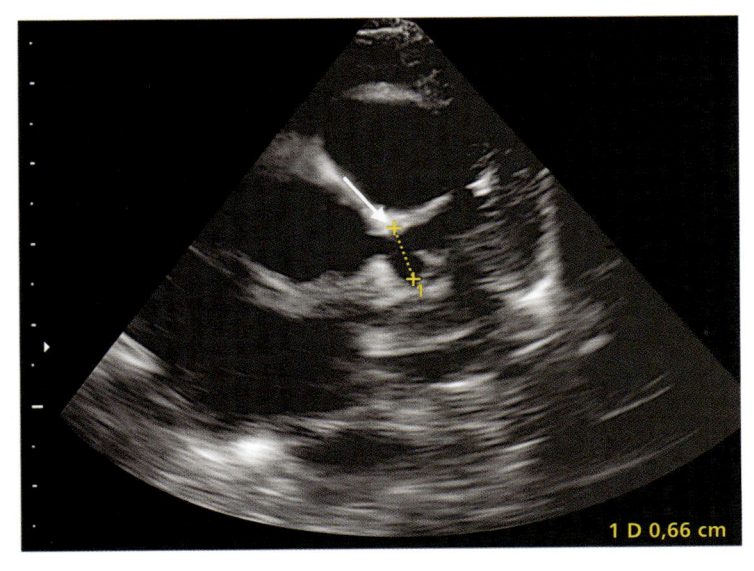

Fig. 8-9. Aneurisma sacular médio. Doença de Kawasaki em criança com aneurisma sacular em tronco da coronária esquerda (seta) que se encontra totalmente ectásica. Neste caso o aneurisma mediu 6,6 mm.

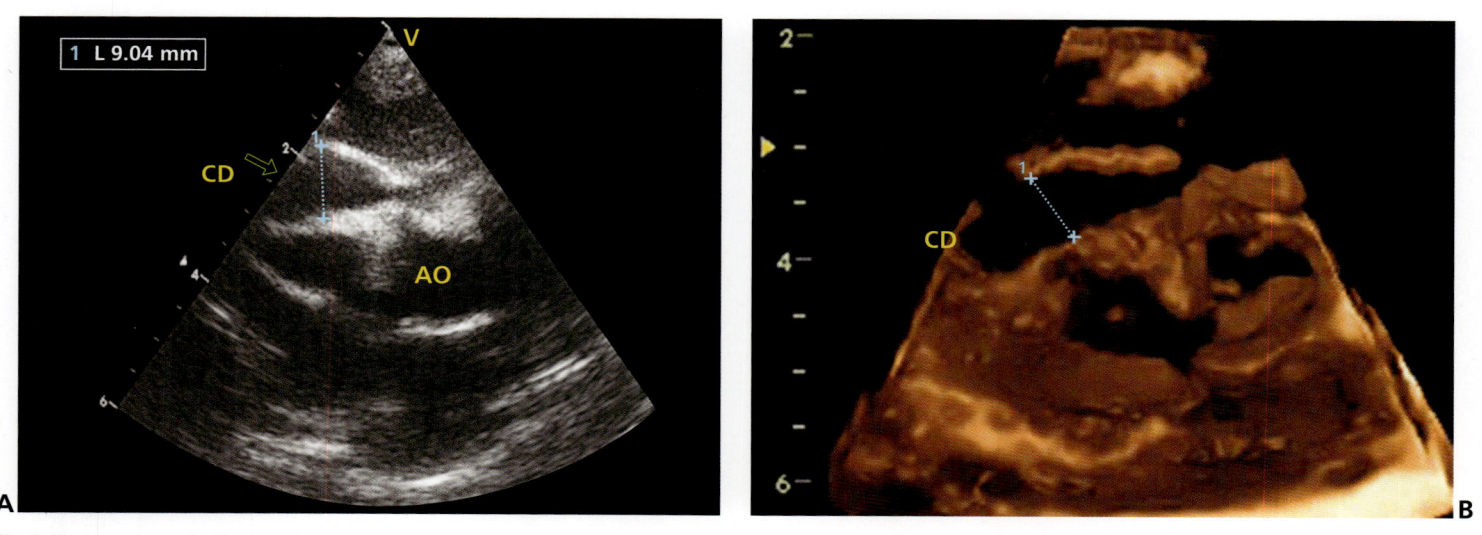

Fig. 8-10. Aneurisma fusiforme gigante. (**A**) Doença de Kawasaki em criança com aneurisma fusiforme gigante em coronária direita (seta) medindo 9 mm. (**B**) Mesmo aspecto ao tridimensional. CD = Coronária direita; AO = aorta.

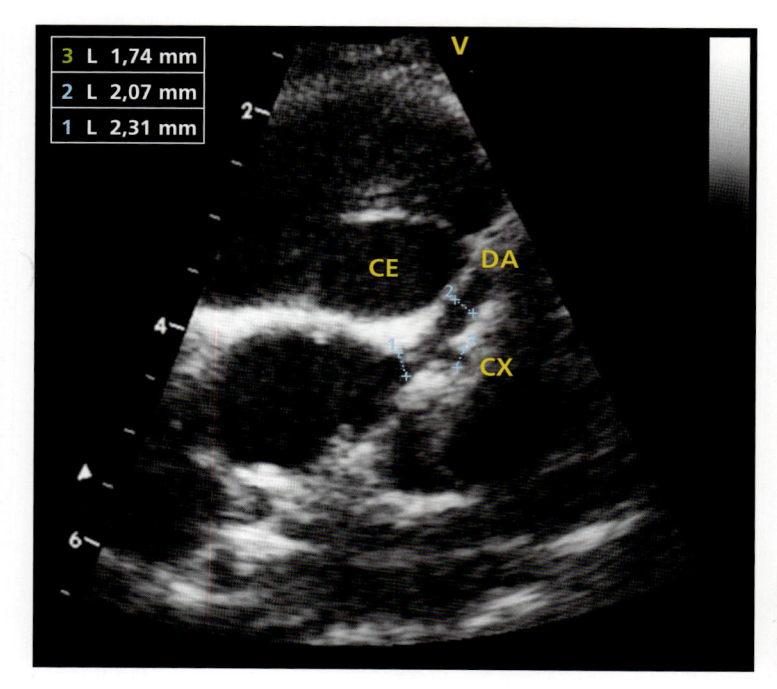

Fig. 8-11. Ectasia de coronária esquerda. Doença de Kawasaki em criança com ectasia de tronco da coronária esquerda (CE), descendente anterior (DA) e circunflexa (CX).

Técnica de exame

A imagem do sistema coronariano arterial inteiro envolve todos os planos ecocardiográficos. Em crianças normais, as porções proximais das artérias coronárias são bem visibilizadas nos cortes paraesternais. Uma rotação horária com o transdutor permite imagens da bifurcação da artéria coronária esquerda nos seus ramos, assim como uma angulação posterior permite muitas vezes visibilizar a coronária direita em seu sulco posterior e a descendente posterior (Fig. 8-12). Mesmo embora não seja possível analisar as porções distais das artérias coronárias em pacientes normais, os aneurismas das artérias coronárias são muito bem vistos em pacientes com doença de Kawasaki porque eles apresentam aparência circular proeminente e situam-se na superfície do coração (Fig. 8-13).

A ecocardiografia é a técnica de escolha para avaliação seriada das artérias coronárias em pacientes com doença de Kawasaki. A ecocardiografia inicial deve ser obtida tão logo haja suspeita diagnóstica. Um ecocardiograma inicial serve como ponto de partida para o seguimento longitudinal das anormalidades coronarianas que possam instalar-se, avaliação de função valvar, função ventricular e avaliação de alterações pericárdicas quando presentes.

Todos os ramos das artérias coronárias devem ser cuidadosamente medidos. Em pacientes com doença de Kawasaki, o número e a configuração dos aneurismas e a presença de formação de trombo dentro dos aneurismas devem ser avaliados.

No exame ecocardiográfico, pacientes com doença de Kawasaki frequentemente têm índices anormais de função ventricular esquerda. No mapeamento de fluxo em cores, uma insuficiência transitória

Capítulo 8 ▪ Anomalias das Artérias Coronárias na Criança

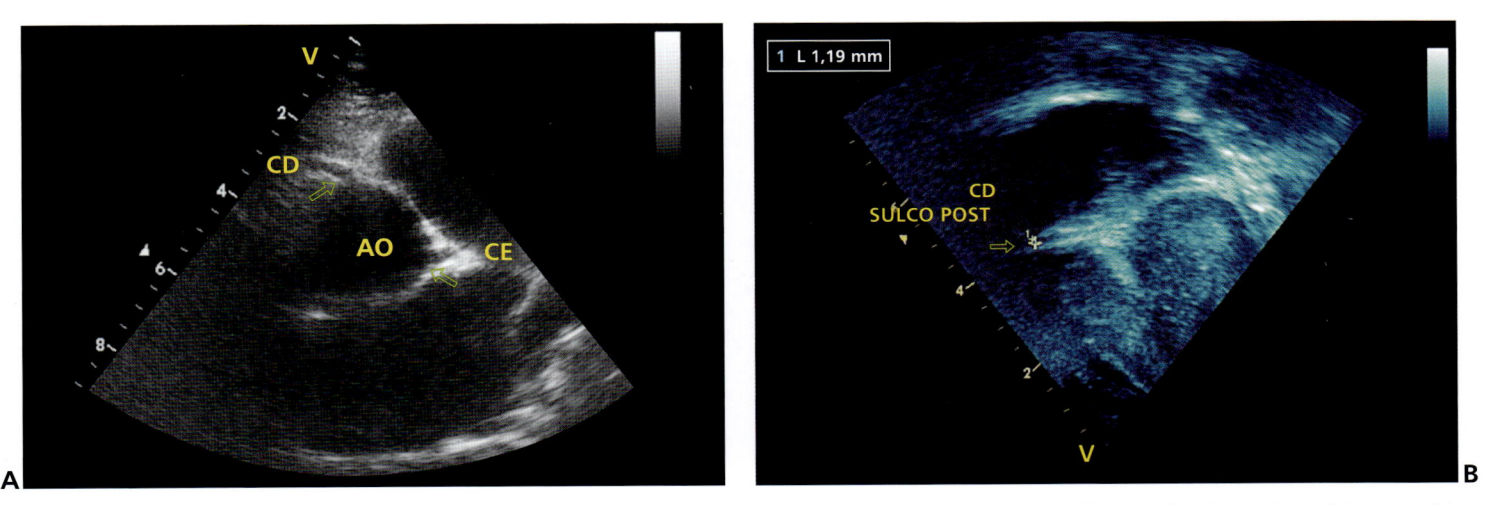

Fig. 8-12. Coronárias normais em posição paraesternal. (**A**) Valva aórtica (AO) no centro do corte de eixo curto, observando origem de artérias coronárias direita (CD) e esquerda (CE) que só são bem visibilizadas em sua porção proximal. (**B**) Uma posteriorização do transdutor permite imagens da artéria coronária direita (CD) no sulco atrioventricular posterior (post).

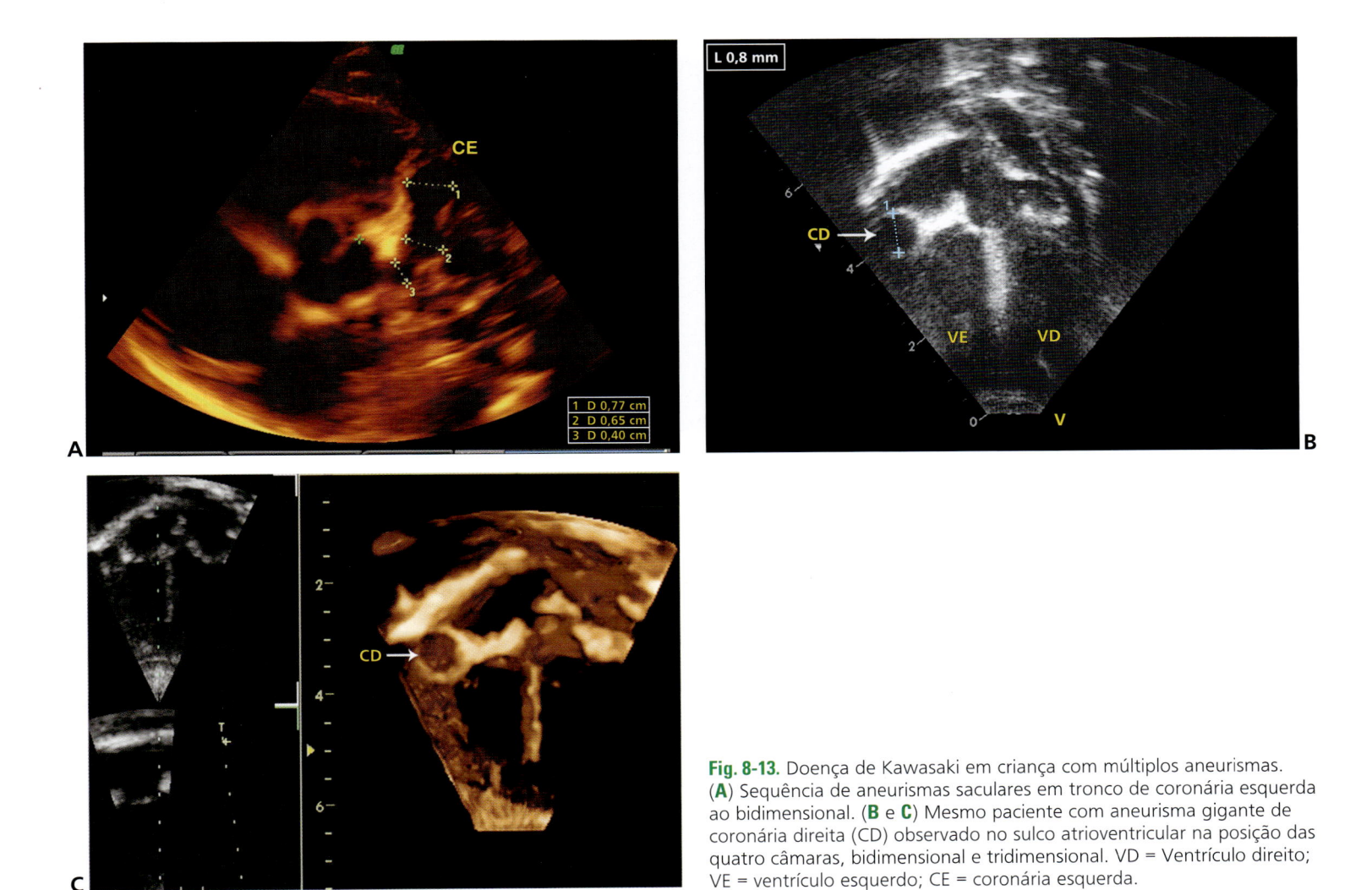

Fig. 8-13. Doença de Kawasaki em criança com múltiplos aneurismas. (**A**) Sequência de aneurismas saculares em tronco de coronária esquerda ao bidimensional. (**B** e **C**) Mesmo paciente com aneurisma gigante de coronária direita (CD) observado no sulco atrioventricular na posição das quatro câmaras, bidimensional e tridimensional. VD = Ventrículo direito; VE = ventrículo esquerdo; CE = coronária esquerda.

mitral e tricúspide é comum na fase aguda, acreditando-se que deva ser consequente a uma miocardite com dilatação de anel valvar. Por outro lado, o aparecimento tardio de insuficiência mitral ou aórtica poderá ocorrer em doença de Kawasaki, acreditando-se que a causa seja valvulite ativa crônica.

O acompanhamento a longo prazo através da ecocardiografia deve enfocar a morfologia da artéria coronária, função ventricular esquerda e função valvar. Em pacientes com grandes aneurismas de artéria coronária, persistentes após um ano do surto inicial, poderá haver grande limitação na detecção de trombo ou estenose dentro das artérias coronárias. Nestes casos, a indicação de uma angio-ressonância ou cateterismo poderá ser necessária.

A conduta clínica em pacientes com Kawasaki foi publicada pela *American Heart Association* em 2004 e baseia-se no grau de envolvimento das artérias coronárias. Em todos os pacientes recomenda-se repetir o ecocardiograma entre 6 e 8 semanas após o aparecimento da doença desde que não exista evidência de aneurisma gigante de artéria coronária, trombos e alterações clínicas e laboratoriais. Ecocardiograma de controle deve ser realizado após 6 a 12 meses do aparecimento da doença em pacientes com: 1) ausência de envolvimento de coronária; 2) com ectasia coronária ou 3) com aneurisma pequeno solitário.

Trombos e estenoses são mais frequentemente vistos em pacientes com aneurismas gigantes, e esses pacientes requerem um acompanhamento mais frequente durante a fase febril aguda e no primeiro ano após o aparecimento da doença.

Resumo dos achados ecocardiográficos

- Ectasia das artérias coronárias ou presença de aneurismas.
- Disfunção ventricular e insuficiência mitral transitória poderão ocorrer na fase aguda.

BIBLIOGRAFIA

Agatson AS *et al.* Diagnosis of a right coronary artery-right atrial fistula using two-dimensional and Doppler echocardiography. *Am J Cardiol* 1984;54:238.

Ali SM *et al.* A five-chambered heart: rare coronary artery anomaly with fistula draining into a separate interventricular cavity. *J Am Soc Echo* 1992;5:451.

Anderson TM, Meyer RA, Kaplan S. Long-term echocardiographic evaluation of cardiac size and function in patients with Kawasaki disease. *Am Heart J* 1985;110:107.

Arjunan K *et al.* Coronary artery caliber in normal children and patients with Kawasaki disease but without aneurysms: an echocardiographic and angiographic study. *J Am Coll Cardiol* 1986;8:1119.

Backer CL *et al.* Anomalous origin of the left coronary artery: a twenty-year review of surgical management. *J Thorac Cardiovasc Surg* 1992;103:1049.

Barth CW III, Roberts WC. Left main coronary artery originating from the right sinus of Valsalva and coursing between the aorta and pulmonary trunk. *J Am Coll Cardiol* 1986;7:366.

Capannari TE *et al.* Sensitivity, specificity and predictive value of two-dimensional echocardiography in detecting coronary artery aneurysms in patients with Kawasaki disease. *J Am Coll Cardiol* 1986;7:355.

Chen CC *et al.* Recognition of coronary arterial fistula by Doppler 2-dimensional echocardiography. *Am J Cardiol* 1984;53:392.

Daliento L, Fasoli G, Mazzucco A. Anomalous origin of the left coronary artery from the anterior aortic sinus: role of echocardiography. *Int J Cardiol* 1993;38:89.

Fujiwara T *et al.* Comparison of macroscopic, postmortem, angiographic and two-dimensional echocardiographic findings of coronary aneurysms in children with Kawasaki disease. *Am J Cardiol* 1986;57:761.

Maron BJ *et al.* Prospective identification by two-dimensional echocardiography of anomalous origin of the left main coronary artery from the right sinus of Valsalva. *Am J Cardiol* 1991;68:140.

Sherwood MC *et al.* Prognostic significance of clinically silent coronary artery fistulas. *Am J Cardiol* 1999;83:407.

Swensson RE *et al.* Noninvasive Doppler color flow mapping for detection of anomalous origin of the left coronary artery from the pulmonary artery and evaluation of surgical repair. *J Am Coll Cardiol* 1998;11:659.

Weyman AE *et al.* Non-invasive visualization of the left main coronary artery by cross-sectional echocardiography. *Circulation* 1976;54:169.

Yoshikawa J *et al.* Non-invasive visualization of the dilated main coronary arteries in coronary artery fistulas by cross-secional echocardiography. *Circulation* 1982;64:600.

9 Avaliação da Repercussão Hemodinâmica nas Lesões de *Shunt*

Lilian M. Lopes

INTRODUÇÃO

As lesões de *shunt* são representadas por um amplo grupo de cardiopatias chamadas de acianogênicas ou de hiperfluxo pulmonar. Por serem as formas mais comuns de cardiopatias encontradas na criança, seu diagnóstico não costuma oferecer grande dificuldade. Entretanto, embora muitas vezes o defeito estrutural seja evidente, sabe-se que a interpretação da repercussão hemodinâmica não é assim tão simples e necessita treinamento de raciocínio e conhecimento do que é importante valorizar.

Quando o ecocardiografista confecciona um laudo de cardiopatia de *shunt*, deixar claro o quanto daquele *shunt* está causando alteração hemodinâmica e estrutural no paciente significa indicar inicio ou retirada de medicamentos e mais importante, necessidade ou não de cirurgia corretiva.

Na era dos laudos "moderninhos" recheados de valores-Z de todas as partes possíveis e imagináveis de coração, percebo que após todos os cálculos, muitas vezes nos deparamos com laudos sem conclusão e puramente descritivos, que não passam a informação da gravidade da lesão. Tomando como exemplo a ecocardiografia praticada nos Estados Unidos da América, onde a lei permite que o trabalho de captação de imagens e medidas seja realizado por técnicos, devemos lembrar que o trabalho do médico ecocardiografista não é a realização mecânica do ecocardiograma, mas sim interpretativo e de fechamento de impressão diagnóstica.

Então, muito mais que acertar o diagnóstico, o nome do defeito e sua medida, um médico deve fechar a conclusão do laudo ecocardiográfico dando seu parecer em relação às consequências que aquela cardiopatia está causando no paciente. Para tanto, costumamos descrever o nome do defeito indicando se a repercussão hemodinâmica é discreta, moderada, ou importante.

DIMENSÃO DE CÂMARAS CARDÍACAS

Iniciamos o exame analisando qualitativamente a posição de quatro câmaras, comparando átrios e ventrículos entre si na tentativa de se detectar alguma desproporção entre as mesmas. Após concluir ou suspeitar que alguma câmara está hipoplásica ou dilatada, tabelas de valor-Z poderão ajudar, dando uma ideia do quanto aquele valor se afasta da normalidade. Sabe-se que os valores Z normais situam-se entre +2 a -2 e que o valor zero significa que a maioria dos indivíduos normais apresenta esta medida. (http://parameterz.blogspot.com.br/). À medida que a repercussão hemodinâmica se agrava, as cardiopatias de *shunt* causam aumento de câmaras esquerdas, e em um estágio mais avançado, caso não seja feito o tratamento cirúrgico, instala-se a hipertensão pulmonar com aumento progressivo de câmaras direitas. A Figura 9-1 dá exemplos de repercussão hemodinâmica progressiva em dimensões de câmaras em casos de CIV.

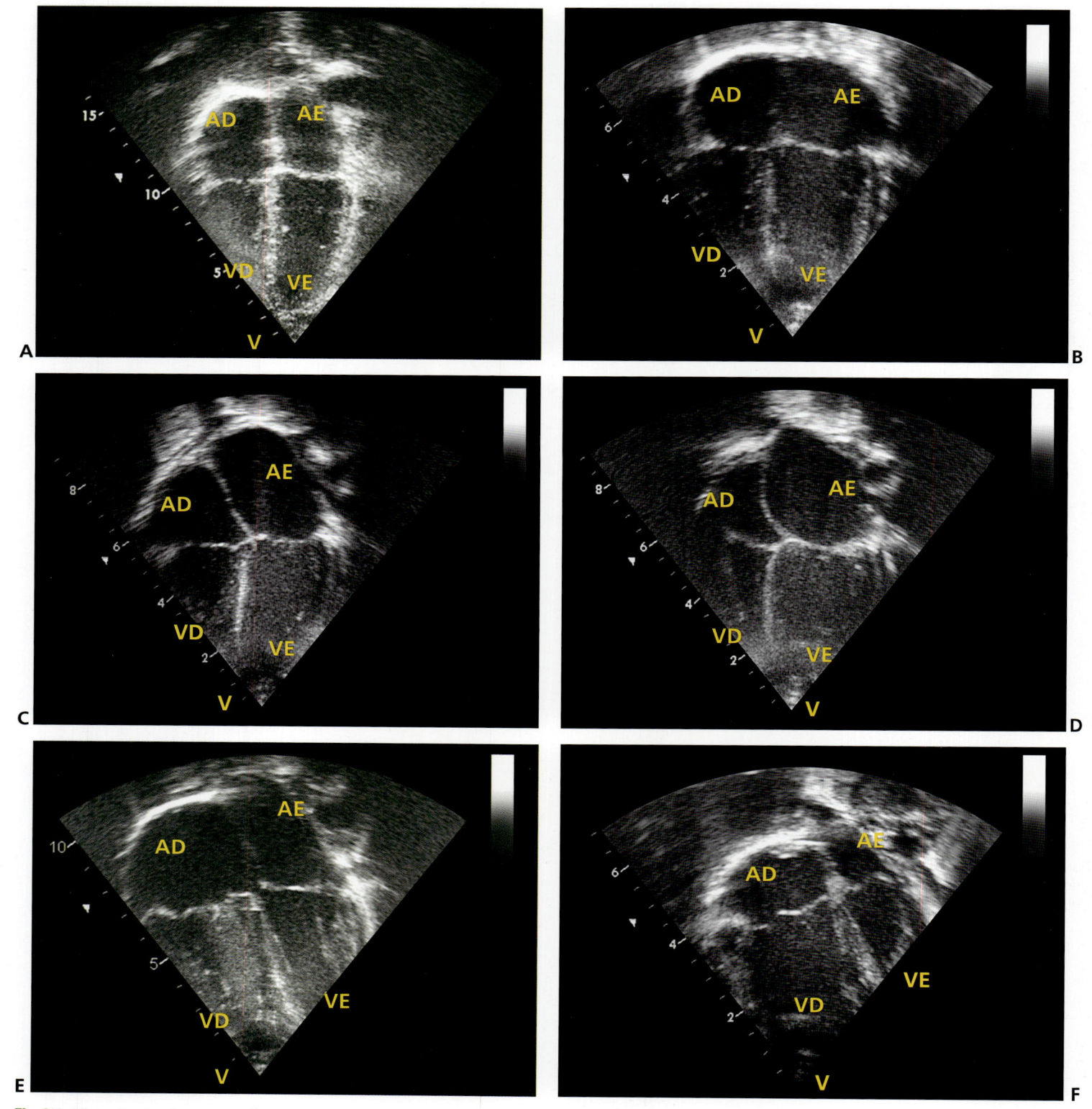

Fig. 9-1. Dilatação de câmaras cardíacas em posição de quatro câmaras consequente à progressão das cardiopatias de hiperfluxo. (**A**) Quatro câmaras em criança normal. (**B-D**) Dilatação de câmaras esquerdas discreta, moderada e importante respectivamente. (**E e F**) Dilatação de câmaras direitas moderada e importante em casos associados à hipertensão pulmonar por hiperfluxo. AD = Átrio direito; AE = átrio esquerdo; VD = ventrículo direito; VE = ventrículo esquerdo.

TAMANHO DOS DEFEITOS

A medida do tamanho do defeito quer seja uma comunicação interatrial (CIA), comunicação interventricular (CIV), canal arterial patente (PCA) ou janela aortopulmonar (JAP), impacta na quantidade de fluxo pulmonar que o paciente recebe, isto é, se há hiperfluxo ou não. Em termos práticos os defeitos poderão ser classificados como mínimo, pequeno, moderado e grande (Quadro 9-1):

Algumas considerações deverão ser feitas em relação a estes valores.

1. Lembrar que são valores apenas para dar uma ideia e não uma verdade absoluta com limites rígidos.
2. Os cirurgiões cardíacos com frequência comentam que as medidas feitas pelo ecocardiograma subestimam um pouco as medidas reais encontradas durante o ato cirúrgico. Isto ocorre provavel-

Capítulo 9 ■ Avaliação da Repercussão Hemodinâmica nas Lesões de Shunt

Quadro 9-1. CLASSIFICAÇÃO DOS TAMANHOS DOS DEFEITOS

Defeito CIA, CIV, PCA ou JAP	Medida
Mínimo (no caso de CIA chamar de forame oval pérvio)	≤ 2 mm
Pequeno	2,1 mm–4 mm
Moderado	4,1 mm–6 mm
Grande	Acima de 6 mm

mente porque no ecocardiograma bidimensional não temos a noção exata de defeitos ovalados, que apresentem diâmetros maiores em outros planos não acessíveis ao bidimensional, somente ao tridimensional.

3. As medidas apresentam um grande valor no seguimento longitudinal do mesmo paciente, pois poderá ocorrer:
   A) Diminuição do tamanho do defeito por eventuais mecanismos de fechamento.
   B) Aumento progressivo do tamanho do defeito com o crescimento do coração.

A Figura 9-2 dá exemplos de CIV com dimensão pequena, moderada e importante.

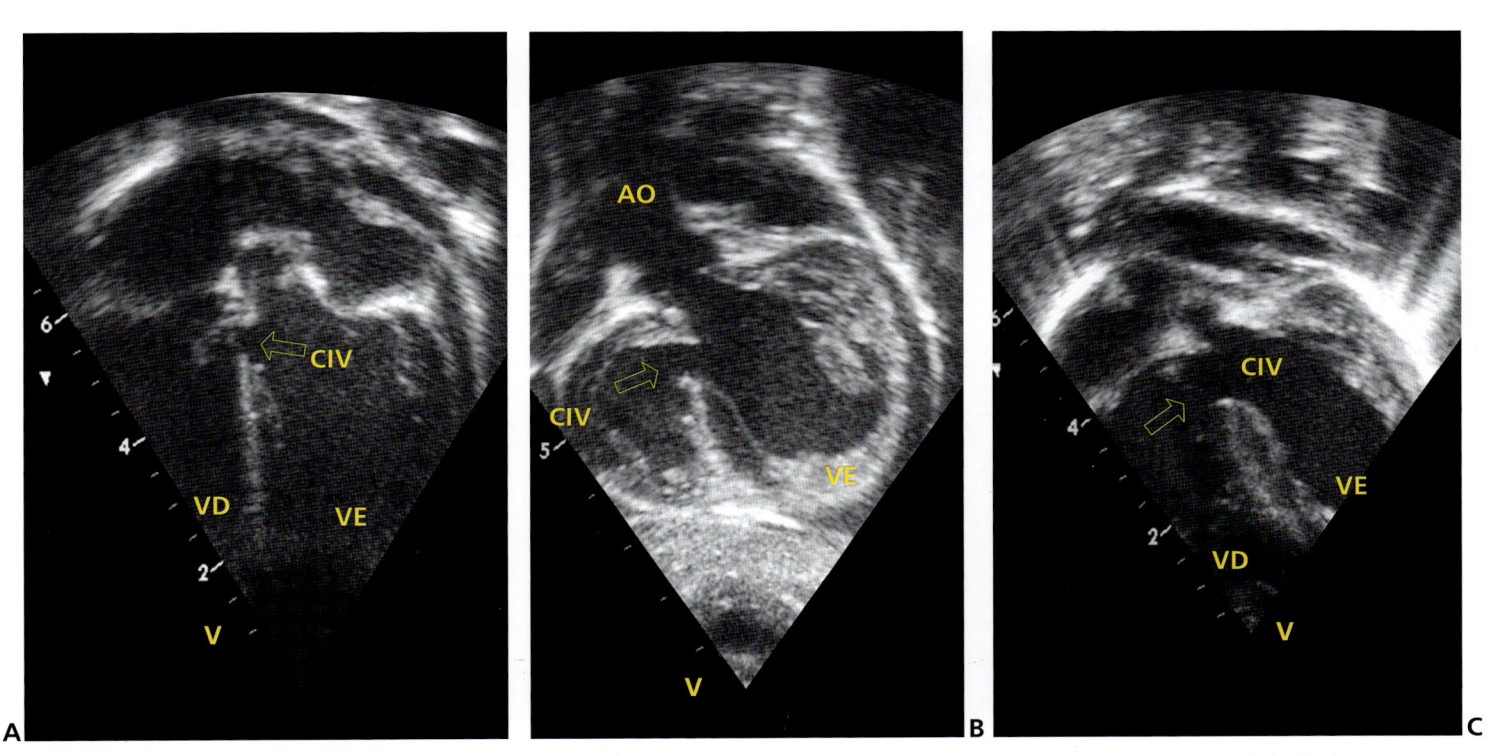

Fig. 9-2. (A-C) Exemplos de CIV com dimensão pequena, moderada e importante. CIV = Comunicação interventricular; VD = ventrículo direito; VE = ventrículo esquerdo; AO = aorta.

GRADIENTE DO *SHUNT* O volume, sentido esquerda-direita ou direita-esquerda e o gradiente ao Doppler contínuo do *shunt* através de uma CIV ou PCA, é determinado pelo tamanho do defeito e grau de resistência vascular pulmonar. Gradientes altos são característicos de defeitos pequenos (CIV e PCA) e gradientes baixos estão relacionados a defeitos grandes. Defeitos em fechamento apresentam um aumento progressivo de gradiente para depois, bem próximo ao fechamento apresentarem uma diminuição do gradiente pela quantidade mínima de fluxo de *shunt* com grande dificuldade em se obter a curva.

Em termos práticos os defeitos poderão ser interpretados conforme Quadro 9-2:

A Figura 9-3 dá exemplos de CIV com gradientes decrescentes.

Parte II ▪ Lesões de *Shunt*

Quadro 9-2. AVALIAÇÃO DOS DEFEITOS ATRAVÉS DO GRADIENTE DO *SHUNT*		
Defeito CIV, PCA ou JAP	Medida	Gradiente ao Doppler contínuo
Mínimo	Menor que 2 mm	> 90 mmHg
Pequeno	2,1 mm–3,5 mm	< 71 mmHg–90 mmHg
Moderado	3,6 mm–6 mm	40 mmHg–70 mmHg
Grande	Acima de 6 mm	Abaixo de 40 mmHg
Restritivo	Menor que 1 mm	Abaixo de 40 mmHg

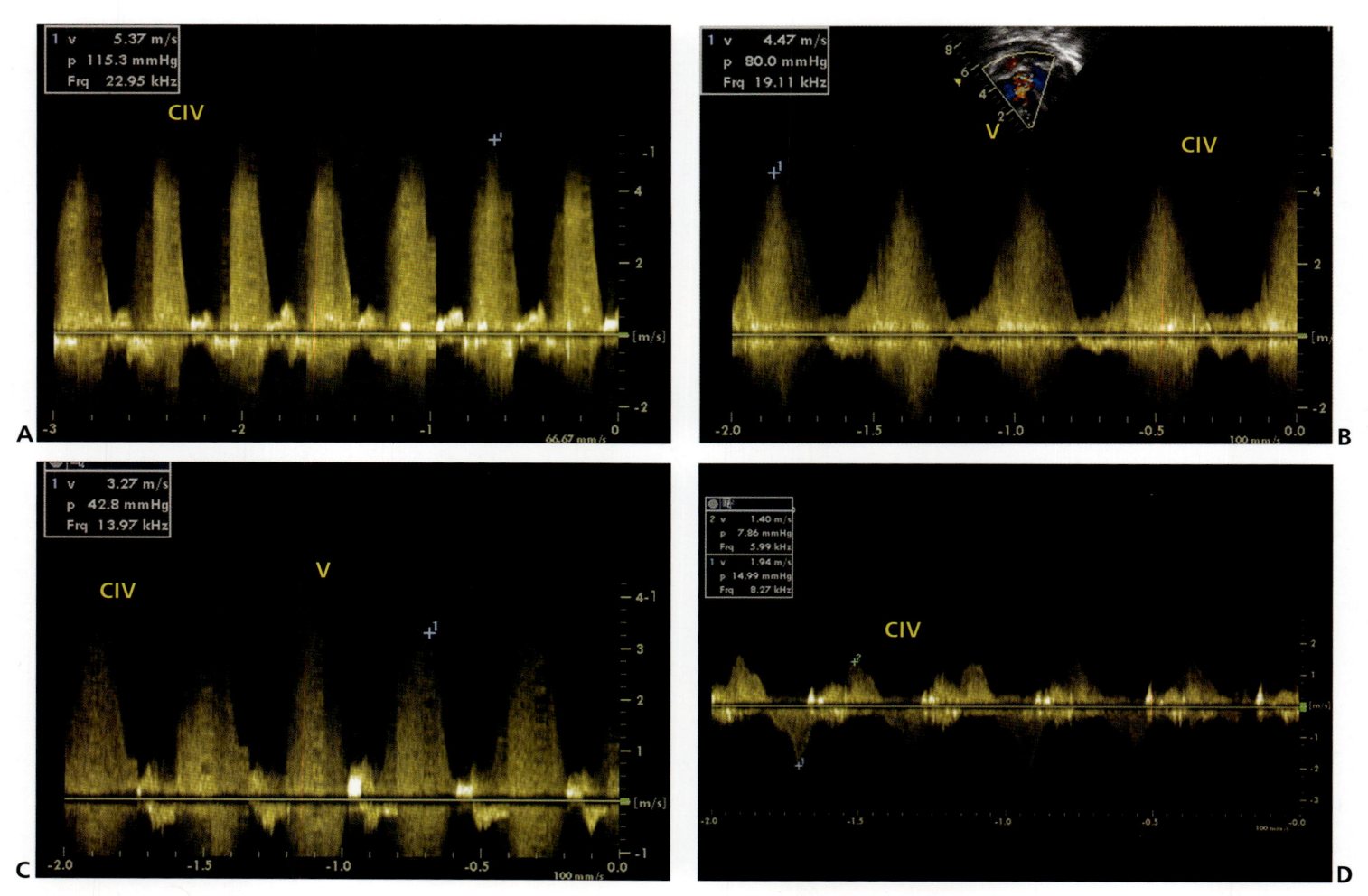

Fig. 9-3. Exemplos de CIV (comunicação interventricular) com gradientes decrescentes. (**A-C**) Gradientes de 115 mmHg, 80 mmHg e 42 mmHg respectivamente. (**D**) *Shunt* bidirecional com baixa velocidade e gradientes em CIV pequena.

AVALIAÇÃO DO FLUXO PULMONAR

O fluxo pulmonar é a medida indireta mais importante para a quantificação da repercussão hemodinâmica de uma cardiopatia de *shunt*. É a expressão do volume de fluxo de *shunt*, que por sua vez dependem do tamanho do defeito e grau de resistência vascular pulmonar (pressão pulmonar).

A obtenção da curva do fluxo pulmonar ao Doppler deve ser tomada tanto pelo Doppler contínuo como pelo Doppler pulsátil, lembrando que valores um pouco maiores são obtidos ao Doppler contínuo. Quando o ganho do aparelho está excessivo, grande discrepância ocorre entre as duas medidas, portanto, ajustar o ganho é fundamental para que não se crie falsas impressões de hiperfluxo pulmonar. Variações com a respiração podem ser minimizadas escolhendo-se a curva com valor médio, isto é, o valor intermediário entre a curva de maior medida e a curva de menor medida.

Em termos práticos e de acordo com minha experiência, os defeitos poderão ser assim interpretados (Quadro 9-3):

Capítulo 9 ▪ Avaliação da Repercussão Hemodinâmica nas Lesões de *Shunt*

Quadro 9-3. CLASSIFICAÇÃO DOS DEFEITOS ATRAVÉS DA AVALIAÇÃO DO FLUXO PULMONAR

Fluxo pulmonar	Velocidades ao Doppler
Normal	0,70–1,20 m/s
Hiperfluxo discreto	1,25–1,40 m/s
Hiperfluxo moderado	1,45–1,65 m/s
Hiperfluxo importante	1,70–2 m/s
Hiperfluxo severo	Acima de 2 m/s

Algumas considerações deverão ser feitas em relação a estes valores:

1. Lembrar que são valores apenas para dar uma ideia e não uma verdade absoluta com limites rígidos.
2. Muito importante criar o hábito de referir-se a hiperfluxo em unidade de velocidade (metros por segundo) e não "gradiente" pois o termo gradiente deve ser usado apenas quando há diferença de pressão por obstrução. Os valores do "gradiente" que obtemos no aparelho ao medir um hiperfluxo pulmonar não passam de uma conta automática da máquina e deve ser ignorado.
3. Valores de hiperfluxo moderado ou importante em defeitos pequenos ou mínimos costumam significar erro de medida e tudo deve ser refeito.
4. Valores de hiperfluxo discreto ou valores dentro do limite da normalidade em defeitos grandes costumam significar hipertensão pulmonar associada, que causa diminuição da velocidade de fluxo pulmonar pelo aumento da resistência vascular (pressão pulmonar). Neste caso, usar o cálculo em Qp/Qs ajuda na quantificação da repercussão hemodinâmica.

A Figura 9-4 dá exemplos de hiperfluxos pulmonares crescentes.

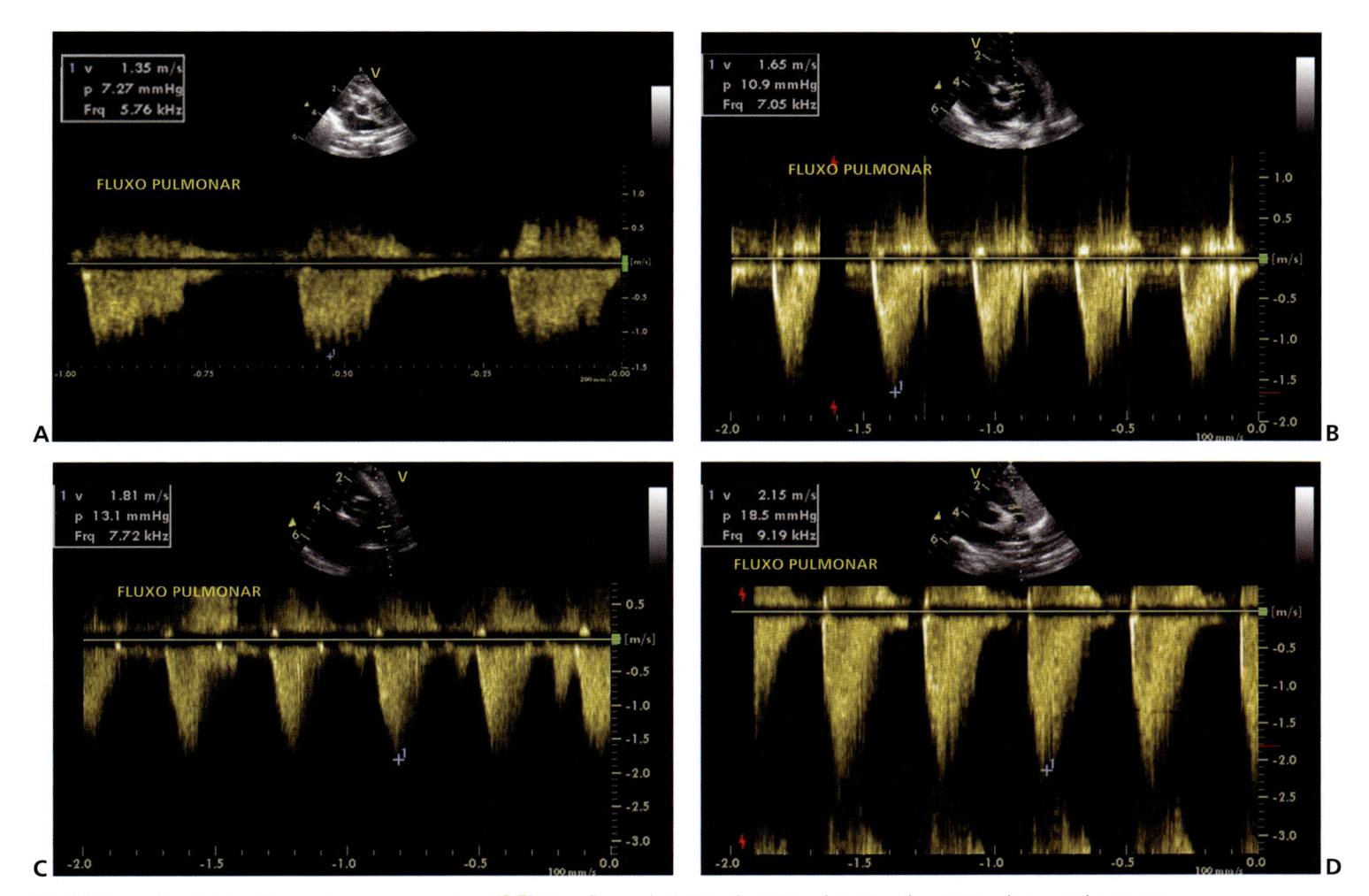

Fig. 9-4. Exemplos de hiperfluxo pulmonar crescentes. (**A-D**) Hiperfluxos de 1,35 m/s, 1,65 m/s 1,81 m/s e 2,15 m/s respectivamente.

AVALIAÇÃO DA RELAÇÃO FLUXO PULMONAR/FLUXO SISTÊMICO OU QP/QS

A quantificação do Qp/Qs pode auxiliar na estimativa da repercussão hemodinâmica, entretanto este método é complexo e por utilizar muitas fórmulas que poderão multiplicar pequenos erros, não deve ser valorizado de maneira isolada na indicação cirúrgica de pacientes com cardiopatias de *shunt*. Sabe-se que as dilatações de câmaras esquerdas nas cardiopatias de hiperfluxo pulmonar são associadas a um Qp/Qs maior que 1,5.

A técnica para realização do Qp/Qs envolve a realização das seguintes medidas:

1. Diâmetro da via de saída do ventrículo esquerdo medido na posição paraesternal eixo longo, durante período diastólico com valva aórtica aberta (Fig. 9-5A).
2. Diâmetro da via de saída do ventrículo direito medido na posição paraesternal eixo curto um pouco rodada em sentido anti-horário, durante período diastólico com valva pulmonar aberta (Fig. 9-5B).
3. Doppler pulsátil da via de saída do ventrículo esquerdo obtido pela posição apical cinco câmaras, para realização do VTI (Fig. 9-5C).
4. Doppler pulsátil da via de saída do ventrículo direito obtido pela posição paraesternal eixo curto, para realização do VTI (Fig. 9-5D).

O Quadro 9-4 mostra os valores de Qp/Qs relacionados com a quantidade de fluxo pulmonar.

Algumas considerações deverão ser feitas em relação aos resultados do Qp/Qs obtidos pelo ecocardiograma:

1. O cálculo do fluxo pulmonar poderá ser muito prejudicado, pois a determinação acurada do fluxo pulmonar exige que o fluxo pela área em questão seja laminar. Sabe-se que em casos de CIV, o fluxo pela valva pulmonar é turbulento em razão do grande volume de fluxo, o que pode superestimar o VTI.
2. Não se deve calcular o Qp/Qs em presença de insuficiência aórtica e pulmonar significativas.

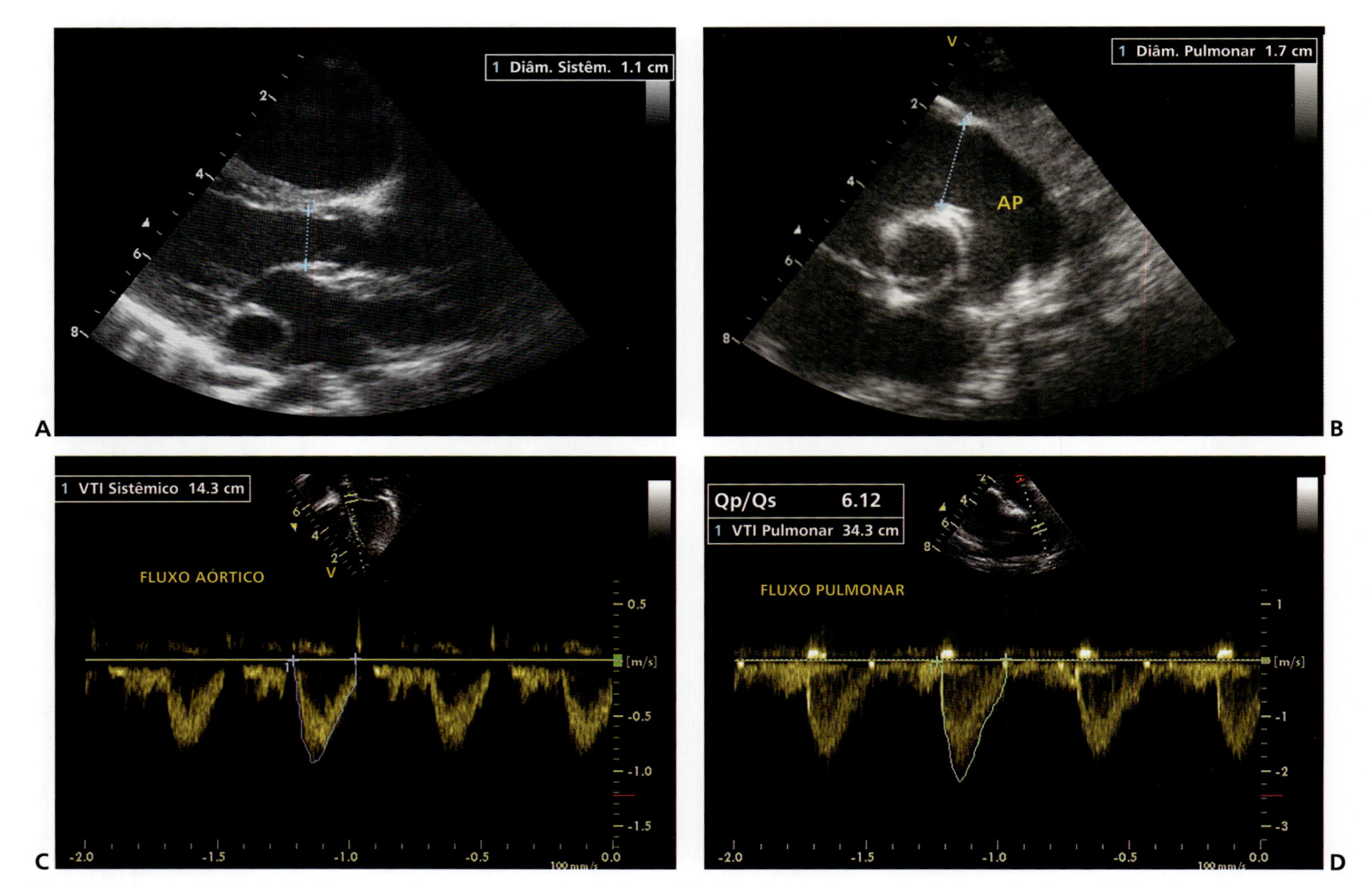

Fig. 9-5. Etapas do cálculo do Qp/Qs em paciente com comunicação interatrial tipo seio venoso com drenagem anômala parcial de veias pulmonares. (**A**) Diâmetro da via de saída do ventrículo esquerdo medido na posição paraesternal eixo longo, durante período diastólico com valva aórtica aberta. (**B**) Diâmetro da via de saída do ventrículo direito medido na posição paraesternal eixo curto um pouco rodada em sentido anti-horário, durante período diastólico com valva pulmonar aberta. (**C**) Doppler pulsátil da via de saída do ventrículo esquerdo obtido pela posição apical cinco câmaras, para realização do VTI. (**D**) Doppler pulsátil da via de saída do ventrículo direito obtido pela posição paraesternal eixo curto, para realização do VTI. Cálculo final do Qp/Qs neste paciente = 6,12. AP = Artéria pulmonar.

Quadro 9-4. AVALIAÇÃO DA RELAÇÃO DO FLUXO PULMONAR/FLUXO SISTÊMICO OU QP/QS	
Fluxo pulmonar	Qp/Qs
Normal	1
Hiperfluxo discreto	Menor que 1,5
Hiperfluxo moderado	1,5–2
Hiperfluxo importante	Maior que 2

3. Variações com a respiração podem ser minimizadas escolhendo-se a curva com valor médio, isto é, o valor intermediário entre a curva de maior medida e a curva de menor medida. Pode-se também fazer a média entre três curvas consecutivas.
4. As medidas devem ser tomadas com calma e cuidado, pois entram em fórmulas que as multiplicam e elevam ao quadrado, portanto, um pequeno erro poderá tornar-se um grande erro no resultado final.

AVALIAÇÃO DAS PRESSÕES EM CÂMARAS DIREITAS E ARTÉRIA PULMONAR

A) O gradiente da curva do shunt através da CIV poderá ser utilizado para se estimar a pressão sistólica do ventrículo direito (PSVD) desde que tenhamos a medida da pressão arterial sistólica (PA):

$$PSVD = PA - Gradiente\ do\ shunt$$

B) A pressão sistólica da artéria pulmonar poderá ser estimada pela curva de velocidade da insuficiência tricúspide (IT) somando-se 10 mmHg ao gradiente obtido pela curva da IT:

$$PSAP = Gradiente\ de\ pico\ da\ IT + 10\ mmHg\ \text{(cavidades direitas e veia cava inferior normais)}$$

Ou

$$PSAP = Gradiente\ de\ pico\ da\ IT + 15\ mmHg\ \text{(cavidades direitas e veia cava inferior dilatadas)}$$

A Figura 9-6 dá exemplos de pressão sistólica da artéria pulmonar crescentes.

C) Na ausência de insuficiência tricúspide (IT) ou quando a curva da IT estiver mal definida, a pressão sistólica da artéria pulmonar poderá ser estimada pelo tempo de aceleração (TAC) da curva pulmonar (Fig. 9-7):

$$PSAP = 134 - (0{,}94 \times TAC)$$

D) A insuficiência pulmonar (IP), quando presente, poderá ser usada para a estimativa das pressões média e diastólica pulmonar (Fig. 9-8). Estas medidas deverão servir para validar a PSAP já realizada. Velocidades elevadas na curva de velocidade da insuficiência pulmonar devem alertar o ecocardiografista sobre hipertensão pulmonar significativa associada. Foram considerados como HP os valores de PMAP maiores do que 19 mmHg e de PDAP, os maiores de 14 mmHg.

$$PMAP = Gradiente\ estimado\ pelo\ pico\ inicial\ da\ curva\ da\ IP\ \text{(velocidade inicial)}$$

$$PDAP = Gradiente\ estimado\ pelo\ pico\ final\ da\ curva\ da\ IP + 5\ mmHg$$
(cavidades direitas e veia cava inferior normais)

Ou

$$PDAP = Gradiente\ estimado\ pelo\ pico\ final\ da\ curva\ da\ IP + 10\ mmHg$$
(cavidades direitas e veia cava inferior dilatadas)

E) Na ausência de insuficiência pulmonar (IP) ou quando a curva da IP estiver mal definida, a pressão média da artéria pulmonar poderá ser estimada pelo tempo de aceleração (TAC) da curva pulmonar. Valores anormais = acima de 25 mmHg.

$$PMAP = 79 - (0{,}45 \times TAC)$$

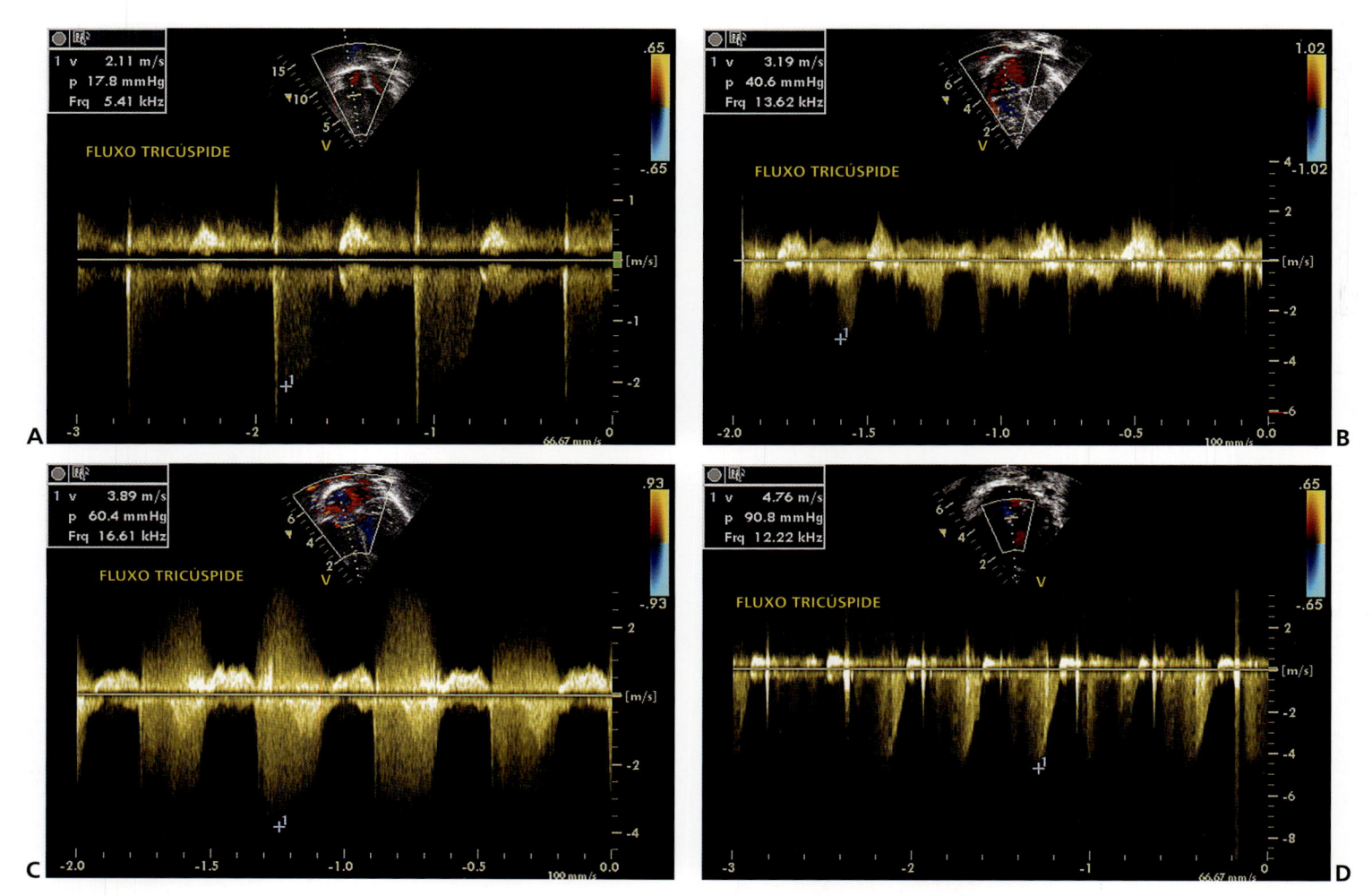

Fig. 9-6. Exemplos de pressão sistólica de artéria pulmonar crescente estimada pela insuficiência tricúspide. (**A**) Pressão normal, estimada em 27,8 mmHg após a soma de 10 mmHg ao valor de 17,8 mmHg. (**B**) Hipertensão pulmonar moderada, estimada em 55,6 mmHg após a soma de 15 mmHg ao valor de 40,6 mmHg, com cavidades direitas dilatadas. (**C**) Hipertensão pulmonar importante, estimada em 75,4 mmHg após a soma de 15 mmHg ao valor de 60,4 mmHg, com cavidades direitas dilatadas. (**D**) Hipertensão pulmonar severa, estimada em 105,8 mmHg após a soma de 15 mmHg ao valor de 90,8 mmHg, com cavidades direitas dilatadas.

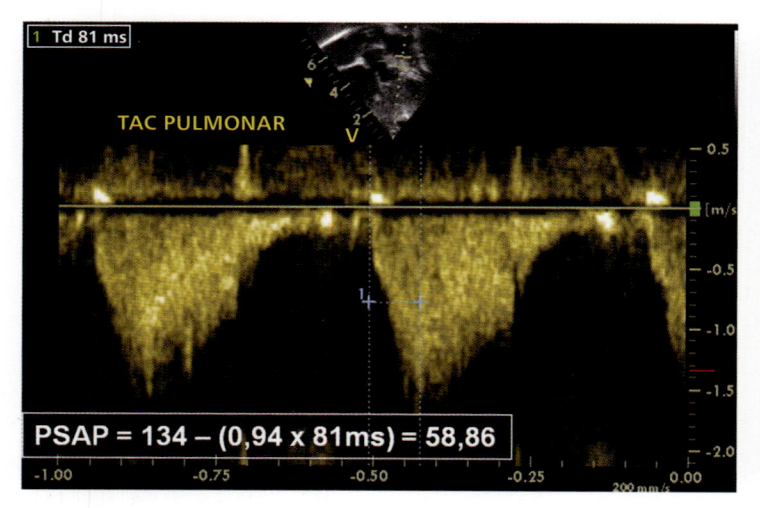

Fig. 9-7. Pressão sistólica da artéria estimada pelo tempo de aceleração (TAC) da curva pulmonar. TAC de 81 ms, com PSAP estimada em 58,8 mmHg.

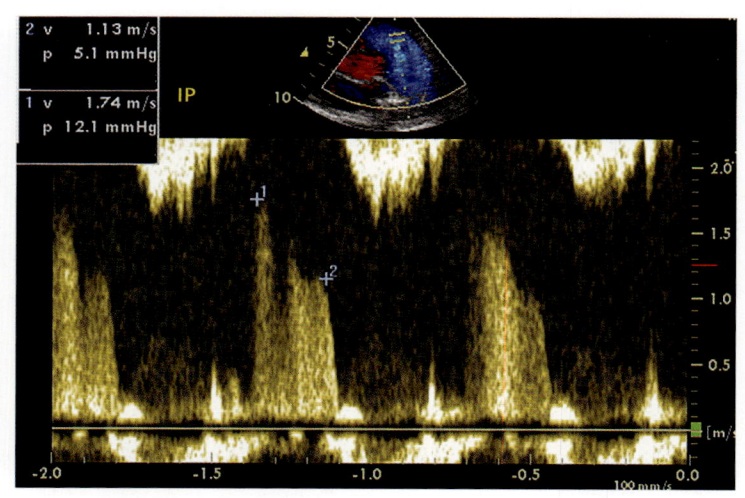

Fig. 9-8. Pressão média e diastólica da artéria estimada pela curva ao Doppler da insuficiência pulmonar. Indivíduo normal com a pressão média estimada pelo pico inicial da curva da IP de 12,1 mmHg e pressão diastólica de 10,1 mmHg estimada pelo pico final da curva da IP + 5 mmHg.

Capítulo 9 ■ Avaliação da Repercussão Hemodinâmica nas Lesões de *Shunt*

F) Hipertensão pulmonar (HP) é definida como uma elevação da pressão média pulmonar acima de 25 mmHg em repouso e/ou acima de 30 mmHg com exercício. É uma complicação que pode ocorrer em crianças com cardiopatias de *shunt* por demora na indicação do tratamento cirúrgico (Fig. 9-9). O reconhecimento da HP pelo ecocardiograma não costuma ser difícil. Observamos nos casos mais graves uma inversão da curvatura do septo interventricular que inicialmente se apresenta retificado e depois abaulado em direção ao ventrículo esquerdo. Dilatação de câmaras direitas, hipertrofia, disfunção diastólica e sistólica de ventrículo direito também são comuns. O Quadro 9-5 demonstra um esquema de classificação para hipertensão pulmonar.

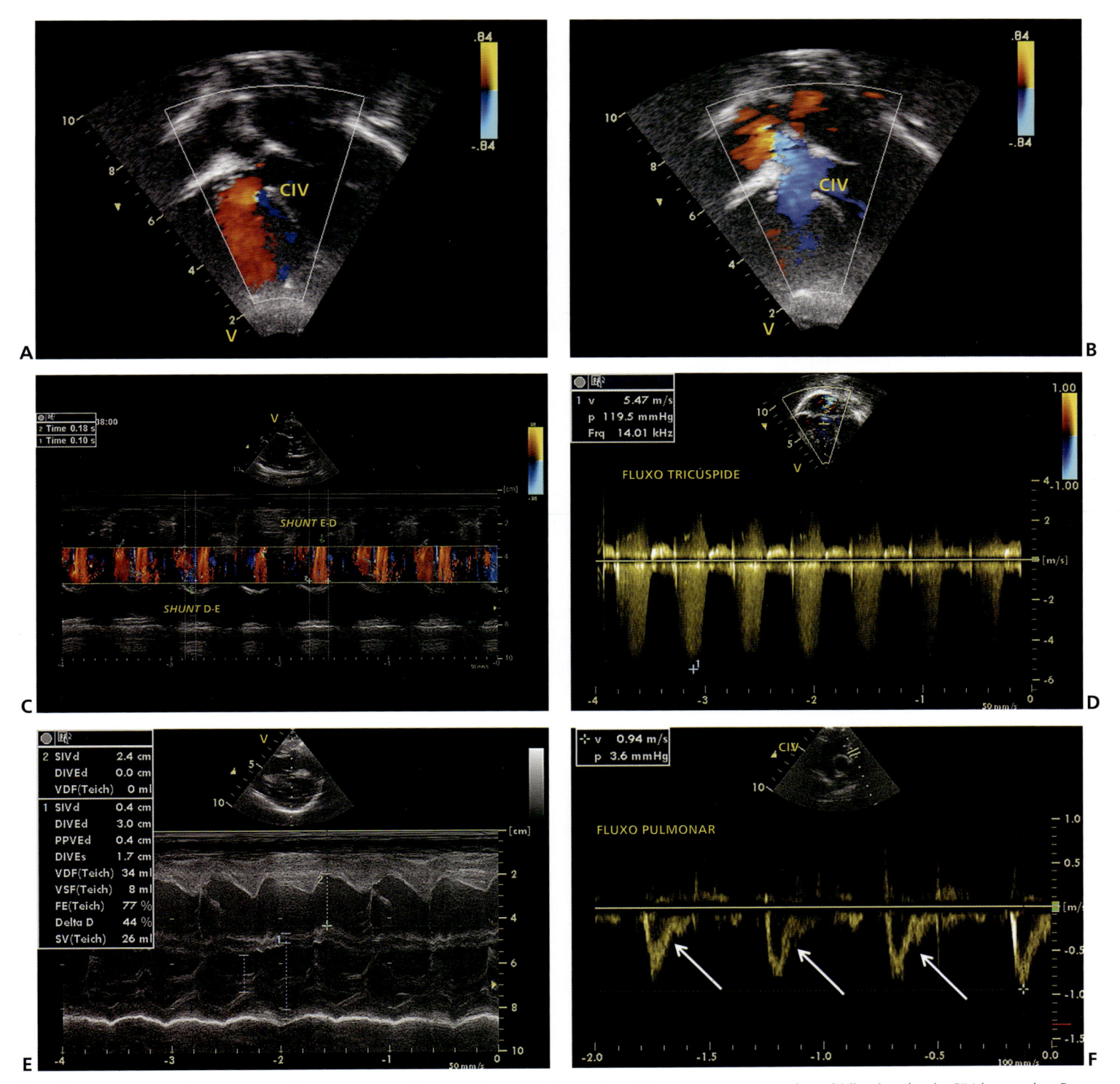

Fig. 9-9. Hipertensão pulmonar em paciente com comunicação interventricular ampla e trissomia 21. Nota-se *shunt* bidirecional pela CIV (comunicação interventricular), em vermelho *shunt* esquerda-direita (**A**) e em azul *shunt* direita-esquerda (**B**). (**C**) Modo-M com Doppler colorido, notando-se tempo de *shunt* esquerda-direita (**E-D**) maior (18 ms) do que o *shunt* direita-esquerda (D-E, 10 ms). (**D**) Hipertensão pulmonar severa, estimada em 129,5 mmHg após a soma de 15 mmHg ao valor de 1.190,5 mmHg. (**E**) Câmaras direitas muito dilatadas ao Modo-M. (**F**) Fluxo pulmonar ao Doppler com velocidade de pico dentro do limite normal entretanto com morfologia alterada pela hipertensão pulmonar sendo nítido o tempo de aceleração curto e o entalhe mesossistólico (seta).

Quadro 9-5. CLASSIFICAÇÃO DA HIPERTENSÃO PULMONAR

Pressão pulmonar	Normal	HP discreta	HP moderada	HP importante
PSAP	< 40 mmHg	< 50 mmHg	< 70 mmHg	≥ 70 mmHg
PMAP	< 25 mmhg	25–34 mmHg	35–44 mmHg	≥ 45 mmHg
TAC pulmonar	> 120 ms	101–120 ms	71–100 ms	≤ 70 ms

REPERCUSSÃO HEMODINÂMICA FINAL – RESUMO DOS ACHADOS ECOCARDIOGRÁFICOS

A repercussão hemodinâmica das lesões de *shunt* está diretamente relacionada ao grau de hiperfluxo pulmonar gerado pelo defeito. Sendo assim, deve haver coerência nos resultados obtidos, por exemplo, uma CIV pequena não tem como causar hiperfluxo importante a menos que exista outra cardiopatia de *shunt* associada. Por outro lado, uma CIV grande não poderá apresentar gradiente elevado de 115 mmHg e fluxo pulmonar normal. Neste caso, provavelmente existe tecido fibroso ocluindo parcialmente a falha septal, deixando-a pequena ou mínima. Em resumo, qualquer discrepância que ocorra indica que em alguma etapa ocorreu erro de medida. Portanto, o Quadro 9-6 tem grande utilizada prática, ajuda a organizar o raciocínio, mas deve ser usada com cautela, pois não existem limites rígidos uma vez que a medicina não é uma ciência exata.

Quadro 9-6. AVALIAÇÃO HEMODINÂMICA DAS LESÕES DE *SHUNT*

Defeito CIV, PCA ou JAP	Medida	Gradiente ao Doppler contínuo	Fluxo pulmonar/ velocidade ao Doppler	Qp/Qs
Mínimo	≤ 2 mm	> 90 mmHg	0,70–1,20 m/s	1
Pequeno	2,1 mm–4 mm	< 71 mmHg–90 mmHg	1,25–1,40 m/s	Menor que 1,5
Moderado	4,1 mm–6 mm	40 mmHg–70 mmhg	1,45–1,65 m/s	1,5–2
Grande	Acima de 6 mm	Abaixo de 40 mmHg	> 1,70 m/s	Maior que 2
Restritivo	≤ 1 mm	Abaixo de 40 mmHg	0,70–1,20 m/s	1

BIBLIOGRAFIA

Berger M, Haimowitz A, Van Tosh A et al. Quantitative assessment of pulmonary hypertension in patients with tricuspid regurgitation using continuous wave Doppler ultrasound. *J Am Coll Cardiol* 1985;6(2):35.

Gelehrter S, Ensing G. Ventricular septal defects. In: Eidem BW, Cetta F, O'Leary PW. (Eds.). *Echocardiography in pediatric and adult congenital heart disease*. Wolters Kluwer Health, 2009, 158p.

Hornberger LK, Sahn DJ, Krabill KA et al. Elucidation of the natural history of ventricular septal defects by serial Doppler color flow mapping studies. *J Am Coll Cardiol* 1989;13(5):1111.

Kacharava AG, Gedevanishvili AT, Imnadze GG et al. Pulmonary stenosis, pulmonary insuficiency and pulmonary hypertension. *Pocket Guide to Echocardiography* 2012;43.

Mahan G, Dabestani A, Gardin J et al. Estimation of pulmonary artery pressure by pulsed Doppler echocardiography. *Circulation* 1983;68(Suppl III):367.

Mancuso FJ, Matsumoto AY, Tatani SB et al. Valor dos diferentes métodos da ecocardiografia doppler no diagnóstico de hipertensão pulmonar. Value of different methods of Doppler echocardiography in the diagnosis of pulmonary hypertension. *Rev Bras Ecocardiogr* 2008;21(4):16.

Sabry AF, Reller MD, Silberbach GM et al. Comparison of four Doppler echocardiographic methods for calculating pulmonary-to-systemic shunt flow ratios in patients with ventricular septal defect. *Am J Cardiol* 1995;75(8):611.

Sanders SP, Yeager S, Williams RG. Measurement of systemic and pulmonary blood flow and QP/QS ratio using Doppler and two-dimensional echocardiography. *Am J Cardiol* 1983;51(6):952.

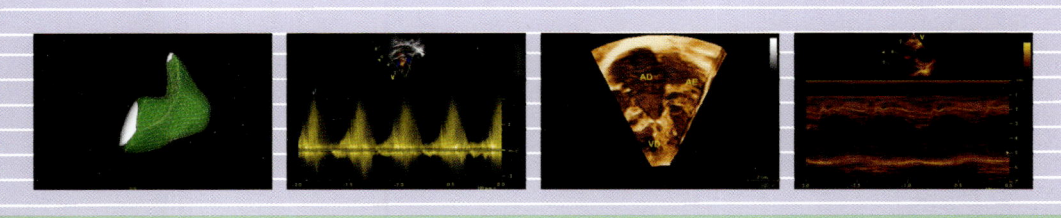

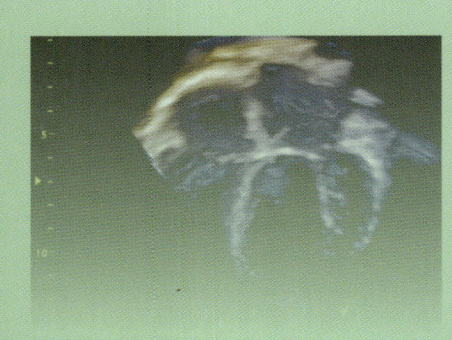

Parte III

Lesões Obstrutivas à Direita

10 Anomalia de Ebstein da Valva Tricúspide

Lilian M. Lopes
Erika Y. I. Takahashi

INTRODUÇÃO

A anomalia de Ebstein é uma doença congênita que acomete a valva tricúspide e o miocárdio subjacente, abrangendo uma ampla variação de alterações anatômicas. A principal característica desse defeito congênito é a aderência dos folhetos septal e posterior da valva tricúspide no miocárdio subjacente por insuficiência de delaminação, ou seja, falha no descolamento do tecido da valva tricúspide da camada interna do miocárdio durante o desenvolvimento embriológico (Fig. 10-1). Este acolamento de folhetos causa imagem ecocardiográfica no corte de quatro câmaras de "deslocamento" apical dos folhetos septal e inferior da valva tricúspide, podendo variar de graus leves (acomete somente a porção septal) até graus mais severos com todo o aparelho valvar movendo-se para a região da via de saída do ventrículo direito (VD).

O arranjo dos folhetos da valva tricúspide dentro do ventrículo direito determina a formação de uma câmara atrial direita ampla juntamente com o miocárdio ventricular (porção "atrializada" do ventrículo direito), diminuindo, consequentemente, o tamanho da via de entrada do VD. Esta região "atrializada" possui paredes finas, e o ventrículo direito pode apresentar graus variados de disfunção. O folheto anterior é grande e redundante, podendo também ser fenestrado ou encurtado. Os folhetos aderidos possuem pouca ou nenhuma mobilidade, provocando insuficiência ou, mais raramente, estenose tricúspide.

Em 1988, Carpentier *et al.* propuseram a seguinte classificação da anomalia de Ebstein:

- *Tipo A*: aderência dos folhetos septal e posterior, sem restrição do volume funcional do VD (Fig. 10-2).
- *Tipo B*: VD atrializado com folheto anterior normal (Fig. 10-3).
- *Tipo C*: VD atrializado com folheto anterior com mobilidade reduzida, podendo causar obstrução significativa na via da saída do VD (Fig. 10-4).
- *Tipo D*: atrialização quase completa do ventrículo com exceção de uma pequena porção do infundíbulo (Fig. 10-5).

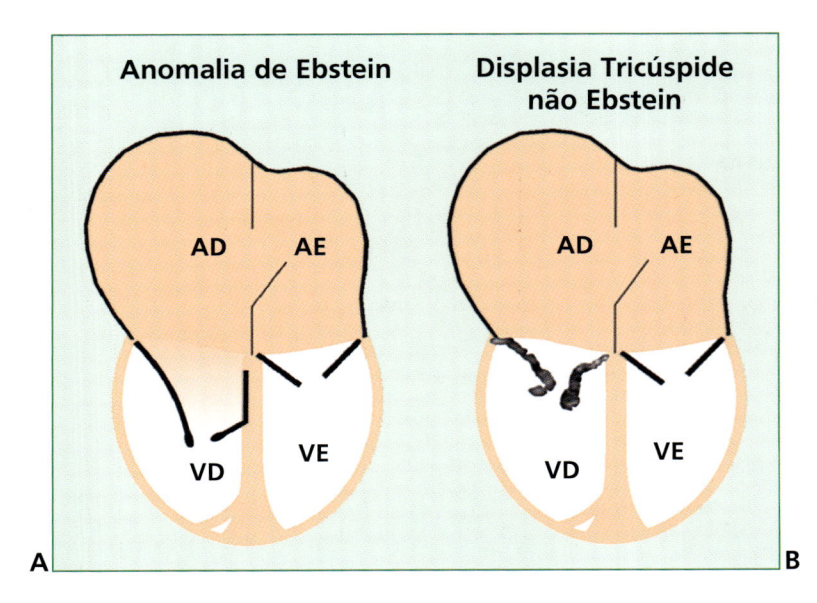

Fig. 10-1. Diagrama mostrando tipos de displasia tricúspide dos tipos Ebstein e não Ebstein. (**A**) Anomalia de Ebstein da valva tricúspide, com acolamento do folheto septal. (**B**) Anomalia não Ebstein da valva tricúspide. Não há acolamento do folheto septal estando a implantação valvar preservada, porém os folhetos são intensamente espessados e displásicos. AD = Átrio direito; AE = átrio esquerdo; VD = ventrículo direito; VE = ventrículo esquerdo.

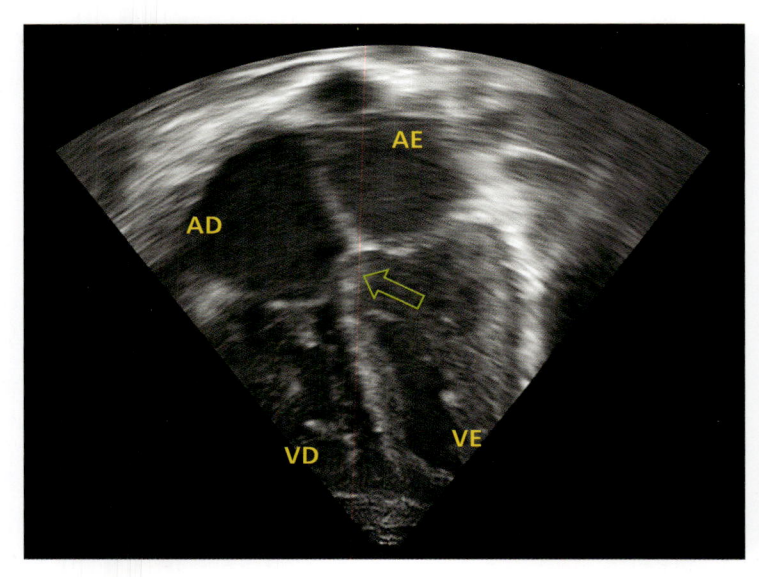

Fig. 10-2. Anomalia de Ebstein em posição de quatro câmaras, tipo A de Carpentier. Forma leve, acolamento discreto do folheto septal (seta), sem restrição do volume funcional do VD. AD = Átrio direito; AE = átrio esquerdo; VD = ventrículo direito; VE = ventrículo esquerdo.

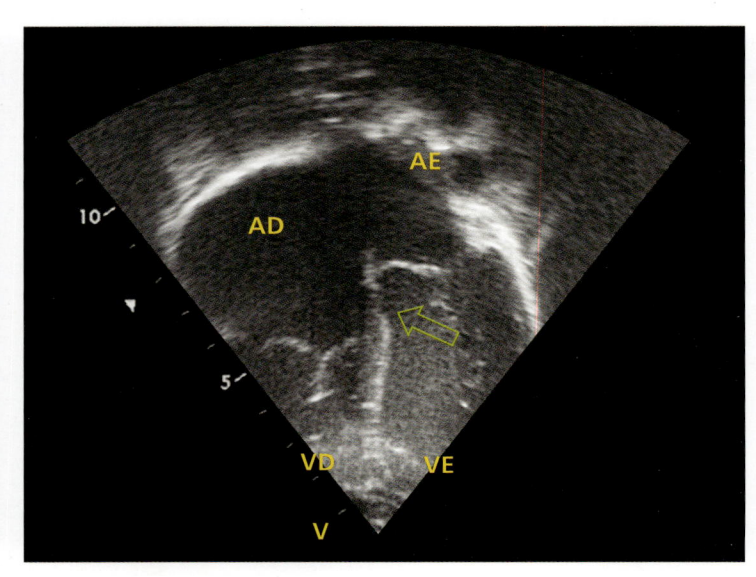

Fig. 10-3. Anomalia de Ebstein em posição de quatro câmaras, tipo B de Carpentier. Forma moderada, acolamento moderado do folheto septal (seta) com porção atrializada do ventrículo direito maior, folheto anterior normal. AD = Átrio direito; AE = átrio esquerdo; VD = ventrículo direito; VE = ventrículo esquerdo.

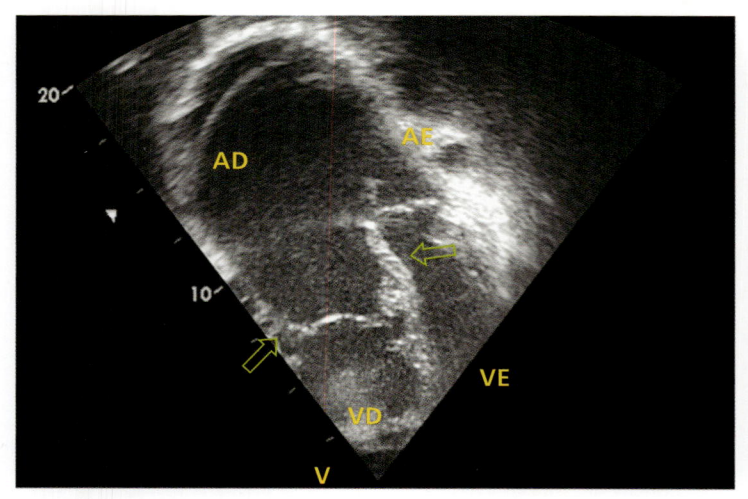

Fig. 10-4. Anomalia de Ebstein em posição de quatro câmaras, tipo C de Carpentier. Forma grave, grande acolamento do folheto septal (seta à direita), átrio direito muito dilatado, tamanho do ventrículo direito funcionante muito reduzido, folheto anterior com traves que provocam diminuição de mobilidade (seta à esquerda). AD = Átrio direito; AE = átrio esquerdo; VD = ventrículo direito; VE = ventrículo esquerdo.

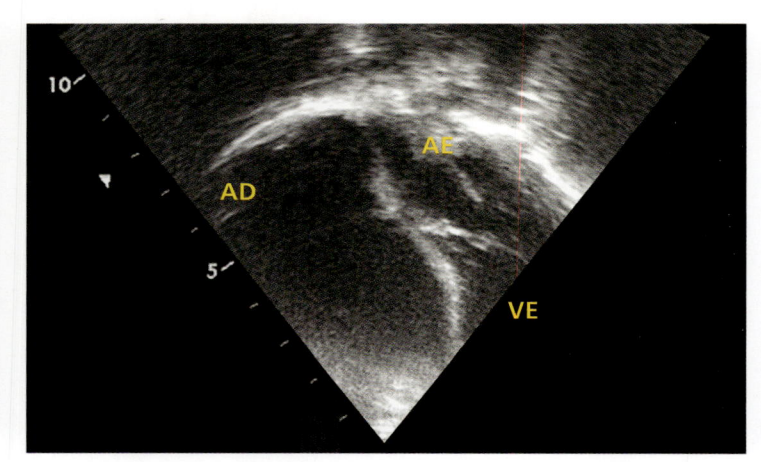

Fig. 10-5. Anomalia de Ebstein em posição de quatro câmaras, tipo D de Carpentier - C. Forma severa, onde não se vê o folheto septal da valva tricúspide na posição de quatro câmaras, em razão do acolamento total. Tem-se a impressão de que a posição de quatro câmaras tem apenas três câmaras. Nestes casos o folheto septal costuma estar visível apenas na via de saída do ventrículo direito, em posição de eixo curto. AD = Átrio direito; AE = átrio esquerdo; VE = ventrículo esquerdo.

Celermajer *et al.* (1994) descreveram um escore de gravidade para recém-nascidos com base em achados ecocardiográficos, com graduação de 1 a 4. Este índice é calculado de acordo com a fórmula apresentada a seguir e apresentou alta correlação com mortalidade neonatal nos graus 3 e 4.

$$\frac{\text{Área de AD + VD atrializado}}{\text{Área de VD funcionante + AE + VE}}$$

Resultado da fórmula	Graus	Mortalidade
< 0,5	Grau 1	Zero
0,5–0,99	Grau 2	10%
1,0–1,49	Grau 3	44%
> 1,5	Grau 4	100%

ACHADOS ECOCARDIOGRÁFICOS INDIRETOS

O diagnóstico inicial da Anomalia de Ebstein consiste no achado característico do deslocamento em direção apical do folheto septal da valva tricúspide. A simples visibilização do centro fibroso do coração na posição de quatro câmaras na maioria das vezes não deixa dúvidas em relação ao diagnóstico. Em corações normais, o desnível ou "deslocamento" do folheto septal da valva tricúspide em relação ao folheto anterior da valva mitral é menor que 8 mm/m² de superfície corpórea (índice de deslocamento, Fig. 10-6).

Na anomalia de Ebstein o folheto septal é displásico e pode estar completamente deslocado e aderido à parede ventricular. O folheto anterior é, frequentemente, grande e redundante com formato e movimento comparáveis a uma "vela de barco", abaulando para a via de saída do ventrículo direito durante a sístole e retraindo-se durante a diástole (Fig. 10-7). Com frequência apresenta traves aderentes a partir de suas bordas em direção à parede lateral do ventrículo direito (Fig. 10-8A e B). Nas formas mais severas de anomalia de Ebstein, fenestrações nos folhetos são muito comuns, acarretando vários pequenos pontos de insuficiência, além do grande jato central pela falha de coaptação entre os folhetos (Fig. 10-8C e D).

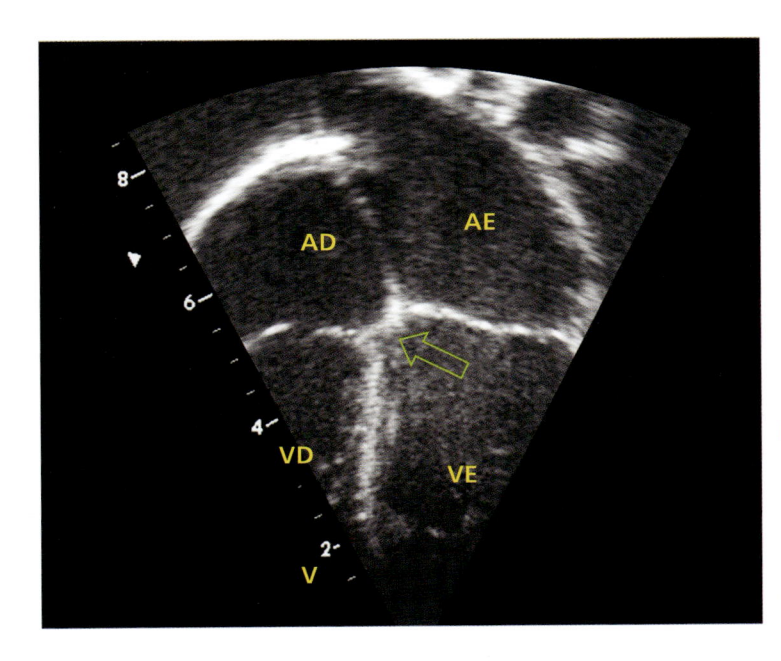

Fig. 10-6. Coração normal, centro fibroso. Em corações normais, o desnível entre o folheto septal da valva tricúspide em relação ao folheto anterior da valva mitral é menor que 8 mm/m² de superfície corpórea (índice de deslocamento). AD = Átrio direito; AE = átrio esquerdo; VD = ventrículo direito; VE = ventrículo esquerdo.

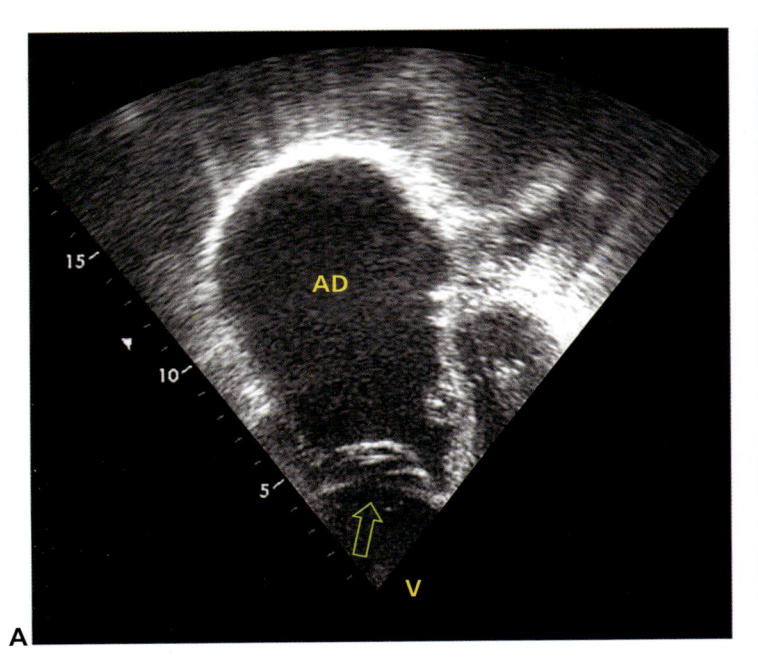

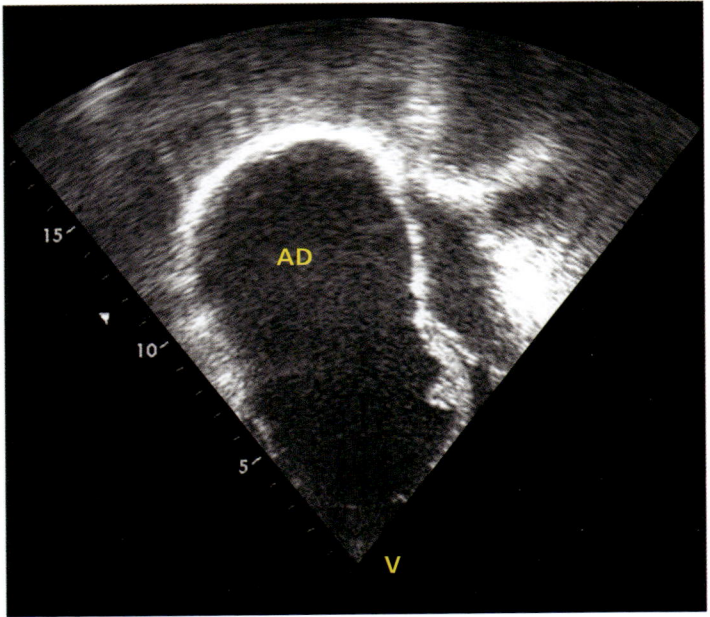

Fig. 10-7. Anomalia de Ebstein em posição de quatro câmaras, folheto em "vela de barco". (**A**) O folheto anterior grande e redundante, com formato e movimento comparáveis a uma "vela de barco", abaulando durante a sístole (seta). (**B**) Retração durante a diástole. AD = Átrio direito.

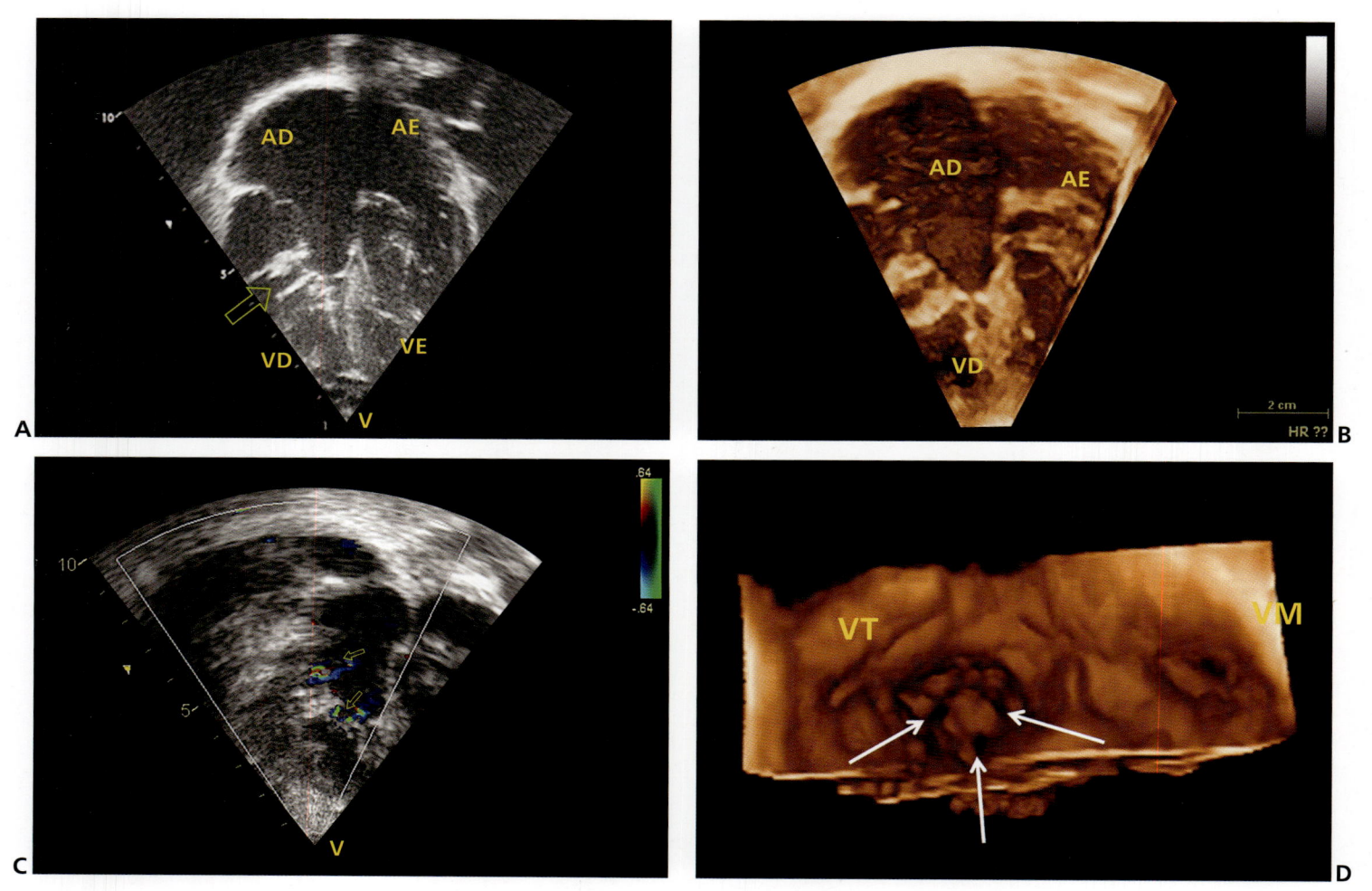

Fig. 10-8. Anomalia de Ebstein, displasia valvar importante. (**A** e **B**) Folheto anterior com muitas traves de aderência em direção à parede lateral do VD, bidimensional e tridimensional. (**C** e **D**) Fenestrações nos folhetos, com vários pequenos pontos de insuficiência ao Doppler colorido (azul, setas) e ao tridimensional (setas brancas). AD = Átrio direito; AE = átrio esquerdo; VD = ventrículo direito; VE = ventrículo esquerdo; VT = valva tricúspide; VM = valva mitral.

O tamanho das câmaras direitas bem como a função ventricular direita são frequentemente afetados. A dilatação do átrio e do ventrículo direito está relacionada com o grau de insuficiência tricúspide, que é muito bem definida pelo Doppler colorido. Nos casos mais graves de anomalia de Ebstein, embora a insuficiência muitas vezes se apresente ao Doppler colorido como importante, a velocidade de pico do jato de insuficiência costuma ser baixa em razão da alta pressão existente dentro do átrio direito (Fig. 10-9).

O forame oval pérvio ou comunicação interatrial está presente na maioria dos casos. Outros defeitos associados, mais raros, podem ser encontrados, como estenose ou atresia pulmonar, hipoplasia de artérias pulmonares, comunicação interventricular, estenose subaórtica, coarctação, atresia aórtica, prolapso mitral.

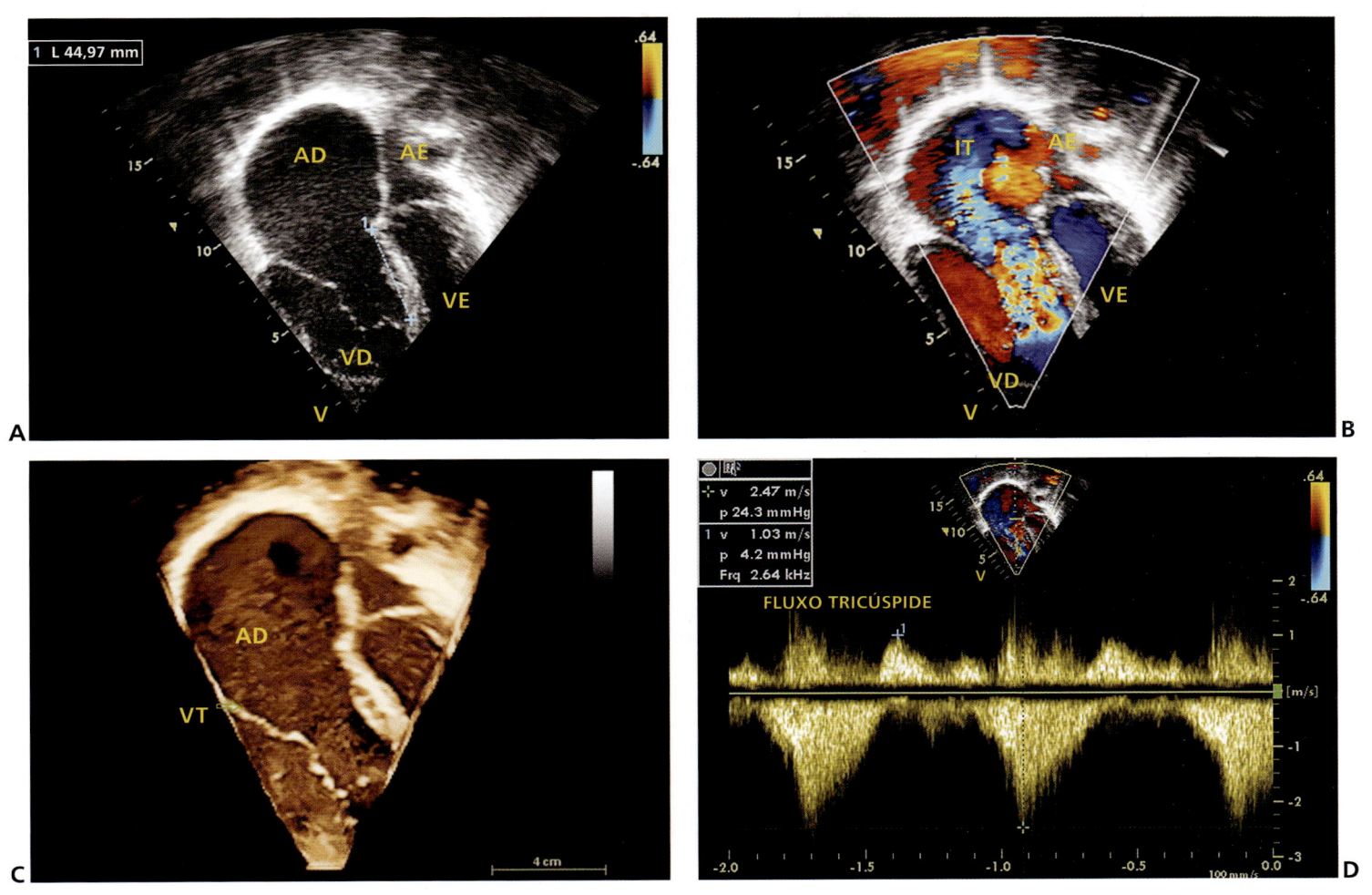

Fig. 10-9. Anomalia de Ebstein em posição de quatro câmaras, tipo C de Carpentier. (**A**) Forma grave, com grande acolamento do folheto septal e átrio direito muito dilatado. (**B**) Insuficiência tricúspide (IT) demonstrada pelo Doppler colorido (azul). (**C**) Posição de quatro câmaras ao tridimensional. (**D**) Doppler contínuo da valva tricúspide mostrando velocidade baixa da curva da insuficiência. AD = Átrio direito; AE = átrio esquerdo; VD = ventrículo direito; VE = ventrículo esquerdo; VT = valva tricúspide.

Técnica de exame

As incidências apicais das quatro câmaras e paraesternal de eixo longo em direção à via de saída do ventrículo direito mostram as alterações dos folhetos anterior e septal, o tamanho das câmaras cardíacas direitas e sua função. O folheto inferior é bem visualizado no corte subcostal sagital ou coronal.

O corte subcostal mostra a via de saída do ventrículo direito e a porção funcional deste ventrículo. O ventrículo esquerdo pode estar comprimido devido ao abaulamento do septo interventricular para a esquerda devidamente demonstrado na incidência paraesternal de eixo longo.

Na forma mais grave da Anomalia de Ebstein (tipo D de Carpentier), a análise da posição de quatro câmaras geralmente causa uma sensação de perplexidade inicial, pois a não visibilização da valva tricúspide nesta posição gera a impressão de quatro câmaras com apenas três câmaras. Isto ocorre porque todo o aparelho valvar tricúspide desloca-se para a via de saída do ventrículo direito, não sendo visível na posição de quatro câmaras (Fig. 10-10).

A diminuição do fluxo anterógrado para a artéria pulmonar quer seja pelo hipofluxo anterógrado consequente à insuficiência tricúspide importante, quer seja pela obstrução causada pelo folheto anterior da valva tricúspide, pode provocar hipodesenvolvimento da valva e artérias pulmonares, bem como atresia pulmonar funcional ou anatômica (Fig. 10-11).

Resumindo, o espectro da anomalia de Ebstein pode variar desde deslocamentos mínimos dos folhetos septal e posterior da valva tricúspide até uma membrana muscular pérvia ou imperfurada entre as porções de vias de entrada e trabecular do ventrículo direito (Fig. 10-12). Formas raras de displasia da valva tricúspide sem acolamento do folheto septal poderão ocorrer.

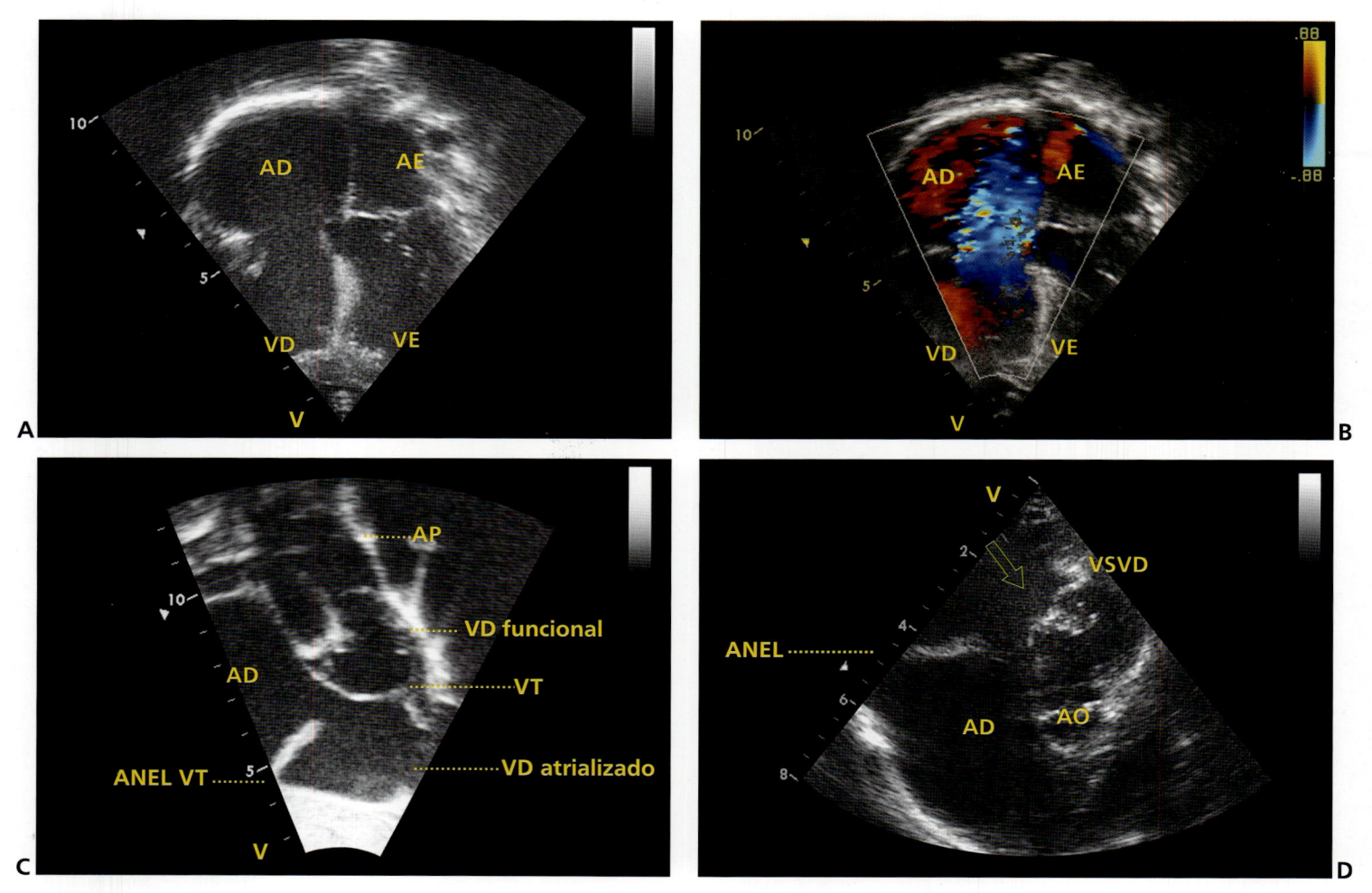

Fig. 10-10. Anomalia de Ebstein em posição de quatro câmaras, tipo D de Carpentier. (**A**) Forma severa, ausência do folheto septal da valva tricúspide na posição de quatro câmaras. (**B**) Insuficiência tricúspide demonstrada pelo Doppler colorido (azul). (**C**) Posição subcostal em diástole observando-se valva tricúspide deslocada para a via de saída do VD, com porção funcional do VD muito reduzida. (**D**) Posição paraesternal de eixo curto, mesmo aspecto da valva tricúspide deslocada para a via de saída do VD (seta). AD = Átrio direito; AE = átrio esquerdo; VD = ventrículo direito; VE = ventrículo esquerdo; VT = valva tricúspide; AO = aorta; AP = artéria pulmonar; VSVD = via de saída do ventrículo direito.

Dificuldades no diagnóstico

Alguns pacientes poderão apresentar deslocamento apical apenas do folheto posterior ou apenas da porção inferior do folheto septal, dificultando o diagnóstico da anomalia de Ebstein, que poderá passar despercebido.

As alterações muito leves da valva tricúspide poderão gerar dúvidas em relação a ser uma anomalia de Ebstein ou apenas uma displasia sem acolamento.

Resumo dos achados ecocardiográficos

- Deslocamento do folheto septal em direção à ponta do ventrículo direito na posição de quatro câmaras.
- Insuficiência tricúspide com graus variados de displasia valvar.
- Folheto anterior redundante, do tipo vela de barco, apresentando fenestrações e/ou traves de ligação ao miocárdio subjacente.
- Estenose ou atresia pulmonar (comuns).
- Dilatação das câmaras cardíacas direitas e da porção atrializada do VD.

Capítulo 10 ▪ Anomalia de Ebstein da Valva Tricúspide

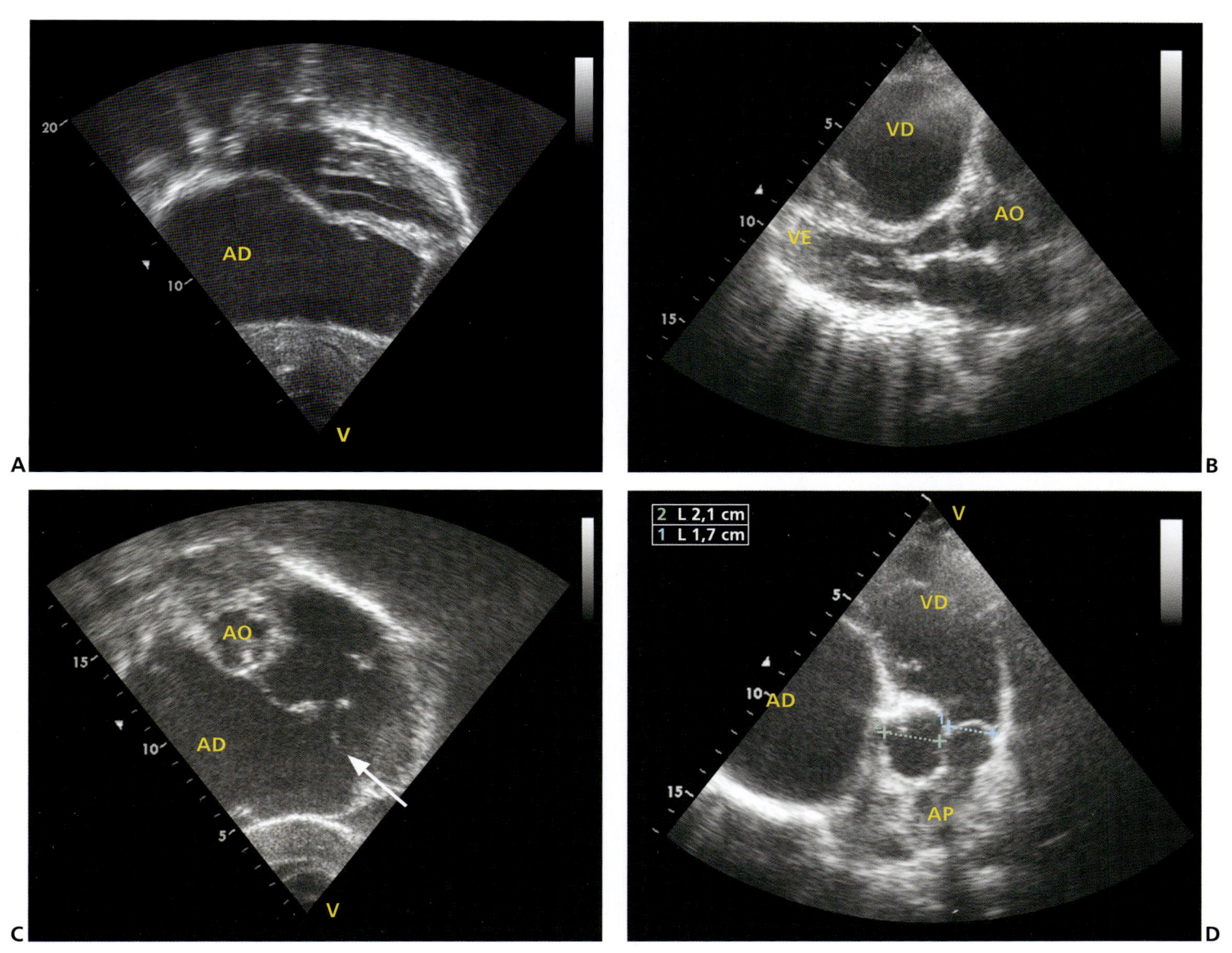

Fig. 10-11. Anomalia de Ebstein tipo D de Carpentier. (**A**) Forma severa, ausência do folheto septal da valva tricúspide na posição subcostal. (**B**) Posição paraesternal de eixo longo, septo interventricular abaulado para a esquerda em razão da grande dilatação do ventrículo direito. (**C**) Posição subcostal em diástole, observando-se valva tricúspide deslocada para a via de saída do ventrículo direito (seta). (**D**) Posição paraesternal de eixo curto, valva e artérias pulmonares hipodesenvolvidas. AD = Átrio direito; VD = ventrículo direito; VE = ventrículo esquerdo; AO = aorta; AP = artéria pulmonar.

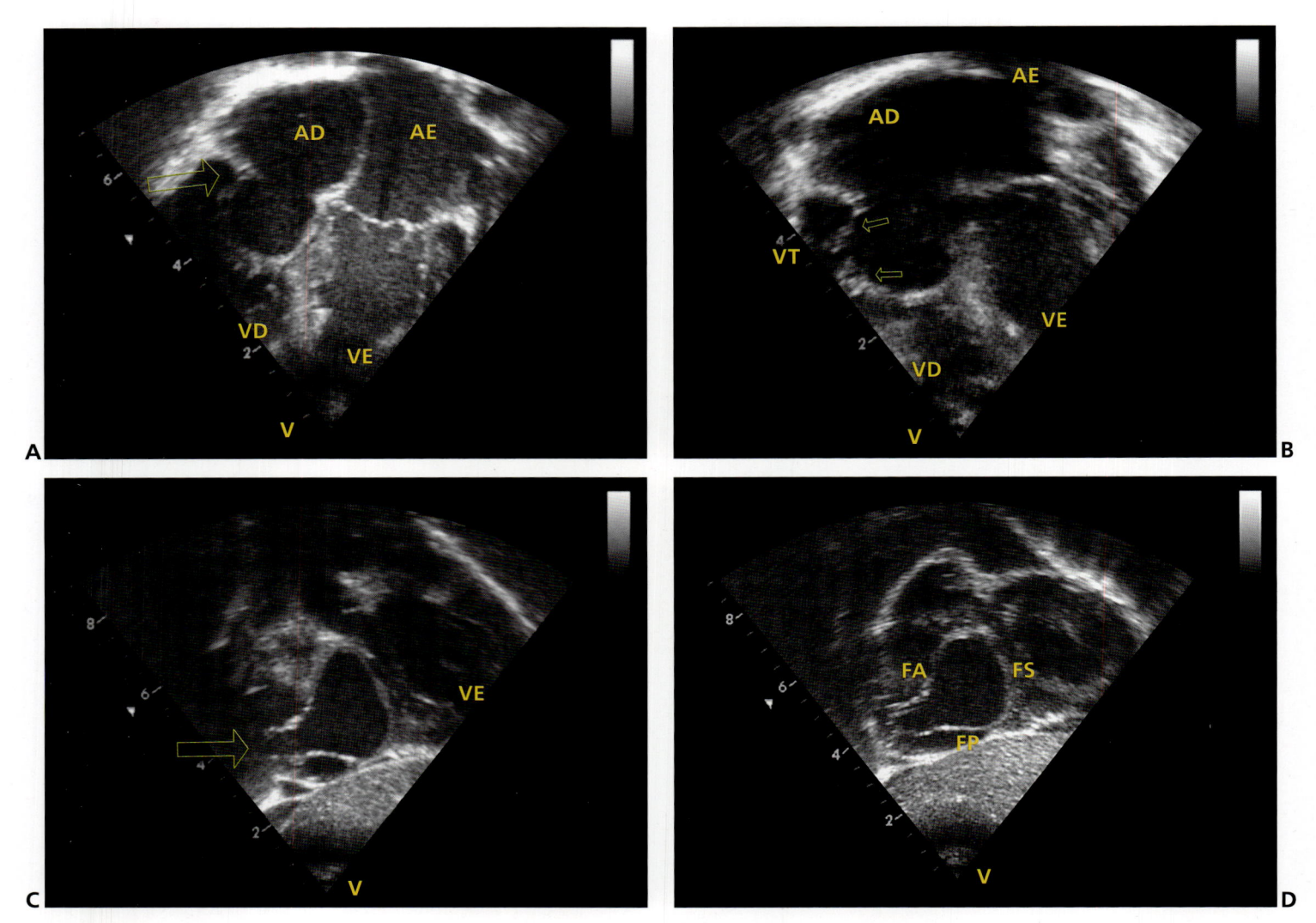

Fig. 10-12. Forma rara de anomalia de Ebstein com valva tricúspide muscularizada. (**A**) Folheto septal espessado e totalmente aderido ao septo. A seta aponta para o plano do anel valvar. (**B**) A porção móvel dos folhetos encontra-se deslocada lateralmente, as duas setas indicam a dimensão do orifício de abertura da valva tricúspide. (**C** e **D**) Abertura da valva tricúspide em posição atípica, Notar disposição rodada dos folhetos anterior (FA), septal (FS) e posterior (FP). AD = Átrio direito; AE = átrio esquerdo; VD = ventrículo direito; VE = ventrículo esquerdo; VT = valva tricúspide.

DISPLASIA VALVAR TRICÚSPIDE NÃO EBSTEIN

A displasia valvar tricúspide não Ebstein apresenta características semelhantes à anomalia de Ebstein, porém não há nenhum grau de acolamento dos folhetos septal e posterior que se encontram inseridos normalmente (Fig. 10-13). A valva tricúspide é espessada e nodular, com folhetos e cordoalhas encurtados. Estas alterações provocam amplas falhas de coaptação dos folhetos, e a insuficiência tricúspide costuma ser moderada ou severa. Pela gravidade da insuficiência tricúspide que já aparece em vida fetal, grandes cardiomegalias por dilatação de câmaras direitas causam hipoplasia pulmonar fetal que compromete o prognóstico, sendo as mortalidades fetal e neonatal altíssimas. Por esta razão, esta anomalia é muito mais frequente em vida fetal do que pós-natal (Fig. 10-14).

Resumo dos achados ecocardiográficos

- Folhetos da valva tricúspide espessados, porém normalmente posicionados.
- Insuficiência tricúspide importante por displasia valvar severa.
- Dilatação de átrio e ventrículo direitos.
- Estenose ou atresia pulmonar (comuns).

Capítulo 10 ■ Anomalia de Ebstein da Valva Tricúspide

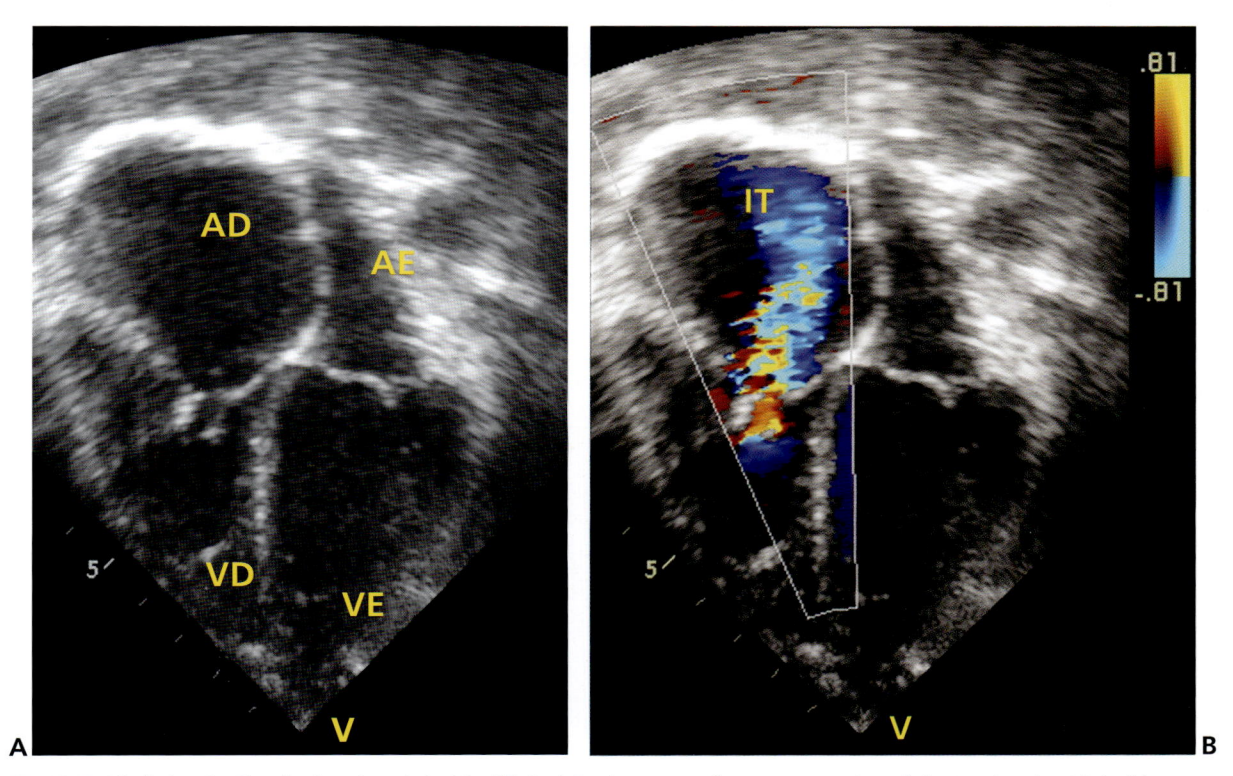

Fig. 10-13. Displasia não Ebstein da valva tricúspide. (**A**) Posição de quatro câmaras, notando-se folhetos da valva tricúspide implantados normalmente ao nível da junção atrioventricular, sem nenhum grau de acolamento. A valva tricúspide apresenta falha de coaptacao dos folhetos anterior e septal, além de espessamento. (**B**) Insuficiência tricúspide (IT) demonstrada pelo Doppler colorido (azul). AD = Átrio direito; AE = átrio esquerdo; VD = ventrículo direito; VE = ventrículo esquerdo.

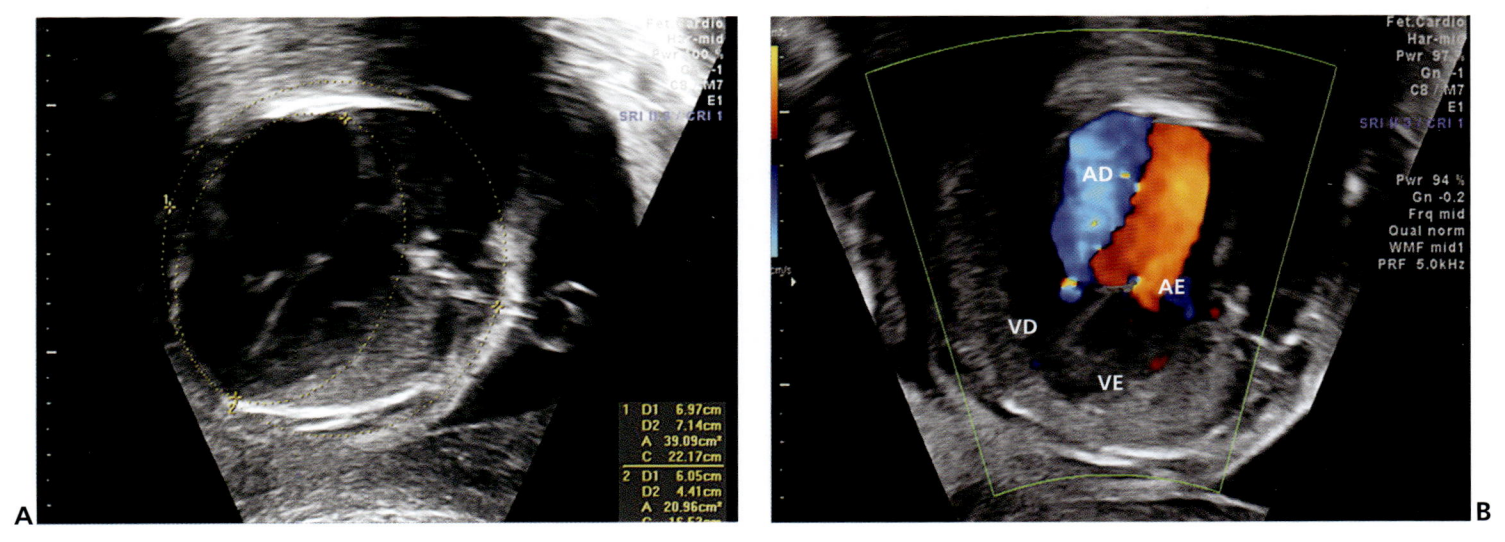

Fig. 10-14. Displasia não Ebstein da valva tricúspide em feto de 30 semanas. (**A**) Posição de quatro câmaras, notando-se cardiomegalia importante por dilatação do átrio e ventrículo direitos, consequente à insuficiência tricúspide grave. Os folhetos da valva tricúspide aparecem implantados normalmente ao nível da junção atrioventricular, sem nenhum grau de acolamento. (**B**) Insuficiência tricúspide demonstrada pelo Doppler colorido (azul). AD = Átrio direito; AE = átrio esquerdo; VD = ventrículo direito; VE = ventrículo esquerdo.

BIBLIOGRAFIA

Carpentier A, Chauvaud S, Mace L et al. A new reconstructive operation for Ebstein's anomaly of the tricuspid valve. *J Thorac Cardiovasc Surg* 1988;96(1):92.

Celermajer DS, Bull C, Till JA et al. Ebstein's anomaly: presentation and outcome from fetus to adult. *J Am Coll Cardiol* 1994;23(1):170.

Celermajer DS, Cullen S, Sullivan ID et al. Outcome in neonates with Ebstein's anomaly. *J Am Coll Cardiol* 1992;19(5):1041.

Jost CHA, Connolly HM, Dearani JA et al. Ebstein's anomaly. *Circulation* 2007;115(2):277.

Knott-Craig CJ, Goldberg SP. Management of neonatal Ebstein's anomaly. In: *Seminars in thoracic and cardiovascular surgery: pediatric cardiac surgery annual.* Philadelphia: WB Saunders, 2007;10(1):112.

O´Leary PW. Ebstein's malformation and tricuspid valve diseases. In: Eidem BW, Cetta F, O'Leary PW. (Eds.). *Echocardiography in pediatric and adult congenital heart disease.* Wolters Kluwer Health, 2009, p.131.

11 Atresia Tricúspide

Lilian M. Lopes
Erika Y. I. Takahashi

INTRODUÇÃO

A atresia tricúspide (AT) é definida pela ausência de conexão do átrio direito com o ventrículo direito, que frequentemente é hipoplásico, caracterizando uma conexão atrioventricular univentricular. Pode haver uma valva tricúspide rudimentar ou uma membrana imperfurada, porém, geralmente o assoalho do átrio direito é muscular, separado do ventrículo principal por um tecido fibroadiposo do sulco atrioventricular.

A classificação mais utilizada para descrever os tipos de atresia tricúspide foi proposta por Edwards e Burchell (1949) que consideram as conexões atrioventriculares, ventriculoarteriais, a anatomia da valva pulmonar e da comunicação interventricular (CIV). No entanto, a descrição anatômica seguindo a análise seguimentar sequencial deve ser sempre realizada para que nenhum defeito associado seja omitido. O Quadro 11-1 e a Figura 11-1 mostram a classificação da atresia tricúspide.

Quadro 11-1. CLASSIFICAÇÃO DA ATRESIA TRICÚSPIDE

Tipo	Descrição	Frequência
Tipo I	**Conexão ventriculoarterial concordante/Artérias normalmente relacionadas**	**69%**
IA	Atresia pulmonar sem CIV	9%
IB	Estenose pulmonar + CIV restritiva	51%
IC	Sem estenose pulmonar + CIV grande	9%
Tipo II	**Conexão ventriculoarterial discordante/D-transposição**	**28%**
IIA	Atresia pulmonar + CIV	2%
IIB	Estenose pulmonar + CIV	8%
IIC	Sem estenose pulmonar + CIV	18%
Tipo III	**Conexão ventriculoarterial discordante/L-transposição** Aorta relacionada com o ventrículo com morfologia direita que se encontra à esquerda	3%

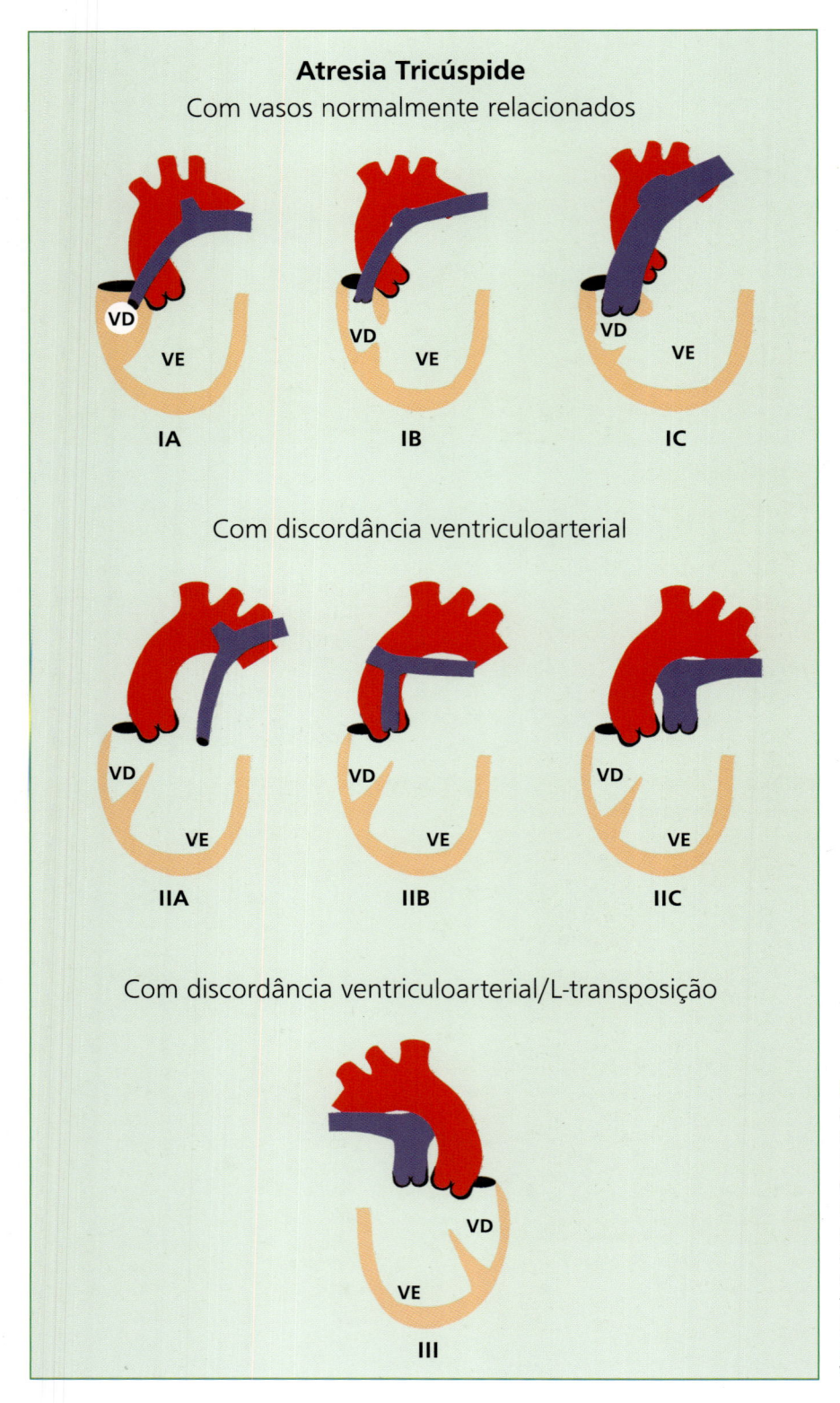

Fig. 11-1. Diagrama demonstrando os tipos de atresia tricúspide. IA: vasos normalmente relacionados, sem CIV e com atresia pulmonar; IB: vasos normalmente relacionados, com CIV e estenose pulmonar; IC: vasos normalmente relacionados, com CIV e sem estenose pulmonar; IIA: com vasos transpostos, CIV e atresia pulmonar; IIB: com vasos transpostos, CIV e estenose pulmonar; IIC: com vasos transpostos, CIV, sem estenose pulmonar, III: com discordância ventriculoarterial em L-transposição. VD = Ventrículo direito; VE = ventrículo esquerdo.

ACHADOS ECOCARDIOGRÁFICOS INDIRETOS

Posição de quatro câmaras desbalanceada, com ventrículo esquerdo dilatado e ventrículo direito hipoplásico, lembrando o formato de um *donut* (biscoito tipo rosquinha, Fig. 11-2). O Doppler colorido demonstra ausência total de enchimento diastólico do ventrículo direito e grande massa colorida de fluxo pela valva mitral (Fig. 11-3).

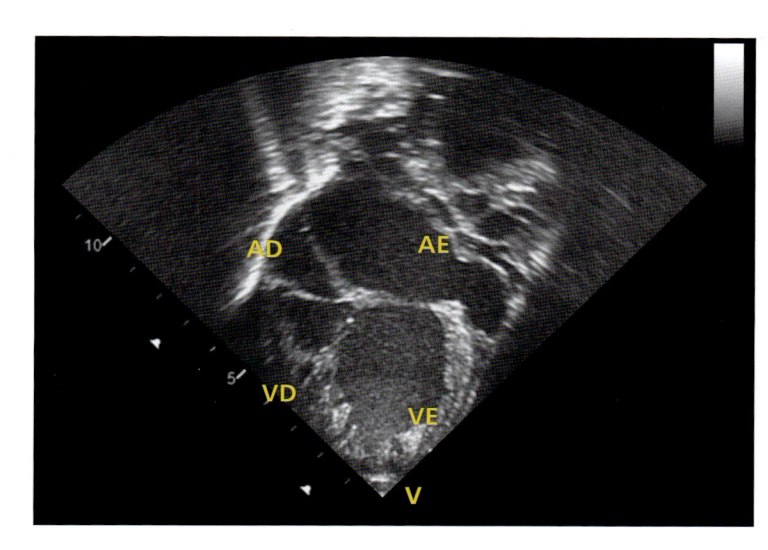

Fig. 11-2. Atresia tricúspide. Posição de quatro câmaras, notar ventrículo direito hipoplásico e arredondado e ventrículo esquerdo dilatado e hipertrabeculado. AD = Átrio direito; AE = átrio esquerdo; VD = ventrículo direito; VE = ventrículo esquerdo.

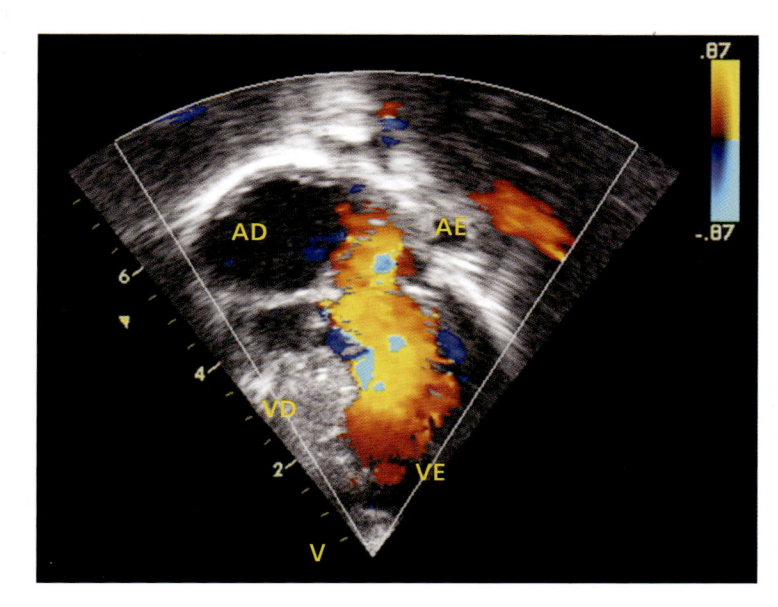

Fig. 11-3. Atresia tricúspide. Posição de quatro câmaras com ventrículo direito hipoplásico e Doppler colorido demonstrando ausência total de enchimento diastólico do ventrículo direito e grande massa colorida de fluxo pela valva mitral. AD = Átrio direito; AE = átrio esquerdo; VD = ventrículo direito; VE = ventrículo esquerdo.

TÉCNICA DE EXAME

Posição apical de quatro câmaras Esse corte permite a definição da inexistência de conexão entre átrio e ventrículo direitos. Avaliar cuidadosamente se há presença de valva tricúspide severamente hipoplásica (presença de folhetos e aparato tensor) simulando atresia, ou de uma membrana imperfurada, ou um assoalho muscular entre o átrio e o ventrículo (Fig. 11-4).

A comunicação interventricular deve ser bem estudada para determinar seu tamanho, localização e evidência de obstrução pelo Doppler pulsado e o colorido.

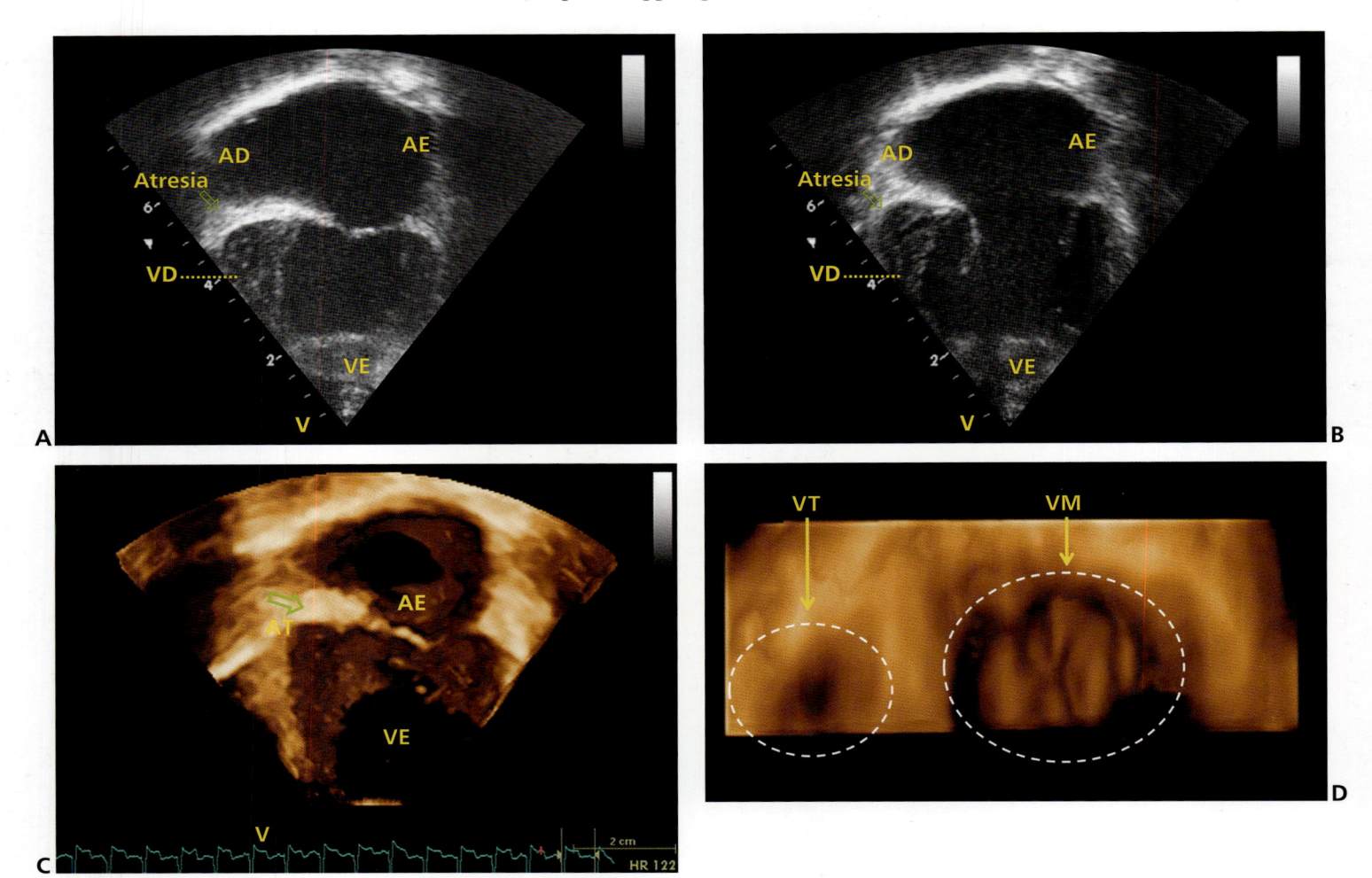

Fig. 11-4. Atresia tricúspide (AT). (**A**) Sístole, ventrículo direito hipoplásico com assoalho do átrio direito retificado por ausência de valva tricúspide (VT) em posição de quatro câmaras. (**B**) Mesmo aspecto em diástole, com valva mitral (VM) aberta e tricúspide retificada. (**C**) Imagem tridimensional em quatro câmaras. (**D**) Corte transversal das valvas tricúspide e mitral ao tridimensional. Notar que o anel mitral é amplo com presença de folhetos, e o anel tricúspide é hipoplásico com aspecto muito ecogênico e leve adelgaçamento central, entretanto sem passagem de fluxo. AD = Átrio direito; AE = átrio esquerdo; VD = ventrículo direito; VE = ventrículo esquerdo.

Posição subcostal

Avaliação do septo interatrial para determinar o tamanho e a localização da comunicação e se há restrição ao fluxo do átrio direito para o átrio esquerdo (Fig. 11-5).

A conexão ventriculoarterial pode ser bem avaliada pela janela subcostal. A visibilização de um vaso que se bifurca, em posição posterior, fala a favor de uma discordância ventriculoarterial.

No eixo curto subcostal é possível avaliar a conexão ventriculoarterial, o tamanho do ventrículo direito e a presença de obstrução da via de saída do ventrículo direito. O gradiente VD-TP costuma ser mais bem obtido nesta posição em razão do alinhamento ideal do jato da estenose com a amostra de Doppler (Fig. 11-6).

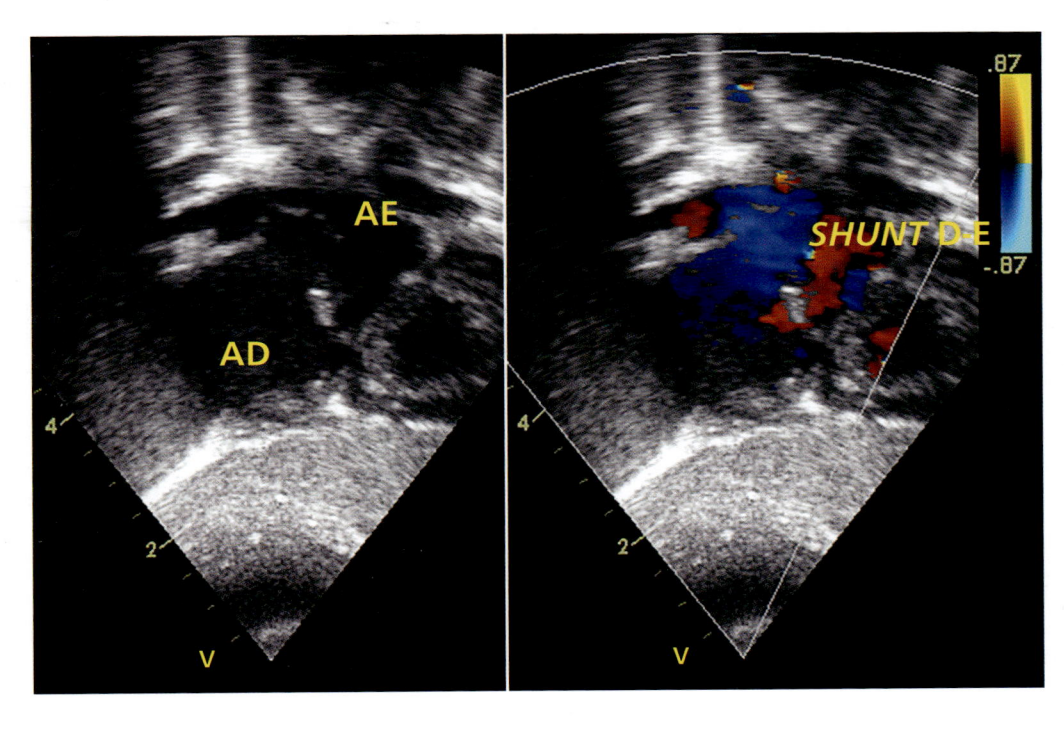

Fig. 11-5. Forame oval em paciente com atresia tricúspide. Amplo forame oval com *shunt* direita-esquerda (D-E) em neonato com AT corte subcostal. AD = Átrio direito; AE = átrio esquerdo.

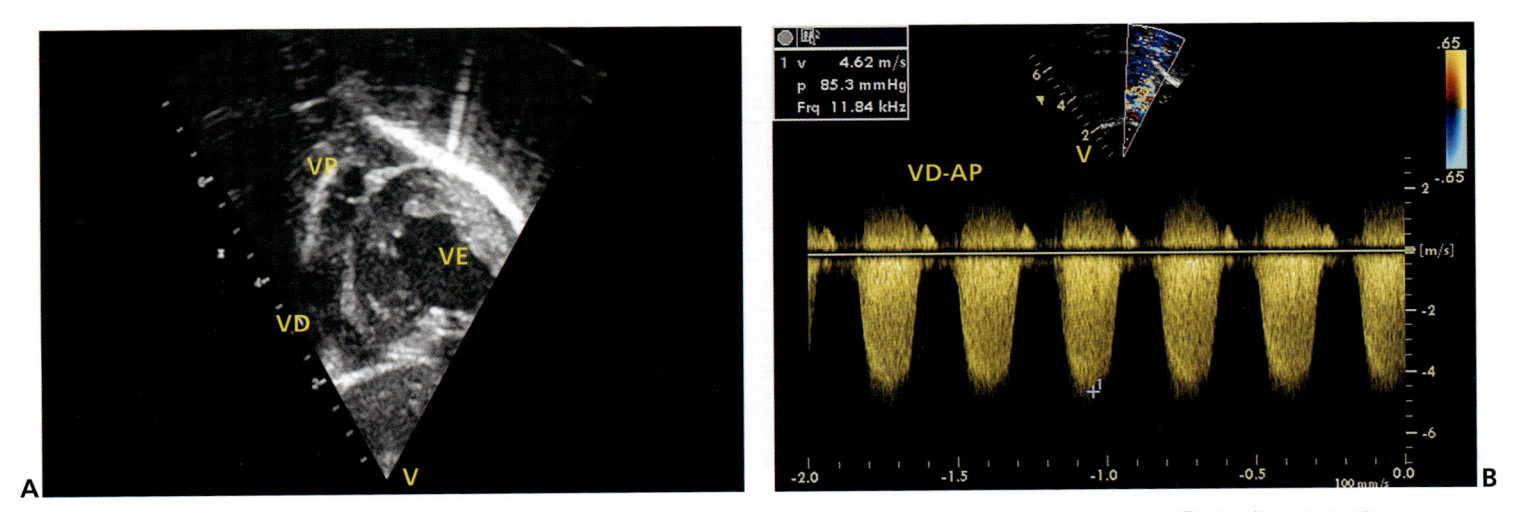

Fig. 11-6. Atresia tricúspide tipo IB. (**A**) Eixo curto subcostal mostrando via de saída de ventrículo direito muito pequena. (**B**) Gradiente VD-AP em torno de 85 mmHg ao Doppler contínuo, mostrando obstrução importante. VD = Ventrículo direito; VE = ventrículo esquerdo; VP = valva pulmonar; AP = artéria pulmonar.

Posição paraesternal

O eixo longo mostra a desproporção no tamanho do ventrículo direito, (hipoplásico e anterior) e do esquerdo (grande e posterior). O septo interventricular deve ser analisado para a presença de comunicação, seu tamanho e localização.

O eixo curto mostra a via de saída do ventrículo direito e os níveis de obstrução subvalvar em razão da hipertrofia ventricular (Figs. 11-7 e 11-8).

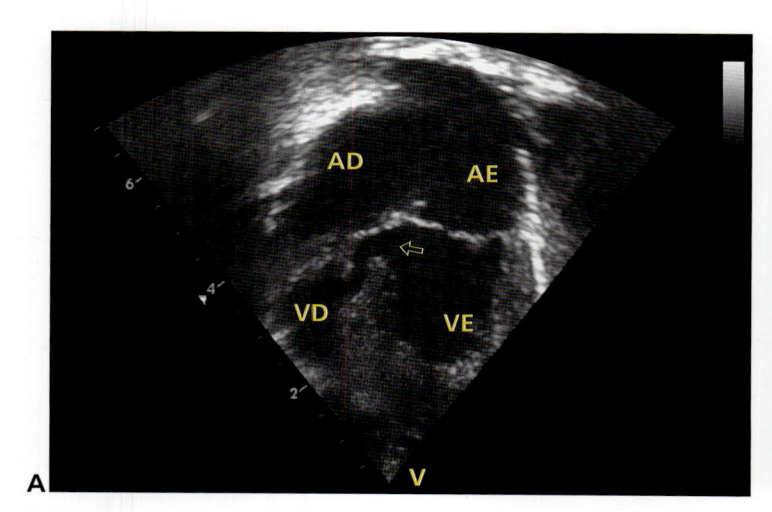

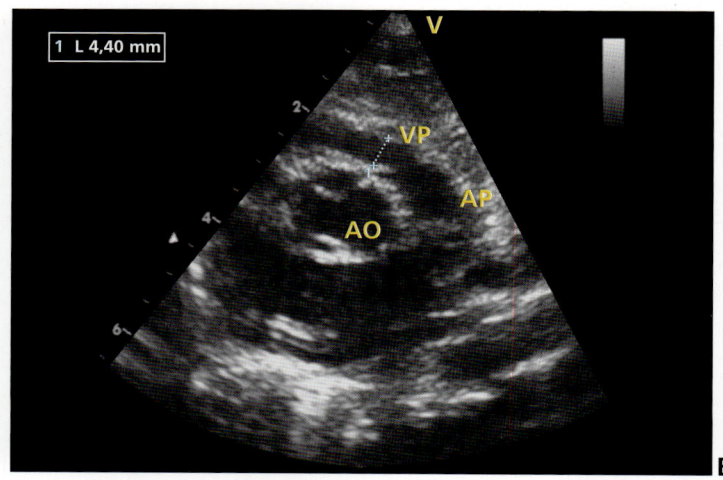

Fig. 11-7. Atresia tricúspide tipo IB. (**A**) Posição de quatro câmaras. Notar ventrículo direito hipoplásico, assoalho do átrio direito retificado por ausência de valva tricúspide e comunicação interventricular (seta). (**B**) Corte paraesternal de eixo curto mostrando a via de saída do ventrículo direito, valva pulmonar e tronco pulmonar hipoplásicos. AD = Átrio direito; AE = átrio esquerdo; VD = ventrículo direito; VE = ventrículo esquerdo, VP = valva pulmonar, AP = artéria pulmonar; AO = aorta.

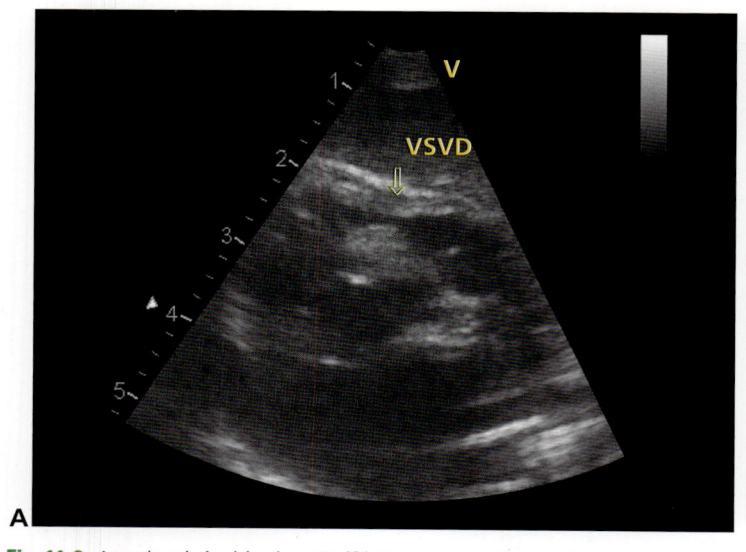

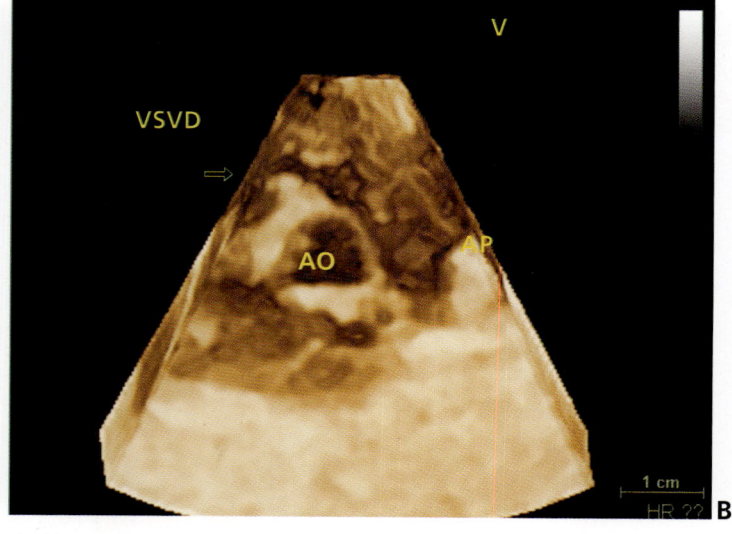

Fig. 11-8. Atresia tricúspide tipo IB. (**A**) Corte paraesternal de eixo curto mostrando hipertrofia muscular intensa em via de saída do ventrículo direito (VSVD), sendo neste caso a estenose infundibular mais severa que a estenose valvar. (**B**) Mesmo aspecto ao tridimensional. AO = Aorta; AP = artéria pulmonar.

Posição supraesternal

A coarctação da aorta quando presente, poderá ser vista neste corte, sendo mais associada à discordância ventriculoarterial com comunicação interventricular restritiva e aorta pequena.

No tipo IC (sem restrição ao fluxo pulmonar), o canal arterial costuma ser longo e estreito, com padrão de fluxo da esquerda para a direita.

DIFICULDADES DIAGNÓSTICAS

Em geral, a definição da atresia tricúspide não gera dúvidas, no entanto um diagnóstico diferencial importante é a Atresia Pulmonar com Septo Íntegro em que há hipoplasia importante do anel tricúspide. A valva tricúspide hipoplásica nesta situação costuma apresentar um jato de insuficiência, e o Doppler colorido é fundamental para a realização deste diagnóstico diferencial. A ecocardiografia tridimensional costuma ser muito útil na visibilização da forma e textura da valva tricúspide, se membranosa ou muscular (Fig. 11-9).

O diagnóstico de atresia tricúspide com estenose pulmonar (tipo B) em neonatos não deve ser feito com base no resultado do gradiente VD-TP ao Doppler, mas sim na anatomia da via de saída do VD e da valva pulmonar, pois nos primeiros dias de vida, em razão da hipertensão pulmonar pelo padrão fetal, o gradiente poderá ser muito discreto ou até mesmo inexistente.

Capítulo 11 ▪ Atresia Tricúspide

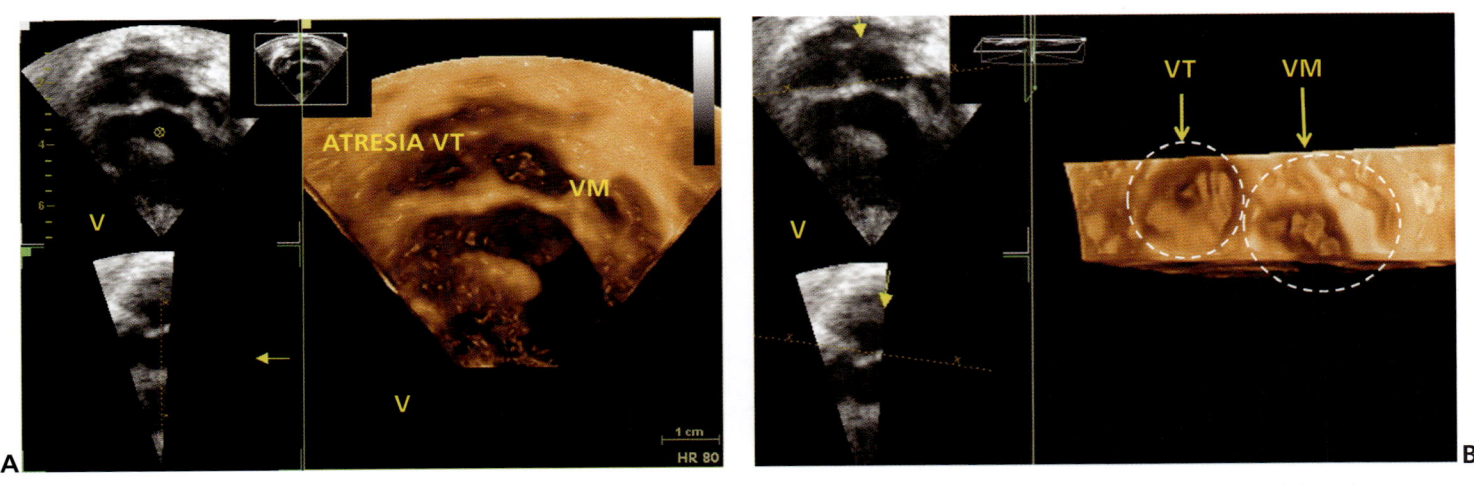

Fig. 11-9. Atresia tricúspide. (**A**) Imagem tridimensional em quatro câmaras, com valva tricúspide (VT) espessada. (**B**) Corte transversal das valvas tricúspide e mitral ao tridimensional. Notar que o anel mitral é amplo com presença de folhetos, e o anel tricúspide é hipoplásico com aspecto muito ecogênico e moderado adelgaçamento central, entretanto, sem orifício de abertura valvar e sem passagem de fluxo ao Doppler colorido. VM = Valva mitral.

RESUMO DOS ACHADOS ECOCARDIOGRÁFICOS

- Ventrículo direito hipoplásico, lembrando o formato de um *donut* (biscoito do tipo rosquinha).
- Não se observa abertura da valva tricúspide na posição de quatro câmaras.
- Não há fluxo transvalvar tricúspide ao Doppler colorido.
- Posição paraestenal com vasos normoposicionados ou paralelos.
- Comunicação interventricular com *shunt* esquerda-direita é achado frequente.

BIBLIOGRAFIA

Anderson RH, Becker AE, Macartney FJ *et al.* Is tricuspid atresia a univentricular heart? *Pediatr Cardiol* 1979;1(1):51.

Anderson RH, Wilkinson JL, Gerlis LM *et al.* Atresia of the right atrioventricular orifice. *Br Heart J* 1977;39(4):414.

Edwards JE, Burchell HB. Congenital tricuspid atresia; a classification. *Med Clin North Am* 1949;33:1177.

Lopes LM, Pacheco JT, Melo CA *et al.* Diagnóstico pré-natal de atresia tricúspide tipo IIC com atresia aórtica; prenatal diagnosis of tricuspid atresia IIC associated with aortic atresia. *Rev Bras Ecocardiogr Imagem Cardiovasc* 2012;25(3): 228.

Menon SC, Cabalka AK. Univentricular atrioventricular Connections. In: Eidem BW, Cetta F, O'Leary PW. (Eds.). *Echocardiography in pediatric and adult congenital heart disease.* Wolters Kluwer Health, 2009, 176p.

Orie JD, Anderson C, Ettedgui JA *et al.* Echocardiographic-morphologic correlations in tricuspid atresia. *J Am Coll Cardiol* 1995;26(3):750.

Rashkind WJ. Tricuspid atresia: a historical review. *Pediatr Cardiol* 1982;2(1):85.

12 Atresia Pulmonar com Septo Íntegro

Lilian M. Lopes
Erika Y. I. Takahashi

INTRODUÇÃO

A atresia pulmonar com septo íntegro representa um amplo espectro de anormalidades na morfologia da valva tricúspide, ventrículo direito e sua via de saída, tendo como principal característica a obstrução completa ao fluxo para a artéria pulmonar.

Existem dois grupos principais com essa anomalia, conforme ilustrado na Figura 12-1:

1. Com ventrículo direito normal ou hipoplásico associados à hipertrofia miocárdica. Nestes casos a atresia pulmonar poderá ser:
   A) Membranosa também chamada de valva pulmonar imperfurada, com via de saída pérvia, sendo possível a perfuração e dilatação da valva pulmonar com cateter balão (Fig. 12-2).
   B) Muscular decorrente de uma obstrução muscular da via de saída do ventrículo direito (Fig. 12-3).
2. Com ventrículo direito dilatado e delgado, associado à insuficiência tricúspide com diversos graus de displasia tricúspide do tipo Ebstein ou não Ebstein (Fig. 12-4).

Muito importante é o diagnóstico diferencial de uma valva tricúspide muito hipoplásica com abertura mínima (atresia pulmonar com septo íntegro) de uma valva tricúspide verdadeiramente atrésica (atresia tricúspide tipo IA). Neste caso, o Doppler colorido é de fundamental importância (Fig. 12-5).

As artérias coronárias podem apresentar alterações significativas que afetam o prognóstico dos pacientes. Podem ocorrer conexões entre o ventrículo direito e as artérias coronárias (fístulas), estenoses coronarianas, anormalidades na origem e distribuição das coronárias e sinusoides (Figs. 12-6 e 12-7).

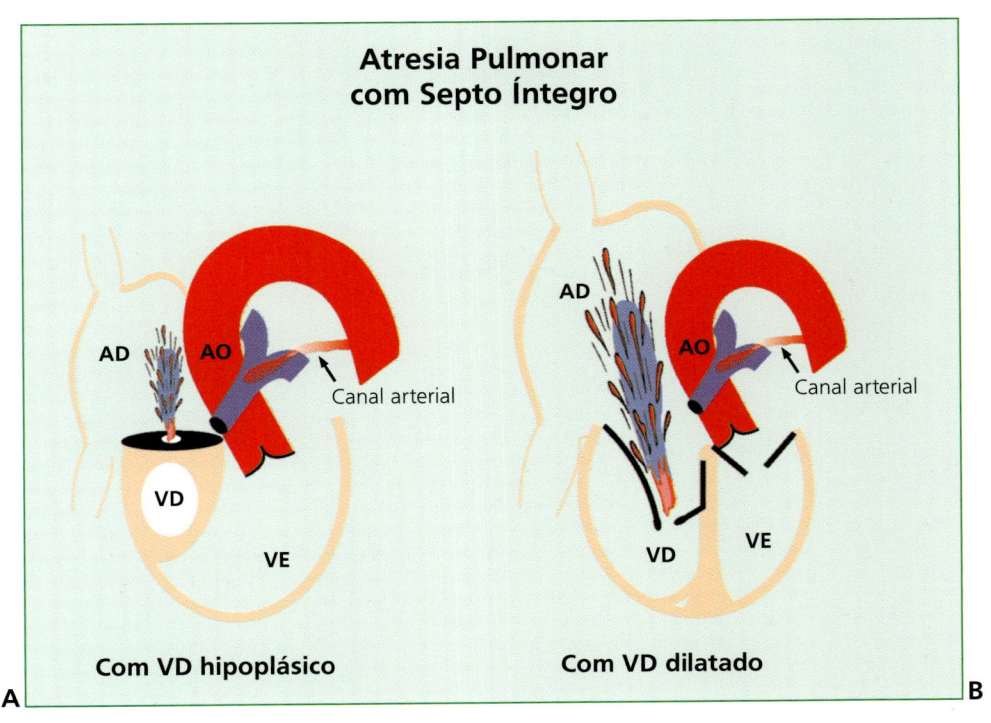

Fig. 12-1. Diagrama de atresia pulmonar com septo íntegro. (**A**) Com ventrículo direito hipoplásico. (**B**) Com ventrículo direito dilatado e displasia valvar tricúspide Ebstein ou não Ebstein. AD = Átrio direito; VD = ventrículo direito; VE = ventrículo esquerdo; AO = aorta.

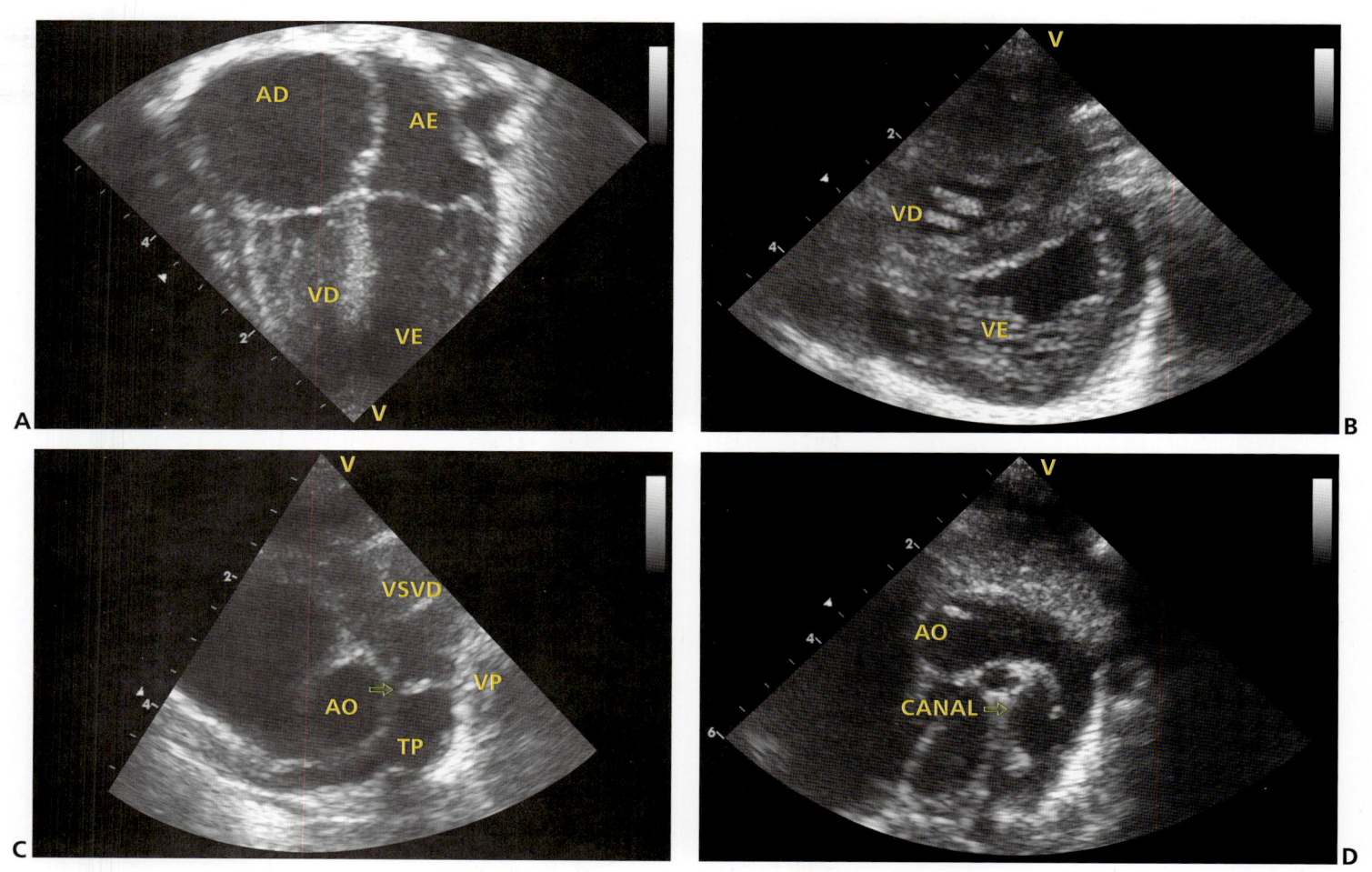

Fig. 12-2. Atresia pulmonar membranosa/valva pulmonar imperfurada. (**A**) Valva tricúspide com anel valvar de tamanho preservado em posição de quatro câmaras. (**B**) Corte paraesternal transversal, notando-se ventrículo direito pequeno e intensamente hipertrófico. (**C**) Atresia pulmonar membranosa, também chamada de valva pulmonar imperfurada, com via de saída pérvia. (**D**) Corte supraesternal do arco aórtico, canal arterial muito grande e pérvio. AD = Átrio direito; AE = átrio esquerdo; VD = ventrículo direito; VE = ventrículo esquerdo; VSVD = via de saída de ventrículo direito; VP = valva pulmonar; TP = tronco pulmonar; AO = aorta.

Capítulo 12 ■ Atresia Pulmonar com Septo Íntegro

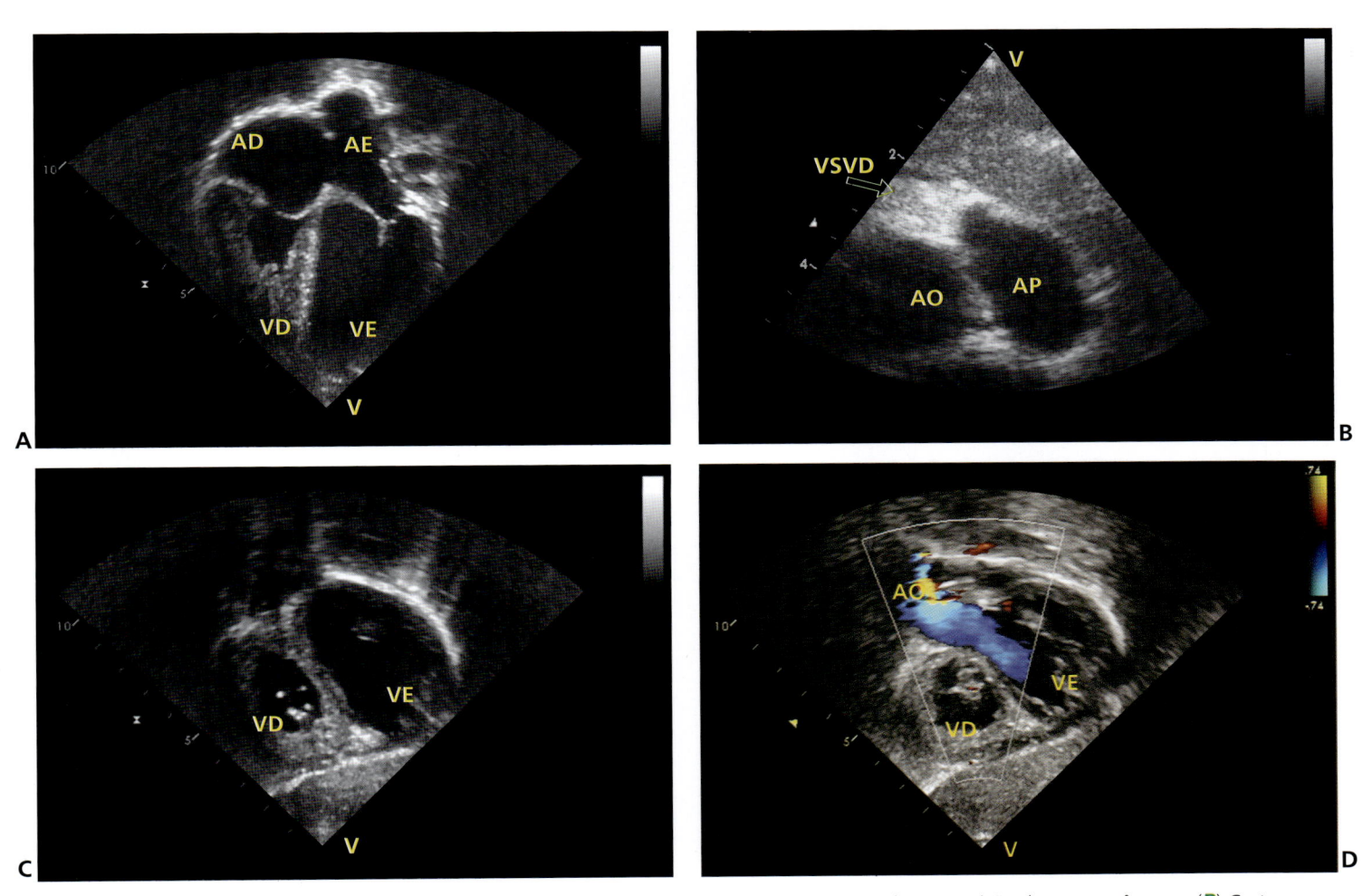

Fig. 12-3. Atresia pulmonar fibromuscular. (**A**) Valva tricúspide com anel valvar de tamanho preservado em posição de quatro câmaras. (**B**) Corte paraesternal transversal, notando-se ecogenicidade intensa em via de saída de ventrículo direito que se encontra totalmente fechada. (**C**) Ventrículo direito pequeno e intensamente hipertrófico em posição subcostal. (**D**) Mesmo corte mostrando fluxo VE-AO ao Doppler colorido. AD = Átrio direito; AE = átrio esquerdo; VD = ventrículo direito; VE = ventrículo esquerdo; VSVD = via de saída de ventrículo direito; AP = artéria pulmonar; AO = aorta.

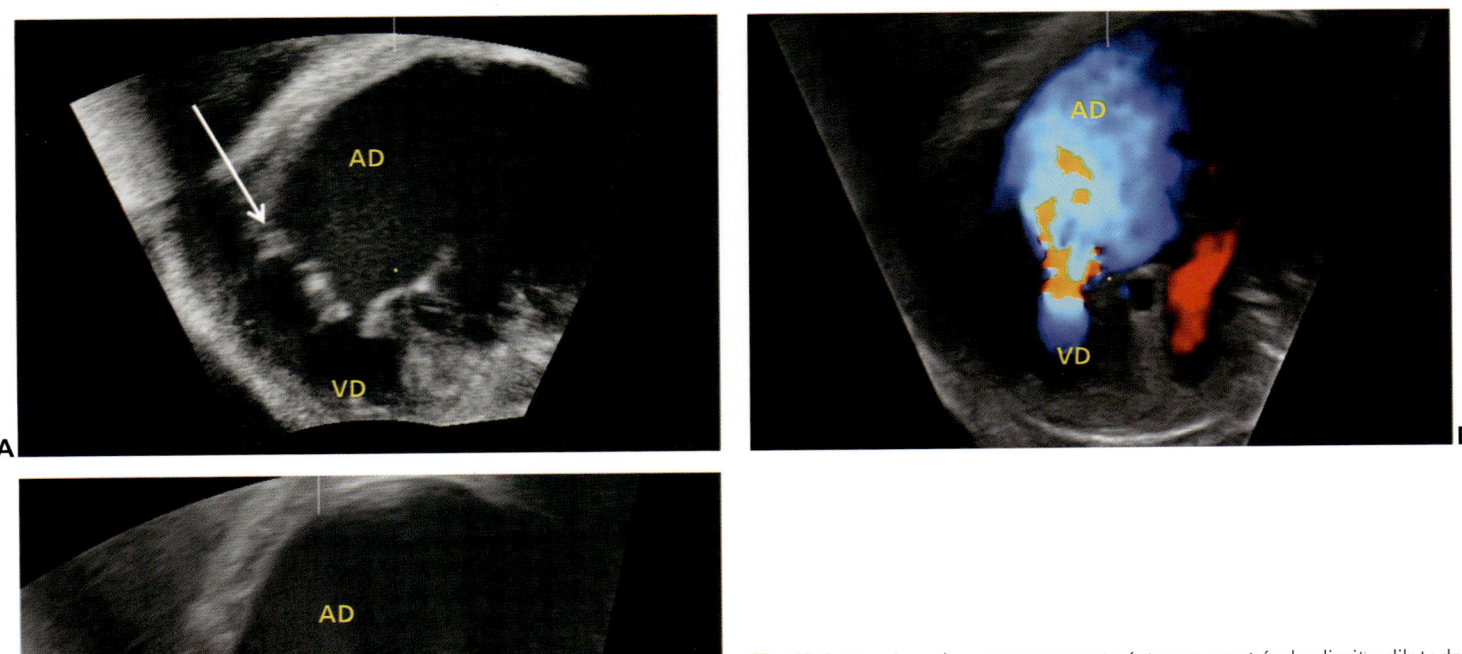

Fig. 12-4. Atresia pulmonar com septo íntegro, ventrículo direito dilatado e displasia valvar tricúspide em feto de 30 semanas. (**A**) Posição de quatro câmaras, notando-se cardiomegalia importante por dilatação do átrio e do ventrículo direito, consequente à insuficiência tricúspide grave. Os folhetos da valva tricúspide aparecem implantados normalmente ao nível da junção atrioventricular, sem nenhum grau de acolamento (seta), porém intensamente displásicos. (**B**) Insuficiência tricúspide demonstrada pelo Doppler colorido (azul). (**C**) Posição transversal mostrando artéria pulmonar muito hipoplásica típica da atresia pulmonar (seta). AD = Átrio direito; VD = ventrículo direito.

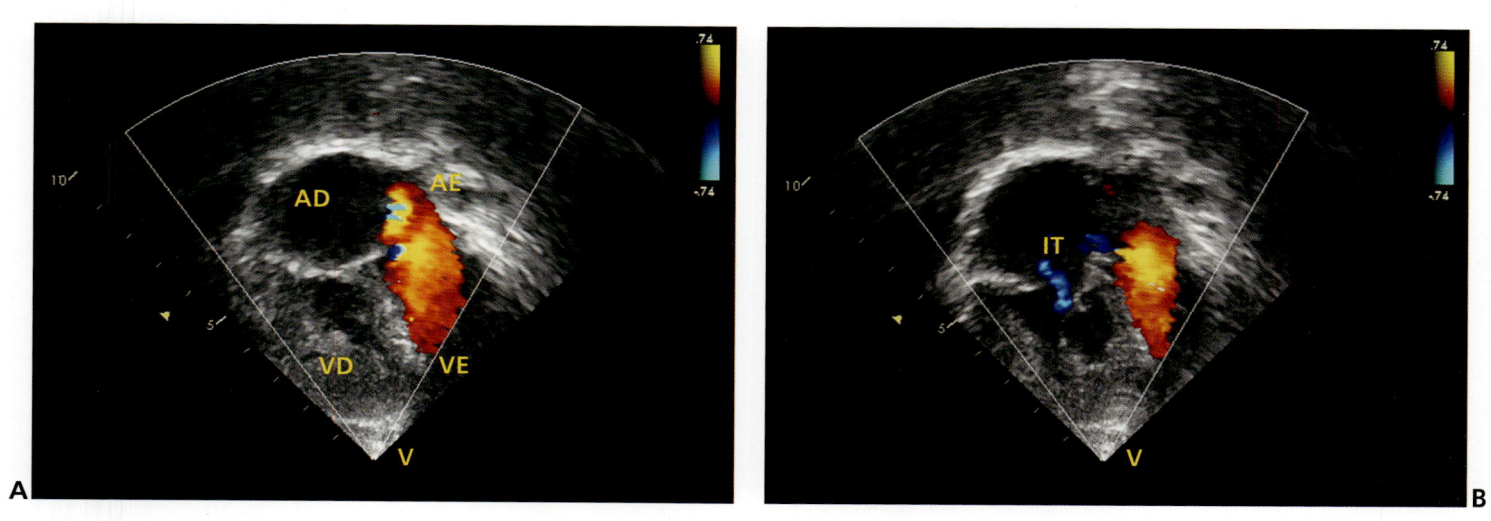

Fig. 12-5. Atresia pulmonar com septo íntegro, diagnóstico diferencial. (**A**) Valva tricúspide retificada semelhante a uma valva atrésica. (**B**) Jato mínimo de insuficiência valvar mostrando haver pequeno pertuito e comunicação entre átrio direito e ventrículo direito. AD = Átrio direito; AE = átrio esquerdo; VD = ventrículo direito; VE = ventrículo esquerdo; IT = insuficiência tricúspide.

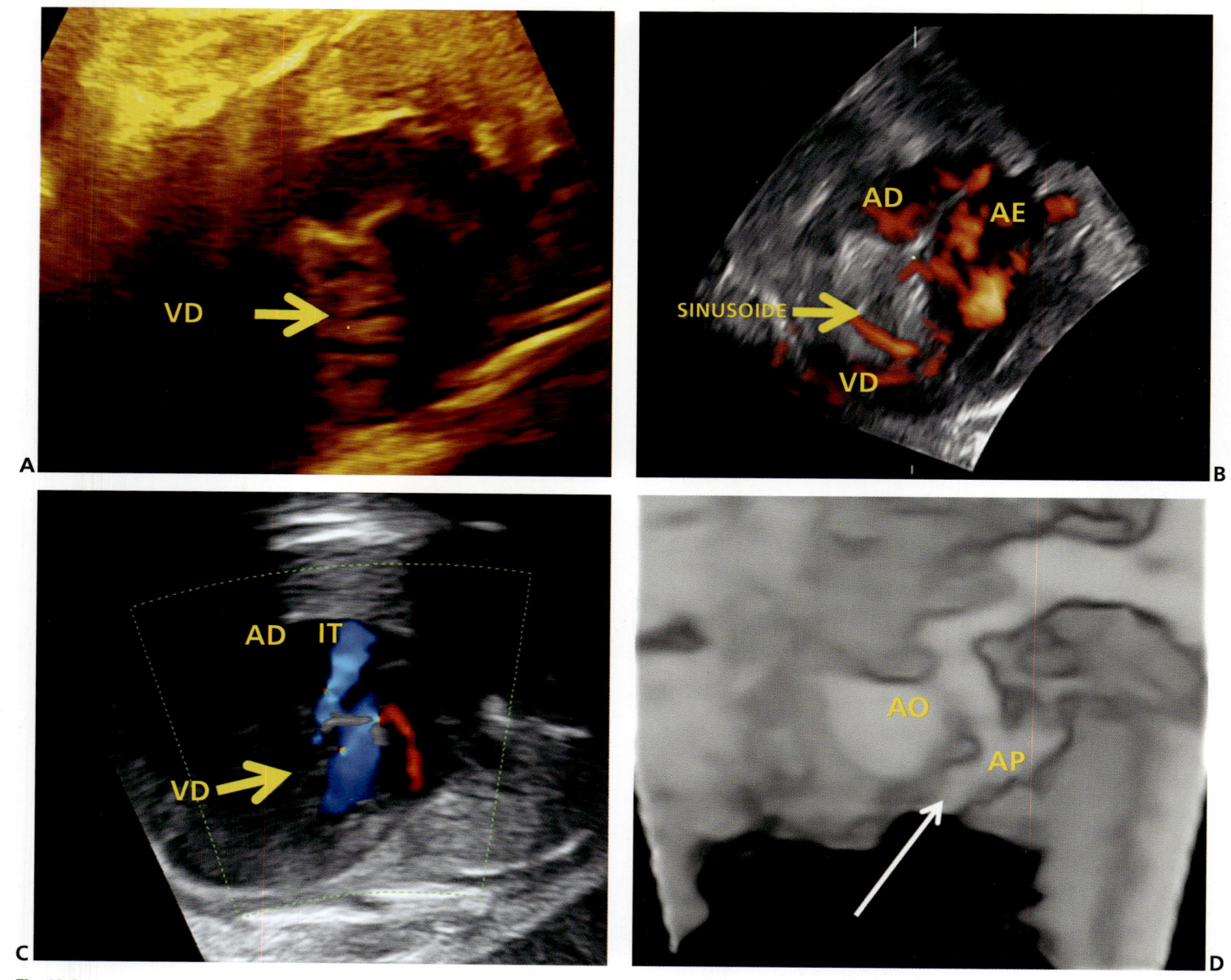

Fig. 12-6. Atresia pulmonar com septo íntegro e sinusoides em feto de 28 semanas. (**A**) Ventrículo direito de aspecto atípico por presença de muitos sinusoides. (**B**) Mesmo aspecto ao Power Doppler, notando-se em vermelho muito fluxo de baixa velocidade nos sinusoides. (**C**) Insuficiência tricúspide (IT) ao Doppler colorido, definindo que a valva tricúspide encontra-se pérvia. (**D**) Ecocardiograma fetal tridimensional, reconstrução pelo *software* de fluxo invertido mostrando a artéria pulmonar hipoplásica. AD = Átrio direito; AE = átrio esquerdo; VD = ventrículo direito; AP = artéria pulmonar.

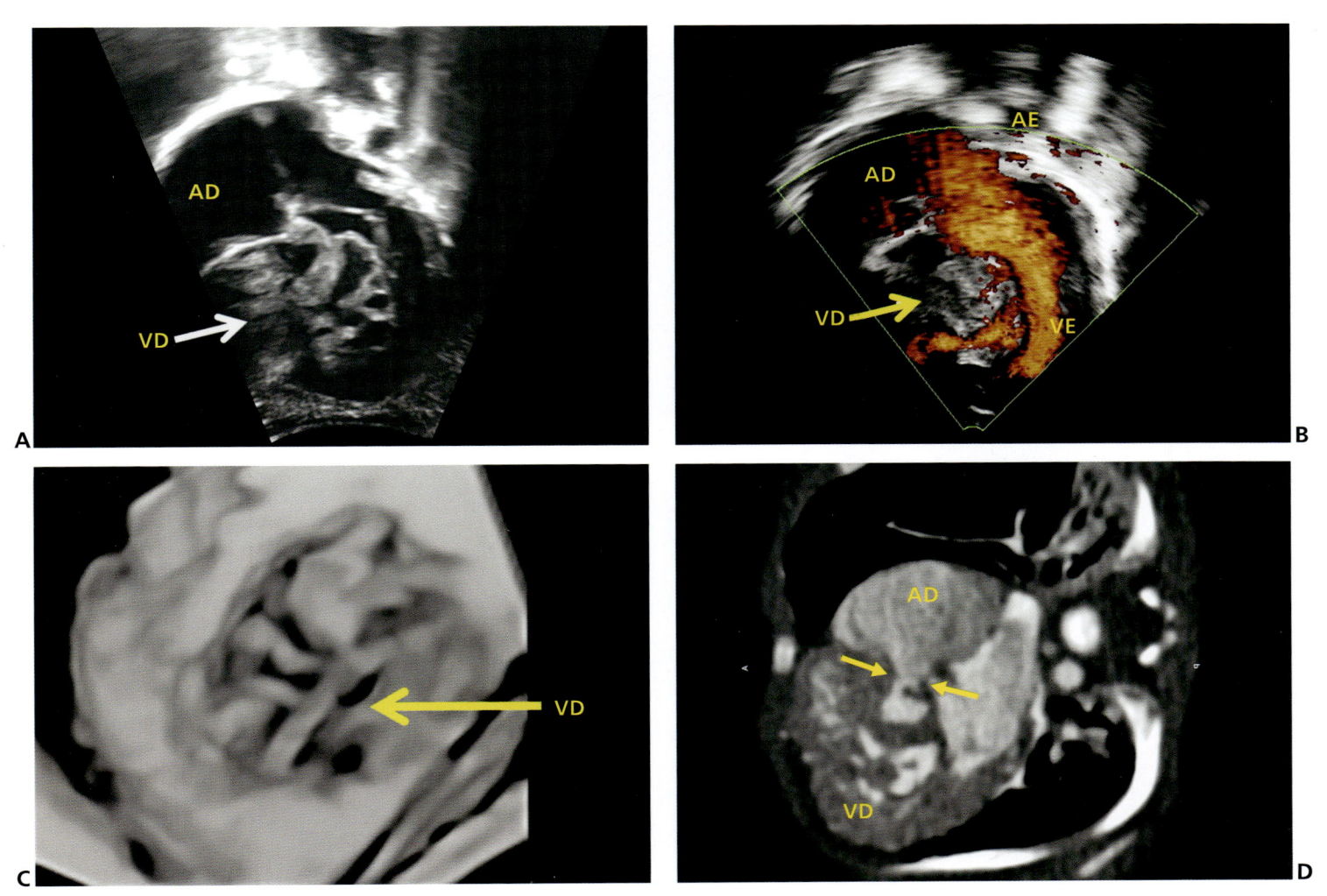

Fig. 12-7. Atresia pulmonar com septo íntegro e sinusoides em neonato. Mesmo caso da figura anterior mostrando: (**A**) Ventrículo direito de aspecto atípico por presença de muitos sinusoides. (**B** e **C**) Mesmo aspecto ao Power Doppler e ao ecocardiograma tridimensional com *software* de fluxo invertido. (**D**) Angiotomografia do neonato mostrando fluxo mínimo pela valva tricúspide (setas). (Imagem radiológica cedida pela Dra Cintia Acosta Melo, Med. Imagem, Hospital Beneficência Portuguesa de São Paulo.) AD = Átrio direito; AE = átrio esquerdo; VD = ventrículo direito; VE = ventrículo esquerdo.

ACHADOS ECOCARDIOGRÁFICOS INDIRETOS

Ausência de fluxo anterógrado pela valva pulmonar provocada por uma valva pulmonar imperfurada (membranosa) ou muscular. Na atresia muscular a via de saída ventricular é muito estreita e visibiliza-se uma área ecodensa que representa a hipertrofia muscular. No caso da atresia membranosa, a via de saída é pérvia e forma uma imagem parecida com a valva pulmonar.

O ventrículo direito pode ser hipoplásico e hipertrófico, ou pode ser dilatado com paredes finas. O ânulo da valva tricúspide deve ser medido para cálculo do escore Z (http://parameterz.blogspot.com.br/).

Artérias coronárias proximais dilatadas e tortuosas indicam a presença de sinusoides coronarianos e/ou fístulas coronário-cavitárias.

TÉCNICA DE EXAME

A posição das quatro câmaras mostra o ventrículo direito hipoplásico e hipertrófico, ou dilatado com miocárdio delgado. Nesse corte é possível avaliação da valva tricúspide, seu tamanho e presença de insuficiência. Com o Doppler contínuo, pode ser estimada a pressão sistólica do ventrículo direito (Fig. 12-8).

A via de saída do ventrículo direito é demonstrada nas janelas subcostal e paraesternal de eixo curto, particularmente para visibilizar atresia pulmonar muscular ou membranosa. O Doppler Colorido e pulsado é importante para identificar se há passagem de fluxo anterógrado do ventrículo direito para a artéria pulmonar.

A identificação de sinusoides coronarianos ou fístulas coronário-cavitárias pode ser feita ao bidimensional (espaços irregulares e tortuosos no miocárdio ventricular direito) e com o Doppler Colorido (visibilização de fluxo colorido de baixa velocidade no miocárdio). A presença de fístulas é suspeitada quando há dilatação e tortuosidade nas porções proximais das artérias coronárias e o Doppler colorido pode mostrar todo o trajeto da fístula. Essas alterações coronarianas ocorrem com mais frequência nos casos de atresia pulmonar com ventrículo direito hipoplásico e hipertrófico.

A janela paraesternal demonstra a anatomia das artérias pulmonares e a morfologia do canal arterial.

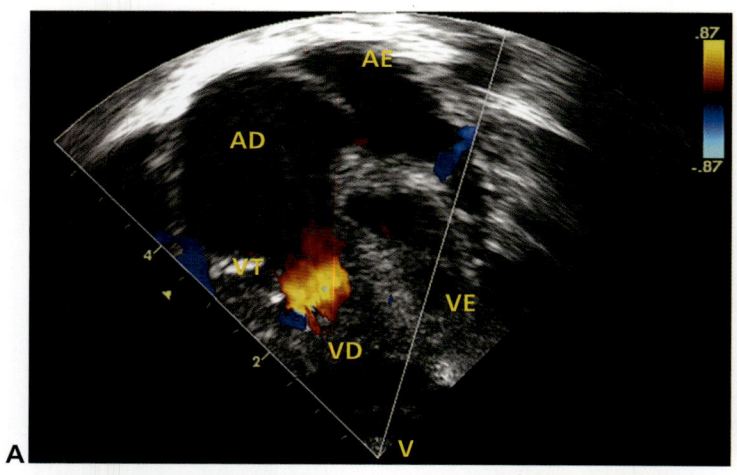

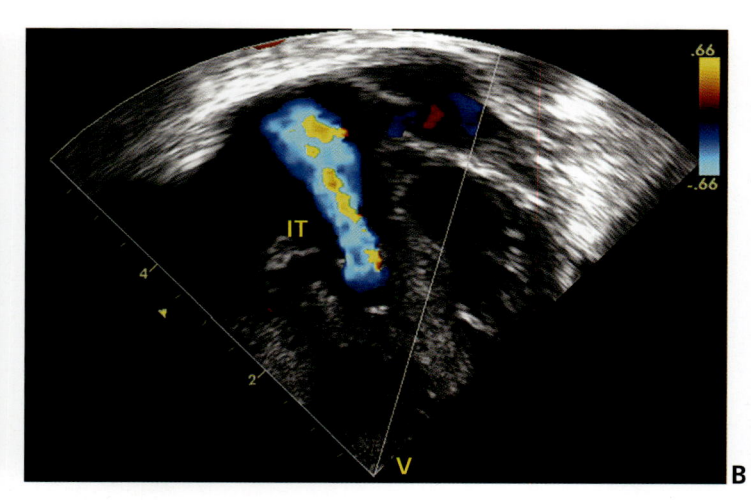

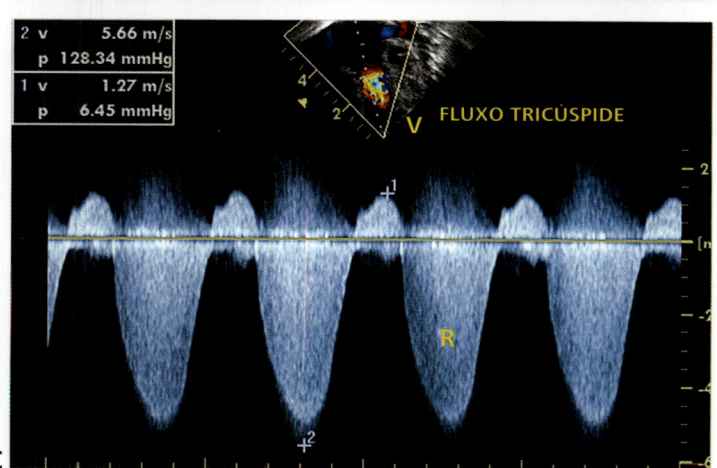

Fig. 12-8. Estimativa de pressão sistólica de ventrículo direito em paciente com atresia pulmonar com septo íntegro. (**A**) Posição de quatro câmaras, notando-se fluxo anterógrado diminuído pela valva tricúspide.
(**B**) Insuficiência tricúspide (IT) demonstrada pelo Doppler colorido (azul).
(**C**) Doppler contínuo da insuficiência tricúspide mostra velocidade de pico do fluxo regurgitante alta (5,66 m/s) estimando-se gradiente AD-VD de 128 mmHg. A estimativa da pressão sistólica do VD, então, é calculada somando-se ao gradiente de 128 mmHg a pressão venosa central (em torno de 5 mmHg), resultando no valor aproximado de 133 mmHg.
AD = Átrio direito; AE = átrio esquerdo; VD = ventrículo direito; VE = ventrículo esquerdo; VT = valva tricúspide; R = regurgitação.

DIFICULDADES NO DIAGNÓSTICO

Diferenciar atresia pulmonar membranosa (valva imperfurada) e muscular.

Distinguir uma valva tricúspide muito hipoplásica (atresia pulmonar com septo íntegro) de uma valva tricúspide atrésica (atresia tricúspide do tipo IA).

Distinguir uma atresia pulmonar funcional de uma atresia pulmonar verdadeira.

Definir sinusoides e fístulas coronário-cavitárias.

RESUMO DOS ACHADOS ECOCARDIOGRÁFICOS

A) Atresia pulmonar com septo íntegro e VD hipoplásico ou normal
- Ventrículo direito hipoplásico, ecogênico e hipocontrátil na posição de quatro câmaras, lembrando o formato de um "*donut*" (biscoito do tipo rosquinha), podendo também apresentar tamanho próximo ao normal.
- Anel valvar tricúspide hipoplásico ou pequeno sem hipoplasia.
- Insuficiência tricúspide com jato de alta velocidade na posição de quatro câmaras, confirmando a pressão sistólica alta no ventrículo direito.
- Ausência de abertura e fluxo anterógrado pela valva pulmonar.
- Fluxo reverso em canal arterial.
- Fístulas coronário-cavitárias.

B) Atresia pulmonar com septo íntegro e displasia tricúspide+VD dilatado
- Ventrículo direito dilatado e delgado.
- Anel valvar tricúspide de tamanho normal.
- Insuficiência tricúspide com graus variados de displasia valvar do tipo Ebstein ou não Ebstein.
- Ausência de abertura e fluxo anterógrado pela valva pulmonar.
- Fluxo reverso em canal arterial.

BIBLIOGRAFIA

Akagi T, Benson LN, Williams WG *et al.* Ventriculo-coronary arterial connections in pulmonary atresia with intact ventricular septum, and their influences on ventricular performance and clinical course. *Am J Cardiol* 1993;72(7):586.

Daubeney PE, Wang D, Delany DJ *et al.* Pulmonary atresia with intact ventricular septum: predictors of early and medium-term outcome in a population-based study. *J Thorac Cardiovasc Surg* 2005;130(4):1071.

Giglia TM, Jenkins KJ, Matitiau A *et al.* Influence of right heart size on outcome in pulmonary atresia with intact ventricular septum. *Circulation* 1993;88(5):2248.

Leung MP, Mok CK, Hui PW. Echocardiographic assessment of neonates with pulmonary atresia and intact ventricular septum. *J Am Coll Cardiol* 1988;12.3:719.

Leung MP, Mok CK, Lee J *et al.* Management evolution of pulmonary atresia and intact ventricular septum. *Am J Cardiol* 1993;71(15):1331.

Minich LL, Tani LY, Ritter S *et al.* Usefulness of the preoperative tricuspid/mitral valve ratio for predicting outcome in pulmonary atresia with intact ventricular septum. *Am J Cardiol* 2000;85(11):1325.

13 Dupla Câmara Ventricular Direita/Banda Anômala de VD

Lilian M. Lopes
Fabricio M. Camargo

INTRODUÇÃO

Na dupla câmara ventricular direita (DCVD) há estenose pulmonar subvalvar por hipertrofia de bandas musculares no limite entre o corpo do ventrículo direito (VD) e sua via de saída. São feixes musculares anômalos na região infundibular do ventrículo direito, que saem da parede livre do ventrículo direito em direção ao septo interventricular. Estas estruturas musculares que compõem o óstio infundibular proximal criam uma divisão dentro do ventrículo direito, resultando em um estreitamento muscular entre as vias de entrada e saída (infundíbulo). Progressivamente, esta obstrução divide o ventrículo direito em uma câmara proximal de via de entrada de alta pressão e uma câmara distal e infundibular de baixa pressão.

Há uma forte associação desta cardiopatia a defeitos no septo ventricular, principalmente os de via de saída perimembranosos. Quando o defeito é pequeno, pode estar obstruído pela banda muscular. Quando o defeito é grande, pode ter extensão para o septo muscular ou infundibular. A comunicação interventricular geralmente tem relação com a câmara de alta pressão, mais proximal, e raramente comunica-se com a câmara de baixa pressão, mais distal. Mais raras são as comunicações que se localizam no ponto de obstrução, tendo relação tanto com a câmara de alta como com a de baixa pressão. Há descrito ainda associação à estenose subvalvar aórtica por membrana.

ACHADOS INDIRETOS

Achados da DCVD incluem movimento sistólico da valva pulmonar (vibração) no modo M e uma aceleração anormal do sangue no infundíbulo ao Doppler. Hipertrofia ventricular direita e regurgitação tricúspide são achados comumente associados.

TÉCNICA DE EXAME

A janela subcostal geralmente é a que melhor demonstra as lesões obstrutivas da via de saída do ventrículo direito, principalmente nos planos sagital e coronal, pois é feita uma varredura por todas as porções do ventrículo direito, desde a via de entrada à via de saída (Figs. 13-1 e 13-2). Observam-se, então, feixes musculares mais proeminentes cruzando a via de saída do ventrículo direito, saindo da parede livre anterior em direção ao septo interventricular (Fig. 13-3). Assim, é possível identificar o local e o grau de obstrução dentro da cavidade ventricular direita. Formas mais raras de estenose subpulmonar por membrana ou trave fibrosa poderão ocorrer (Fig. 13-4).

Obtemos os gradientes mais precisos pelo corte subcostal coronal do VD, alinhando-se corretamente a linha do Doppler contínuo com o ponto de obstrução da banda anômala. Nesta posição, curvas com padrão de obstrução dinâmica são obtidas, com pico tardio na sístole (Fig. 13-5).

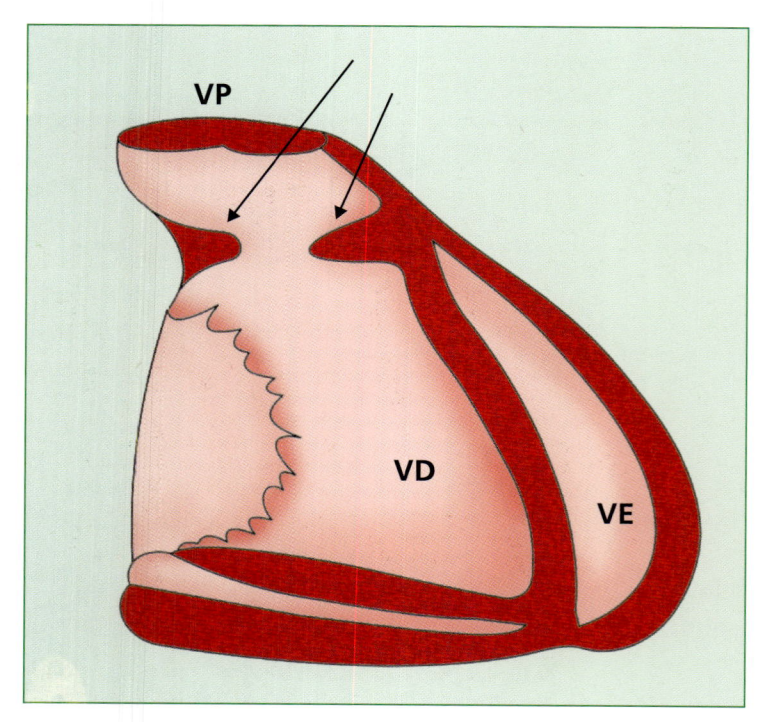

Fig. 13-1. Desenho do corte ecocardiográfico subcostal coronal da banda muscular anômala separando o VD em duas câmaras (setas).
VE = ventrículo esquerdo; VD = ventrículo direito; VP = valva pulmonar.

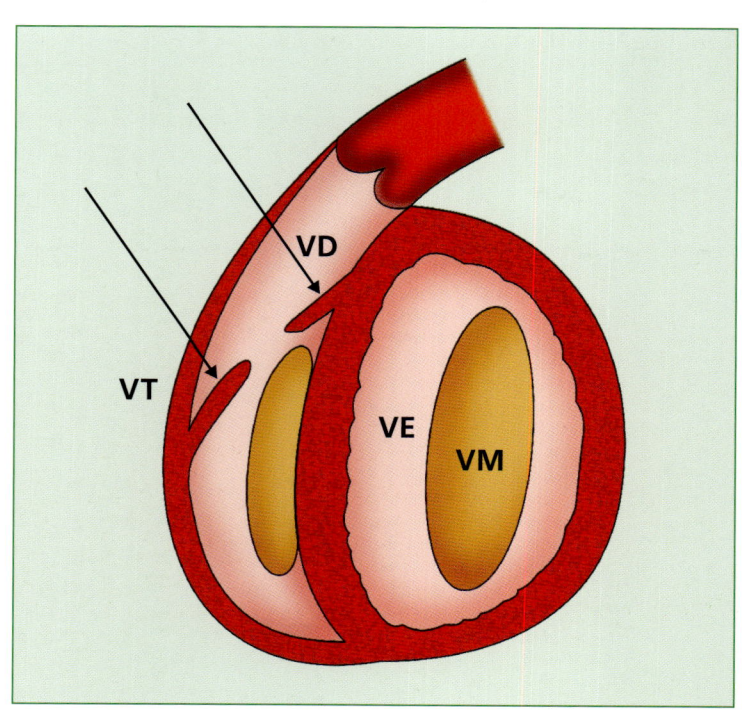

Fig. 13-2. Desenho do corte ecocardiográfico subcostal sagital da banda muscular anômala separando o VD em duas câmaras (setas). VT = Valva tricúspide; VM = valva mitral; VE = ventrículo esquerdo; VD = ventrículo direito.

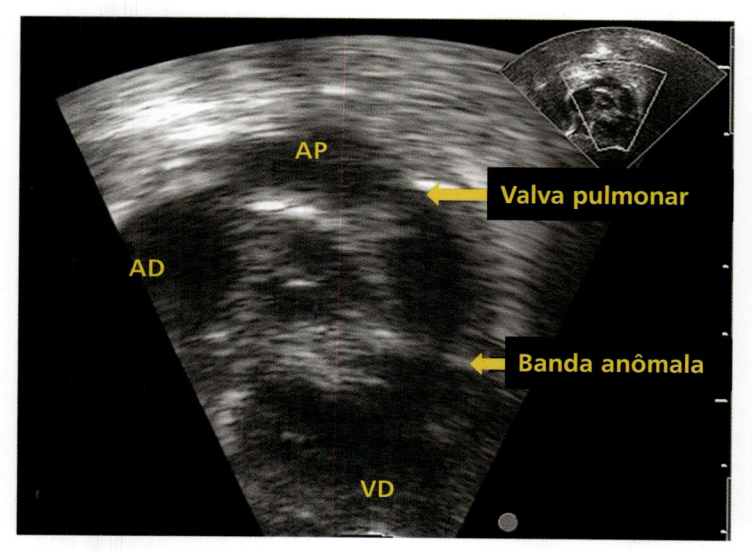

Fig. 13-3. Banda muscular anômala em VD. Corte subcostal coronal do ventrículo direito observando-se banda anômala que o separa em duas câmaras, com via de saída de VD normal. AD = Átrio direito; VD = ventrículo direito; AP = artéria pulmonar.

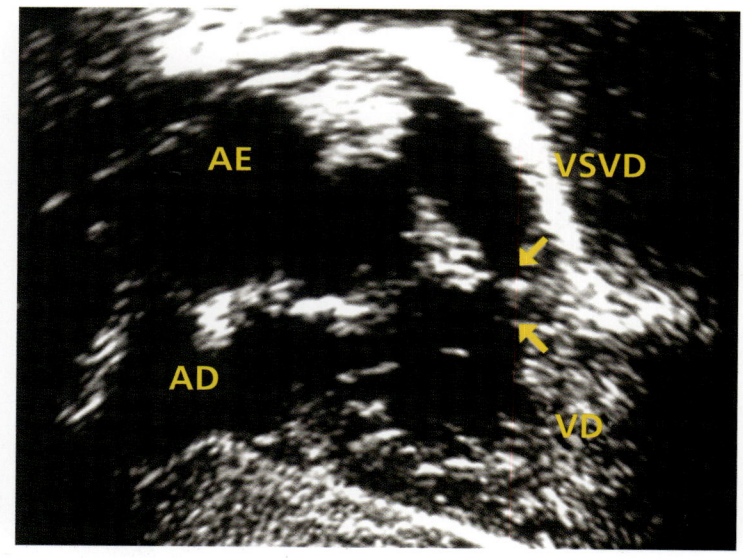

Fig. 13-4. Membrana em via de saída de VD. Corte subcostal coronal do ventrículo direito observando-se membrana que o separa em duas câmaras. AD = Átrio direito; VD = ventrículo direito; AE = átrio esquerdo; VSVD = via de saída do ventrículo direito.

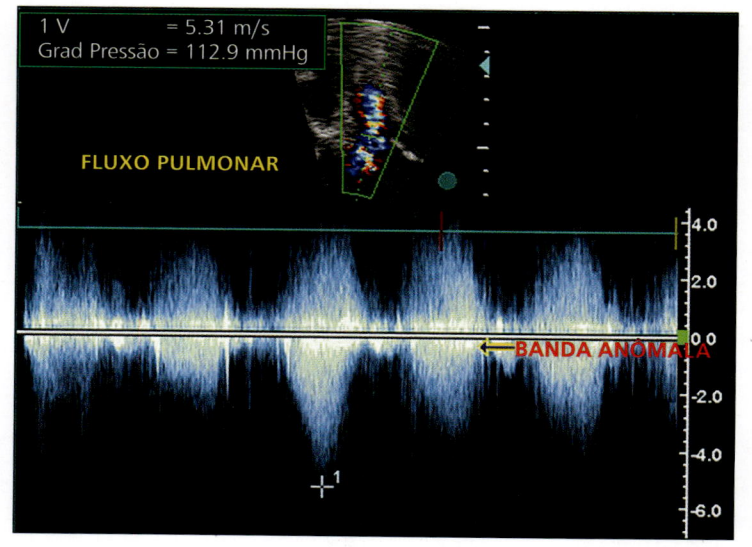

Fig. 13-5. Doppler contínuo de via de saída de VD. Corte subcostal coronal do ventrículo direito, observando-se curva com padrão de obstrução dinâmica, com pico tardio na sístole.

DIFICULDADES NO DIAGNÓSTICO

Anomalias das bandas musculares no VD frequentemente não são observadas no período neonatal, bem como na vida intrauterina. Elas tornam-se mais proeminentes com o crescimento do paciente, quando o grau de obstrução aumenta progressivamente. Existe dificuldade na diferenciação entre a DCVD e a Tetralogia de Fallot com estenose pulmonar infudibulovalvar discreta, já que frequentemente uma comunicação interventricular na região subaórtica está associada nas duas patologias. O diagnóstico de DCVD deve sempre ser lembrado na ausência do desvio anterior do septo infundibular e do cavalgamento da aorta no septo interventricular. Outra chave diagnóstica é que na DCVD o tamanho dos anéis valvares aórtico e pulmonar são similares, enquanto que na Tetralogia de Fallot o anel valvar pulmonar é pequeno ou hipoplásico.

RESUMO DOS ACHADOS ECOCARDIOGRÁFICOS

- Ventrículo direito dividido em duas câmaras na posição subcostal.
- Comunicação interventricular sem cavalgamento da aorta ou com cavalgamento mínimo, porém sem desvio anterior do septo infundibular.
- Aceleração de fluxo na via de saída do ventrículo direito, com via de saída e anel valvar pulmonar de tamanho normal.

BIBLIOGRAFIA

Alva C, Ho SY, Lincoln CR *et al.* The nature of the obstructive muscular bundles in double-chambered right ventricle. *J Thorac Cardiovasc Surg* 1999;117(6):1180.

Hubail ZJ, Ramaciotti C. Spatial relationship between the ventricular septal defect and the anomalous muscle bundle in a Double –Chambered right ventricle. *Congenital Heart Disease* 2007;2(6):421.

Kveselis D, Rosenthal A, Ferguson P *et al.* Long-term prognosis after repair of double-chamber right ventricle with ventricular septal defect. *Am J Cardiol* 1984;54(10):1292.

Wong PC, Sanders SP, Jonas RA *et al.* Pulmonary valve-moderator band distance and association with development of double-chambered right ventricle. *Am J Cardiol* 1991;68(17):1681.

14 Estenose Pulmonar Valvar

Lilian M. Lopes
Fabricio M. Camargo

ESTENOSE PULMONAR VALVAR

A estenose pulmonar valvar é definida como uma obstrução ao fluxo de via de saída do ventrículo direito com origem no plano valvar pulmonar. É a quarta cardiopatia congênita mais frequente, acometendo cerca de 53 indivíduos em cada 100.000 nascidos vivos (Fig. 14-1).

A forma mais comum é a válvula em forma de cúpula (abertura em *domus*). Fusão ou ausência das comissuras resulta em uma pequena abertura central. O grau de fusão determina o tamanho do orifício. Espessamento e folhetos redundantes, com pouca mobilidade, são típicos das válvulas pulmonares displásicas, produzindo o aspecto de uma tesoura em movimento ("sinal da tesourinha" de Lilian Lopes) (Fig. 14-2). Os folhetos espessos e displásicos são fortemente associados ao estreitamento da junção sinotubular. O espessamento das cúspides pulmonares pode ser demonstrado em alguns pacientes, mas este achado sozinho não é significativo. Valva pulmonar quadricúspide poderá ocorrer isoladamente e até mesmo ser achado de exame. Válvulas pulmonares unicúspides e bicúspides raramente ocorrem na estenose pulmonar valvar isolada, sendo comuns em lesões mais complexas, como a tetralogia de Fallot (Fig. 14-3).

Na estenose pulmonar valvar, além dos achados anatômicos alterados, observam-se alterações na dinâmica valvar. A abertura e o fechamento da valva são observados pela movimentação de uma estrutura única, e não de estruturas separadas, como numa valva normal. Em razão do espessamento, fechadas, remetem a uma imagem semelhante a uma tesoura (Figs. 14-4A e 14-5A). Durante a sístole, as cúspides permanecem com a abertura em *domus*, mesmo movimentando-se contra a parede do anel pulmonar (Figs. 14-4B e 14-5B).

A menos que a estenose pulmonar seja crítica, o volume do ventrículo direito é normal.

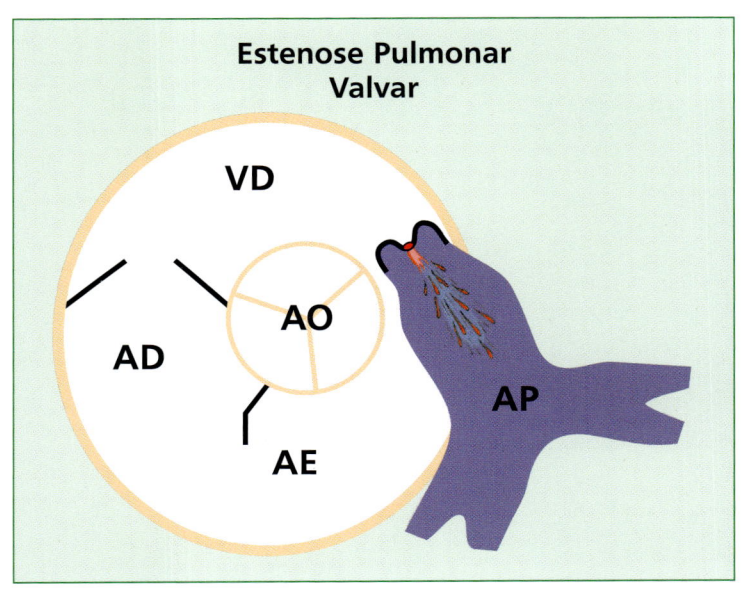

Fig. 14-1. Diagrama mostrando a estenose pulmonar em sua forma valvar. AD = Átrio direito; AE = átrio esquerdo; VD = ventrículo direito; AO = aorta; AP = artéria pulmonar.

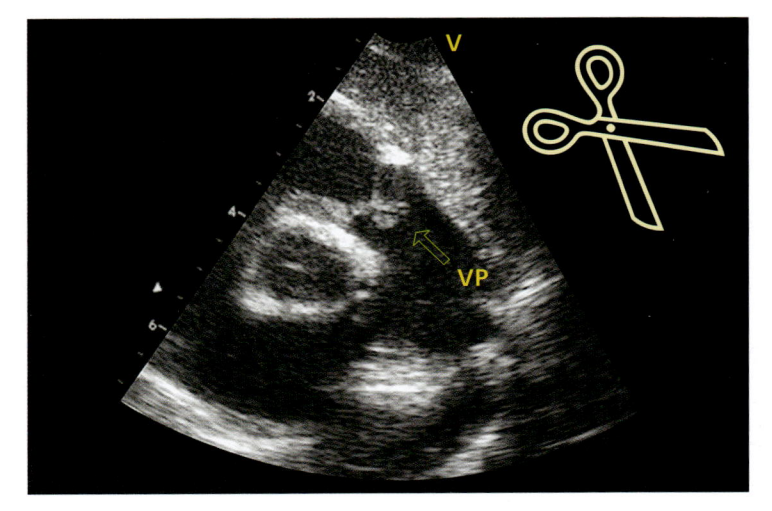

Fig. 14-2. Estenose pulmonar valvar. Corte paraesternal de eixo curto, com as cúspides fechadas na diástole, lembrando imagem semelhante a uma tesoura. Esta imagem é criada em razão da displasia e espessamento valvar que aumenta a quantidade de tecido após o centro de coaptação (sinal da tesourinha). VP = Valva pulmonar.

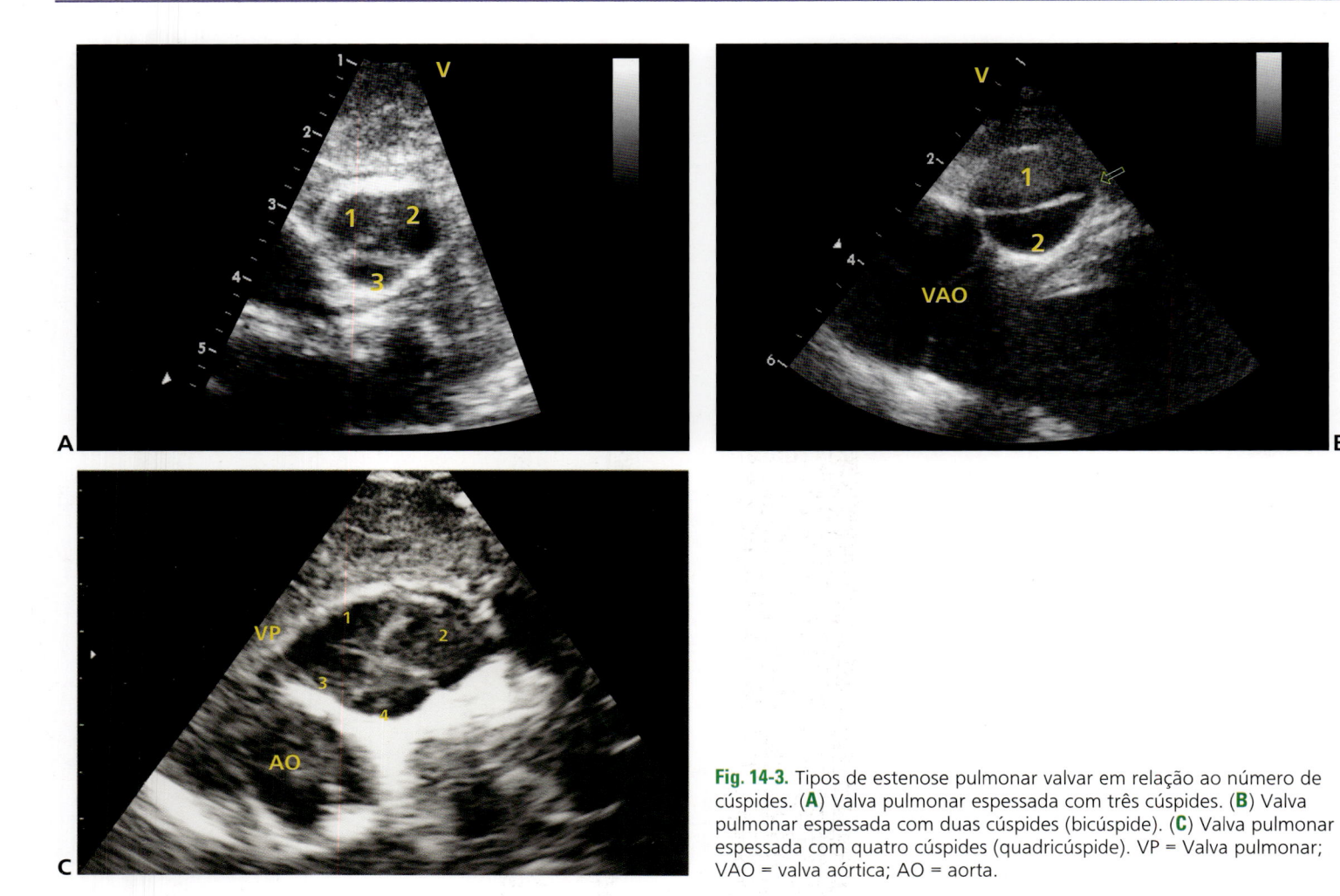

Fig. 14-3. Tipos de estenose pulmonar valvar em relação ao número de cúspides. (**A**) Valva pulmonar espessada com três cúspides. (**B**) Valva pulmonar espessada com duas cúspides (bicúspide). (**C**) Valva pulmonar espessada com quatro cúspides (quadricúspide). VP = Valva pulmonar; VAO = valva aórtica; AO = aorta.

Fig. 14-4. Estenose pulmonar valvar, corte paraesternal alto alongado. (**A**) Valva pulmonar fechada em diástole, com aspecto de tesourinha. (**B**) Valva pulmonar aberta em sístole, com aparência em *domus*. O anel valvar neste paciente é pequeno com discreto estreitamento em região supravalvar. VP = Valva pulmonar.

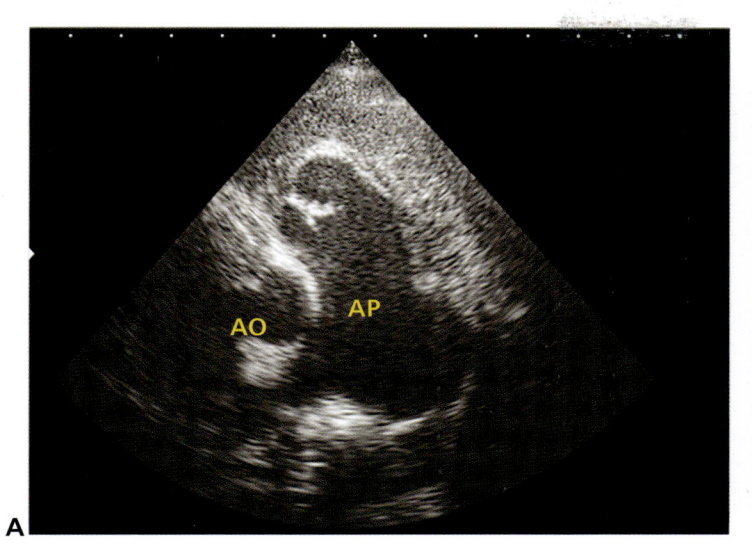

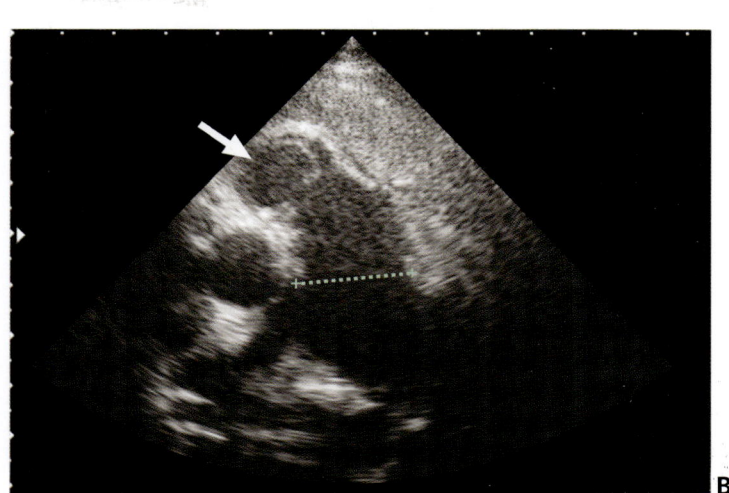

Fig. 14-5. Estenose pulmonar valvar, corte paraesternal alto alongado. (**A**) Valva pulmonar fechada em diástole, com aspecto de tesourinha. (**B**) Valva pulmonar aberta em sístole, com aparência em *domus* (seta). O anel valvar neste paciente tem tamanho normal. AO = Aorta; AP = artéria pulmonar.

Estenose pulmonar valvar crítica

Na estenose pulmonar crítica os recém-nascidos apresentam valva pulmonar muito espessada, displásica e em *domus*. O anel valvar pulmonar, o tronco pulmonar e os ramos podem ser hipoplásicos, e o grau de estenose é sempre severo. Hipertrofia da parede livre e trabecular do VD com diminuição da cavidade ventricular, espessamento do septo interventricular (IV) e obstrução da via de saída do VD pela hipertrofia exagerada são achados frequentes. O septo IV fica abaulado para o lado do VE na sístole, e a pressão do VD é sistêmica ou suprassistêmica. Progressivamente, o ventrículo direito torna-se mais hipertrófico, com redução do relaxamento e consequente disfunção diastólica (Fig. 14-6).

ESTENOSE SUPRAVALVAR PULMONAR

A apresentação clínica da estenose supravalvar pulmonar é semelhante à estenose valvar pulmonar, com exceção da raridade de ocorrência. Poderá fazer parte do conjunto de alterações que ocorrem na Tetralogia de Fallot ou na forma isolada, poderá estar associada à síndrome de Noonan, Alagille e rubéola congênita (Fig. 14-7).

ACHADOS INDIRETOS

De uma maneira geral, a valva pulmonar, quando estenótica, apresenta mais fusão comissural do que a valva aórtica estenótica. Apesar de o anel valvar e de a raiz pulmonar poderem ter as dimensões normais em crianças e adultos, frequentemente se observa uma dilatação pós-estenótica do tronco pulmonar. Graus variados de espessamento e displasia poderão ocorrer.

TÉCNICA DE EXAME

A janela subcostal geralmente é a que melhor demonstra as lesões obstrutivas da via de saída do ventrículo direito, principalmente nos planos sagital e coronal, pois, dessa maneira, é feita uma varredura por todas as porções do ventrículo direito, desde a via de entrada à via de saída. Cortes transversais precordiais altos, na janela paraesternal, eixos longo e curto, mostram a via de saída do ventrículo direito, bem como a valva pulmonar e a artéria pulmonar em toda a sua extensão. O tamanho do ventrículo direito e a espessura da parede também podem ser avaliados pelo apical de quatro câmaras e pelos cortes paraesternais.

O grau de estenose deve ser classificado não somente pelo grau de estreitamento, mas também pelo valor do gradiente na via de saída do ventrículo direito. O local de estreitamento é onde o valor do gradiente fica maior ao Doppler e também onde inicia um padrão de aceleração ao Color Doppler.

A velocidade de pico normal através da valva pulmonar é de até 1,2 m/s. O Quadro 14-1 descreve a variação do gradiente de acordo com a graduação discreta, moderada e importante da estenose pulmonar.

DIFICULDADES NO DIAGNÓSTICO

O maior obstáculo para o diagnóstico de estenose pulmonar valvar é a captura inadequada da imagem da valva. Os cortes transversos precordiais altos geralmente oferecem uma clara visão da valva pulmonar em adultos e crianças maiores, a menos que a janela acústica fique muito prejudicada pelo pulmão ou deformidade torácica. Em crianças pequenas e lactentes, a valva pode estar muito fechada para se obter uma boa imagem nesta posição do transdutor, e a melhor visualização é pela via subcostal.

Deve ser realizada uma análise com Doppler pulsado para verificar qual é o local de maior aceleração de fluxo, bem como analisar o padrão de onda.

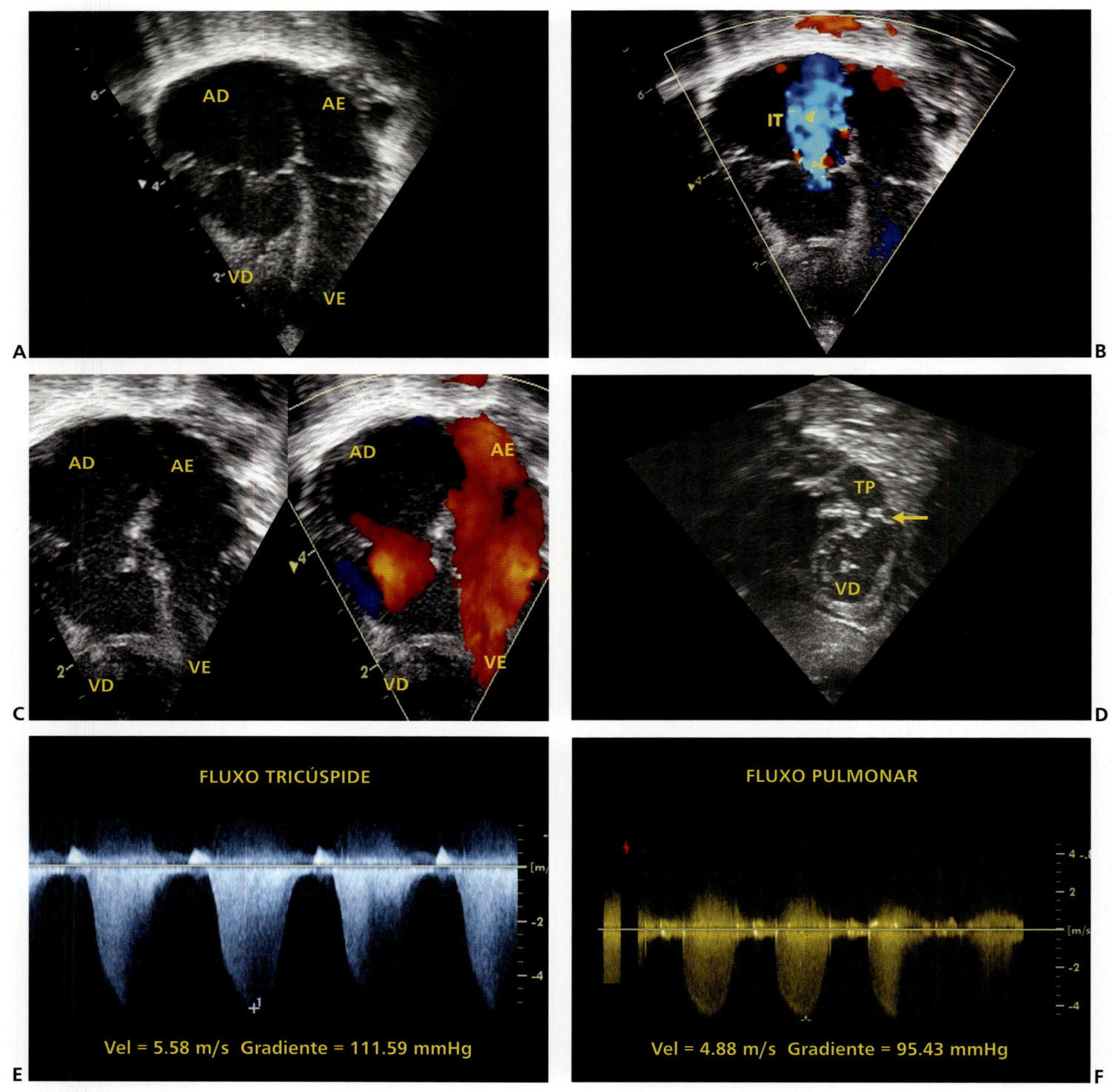

Fig. 14.6. Estenose pulmonar valvar crítica em recém-nascido. (**A**) Posição de quatro câmaras notando-se hipertrofia acentuada do ventrículo direito (VD). (**B** e **C**) Na mesma posição notam-se, durante a sístole, uma insuficiência tricúspide (IT) importante ao Doppler colorido (azul) e, durante a diástole, o volume de enchimento do ventrículo direito bem menor que do esquerdo (vermelho). (**D**) Valva pulmonar intensamente displásica na via de saída do VD, posição subcostal (seta). (**E**) Insuficiência tricúspide importante ao Doppler contínuo estimando-se pressão sistólica do VD em torno de 111,5 mmHg (suprassistêmica). (**F**) Gradiente sistólico transvalvar pulmonar de 95,5 mmHg ao Doppler contínuo. AD = Átrio direito; AE = átrio esquerdo; VD = ventrículo direito; VE = ventrículo esquerdo; TP = tronco da artéria pulmonar.

Capítulo 14 ■ Estenose Pulmonar Valvar

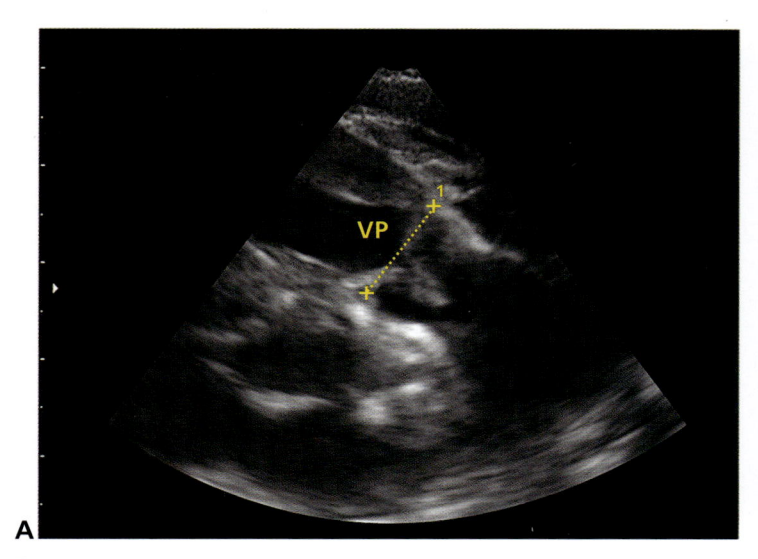

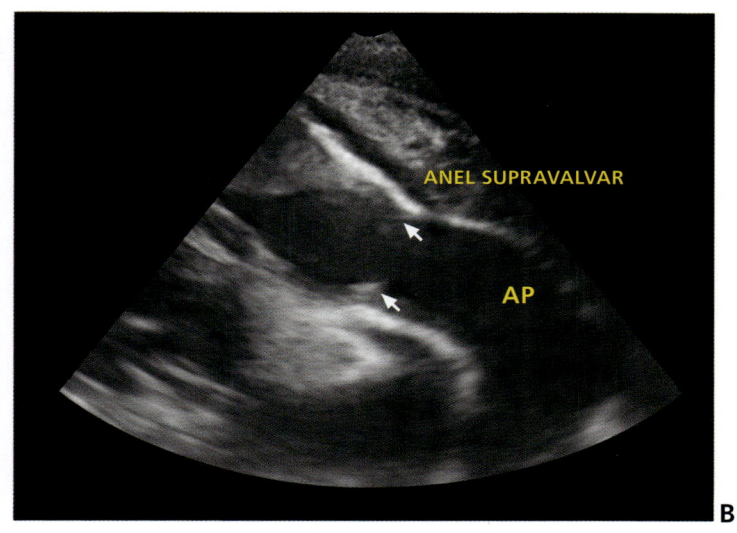

Fig. 14-7. Estenose supravalvar pulmonar em recém-nascido. (**A**) Valva pulmonar espessada e fechada em diástole. (**B**) Com a valva pulmonar aberta em sístole nota-se membrana ecogênica na parede da artéria pulmonar (AP). VP = Valva pulmonar.

Quadro 14-1. VARIAÇÃO DO GRADIENTE DE ACORDO COM A GRADUAÇÃO DE ESTENOSE

Grau de estenose	Gradiente de pico/fluxo pulmonar (mmHg)
Discreta	< 35 mmHg
Moderada	36-64 mmHg ou velocidade de pico ≥ 3 m/s
Importante	> 64 mmHg ou velocidade de pico > 4 m/s

RESUMO DOS ACHADOS ECOCARDIOGRÁFICOS

- Espessamento dos folhetos, displasia, "sinal da tesourinha".
- Abertura da valva em *domus*.
- Fluxo turbulento ao Color Doppler ao nível da valva pulmonar.
- Dilatação pós-estenótica da artéria pulmonar.

Estenose pulmonar crítica
- Hipertrofia do ventrículo direito.
- Insuficiência tricúspide.
- Hipoplasia do anel valvar pulmonar.

BIBLIOGRAFIA

Burch M, Sharland M, Shinebourne E *et al*. Cardiologic abnormalities in Noonan syndrome: phenotypic diagnosis and echocardiographic assessment of 118 patients. *J Am Coll Cardiol* 1993;22(4):1189.

Kacharava AG, Gedevanishvili AT, Imnadze GG *et al. Pulmonary stenosis, pulmonary insufficiency and pulmonary hypertension.* Pocket Guide to Echocardiography, Wiley-Blackwell, 2012. p. 43.

Lima CO, Sahn DJ, Valdes-Cruz LM *et al*. Noninvasive prediction of transvalvular pressure gradient in patients with pulmonary stenosis by quantitative two-dimensional echocardiographic Doppler studies. *Circulation* 1983;67(4):866.

Trowitzsch E, Colan SD, Sanders SP. Two-dimensional echocardiographic evaluation of right ventricular size and function in newborns with severe right ventricular outflow tract obstruction. *J Am Coll Cardiol* 1985;6(2):388.

Weyman AE, Hurwitz RA, Girod DA *et al*. Cross-sectional echocardiographic visualization of the stenotic pulmonary valve. *Circulation* 1977;56(5):769.

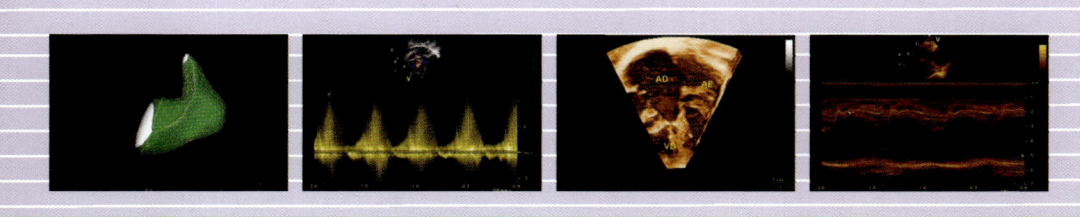

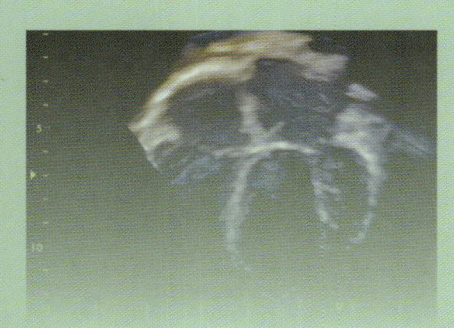

Parte IV

Lesões Obstrutivas à Esquerda

15 Anomalias Congênitas da Valva Mitral

Lilian M. Lopes
Fabricio M. Camargo

INTRODUÇÃO

Este capítulo engloba o conjunto das várias obstruções congênitas do aparato mitral, da parte proximal à distal, descritas a seguir:

1. **Valva mitral em paraquedas clássica:** caracteriza-se por cordas tendíneas de diferentes tamanhos que se conectam em um único músculo papilar, geralmente o posteromedial. O espessamento das cordoalhas tendíneas inseridas em um ponto único obstrui o fluxo através do aparato mitral. Raramente dois músculos papilares estão presentes com apenas um recebendo as cordoalhas (Figs. 15-1, 15-2 e 15-3B).
2. **Estenose mitral congênita:** anormalidade anatômica das válvulas e das cordas que resulta em diminuição da mobilidade e redução intrínseca do orifício anatômico. Dois músculos papilares estão presentes (Figs. 15-3A e 15-4).
3. **Anel supravalvar mitral:** é causado pelo acúmulo de tecido conectivo que surge a partir da superfície do átrio esquerdo, invadindo o orifício da válvula mitral. Isoladamente, é uma condição rara (Figs. 15-5 e 15-6).
4. **Duplo orifício mitral:** a forma mais comum de apresentação é a presença de uma lingueta de tecido que se estende entre os dois folhetos. A forma mais rara ocorre quando uma total duplicação de toda a estrutura valvar mitral ocorre (Figs. 15-7 a 15-9).
5. **Valva mitral em arcada:** caracteriza-se por músculos papilares que se inserem diretamente nas bordas dos folhetos, sem a presença de cordoalhas. A visão da valva mitral a partir do átrio esquerdo é a de um funil, em razão da perda das comissuras. Na forma mais grave, os músculos fundem-se entre si, formando uma arcada muscular única com cordas muito curtas (Fig. 15-10).

Estas anormalidades podem ser encontradas em combinação entre si, ou associadas à estenose subaórtica, coarctação da aorta, comunicação interventricular e anormalidades conotruncais.

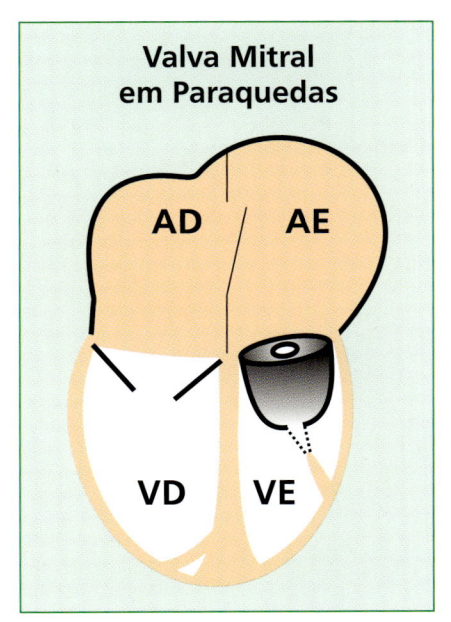

Fig. 15-1. Diagrama demonstrando a valva mitral em paraquedas estenótica. Notar o aspecto característico, as cordoalhas curtas e a inserção para um único músculo papilar. AD = Átrio direito; AE = átrio esquerdo; VD = ventrículo direito; VE = ventrículo esquerdo.

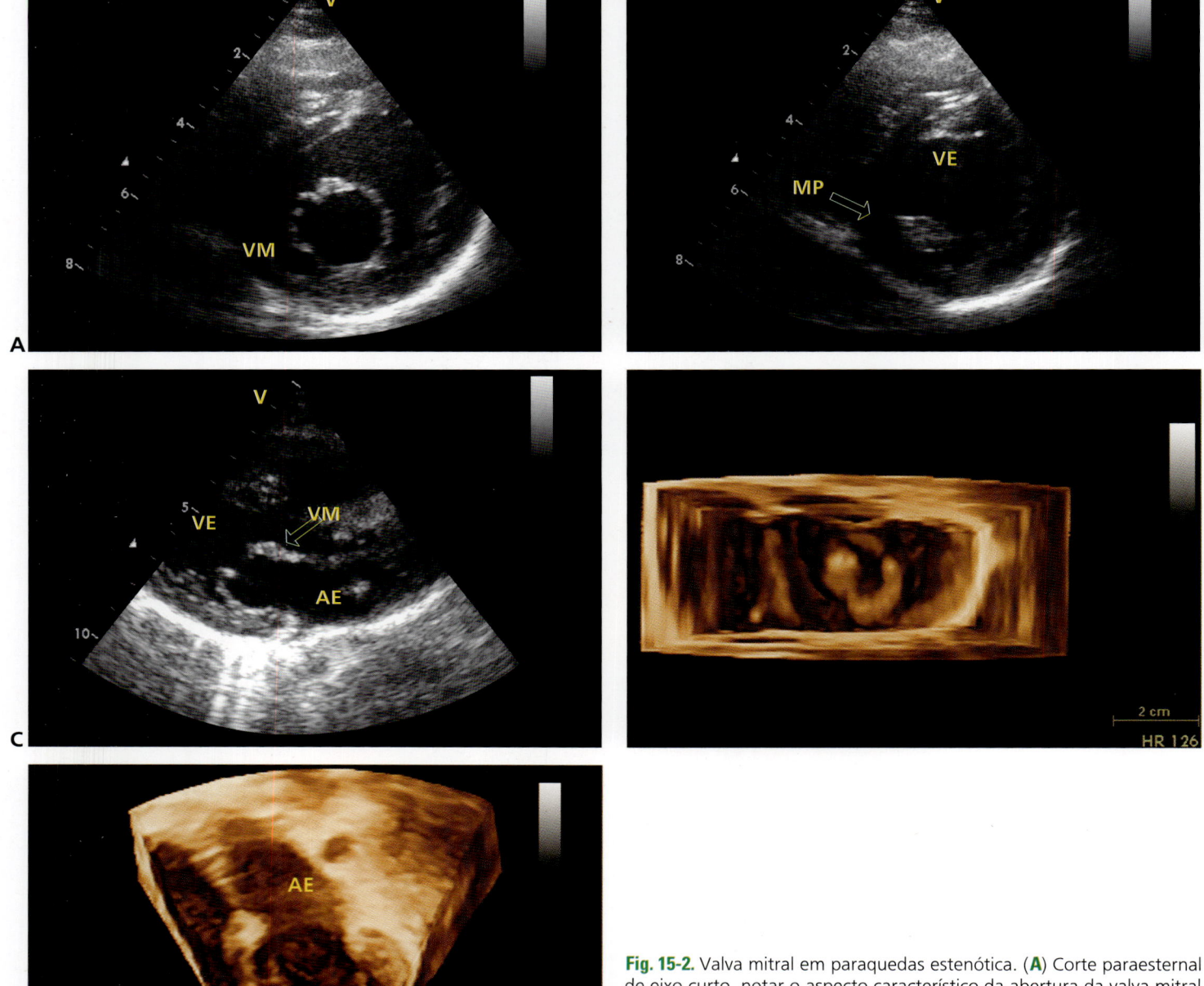

Fig. 15-2. Valva mitral em paraquedas estenótica. (**A**) Corte paraesternal de eixo curto, notar o aspecto característico da abertura da valva mitral (VM) arredondada. (**B**) Mesmo corte, comprovando existência de um único músculo papilar (MP). (**C**) Corte paraesternal de eixo longo, abertura reduzida da valva mitral. (**D**) Imagem tridimensional da valva mitral em corte transversal, aspecto arredondado em razão da inserção em um único músculo papilar. (**E**) Imagem tridimensional longitudinal em duas câmaras mostrando abertura valvar reduzida. AE = átrio esquerdo; VE = ventrículo esquerdo; MP = músculo papilar.

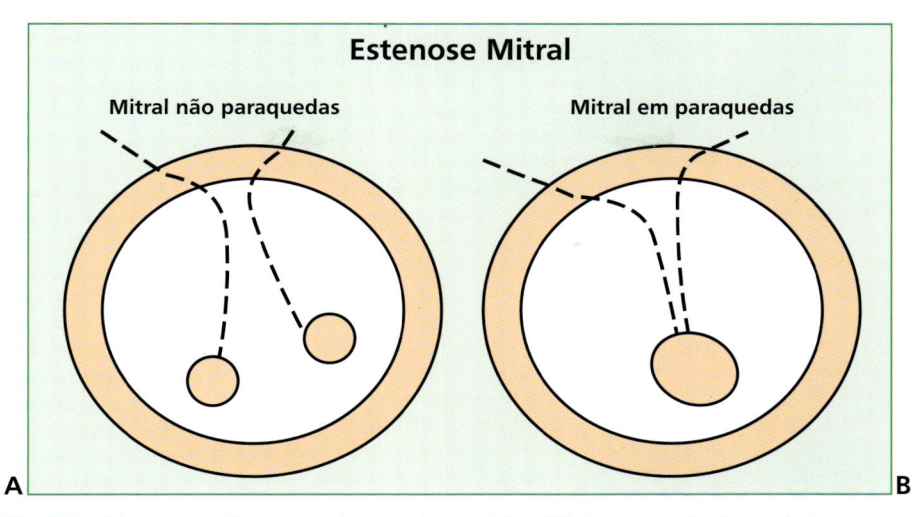

Capítulo 15 ▪ Anomalias Congênitas da Valva Mitral

Fig. 15-3. Músculos papilares em valva mitral estenótica. (**A**) Estenose mitral congênita com dois músculos papilares. (**B**) Estenose mitral congênita por valva mitral em paraquedas, com apenas um músculo papilar.

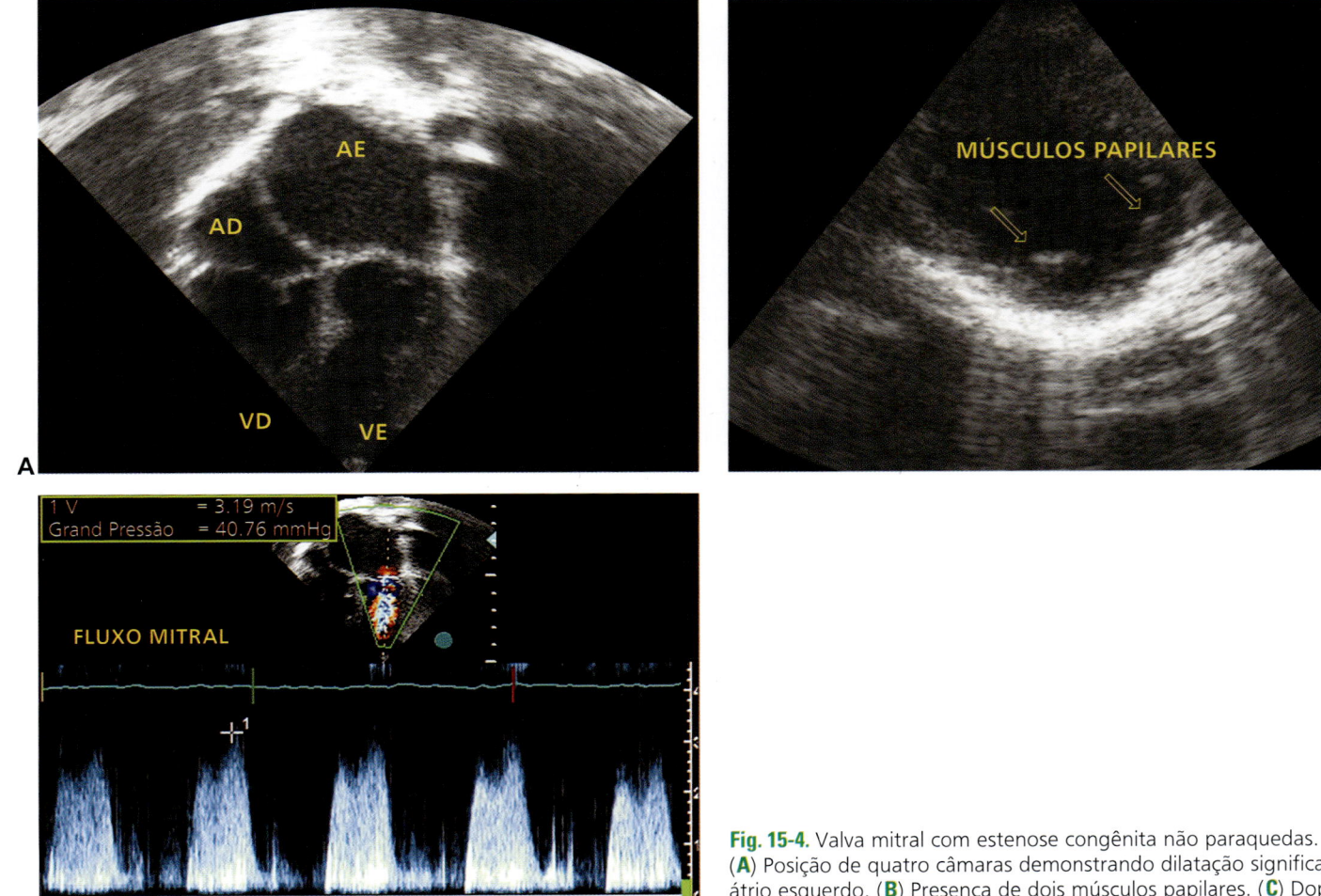

Fig. 15-4. Valva mitral com estenose congênita não paraquedas. (**A**) Posição de quatro câmaras demonstrando dilatação significativa de átrio esquerdo. (**B**) Presença de dois músculos papilares. (**C**) Doppler do fluxo mitral com velocidade de fluxo muito alta, em torno de 3,19 m/s, gradiente de pico de 40,76 mmHg. AD = Átrio direito; AE = átrio esquerdo; VD = ventrículo direito; VE = ventrículo esquerdo.

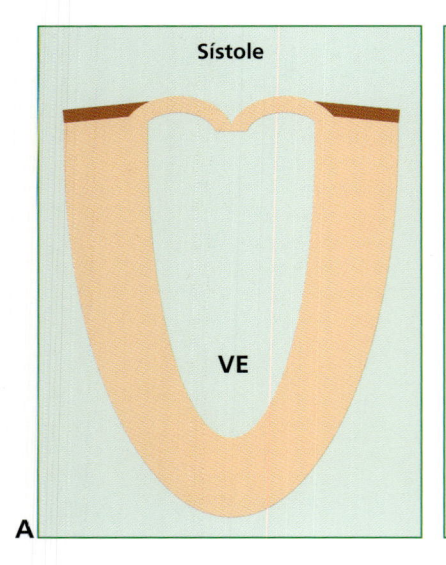

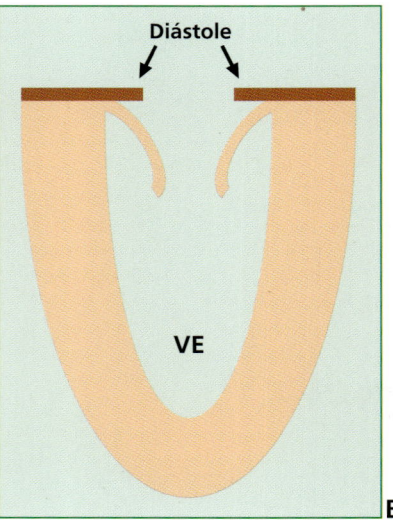

Fig. 15-5. Diagrama demonstrando anel supravalvar mitral. (**A**) Sístole ventricular, não sendo possível demonstrar o anel supravalvar. (**B**) Anel visibilizado durante a diástole, como barra retificada e ecogênica. VE = Ventrículo esquerdo.

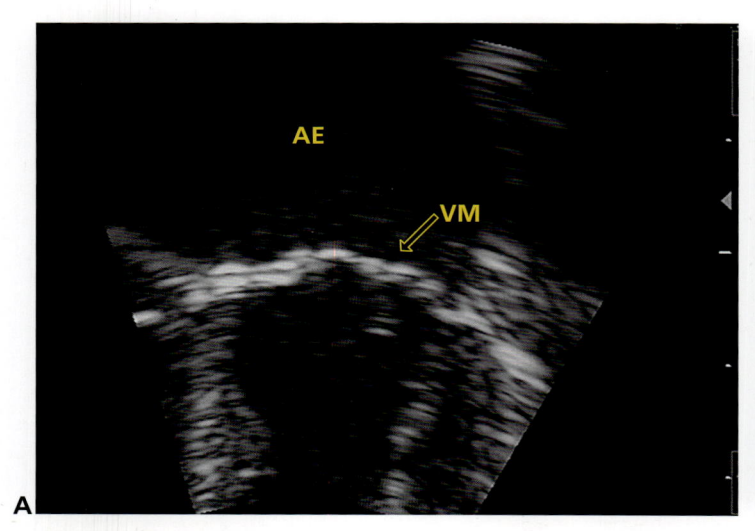

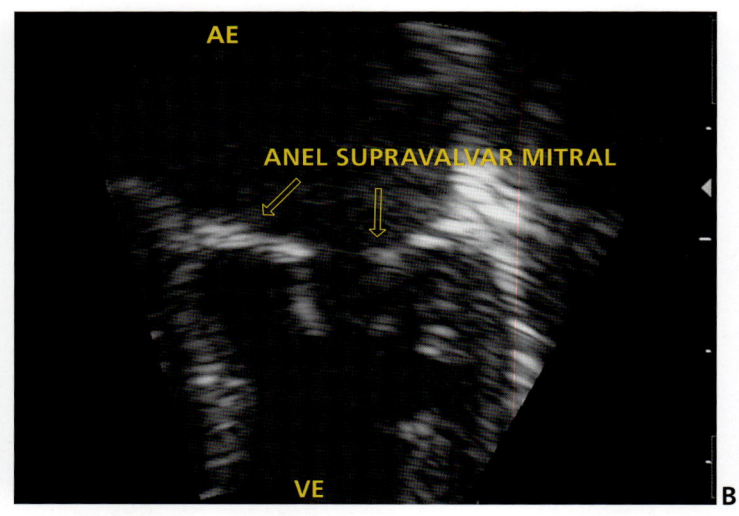

Fig. 15-6. Anel supravalvar mitral. (**A e B**) Notar que durante a sístole ventricular não se vê o anel supravalvar, que é visibilizado apenas com a valva mitral aberta em diástole. VE = Ventrículo esquerdo; AE = átrio esquerdo; VM = valva mitral.

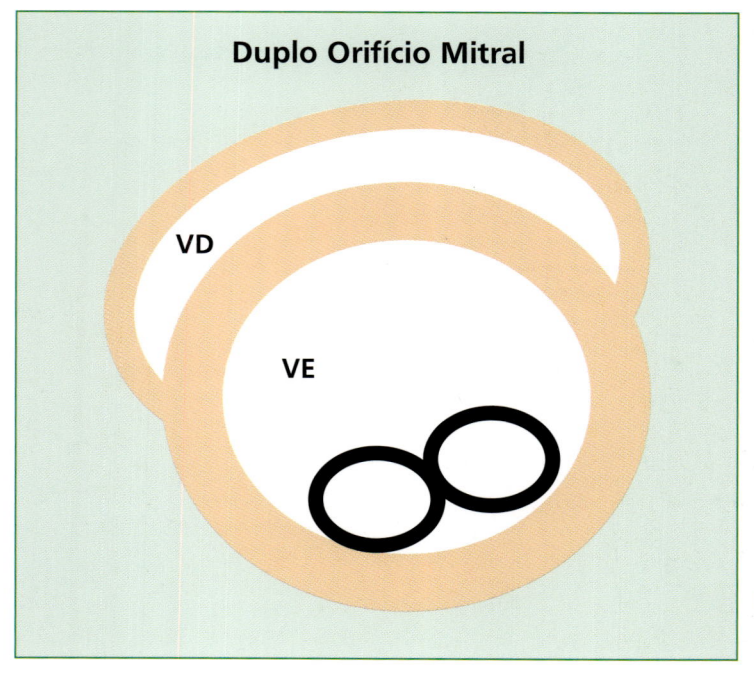

Fig. 15-7. Diagrama demonstrando o duplo orifício da valva mitral. VD = Ventrículo direito; VE = ventrículo esquerdo.

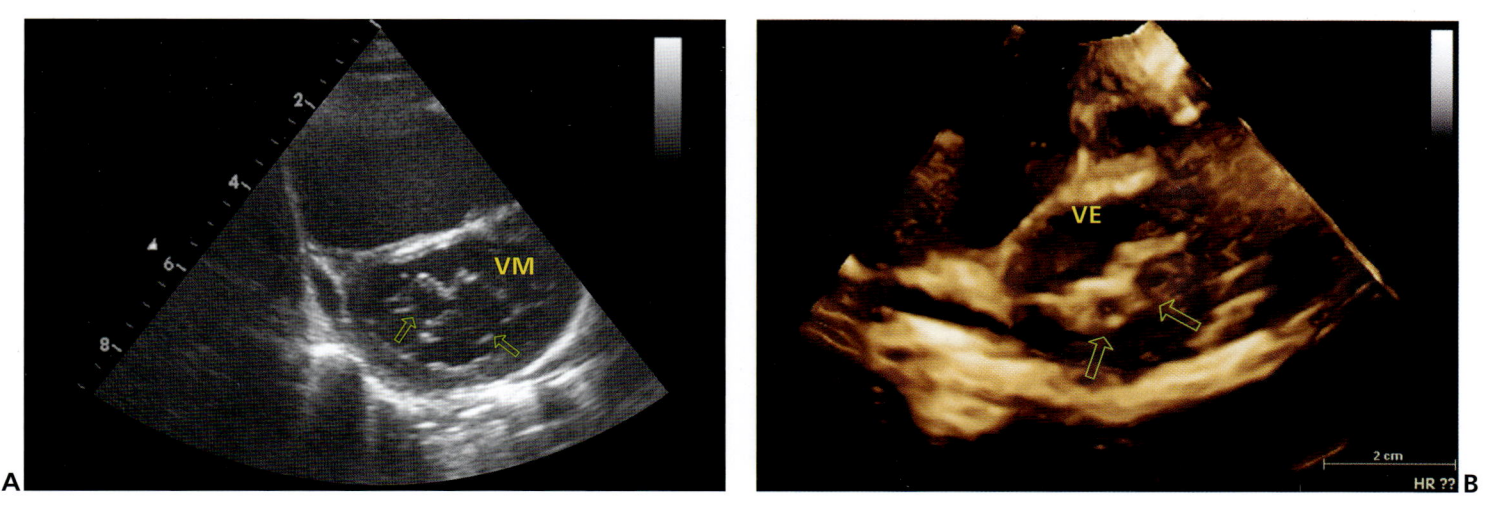

Capítulo 15 ▪ Anomalias Congênitas da Valva Mitral

Fig. 15-8. Duplo orifício da valva mitral (VM). (**A** e **B**) Corte paraesternal transverso do ventrículo esquerdo em nível da valva mitral, que apresenta dois orifícios, sendo o orifício da esquerda menor (setas), bidimensional e tridimensional. VE = Ventrículo esquerdo.

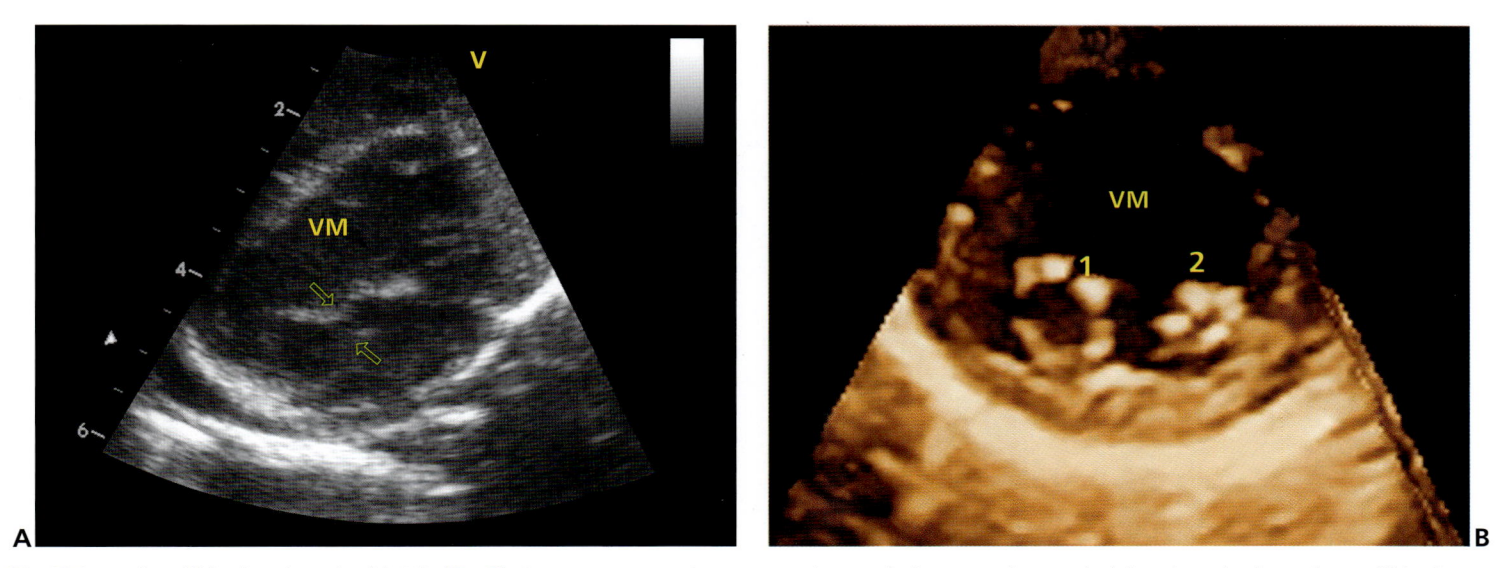

Fig. 15-9. Duplo orifício da valva mitral (VM). (**A** e **B**) Corte paraesternal transverso do ventrículo esquerdo em nível da valva mitral, sendo o orifício da direita menor, (setas), bidimensional e tridimensional.

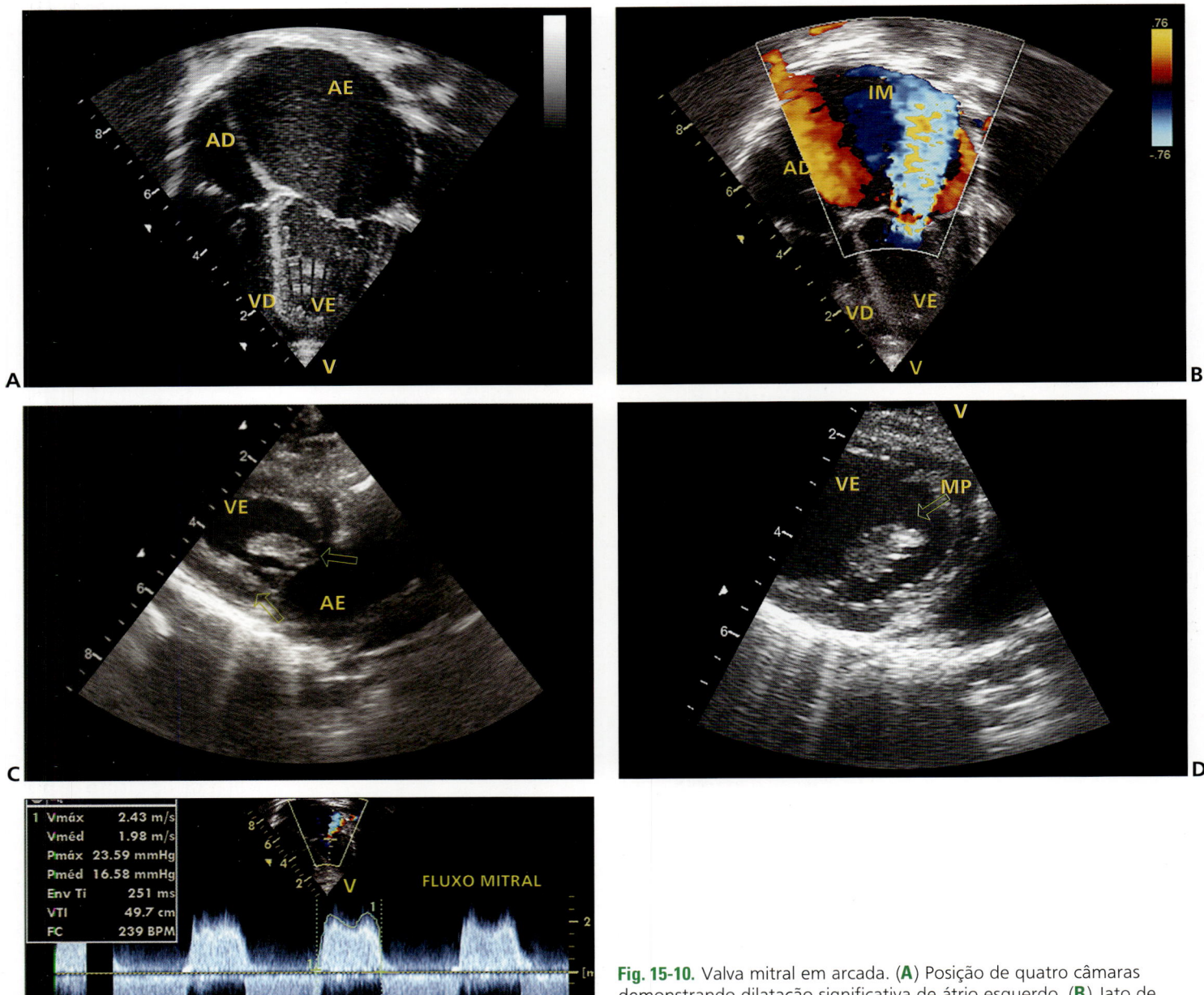

Fig. 15-10. Valva mitral em arcada. (**A**) Posição de quatro câmaras demonstrando dilatação significativa de átrio esquerdo. (**B**) Jato de insuficiência mitral ao Doppler colorido. (**C**) Corte paraesternal de eixo longo com músculos papilares hipertróficos e ausência de cordoalhas entre os mesmos e os folhetos da valva mitral. (**D**) Um único músculo papilar hipertrófico dentro da cavidade ventricular esquerda. (**E**) Doppler do fluxo mitral com velocidade de fluxo alta, em torno de 2,43 m/s, gradiente de pico de 23,5 mmHg e gradiente médio de 16,5 mmHg. AD = Átrio direito; AE = átrio esquerdo; VD = ventrículo direito; VE = ventrículo esquerdo; IM = insuficiência mitral; MP = músculo papilar.

Capítulo 15 ▪ Anomalias Congênitas da Valva Mitral

ACHADOS INDIRETOS

O aumento do átrio esquerdo está presente quando há obstrução significativa associada a um jato diastólico turbulento ao Doppler colorido (Fig. 15-11). Achado de hipertensão pulmonar pode também estar presente.

O duplo orifício mitral por duplicação da valva poderá ser achado de exame em corações normais, sem associação a nenhuma alteração hemodinâmica.

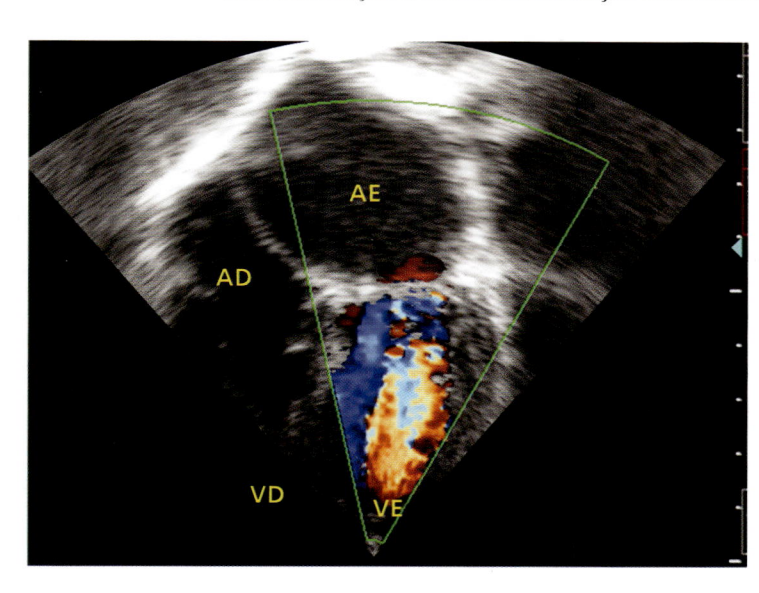

Fig. 15-11. Estenose mitral congênita. Notar aumento do átrio esquerdo associado a um jato diastólico turbulento ao Doppler colorido. AD = Átrio direito; AE = átrio esquerdo; VD = ventrículo direito; VE = ventrículo esquerdo.

TÉCNICA DE EXAME

Para mostrar as características da valva mitral em paraquedas, o transdutor é rodado para o plano do eixo curto do VE (posição paraesternal ou subcostal esquerda) e dirigido dos folhetos para os músculos papilares da mitral.

A extensão do aparelho valvar mitral (trato de entrada do eixo longo de VE) pode ser demonstrada pelos cortes de eixo longo precordial, apical de duas e quatro câmaras e subcostal de quatro câmaras. Estes cortes, (particularmente os apicais), mostram o *domus* da valva mitral e a extensão dos folhetos e cordoalha tendínea. A convergência das cordas tendíneas para um ponto é característica da valva mitral em paraquedas. O orifício da valva é circular no corte transversal. Geralmente, os folhetos anterior e posterior da mitral não podem ser definidos separadamente.

Não há critério para determinar a presença ou o grau de intensidade da obstrução na valva mitral em paraquedas, entretanto, este diagnóstico costuma estar associada na maior parte das vezes a estenoses significativas. O achado ao Doppler de velocidade de fluxo mitral igual ou maior que 2 m/s (gradiente de pico de 16 mmHg) confirma o diagnóstico de estenose, entretanto a gravidade da estenose deve ser qualitativamente avaliada pelo aspecto da valva ao bidimensional.

O anel supravalvar aparece como uma membrana abaulando-se para a valva mitral em funil. Pode ser visto somente na diástole, quando os folhetos se distanciam da membrana.

DIFICULDADES NO DIAGNÓSTICO

É difícil determinar a área mais importante de obstrução quando há múltiplas anormalidades na mitral.

Embora o corte de eixo longo mostre a abertura reduzida da valva mitral estenótica, o diagnóstico diferencial entre estenose mitral congênita não paraquedas ou paraquedas deverá ser feito pelo corte paraesternal de eixo curto, através da identificação de dois músculos papilares ou apenas um.

Na presença de obstrução importante da via de saída do ventrículo esquerdo ou disfunção ventricular, o débito cardíaco pode ser tão baixo que a valva mitral não abre totalmente, mascarando os achados de estenose valvar mitral congênita ou anel supravalvar mitral. A ausência de *domus* pode mascarar a obstrução dos folhetos da valva mitral.

RESUMO DOS ACHADOS ECOCARDIOGRÁFICOS

- Aumento do átrio esquerdo, hipertensão pulmonar.
- Músculo papilar único na valva mitral em paraquedas clássica.
- Aceleração de fluxo ao nível da valva mitral, estenose mitral.
- O anel supravalvar aparece como uma membrana muito próxima à valva mitral, visível apenas durante a diástole.
- Ausência de cordoalhas com valva muscularizada na valva mitral em arcada.

BIBLIOGRAFIA

Asante-Korang A, O'Leary PW, Anderson RH. Anatomy and echocardiography of the normal and abnormal mitral valve. *Cardiol Young* 2006;16(Suppl 3):27.

Banerjee A, Kohl T, Silverman NH. Echocardiographic evaluation of congenital mitral valve anomalies in children. *Am J Cardiol* 1995;76(17):1284.

Carpentier A, Branchini B, Cour JC *et al.* Congenital malformations of the mitral valve in children. Pathology and surgical treatment. *J Thorac Cardiovasc* Surg 1976;72(6):854-66.

Collins-Nakai RL, Rosenthal AMNON, Castaneda AR *et al.* Congenital mitral stenosis. A review of 20 years' experience. *Circulation* 1977;56(6):1039.

Ruckman RN, Van Praagh R. Anatomic types of congenital mitral stenosis: report of 49 autopsy cases with consideration of diagnosis and surgical implications. *Am J Cardiol* 1978;42(4):592.

Shone JD, Sellers RD, Anderson RC *et al.* The developmental complex of "parachute mitral valve," supravalvular ring of left atrium, subaortic stenosis, and coarctation of aorta. *Am J Cardiol* 1963;11(6):714.

Sullivan ID, Robinson PJ, Leval M *et al.* Membranous supravalvular mitral stenosis: a treatable form of congenital heart disease. *J Am Coll Cardiol* 1986;8(1):159.

Wenink ACG, Gittenberger-de Groot AC, Brom AG. Developmental considerations of mitral valve anomalies. *Int J Cardiol* 1986;11(1):85.

Yellin EL, Peskin C, Yoran C *et al.* Mechanisms of mitral valve motion during diastole. *Am J Physiol* 1981;241(3):H389-400.

16 Cor *Triatriatum*

Lilian M. Lopes
Gustavo A. G. Fávaro

INTRODUÇÃO

O Cor *triatriatum sinistrum* apresenta uma membrana fibromuscular de tamanho variável localizada acima do apêndice atrial esquerdo, dividindo a câmara atrial esquerda em proximal e distal. A teoria embriológica mais aceita afirma que a veia pulmonar comum não se liga normalmente ao átrio esquerdo (AE), criando assim duas câmaras com comunicação estreita.

A câmara proximal ou também chamada de câmara venosa pulmonar comum tem a desembocadura de todas as veias pulmonares. A câmara distal ou átrio esquerdo verdadeiro inclui o apêndice atrial e valva mitral.

Pode-se dividir em três tipos de apresentação:

1. Com ausência de perfuração na membrana. Nesses casos a câmara atrial proximal tem comunicação com o átrio direito ou há drenagem anômala de veias pulmonares.
2. Com um ou mais pequenos orifícios na membrana. Geralmente o orifício de passagem da membrana localiza-se próximo ao septo interatrial e costuma ser severamente restritivo, chamado também de *pin hole*, à semelhança de um buraco do tamanho da ponta de um alfinete (Figs. 16-1 e 16-2).
3. Com grande comunicação entre as duas câmaras atriais.

As duas primeiras formas de apresentação geralmente têm o diagnóstico realizado no período neonatal e na infância, por tratar-se de crianças muito sintomáticas. A terceira forma de apresentação geralmente está presente em adultos. No caso de obstrução ao fluxo, o diagnóstico tardio pode levar à hipertensão arterial pulmonar.

Os aparelhos valvar e subvalvar mitral geralmente estão normais.

Ainda mais raro, o Cor *Triatriatum dextrum* tem origem embriológica na persistência de remanescentes da válvula direita do seio venoso. Tem associação frequente à atresia pulmonar e hipoplasia de ventrículo direito.

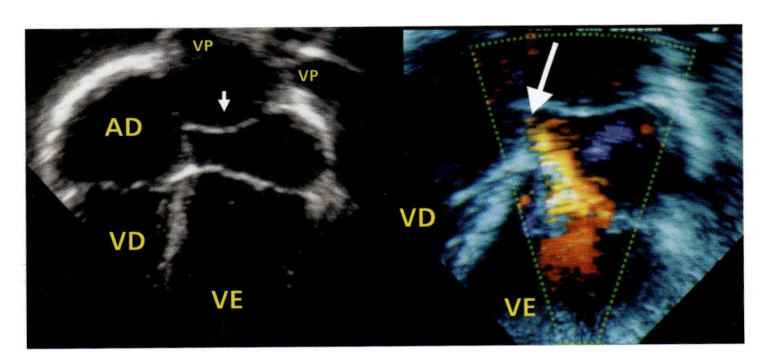

Fig. 16-1. Cor *triatriatum* com orifício excêntrico e estenótico. Corte apical de quatro câmaras de paciente com cor *triatriatum*, mostrando a membrana cruzando o átrio entre o anel mitral e as veias pulmonares (VP). A seta branca no painel à direita aponta para jato acelerado ao Doppler colorido, gerado em orifício muito estenótico. AD = Átrio direito; VD = ventrículo direito; VE = ventrículo esquerdo.

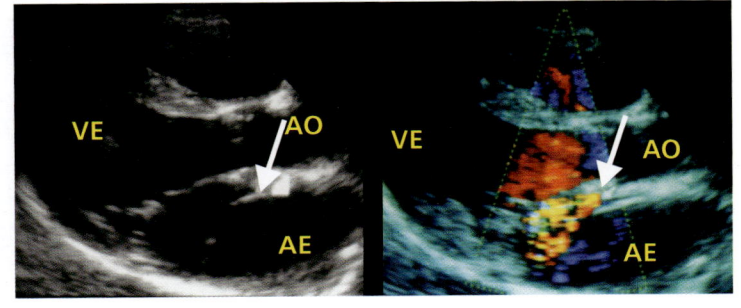

Fig. 16-2. Cor *triatriatum* com orifício excêntrico e estenótico. Corte paraesternal de eixo longo, mesmo paciente da figura anterior, mostrando a membrana cruzando o átrio próximo ao anel. As setas brancas em ambos os painéis apontam para a membrana, o painel à direita mostra jato muito acelerado, indicando estenose extrema do orifício de passagem do fluxo através da membrana. AE = átrio esquerdo; VE = ventrículo esquerdo; AO = aorta.

ACHADOS ECOCARDIOGRÁFICOS INDIRETOS

Uma membrana atravessando o AE, dividindo-o em uma porção proximal venosa recebendo as veias pulmonares, e uma porção distal (átrio esquerdo verdadeiro) contendo a fossa oval, o apêndice atrial esquerdo e a fossa oval. As veias pulmonares que chegam à câmara proximal venosa estarão dilatadas quando a membrana for obstrutiva. Estes achados distinguem o cor *triatriatum* da membrana supravalvar mitral, em que a fossa oval e o apêndice atrial estão relacionados com a câmara proximal (Fig. 16-3).

Nestes casos a membrana está abaulada para baixo no sentido da valva mitral. Observa-se fluxo de alta velocidade ao Doppler na câmara atrial distal e nos orifícios da membrana. Os gradientes diastólico máximo e médio ao Doppler espectral contínuo desse fluxo transatrial costumam estar elevados, assim como a pressão pulmonar obtida pela insuficiência tricúspide (Fig. 16-4).

As associações mais comuns são a persistência da veia cava superior esquerda, comunicação interatrial *ostium secundum* e drenagem anômala de veias pulmonares.

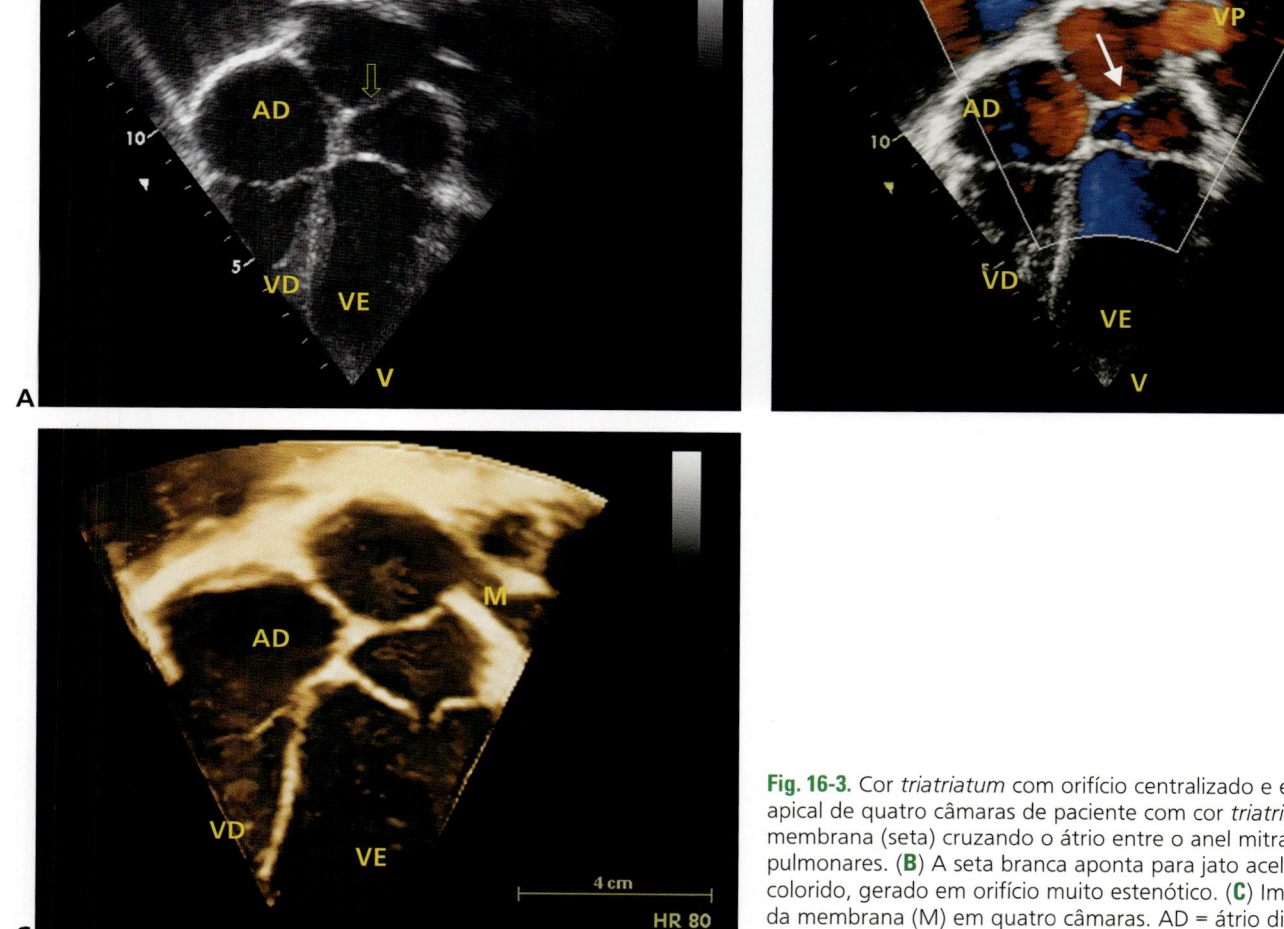

Fig. 16-3. Cor *triatriatum* com orifício centralizado e estenótico. (**A**) Corte apical de quatro câmaras de paciente com cor *triatriatum*, mostrando a membrana (seta) cruzando o átrio entre o anel mitral e as veias pulmonares. (**B**) A seta branca aponta para jato acelerado ao Doppler colorido, gerado em orifício muito estenótico. (**C**) Imagem tridimensional da membrana (M) em quatro câmaras. AD = átrio direito; VD = ventrículo direito; VE = ventrículo esquerdo; VP = veia pulmonar.

Capítulo 16 ■ Cor *Triatriatum*

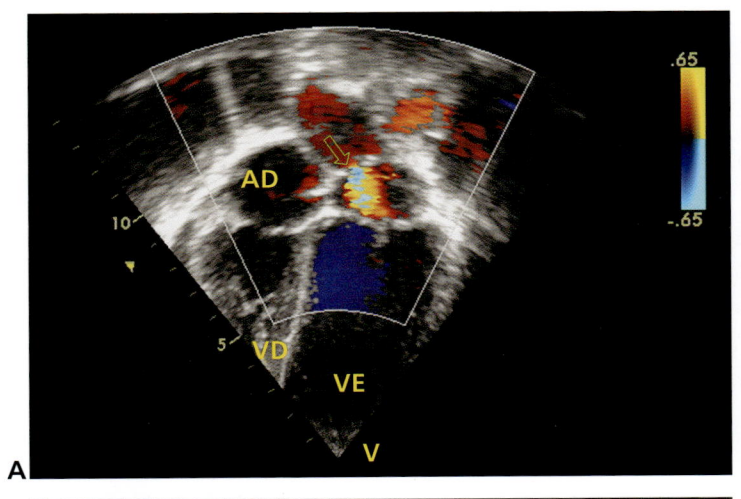

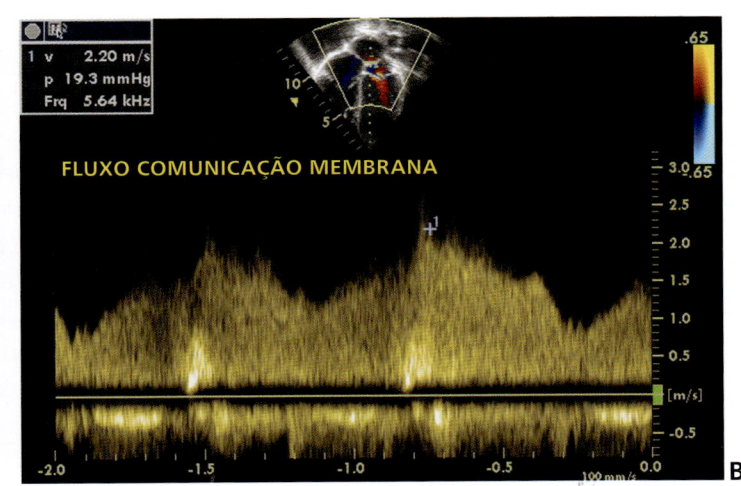

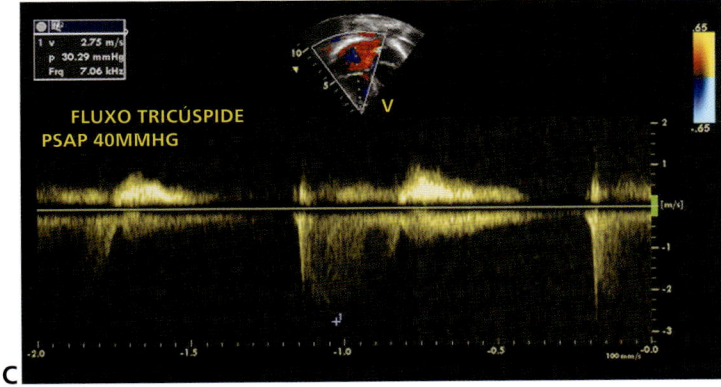

Fig. 16-4. Cor *triatriatum* com orifício centralizado e estenótico. (**A**) Mesmo paciente da figura anterior, corte apical de quatro câmaras mostrando jato acelerado ao Doppler colorido, gerado em orifício muito estenótico (seta). (**B**) Gradiente diastólico máximo ao Doppler espectral contínuo do fluxo pela membrana elevada (19,3 mmHg). (**C**) Pressão sistólica pulmonar estimada pela insuficiência tricúspide alta (40 mmHg). AD = átrio direito; VD = ventrículo direito; VE = ventrículo esquerdo.

TÉCNICA DE EXAME

Os cortes apical e subcostal de quatro câmaras mostram o AE septado por uma membrana. Estes planos podem também mostrar a membrana da fossa oval relacionada com a câmara atrial distal. A membrana pode ter um ou mais orifícios, localizados anterior ou posteriormente.

Os planos paraesternal de eixos longo e apical de duas câmaras mostram a membrana e a anatomia do aparelho valvar mitral. Imagens tridimensionais mostram o orifício de abertura da membrana com muita precisão (Fig. 16-5).

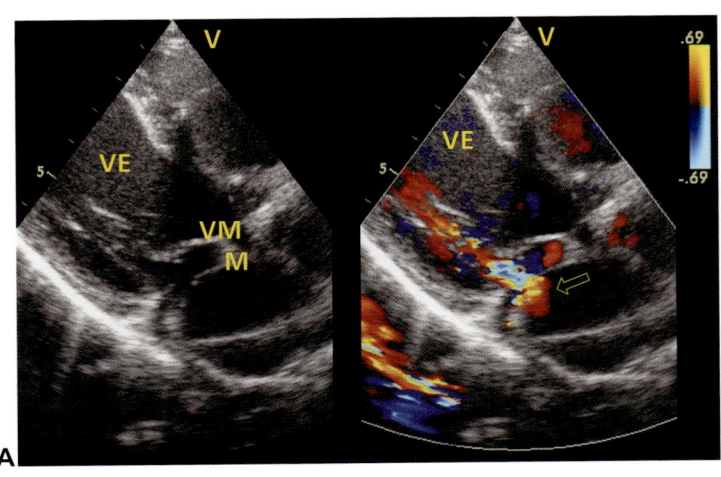

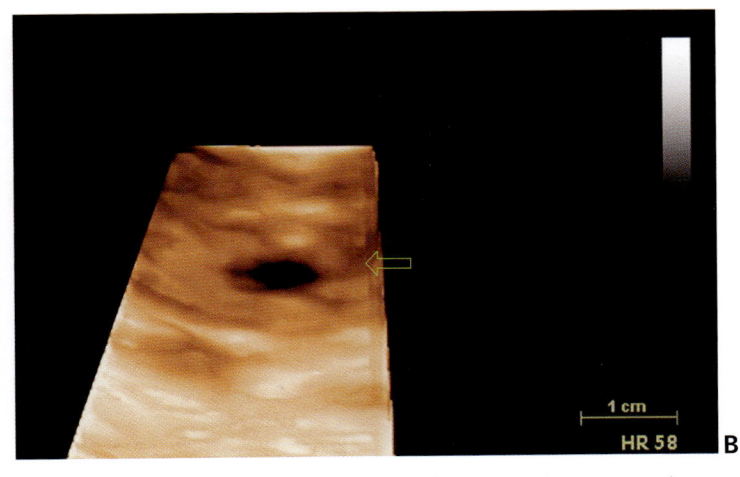

Fig. 16-5. Cor *triatriatum* com orifício centralizado e estenótico. (**A**) Corte paraesternal de eixo longo, mesmo paciente da figura anterior, mostrando a membrana (M) cruzando o átrio entre o anel mitral e as veias pulmonares. A seta aponta para jato acelerado ao Doppler colorido, gerado em orifício muito estenótico. (**B**) Imagem tridimensional da membrana em plano transversal mostrando o orifício de passagem do fluxo muito pequeno. VE = ventrículo esquerdo; VM = valva mitral.

DIFICULDADES DIAGNÓSTICAS

O comportamento clínico desses pacientes é similar aos portadores de estenose valvar mitral, sendo facilmente diferenciados pelo Ecocardiograma. Pode haver dificuldade na diferenciação do cor *triatriatum* da membrana supravalvar mitral, já que, ocasionalmente, a membrana pode cruzar abaixo do forame oval, fazendo o diagnóstico diferencial com membrana supravalvar mitral mais difícil. No entanto, a última é geralmente mais relacionada com a valva mitral.

Na impossibilidade da estimativa da pressão arterial pulmonar pelas ausências de insuficiências tricúspide e pulmonar, deve-se analisar a presença de sinais indiretos de hipertensão pulmonar, como dilatação de câmaras direitas, hipertrofia ventricular direita, dilatação da artéria pulmonar, retificação ou abaulamento do septo interventricular para à esquerda.

RESUMO DOS ACHADOS ECOCARDIOGRÁFICOS

- Membrana septando o átrio esquerdo em duas cavidades.
- Obstrução ao fluxo intra-atrial.
- Veias pulmonares dilatadas conectadas à câmara proximal venosa.

BIBLIOGRAFIA

Chen Q, Guhathakurta S, Vadalapali G *et al.* Cor triatriatum in adults: three new cases and a brief review. *Texas Heart Institute Journal* 1999;26(3):206.

Galli MA, Galletti L, Schena F *et al.* A rare case of neonatal cyanosis due'cor triatriatum dexter'and a review of the literature. *J Cardiovasc Med* 2009;10(7):535-38.

Guvenc TS, Bilgin S, Kantarci UH *et al.* Cor triatriatum sinister: two cases diagnosed in adulthood and a review of literature. *Folia Morphologica* 2012;71(4):275-74.

Krasemann Z, Scheld HHH, Tjan TD *et al.* Cor Triatriatum. *Herz Kardiovaskuläre Erkrankungen* 2007;32(6):506-10.

Nassa PN, Hamdan RH. Cor triatriatum sinistrum: classification and imaging modalities. *Eur J Cardiovasc Med* 2011;1(3):84.

Van Praagh R, Corsini I. Cor triatriatum: pathologic anatomy and a consideration of morphogenesis based on 13 postmortem cases and a study of normal development of the pulmonary vein and atrial septum in 83 human embryos. *Am Heart J* 1969;78(3):379-405.

17 Hipoplasia do Coração Esquerdo – Atresia Mitral e Aórtica

Lilian M. Lopes
Gustavo A. G. Fávaro

INTRODUÇÃO

A descrição clássica da síndrome de hipoplasia do coração esquerdo (SHCE) inclui hipoplasia valvar mitral e aórtica valvar, ventricular esquerda e da aorta ascendente (Fig. 17-1). Na apresentação mais crítica e comum há atresia aórtica valvar e mitral, e o ventrículo esquerdo (VE) geralmente é visualizado como uma formação arredondada, lembrando o formato de um *donut* (biscoito do tipo rosquinha) (Fig. 17-2). O Doppler colorido demonstra ausência total de enchimento diastólico do ventrículo esquerdo e grande massa colorida de fluxo pela valva tricúspide (Fig. 17-3).

O conceito de SHCE é ampliado para casos intermediários (*borderline*), em que a condução do caso para uma programação uni ou biventricular deverá ser fundamentada nos achados ecocardiográficos (Fig. 17-4). As câmaras direitas são sempre dilatadas.

Na SHCE o retorno venoso pulmonar precisa de uma comunicação interatrial (CIA) para chegar ao átrio direito, já que seu trajeto normal para o VE está bloqueado. Uma CIA muito grande pode causar isquemia miocárdica consequente a uma baixa pressão pulmonar que levaria a menor volume de fluxo do canal para a aorta. Por outro lado, uma CIA pequena poderá causar cianose por hipertensão pulmonar. Um septo interatrial fechado poderá causar óbito neonatal imediato a menos que exista uma drenagem anômala de veias pulmonares ou presença de veia levo-átrio-cardinal (Fig. 17-5). Na prática nota-se que uma CIA entre 4 mm e 6 mm pode ser o ideal (Fig. 17-6).

As valvas mitral e aórtica podem ser atrésicas, estenóticas ou pequenas.

Nos casos com atresia valvar, a aorta ascendente recebe somente o fluxo retrógrado da artéria pulmonar via canal arterial e muitas vezes mede cerca de 2 a 4 mm. O canal arterial apresenta fluxo geralmente bidirecional. O fluxo sistólico, da pulmonar para a aorta, supre as aortas descendente e ascendente (Fig. 17-7).

A SHCE poderá apresentar-se associada a defeito do septo atrioventricular (atresia da porção esquerda da valva A-V), coarctação da aorta, hipoplasia extrema de arco aórtico, comunicação interventricular muscular, drenagem anômala total ou parcial de veias pulmonares e fístulas coronário-cavitárias (Figs. 17-8 e 17-9).

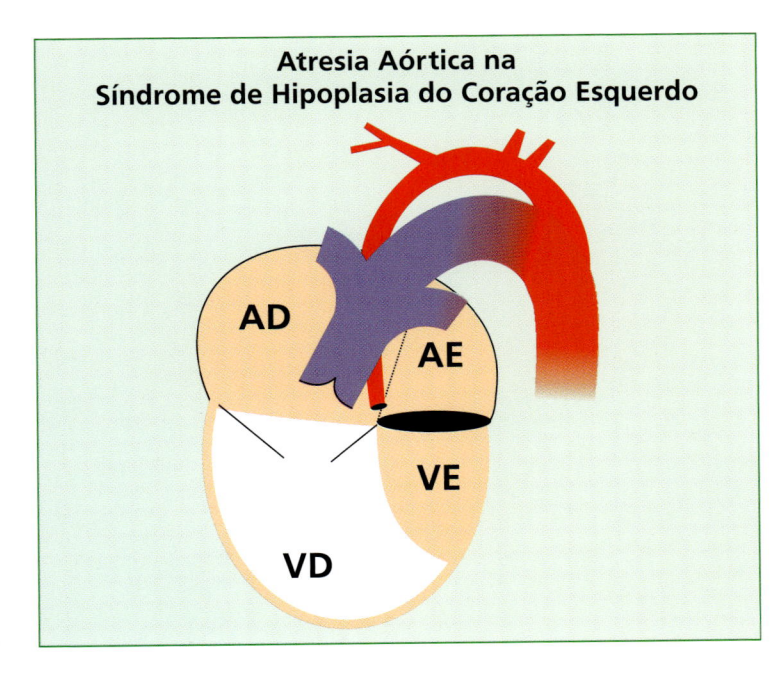

Fig. 17-1. Diagrama demonstrando a síndrome de hipoplasia do coração esquerdo. Notar a hipoplasia do arco aórtico e o grande canal arterial que forma um grande "arco ductal" e nutre a aorta descendente. AD = Átrio direito; AE = átrio esquerdo; VD = ventrículo direito; VE = ventrículo esquerdo.

Parte IV ■ Lesões Obstrutivas à Esquerda

Fig. 17-2. Síndrome de hipoplasia do coração esquerdo em espectro de gravidade em três pacientes diferentes. (**A**) Posição de quatro câmaras com ventrículo esquerdo hipoplásico, ecogênico, globoso do tipo *donut*, praticamente sem cavidade. (**B**) Mesmo aspecto em ventrículo esquerdo um pouco maior. (**C**) Ventrículo esquerdo hipoplásico, porém apresentando cavidade e valva mitral pérvia, formato mais ovalado. AD = Átrio direito; AE = átrio esquerdo; VD = ventrículo direito; VE = ventrículo esquerdo.

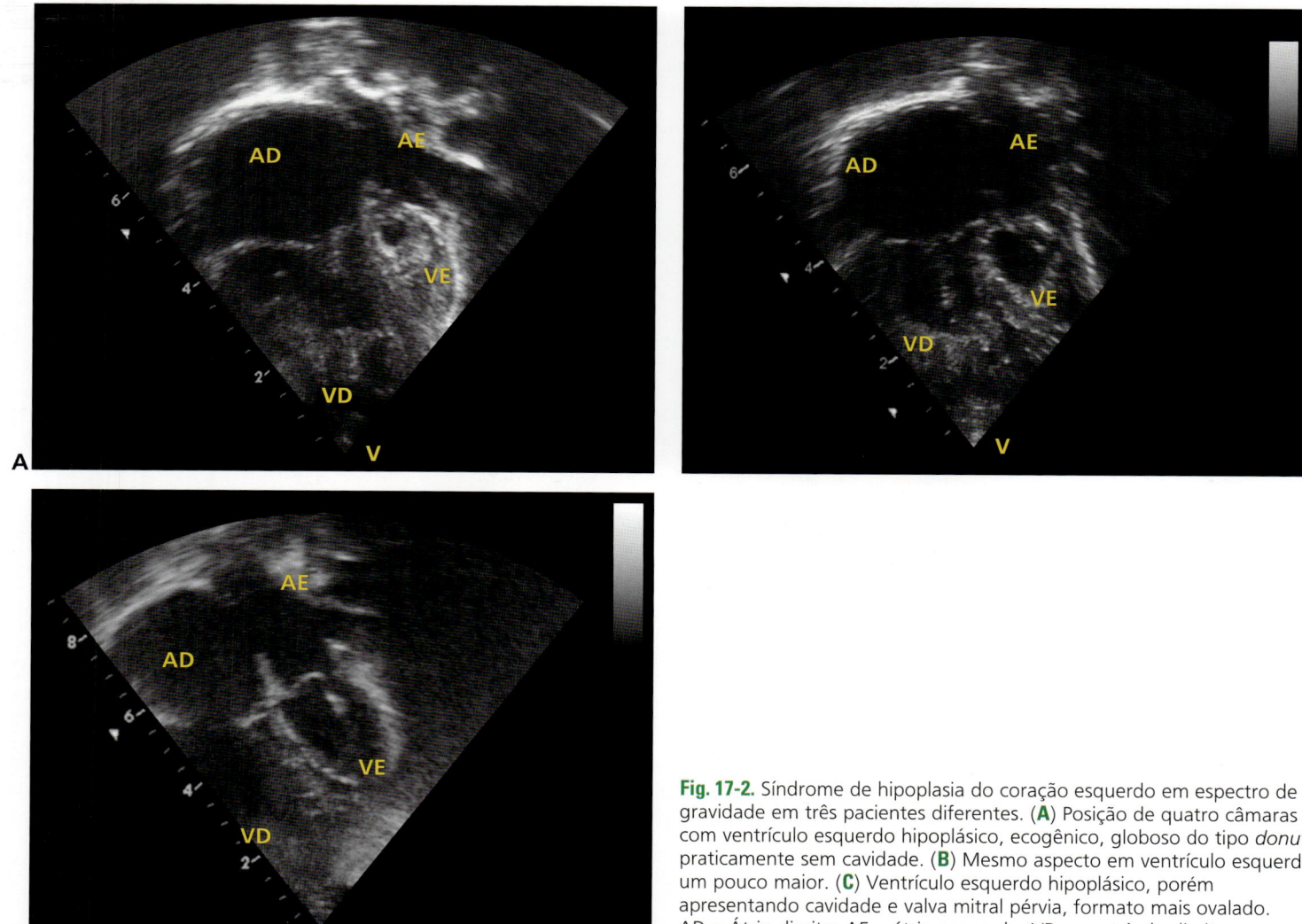

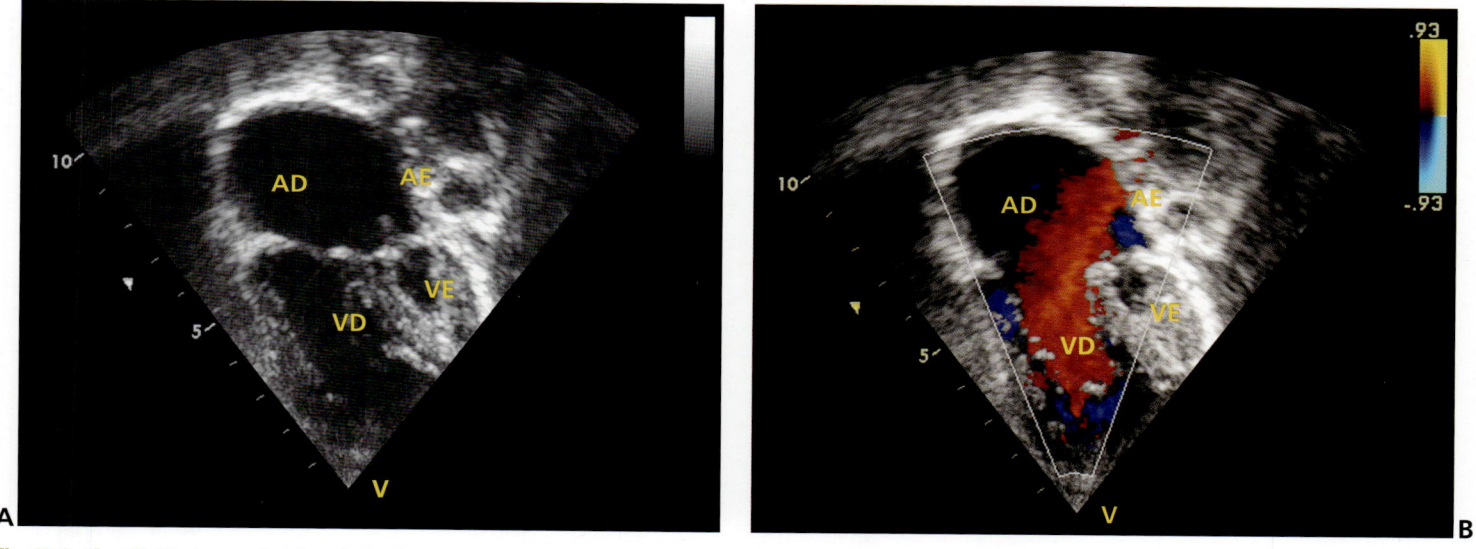

Fig. 17-3. (**A** e **B**) Síndrome de hipoplasia do coração esquerdo com atresia mitral. O Doppler colorido demonstra ausência total de enchimento diastólico do ventrículo esquerdo e grande massa colorida de fluxo pela valva tricúspide. AD = Átrio direito; AE = átrio esquerdo; VD = ventrículo direito; VE = ventrículo esquerdo.

Capítulo 17 ■ Hipoplasia do Coração Esquerdo – Atresia Mitral e Aórtica

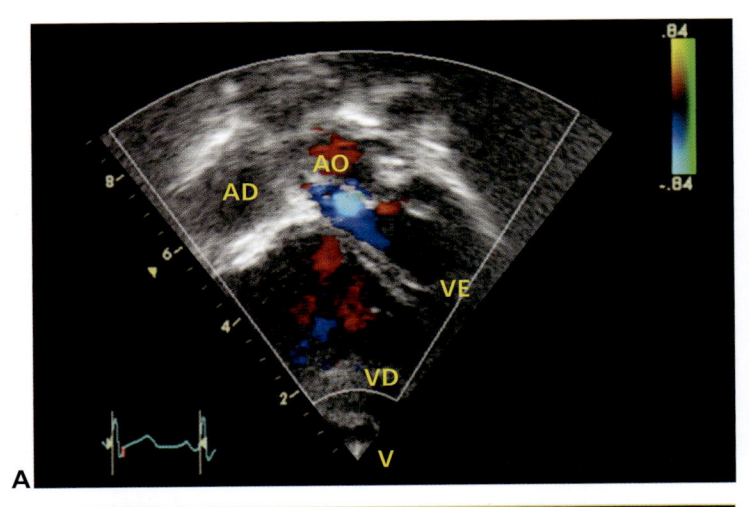

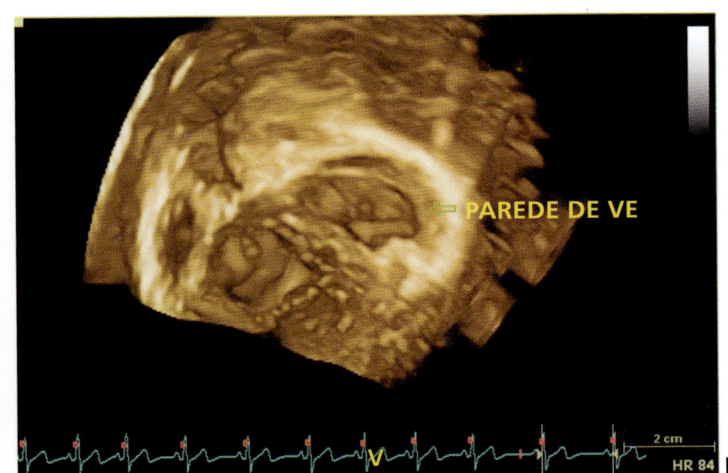

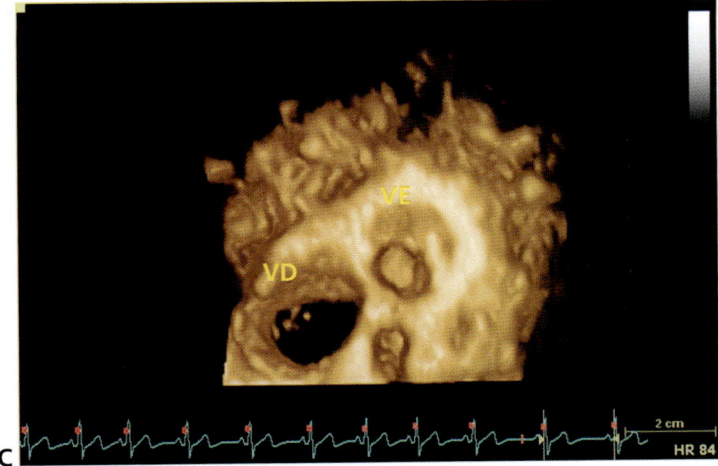

Fig. 17-4. Síndrome de hipoplasia do coração esquerdo, VE *borderline*. (**A**) Hipertrofia acentuada de ventrículo esquerdo, que é pequeno quando comparado ao ventrículo direito, mas não significativamente hipoplásico, corte de cinco câmaras. (**B**) Mesmo aspecto ao tridimensional. (**C**) Corte transversal do anel valvar tricúspide e mitral ao tridimensional. Notar que o anel tricúspide é amplo, e o anel mitral é hipoplásico com aspecto muito ecogênico. AD = Átrio direito; AO = aorta; VD = ventrículo direito; VE = ventrículo esquerdo.

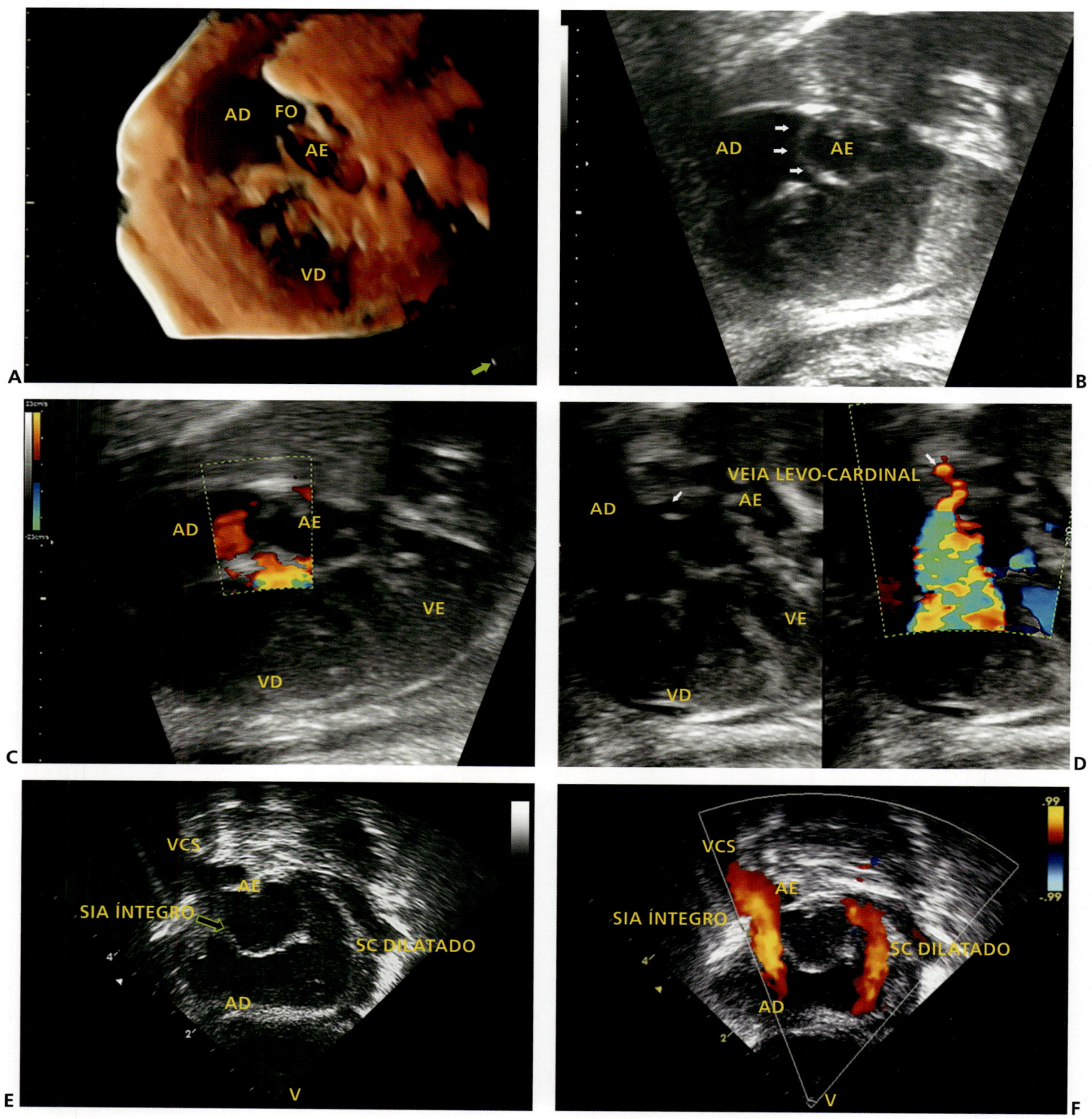

Fig. 17-5. Síndrome de hipoplasia do coração esquerdo com forame oval fechado em neonato. (**A**) Ecocardiograma fetal tridimensional mostrando septo interatrial (SIA) com forame oval restritivo com 31 semanas de gestação. (**B**) Imagem bidimensional mostrando SIA fechado com 36 semanas de gestação (setas). (**C**) O Doppler colorido não consegue mapear fluxo pelo forame oval (FO) na mesma posição anterior. (**D**) Presença de veia levo-átrio-cardinal drenando as veias do pulmão direito na chegada da veia cava superior. (**E**) Neonato no momento do nascimento, septo interatrial (SIA) fechado, seio coronariano (SC) dilatado. (**F**) O Doppler colorido mostra fluxo aumentado no ponto de chegada da veia cava superior (VCS) por presença de drenagem pulmonar por veia levo-átrio-cardinal. AD = Átrio direito; AE = átrio esquerdo; VD = ventrículo direito; VE = ventrículo esquerdo.

Capítulo 17 ■ Hipoplasia do Coração Esquerdo – Atresia Mitral e Aórtica

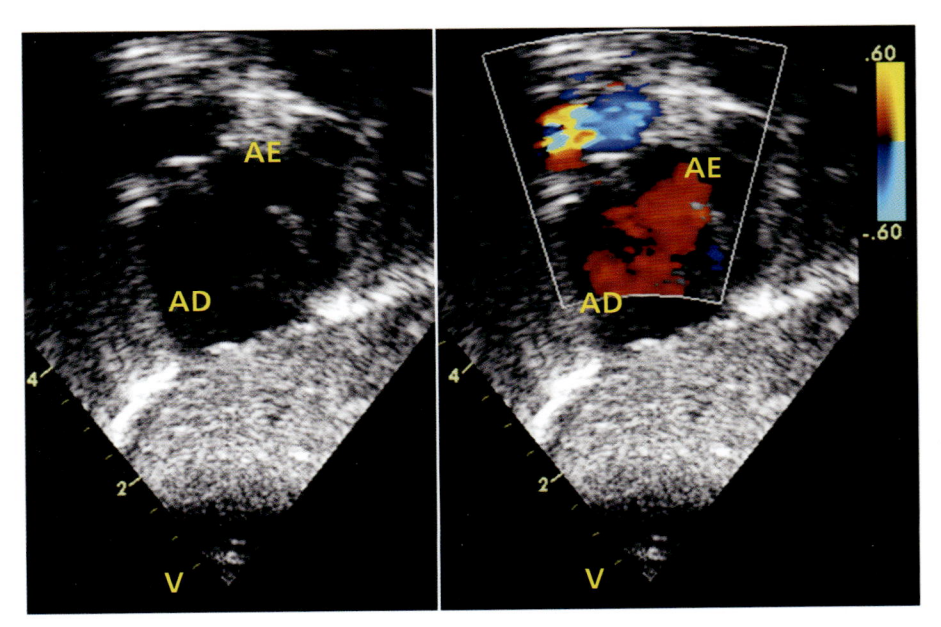

Fig. 17-6. Síndrome de hipoplasia do coração esquerdo com forame oval pérvio adequado. Notar que o fluxo ao Doppler colorido é laminar, e a abertura do forame oval é ampla (6 mm). AD = Átrio direito; AE = átrio esquerdo.

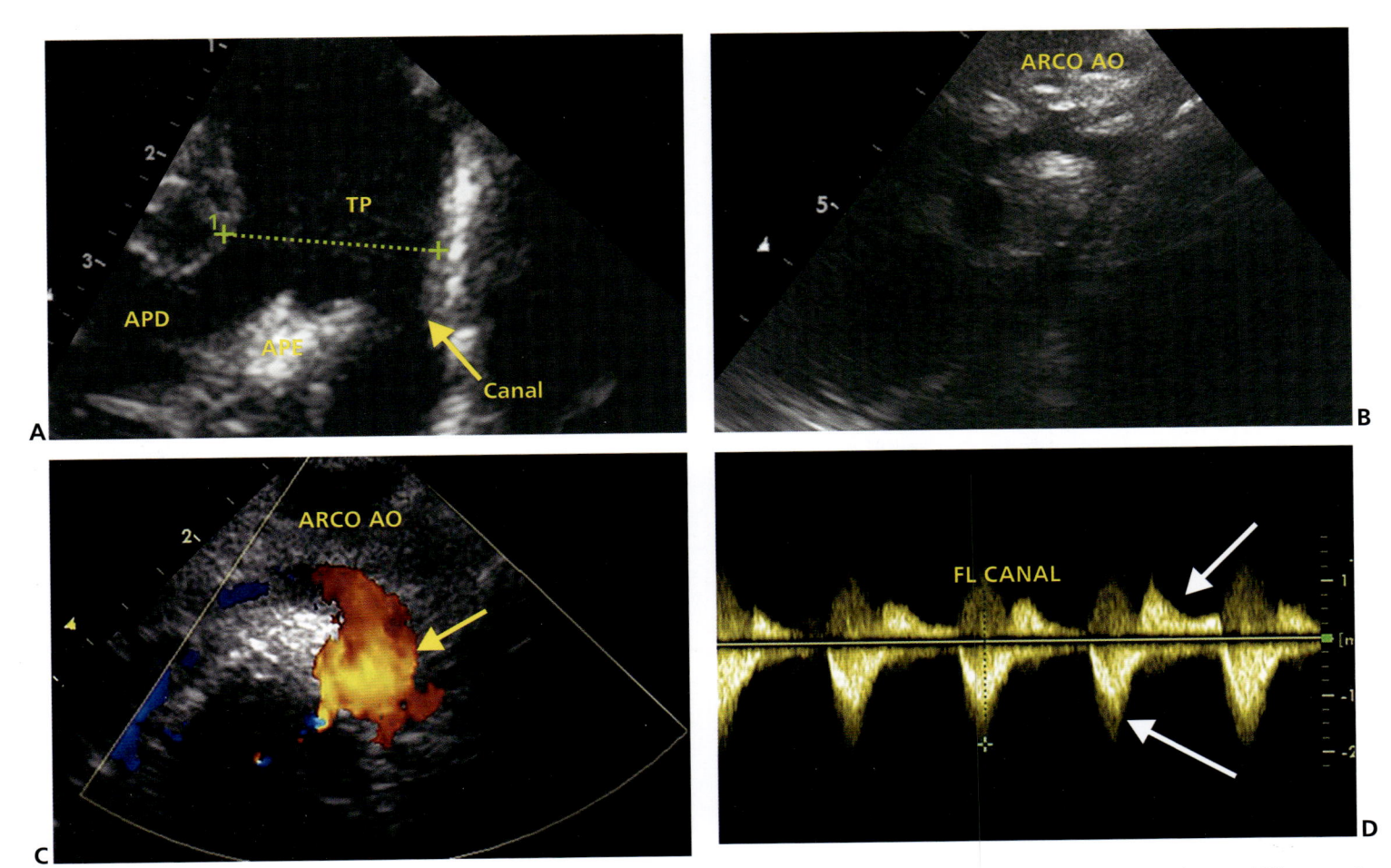

Fig. 17-7. Artéria pulmonar e aorta na síndrome de hipoplasia do coração esquerdo. (**A**) Artéria pulmonar dilatada, com bifurcação (APD e APE) e grande canal arterial. (**B**) Arco aórtico hipoplásico. (**C**) Fluxo (FL) reverso em arco aórtico proveniente do canal arterial. (**D**) Fluxo bidirecional em canal arterial, com fluxo sistólico negativo da pulmonar para a aorta descendente e fluxo diastólico reverso positivo (setas). TP = Tronco pulmonar; APD = artéria pulmonar direita; APE = artéria pulmonar esquerda; Arco AO = arco aórtico.

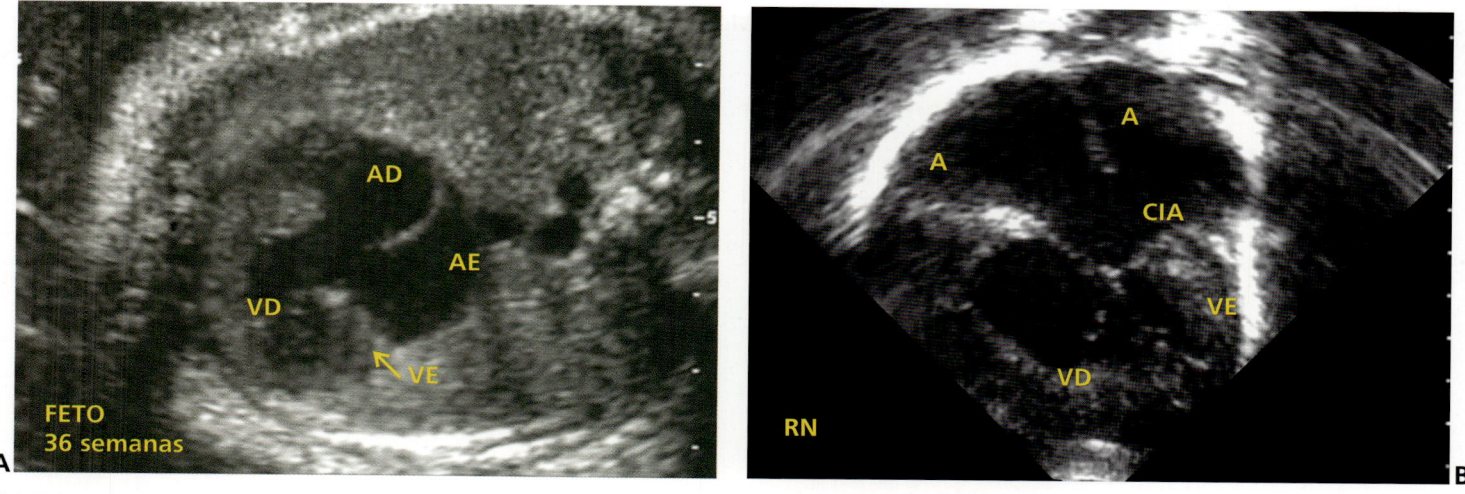

Fig. 17-8. Síndrome de hipoplasia do coração esquerdo associada a defeito do septo atrioventricular. (**A**) Posição de quatro câmaras anormal em feto de 36 semanas, notando-se a hipoplasia de ventrículo esquerdo (seta), atresia da porção esquerda da valva atrioventricular e comunicação interatrial do tipo *ostium primum*. (**B**) Mesmo aspecto confirmado no neonato. CIA = Comunicação interatrial; AD = átrio direito; AE = átrio esquerdo; VD = ventrículo direito; VE = ventrículo esquerdo; A = átrio; RN = recém-nascido.

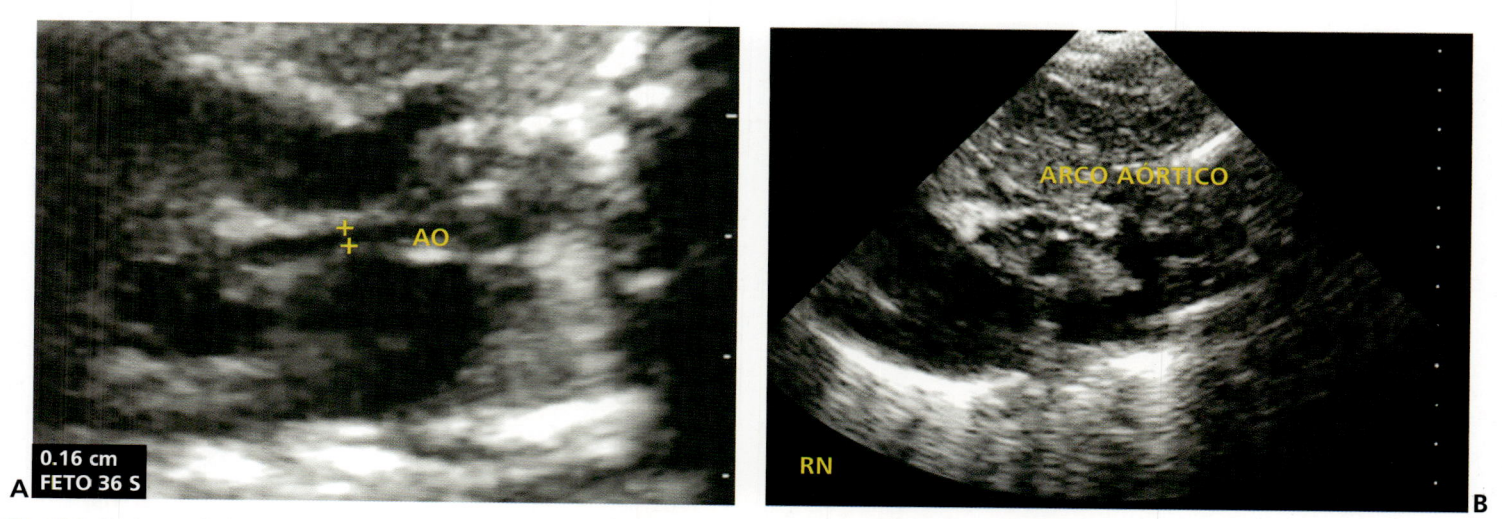

Fig. 17-9. Síndrome de hipoplasia do coração esquerdo associada à hipoplasia extrema de aorta ascendente. (**A**) Aorta ascendente extremamente hipoplásica pode ser observada, medindo 1,6 mm em feto de 36 semanas. (**B**) Arco aórtico do recém-nascido (RN), confirmando a hipoplasia extrema de sua porção transversa. AO = Aorta.

ACHADOS ECOCARDIOGRÁFICOS

A comunicação interatrial pode ter tamanhos variados. Deve-se analisar seu diâmetro, a presença de membranas que possam evoluir com obstrução e abaulamento evidente do septo interatrial para a direita. A restrição ao fluxo deve ser analisada pela presença de aceleração na velocidade e gradiente pela CIA. Em casos de CIA com sinais de restrição, como menor que 4 mm, a velocidade costuma ser maior que 1,5 m/s, podendo necessitar de atriosseptostomia.

O ventrículo direito (VD) e as artérias pulmonares são dilatados e chamam a atenção em comparação às estruturas do coração esquerdo (Fig. 17-10).

O plano apical e o eixo longo de VE não mostram o ápice cardíaco, que é formado pelo VD. O diâmetro do eixo curto também é menor que o habitual.

A valva mitral pode ser atrésica ou apresentar abertura em graus variáveis.

Não se nota movimento da valva aórtica dentro do seu anel hipoplásico.

As artérias coronárias nascem de uma pequena aorta ascendente. A aorta ascendente pode ser igual ou pouco maior que as artérias coronárias (Fig. 17-11). Não se registra fluxo anterógrado na aorta ascendente pelo Doppler. Ao Doppler espectral o tamanho da amostra supera seus limites, contaminando-se com o fluxo da artéria pulmonar ou veia cava superior, não sendo possível de se obter um sinal puro e devendo-se analisar a aorta ascendente ao bidimensional e ao Doppler colorido com escala baixa.

A continuidade entre artéria pulmonar, o canal arterial e a aorta descendente forma como um arco semelhante ao arco aórtico, porém em localização mais inferior. Esta estrutura é equivalente ao "arco ductal" fetal e permanece com o mesmo aspecto de vida fetal em presença de cardiopatias com obstrução severa ao fluxo aórtico (atresia aórtica, estenose aórtica crítica, coarctação da aorta crítica e interrupção de arco aórtico). O uso de prostaglandina para a manutenção da permeabilidade do canal arterial é sempre necessário (Fig. 17-12).

Capítulo 17 ■ Hipoplasia do Coração Esquerdo – Atresia Mitral e Aórtica

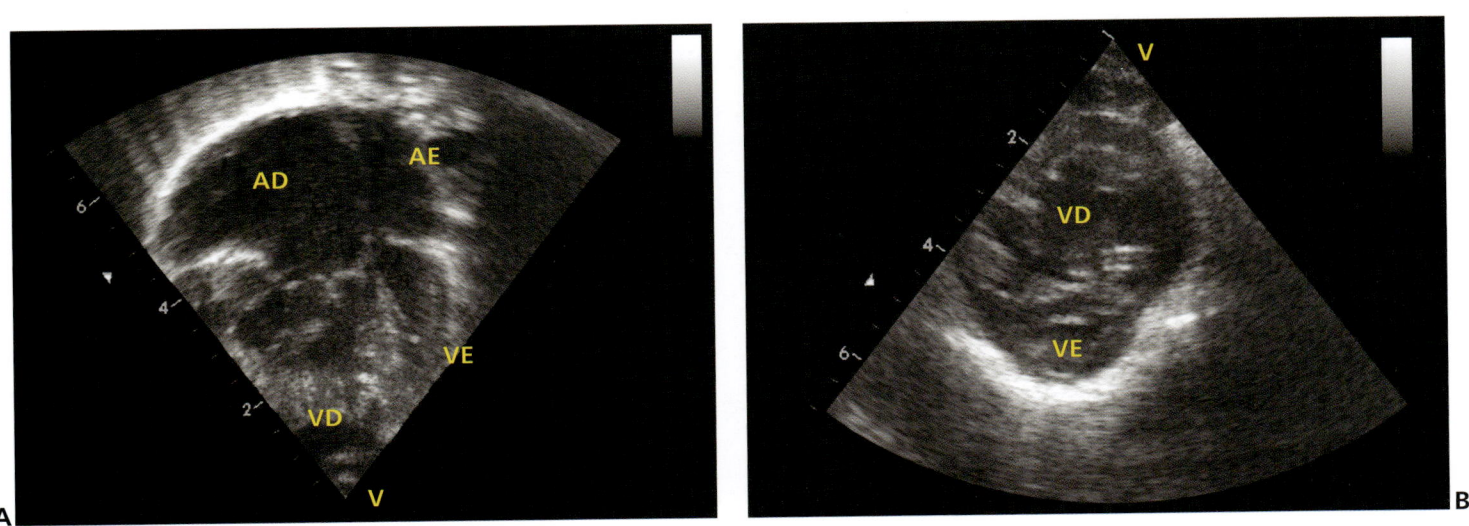

Fig. 17-10. Câmaras direitas dilatadas na síndrome de hipoplasia do coração esquerdo. (**A**) Posição de quatro câmaras. (**B**) Posição paraesternal transversal dos ventrículos, com ventrículo direito dilatado e ventrículo esquerdo hipoplásico. AD = Átrio direito; AE = átrio esquerdo; VD = ventrículo direito; VE = ventrículo esquerdo.

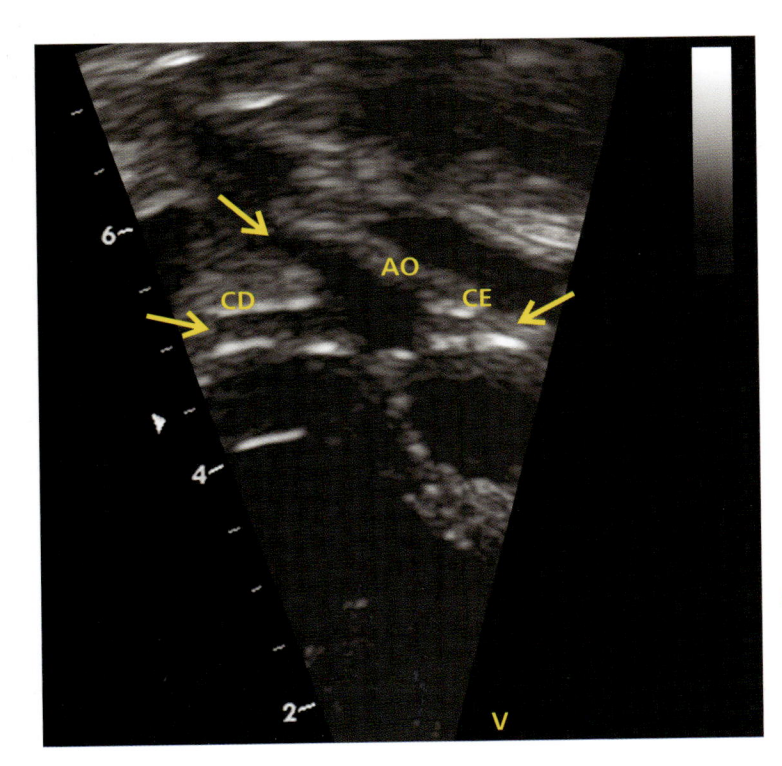

Fig. 17-11. Artérias coronárias na síndrome de hipoplasia do coração esquerdo. Notar a aorta ascendente após trecho inicial de dimensão muito semelhante à dimensão das artérias coronarianas (setas). AO = Aorta; CD = coronária direita; CE = coronária esquerda.

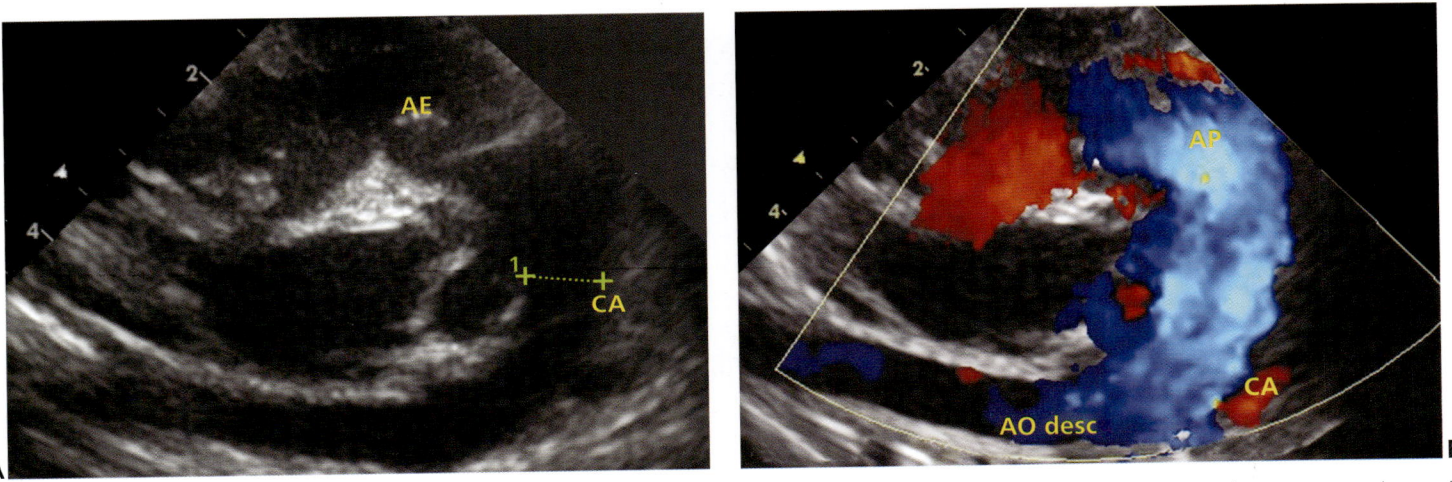

Fig. 17-12. "Arco ductal" em neonato com síndrome de hipoplasia do coração esquerdo. (**A**) Artéria pulmonar dilatada continuando-se com grande canal arterial (7 mm) e aorta descendente persistindo no neonato o aspecto de "arco ductal" fetal. (**B**) Mesmo aspecto ao Doppler colorido, notando-se grande quantidade de fluxo em azul. AP = Artéria pulmonar; CA = canal arterial; AO desc = aorta descendente; AE = átrio esquerdo.

TÉCNICA DE EXAME

Todos os planos são úteis na definição de todos os segmentos do coração esquerdo hipoplásico: via de entrada de VE pelo subcostal e apical de quatro câmaras, via de saída do VE pelo subcostal e eixo longo paraesternal.

A aorta pode ser identificada facilmente com um movimento cuidadoso para a direita de uma AP dilatada, pelo corte paraesternal de eixo longo.

O arco Ao aparece à direita do canal arterial e pode ser identificado pela saída dos vasos da base. Na janela supraesternal notam-se ao Doppler colorido fluxo retrógrado, em vermelho, no istmo e arco transverso.

A ecocardiografia tridimensional tem mostrado grande valor no estudo da SHCE, não só por imagens cosmeticamente mais bonitas, mas, principalmente, pelo estudo de função ventricular direita, que em mãos experientes tem apresentado correlação excelente com resultados obtidos pela ressonância magnética. Do ponto de vista de qualidade de imagem, as imagens tridimensionais ilustram com precisão o plano das valvas atrioventriculares, dimensão de anel valvar tricúspide e mitral e espessura do ventrículo direito (Fig. 17-13).

O estudo de volumes e função ventricular direita tem mostrado precisão nas estimativas, quer seja pela função triplanar, quer seja pelo cálculo volumétrico de função de VD (*Software TomTec, Unterschleissheim, Germany*) (Fig. 17-14). Embora os resultados sejam similares pelas duas tecnologias, o programa volumétrico Tom Tec tem mostrado melhor correlação com os dados obtidos pela ressonância magnética. Importante enfatizar que este tipo de aferição de função ventricular volumétrica não é simples e exige uma longa e difícil curva de aprendizado.

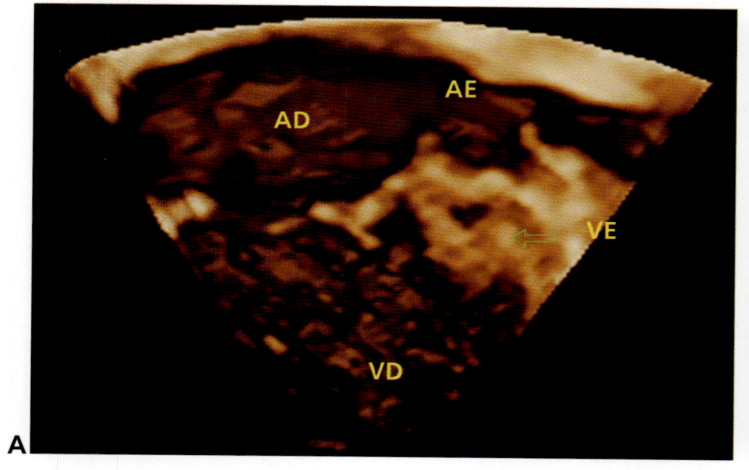

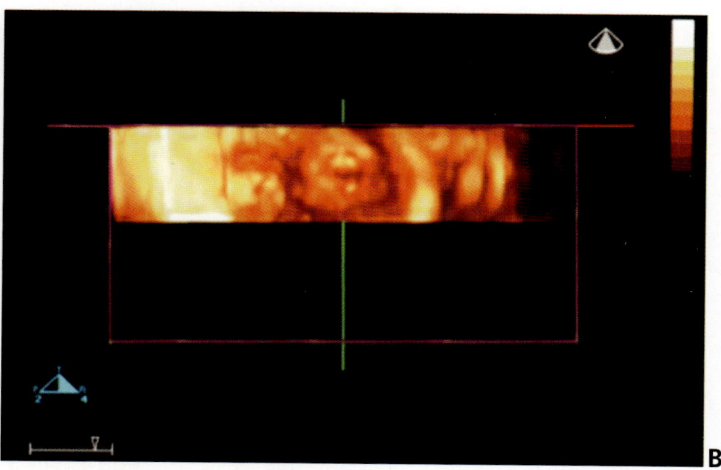

Fig. 17-13. Síndrome de hipoplasia do coração esquerdo ao tridimensional. (**A**) Posição de quatro câmaras com ventrículo esquerdo hipoplásico, ecogênico, globoso do tipo *donut,* praticamente sem cavidade. (**B**) Valva mitral em corte transversal, notando-se assoalho ecogênico com discreto adelgaçamento central, mas sem pertuito visível. AD = Átrio direito; AE = átrio esquerdo; VD = ventrículo direito; VE = ventrículo esquerdo.

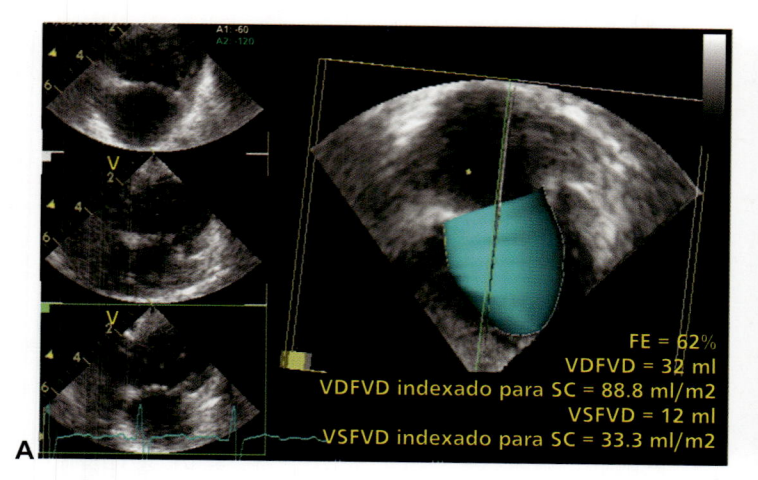

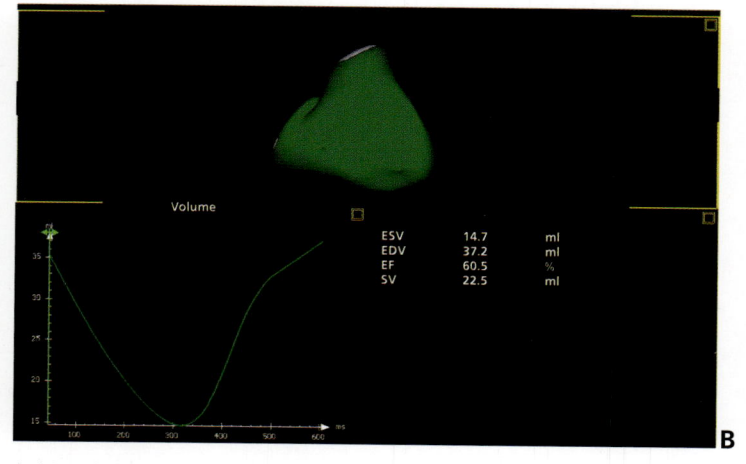

Fig. 17-14. Estudo da função ventricular direita ao tridimensional em síndrome de hipoplasia do coração esquerdo. (**A**) Função triplanar do ventrículo direito (VD) em corte de quatro câmaras, sendo possível estimar a fração de ejeção (FE) e o volume diastólico final do VD (VDFVD) absoluto e indexado para superfície corpórea (SC), assim como o volume sistólico final do VD absoluto e indexado para superfície corpórea (VSFVD). (**B**) Programa de cálculo volumétrico de função de VD (*Software Tom Tec, Unterschleissheim, Germany*). Notar a similaridade entre os valores obtidos pelos dois métodos.

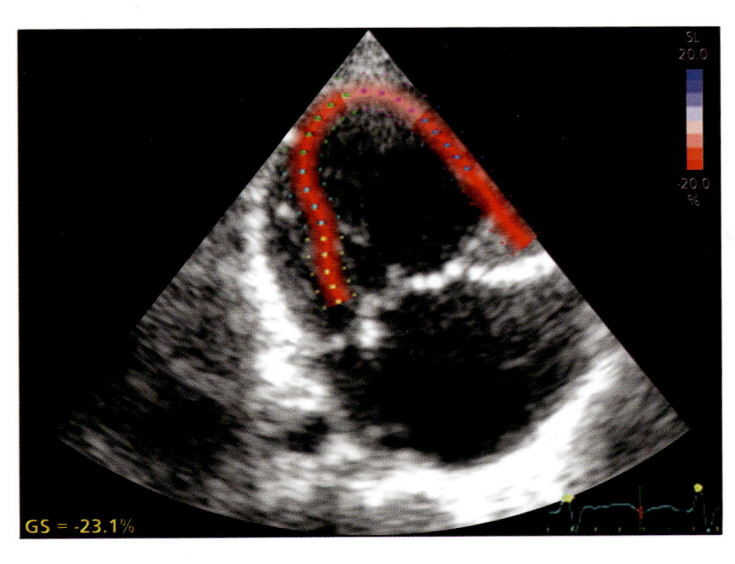

Fig. 17-15. *Strain* bidimensional do ventrículo direito ao tridimensional em síndrome de hipoplasia do coração esquerdo. O *strain* bidimensional quantifica a deformidade da fibra muscular durante a sístole. Neste exemplo de paciente com SHCE, o ventrículo direito apresentava boa função ventricular direita, remodelamento adequado e *strain* bidimensional normal (-23,1%).

O *strain* bidimensional também tem mostrado boa correlação com o quadro clínico dos pacientes, corroborando os resultados obtidos de função ventricular (Fig. 17-15). Nos casos de ventrículo esquerdo *borderline*, quando a cirurgia de preparo de VE para reabilitação da fisiologia biventricular estiver indicada, o estudo da função ao tridimensional é fundamental para o controle do crescimento do VE. Dessa maneira, avaliações imprecisas pelos métodos ecocardiográficos convencionais ou sucessivas ressonâncias, que sabemos apresentam custo elevado, poderão ser evitadas.

DIFICULDADES NO DIAGNÓSTICO

O arco formado pela AP, canal arterial e aorta descendente pode lembrar um arco aórtico nascendo do VD, a menos que se perceba que os ramos pulmonares saem lateralmente e não há vasos da base nascendo deste segmento em forma de arco.

Uma coarctação da aorta associada não pode ser excluída em razão do pequeno tamanho do arco transverso distal e sua proximidade com o canal arterial.

No plano supraesternal a veia cava superior pode simular a aorta ascendente, tanto ao bidimensional quanto ao Doppler.

RESUMO DOS ACHADOS ECOCARDIOGRÁFICOS

- Hipoplasia variável da valva mitral, valva aórtica, aorta ascendente e arco aórtico.
- Dilatação do átrio direito.
- Graus variáveis de insuficiência tricúspide.
- Canal arterial sempre presente.

BIBLIOGRAFIA

Barron DJ, Kilby MD, Davies B *et al.* Hypoplastic left heart syndrome. *Lancet* 2009;374(9689):551-64.

Cohen DM, Allen HD. New developments in the treatment of hypoplastic left heart syndrome. *Curr Opin Cardiol* 1997;12(1):44-50.

Dadlani GH, Braley K, Perez-Colon E *et al.* Long-term management of patients with hypoplastic left heart syndrome: the diagnostic approach at All Children's Hospital. *Cardiol Young* 2011;21(S2):80-87.

Emani SM, Bacha EA, McElhinney DB *et al.* Primary left ventricular rehabilitation is effective in maintaining two-ventricle physiology in the borderline left heart. *J Thorac Cardiovasc Surg* 2009;138(6):1276.

Emani SM, McElhinney DB, Tworetzky W *et al.* Staged left ventricular recruitment after single-ventricle palliation in patients with borderline left heart hypoplasia. *J Am Coll Cardiol* 2012;60(19):1966.

Feinstein JA, Benson DW, Dubin AM *et al.* Hypoplastic Left Heart SyndromeCurrent Considerations and Expectations. *J Am Coll Cardiol* 2012;59(1s1):S1-42.

Hornberger LK, Sanders SP, Rein AJ *et al.* Left heart obstructive lesions and left ventricular growth in the midtrimester fetus a longitudinal study. *Circulation* 1995;92(6):1531-38.

Nguyen T, Miller M, Gonzalez J *et al.* Echocardiography of hypoplastic left heart syndrome. *Cardiol Young* 2011;21(S2):28-37.

Norwood Jr WI. Hypoplastic left heart syndrome. *Ann Thorac Surg* 1991;52(3):688-95.

Sano SHUNJI. Hypoplastic left heart syndrome. Kyobu geka. *Japanese J Thorac Surg* 2004;57(1):67-73.

Sharland G, Rollings S, Simpson J *et al.* Hypoplastic left-heart syndrome. *Lancet* 2001;357(9257):722.

18 Obstrução Fixa da Via de Saída dos Ventrículos

Lilian M. Lopes
Gustavo A. G. Fávaro

INTRODUÇÃO

A obstrução fixa da via de saída do ventrículo esquerdo (VSVE) pode ser determinada por uma variedade de anomalias, como: membrana, anel fibroso, túnel muscular ou anormalidades da valva mitral. Ainda, em alguns casos, o septo infundibular pode ter desvio posterior e obstruir o trato de saída do ventrículo esquerdo (VE). Essa forma é associada a uma comunicação interventricular por mal alinhamento (Fig. 18-1).

Em casos graves de estenose subaórtica nota-se alinhamento anormal entre a raiz aórtica e o septo interventricular (SIV), sendo proposto este como um dos mecanismos etiológicos da malformação. Quanto menor o ângulo de alinhamento entre o SIV e a aorta, também seria pior o prognóstico.

Supõe-se que algumas formas de estenose subaórtica, pela raridade dos diagnósticos fetal e neonatal e da recorrência frequente, sejam provavelmente anormalidades adquiridas e progressivas ao contrário de serem anomalias congênitas.

Quanto à valva aórtica, poderá apresentar espessamento e insuficiência resultante da turbulência gerada pelo jato de alta velocidade através da via de saída do ventrículo esquerdo. Além disso, deposição anormal de tecido fibromuscular da região subvalvar poderá apresentar crescimento em continuidade com a base da valva aórtica, alterando sua hemodinâmica (Fig. 18-2). Dilatação pós-estenótica da aorta ascendente é rara, mas pode acontecer. Hipertrofia do VE poderá estar presente em casos de obstrução mais grave.

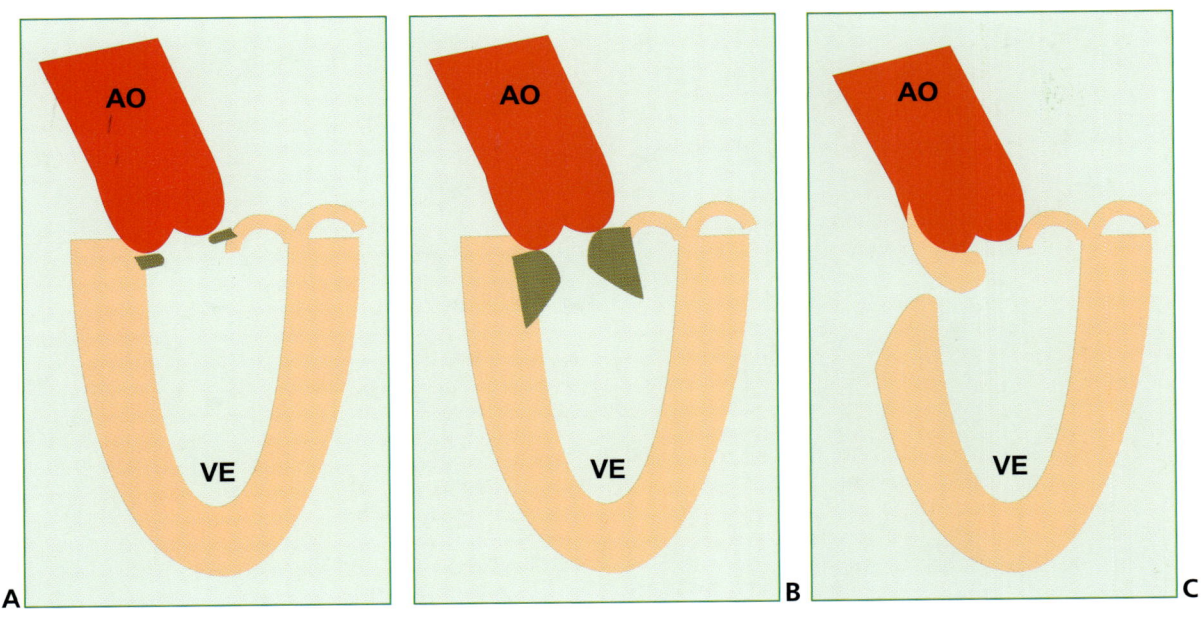

Fig. 18-1. Diagrama mostrando os três tipos de estenose subaórtica. (**A**) Membrana subaórtica discreta ou anel subaórtico. (**B**) Túnel fibromuscular. (**C**) Estenose subaórtica por desvio posterior do septo infundibular. AO = Aorta; VE = ventrículo esquerdo.

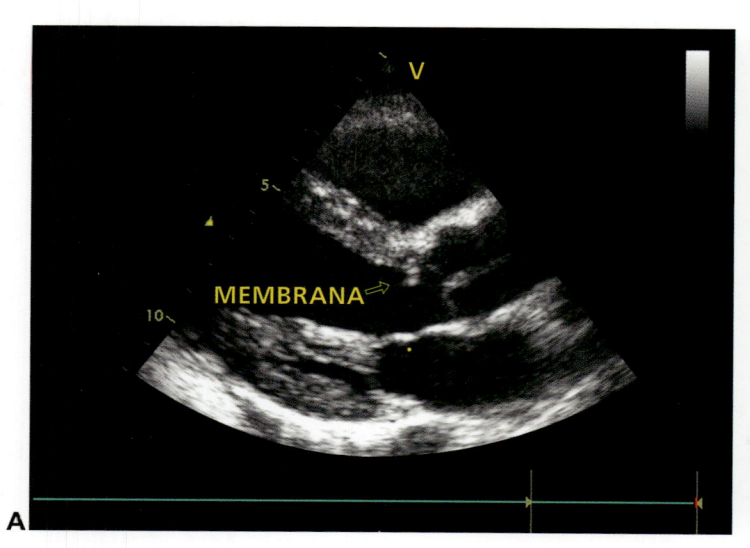

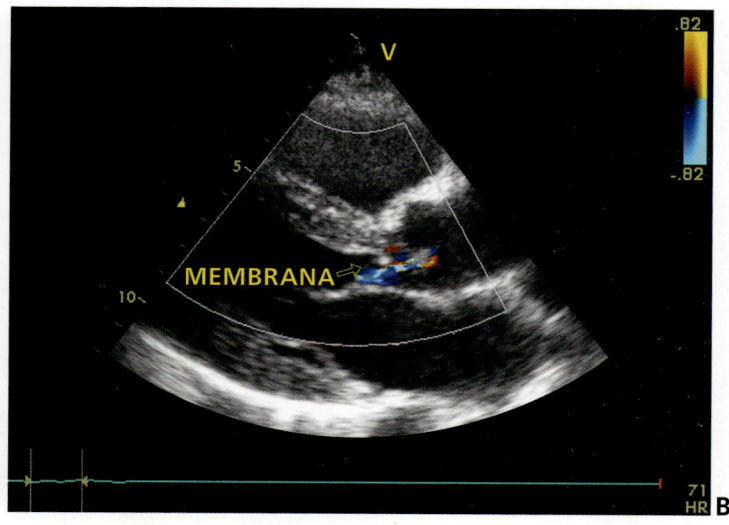

Fig. 18-2. Estenose subaórtica por membrana. (**A**) Membrana subaórtica discreta em parede septal (seta). (**B**) Insuficiência aórtica ao Doppler colorido por alteração da hemodinâmica valvar causada pela membrana (seta).

ACHADOS ECOCARDIOGRÁFICOS INDIRETOS

Hipertrofia de ventrículo esquerdo e insuficiência aórtica levantam a suspeita diagnóstica. Esta lesão deve ser sempre lembrada em pacientes com outras lesões de lado esquerdo, como coarctação da aorta, estenose aórtica e anomalias da valva mitral

TÉCNICA DE EXAME

A obstrução subaórtica é bem definida no corte paraesternal longitudinal, também pode ser demonstrada pelo apical, duas câmaras ou cinco câmaras (Figs. 18-3 e 18-4). O apical de duas câmaras é o que melhor mostra a obstrução subaórtica por membrana fibrosa, porque a coluna de eco fica perpendicular ao reflexo da membrana. O corte do eixo longo é o melhor para definir a posição exata e o tipo de obstrução da via de saída do ventrículo esquerdo (VSVE).

Obstruções segmentares longas aparecem como um túnel muscular abaixo da valva aórtica.

O desvio posterior do septo infundibular é bem analisado no eixo longo paraesternal, na região anterior do trato de saída do VE (Fig. 18-5). Esta alteração, geralmente, está associada à CIV por mal alinhamento e ainda interrupção de arco aórtico.

Na estenose subaórtica fixa o jato geralmente incide em uma ou duas cúspides, causando vibração sistólica. Movimento anterior sistólico da cúspide anterior é um achado incomum na estenose subaórtica fixa.

Observa-se fluxo de alta velocidade ao Doppler colorido na VSVE com início abaixo do nível valvar aórtico, assim como graus variados de insuficiência aórtica (Fig. 18-6). O alinhamento ao Doppler espectral é ideal no plano apical de duas ou cinco câmaras, entretanto poderá também ser útil a utilização do plano supraesternal com a visibilização longitudinal da aorta ascendente (Fig. 18-7).

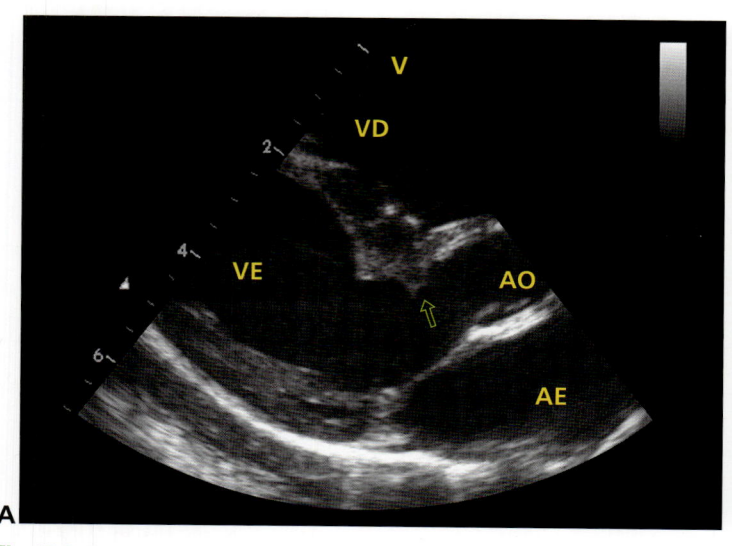

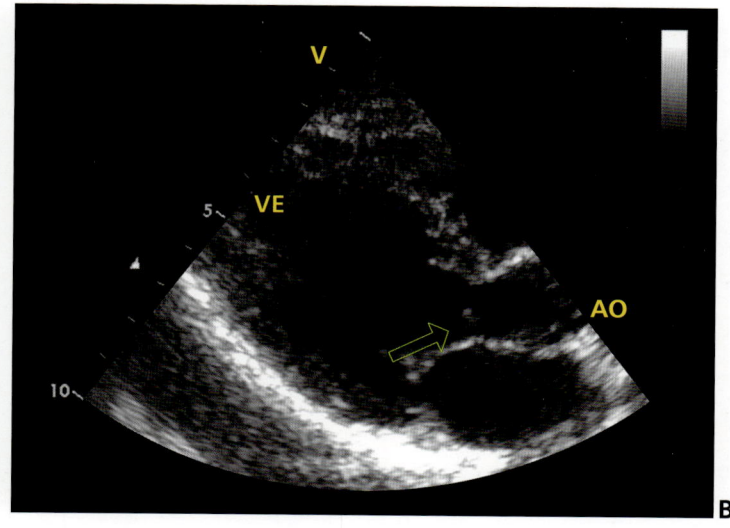

Fig. 18-3. Estenose subaórtica por membrana de corte paraesternal. (**A**) Paciente com pequena membrana a partir do septo interventricular (seta). (**B**) Outro paciente com membrana um pouco maior a partir do folheto anterior da valva mitral (seta). AE = Átrio esquerdo; VD = ventrículo direito; VE = ventrículo esquerdo; AO = aorta.

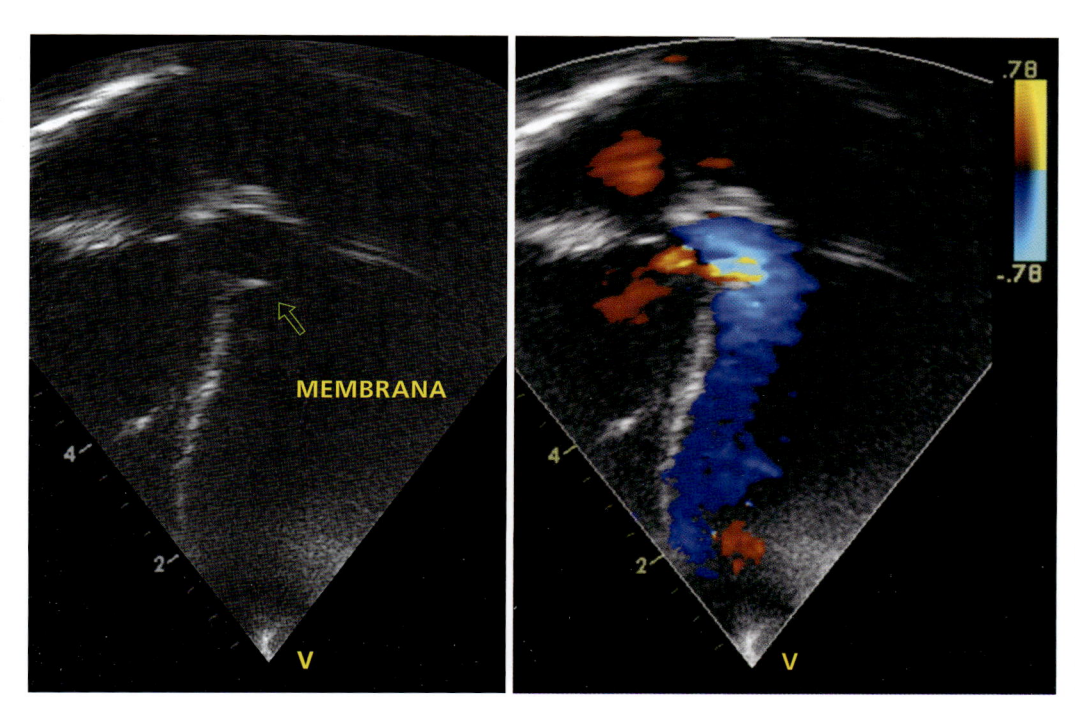

Capítulo 18 ■ Obstrução Fixa da Via de Saída dos Ventrículos

Fig. 18-4. Estenose subaórtica por membrana, corte apical de cinco câmaras. Paciente com pequena membrana a partir do septo interventricular (seta). No painel, à direita, nota-se mosaico ao Doppler colorido na região da membrana.

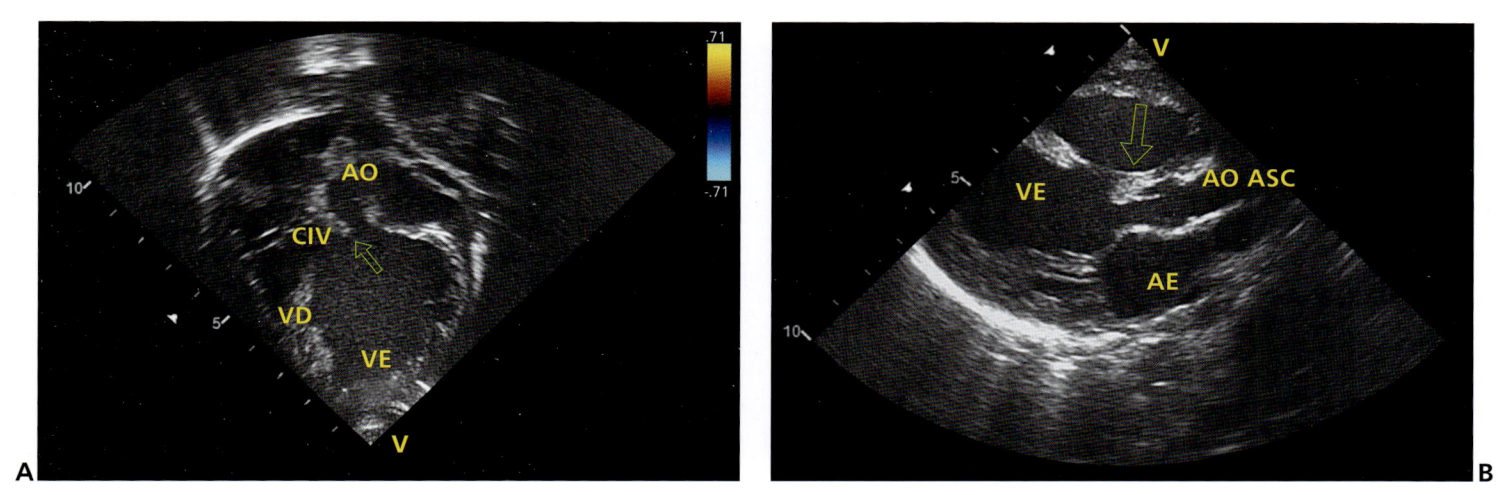

Fig. 18-5. Estenose subaórtica por desvio posterior do septo infundibular. (**A**) Corte apical de cinco câmaras, nota-se que o mal alinhamento do septo infundibular causa obstrução subaórtica e abre uma comunicação interventricular (CIV) subaórtica, chamada mal alinhamento. (**B**) Mesmo paciente, corte paraesternal de eixo longo. VD = Ventrículo direito; VE = ventrículo esquerdo; AE = átrio esquerdo; AO = aorta; ASC = ascendente.

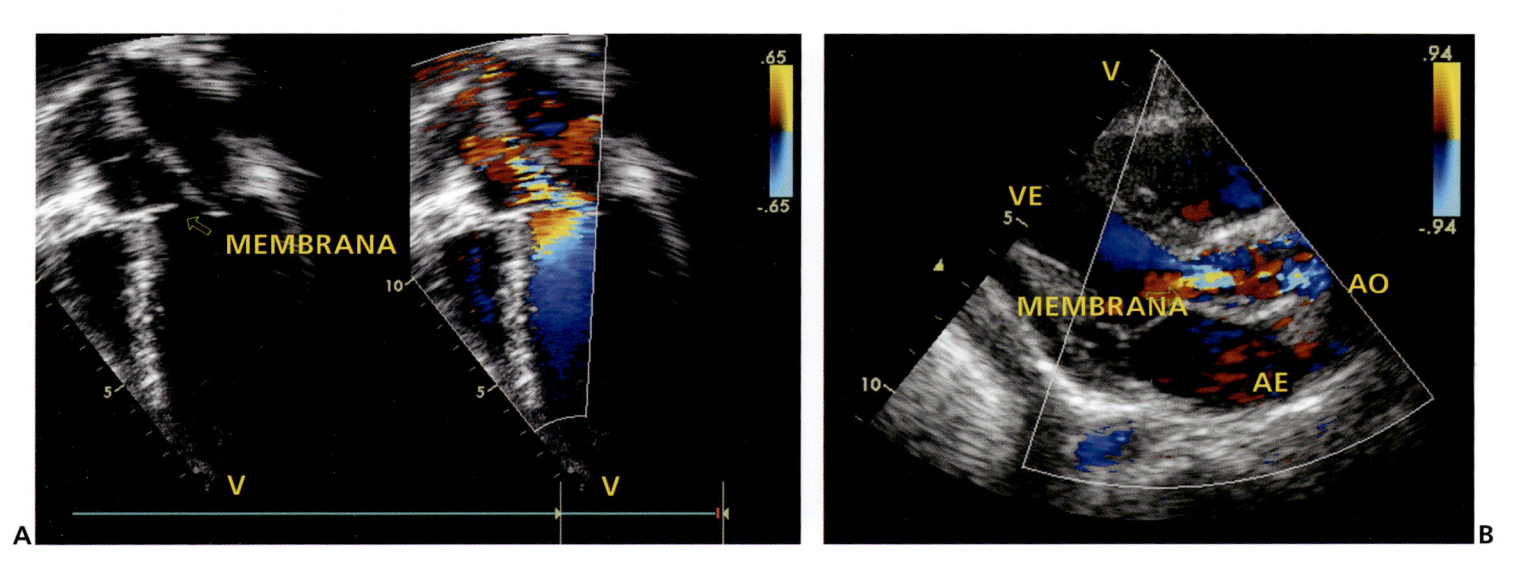

Fig. 18-6. Estenose subaórtica por membrana, Doppler colorido. (**A**) Corte apical de cinco câmaras com membrana muito obstrutiva, a partir do septo interventricular (seta). No painel à direita, nota-se intenso mosaico ao Doppler colorido na região da membrana. (**B**) Insuficiência aórtica ao Doppler colorido por alteração da hemodinâmica valvar causada pela membrana. AE = Átrio esquerdo; VE = ventrículo esquerdo; AO = aorta.

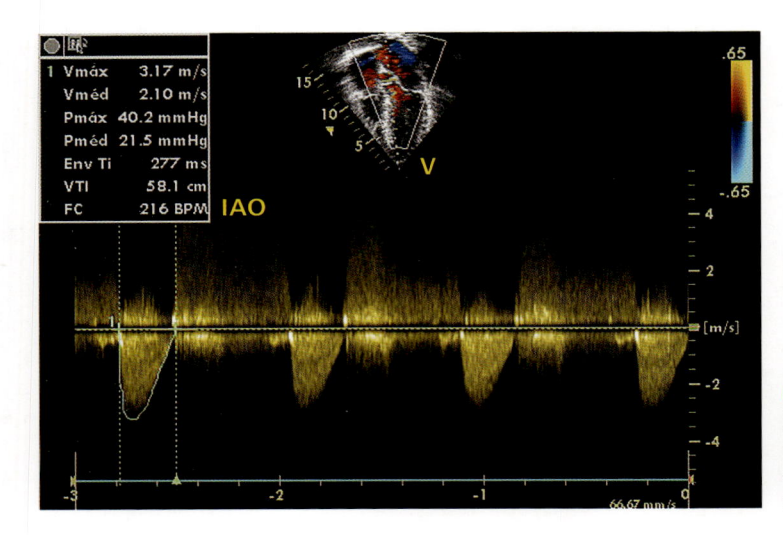

Fig. 18-7. Estenose subaórtica por membrana, Doppler contínuo. Corte apical de cinco câmaras mostrando gradiente sistólico de 40 mmHg, médio de 21,5 mmHg e jato de insuficiência aórtica (IAO).

DIFICULDADES NO DIAGNÓSTICO

O maior problema no diagnóstico da estenose subaórtica por membrana é o falso negativo, pois existe dificuldade em se visibilizar a membrana, que pode ter reflexão fraca. A ecocardiografia tridimensional eleva a sensibilidade em se estimar o grau de obstrução da estenose subaórtica, melhorando o diagnóstico diferencial entre anel fibroso e túnel fibroso (Fig. 18-8).

A presença de vibração sistólica das cúspides aórticas pode levar à exploração intensiva do trato de saída do VE, dando-se especial atenção à obtenção de um corte apical de duas câmaras de boa qualidade.

A amostra de Doppler pulsátil proximal à valva aórtica mostrará aumento de velocidade de fluxo e ajudará a distinguir entre estenose valvar e subvalvar aórtica. A manipulação do ganho e demais comandos facilitará a visibilização da estrutura que causa obstrução.

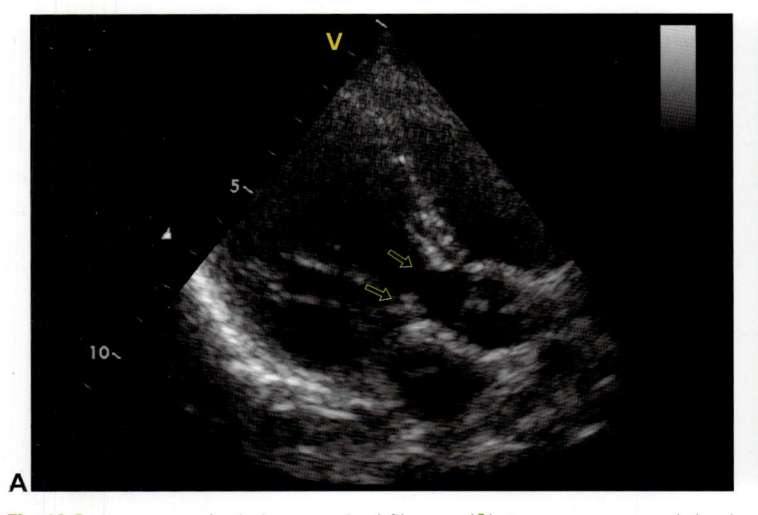

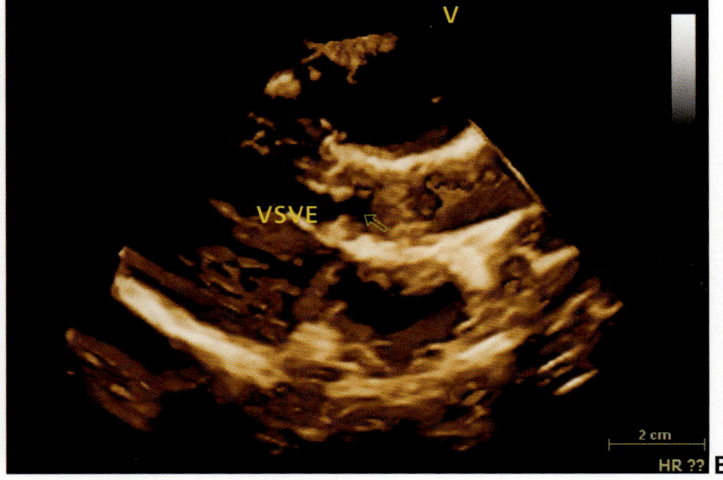

Fig. 18-8. Estenose subaórtica por túnel fibroso. (**A**) Corte paraesternal de eixo longo de um paciente com aspecto de túnel fibroso (setas) aparentando obstrução moderada. (**B**) Imagem tridimensional do mesmo paciente mostrando ser a obstrução bem mais severa do que a imagem bidimensional mostrou (seta). VSVE = Via de saída de ventrículo esquerdo.

RESUMO DOS ACHADOS ECOCARDIOGRÁFICOS

- Aceleração de fluxo ao Doppler colorido na via de saída do ventrículo esquerdo (abaixo do plano valvar aórtico).
- Presença de membrana, anel fibroso ou músculo na região subaórtica.
- Associação a anormalidades da valva aórtica, valva mitral ou do arco aórtico.

BIBLIOGRAFIA

Abdallah H, Toomey K, O'Riordan AC *et al.* Familial occurrence of discrete subaortic membrane. *Pediatr Cardiol* 1994;15(4):198.

Bezold LI, O'Brian Smith E, Kelly K *et al.* Development and validation of an echocardiographic model for predicting progression of discrete subaortic stenosis in children. *Am J Cardiol* 1998;81(3):314.

Davis RH, Feigenbaum H, Chang S *et al.* Echocardiographic manifestations of discrete subaortic stenosis. *Am J Cardiol* 1974;33(2):277.

Frommelt MA, Snider AR, Bove EL *et al.* Echocardiographic assessment of subvalvular aortic stenosis before and after operation. *J Am Coll Cardiol* 1992;19(5):1018.

Motro M, Schneeweiss A, Shem-Tov A *et al.* Correlation of distance from subaortic membrane to base of the right aortic valve cusp and the development of aortic regurgitation in mild discrete subaortic stenosis. *Am J Cardiol* 1989;64(5):395.

Ten Cate FJ, Van Dorp WG, Hugenholtz PG *et al.* Fixed subaortic stenosis. Value of echocardiography for diagnosis and differentiation between various types. *Br Heart J* 1979;41(2):159.

19 Cardiomiopatia Hipertrófica e Cardiomiopatia Não Compactada

Lilian M. Lopes
Célia T. Nagamatsu

CARDIOMIOPATIA HIPERTRÓFICA

A cardiomiopatia hipertrófica é a doença genética cardiovascular mais comum, afetando 1 em 500 indivíduos, onde ocorre um aumento assimétrico da espessura miocárdica. O espessamento assimétrico do septo interventricular estreita a via de saída do ventrículo esquerdo (VSVE) na região dos músculos papilares, e o aumento da velocidade de fluxo na via de saída do ventrículo esquerdo ocasiona o efeito Venturi, quando são repuxados os folhetos e o suporte das cordoalhas da valva mitral para região subaórtica. Este movimento da valva mitral é conhecido como SAM (*sistolic anterior motion*/movimento sistólico anterior). Com isso, na sístole, ocorre a obstrução dinâmica da via de saída do ventrículo esquerdo e distorção da valva mitral. O ventrículo esquerdo fica com formato de *banana-shaped*.

A avaliação ecocardiográfica deve definir:

1. Padrão e gravidade do espessamento miocárdico.
2. Presença e tipo de obstrução da via de saída do ventrículo esquerdo.
3. Grau da distorção da valva mitral e insuficiência resultante.
4. Dimensão do átrio esquerdo.
5. Enchimento diastólico do ventrículo esquerdo.
6. Pressão da artéria pulmonar.

Técnica de exame

Todos os cortes possíveis devem ser usados para avaliar todo o septo interventricular (SIV) e as paredes livres dos ventrículos direito e esquerdo. É importante avaliar a VSVE pelos cortes paraesternal, apical e subcostal de eixo longo (Fig. 19-1). Os cortes mostram os locais mais comuns de obstrução entre o SIV e o folheto anterior da valva mitral (Fig. 19-2).

O corte paraesternal de eixo longo possibilita a medida correta do ponto de espessura diastólica máxima e fornece informações para o planejamento operatório.

O Doppler colorido localiza a turbulência associada à obstrução dinâmica, e o Doppler espectral quantifica a regurgitação mitral e o gradiente entre o ventrículo esquerdo e a aorta (Fig. 19-3).

A avaliação da disfunção diastólica baseia-se na alteração da relação E/A, no prolongamento do tempo de relaxamento isovolumétrico e na redução da velocidade de enchimento transmitral inicial. À medida que a fibrose aumenta, o padrão do Doppler aproxima-se mais do tipo restritivo. Há aumento e inversão do fluxo dentro da veia pulmonar. As velocidades do Doppler tecidual do anel mitral no início da diástole estão diminuídas (Fig. 19-4).

A ecocardiografia tridimensional também se mostra útil na definição do grau de hipertrofia septal (Fig. 19-5).

Dificuldades no diagnóstico

Geralmente é fácil diagnosticar a presença de cardiomiopatia hipertrófica; a avaliação da severidade da obstrução da VSVE pode ser mais difícil.

O examinador deve determinar o ponto de diástole máxima, evitando incluir os músculos papilares do ventrículo direito.

O coração de atleta pode apresentar algumas alterações semelhantes às da miocardiopatia hipertrófica, como paredes ventriculares espessadas e alteração do Doppler tecidual, porém, apresenta diferenças, como hipertrofia simétrica, aumento do diâmetro das cavidades e função diastólica normal.

Resumo dos achados ecocardiográficos

- Hipertrofia assimétrica importante.
- Redução dos diâmetros e do volume diastólico do ventrículo esquerdo.
- Alteração dos padrões diastólicos e do Doppler tecidual do ventrículo esquerdo.

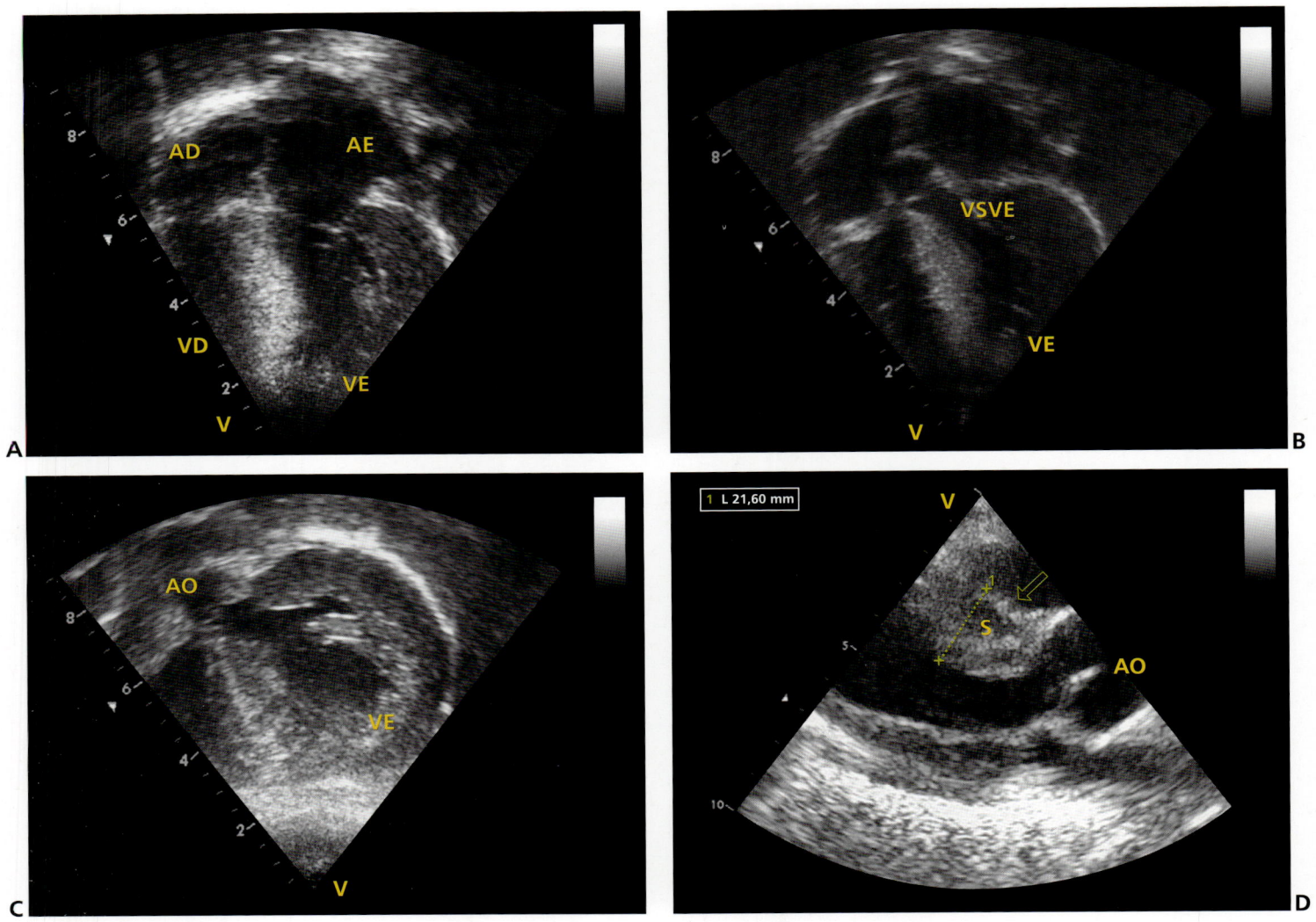

Fig. 19-1. Cardiomiopatia hipertrófica. Notar hipertrofia septal em todos os cortes. (**A**) Posição apical de quatro câmaras. (**B**) Posição apical de cinco câmaras. (**C**) Posição subcostal. (**D**) Posição paraesternal de eixo longo. AD = Átrio direito; AE = átrio esquerdo; VD = ventrículo direito; VE = ventrículo esquerdo; VSVE = via de saída do ventrículo esquerdo; AO = aorta; S = septo.

Capítulo 19 ■ Cardiomiopatia Hipertrófica e Cardiomiopatia não Compactada

Fig. 19-2. Cardiomiopatia hipertrófica. Notar hipertrofia septal.
(**A**) Posição paraesternal de eixo longo. (**B**) Posição transversal do ventrículo esquerdo, a seta aponta para o septo intensamente hipertrófico.
(**C**) Imagem tridimensional do septo em corte apical de duas câmaras.
VE = Ventrículo esquerdo; AO = aorta; S = septo.

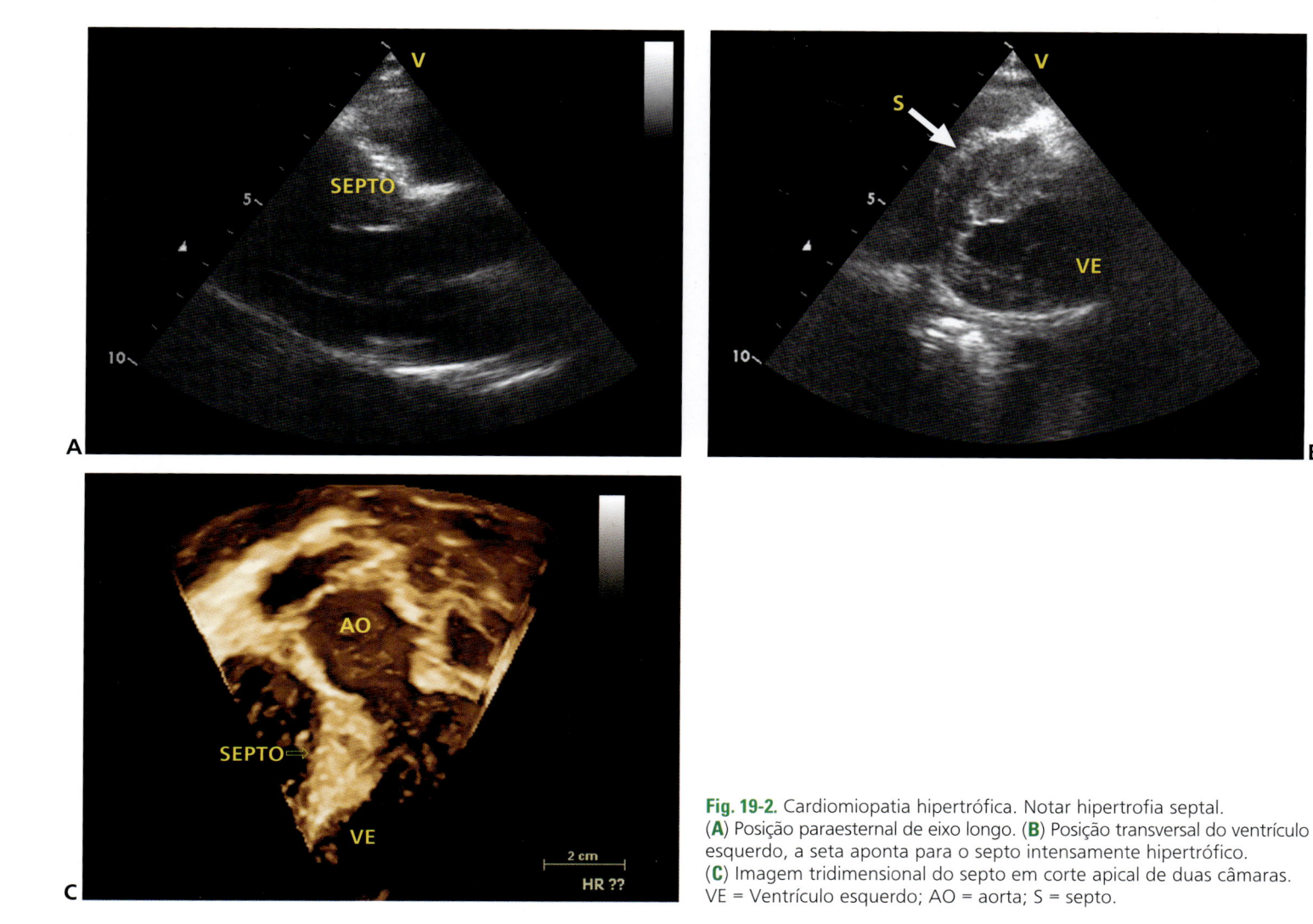

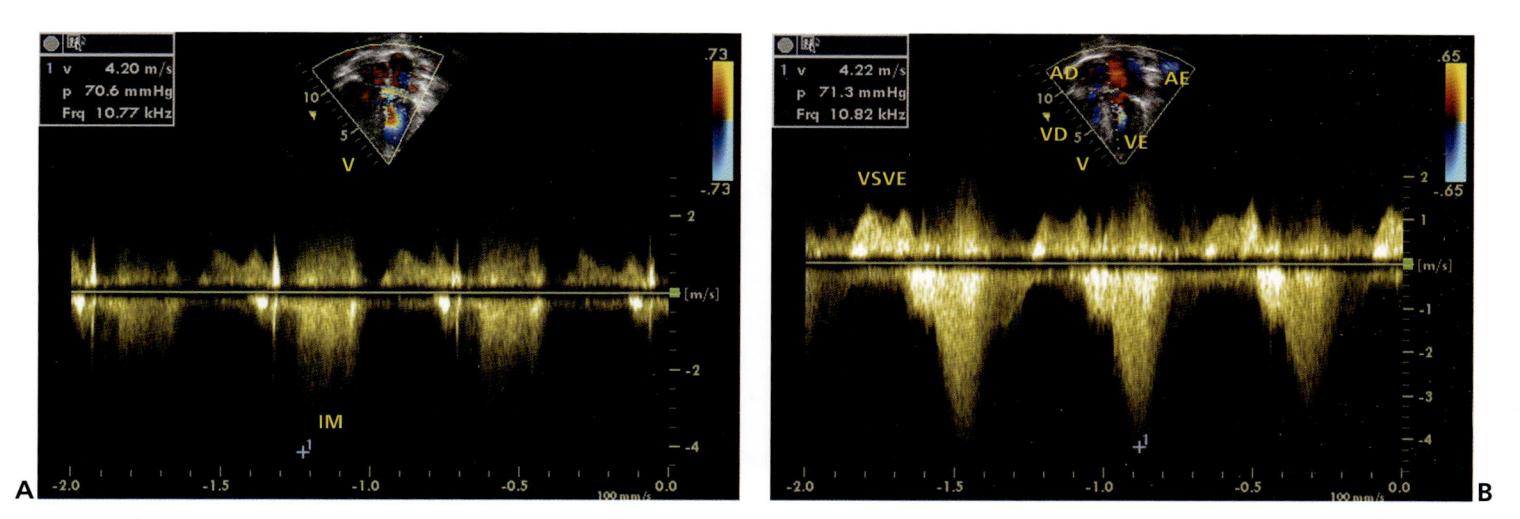

Fig. 19-3. Doppler espectral em paciente com cardiomiopatia hipertrófica. (**A**) Fluxo regurgitante mitral por alteração da hemodinâmica valvar.
(**B**) Gradiente dinâmico entre o ventrículo esquerdo e a aorta (71 mmHg). IM = Insuficiência mitral; VSVE = via de saída de ventrículo esquerdo.

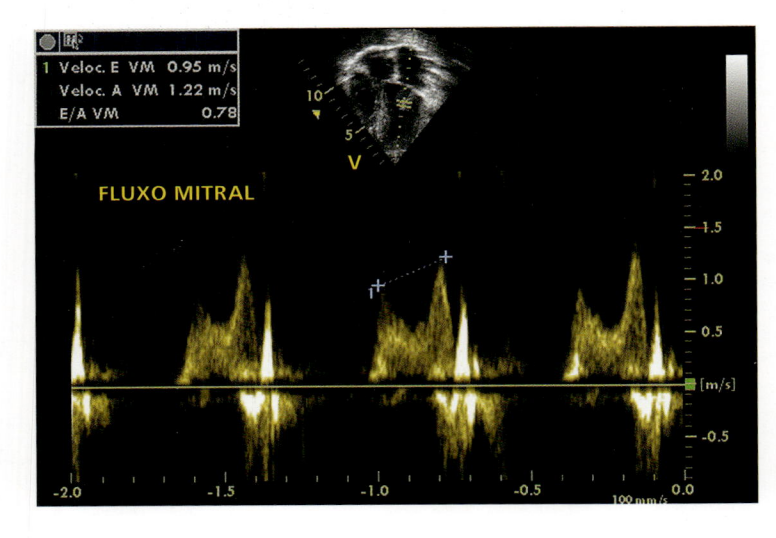

Fig. 19-4. Doppler espectral mitral em paciente com cardiomiopatia hipertrófica. Notar relação E/A alterada (0,78), com onda A maior que onda E.

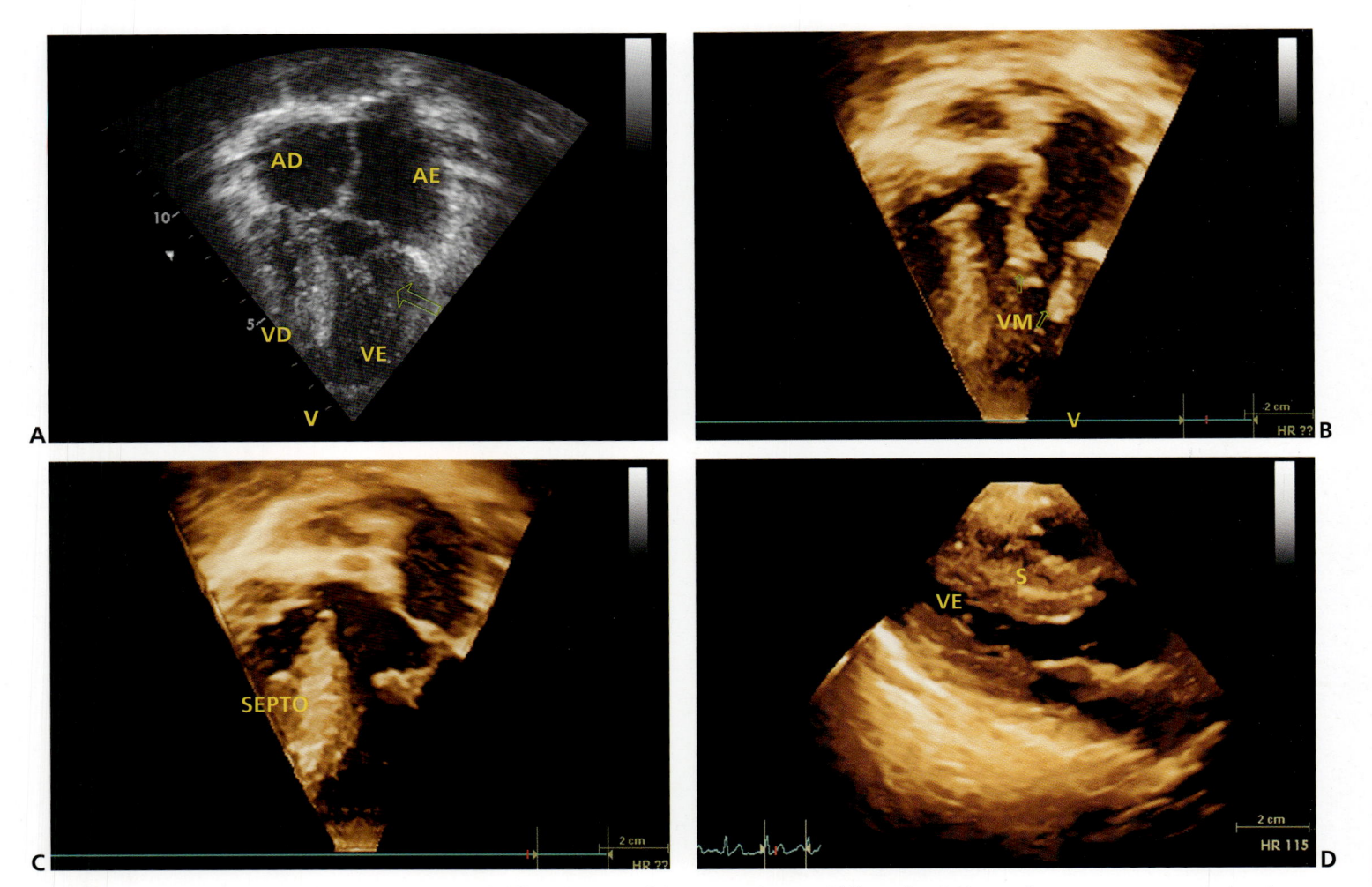

Fig. 19-5. Cardiomiopatia hipertrófica ao tridimensional. (**A**) Posição apical de quatro câmaras, bidimensional. Nota-se intenso espessamento da valva mitral. (**B**) Valva mitral espessada e displásica ao tridimensional, apical de duas câmaras em diástole. (**C**) Mesmo aspecto da valva mitral em sístole. (**D**) Imagem tridimensional do corte paraesternal de eixo longo. AD = Átrio direito; AE = átrio esquerdo; VD = ventrículo direito; VE = ventrículo esquerdo; VM = valva mitral; S = septo.

CARDIOMIOPATIA NÃO COMPACTADA

A cardiomiopatia não compactada (CNC) é um distúrbio congênito geneticamente heterogêneo, caracterizado por um padrão trabecular proeminente e recessos intratrabeculares profundos que não estão conectados com a circulação coronariana e são cobertos por uma camada de endocárdio contínua com a parede ventricular, tornando-a suscetível à formação local de trombo.

Esta doença foi reconhecida como uma forma distinta de cardiomiopatia apenas recentemente, tendo sido chamada anteriormente de "miocárdio em esponja". É um distúrbio genético causado por mutações nos genes G4.5 e α-distrobrevina, as quais resultam em parada do processo de compactação da rede miocárdica durante a embriogênese endomiocárdica. Esta cardiomiopatia é uma doença com recorrência familiar, cujas manifestações clínicas podem aparecer na infância ou no início da vida adulta, e incluem disfunção ventricular grave, arritmias, embolismo sistêmico e morte súbita.

As características ecocardiográficas incluem a presença de trabeculações múltiplas em região apical: a) mais de três recessos intratrabeculares profundos e b) relação entre as porções não compactada e compactada ≥ 2 (Figs. 19-6 a 19-8).

Poderá ocorrer na criança na forma isolada, como manifestação de caráter genético familiar ou estar associada a algumas formas de cardiopatias congênitas, como a sindrome do isomerismo atrial esquerdo com bloqueio atrioventriculares total. Nesta situação, a mortalidade fetal ou neonatal costuma ser próxima a 100%.

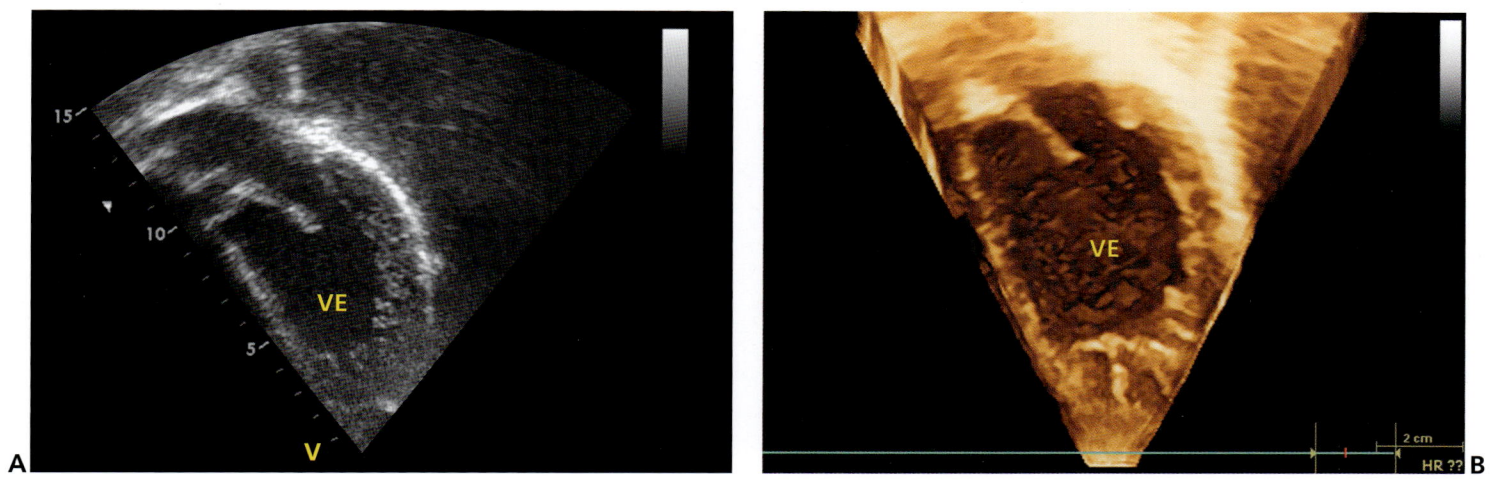

Fig. 19-6. Cardiomiopatia não compactada. (**A** e **B**) Trabeculações múltiplas em região apical, corte apical de duas câmaras, bidimensional e tridimensional. VE = Ventrículo esquerdo.

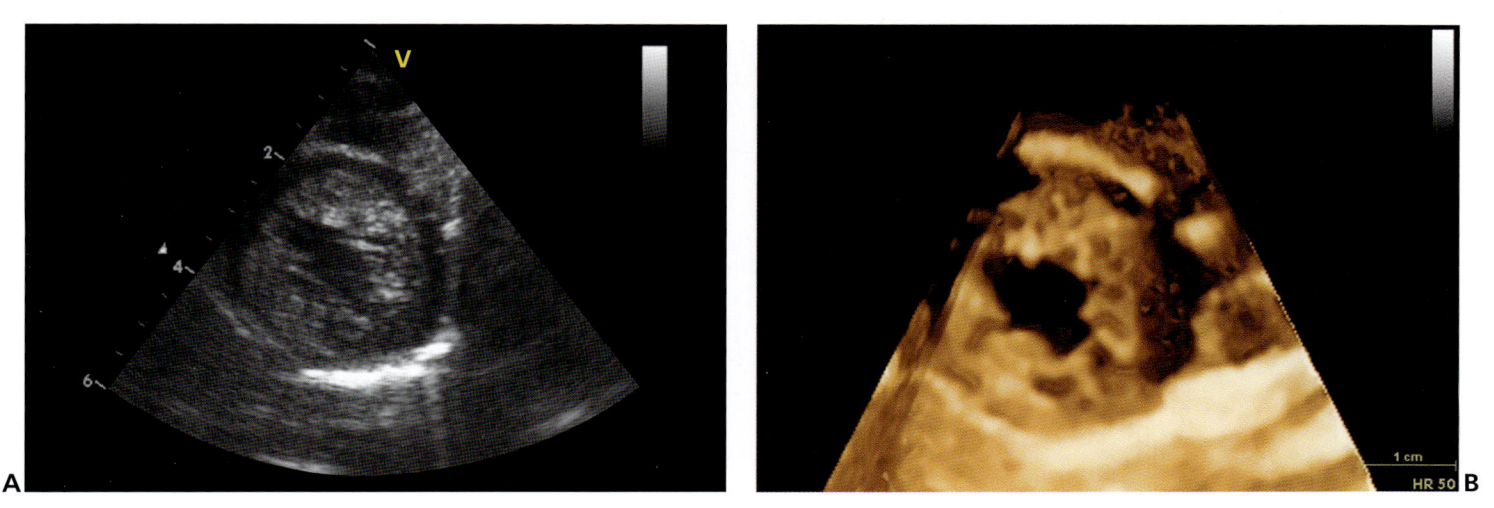

Fig. 19-7. Cardiomiopatia não compactada. (**A** e **B**) Recessos intratrabeculares profundos em parede de ventrículo esquerdo, corte transversal, bidimensional e tridimensional.

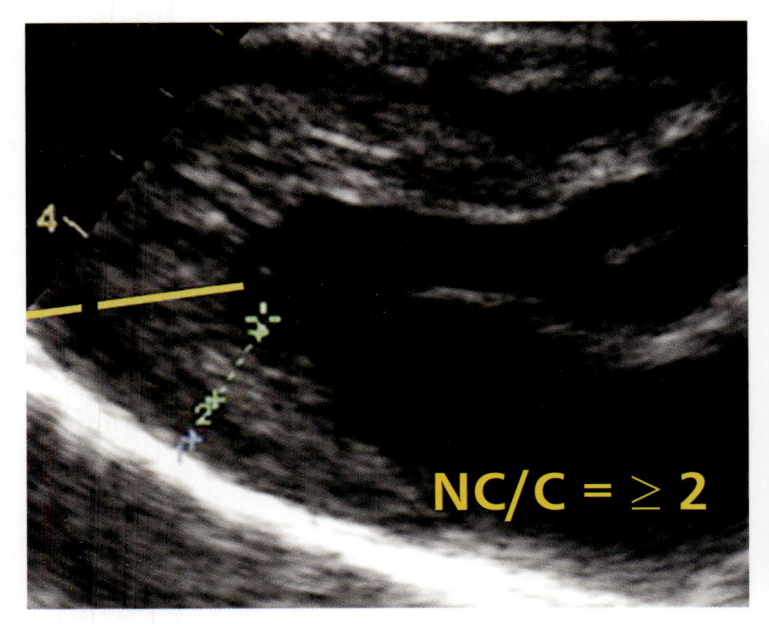

Fig. 19-8. Cardiomiopatia não compactada. Corte paraesternal de eixo longo mostrando a relação entre a porção não compactada e compactada que está maior que 2.

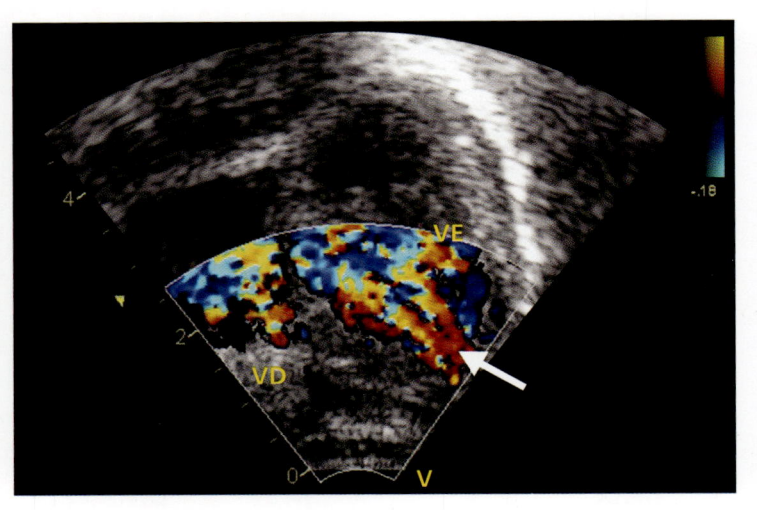

Fig. 19-9. Cardiomiopatia não compactada. Doppler colorido definindo os recessos profundos entre as trabéculas (seta). VD = Ventrículo direito; VE = ventrículo esquerdo.

Técnica de exame

Os cortes subcostal, de quatro câmaras e de eixo longo são ideais para a visibilização e quantificação da área não compactada. As trabeculações poderão ocorrer na região apical e estender-se para a parede livre do ventrículo esquerdo. O Doppler colorido é de grande utilidade, pois define os recessos profundos entre as trabéculas (Fig. 19-9). Várias alterações ao Doppler transmitral são descritas como aumento da velocidade da onda E, diminuição da onda A, elevação da relação E/A, refletindo aumento da pressão diastólica final do VE.

Dificuldades no diagnóstico

Como a miocardiopatia não compactada pode estar associada a alguns tipos de cardiopatias congênitas, a maior causa de erro diagnóstico seria considerar a hipertrofia ventricular como consequente à cardiopatia congênita associada. Atenção sempre deve ser dada ao aspecto hipertrabecular do miocárdio.

RESUMO DOS ACHADOS ECOCARDIOGRÁFICOS

- Hipertrofia apical do VE por trabeculações múltiplas em região apical (mais de três).
- Recessos intratrabeculares profundos.
- Relação entre a porção não compactada e a compactada ≥ 2.
- Alteração dos padrões diastólicos e do Doppler tecidual do ventrículo esquerdo.

BIBLIOGRAFIA

Chin TK, Perloff JK, Williams RG et al. Isolated noncompaction of left ventricular myocardium: a study of eight cases. *Circulation* 1990;82:507.

Khouri SJ, Maly GT, Suh DD et al. A practical approach to the echocardiographic evaluation of diastolic function. *J Am Soc Echocardiogr* 2004;17(3):290.

López FMB, Bravo RMA, Huerta DAR. Características ecocardiográficas da cardiomiopatia não-compactada: diagnóstico perdido ou errôneo. *Arq Bras Cardiol* 2009;93(2):e33.

Maron BJ, Pelliccia A, Spirito P. Cardiac disease in young trained athlete's; insights into methods for distinguishing athlete's heart from structural heart disease with particular emphasis on hypertrophic cardiomyopathy. *Circulation* 1995;91:1596.

Maron BJ. Hypertrophic cardiomyopahty. In: Allen HD, Driscoll DJ, Feltes TF et al. (Eds.). *Moss and Adams' heart disease in infants, children and adolescents*. Philadelphia, PA: Lippincott Williams & Wilkins, 2008, 1167p.

Nishimura RA, Tajik AJ, Reeder GS et al. Evolution in hypertrophic cardiomyopathy by Doppler color flow imaging initial observations. *Mayo Clinic Proc* 1986;61:631.

O'Leary PW. Hypertrophic cardiomyopathy. In: Eidem BW, Cetta F, O'Leary PW. (Eds.). *Echocardiography in pediatric and adult congenital heart disease*. Philadelphia: Wolters Kluwer Health, 2009.

20 Estenose Aórtica Valvar e Supravalvar

Lilian M. Lopes
Célia T. Nagamatsu

ESTENOSE AÓRTICA VALVAR

A estenose aórtica valvar congênita é, em geral, por valva aórtica bicúspide, onde dois dos três folhetos sofrem fusão ou não desenvolvimento, e como resultado, surgem uma cúspide grande contendo uma rafe (ou comissura subdesenvolvida) e outra cúspide pequena. Isto ocorre mais comumente na comissura intercoronária (70-86% dos casos), entre os folhetos coronarianos direito e esquerdo. A linha resultante da coaptação é excêntrica dentro do anel aórtico. É mais comumente associada à coarctação de aorta, interrupção de arco aórtico, estenose subvalvar aórtica, comunicação interventricular e anomalias de coronária.

Crianças com estenose aórtica crítica frequentemente têm uma valva espessada, mixomatosa, com uma única comissura e um orifício excêntrico em ponto. Podem ter um ventrículo esquerdo dilatado, com paredes finas e disfunção, indicados pelos modos M e bidimensional. O aumento de ecogenicidade da superfície do endocárdio e dos músculos papilares pode indicar fibroelastose endocárdica (Figs. 20-1 e 20-2).

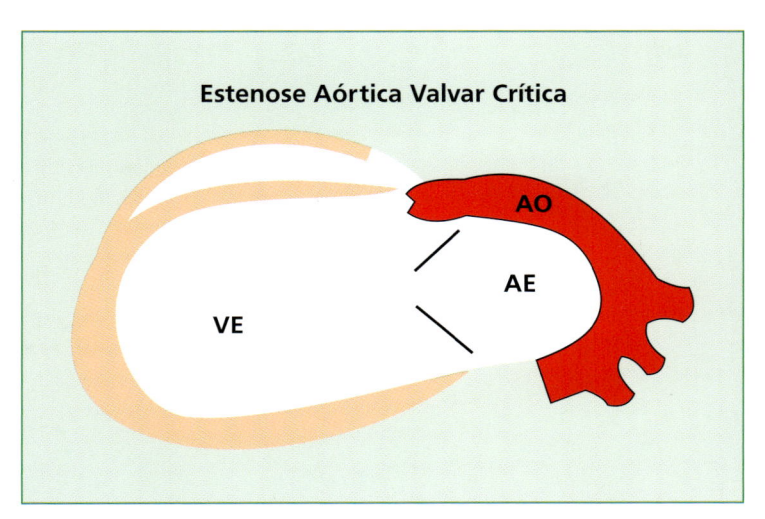

Fig. 20-1. Diagrama demonstrando a estenose aórtica crítica. AE = Átrio esquerdo; VE = ventrículo esquerdo; AO = aorta.

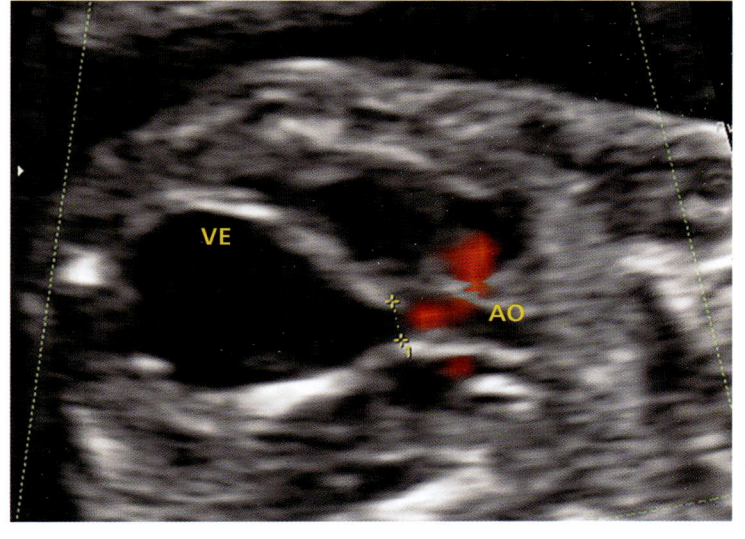

Fig. 20-2. Estenose aórtica crítica em feto de 28 semanas. Notar a dilatação severa do ventrículo esquerdo, a hiperecogenicidade do endocárdio e a aorta ascendente muito pequena com hipofluxo ao Doppler colorido. VE = Ventrículo esquerdo; AO = aorta.

Achados indiretos

O grau de hipertrofia é geralmente relacionado com a severidade da sobrecarga pressórica do ventrículo esquerdo.

A dilatação da aorta ascendente proximal (pós-estenótica) está frequentemente presente em crianças mais velhas e adultos. Este achado não está relacionado com a severidade da obstrução. A aorta ascendente pode ser hipoplásica em crianças com estenose aórtica crítica ou estenose associada a outras anormalidades intracardíacas, especialmente lesões obstrutivas do coração esquerdo.

Técnica de exame

O número de comissuras é mais bem determinado pelo corte paraesternal de eixo curto da valva aórtica. O movimento das cúspides precisa ser observado na sístole para determinar o número de comissuras.

A) ***Valva aórtica trivalvular:*** três pontos de articulação podem ser vistos no anel valvar, e as cúspides estão separadas ao longo das linhas de clivagem (Fig. 20-3).

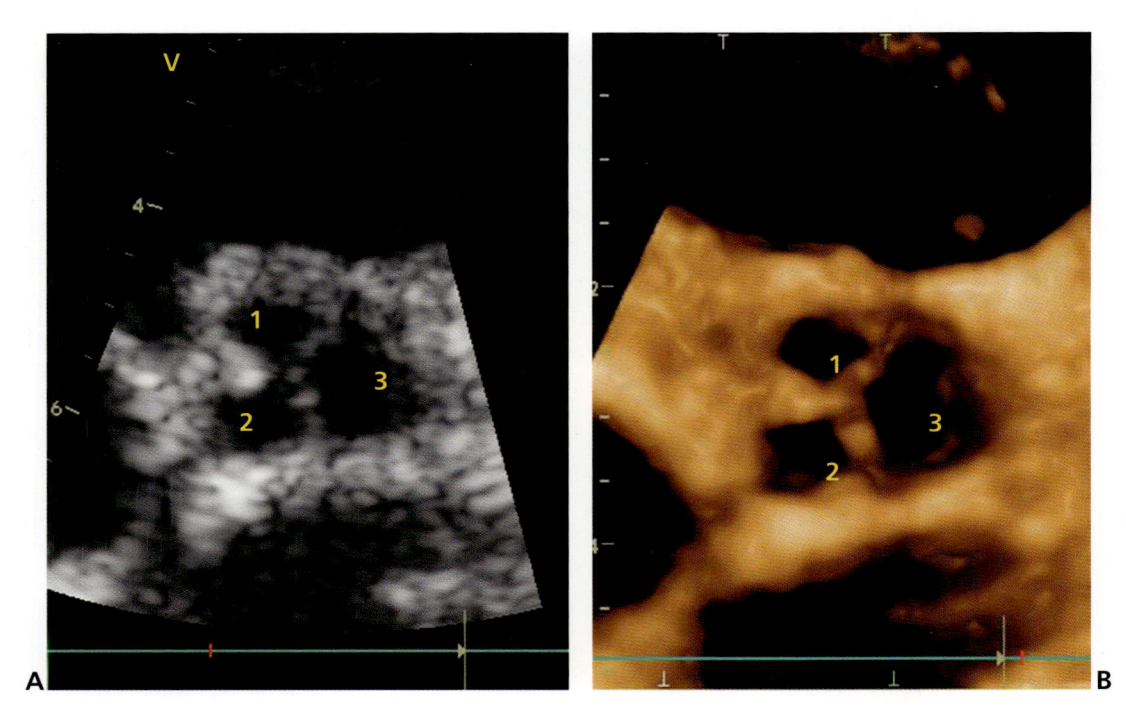

Fig. 20-3. Estenose aórtica discreta, valva aórtica trivalvular. Notar a valva aórtica trivalvular em diástole, morfologia lembrando uma letra "Y" ou o símbolo da Mercedes-Benz, com três pontos de articulação. **(A)** Bidimensional e **(B)** tridimensional.

B) ***Valva aórtica bivalvular:*** somente dois destes pontos podem ser vistos na valva bivalvular. A rafe pode frequentemente ser vista na cúspide maior, perpendicularmente ao plano da separação das cúspides (Fig. 20-4).

C) ***Valva aórtica unicomissural:*** geralmente aparece como um orifício excêntrico, indo do centro para o anel aproximadamente às "5 horas" (Fig. 20-5).

A abertura em *domus* da valva aórtica é um sinal de estenose, demonstrada nos cortes do eixo longo da via de saída do ventrículo esquerdo (Fig. 20-6).

Na sístole, quando a valva está aberta, é possível ver a fusão comissural (Fig. 20-7). Na diástole a valva pode prolapsar para a via de saída do ventrículo esquerdo e apresentar insuficiência aórtica (Fig. 20-8).

Existem diferenças nas medidas realizadas pelo ecocardiograma (gradiente máximo instantâneo) e pelo cateterismo (pico a pico), sendo adotado muitas vezes o gradiente médio pelo Doppler para classificar as estenoses, pela menor discrepância com o cateterismo.

A velocidade de pico normal através da valva aórtica é de até 1,9 m/s. O Quadro 20-1 descreve a variação do gradiente de acordo com a graduação discreta, moderada e importante da estenose aórtica.

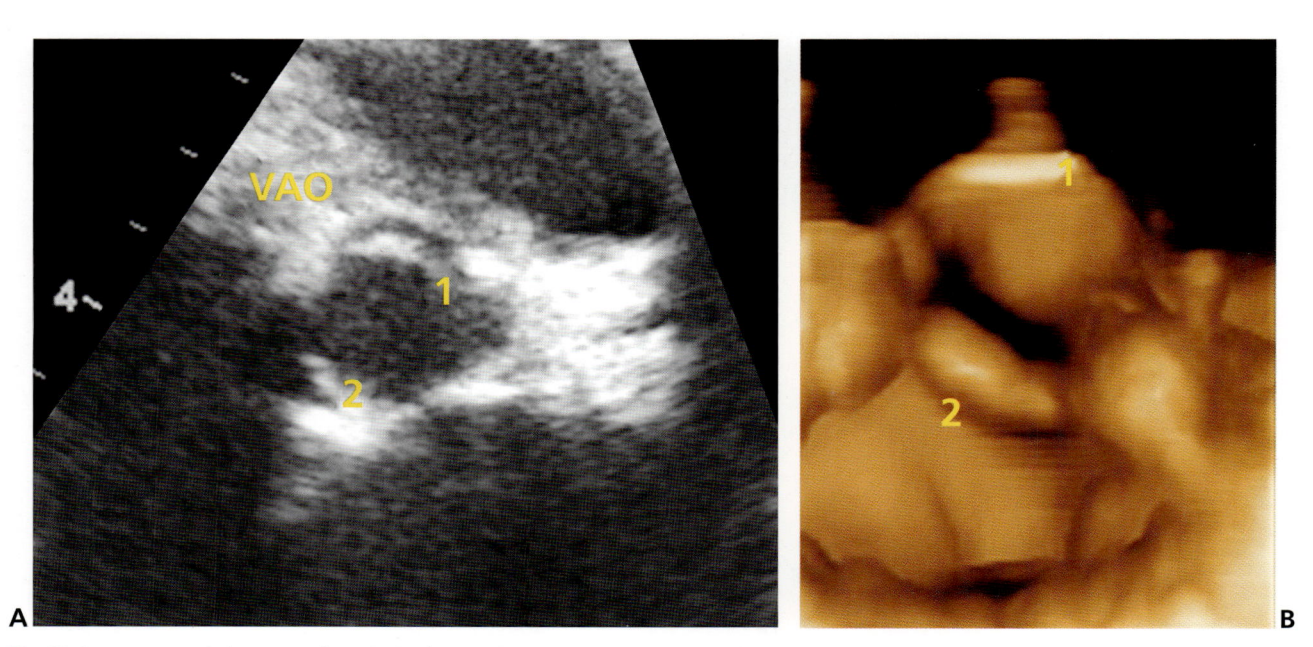

Fig. 20-4. Estenose aórtica por valva aórtica bicúspide. Notar a valva aórtica (VAO) bivalvular em diástole: **(A)** bidimensional e **(B)** tridimensional. Notar a cúspide anterior bem maior que a posterior.

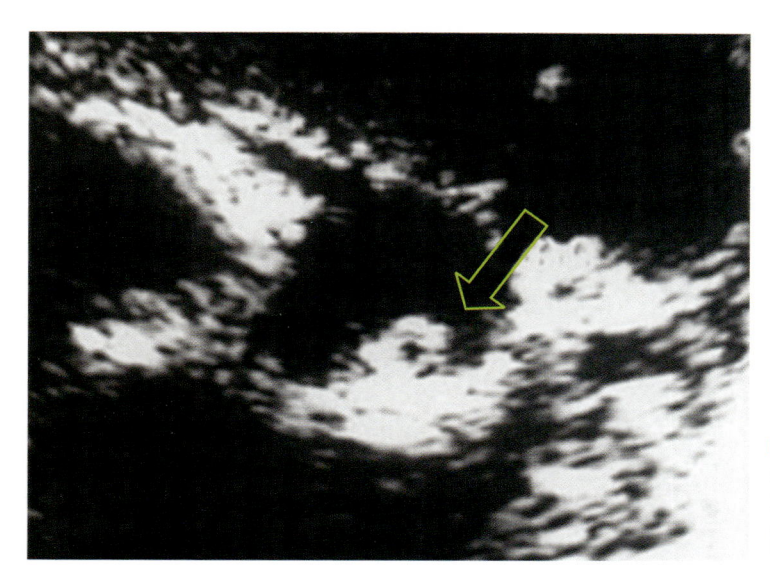

Capítulo 20 ▪ Estenose Aórtica Valvar e Supravalvar

Fig. 20-5. Estenose aórtica por valva aórtica unicomissural. Notar a valva aórtica com um único orifício excêntrico (seta), indo do centro para o anel aproximadamente, às "5 horas", imagem bidimensional.

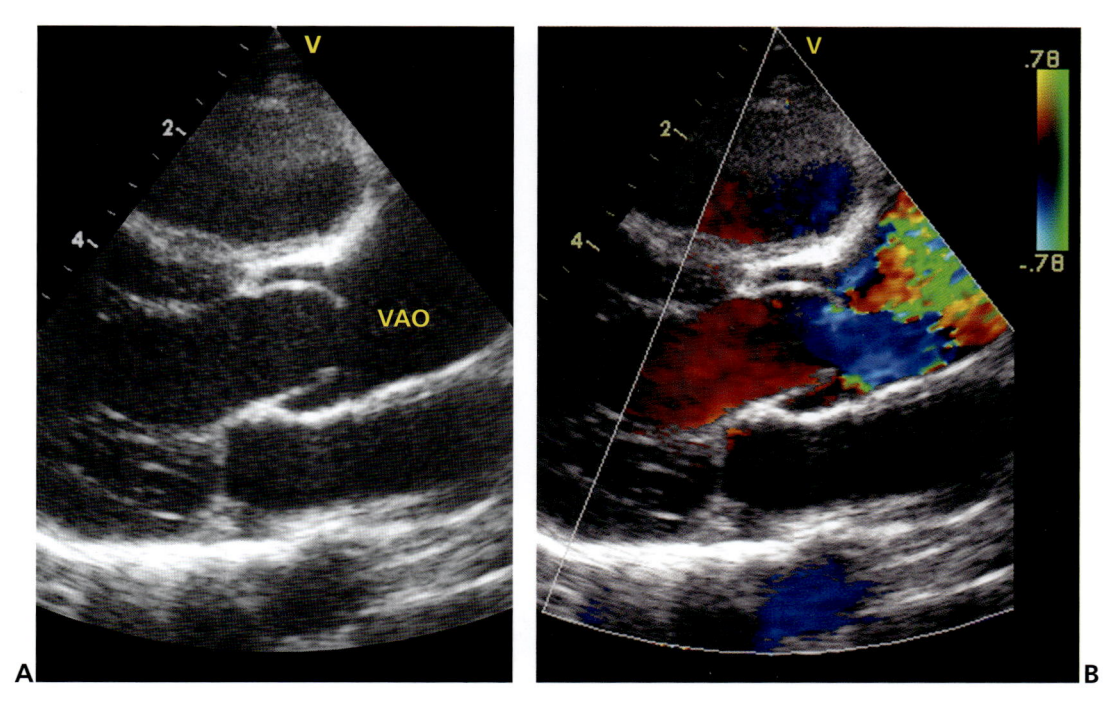

Fig. 20-6. Estenose valvar aórtica. Notar a abertura em *domus* da valva aórtica, demonstrada no corte paraesternal de eixo longo. VAO = Valva aórtica.

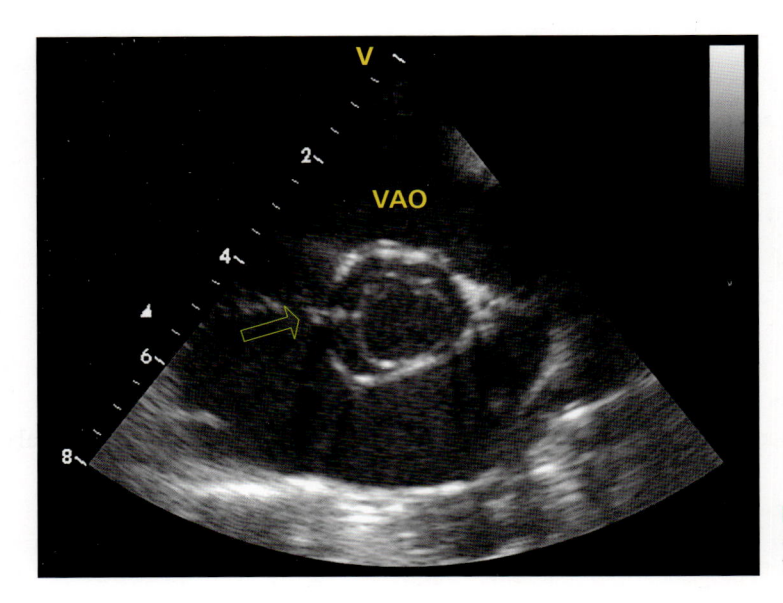

Fig. 20-7. Estenose aórtica valvar. Valva aberta em sístole com fusão comissural visível (seta). VAO = Valva aórtica.

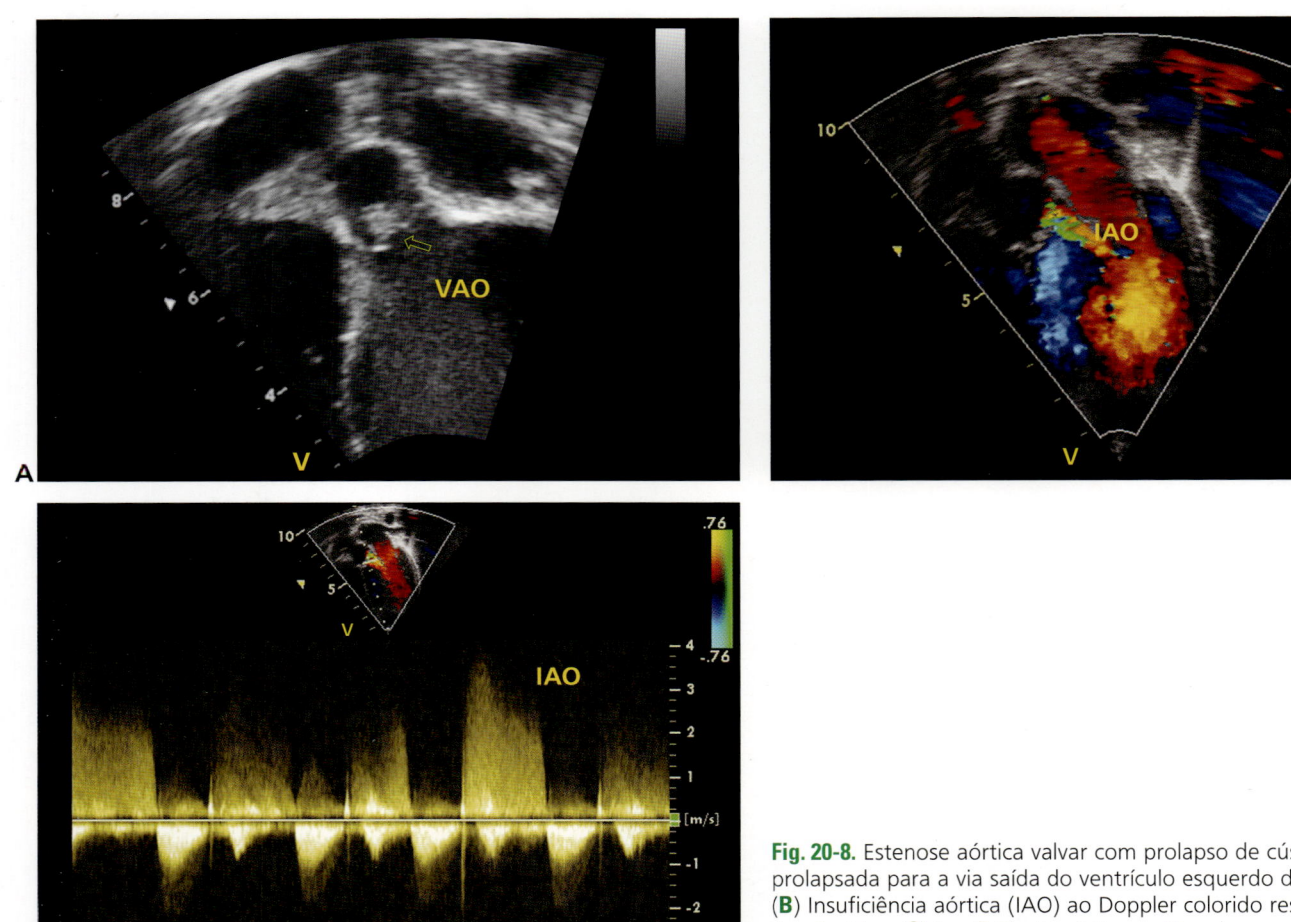

Fig. 20-8. Estenose aórtica valvar com prolapso de cúspides. (**A**) Valva prolapsada para a via saída do ventrículo esquerdo durante a diástole. (**B**) Insuficiência aórtica (IAO) ao Doppler colorido resultante do prolapso de cúspides. (**C**) Insuficiência aórtica ao Doppler espectral. VAO = Valva aórtica.

Capítulo 20 ■ Estenose Aórtica Valvar e Supravalvar

Quadro 20-1. VARIAÇÃO DO GRADIENTE DE ACORDO COM A GRADUAÇÃO

Grau de estenose	Gradiente de pico/ Fluxo aórtico (mmHg)	Área valvar (cm²)
Discreta	< 25 mmHg	> 1,5 cm²
Moderada	25–39 mmHg	1 cm²–1,5 cm²
Importante	≥ 40 mmHg	< 1,5 cm²

    O Doppler contínuo é realizado pelas janelas subcostal, paraesternal direita, mas, principalmente, pela supraesternal, fornecendo as melhores medidas dos gradientes máximo e médio através da valva aórtica. O Doppler colorido demonstra melhor o mosaico de cores pelos cortes paraesternal e supraesternal (Fig. 20-9).

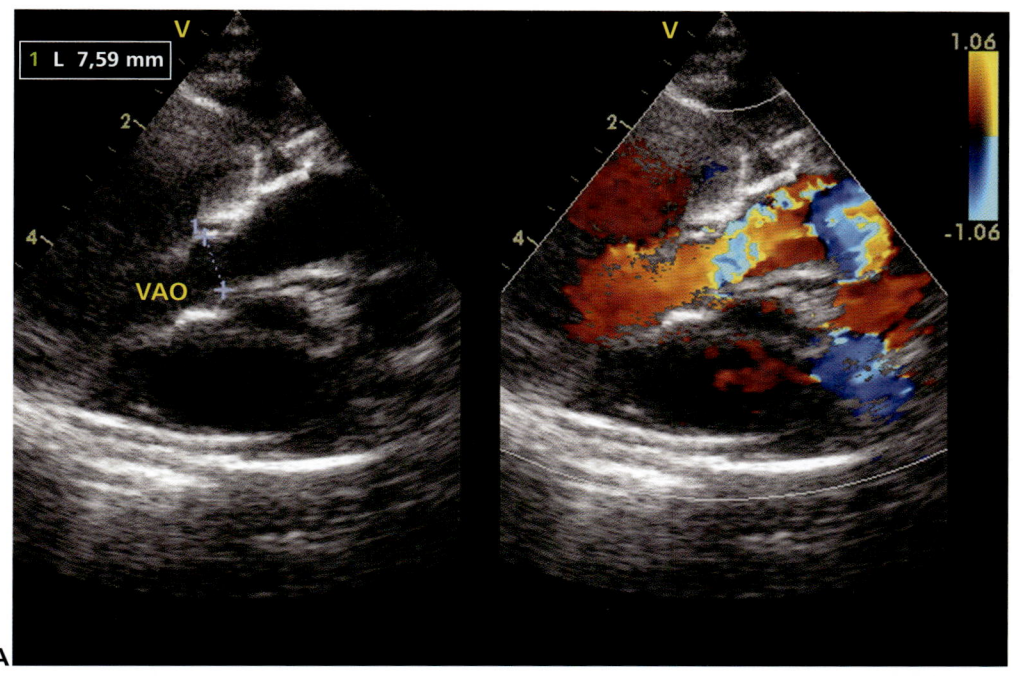

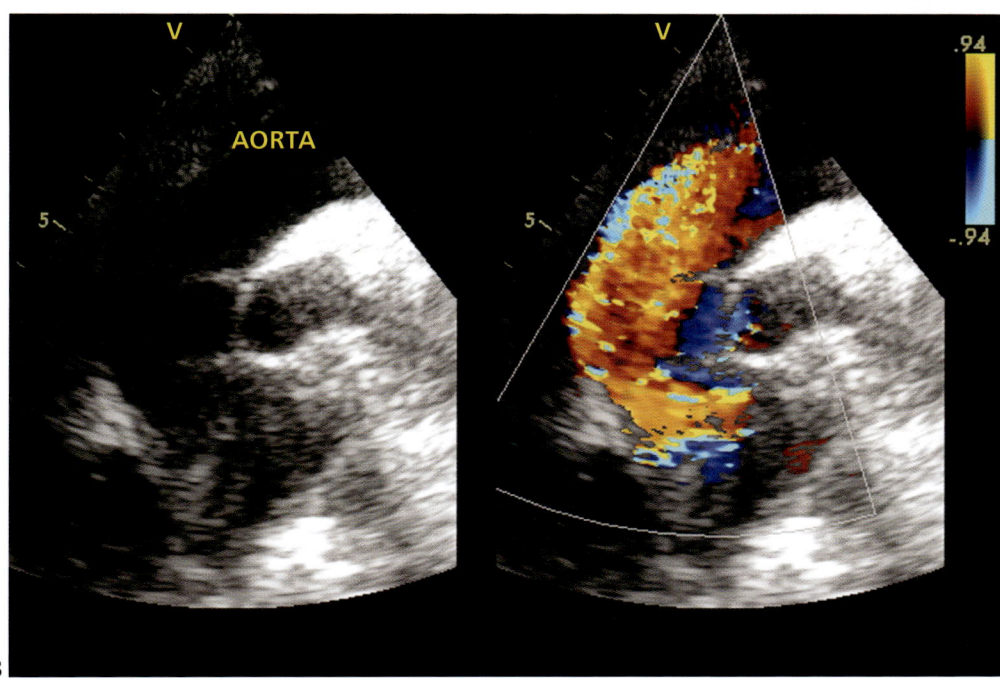

Fig. 20-9. Estenose aórtica valvar, Doppler colorido. (**A**) Corte paraesternal de eixo longo. (**B**) Corte supraesternal. VAO = Valva aórtica.

Dificuldade no diagnóstico

Visibilização adequada das cúspides da valva aórtica em pacientes com janela ecocardiográfica desfavorável, principalmente em valva bicúspide sem disfunção.

O valor máximo do Doppler contínuo no corte supraesternal pode ser prejudicado pela dificuldade de alinhamento com o jato de alta velocidade através da valva aórtica. Lembrar que o local correto para obtenção do gradiente transvalvar máximo é a janela supraesternal e não o corte apical de cinco câmaras (Fig. 20-10).

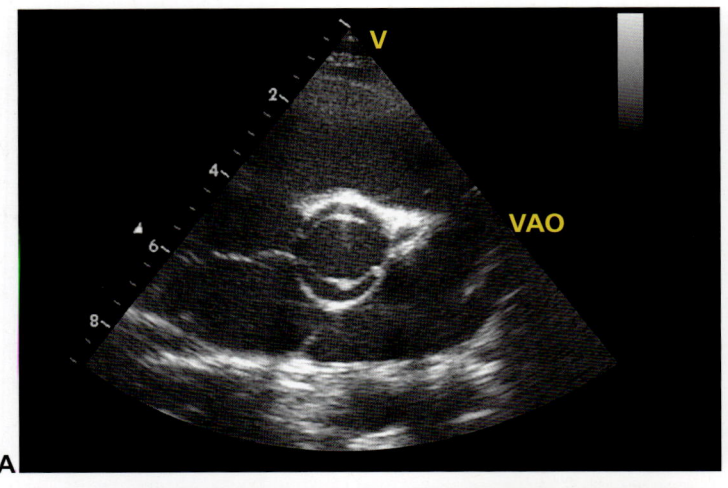

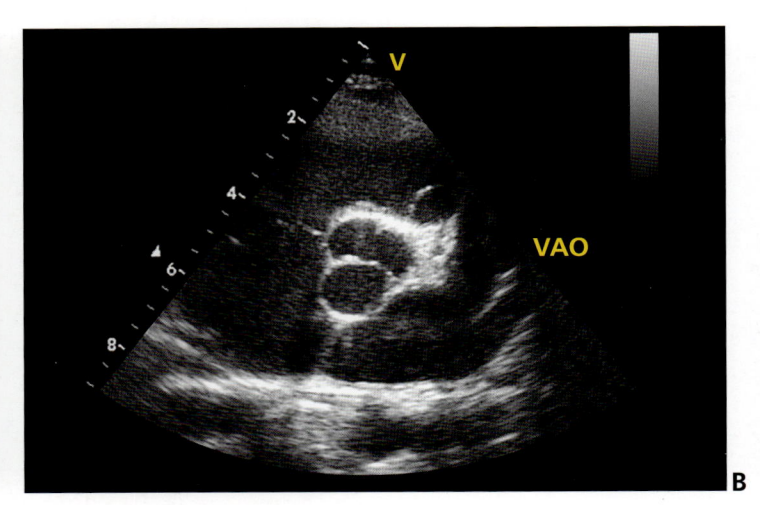

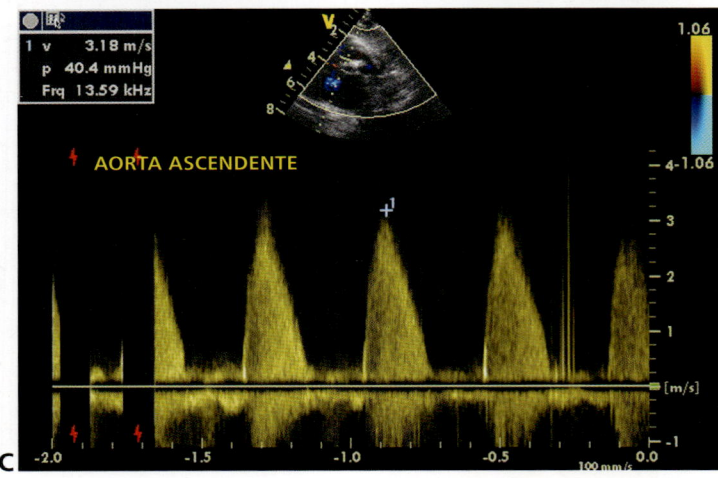

Fig. 20-10. Estenose aórtica valvar por valva aórtica bicúspide. (**A**) Valva aórtica (VAO) aberta durante a sístole. (**B**) Valva aórtica (VAO) fechada em diástole, notando-se linha de coaptação retificada característica. (**C**) Doppler espectral mostrando fluxo com velocidade aumentada e gradiente sistólico máximo de 40 mmHg.

Resumo dos achados

- Alteração no aspecto bidimensional da valva aórtica (espessamento, displasia ou movimentação anormal).
- Fluxo turbulento e acelerado pela valva aórtica.
- Hipertrofia do ventrículo esquerdo.

ESTENOSE AÓRTICA SUPRAVALVAR

Caracteriza-se por ser um estreitamento localizado na região sinotubular, muito comumente associado à Síndrome de Williams, mas também pode ser doença autossômica dominante, ou de causa idiopática.

Nos casos de síndrome de Williams, é causada pela deleção ou mutação do gene elastina do cromossomo 7.

Há três subtipos anatômicos:

1. Tipo ampulheta: mais comum, frequentemente há dilatação da raiz aórtica e aorta ascendente (Fig. 20-11).
2. Tipo diafragmático ou membranoso.
3. Tipo tubular: mais raro e com hipoplasia difusa da aorta ascendente.

Associação a anormalidades da valva aórtica, artérias coronárias (estenose de óstio, dilatação das coronárias), arco aórtico (coarctação de aorta, estenose proximal dos vasos da base) e ramos pulmonares (estenose periférica).

Capítulo 20 ■ Estenose Aórtica Valvar e Supravalvar

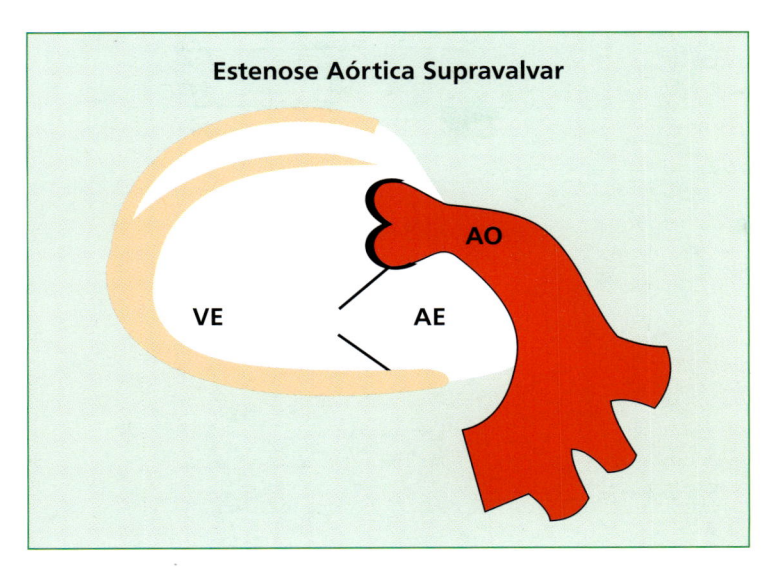

Fig. 20-11. Diagrama demonstrando estenose aórtica supravalvar. Tipo mais comum de estenose aórtica supravalvar, em ampulheta. AE = Átrio esquerdo; VE = ventrículo esquerdo; AO = aorta.

Achados indiretos

Estreitamento em região supravalvar aórtica (Fig. 20-12).
Hipertrofia do ventrículo esquerdo, em casos mais significativos.

Técnica de exame

Mais bem avaliado nos cortes paraesternal de eixo longo, paraesternal direita e supraesternal. Deve-se medir diâmetro do anel aórtico, raiz da aorta, junção sinotubular e aorta ascendente.

A avaliação com o Doppler contínuo, mais bem mensurada no corte supraesternal, resulta em gradiente máximo de toda a via de saída do ventrículo esquerdo, e considerando outras obstruções, o uso do Doppler pulsado também deverá ser utilizado.

Dificuldade no diagnóstico

A região supravalvar é muitas vezes difícil de avaliar em recém-nascidos e crianças pequenas pela janela supraesternal.

Há maior dificuldade de graduar a estenose supravalvar quando há outras obstruções na via de saída, na valva aórtica ou no arco aórtico.

Resumo dos achados

- Estreitamento em aorta ascendente logo após a valva aórtica.
- Fluxo turbulento em aorta ascendente.

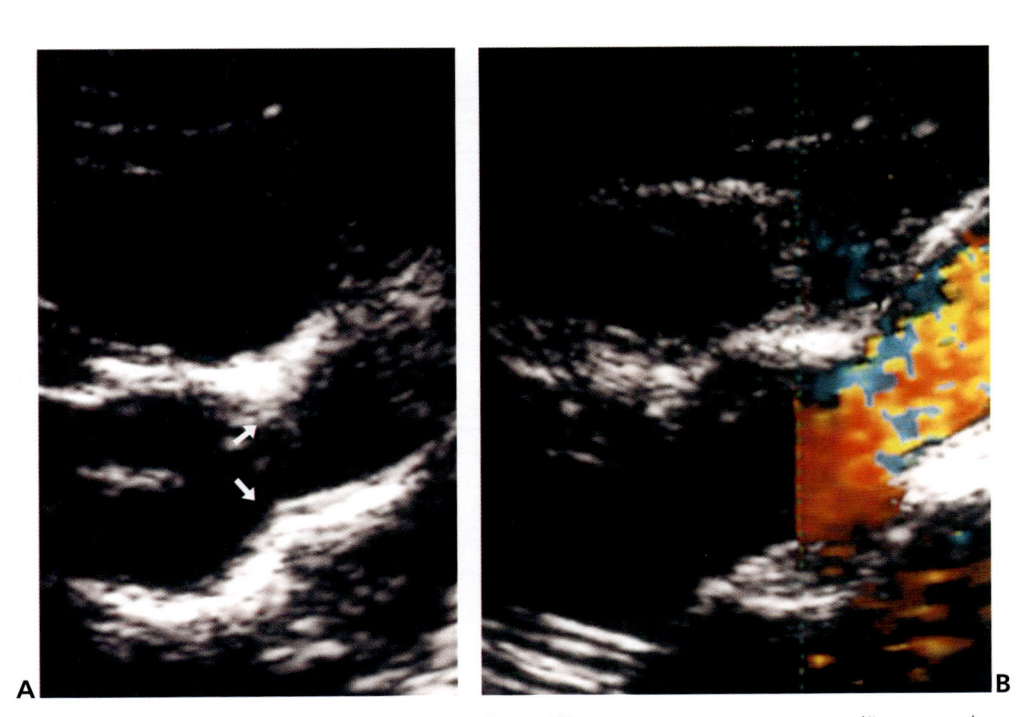

Fig. 20-12. Estenose aórtica supravalvar em ampulheta. (**A**) As setas apontam para a região supravalvar estreita. (**B**) Aceleração de fluxo ao Doppler colorido a partir da região supravalvar.

BIBLIOGRAFIA

Fernandes SM, Sanders SP, Khiary P. Morphology of bicuspid aortic valve in children and adolescence. *ACC Current J Rev* 2005;14(2):94.

Friedman WF. Supravalvar aortic stenosis. *Progress in Pediatric Cardiology* 1994;3(3):133.

Kacharava AG, Gedevanishvili AT, Imnadze GG *et al. Aortic stenosis. Pocket guide to echocardiography.* Wiley-Blackwell, 2012. p. 39.

Lopez L. Abnormalities of left ventricular outflow In: Eidem BW, Cetta F, O'Leary PW. (Eds.). *Echocardiography in pediatric and adult congenital heart disease.* Philadelphia: Wolters Kluwer Health, 2009.

Williams RG, Bierman FZ, Sanders SP. Valvar aortic stenosis. In: *Echocardiographic diagnosis of cardiac malformations.* Boston: Little, Brown, 1986.

21 Coarctação da Aorta

Lilian M. Lopes

INTRODUÇÃO

A coarctação da aorta (CoAo) é o estreitamento da porção distal do arco aórtico imediatamente distal à artéria subclávia, seguido por uma dilatação pós-estenótica (Fig. 21-1). Do ponto de vista histológico, é causada por tecido de canal arterial anomalamente depositado nas paredes da aorta descendente ou por tecido fibroso anômalo, originado do canal arterial que circunda a área contraductal e se projeta no lúmen da aorta. Considerando-se que após o nascimento o canal arterial contrai, este tecido anomalamente depositado na aorta descendente contribui ou mesmo causa a coarctação da aorta. O aspecto da coarctação da aorta em vida fetal é diferente da coarctação da criança ou do adulto, pois o estreitamento na região justaductal provoca sobrecarga em câmaras direitas e não esquerdas (Fig. 21-2).

Na CoAo, a curva externa da aorta é entalhada no ponto de constrição. Esta curva, associada à estenose e dilatação da aorta descendente, cria o sinal característico do "3" da coarctação, visto no plano da radiografia de tórax (Fig. 21-3). Esta forma clássica de coarctação é frequentemente associada à valva aórtica bicúspide.

Quando a CoAo ocorre em um segmento longo, a hipoplasia tubular do arco aórtico transverso costuma estar presente. O canal arterial pode estar pérvio ou ocluído e, se patente, abre para a área de maior constrição. Coarctação de um segmento longo está quase sempre associada a anomalias intracardíacas, como CIV do tipo mal alinhamento, estenose subaórtica, ventrículo único, DVSVD.

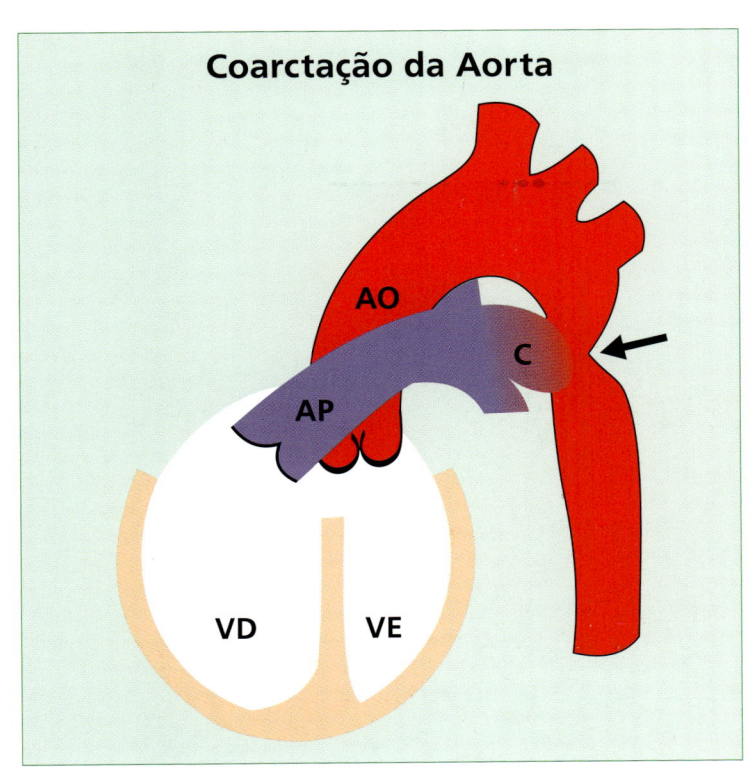

Fig. 21-1. Diagrama demonstrando o aspecto ecocardiográfico da coarctação da aorta em vida fetal. Observar a dilatação das câmaras direitas, o grande canal arterial e a coarctação justaductal (seta). AO = Aorta; AP = artéria pulmonar; C = canal; VD = ventrículo direito; VE = ventrículo esquerdo. TBC = Tronco braquiocefálico; CE = carótida esquerda; SCE = subclávia esquerda.

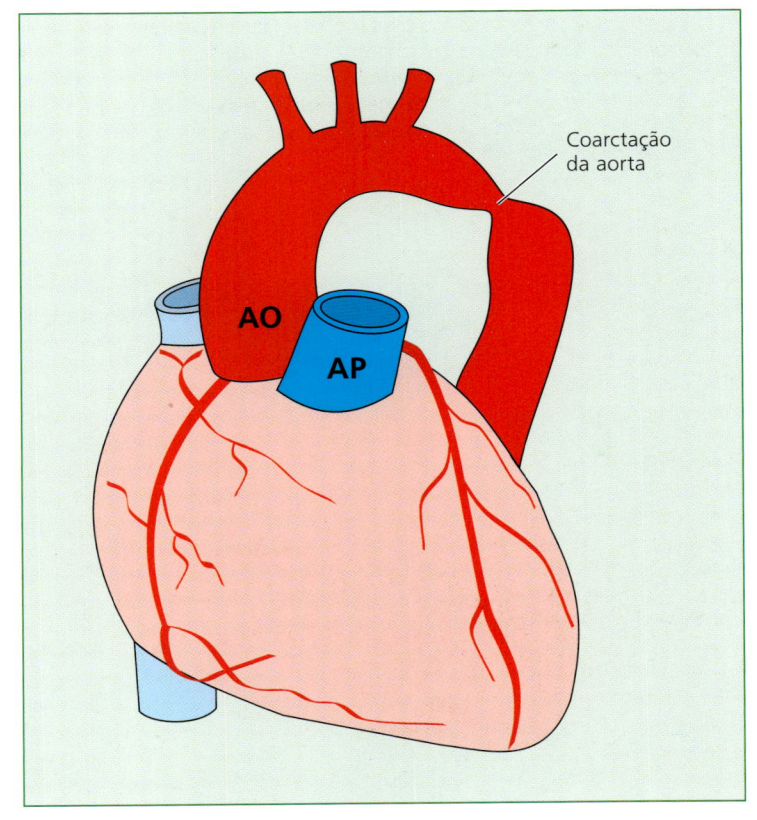

Fig. 21-2. Diagrama demonstrando o aspecto ecocardiográfico da coarctação da aorta na criança. Observar o estreitamento da coarctação com o canal arterial já fechado. AO = Aorta; AP = artéria pulmonar. CE = Carótida esquerda; SCE = subclávia esquerda.

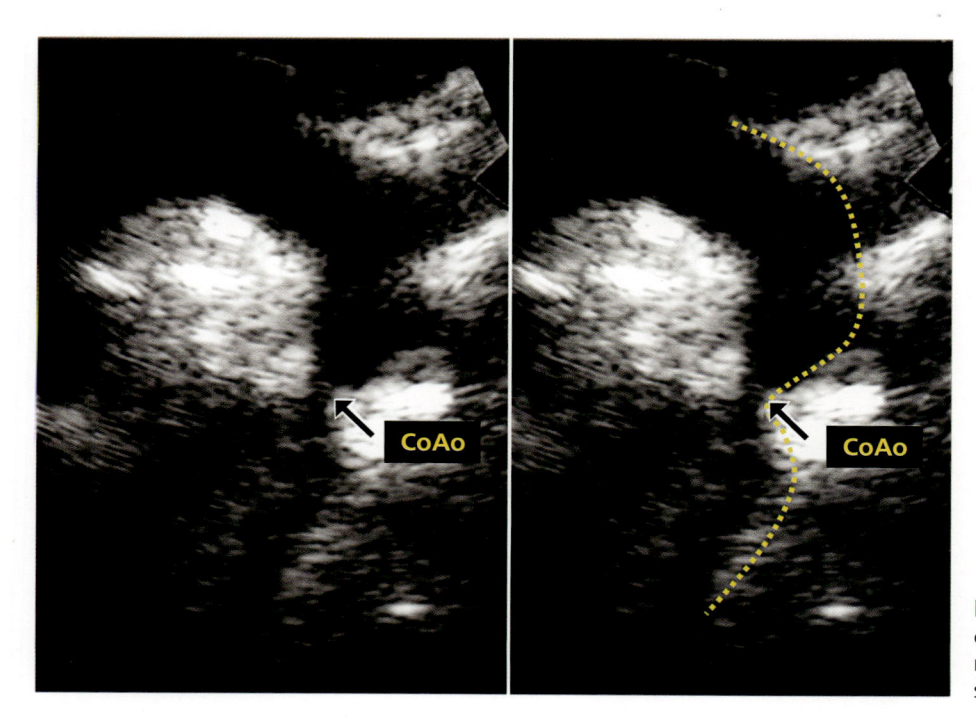

Fig. 21-3. Coarctação da aorta (CoAo), forma clássica. A curva externa da aorta é entalhada no ponto da coarctação (seta), formando o sinal característico do "3" da coarctação.

ACHADOS INDIRETOS

São achados indiretos que devem levar à suspeita de coarctação da aorta:

1. Presença de obstrução ventricular esquerda do tipo valva aórtica bicúspide, valva mitral em paraquedas ou membrana supravalvar mitral.
2. Hipertrofia ventricular direita (neonatos) ou esquerda (crianças maiores).
3. Disfunção ventricular esquerda sistólica e/ou diastólica sem etiologia clara.
4. Sinais de dilatação e fibroelastose endocárdica em ventrículo esquerdo.

TÉCNICA DE EXAME

Diagnóstico ao bidimensional

O segmento coarctado da aorta precisa ser diretamente visualizado e o melhor corte costuma ser o supraesternal. A área da coarctação quase sempre se encontra próxima à artéria subclávia e se caracteriza por ter aspecto de uma trave ecodensa (*shelf*) que nasce da porção posterior da aorta descendente (Fig. 21-4). Muito importante não confundir uma pequena trave de tecido na parede interna da aorta no local da ampola do canal arterial (*ductus beak*, Fig. 21-5). Em suma, tanto na coarctação discreta quanto na CoAo tubular com hipoplasia de arco, um entalhe é visto ao longo da curvatura externa da Ao (sinal do "3") (Fig. 21-6). Imagens tridimensionais mostram a coarctação com boa definição em crianças e adolescentes (Fig. 21-7).

O arco aórtico precisa ser visibilizado dentro da coluna do foco do transdutor. Para transdutores de alta frequência (pediátrico), o corte supraesternal ou paraesternal alto precisa ser usado.

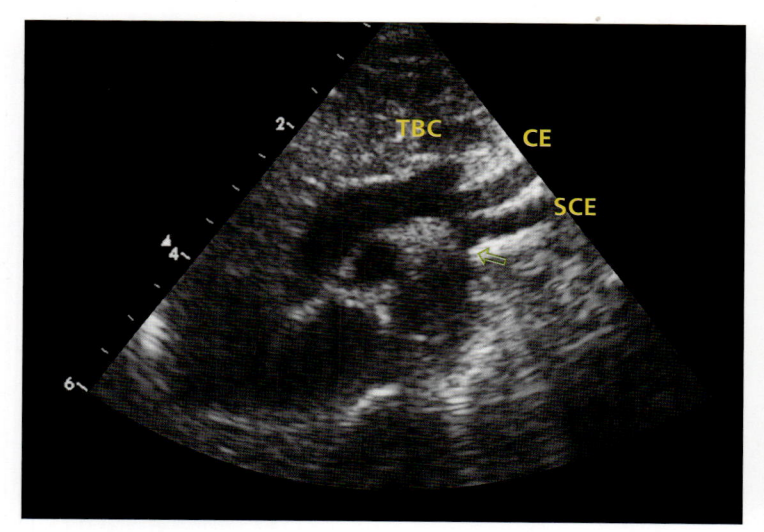

Fig. 21-4. Coarctação da aorta, forma clássica. Notar trave ecodensa (*shelf*) que nasce da porção posterior da aorta descendente, logo abaixo da artéria subclávia. TBC = Tronco braquiocefálico; CE = carótida esquerda; SCE = subclávia esquerda.

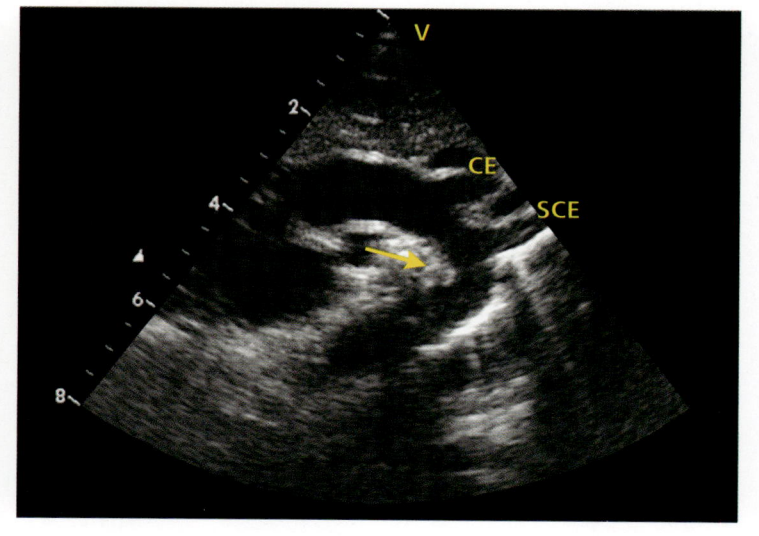

Fig. 21-5. Arco aórtico do recém-nascido. Notar pequena trave de tecido na parede interna da aorta no local da ampola do canal arterial, chamada de *ductus beak* (seta). CE = Carótida esquerda; SCE = subclávia esquerda.

Capítulo 21 ■ Coarctação da Aorta

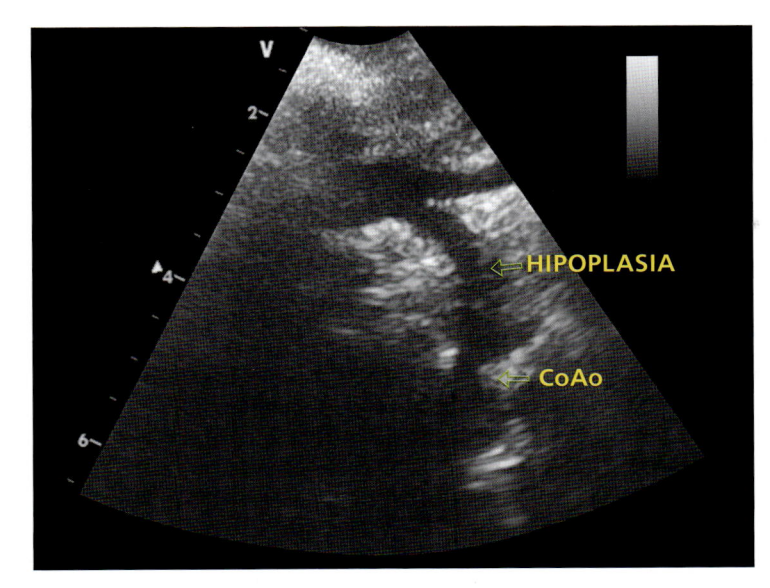

Fig. 21-6. Coarctação da aorta tubular. Notar longo trecho de hipoplasia do arco desde a emergência da carótida esquerda até o ponto de coarctação (CoAo, seta). A trave ecodensa (*shelf*) característica da coarctação pode ser vista nascendo da porção posterior da aorta descendente.

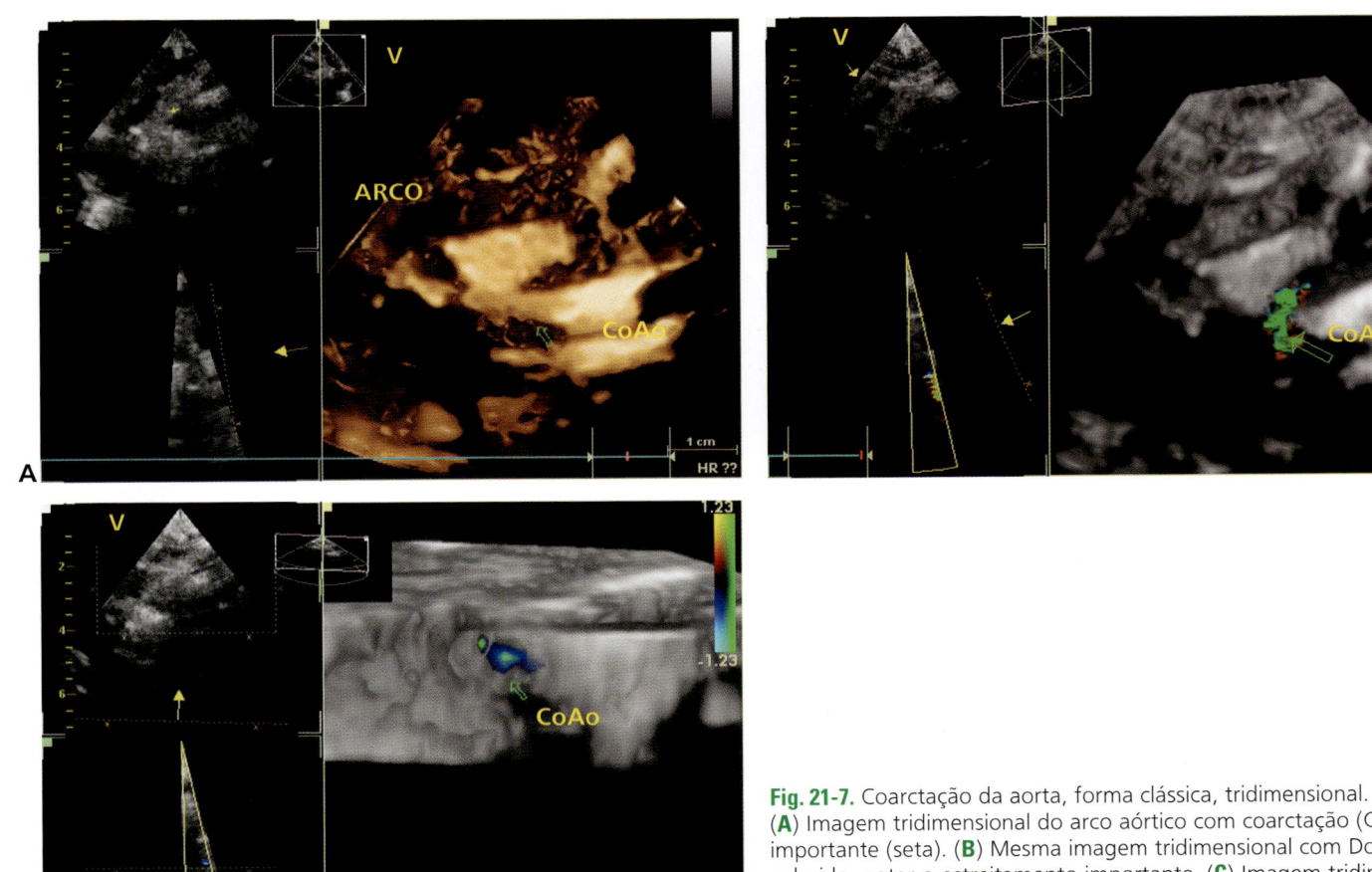

Fig. 21-7. Coarctação da aorta, forma clássica, tridimensional. (**A**) Imagem tridimensional do arco aórtico com coarctação (CoAo) importante (seta). (**B**) Mesma imagem tridimensional com Doppler colorido, notar o estreitamento importante. (**C**) Imagem tridimensional com Doppler colorido em corte transversal ao nível do ponto de coarctação. Notar o pequeno ponto circular definindo a área coarctada (seta).

Diagnóstico ao Doppler

A severidade da coarctação pode ser estimada pelo Doppler. As etapas de avaliação ao Doppler devem seguir os seguintes passos:

1. O Doppler colorido deve ser usado inicialmente para localizar a região com o jato de alta velocidade (mosaico) no local onde se suspeita haver uma coarctação (Fig. 21-8).
2. A linha do Doppler contínuo deve ser posicionada no local da coarctação definida pelo mosaico de cores (Fig. 21-9).
3. A curva de Doppler obtida mostrará um jato anterógrado pela CoAo de alta velocidade que se estende apenas durante a sístole nos casos de coarctação discreta ou moderada (Fig. 21-10).
4. A curva de Doppler obtida mostrará um jato anterógrado pela CoAo de alta velocidade que se estende durante a diástole nos casos de coarctação severa (reforço diastólico, Fig. 21-11).
5. Fluxo de aorta abdominal reduzido com diminuição da pulsatilidade e tempo de aceleração aumentado (> 100 ms, Fig. 21-12).

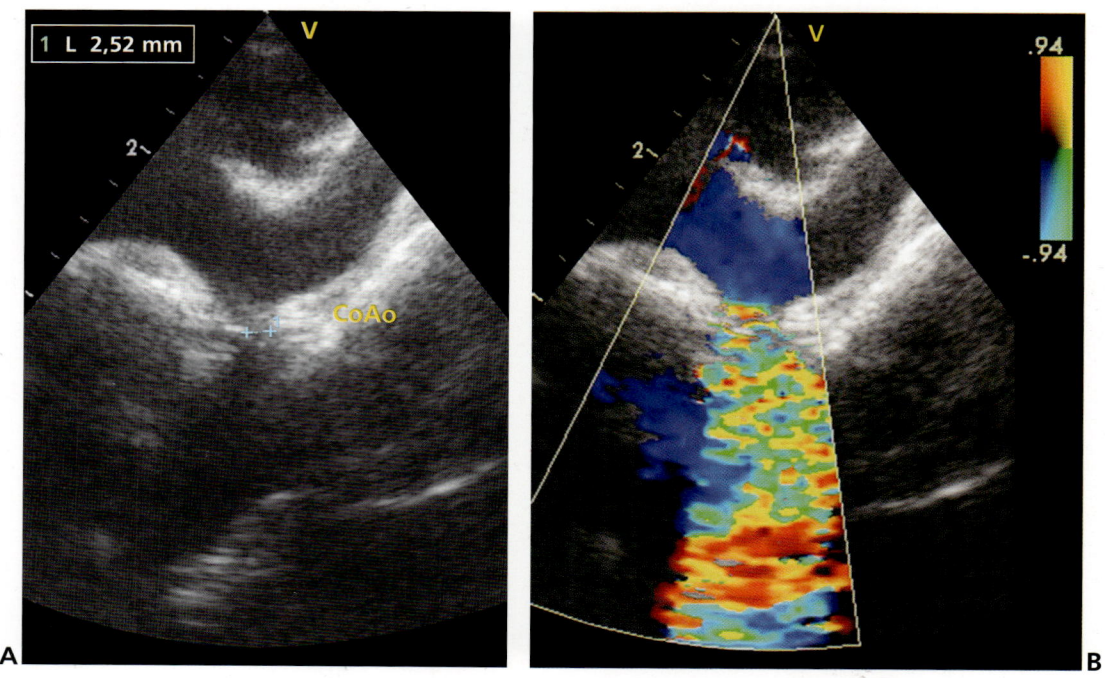

Fig. 21-8. Coarctação da aorta (CoAo), Doppler colorido. (**A**) Notar trave ecodensa (*shelf*) que nasce da porção posterior da aorta descendente, e (**B**) a intensa aceleração de fluxo no ponto da coarctação ao Doppler colorido.

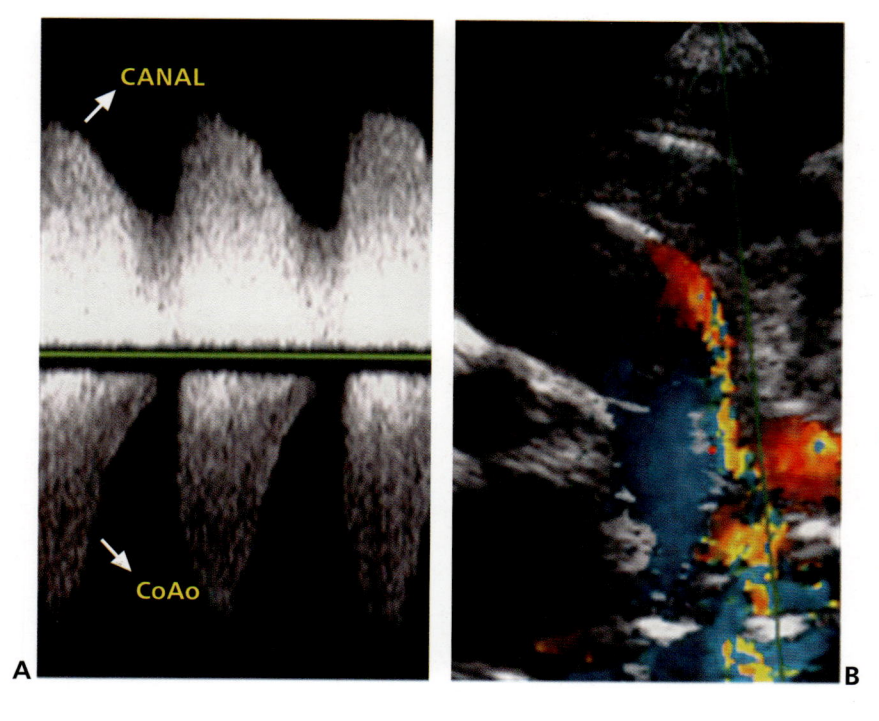

Fig. 21-9. Coarctação da aorta (CoAo), Doppler espectral e colorido. (**A**) Fluxo do canal arterial positivo com padrão contínuo e fluxo da coarctação negativo com discreto reforço diastólico. (**B**) Doppler colorido mostrando fluxo acelerado em vermelho do canal arterial e o fluxo em mosaico predominantemente azul no local da coarctação. Linha do Doppler contínuo posicionada no local da coarctação definida pelo mosaico de cores.

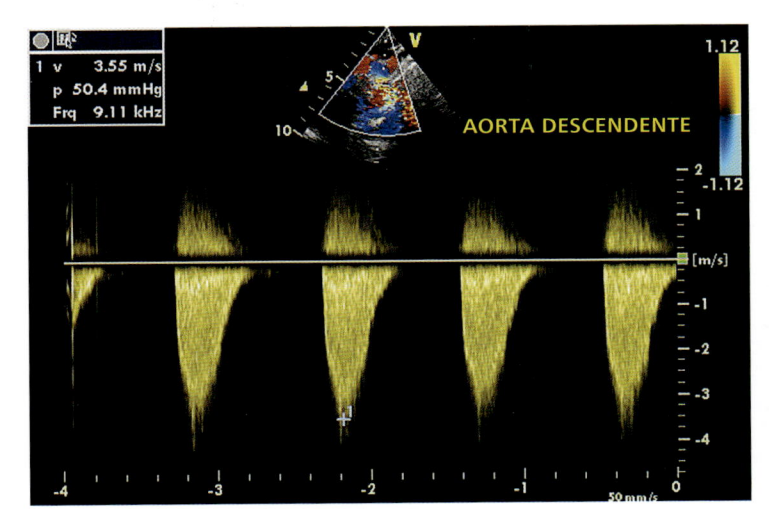

Fig. 21-10. Coarctação da aorta discreta, Doppler espectral. Jato anterógrado pela CoAo de alta velocidade que se estende apenas durante a sístole. Gradiente máximo instantâneo de 50 mmHg aplicando-se à Equação de Bernoulli simplificada.

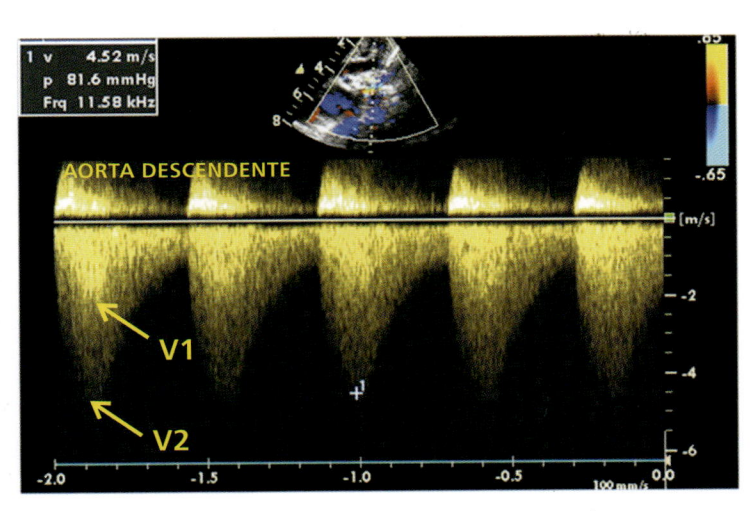

Fig. 21-11. Coarctação da aorta importante, Doppler espectral. Jato anterógrado pela CoAo de alta velocidade que se estende durante a diástole (reforço diastólico). V1 é a velocidade do fluxo antes da coarctação (2,0 m/s, gradiente de 16 mmHg), e V2 é a velocidade do fluxo após a coarctação (4,52 m/s, gradiente de 81,6 mmHg). Como V1 é maior que 1 m/s, o gradiente máximo instantâneo, neste caso, é de 81,6 mmHg – 16 mmHg = 61,6 mmHg, aplicando-se a Equação de Bernoulli modificada.

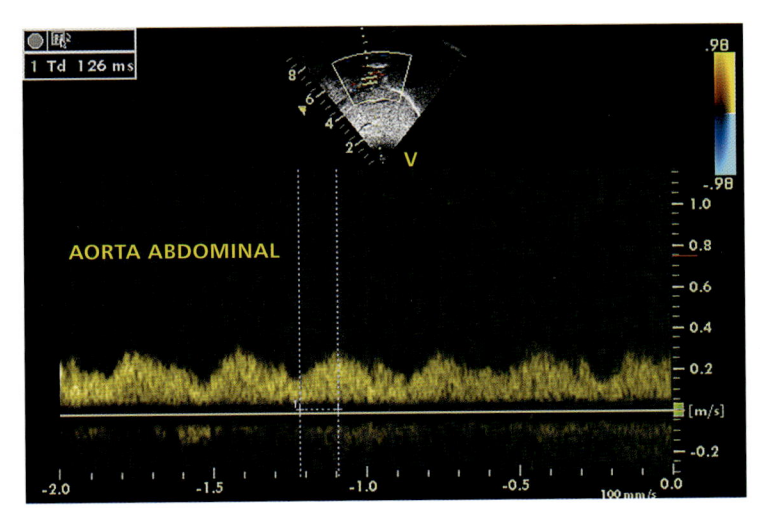

Fig. 21-12. Coarctação da aorta, Doppler espectral da aorta abdominal. Fluxo de aorta abdominal reduzido com diminuição da velocidade de pico (0,28 m/s) e aumento do tempo de aceleração (TAC = 126 ms).

O reforço diastólico, isto é, a persistência de fluxo durante a diástole, ocorre somente nos casos de coarctação muito severa, quando a pressão acima da coarctação permanece altíssima por boa parte do ciclo cardíaco, o que leva à extensão do jato para o período diastólico. Nesta situação, o gradiente máximo instantâneo pode ser calculado pela medida do pico da velocidade aplicando-se a **Equação de Bernoulli simplificada** $= \Delta P = 4 \times V2^2$. Importante lembrar que em casos de coarctação crítica o gradiente encontra-se subestimado pela quantidade ínfima de fluxo transcoarctação.

Velocidades altas poderão ser registradas com maior acurácia com transdutor de Doppler contínuo sem imagem extremamente sensível, chamado *Pedoff* ou "caneta cega". Estas sondas, pela pequena dimensão, se adequam muito bem na fúrcula da criança e conseguem obter as melhores curvas de gradiente pela coarctação. A curva de Doppler característica da CoAo apresenta duas populações de fluxo sobrepostas: A curva de maior velocidade representa o fluxo acelerado do ponto de coarctação (V2), e a curva de velocidade mais baixa representa o fluxo normal sem aceleração antes da coarctação (V1) (Fig. 21-11). Como a associação à estenose aórtica e subaórtica não é incomum em pacientes com coarctação, o fluxo pré-coarctação nestes casos (velocidade proximal/V1) já chega acelerado. Então, se a velocidade de fluxo proximal V1 (pré-coarctação) for maior que 1 m/s, a equação de Bernoulli modificada deve ser usada, isto é, deve ser feita a diferença entre velocidade pós-coarctação (V2) menos velocidade pré-coarctação (V1) para a obtenção do gradiente máximo instantâneo (Fig. 21-13).

$$\textit{Equação de Bernoulli modificada} = \Delta P = 4 \times [V2^2 - V1^2]$$

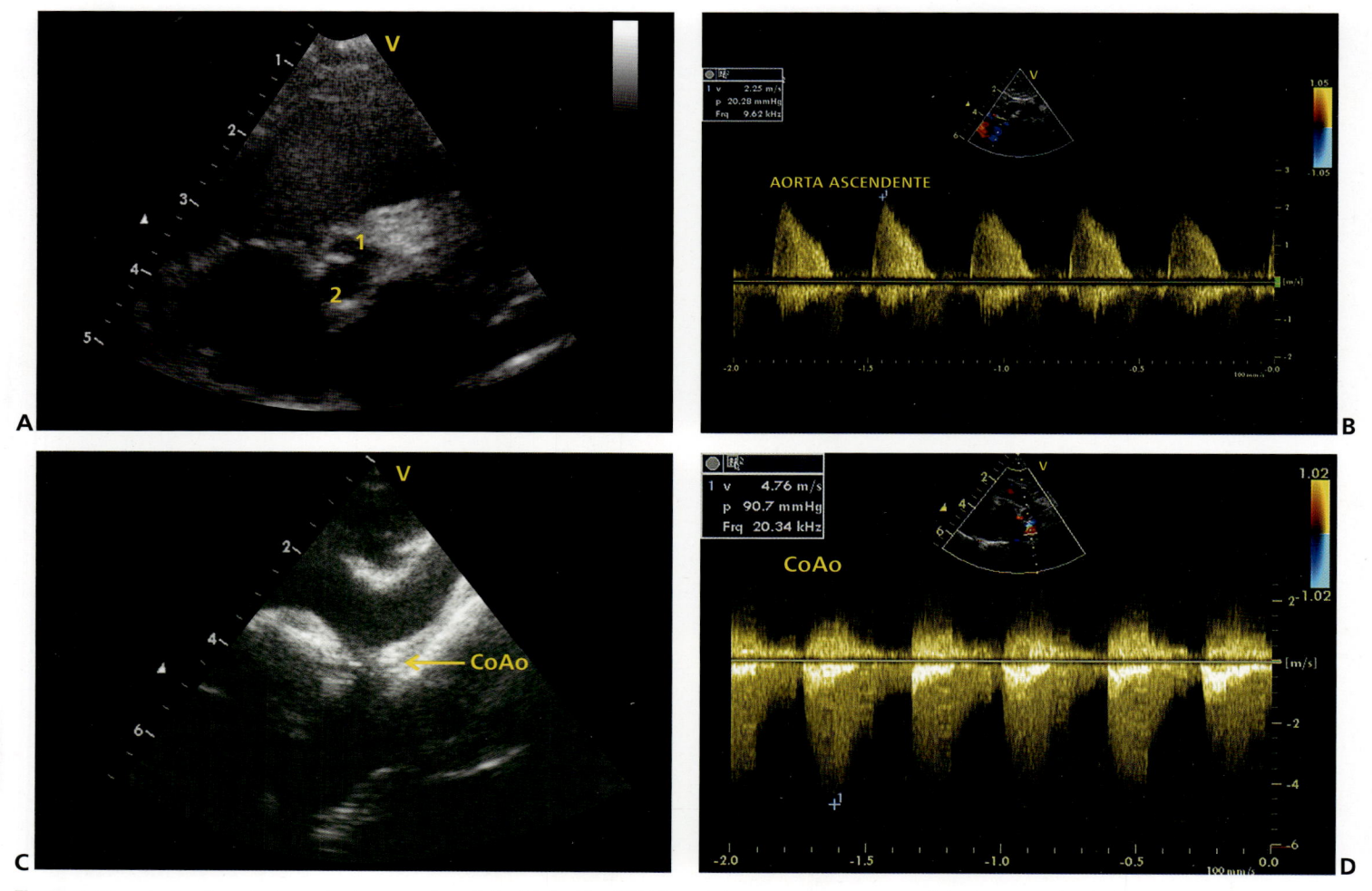

Fig. 21-13. Coarctação da aorta importante com valva aórtica bicúspide. (**A**) Valva aórtica em corte paraesternal de eixo curto, bivalvular. (**B**) Discreto gradiente é gerado por esta válvula bicúspide (20,2 mmHg). (**C**) Observar o estreitamento importante da coarctação (CoAo). (**D**) Jato anterógrado pela CoAo de alta velocidade que se estende durante a diástole (reforço diastólico). V2 é a velocidade do fluxo após a coarctação (4,76 m/s, gradiente de 90,7 mmHg). Como a curva da velocidade de pico de V1 não está nítida, considera-se como V1 a velocidade obtida na fúrcula em aorta ascendente (**A**), que é maior que 1 m/s. Aplicando-se a Equação de Bernoulli modificada, o gradiente máximo instantâneo neste caso é de 90,7 mmHg - 20,2 mmHg = 70,5 mmHg.

DIFICULDADE NO DIAGNÓSTICO

Tortuosidade da aorta (*kinking*) no nível da artéria subclávia pode levar o lúmen a curvar-se para fora da coluna de eco, criando uma falsa aparência de CoAo.

O diagnóstico de CoAo em recém-nascidos pode ser bastante difícil em presença de canal arterial grande. Nesta situação, como o canal nasce próximo à área da coarctação, pode criar a ilusão de lúmen da aorta normal, particularmente quando a resolução lateral é ruim. A avaliação da CoAo em recém-nascidos pelo Doppler também poderá apresentar limitações em presença de um canal arterial grande ou fluxo de colaterais, quando o fluxo da aorta descendente poderá ter aspecto normal com gradiente baixo ou ausente (Fig. 21-14).

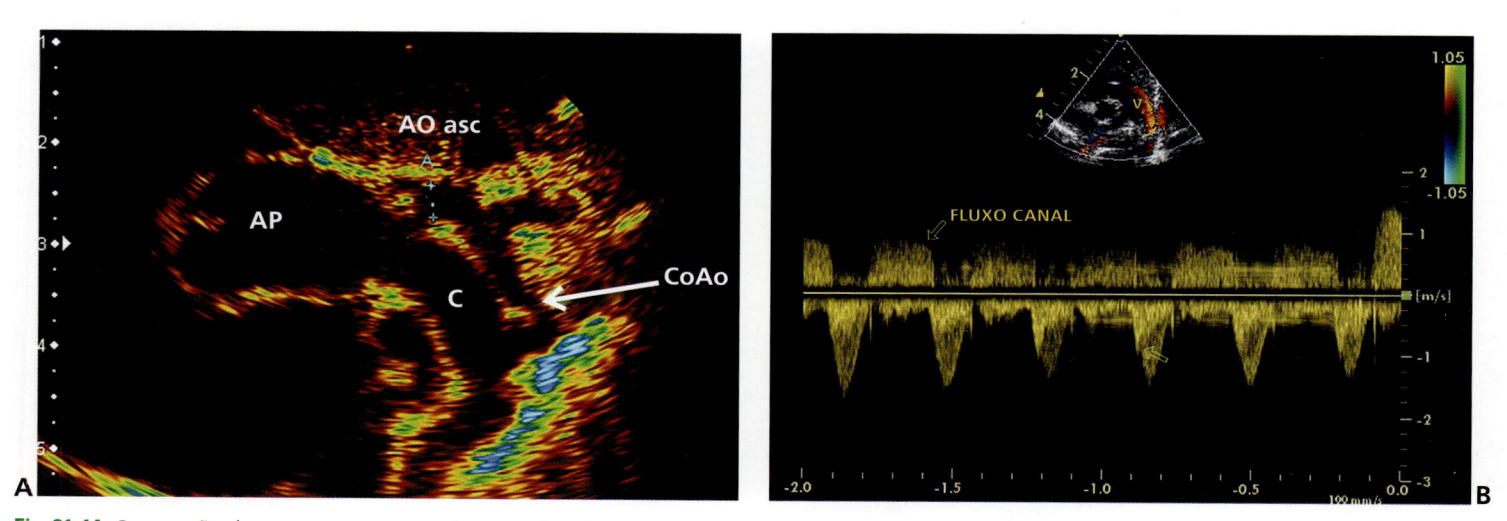

Fig. 21-14. Coarctação da aorta severa em recém-nascido. (**A**) Imagem bidimensional de coarctação severa (CoAo), arco aórtico hipoplásico com persistência da imagem do "arco ductal fetal" em razão do grande canal arterial (C). (**B**) Superiormente o Doppler colorido mostra fluxo em vermelho do canal arterial invadindo a artéria pulmonar (AP). Inferiormente curva de Doppler contínuo com fluxo positivo do canal arterial e fluxo negativo da aorta descendente com dupla população de curvas, entretanto com velocidade de pico dentro do limite normal. AO asc = Aorta ascendente.

RESUMO DOS ACHADOS

- Sinal do "3" em borda externa da aorta descendente.
- Dilatação ventricular esquerda com disfunção sistólica e aspecto ecogênico do endocárdio.
- Fluxo acelerado ao Doppler em aorta descendente, geralmente com reforço diastólico.
- Fluxo de aorta abdominal reduzido com diminuição da pulsatilidade e aumento do tempo de aceleração acima de > 100 ms.

BIBLIOGRAFIA

Ciotti GR, Vlahos AP, Silverman NH. Morphology and function of the bicuspid aortic valve with and without coarctation of the aorta in the young. *Am J Cardiol* 2006;98(8):1096.

Patel A, Young LT. Abnormalities of the aortic arch In: Eidem BW, Ceta F, O'Leary PW. (Eds.). *Echocardiography in pediatric and adult congenital heart disease*. Philadelphia: Wolters Kluwer Health, 2009. p. 289.

Shaddy RE, Snider AR, Silverman NH *et al*. Pulsed Doppler findings in patients with coarctation of the aorta. *Circulation* 1986;73(1):82.

Snider AR, Serwer GA, Ritter SE. Abnormal vascular connections and structures. In: *Echocardiography in pediatric heart disease*. Philadelphia: Wolters Kluwer Health, 1997. p. 480.

Williams RG, Bierman FZ, Sanders SP. Coarctation of the aorta. In: *Echocardiographic diagnosis of cardiac malformations*. Boston: Little, Brown, 1986. p. 142.

22 Interrupção do Arco Aórtico

Lilian M. Lopes
Célia T. Nagamatsu

INTRODUÇÃO

É definida como uma parada ou descontinuidade da aorta na área distal à artéria subclávia, artéria carótida esquerda ou artéria inominada. O canal arterial conecta a artéria pulmonar à aorta descendente

Geralmente associada à comunicação interventricular, estenose subaórtica (pelo desvio posterior do septo interventricular), valva aórtica bicúspide, hipoplasia de anel valvar aórtico e comunicação interatrial. *Truncus arteriosus* e janela aortopulmonar são associações mais raras.

A interrupção do arco aórtico (IAA) pode ocorrer em três porções do arco (Fig. 22-1):

1. **Tipo A:** distalmente à artéria subclávia esquerda (Fig. 22-2).
2. **Tipo B:** entre a carótida e a subclávia esquerda (mais comum) - 80% dos pacientes têm comunicação interventricular (Fig. 22-3).
3. **Tipo C:** entre a carótida esquerda e inominada (mais rara, associada a lesões intracardíacas ou arteriais graves).

O paciente sobrevive em virtude de um canal arterial patente, que pode estar totalmente aberto ou restritivo. Quando a interrupção se acompanha do *truncus arteriosus*, a porção ascendente da aorta é pequena quando comparada à artéria pulmonar, ao contrário do que se vê habitualmente.

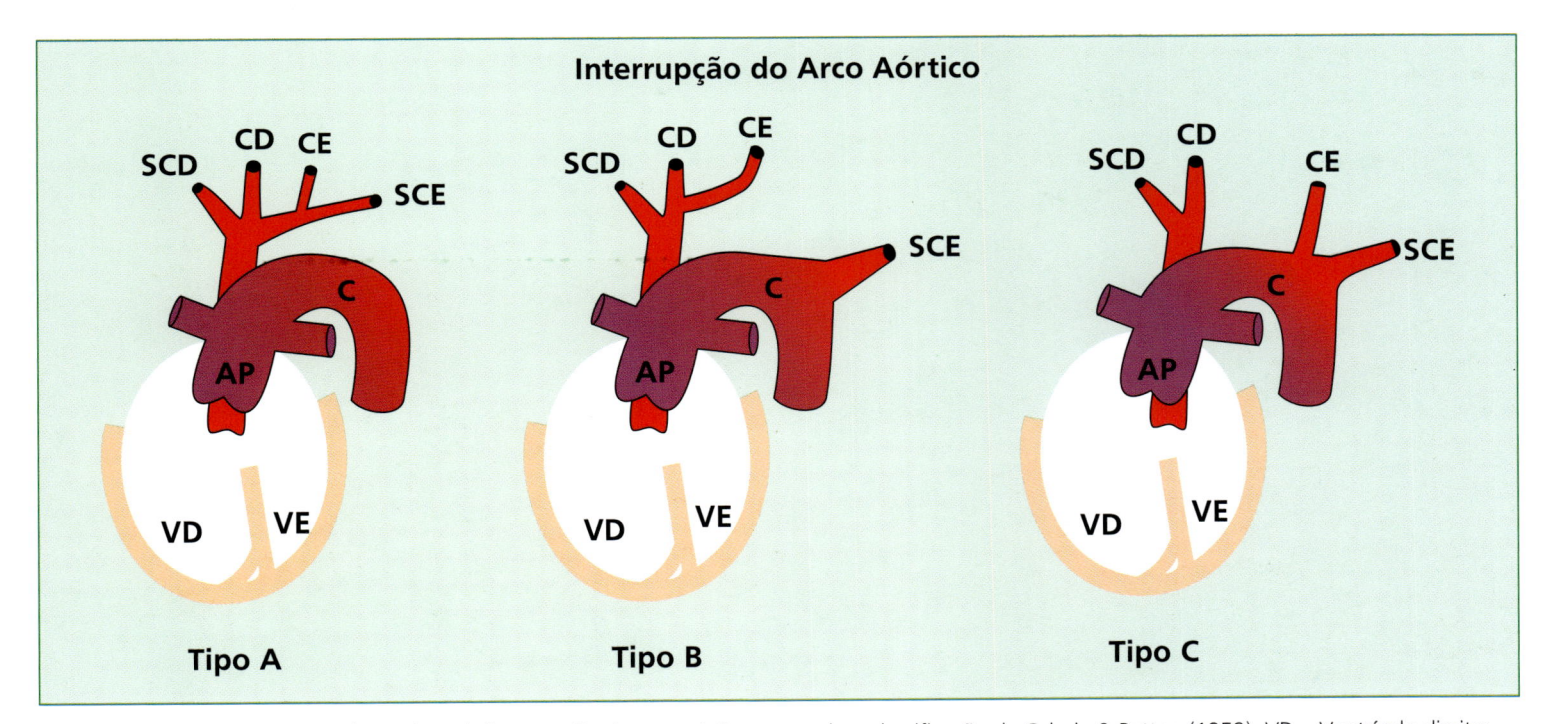

Fig. 22-1. Diagrama demonstrando os tipos de interrupção de arco aórtico, segundo a classificação de Celoria & Patton (1959). VD = Ventrículo direito; VE = ventrículo esquerdo; SCD = subclávia direita; SCE = subclávia esquerda; CE = carótida esquerda; CD = carótida direita; C = canal. AP = artéria pulmonar.

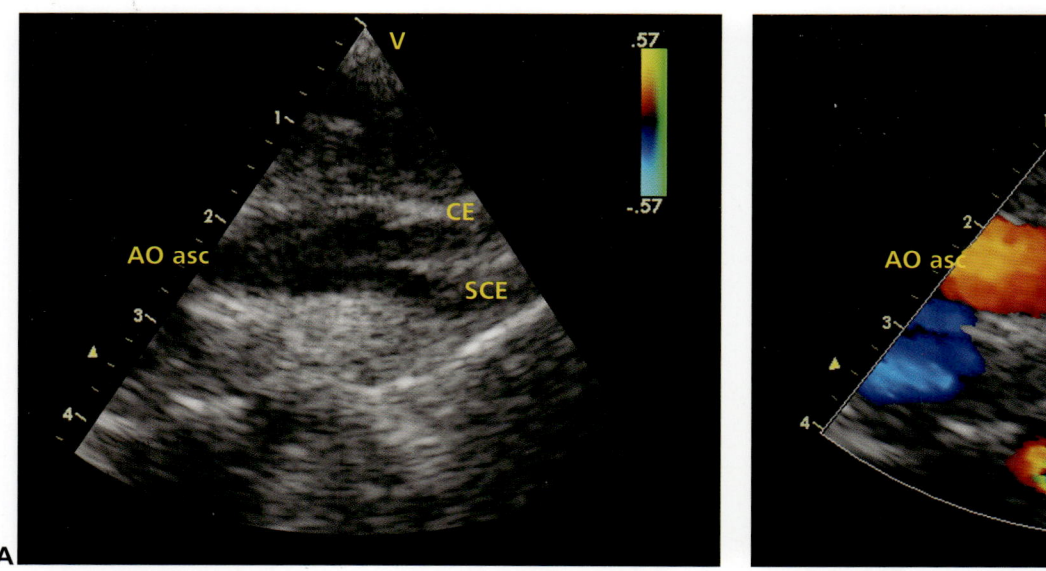

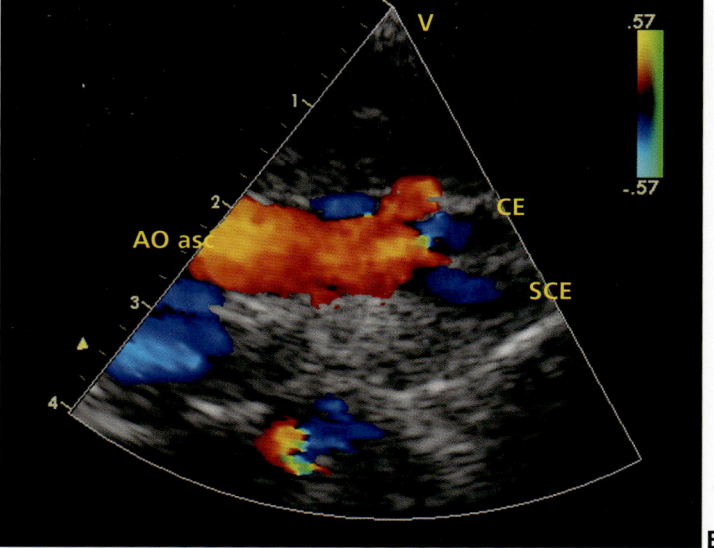

Fig. 22-2. Interrupção de arco aórtico tipo A. (**A**) Nota-se o aspecto retificado da aorta ascendente (AO asc), que termina em bifurcação, característico desta cardiopata (sinal do "V"). A artéria carótida esquerda (CE) pode ser observada acima da subclávia esquerda (SCE). (**B**) Mesmo aspecto ao Doppler colorido. (Imagem cedida pelo Dr. Gustavo A. G. Fávaro, Setor de Ecocardiografia do Hospital Santa Catarina de São Paulo.)

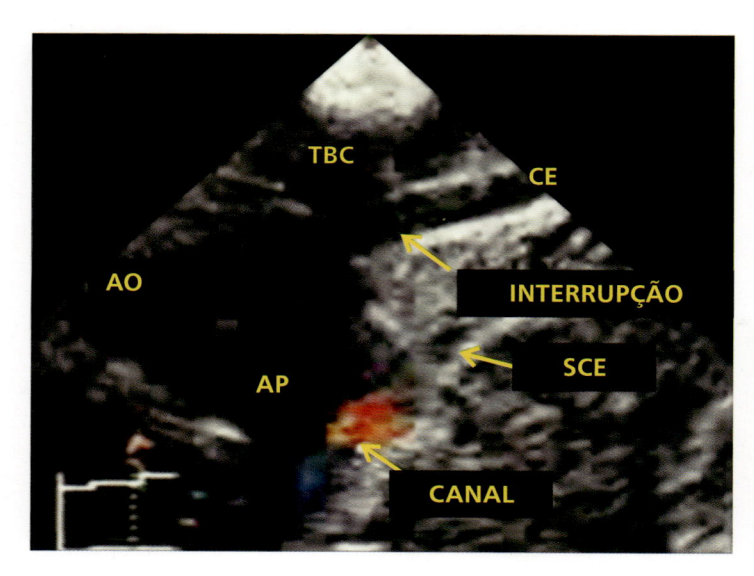

Fig. 22-3. Interrupção de arco aórtico tipo B. Nota-se o aspecto retificado da aorta ascendente (AO) e o sinal do "V" formado pela carótida esquerda (CE) e tronco braquiocefálico (TBC). Observa-se dilatação importante da artéria pulmonar (AP) com fluxo do canal em vermelho ao Doppler colorido. A artéria subclávia esquerda (SCE) origina-se da aorta descendente.

ACHADOS INDIRETOS

- Dilatação de câmaras cardíacas direitas.
- Sinais de hipertensão pulmonar.
- Fluxo bidirecional em canal arterial.

TÉCNICA DE EXAME

Como na coarctação da aorta, a interrupção do arco aórtico é mais bem definida pelo corte supraesternal, que mostra a aorta ascendente bem menor que a porção descendente após o canal arterial. A dificuldade em se demonstrar o arco aórtico e a continuidade entre as aortas ascendente e descendente confirma o diagnóstico.

Independente do tipo de IAA, a aorta transversa retificada, terminando em bifurcação com vasos dirigindo-se superiormente, cria um aspecto muito característico em formato de uma letra "V" (Fig. 22-4A). No tipo A, chama mais a atenção o término da aorta transversa na bifurcação das artérias carótida esquerda e subclávia esquerda (o tronco braquiocefálico por dirigir-se para a direita fica um pouco fora deste plano). No tipo B, o "V" no final da aorta transversa é formado pela carótida esquerda e tronco braquiocefálico. No tipo C, o "V" no final da aorta transversa é formado pela bifurcação do tronco braquiocefálico, isto é, carótida direita e subclávia direita.

Faz-se a medida do canal arterial pelo paraesternal de eixo curto, onde também se avalia a dilatação da artéria pulmonar.

O ecocardiograma deve estimar se a distância entre os segmentos aórticos proximal e distal é longa ou curta, pois isto tem importância para o cirurgião cardíaco em relação à técnica cirúrgica.

DIFICULDADES NO DIAGNÓSTICO

O canal arterial grande pode simular um arco aórtico (Fig. 22-4B). Entretanto, o canal nasce do segmento proximal da artéria pulmonar continuando-se com a aorta descendente, permanecendo, então, a imagem do "arco ductal" fetal. O fluxo no canal arterial costuma ser bidirecional (Fig. 22-5).

Na interrupção do arco aórtico, não há descontinuidade entre os dois segmentos da aorta, mas o lúmen é obliterado por uma distância variável. Isto pode tornar difícil a diferenciação entre interrupção do arco aórtico e coarctação de aorta severa.

Com canal arterial grande, o padrão do Doppler colorido e do fluxo da aorta abdominal pode estar normal, atrapalhando o diagnóstico.

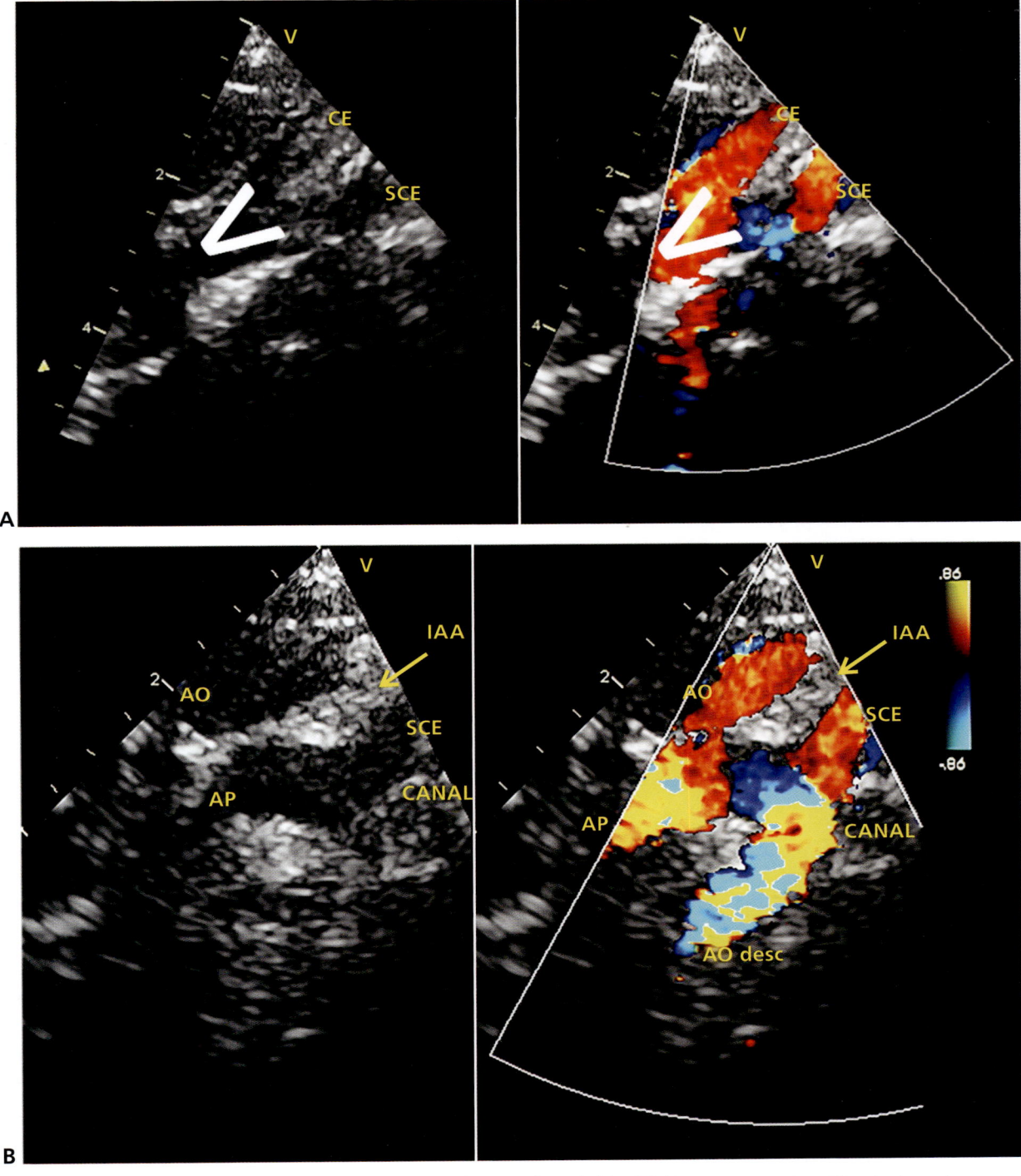

Fig. 22-4. Interrupção de arco aórtico tipo A, bidimensional e Doppler colorido. (**A**) Nota-se o aspecto retificado da aorta ascendente, que termina em bifurcação entre a carótida esquerda (CE) e a subclávia esquerda (SCE). Uma grande letra "V" branca está superposta na figura, chamando a atenção deste aspecto característico da interrupção do arco aórtico (IAA). (**B**) Um grande canal arterial é visto a partir de uma artéria pulmonar dilatada (AP), continuando-se com a aorta descendente (AO desc.). A SCE origina-se da aorta descendente próximo ao canal arterial. A seta aponta para o ponto da interrupção do arco.

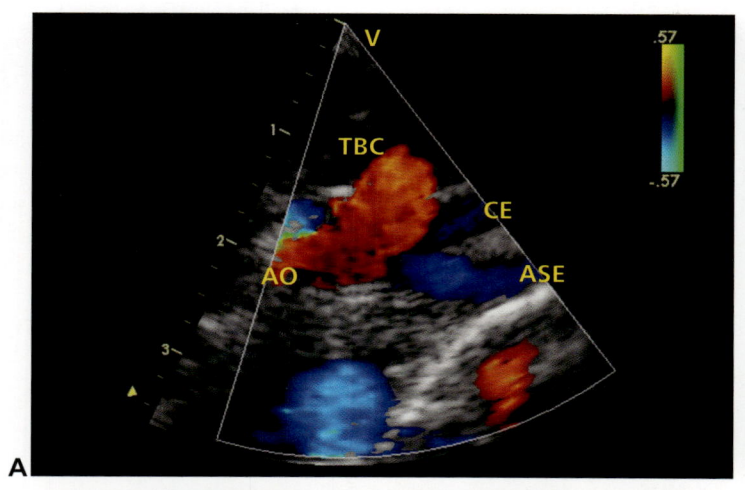

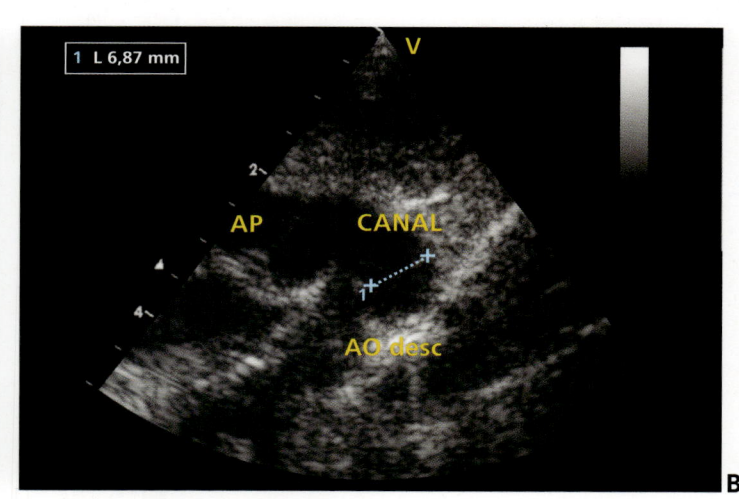

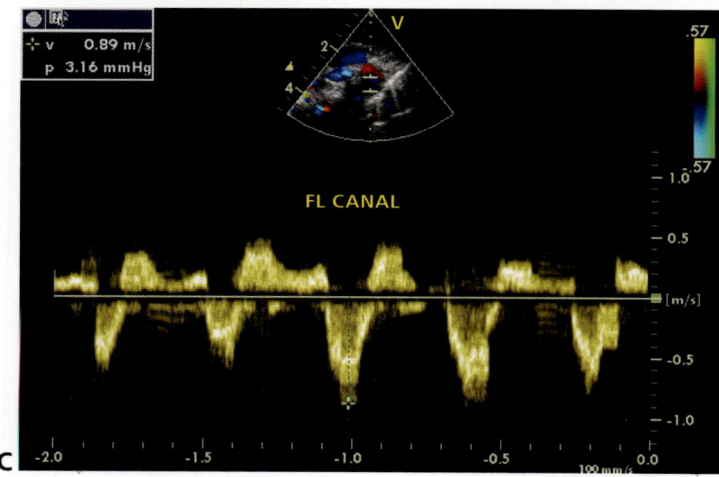

Fig. 22-5. Interrupção de arco aórtico tipo A, canal arterial. (**A**) Nota-se o aspecto retificado da aorta ascendente (AO), que termina em bifurcação entre a carótida esquerda (CE) e subclávia esquerda (ASE). O tronco braquiocefálico (TBC) aparece dilatado e em vermelho. (**B**) Grande canal nasce do segmento proximal da artéria pulmonar (AP) continuando-se com a aorta descendente (AO desc.), permanecendo então a imagem do "arco ductal" fetal. (**C**) Fluxo bidirecional no canal arterial de baixa velocidade. (Imagem cedida pelo Dr Gustavo A. G. Fávaro, Setor de Ecocardiografia do Hospital Santa Catarina de São Paulo.)

RESUMO DOS ACHADOS

- Arco aórtico de aspecto anormal com dificuldade de visibilização ao bidimensional.
- Aumento das cavidades cardíacas direitas.
- Fluxo da aorta abdominal de baixa velocidade.
- Sinais de hipertensão pulmonar.

BILBIOGRAFIA

Patel A, Young LT. Abnormalities of the Aortic Arch. In: Eidem BW, Cetta F, O'Leary PW. (Eds.). *Echocardiography in pediatric and adult congenital heart disease*. Philadelphia: Wolters Kluwer Health, 2009.

Riggs TW, Berry TE, Aziz KU *et al*. Two-dimensional echocardiographic features of interruption of the aortic arch. *Am J Cardiol* 1982;50(6):1385.

Silverman NH. *Pediatric Echocardiography*. Baltimore: Willians & Wilkins, 1993.

Smallhorn JF, Anderson RH, Macartney FJ. Cross-sectional echocardiographic recognition of interruption of aortic arch between left carotid and subclavian arteries. *British Heart J* 1982;48(3):229.

Snider AR, Serwer GA, Ritter SB. (Eds.). *Echocardiography in pediatric heart diseas*. 2nd ed. St Louis: Mosby-Year Book, 1997.

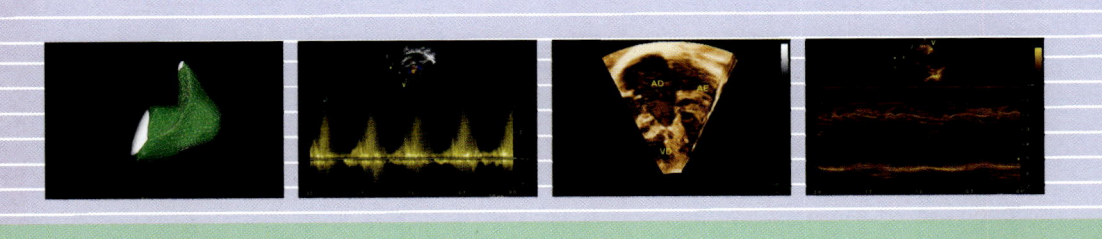

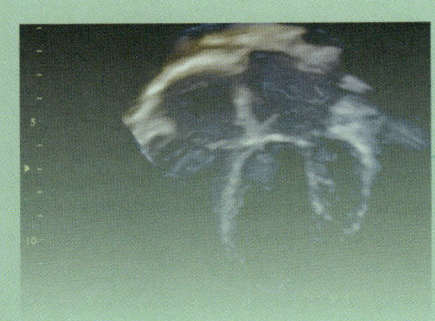

Parte V

Anomalias Conotruncais

23 Tetralogia de Fallot

Lilian M. Lopes
Erika Y. I. Takahashi

INTRODUÇÃO

Consiste em um conjunto de alterações decorrentes do desvio anterossuperior do septo infundibular ou conal, cujas principais características são: 1) presença de uma comunicação interventricular ampla; 2) obstrução da via de saída do ventrículo direito; 3) cavalgamento da aorta e 4) hipertrofia ventricular direita (Fig. 23-1). Além da forma clássica, temos variações frequentes, como a tetralogia de Fallot com atresia pulmonar e tetralogia de Fallot com agenesia de valva pulmonar.

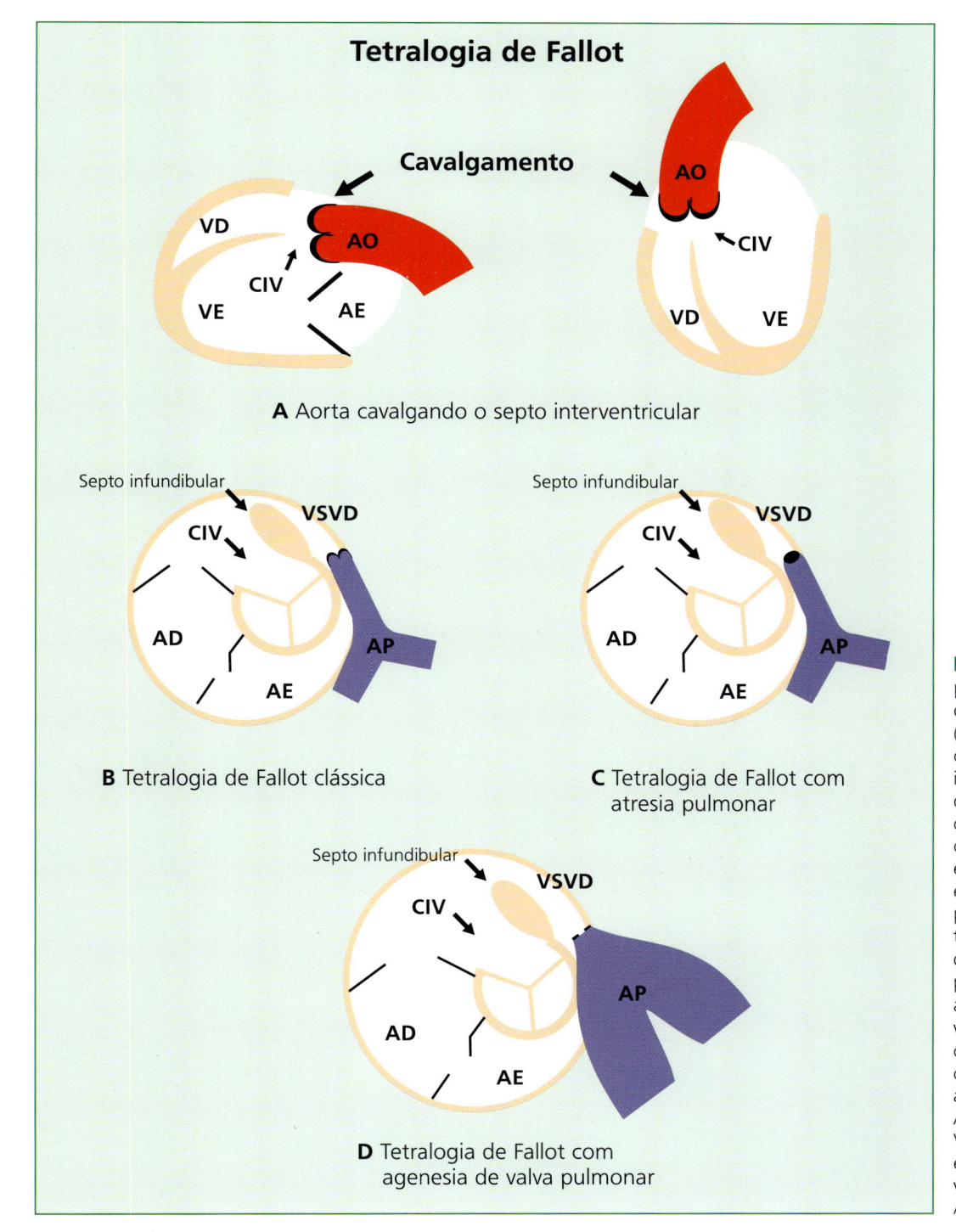

Fig. 23-1. Diagrama demonstrando os planos de corte ecocardiográficos que diagnosticam a tetralogia de Fallot. (**A**) Corte de eixo longo ou longitudinal, onde se observam a comunicação interventricular (CIV) e o cavalgamento da aorta. (**B**) Forma clássica em posição de eixo curto ou transversal, onde se observa o desvio do septo infundibular e a artéria pulmonar pequena e estenótica. (**C**) Forma com atresia pulmonar em posição de eixo curto ou transversal, onde se observam o desvio do septo infundibular e a artéria pulmonar hipoplásica com valva atrésica. (**D**) Forma com agenesia de valva pulmonar em posição de eixo curto ou transversal, onde se observam o desvio do septo infundibular e a artéria pulmonar severamente dilatada. AD = Átrio direito; AE = átrio esquerdo; VD = ventrículo direito; VE = ventrículo esquerdo; VSVD = via de saída de ventrículo direito; AO = aorta; AP = artéria pulmonar.

ACHADOS ECOCARDIOGRÁFICOS INDIRETOS

O desvio anterior do septo infundibular estreita a via de saída, formando uma comunicação interventricular subaórtica grande do tipo mal alinhamento (Fig. 23-2). A aorta é dilatada e dextroposta e cavalga o septo interventricular em até 50% (Fig. 23-3).

Além da obstrução subpulmonar, pode haver hipoplasia do anel e ramos pulmonares. O fluxo pulmonar pode ser proveniente do fluxo anterógrado pela valva pulmonar, do canal arterial ou de colaterais sistemicopulmonares (principalmente nos casos de obstrução pulmonar grave).

Há hipertrofia do ventrículo direito secundário à obstrução pulmonar.

Se houver uma comunicação interatrial (cerca de 33% dos pacientes) ou forame oval patente e a obstrução pulmonar for importante, o *shunt* pela comunicação torna-se bidirecional ou predominantemente da direita para a esquerda. Cerca de 2% dos pacientes com Tetralogia de Fallot podem apresentar defeito do septo atrioventricular, mais associado à Trissomia do cromossomo 21.

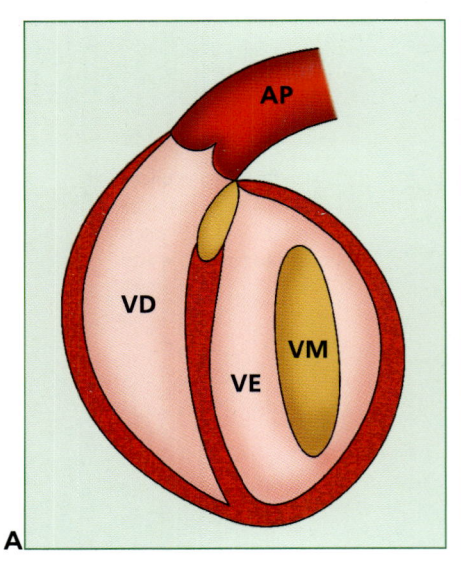

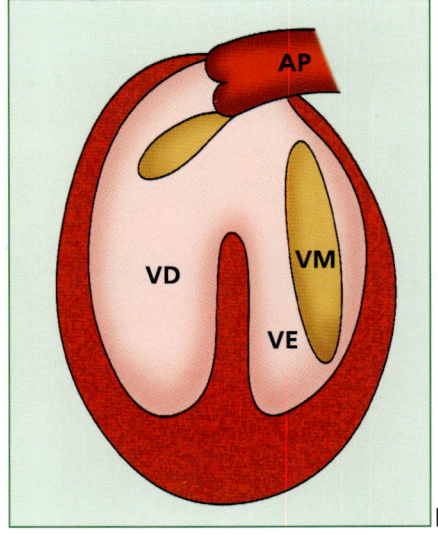

Fig. 23-2. Diagrama do ventrículo direito em corte longitudinal subcostal na tetralogia de Fallot. (**A**) Septo infundibular em coração normal formando uma linha contínua com o restante do septo trabecular. (**B**) Septo infundibular na tetralogia de Fallot desviado anteriormente, tendo perdido sua conexão com o restante do septo trabecular. O estreitamento da via de saída é uma consequência natural deste desvio. Notar a posição horizontalizada da artéria pulmonar e da via de saída. VD = Ventrículo direito; VE = ventrículo esquerdo; AP = artéria pulmonar; VM = valva mitral.

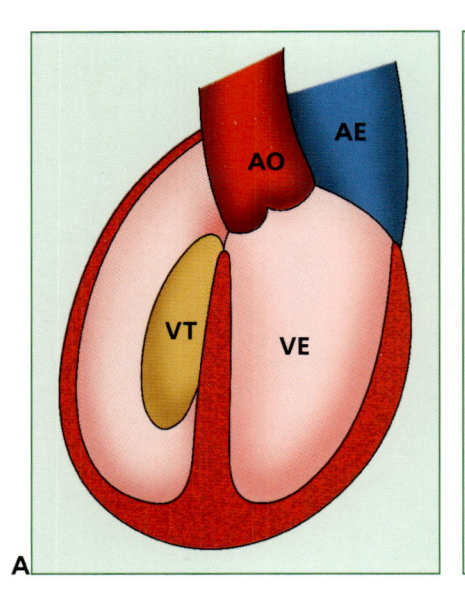

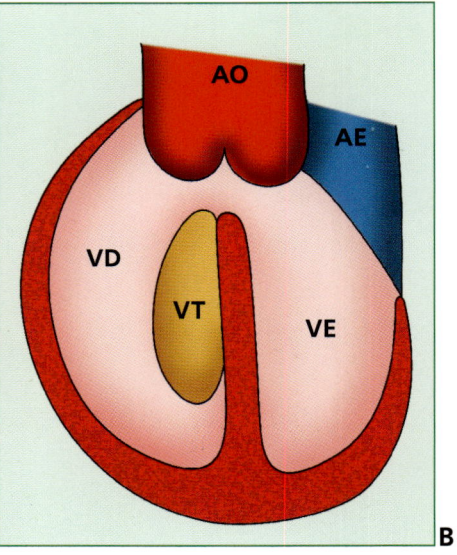

Fig. 23-3. Diagrama da posição da aorta e ventrículo direito em corte de eixo curto subcostal na tetralogia de Fallot. (**A**) Posição da aorta em coração normal com continuidade com o septo interventricular e formando um ângulo inclinado com o ventrículo esquerdo. (**B**) Notar a aorta ascendente dilatada cavalgando o septo interventricular, com perda da continuidade aorta/septo. VD = Ventrículo direito; VE = ventrículo esquerdo; VT = valva tricúspide; AO = aorta; AE = átrio esquerdo.

TÉCNICA DE EXAME

1. A comunicação interventricular é demonstrada nos cortes apical de quatro câmaras, subcostal e paraesternal. O defeito é bem demonstrado no paraesternal de eixo longo com o cavalgamento da aorta. É importante que o septo interventricular esteja bem alinhado, horizontalizado na tela, para que o cavalgamento não fique superestimado ou subestimado (Fig. 23-4). A amplitude da comunicação é detalhada no corte paraesternal de eixo curto, onde se observa a comunicação causada pelo desvio do septo infundibular (Fig. 23-5).

2. A obstrução de via de saída do ventrículo direito é bem demonstrada nos cortes subcostal coronal e sagital e no paraesternal de eixo curto (Fig. 23-6). A avaliação do grau de estreitamento deve ser feita com análise ecocardiográfica completa das estruturas anatômicas, incluindo o Doppler colorido. Este mostra a região subpulmonar estenótica, e o Doppler contínuo quantifica o grau de estenoses valvar e infundibular pelos gradientes máximo e médio. A gravidade da estenose infundibular é

Capítulo 23 ■ Tetralogia de Fallot

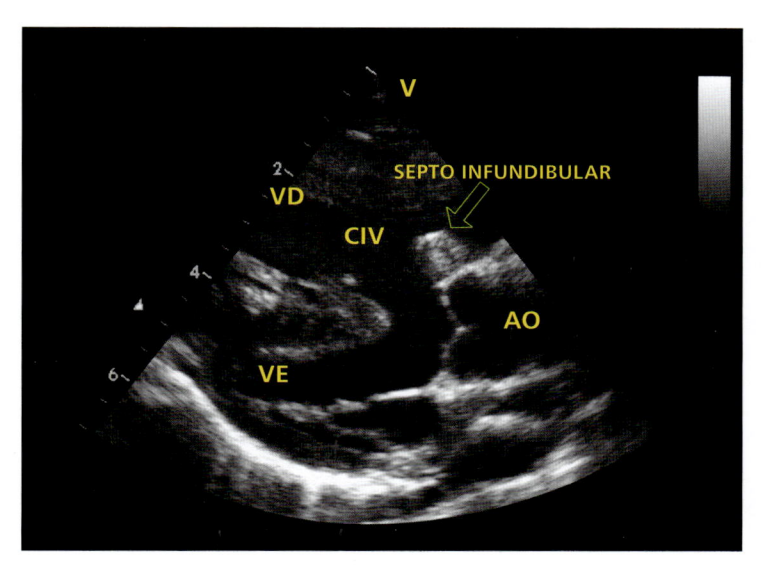

Fig. 23-4. Tetralogia de Fallot em eixo longo. A comunicação interventricular é bem demonstrada no corte paraesternal de eixo longo, juntamente com o cavalgamento da aorta. Notar o septo infundibular desalinhado e a posição correta de alinhamento do septo, horizontalizado na tela. VD = Ventrículo direito; VE = ventrículo esquerdo; CIV = comunicação interventricular; AO = aorta.

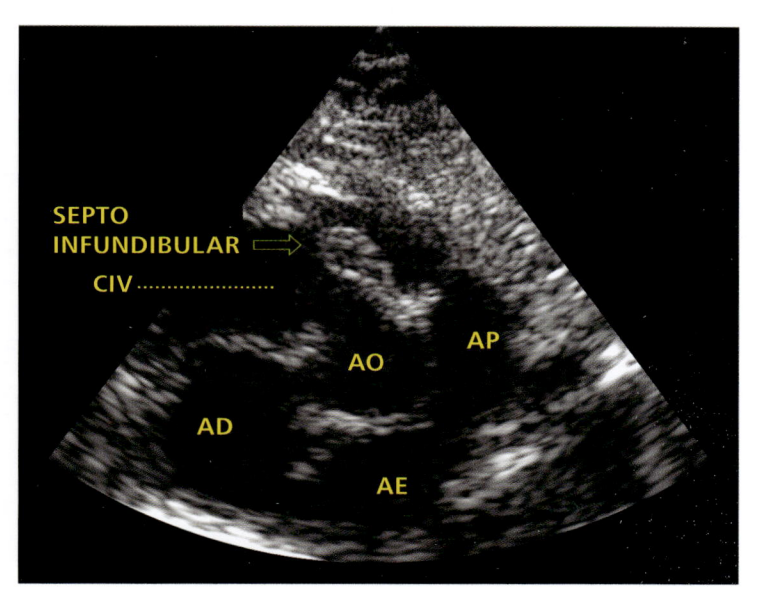

Fig. 23-5. Tetralogia de Fallot em eixo curto. A comunicação interventricular também é bem demonstrada no corte paraesternal de eixo curto. Neste caso há um amplo desvio anterior do septo infundibular que obstrui a via da saída do ventrículo direito. AD = Átrio direito; AE = átrio esquerdo; AO = aorta; AP = artéria pulmonar; CIV = comunicação interventricular.

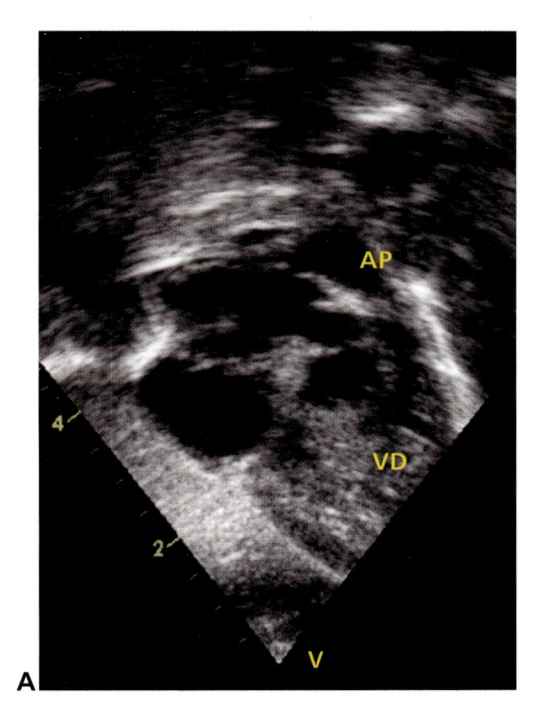

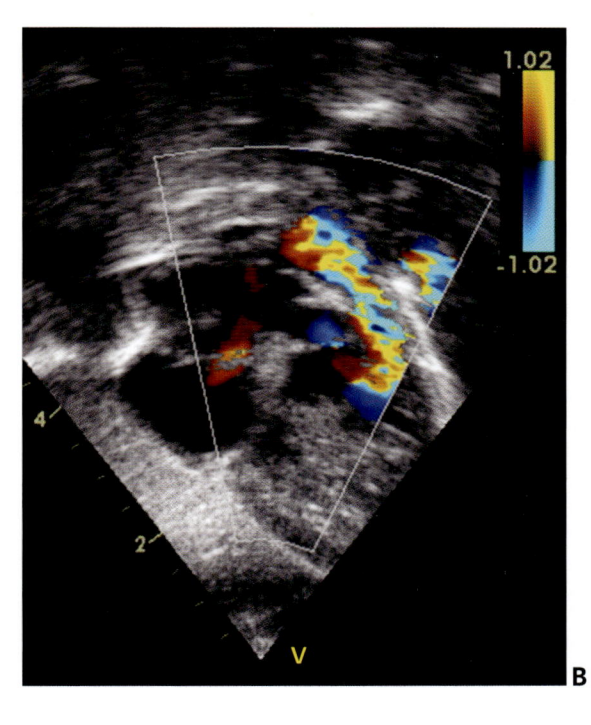

Fig. 23-6. Tetralogia de Fallot clássica. (**A**) Cortes subcostal de eixo curto mostrando a obstrução da via de saída do ventrículo direito. (**B**) O Doppler colorido demonstra o fluxo turbulento na via de saída do ventrículo direito. Notar a hipoplasia importante de artéria pulmonar. AP = Artéria pulmonar; VD = ventrículo direito.

consequente ao grau de desvio anterior do septo infundibular. Quanto maior o desvio do septo infundibular, mais grave a obstrução da via de saída do ventrículo direito, podendo chegar nos casos extremos à obstrução total (tetralogia de Fallot com atresia pulmonar [(Fig. 23-7)].

A janela paraesternal de eixo curto mostra a valva pulmonar, que geralmente é hipoplásica e displásica (Fig. 23-8). É importante definir o tamanho e confluência dos ramos pulmonares, nos cortes paraesternal de eixo curto, esquerdo alto e supraesternal (Fig. 23-9). A partir desses cortes podem-se também determinar outras fontes de suprimento sanguíneo para árvore pulmonar, como canal arterial e colaterais sistemicopulmonares O Doppler colorido auxilia a identificação dessas estruturas. A presença de diversos canais tortuosos com fluxo contínuo de baixa frequência entre a árvore pulmonar e aorta sugere circulação colateral sistemicopulmonar (Fig. 23-10).

3. O cavalgamento da aorta pode ser visto pelo corte apical de cinco câmaras e paraesternal de eixo longo (Fig. 23-11).
4. A hipertrofia ventricular direita pode ser vista pelo corte apical de quatro câmaras e paraesternal de eixo curto (Fig. 23-12).

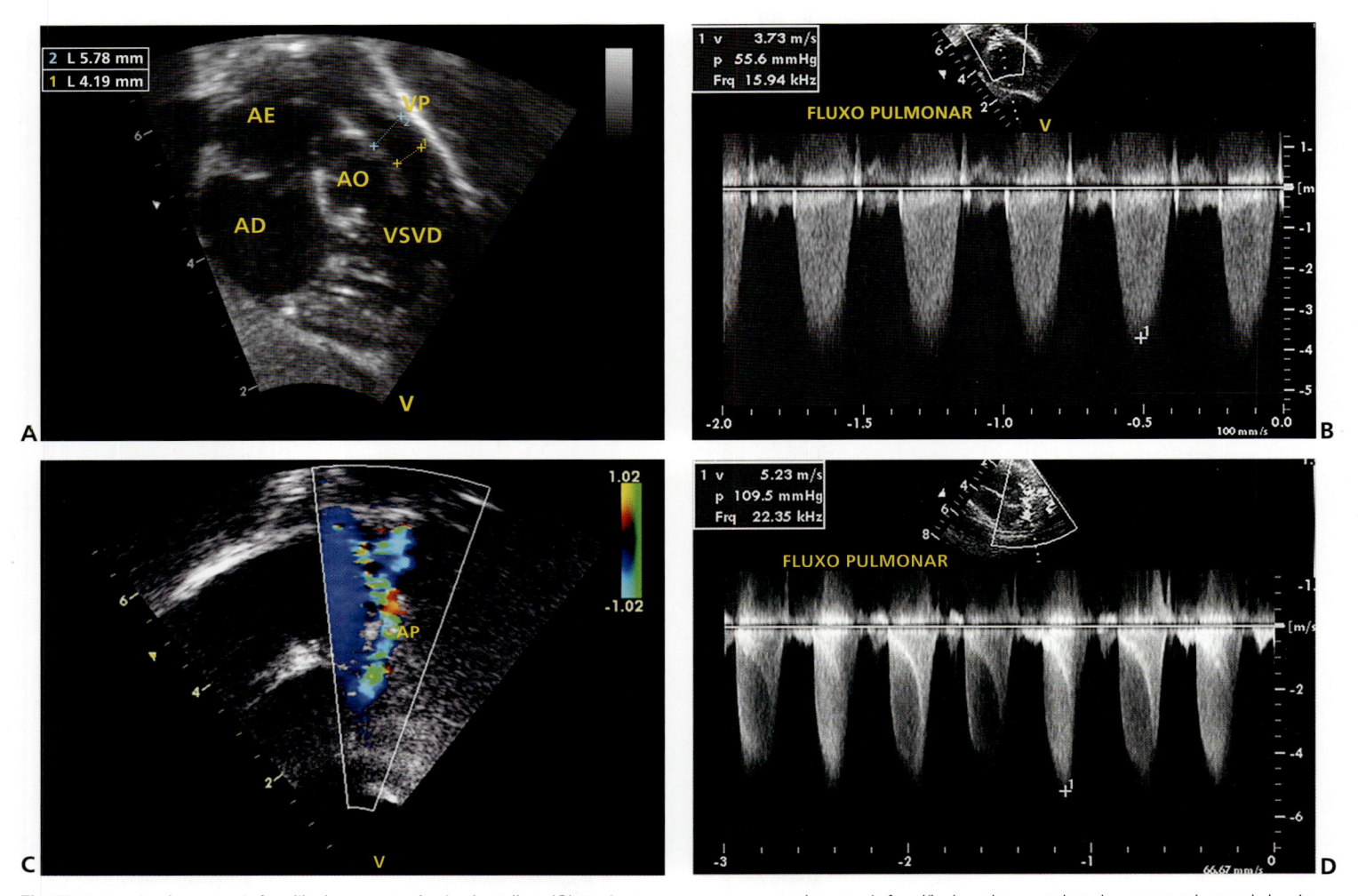

Fig. 23-7. Desvio do septo infundibular na tetralogia de Fallot. (**A**) Paciente com estenose pulmonar infundíbulo-valvar moderada, corte subcostal de eixo curto mostrando obstrução moderada na via de saída do ventrículo direito (VSVD) ao bidimensional. (**B**) Mesmo paciente, o Doppler contínuo em VSVD, demonstra curva com velocidade de fluxo aumentada (3,7 m/s), estimando-se gradiente VD-TP de 55,6 mmHg. (**C**) Outro paciente com estenose pulmonar infundíbulo-valvar importante, corte subcostal de eixo curto mostrando obstrução importante na via de saída do ventrículo direito (VSVD) ao Doppler colorido. (**D**) O Doppler contínuo em VSVD; demonstra curva com padrão de obstrução dinâmica, com pico tardio na sístole. A velocidade de fluxo está muito aumentada (5,2 m/s), estimando-se gradiente VD-TP de 109,5 mmHg. AD = Átrio direito; AE = átrio esquerdo; AP = artéria pulmonar; AO = aorta.

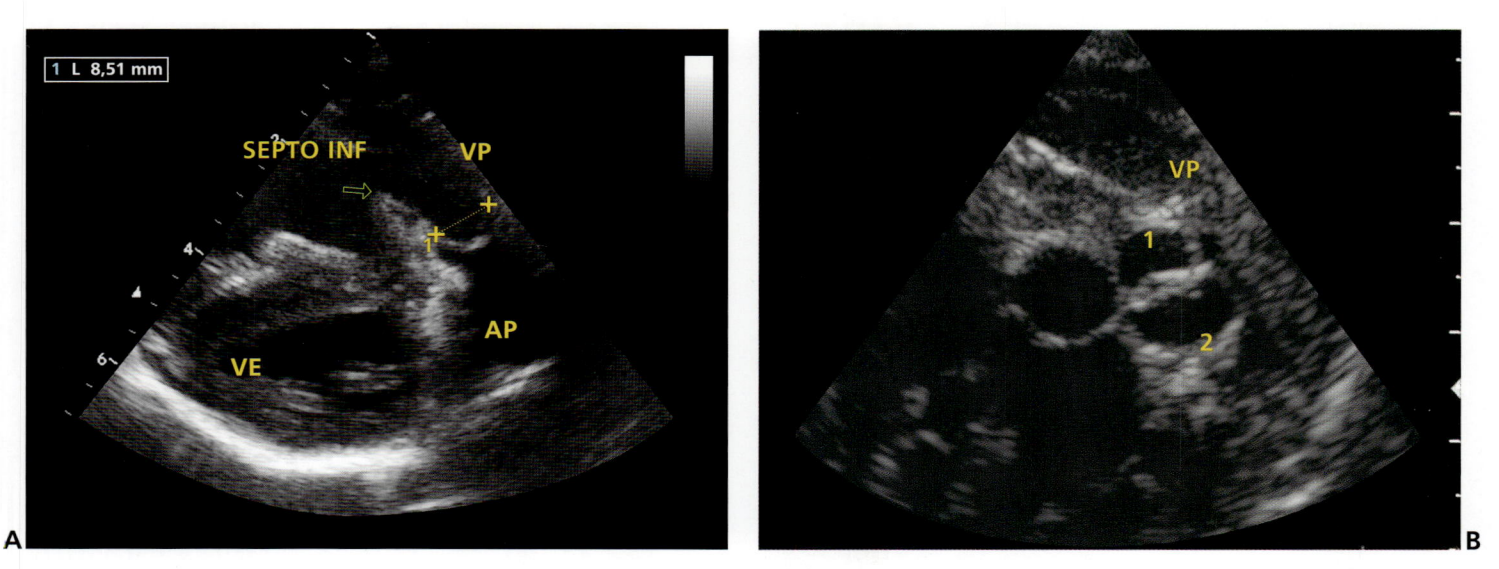

Fig. 23-8. Valva pulmonar na tetralogia de Fallot. (**A**) Janela paraesternal mostrando artéria pulmonar em seu eixo longitudinal, com medida do anel valvar pulmonar, que é estenótico. (**B**) Corte paraesternal alto do anel e valva pulmonar em seu eixo transverso. Notar que a valva é estenótica e bivalvular, comum na tetralogia de Fallot. VP = Valva pulmonar; VE = ventrículo esquerdo; AP = artéria pulmonar; INF = infundibular.

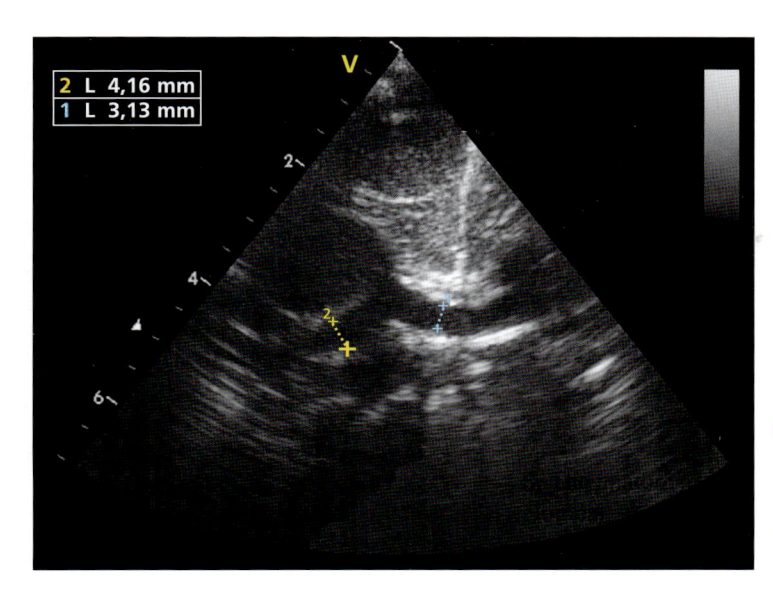

Fig. 23-9. Ramos pulmonares na tetralogia de Fallot. Medida de ramos pulmonares que são muito hipoplásicos, entretanto confluentes, corte paraesternal rodado de artéria pulmonar. Notar a grande desproporção entre a dimensão da aorta e das artérias pulmonares.

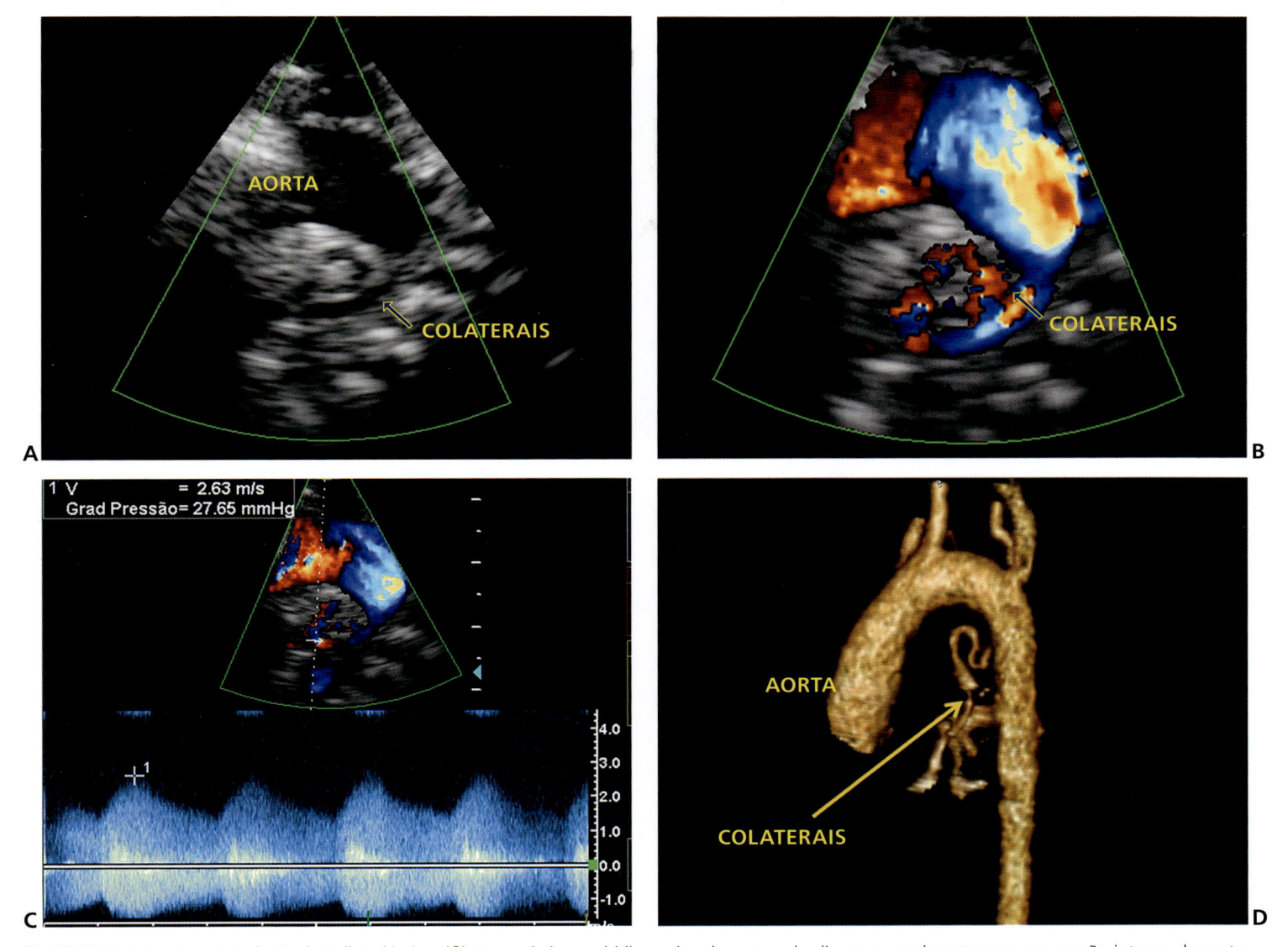

Fig. 23-10. Colaterais na tetralogia de Fallot clássica. (**A**) Arco aórtico ao bidimensional mostrando diversos canais tortuosos em porção interna da aorta. (**B**) O Doppler colorido é fundamental na identificação desses canais tortuosos. (**C**) Doppler espectral do fluxo contínuo das colaterais mostrando várias direções de fluxo ao Doppler (curvas negativa e positiva), pois as colaterais nesse paciente eram em grande quantidade. (**D**) Imagem obtida pela angiotomografia mostrando a intensa rede de circulação colateral, confirmando a presença de um grande vaso enovelado em região inferior do arco aórtico. (Imagem radiológica cedida pela Dra. Cintia Acosta Melo, Med Imagem, Hospital Beneficência Portuguesa de São Paulo.)

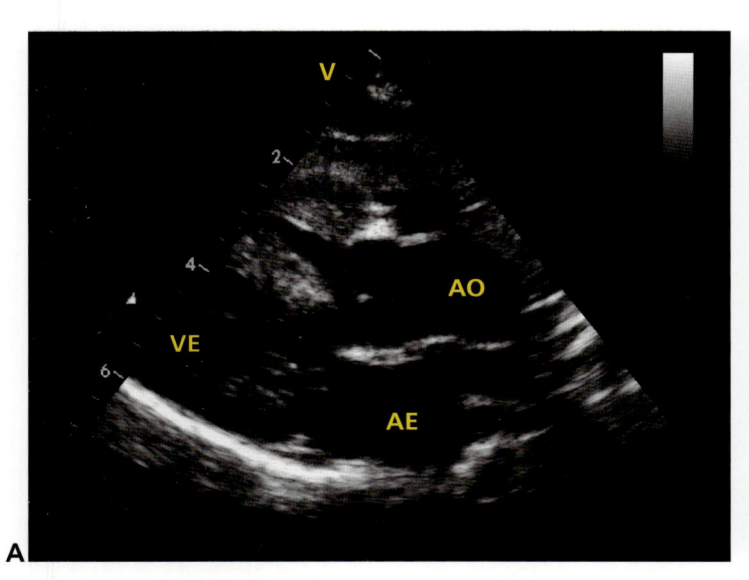

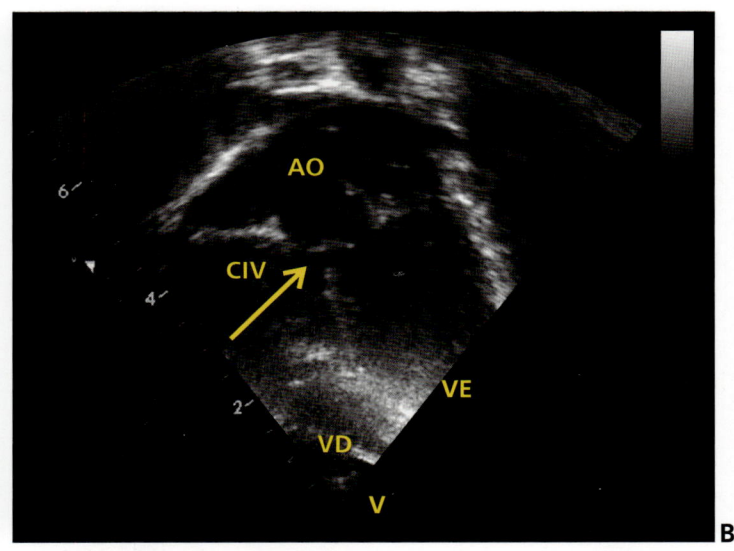

Fig. 23-11. Cavalgamento da aorta na tetralogia de Fallot clássica. (**A**) Corte paraesternal de eixo longo. (**B**) Corte apical de cinco câmaras, mostrando a relação de 50% de cavalgamento da aorta sobre a CIV (seta). AO = Aorta; CIV = comunicação interventricular; AE = átrio esquerdo; VD = ventrículo direito; VE = ventrículo esquerdo.

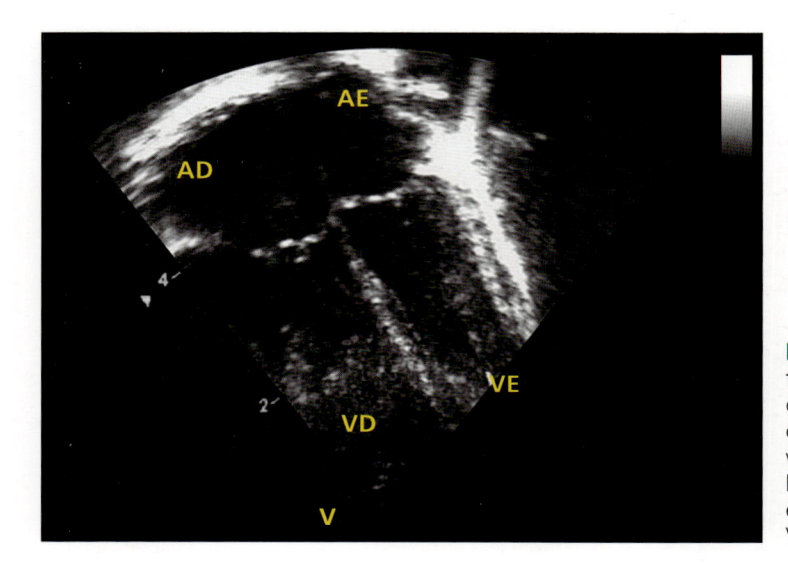

Fig. 23-12. Hipertrofia ventricular direita na tetralogia de Fallot. Corte apical de quatro câmaras mostrando a predominância das câmaras direitas. Notar a zona apical do ventrículo direito clara, com musculatura hipertrófica. AD = Átrio direito; AE = átrio esquerdo; VD = ventrículo direito; VE = ventrículo esquerdo.

DIFICULDADES NO DIAGNÓSTICO

- Nos casos de obstrução importante, o Doppler colorido auxilia a determinação de presença ou ausência de fluxo anterógrado na via de saída do ventrículo direito.
- Existem outros tipos de comunicação interventricular, sendo a CIV por desvio anterior a mais frequente (74%). Os outros tipos de defeito são: a) CIV perimembranosa sem continuidade fibrosa aórtico-tricúspide em razão da presença de uma borda muscular; b) CIV de via de entrada (no defeito do septo atrioventricular) com extensão para região subaórtica; c) CIV via de entrada com *straddling* da valva tricúspide (1%) e d) CIV com comprometimento subarterial em que há ausência do septo infundibular sem obstrução da via de saída do ventrículo direito (geralmente a estenose pulmonar deve-se à anormalidade ânulo-valvar).
- O diagnóstico diferencial entre dupla via de saída do ventrículo direito (DVSVD) com tetralogia de Fallot pode muitas vezes ser difícil. A DVSVD apresenta cavalgamento da aorta sobre o septo interventricular acima de 50% e valva pulmonar mais inferior e posterior (Fig. 23-13).
- A falta de atenção na análise das artérias coronárias poderá resultar na perda do diagnóstico de anormalidades de origem, cuja incidência é alta, em torno de 10% dos casos. A mais importante que pode interferir na conduta cirúrgica é presença da artéria coronária descendente anterior ou uma grande conal cruzando a via de saída do ventrículo direito (Fig. 23-14).
- A análise da lateralidade do arco aórtico às vezes é difícil em crianças pequenas. Sabe-se que 25 a 30% dos pacientes possuem arco aórtico voltado para a direita. Para identificar esses casos, visualiza-se o tronco braquiocefálico que se localiza à esquerda e bifurca-se em carótida comum esquerda e subclávia esquerda (Fig. 23-15).

Capítulo 23 ■ Tetralogia de Fallot

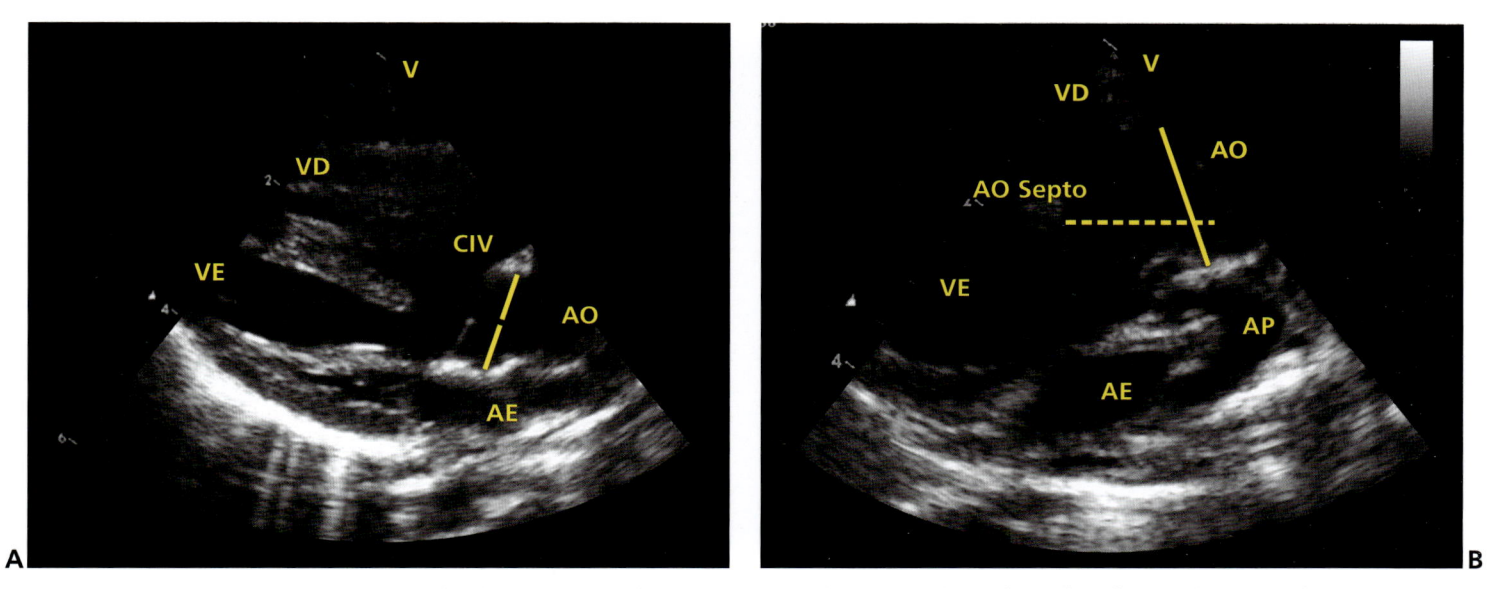

Fig. 23-13. Diagnóstico diferencial, tetralogia de Fallot e dupla via de saída de ventrículo direito. (**A**) Tetralogia de Fallot, cavalgamento da aorta sobre o septo interventricular, com 50% do diâmetro do vaso acima de cada ventrículo (linha amarela). (**B**) Dupla via de saída de ventrículo direito, cavalgamento da aorta sobre o septo interventricular acima de 50%. A linha tracejada mostra a continuação hipotética do septo interventricular interceptando a linha contínua do anel valvar aórtico. Notar como a aorta se encontra quase que totalmente sobre o ventrículo direito. AE = Átrio esquerdo; VD = ventrículo direito; VE = ventrículo esquerdo; AP = artéria pulmonar; AO = aorta; CIV = comunicação interventricular.

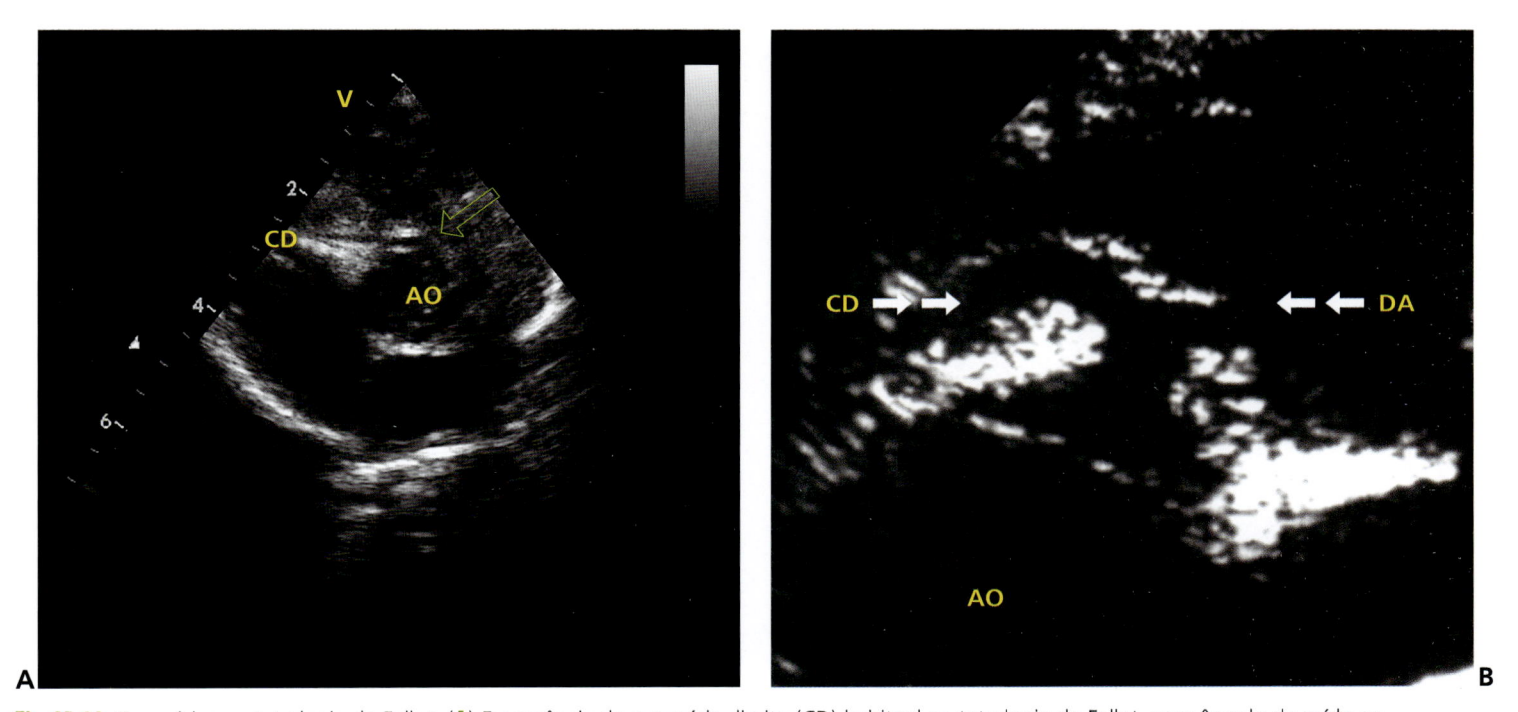

Fig. 23-14. Coronárias na tetralogia de Fallot. (**A**) Emergência de coronária direita (CD) habitual na tetralogia de Fallot, com ângulo de saída ao ecocardiograma mais anteriorizado e rodado em sentido horário. (**B**) Artéria descendente anterior (DA) emergindo da coronária direita e cruzando a via de saída do ventrículo direito. AO = Aorta.

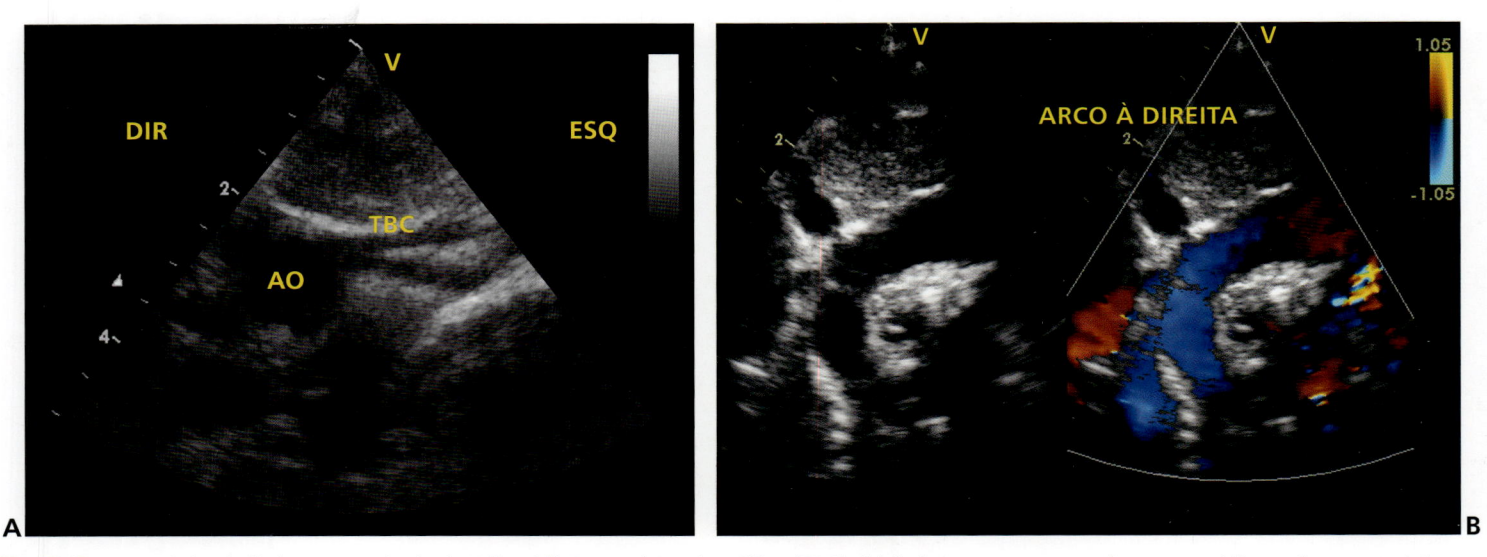

Fig. 23-15. Arco aórtico à direita na tetralogia de Fallot. (**A**) Tronco braquiocefálico (TBC) dirigindo-se para a esquerda com sua bifurcação característica em carótida e subclávia esquerda. (**B**) Comprovação do arco aórtico descendo à direita, após suspeita pela posição esquerda do TBC. DIR = Direita; ESQ = esquerda; AO = aorta.

RESUMO DOS ACHADOS ECOCARDIOGRÁFICOS

- Obstrução da via de saída do ventrículo direito por desvio do septo infundibular nas janelas subcostal (coronal) e paraesternal de eixo curto.
- Comunicação interventricular na região subaórtica com aorta dextroposta e cavalgando o septo interventricular na janela paraesternal de eixo longo.
- Hipertrofia ventricular direita na janela apical das quatro câmaras.

BIBLIOGRAFIA

Anderson RH, Weinberg PM. The clinical anatomy of tetralogy of Fallot. *Cardiol Young* 2005;15(S1):38.

Becker AE, Connor M, Anderson RH. Tetralogy of fallot: a morphometric and geometric study. *Am J Cardiol* 1975;35(3):402.

Morris DC, Felner JM, Schlant RC *et al*. Echocardiographic diagnosis of tetralogy of Fallot. *Am J Cardiol* 1975;36(7):908.

Vyas H, Eidem BW. Tetralogy of fallot. In: Eidem BW, Ceta F, O'Leary PW. (Eds.). *Echocardiography in pediatric and adult congenital heart disease*. Philadelphia: Wolters Kluwer Health, 2009. p. 237.

24 Agenesia da Valva Pulmonar com Tetralogia de Fallot

Lilian M. Lopes
Erika Y. I. Takahashi

INTRODUÇÃO

A agenesia da valva pulmonar embora remeta à ideia que há total ausência da valva pulmonar, vestígios de cúspides estão quase sempre presentes nesta cardiopatia. No local onde deveria estar a valva pulmonar, há tecido displásico, provocando obstrução pulmonar e insuficiência importante (Fig. 24-1).

A estenose pulmonar é frequentemente valvar, mas pode haver estreitamento da via de saída do ventrículo direito também. Além da dilatação importante do ventrículo direito, há dilatação aneurismática do tronco e ramos pulmonares, principalmente da artéria pulmonar direita, em decorrência da regurgitação pulmonar importante (Fig. 24-2).

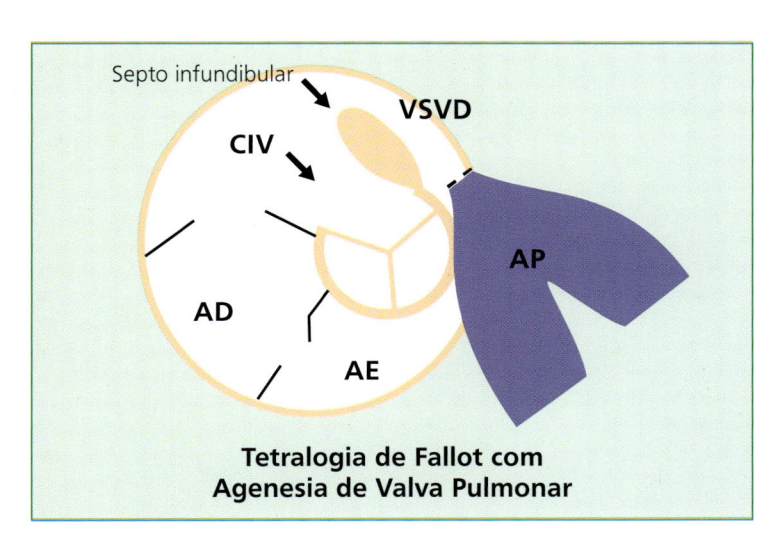

Fig. 24-1. Diagrama da agenesia de valva pulmonar com tetralogia de Fallot. Posição de eixo curto ou transversal, onde se observam o desvio do septo infundibular e a artéria pulmonar severamente dilatada. AD = Átrio direito; AE = átrio esquerdo; VSVD = via de saída de ventrículo direito; AP = artéria pulmonar; CIV = comunicação interventricular.

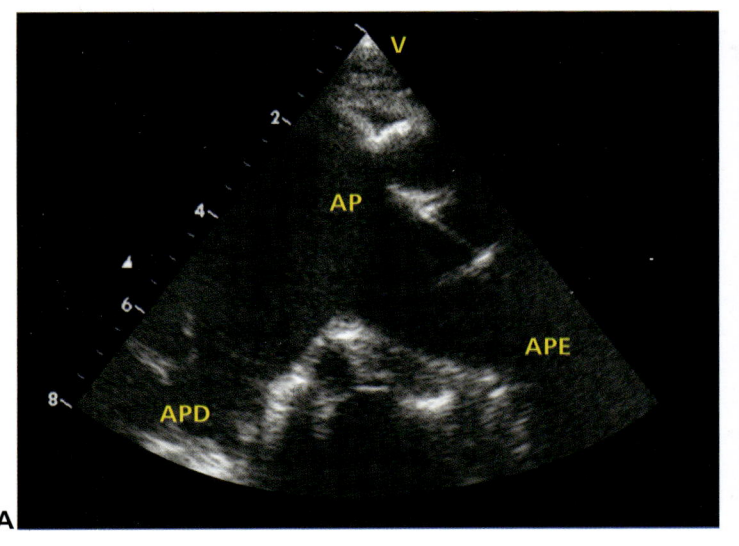

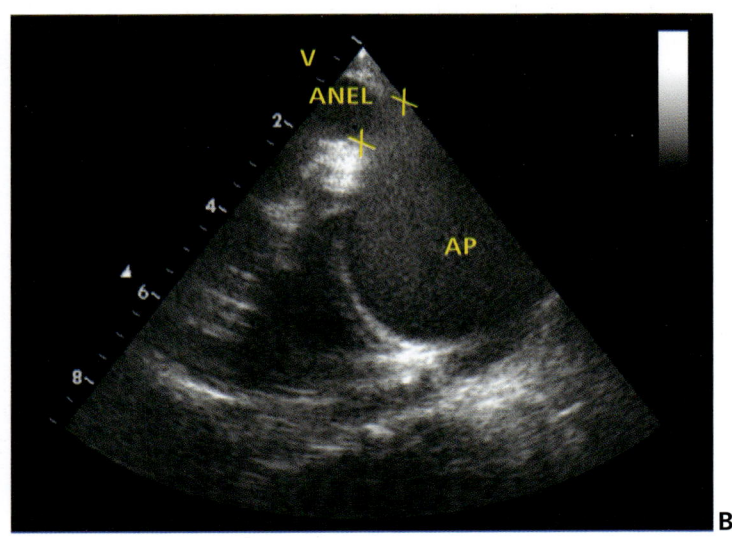

Fig. 24-2. Artérias pulmonares na tetralogia de Fallot com agenesia de valva pulmonar. (**A**) Corte paraesternal, tronco e os ramos pulmonares com dilatação aneurismática. (**B**) Corte paraesternal alto, anel pulmonar assinalado por letra "X" amarela, notando-se a dilatação severa do tronco pulmonar. AP = Artéria pulmonar; APD = artéria pulmonar direita; APE = artéria pulmonar esquerda.

ACHADOS INDIRETOS Dilatação aneurismática das artérias pulmonares associada à comunicação interventricular por desvio anterior do septo infundibular. A posição paraesternal de eixo curto lembra uma "tetralogia de Fallot ao contrário" por apresentar uma tetralogia de Fallot com dilatação das artérias pulmonares e não hipoplasia. Ao Doppler há predominância de insuficiência pulmonar e não de estenose como no Fallot clássico (Fig. 24-3).

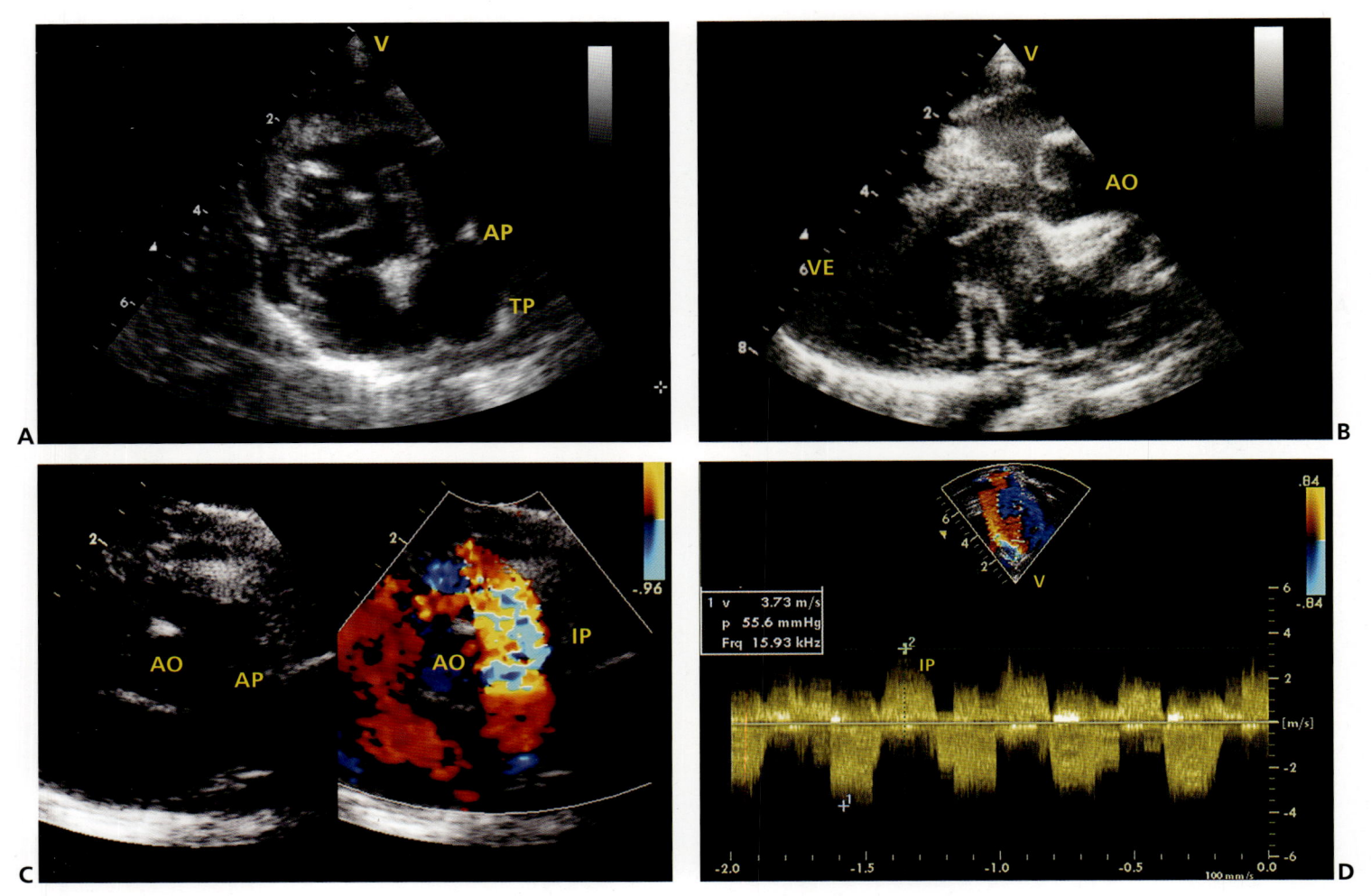

Fig. 24-3. Tetralogia de Fallot com agenesia de valva pulmonar; forma clássica. (**A**) Posição paraesternal de eixo curto lembrando uma "tetralogia de Fallot ao contrário" por apresentar dilatação das artérias pulmonares e não hipoplasia. (**B**) Corte paraesternal de eixo longo com cavalgamento da aorta. (**C**) Doppler colorido, mostrando a insuficiência pulmonar (IP) importante. (**D**) Doppler espectral confirmando a insuficiência com apenas 55 mmHg de gradiente sistólico. AP = Artéria pulmonar; TP = tronco pulmonar; AO = aorta; VE = ventrículo esquerdo.

TÉCNICA DE EXAME Os cortes paraesternal de eixo curto e subcostal definem o anel valvar pulmonar (Fig. 24-4). A medida das artérias pulmonares direita e esquerda pode ser mais bem aferida pela janela supraesternal.

DIFICULDADES NO DIAGNÓSTICO Hiperinsuflação pulmonar poderá dificultar muito a realização do ecocardiograma, que muitas vezes só é possível ser realizado pela janela subcostal.

A visibilização de resquícios de valva pulmonar poderá erradamente afastar o diagnóstico de agenesia da valva pulmonar.

A agenesia da valva pulmonar poderá ocorrer raramente como forma isolada ou associada à síndrome de hipoplasia do coração direito (Figs. 24-5 e 24-6).

RESUMO DOS ACHADOS ECOCARDIOGRÁFICOS
- Hipoplasia do anel pulmonar com agenesia total da valva ou presença de resquícios de tecido valvar.
- Dilatação importante de tronco e artérias pulmonares visibilizados no corte paraesternal de eixo curto.
- Insuficiência pulmonar grave.
- O canal arterial é ausente nesta cardiopatia.

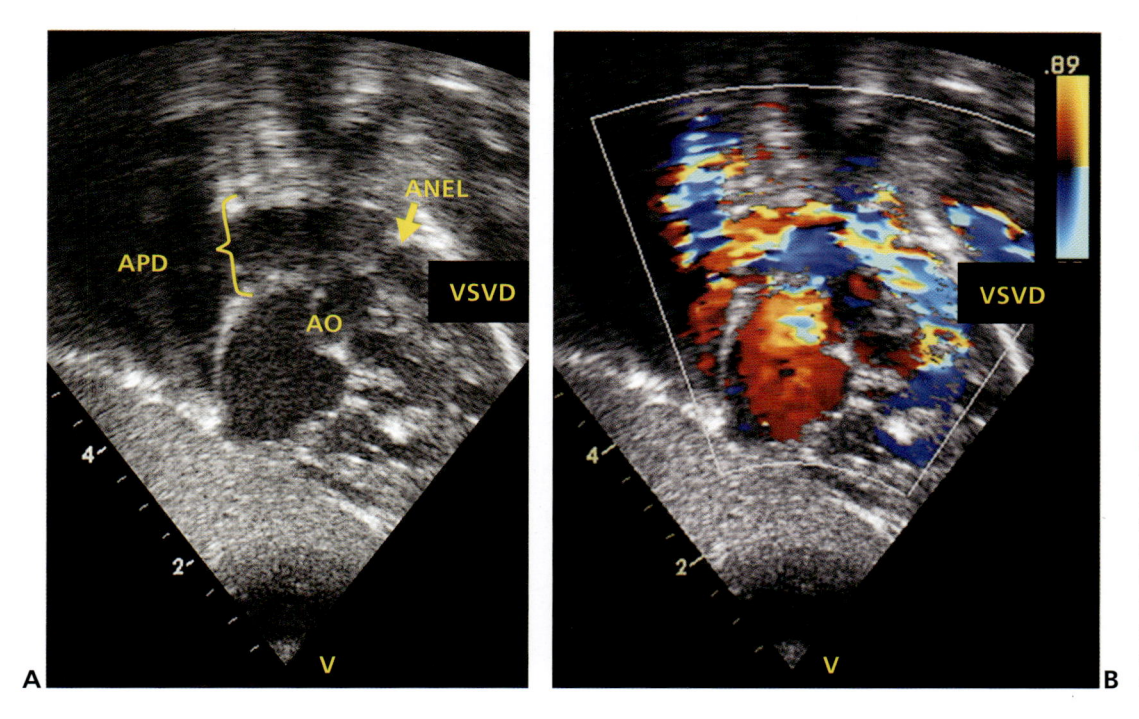

Fig. 24-4. Tetralogia de Fallot com agenesia de valva pulmonar, Doppler colorido. (**A**) Corte subcostal de eixo curto com a via de saída de ventrículo direito (VSVD) estenótica e artéria pulmonar direita dilatada (APD). (**B**) Mesmo aspecto ao Doppler colorido com fluxo acelerado em toda a via de saída do ventrículo direito. AO = Aorta.

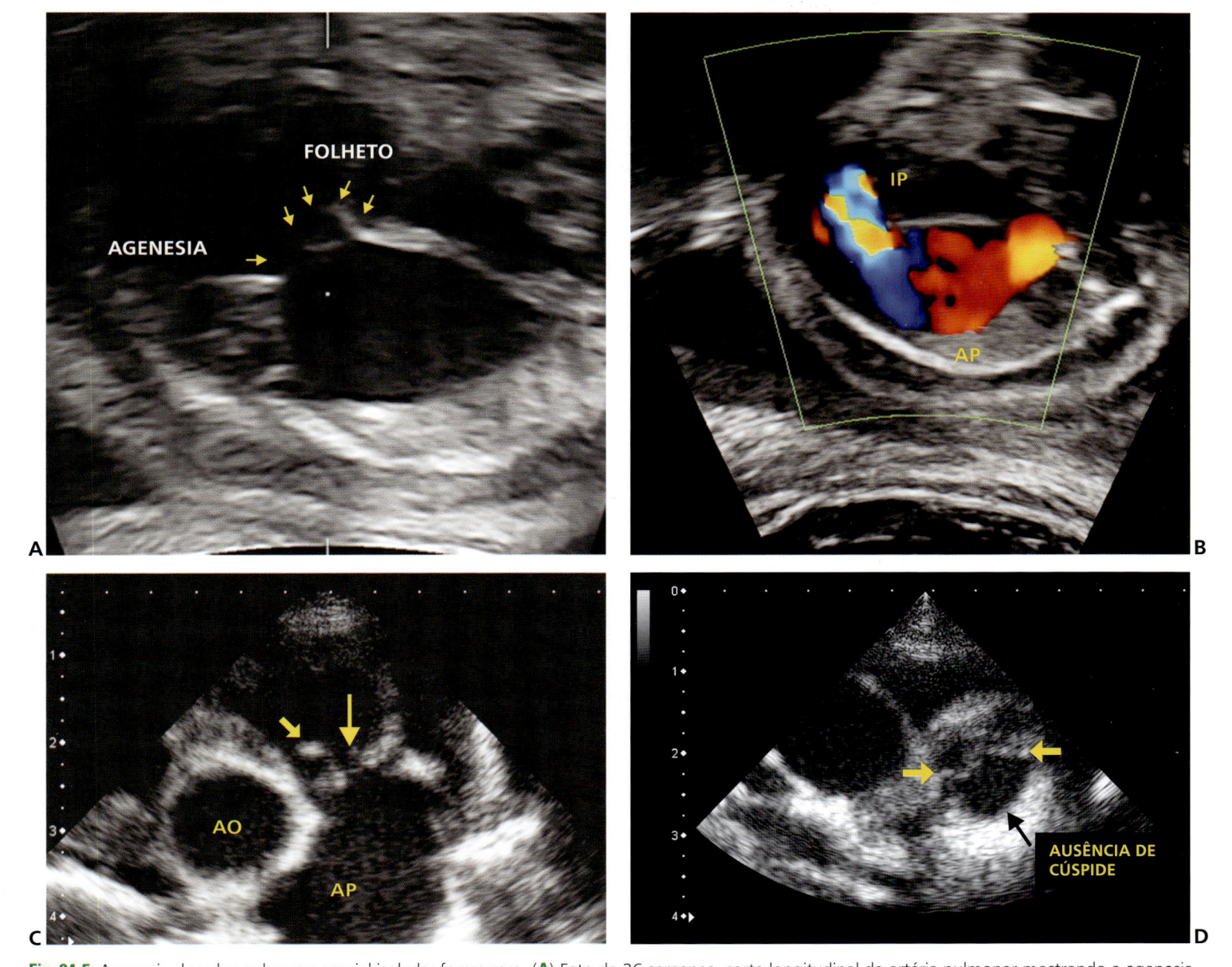

Fig. 24-5. Agenesia de valva pulmonar parcial isolada; forma rara. (**A**) Feto de 26 semanas, corte longitudinal da artéria pulmonar mostrando a agenesia de apenas uma cúspide pulmonar (seta inferior); (**B**) confirmada pela insuficiência pulmonar ao Doppler colorido (azul). (**C**) Neonato com 1 hora de vida, corte paraesternal de eixo curto mostrando uma cúspide normal (seta menor) e a agenesia de apenas da cúspide pulmonar contralateral (seta maior), sendo visível alguns resquícios de tecido valvar. (**D**) Corte transverso do anel valvar pulmonar mostrando duas cúspides normais (setas amarelas) e a ausência de uma única cúspide pulmonar. *(Continua.)*

Parte V ▪ Anomalias Conotruncais

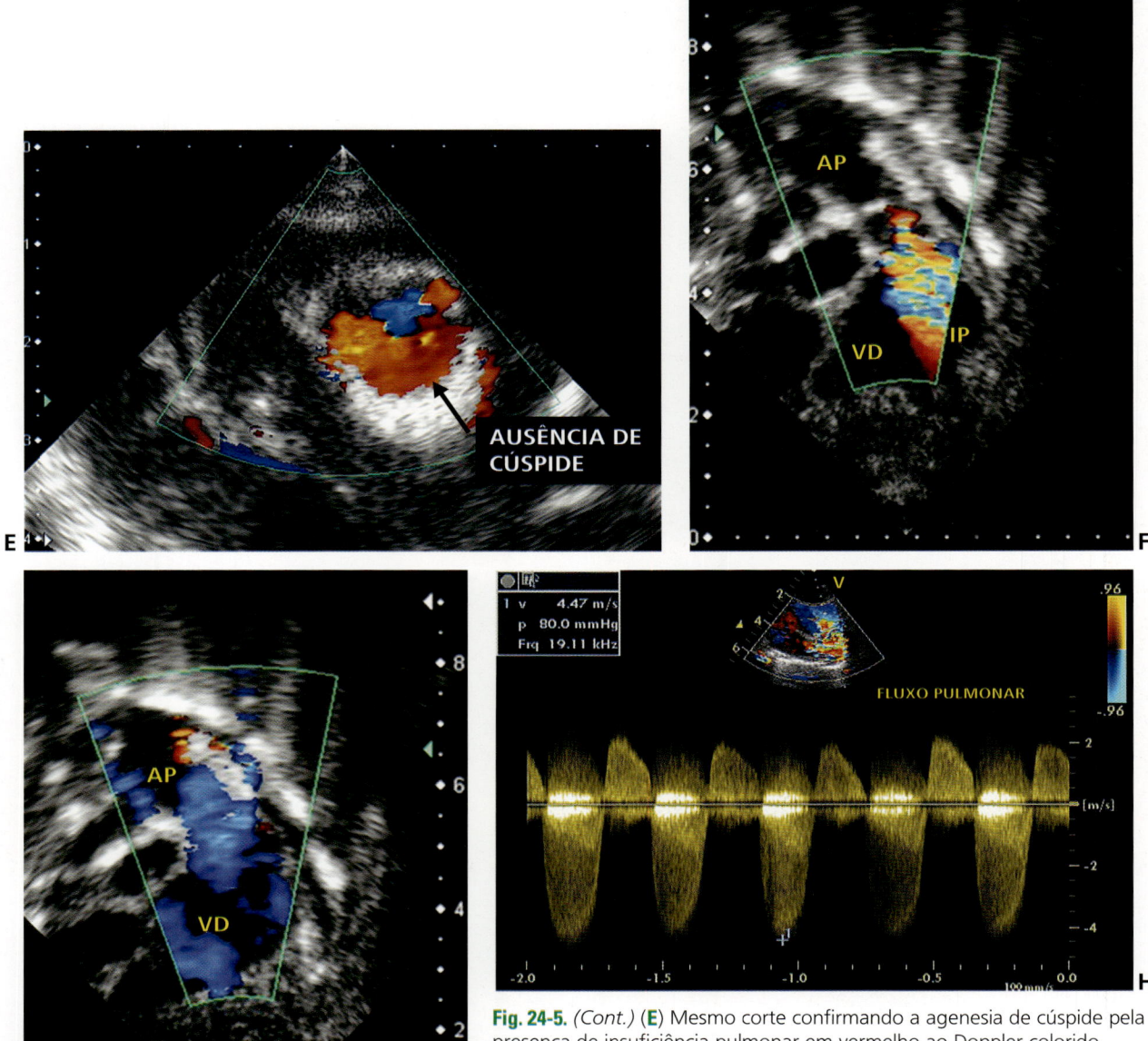

Fig. 24-5. *(Cont.)* (**E**) Mesmo corte confirmando a agenesia de cúspide pela presença de insuficiência pulmonar em vermelho ao Doppler colorido apenas no local da agenesia. (**F**) Corte subcostal de eixo curto mostrando ao Doppler colorido a insuficiência pulmonar (IP) em vermelho e (**G**) o fluxo anterógrado em azul. (**H**) Doppler espectral confirmando a insuficiência com 80 mmHg de gradiente sistólico. AP = Artéria pulmonar; VD = ventrículo direito.

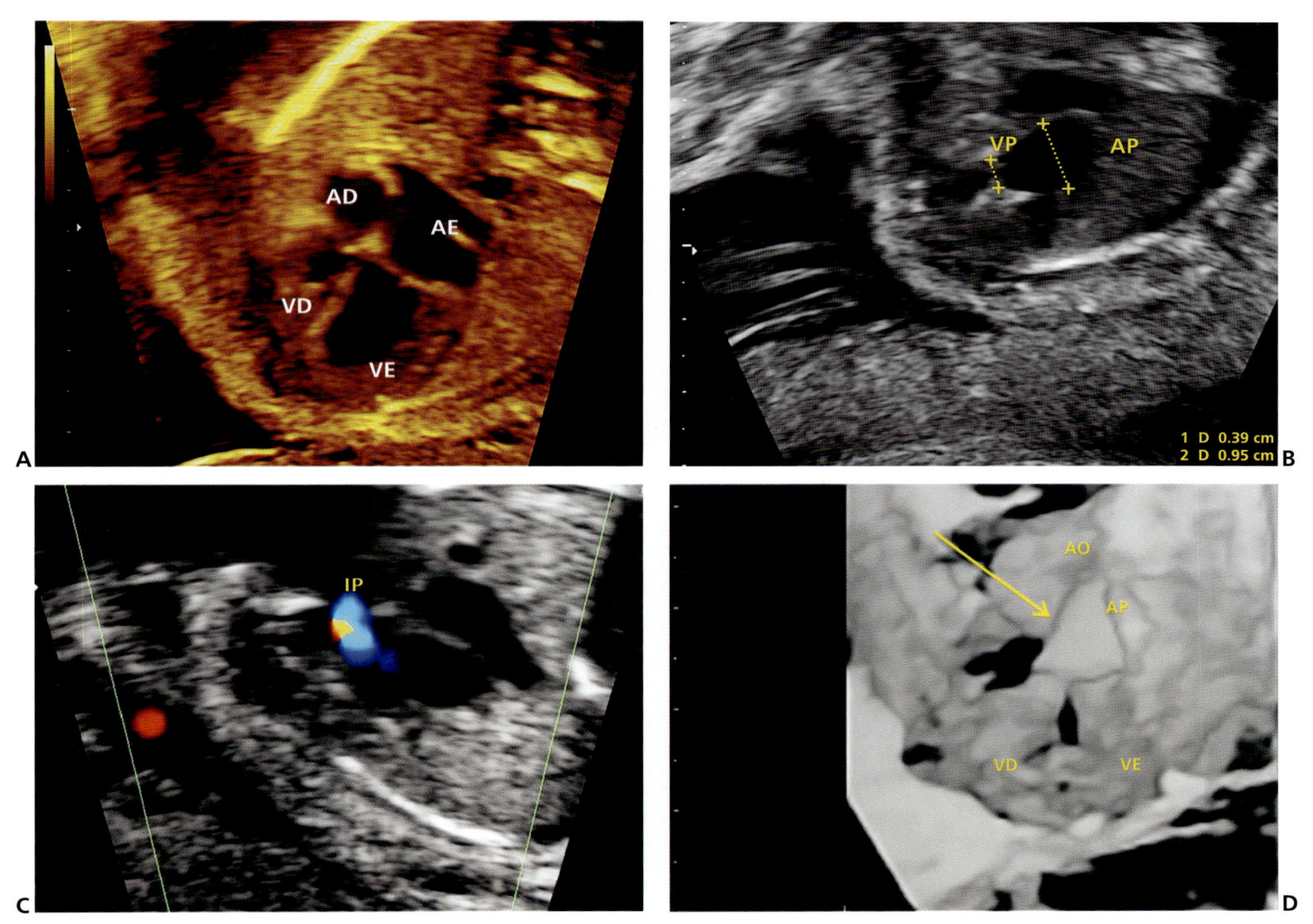

Fig. 24-6. Agenesia de valva pulmonar associada à síndrome de hipoplasia do coração direito; forma rara em feto de 22 semanas. (**A**) Corte de quatro câmaras mostrando hipoplasia do ventrículo direito. (**B**) Corte longitudinal da artéria pulmonar mostrando o anel valvar pulmonar estenótico com resquícios de tecido valvar. (**C**) Insuficiência pulmonar ao Doppler colorido (azul). (**D**) Imagem tridimensional renderizada usando técnica de modo invertido, mostrando a via de saída do ventrículo direito, o anel valvar pulmonar e as artérias pulmonares dilatadas (seta). Notar a similaridade desta forma de reconstrução tridimensional com imagem de angiotomografia. AD = Átrio direito; AE = átrio esquerdo; VD = ventrículo direito; VE = ventrículo esquerdo; VP = valva pulmonar; AP = artéria pulmonar; IP = insuficiência pulmonar; AO = aorta.

BIBLIOGRAFIA

Dunnigan A, Oldham HN, Benson Jr DW. Absent pulmonary valve syndrome in infancy: surgery reconsidered. *Am J Cardiol* 1981;48(1):117.

Ettedgui JA, Sharland GK, Chita SK *et al*. Absent pulmonary valve syndrome with ventricular septal defect: role of the arterial duct. *Am J Cardiol* 1990;66(2):233.

Johnson MC, Strauss AW, Dowton SB *et al*. Deletion within chromosome 22 is common in patients with absent pulmonary valve syndrome. *Am J Cardiol* 1995;76(1):66.

25 Transposição das Grandes Artérias

Lilian M. Lopes
Fabricio M. Camargo

INTRODUÇÃO

Na transposição das grandes artérias (TGA) à conexão ventrículo-arterial é discordante, portanto, a aorta emerge do ventrículo direito, e a artéria pulmonar emerge do ventrículo esquerdo (Fig. 25-1). Duas circulações em paralelo, então, são estabelecidas. Observam-se a presença de um cone muscular subaórtico e a ausência de cone muscular subpulmonar. A valva aórtica é anterior e à direita, e a valva pulmonar é posterior e à esquerda. Geralmente, há continuidade fibrosa entre as valvas mitral e pulmonar.

Determinada a discordância ventrículo-arterial, deve-se avaliar a presença de outros componentes anatômicos essenciais, como a presença de comunicações nos septos interatrial e interventricular, a permeabilidade do canal arterial, o padrão de circulação arterial coronariana, a anatomia das vias de saída, das valvas semilunares e do arco aórtico.

A manutenção de um estado clínico compensado depende da mistura adequada das circulações pulmonar e sistêmica. Podem apresentar-se um quadro importante de cianose e baixo débito, recém-nascidos com TGA com o seguinte quadro ecocardiográfico: a) septo interatrial íntegro; b) forame oval pérvio restritivo ou c) canal arterial pérvio restritivo.

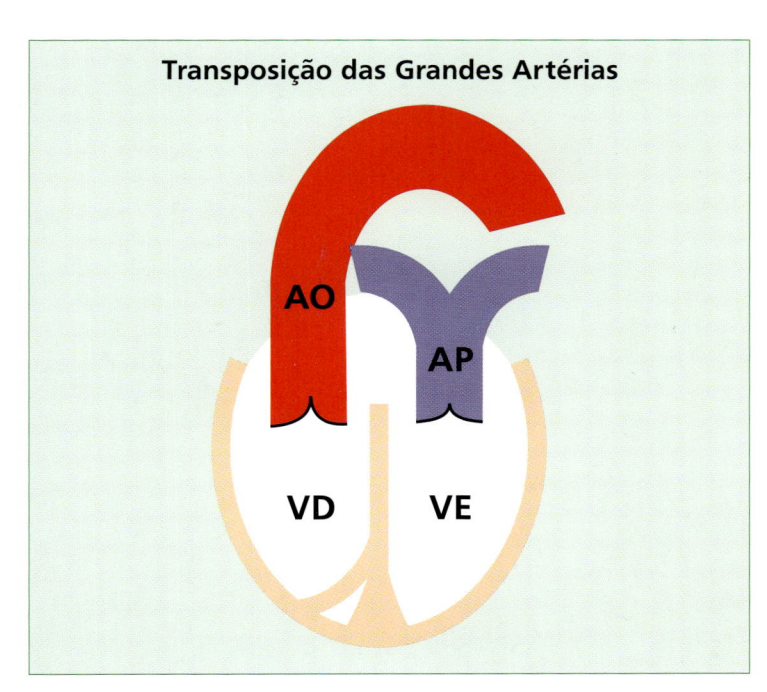

Fig. 25-1. Diagrama demonstrando a transposição das grandes artérias. Artérias emergindo do coração em paralelo, em plano obtido com uma angulação cranial, a partir da posição de quatro câmaras. VD = Ventrículo direito; VE = ventrículo esquerdo; AO = aorta; AP = artéria pulmonar.

ACHADOS INDIRETOS

A comunicação interventricular (CIV) poderá estar ou não presente na TGA. O septo interventricular costuma estar abaulado para a direita ou retificado no neonato (Fig. 25-2). Após a queda da pressão pulmonar, o ventrículo esquerdo torna-se uma câmara de baixa pressão, e o septo poderá abaular para a esquerda. A obstrução subpulmonar pode ser criada por um desvio posterior do septo infundibular em direção à via de saída do ventrículo esquerdo, que geralmente vem acompanhada de estenose valvar por anel pequeno (Fig. 25-3). A obstrução subaórtica pode ser criada por um desvio anterior do septo infundibular. Este último achado pode estar associado à coarctação da aorta ou interrupção de arco aórtico.

Discreta fibrose ou obstrução subpulmonar fibromuscular pode estar presente, causada por uma membrana subpulmonar.

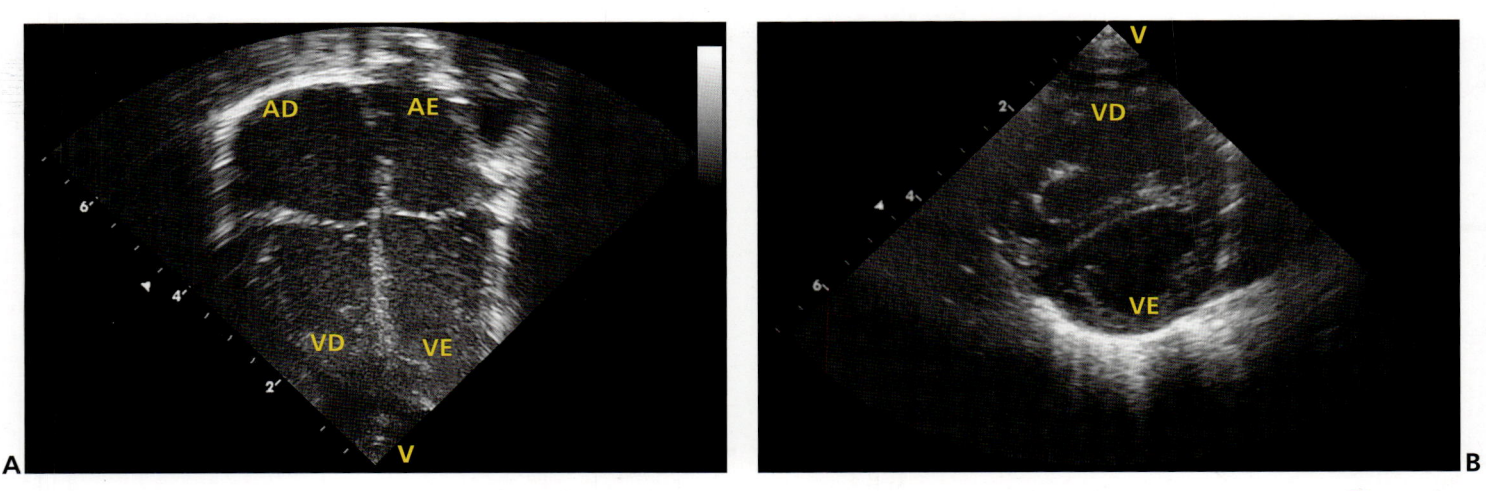

Fig. 25-2. Transposição das grandes artérias em neonato. (**A**) Posição de quatro câmaras com discreta predominância de cavidades direitas. (**B**) Corte paraesternal transversal dos ventrículos mostrando septo interventricular ligeiramente abaulado para a direita, compatível com pressão ainda alta em ventrículo esquerdo por persistência do padrão fetal. AD = Átrio direito; AE = átrio esquerdo; VD = ventrículo direito; VE = ventrículo esquerdo.

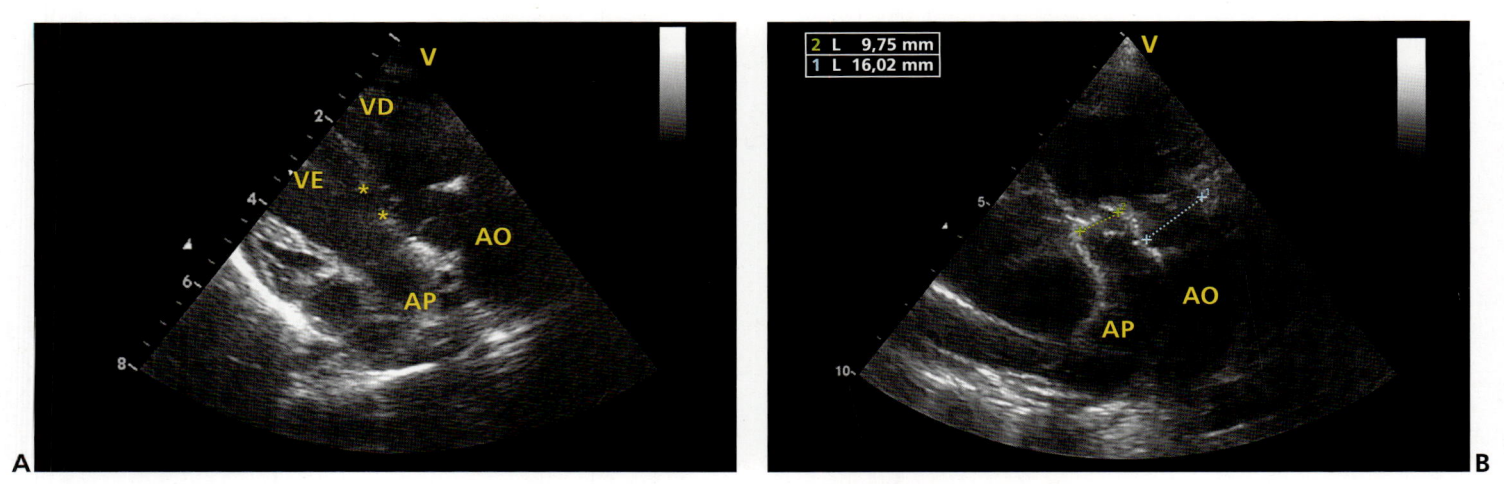

Fig. 25-3. Transposição das grandes artérias com comunicação interventricular do tipo mal alinhamento posterior. (**A**) Corte longitudinal das vias de saída, o asterisco mostra as bordas da comunicação interventricular do tipo mal alinhamento posterior que causa discreta obstrução em via de saída de VE. (**B**) O anel valvar e a artéria pulmonar neste caso são menores que o anel valvar aórtico e a aorta. Valva pulmonar mais ecogênica e espessada, por estenose pulmonar valvar associada. VD = Ventrículo direito; VE = ventrículo esquerdo; AP = artéria pulmonar; AO = aorta.

TÉCNICA DE EXAME

O corte subcostal define bem a conexão ventrículo-arterial, as vias de saída dos ventrículos, bem como o septo interatrial (Fig. 25-4). Definir se o forame oval ou comunicação interatrial é restritiva é uma das etapas mais importantes da ecocardiografia na TGA. Em termos práticos, um forame oval ≥ 4 mm costuma manter boa mistura de sangue e boa saturação (Fig. 25-5). Nos casos de forame oval restritivo, a atriosseptostomia com cateter-balão deverá ser realizada (procedimento de Rashkind) (Fig. 25-6).

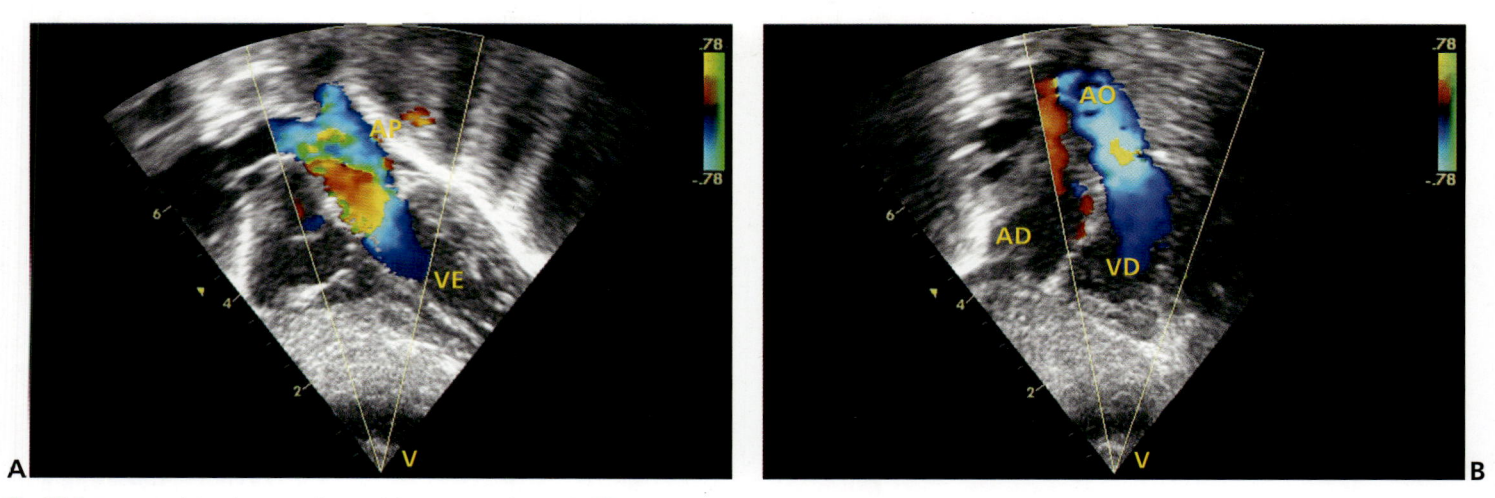

Fig. 25-4. Transposição das grandes artérias, corte subcostal. (**A**) Artéria pulmonar com bifurcação característica emergindo do ventrículo esquerdo. (**B**) Aorta com curvatura da crossa característica emergindo do ventrículo direito. AD = Átrio direito; VD = ventrículo direito; VE = ventrículo esquerdo; AO = aorta; AP = artéria pulmonar.

Capítulo 25 ■ Transposição das Grandes Artérias

Fig. 25-5. Forame oval na transposição das grandes artérias, corte subcostal. (**A**) Posição subcostal, comunicação do tipo forame oval ampla medindo 6 mm (seta). (**B**) *Shunt* laminar ao Doppler colorido em vermelho escuro no mesmo paciente "A" (seta). (**C**) Comunicação restritiva em fossa oval medindo 2 mm (seta). (**D**) *Shunt* mínimo de velocidade mais alta em vermelho claro e laranja no mesmo paciente "C" (seta). AD = Átrio direito; AE = átrio esquerdo; CIA = comunicação interatrial.

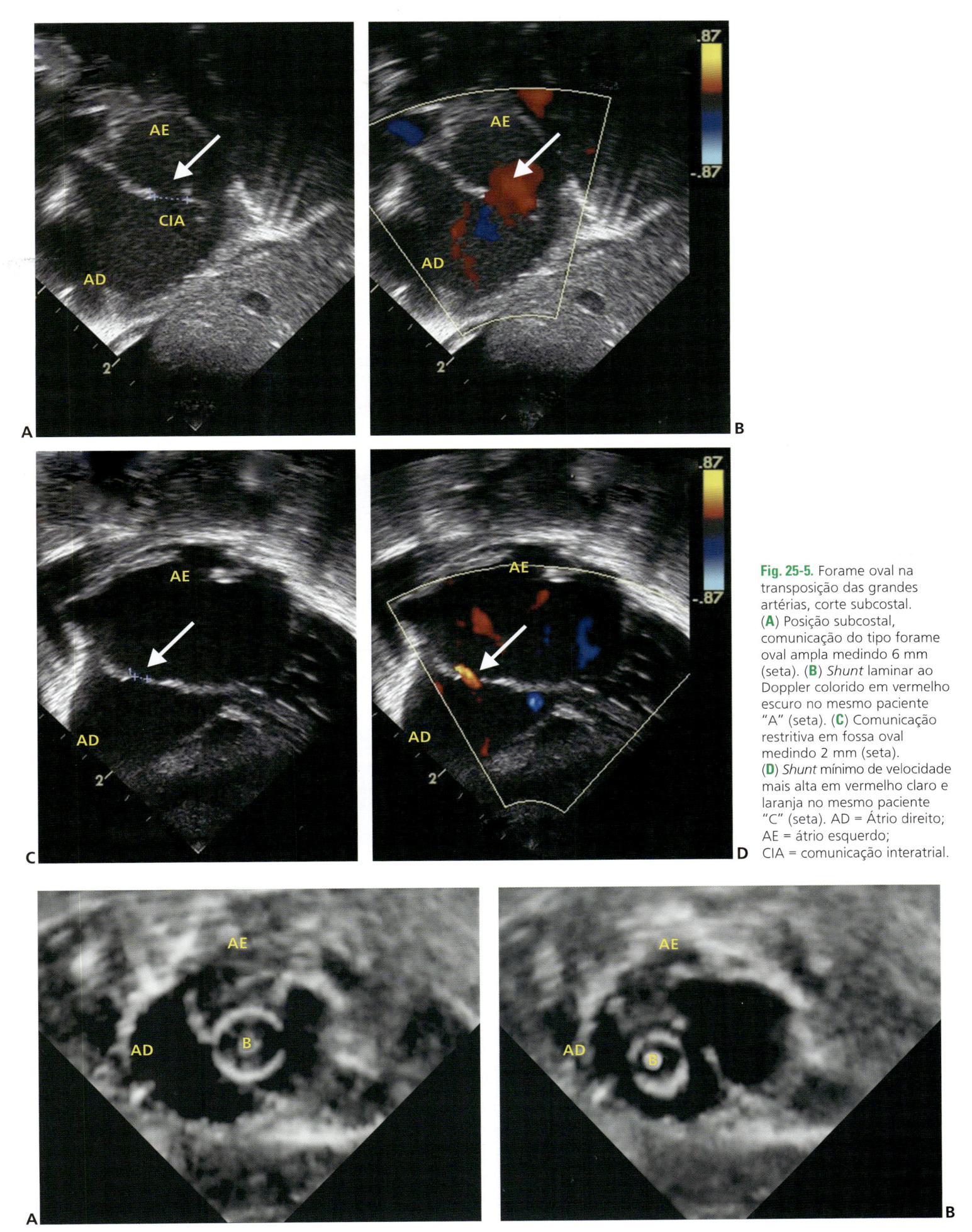

Fig. 25-6. Atriosseptostomia com balão, monitorada pelo ecocardiograma em transposição das grandes artérias com forame oval severamente restritivo. (**A**) Posição subcostal com balão insuflado em átrio esquerdo. (**B**) Mesma posição com balão já em átrio direito com ampla comunicação interatrial criada após passagem do balão. AD = Átrio direito; AE = átrio esquerdo; B = balão.

As incidências apicais são úteis para avaliar a dimensão das câmaras, funções ventricular e das valvas atrioventriculares.

No eixo longo paraesternal, a disposição dos vasos em paralelo é prontamente observada, assim como os anéis valvares pulmonar e aórtico (Fig. 25-7). Os vasos paralelos são muito bem definidos pelo Doppler colorido, quer seja em vida fetal ou pós-natal (Figs. 25-8 e 25-9).

No corte paraesternal de eixo curto, observam-se a posição relativa entre as valvas aórtica e pulmonar e a circulação arterial coronariana (Fig. 25-10).

A permeabilidade do canal arterial é estudada pelo eixo longo paraesternal alto, bem como no eixo supraesternal. Nos primeiros dias de vida, o *shunt* pelo canal arterial na TGA costuma ser bidirecional e de baixa velocidade (Fig. 25-11).

A determinação do padrão de circulação arterial coronariana poderá ser facilitada com a colocação do transdutor em um ou dois espaços intercostais acima da incidência do eixo curto paraesternal. Apenas 68% dos pacientes com TGA têm padrão de anatomia coronariana habitual. Trinta e dois por cento apresentam variações, sendo a mais frequente a artéria circunflexa, originando-se da coronária direita (16%). Formas de alterações coronarianas que poderão comprometer o resultado da correção anatômica são o óstio único coronariano direito (3,9%), o óstio único coronariano esquerdo (1,7%), assim como as coronárias intramurais, sendo a coronária esquerda intramural a mais incidente (2,1%).

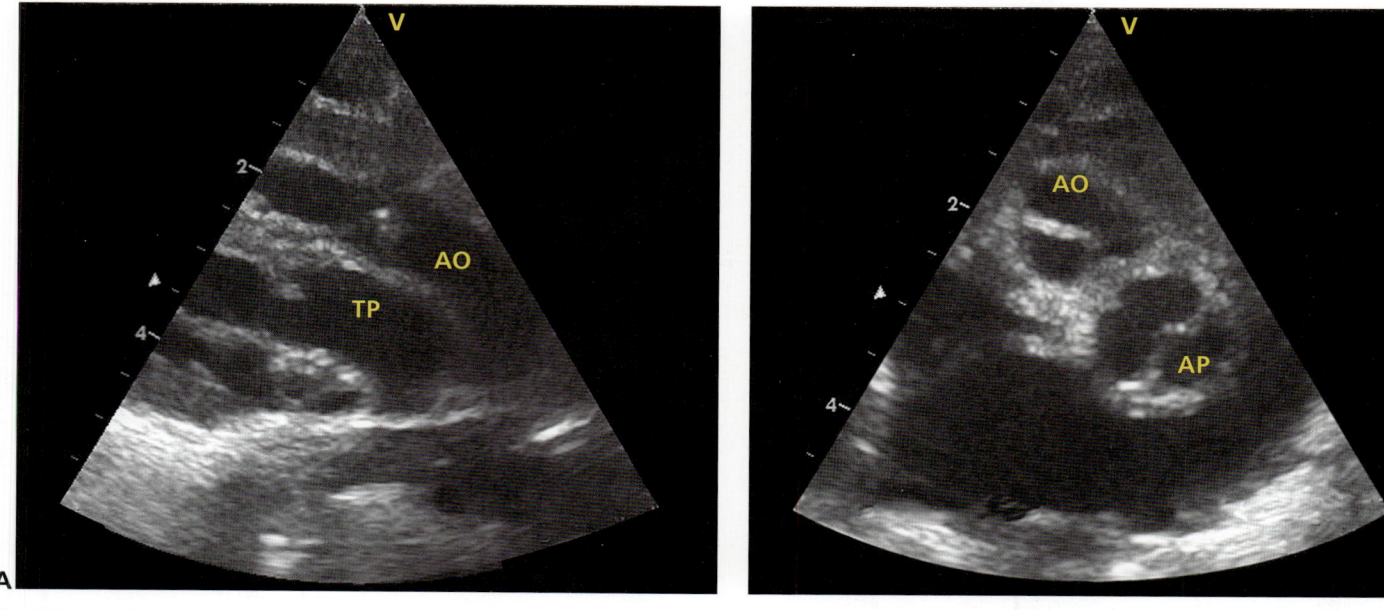

Fig. 25-7. Artérias paralelas na transposição das grandes artérias. (**A**) Corte de eixo longo paraesternal mostrando disposição dos vasos em paralelo. (**B**) Corte paraesternal de eixo curto ao nível dos anéis valvares pulmonar e aórtico. AO = Aorta; TP = tronco pulmonar; AP = artéria pulmonar.

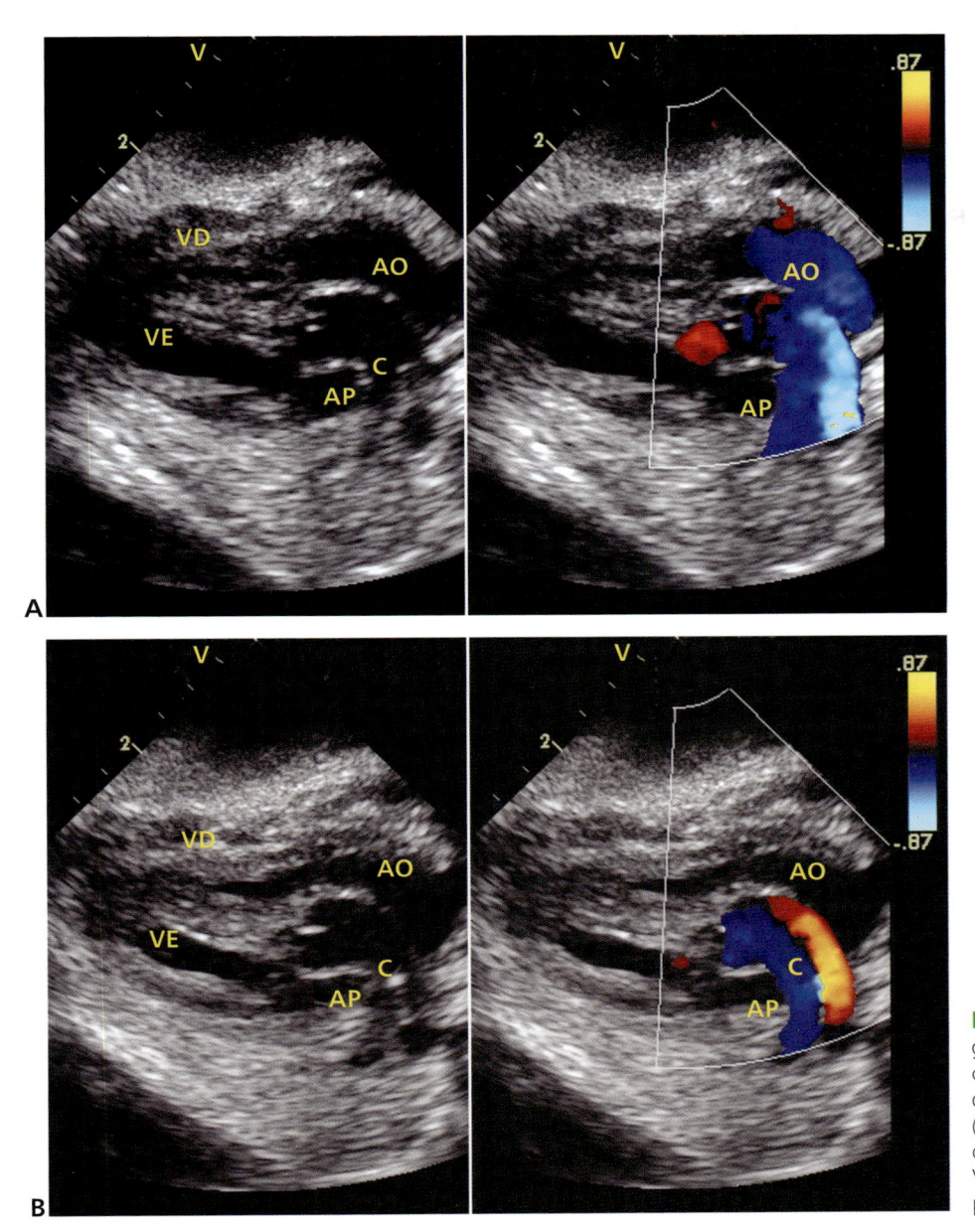

Fig. 25-8. Artérias paralelas na transposição das grandes artérias em feto de 28 semanas. (**A**) Sístole, corte de eixo longo paraesternal mostrando disposição dos vasos em paralelo ao Doppler colorido (azul). (**B**) Mesmo corte em diástole mostrando fluxo do canal em vermelho. VD = Ventrículo direito; VE = ventrículo esquerdo; AO = aorta; AP = artéria pulmonar; C = canal.

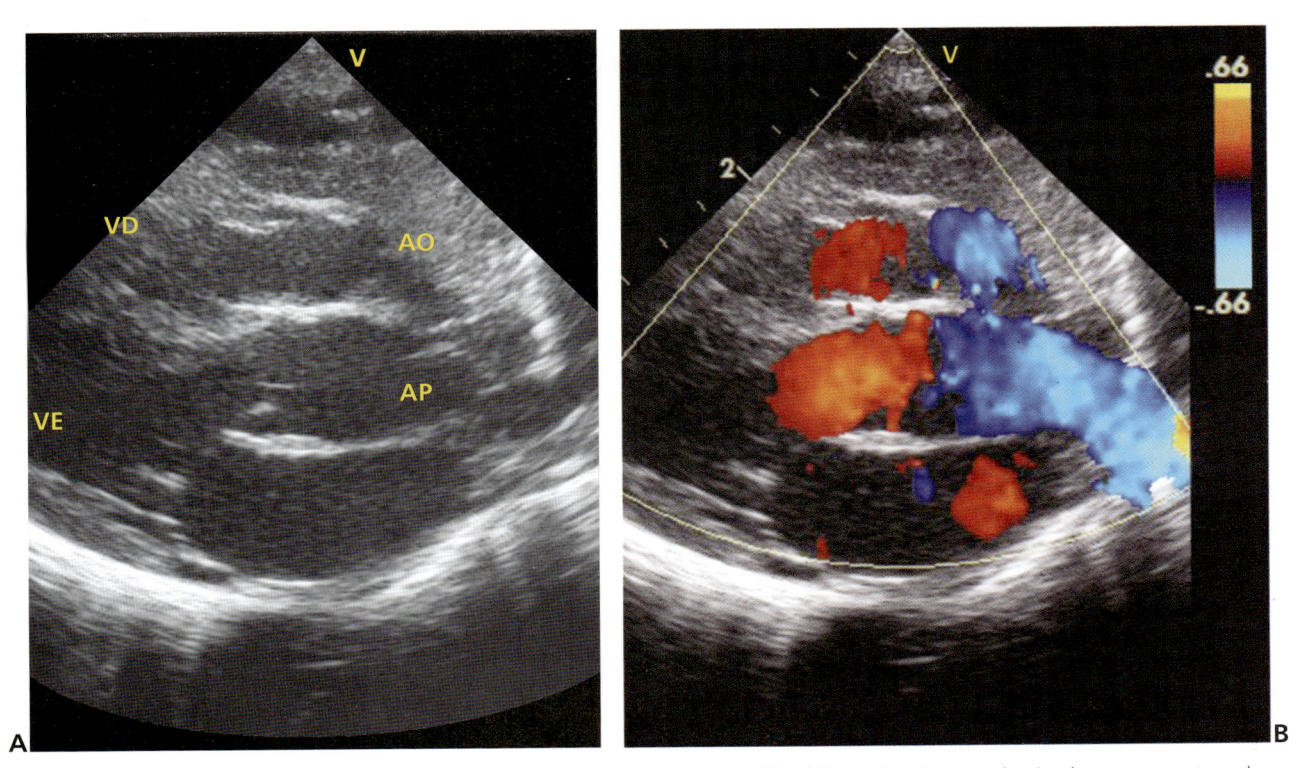

Fig. 25-9. Artérias paralelas na transposição das grandes artérias em neonato. (**A**) Bidimensional, corte de eixo longo paraesternal, durante a sístole, mostrando disposição dos vasos em paralelo. (**B**) Doppler colorido, mesmo corte mostrando fluxo das artérias durante a sístole em azul. VD = Ventrículo direito; VE = ventrículo esquerdo; AO = aorta; AP = artéria pulmonar.

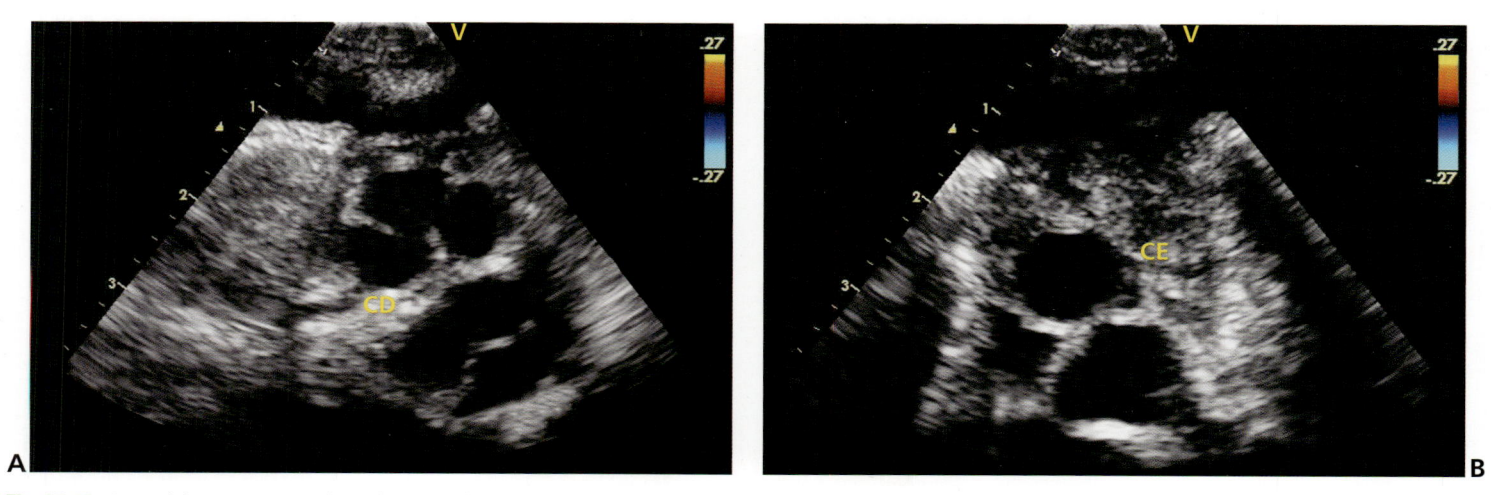

Fig. 25-10. Coronárias na transposição das grandes artérias. (**A**) Emergência da artéria coronária direita (CD) em corte paraesternal ao nível do anel valvar aórtico. (**B**) Emergência da artéria coronária esquerda (CE) no mesmo corte paraesternal. Notar que a cúspide não coronariana na transposição é anterior.

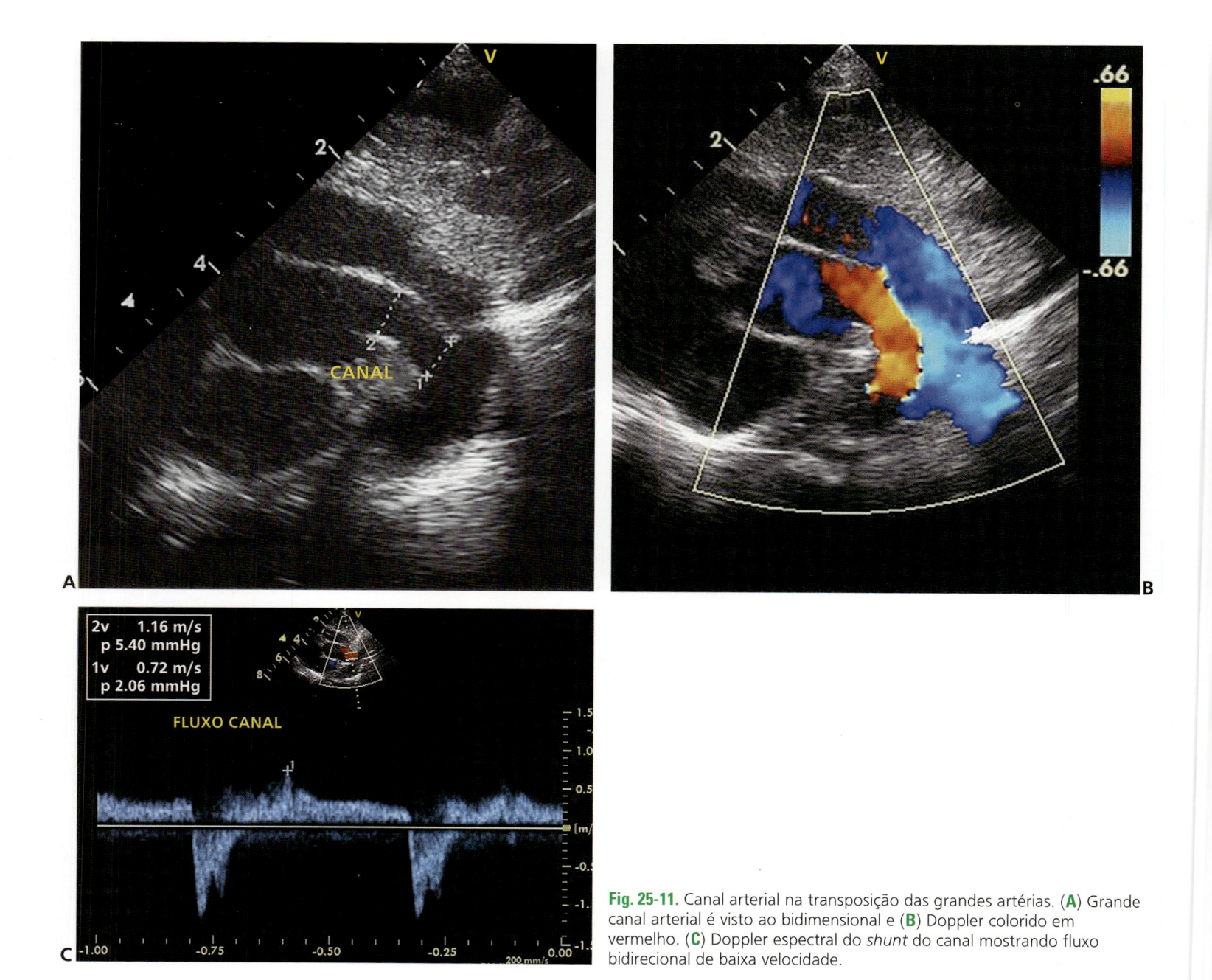

Fig. 25-11. Canal arterial na transposição das grandes artérias. (**A**) Grande canal arterial é visto ao bidimensional e (**B**) Doppler colorido em vermelho. (**C**) Doppler espectral do *shunt* do canal mostrando fluxo bidirecional de baixa velocidade.

DIFICULDADES NO DIAGNÓSTICO

As obstruções de via de saída de um dos ventrículos, as anormalidades da valva pulmonar (que irá funcionar como neovalva aórtica depois da cirurgia corretiva), alguns padrões coronarianos, os seios desalinhados das valvas semilunares e o *straddling* da valva tricúspide por uma comunicação interventricular são exemplos de substratos anatômicos que, além de impedir a correção cirúrgica habitual, podem dificultar o detalhamento do diagnóstico.

A exclusão de estenose subpulmonar fixa coexistente com obstrução dinâmica é difícil, pois o fluxo de saída do VE é normalmente diminuído pelo estreitamento causado pelo desvio à esquerda do septo interventricular.

RESUMO DOS ACHADOS ECOCARDIOGRÁFICOS

- Posição de quatro câmaras balanceada no período neonatal.
- Disposição dos vasos em paralelo nos cortes subcostal e paraesternal de eixo longo.
- Artéria pulmonar geralmente maior que aorta ascendente.
- Associações comuns a outras cardiopatias, como comunicação interventricular, coarctação da aorta e estenose subpulmonar.

BIBLIOGRAFIA

Chin AJ, Yeager SB, Sanders SP *et al.* Accuracy of prospective two-dimensional echocardiographic evaluation of left ventricular outflow tract in complete transposition of the great arteries. *Am J Cardiol* 1985;55(6):759.

Gottlieb D, Schwartz ML, Bischoff K *et al.* Predictors of outcome of arterial switch operation for complex D-transposition. *Ann Thorac Surg* 2008;85(5):1698.

Jatene AD, Fontes VF, Paulista PP *et al.* Successful anatomic correction of transposition of the great vessels. A preliminary report. *Arq Brasileiros de Cardiologia* 1975;28(4):461.

Pasquini L, Sanders SP, Parness IA *et al.* Coronary echocardiography in 406 patients with d-loop transposition of the great arteries. *J Am Coll Cardiol* 1994;24(3):763.

Wernovsky G, Sanders SP. Coronary artery anatomy and transposition of the great arteries. *Coronary Artery Disease* 1993;4(2):148.

26 Transposição Corrigida das Grandes Artérias

Lilian M. Lopes
Fabricio M. Camargo

INTRODUÇÃO

A transposição corrigida das grandes artérias (TCGA) é uma cardiopatia congênita rara que é definida como discordância atrioventricular e discordância ventrículo-arterial. Um *looping* em imagem em espelho (para a esquerda) do tubo cardíaco primitivo durante o desenvolvimento embrionário deixa o ventrículo esquerdo anatômico do lado direito (Figs. 26-1 e 26-2).

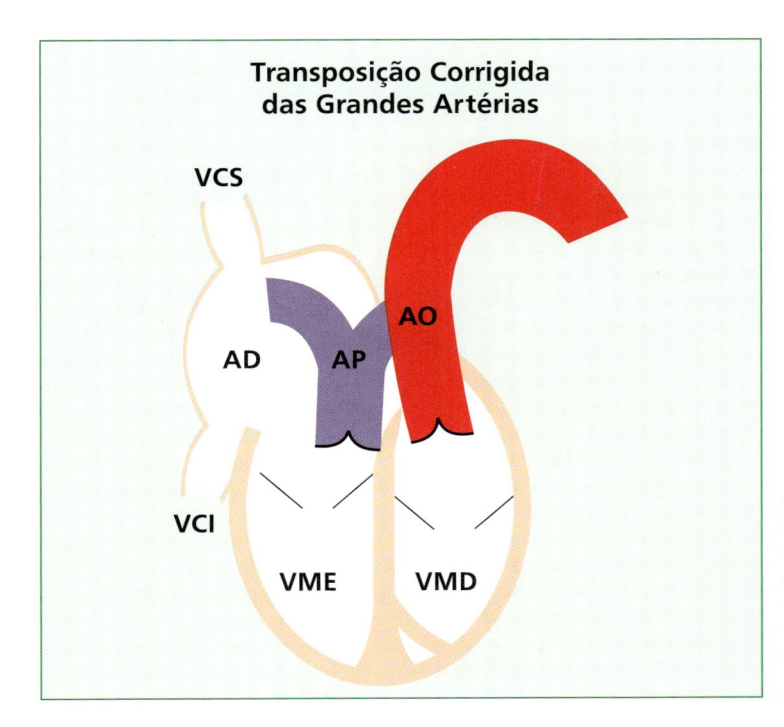

Fig. 26-1. Diagrama demonstrando a transposição corrigida das grandes artérias. Há discordância atrioventricular e discordância ventriculoarterial. VCS = Veia cava superior; VCI = veia cava inferior; AD = átrio direito; VMD = ventrículo morfológico direito; VME = ventrículo morfológico esquerdo; AO = aorta; AP = artéria pulmonar.

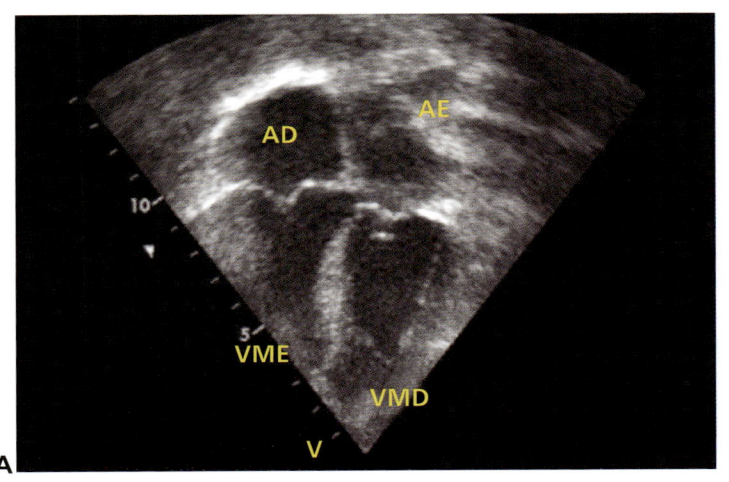

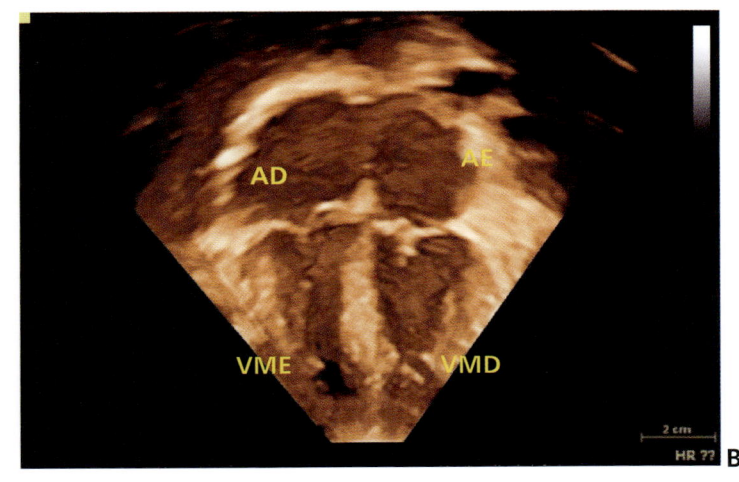

Fig. 26-2. Transposição corrigida das grandes artérias. (**A**) A posição de quatro câmaras demonstra claramente um ventrículo com banda moderadora à esquerda, tratando-se de um ventrículo morfológico direito (VMD), assim como uma valva mais próxima ao ápice cardíaco, portanto uma valva tricúspide. (**B**) Mesmo aspecto ao tridimensional. AD = Átrio direito; AE = átrio esquerdo; VMD = ventrículo morfológico direito; VME = ventrículo morfológico esquerdo.

O retorno venoso pulmonar e sistêmico é devidamente direcionado para as artérias pulmonar e aorta, porém a organização dos ventrículos é invertida. Há continuação fibrosa entre as valvas mitral e pulmonar, portanto não há infundíbulo subpulmonar. A aorta é anterior e à esquerda da artéria pulmonar, com um infundíbulo subaórtico que resulta em uma descontinuidade entre as valvas tricúspide e aórtica. Raramente ocorre de forma isolada, estando associada frequentemente à comunicação interventricular, estenose pulmonar, anomalia de Ebstein ou atresia tricúspide.

ACHADOS INDIRETOS Apesar dos defeitos associados, os dois ventrículos estão lado a lado, e o septo interventricular está em um plano mais sagital do que o normal.

Frequentemente uma comunicação interventricular (CIV) associada à estenose valvar ou subvalvar pulmonar é encontrada na transposição corrigida das grandes artérias (Fig. 26-3). A estenose subvalvar pode ser por túnel ou criada por tecido acessório das valvas atrioventriculares (Fig. 26-4).

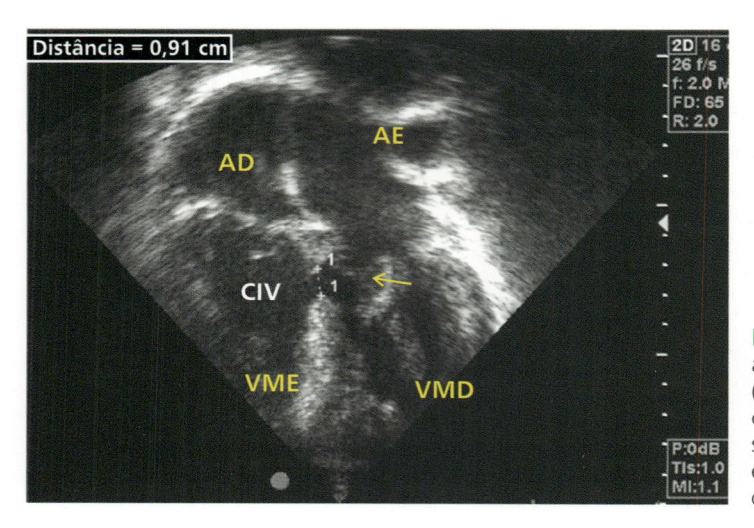

Fig. 26-3. Transposição corrigida das grandes artérias com comunicação interventricular (CIV). Posição de quatro câmaras, comunicação interventricular pequena em septo trabecular. AD = Átrio direito; AE = átrio esquerdo; VMD = ventrículo morfológico direito; VME = ventrículo morfológico esquerdo.

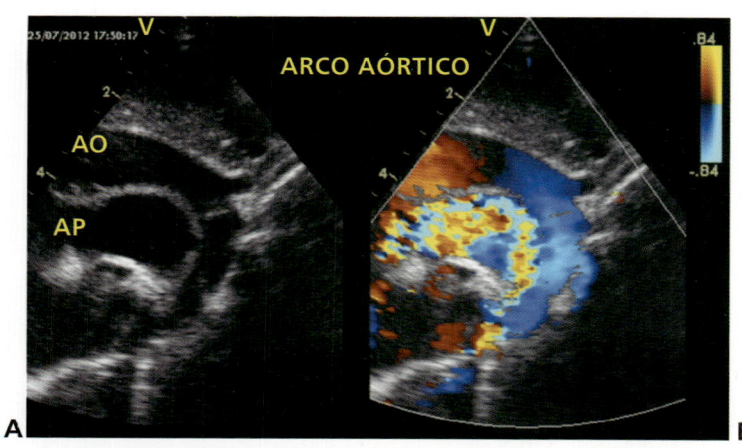

Fig. 26-4. Transposição corrigida das grandes artérias com estenose pulmonar. (**A**) Posição paraesternal alta das grandes artérias. (**B**) Nota-se fluxo acelerado ao Doppler colorido (mosaico) na porção proximal da artéria pulmonar. (**C**) Velocidade alta de fluxo pulmonar confirmando as estenoses valvar e subvalvar. (**D**) Neste paciente, o tridimensional foi fundamental no detalhamento do túnel fibroso subvalvar (seta). AO = Aorta; AP = artéria pulmonar; VME = ventrículo morfológico esquerdo.

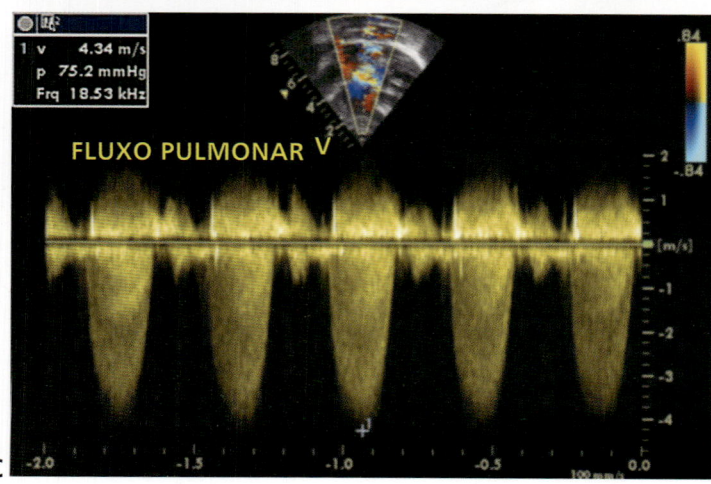

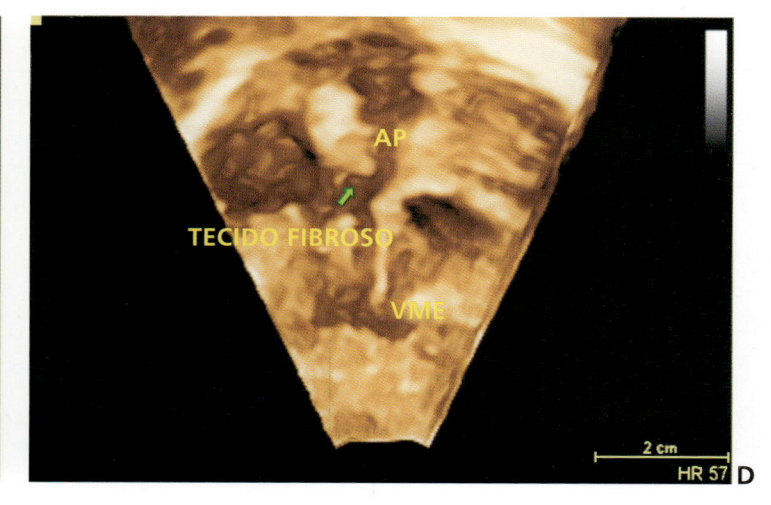

A anomalia de Ebstein da valva tricúspide situada à esquerda ocorre com frequência na TCGA, em 90% dos casos de necropsia, e costuma ser associada à regurgitação significativa para o átrio esquerdo. Muitas vezes o grau de acolamento do folheto septal é discreto e não preenche os critérios diagnósticos de anomalia de Ebstein (Fig. 26-5).

A TCGA poderá fazer parte de outras cardiopatias mais complexas, incluindo anormalidades do *situs* visceral e atrial, atresia de uma das valvas atrioventriculares e anomalias conotruncais.

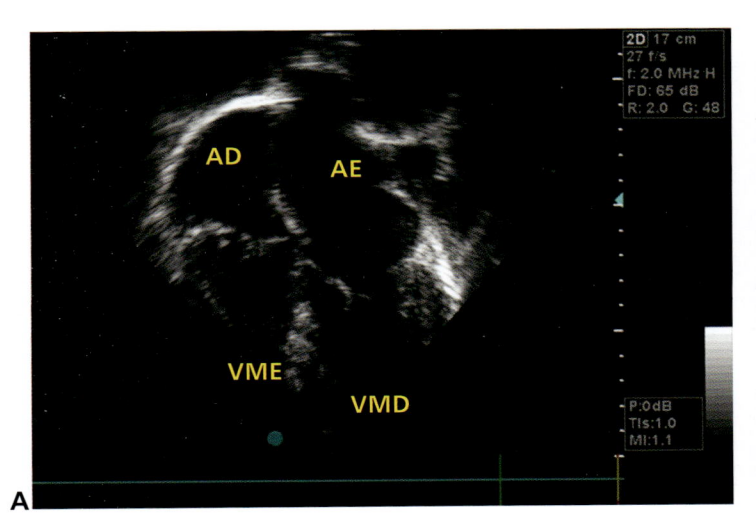

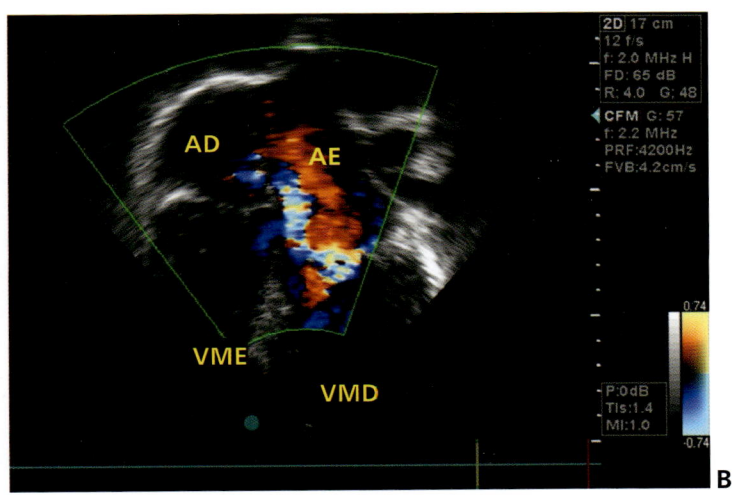

Fig. 26-5. Transposição corrigida das grandes artérias associada à anomalia de Ebstein. (**A**) A posição de quatro câmaras demonstra um acolamento discreto do folheto septal da valva tricúspide, que está posicionada à esquerda. (**B**) Insuficiência tricúspide discreta/moderada ao Doppler colorido (azul mosaico). AD = Átrio direito; AE = átrio esquerdo; VMD = ventrículo morfológico direito; VME = ventrículo morfológico esquerdo.

TÉCNICA DE EXAME

O diagnóstico da TCGA implica na identificação do posicionamento direito ou esquerdo dos ventrículos (*looping*), bem como na identificação das grandes artérias. A metodologia diagnóstica implica na definição de uma combinação das características dos tratos de vias de entrada e de saída, da morfologia dos músculos papilares e trabeculares, da forma do ventrículo e posição das grandes artérias por determinação da identidade e posições relativas dos dois ventrículos.

Via de entrada

Sabendo que as valvas tricúspide e mitral acompanham os ventrículos por fazer parte de sua arquitetura anatômica, a identificação da morfologia valvar tricúspide e mitral identifica indiretamente se o ventrículo é do tipo direito ou esquerdo. Portanto, a morfologia ventricular pode ser definida pelas seguintes características:

A) O corte de quatro câmaras da cruz *cordis* demonstra o posicionamento do anel tricúspide mais próximo do ápex cardíaco em relação ao anel mitral (Fig. 26-6). Esta diferença é mais pronunciada quando há anomalia de Ebstein da valva tricúspide e não está presente quando há defeito de septo atrioventricular total (DSAVT).

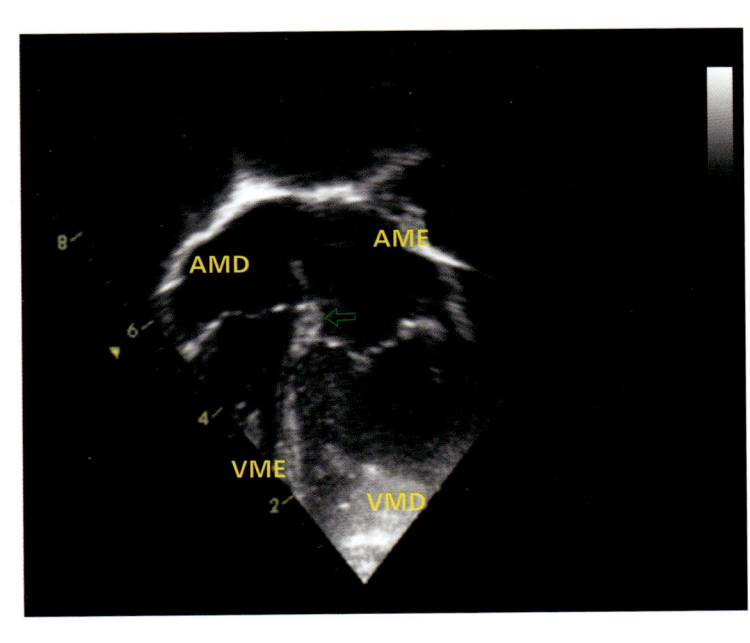

Fig. 26-6. Transposição corrigida das grandes artérias. A posição de quatro câmaras demonstra um acolamento discreto do folheto septal da valva tricúspide (seta), que está posicionada à esquerda, caracterizando uma anomalia de Ebstein na forma discreta.
AMD = Átrio morfológico direito;
AME = átrio morfológico esquerdo;
VMD = ventrículo morfológico direito;
VME = ventrículo morfológico esquerdo.

B) A valva tricúspide normal tem três folhetos, o folheto septal é curto, e o orifício da valva tricúspide é mais redondo que o da valva mitral na visão pelo eixo curto. O folheto septal da valva tricúspide não é separado do septo interventricular pelo trato de saída, sendo todo inserido no septo interventricular. Poderá estar mais profundo e com movimentação em pêndulo. Somente a valva tricúspide é presa aos músculos papilares do cone ou septo infundibular.

C) A valva mitral normal tem dois folhetos: o folheto septal (ou anterior) e o posterior (ou da parede livre). O orifício valvar tem um formato de boca de peixe. O folheto septal da valva mitral é separado do septo interventricular pelo trato de saída. A valva mitral que cavalga uma comunicação interventricular por mal alinhamento pode estar ligada ao septo infundibular.

D) Na presença de DSAVT isolado (via de entrada) não há diferença de implantação dos folhetos. Em presença de *cleft* da valva mitral, passam a existir três folhetos ao invés de dois, e seu orifício fica mais triangular do que em formato de boca de peixe. No DSAV a porção média do folheto com *cleft* anterior da valva mitral está inserida no septo interventricular.

Via de saída

A via de saída do ventrículo direito é formada por uma câmara infundibular. Então, na TCGA, a valva aórtica é separada da valva tricúspide. Em outras palavras, a valva tricúspide não tem continuidade com a borda lateral subaórtica. Em contraposição, a via de saída do ventrículo esquerdo é margeada pelo folheto anterior da valva mitral, havendo continuidade mitropulmonar (Fig. 26-7).

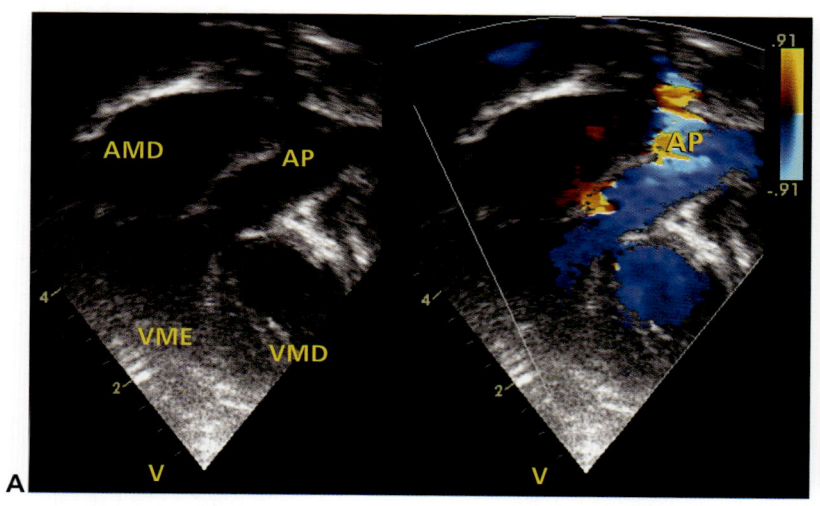

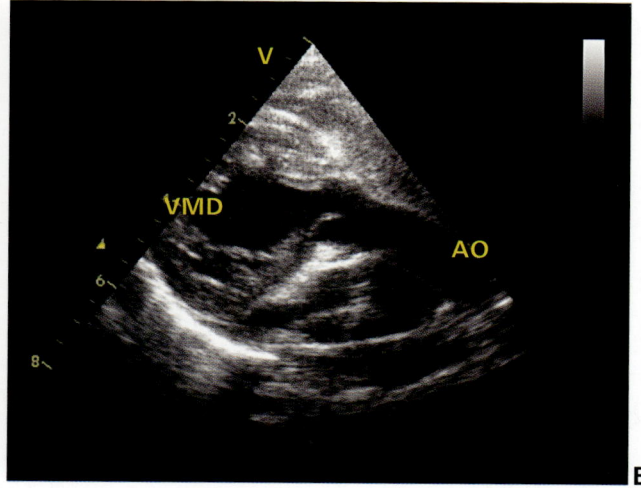

Fig. 26-7. Transposição corrigida das grandes artérias; continuidade mitropulmonar. (**A**) Posição apical longitudinal do ventrículo esquerdo. Notar a continuidade da valva mitral com o anel valvar pulmonar e a angulação horizontalizada da saída da artéria pulmonar do ventrículo morfológico esquerdo. (**B**) Posição paraesternal longitudinal mostrando a ausência de continuidade da aorta com a valva tricúspide. AO = Aorta; AP = artéria pulmonar; AMD = átrio morfológico direito; VMD = ventrículo morfológico direito; VME = ventrículo morfológico esquerdo.

Músculo papilar e trabecular

O ventrículo direito tem três músculos papilares com um deles grande e predominante, originando-se na banda moderadora próxima ao seu ponto de separação da superfície septal. Já os dois músculos papilares do ventrículo esquerdo são presos somente à parede livre.

O aspecto trabecular da superfície septal ventricular direita é mais rugoso do que a esquerda que é lisa. As diferenças no aspecto trabecular são muito sutis para serem diferenciadas, particularmente quando há extrema dilatação do VD (Fig. 26-8).

Forma do ventrículo

O ventrículo direito normal tem a aparência de um cilindro (infundíbulo) no topo de um trapézio (seio do VD), enquanto o ventrículo esquerdo tem uma forma elipsoide. O infundíbulo raramente está dissociado do seio do VD.

Como a forma do ventrículo é parcialmente determinada pelo volume relativo e/ou pressão, na TCGA ocorre uma hipertrofia importante do ventrículo morfológico direito, posicionado à esquerda (Fig. 26-8).

Capítulo 26 ■ Transposição Corrigida das Grandes Artérias

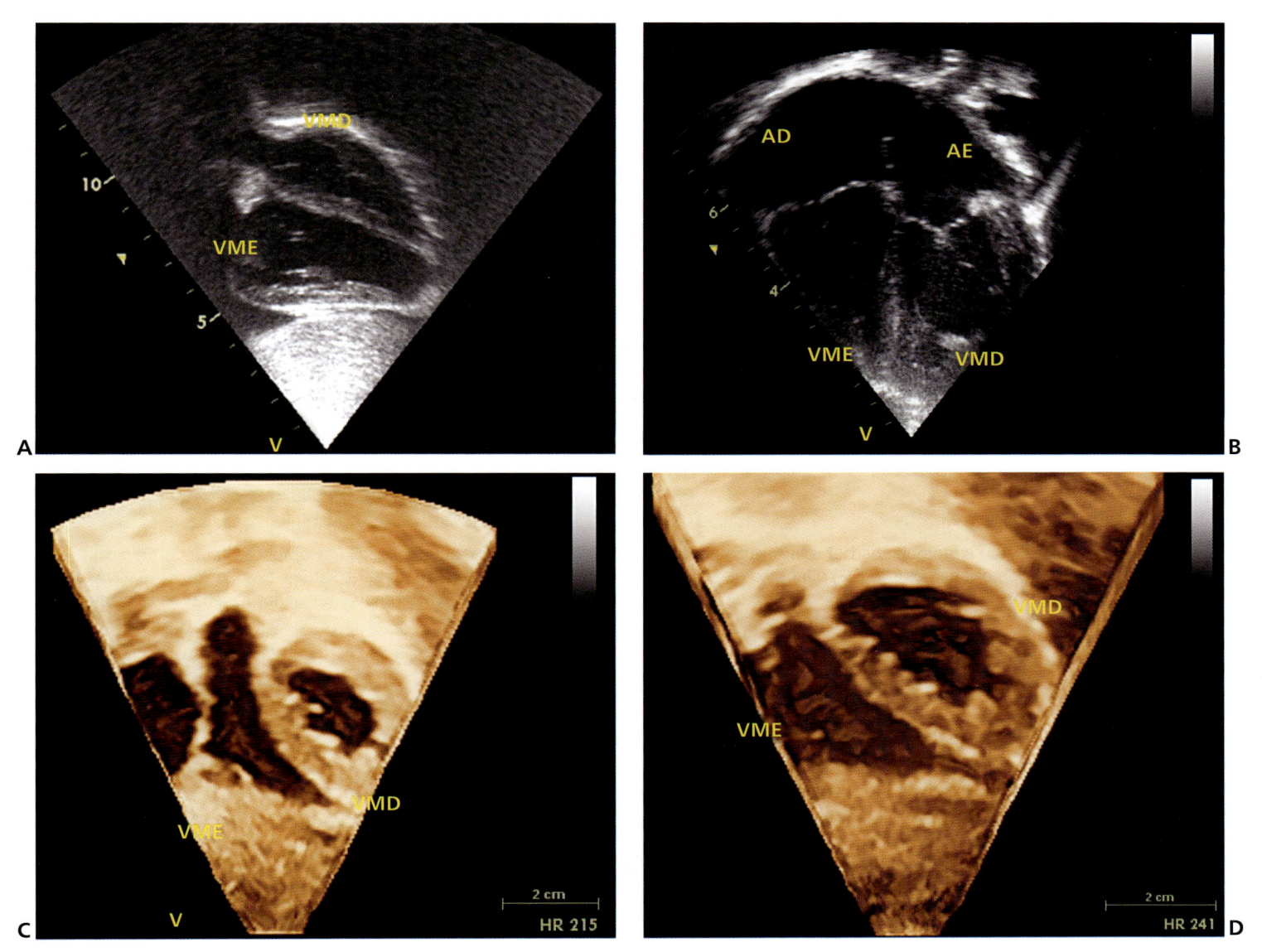

Fig. 26-8. Transposição corrigida das grandes artérias, trabeculação dos ventrículos. (**A**) Posição subcostal mostrando morfologia elipsoide do ventrículo morfológico esquerdo (VME). A trabeculação na análise bidimensional não é facilmente perceptível. (**B**) A posição de quatro câmaras demonstra a hipertrofia ventricular do ventrículo morfológico direito (VMD) à esquerda. (**C** e **D**) A análise da trabeculação dos ventrículos ao tridimensional mostra com muito mais detalhes a trabeculação tipicamente grosseira do VMD quando comparado ao VME. AD = Átrio direito; AE = átrio esquerdo.

Posição das grandes artérias

A regra do *looping* estabelece que quando a alça ventricular dobra para a direita (d-*looping*), o ventrículo direito permanece normalmente posicionado à direita. Ao contrário, quando a alça ventricular dobra para a esquerda (l-*looping*), o ventrículo direito permanece anormalmente posicionado à esquerda. Portanto, na TCGA ocorre um l-*looping*, e as artérias são paralelas com a aorta anterior e mais à esquerda do tronco pulmonar.

DIFICULDADES NO DIAGNÓSTICO

Como na TCGA o septo interventricular está em um plano quase sagital, o feixe de ultrassom pode não mostrar o septo adequadamente, mas somente cruzar a parede livre do ventrículo direito colocado à esquerda. Isto poderá causar falsas impressões de CIV, principalmente nos cortes subcostais.

Em pacientes mais velhos, o ventrículo esquerdo situado à direita pode ser sombreado pelo esterno. Entretanto, posicionando o paciente em decúbito lateral esquerdo teremos no mínimo parte ou ambos os ventrículos neste corte. A visão do eixo curto nesta posição é mais útil. Na criança jovem, o eixo curto subcostal dá uma visão completa da anatomia ventricular.

O diagnóstico ecocardiográfico de TCGA simples não é difícil, pois há muitos critérios que podem ser usados para determinar a morfologia ventricular.

RESUMO DOS ACHADOS ECOCARDIOGRÁFICOS

- Coração posicionado mais ao centro.
- Discordância atrioventricular e ventrículo-arterial.
- Ventrículo de morfologia direita à esquerda na posição de quatro câmaras.

- Banda moderadora à esquerda.
- Valva atrioventricular mais próxima da ponta do ventrículo posicionada à esquerda (valva tricúspide à esquerda).
- Origem paralela das grandes artérias.
- Aorta anterior e à esquerda emergindo do ventrículo de morfologia direita.

BIBLIOGRAFIA

Beauchesne LM, Warnes CA, Connolly HM *et al.* Outcome of the unoperated adult who presents with congenitallycorrected transposition of the great arteries. *J Am Coll Cardiol* 2002;40(2):285.

Connelly MS, Liu PP, Williams WG *et al.* Congenitally corrected transposition of the great arteries in the adult: functional status and complications. *J Am Coll Cardiol* 1996;27(5):1238.

Friedberg DZ, Nadas AS. Clinical profile of patients with congenital corrected transposition of the great arteries: a study of 60 cases. *N Engl J Med* 1970;282(19):1053.

Graham TP, Bernard YD, Mellen BG *et al.* Long-term outcome in congenitally corrected transposition of the great arteriesa multi-institutional study. *J Am Coll Cardiol* 2000;36(1):255.

Hornung TS, Bernard EJ, Celermajer DS *et al.* Right ventricular dysfunction in congenitally corrected transposition of the great arteries. *Am J Cardiol* 1999;84(9):1116.

Lundstrom U, Bull C, Wyse RK *et al.* The natural and "unnatural" history of congenitally corrected transposition. *Am J Cardiol* 1990;65(18):1222.

Prieto LR, Hordof AJ, Secic M *et al.* Progressive tricuspid valve disease in patients with congenitally corrected transposition of the great arteries. *Circulation* 1998;98(10):997.

Rutledge JM, Nihill MR, Fraser CD *et al.* Outcome of 121 patients with congenitally corrected transpositionof the great arteries. *Pediat Cardiol* 2002;23(2):137.

Salehian O, Schwerzmann M, Merchant N *et al.* Assessment of systemic right ventricular function in patients with transposition of the great arteries using the myocardial performance index comparison with cardiac magnetic resonance imaging. *Circulation* 2004;110(20):3229.

27 Dupla Via de Saída de Ventrículo Direito

Lilian M. Lopes
Gustavo A. G. Fávaro

INTRODUÇÃO

Não há uma definição universal da dupla via de saída de ventrículo direito (DVSVD). Para alguns este termo significa origem de uma grande artéria e pelo menos 50% da outra; outros requerem a presença de músculo do cone entre ambas as grandes artérias e descontinuidade mitroaórtica. Entretanto, a maioria dos especialistas concorda que a dupla via de saída de ventrículo direito abrange um grupo extremamente heterogêneo de anomalias cardíacas com uma característica comum: ambas as grandes artérias emergem completa ou predominantemente do ventrículo morfológico direito, independente se este ventrículo está localizado à direita, à esquerda ou superiormente.

A dupla via de saída de ventrículo direito é a cardiopatia congênita com maior espectro de apresentação, anatômica e clínica. Pode ocorrer com todas as anormalidades de *situs* e variações de conexões atrioventriculares.

CLASSIFICAÇÃO

Em relação à posição das grandes artérias, a Figura 27-1 exemplifica as possibilidades na DVSVD:

1. Relação normal com aorta mais dextroposta e posterior à artéria pulmonar, entretanto cruzadas entre si ao emergir dos ventrículos, lembrando o cruzamento das artérias de um coração normal (Fig. 27-1A). Caso haja estenose subpulmonar, a dupla via lembrará uma tetralogia de Fallot, apresentando também desvio anterior do septo infundibular e comunicação interventricular (CIV) subaórtica (DVSVD tipo Fallot) (Fig. 27-2A). Caso a valva pulmonar seja normal, e a comunicação interventricular, subaórtica, este tipo é chamado em vida pós-natal de DVSVD tipo CIV, pela similaridade dos sintomas clínicos de hiperfluxo e pouca ou nenhuma cianose (Fig. 27-2B).
2. Artérias lado a lado, com aorta à direita da artéria pulmonar (Fig. 27-1B).
3. Aorta mais anterior e superior, à direita da artéria pulmonar (Fig. 27-1C). A comunicação interventricular costuma ser subpulmonar, lembrando uma transposição das grandes artérias (DVSVD tipo transposição ou Taussig-Bing) (Fig. 27-2C).
4. Aorta mais anterior e à esquerda da artéria pulmonar, comum quando há discordância atrioventricular, e rara com concordância atrioventricular (Fig. 27-1D).

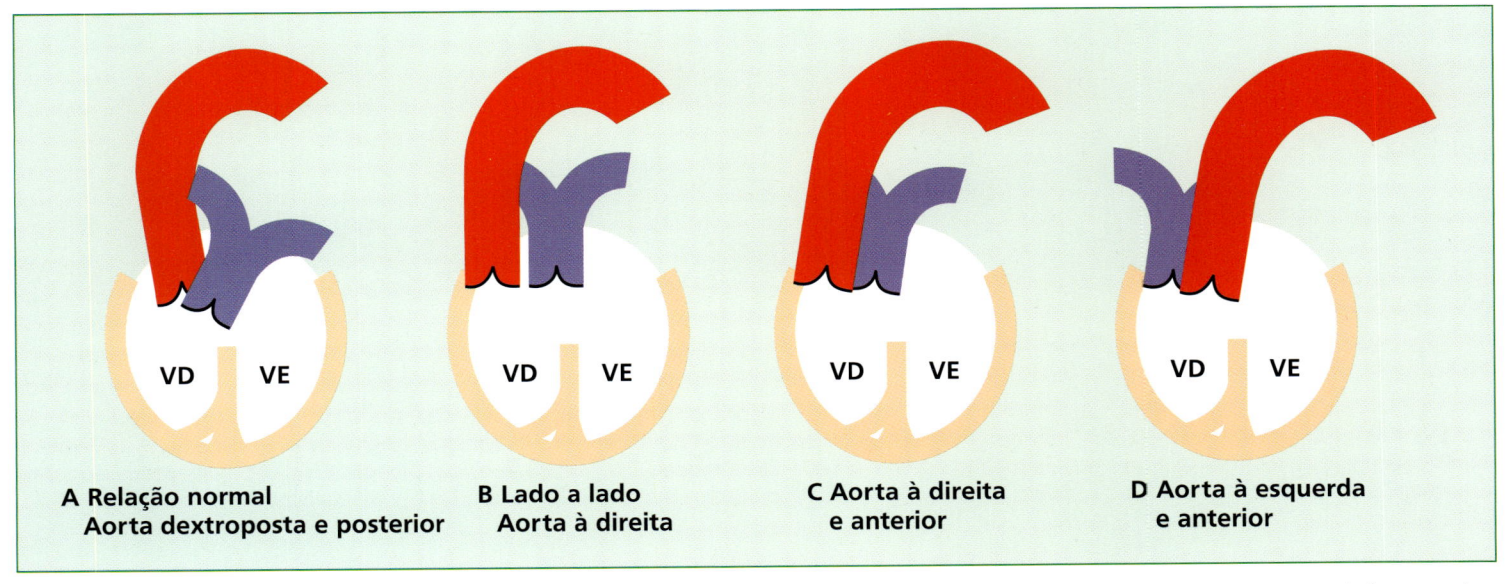

Fig. 27-1. Diagrama demonstrando as variações anatômicas da DVSVD. (**A-D**) Posição das grandes artérias. VD = Ventrículo direito; VE = ventrículo esquerdo.

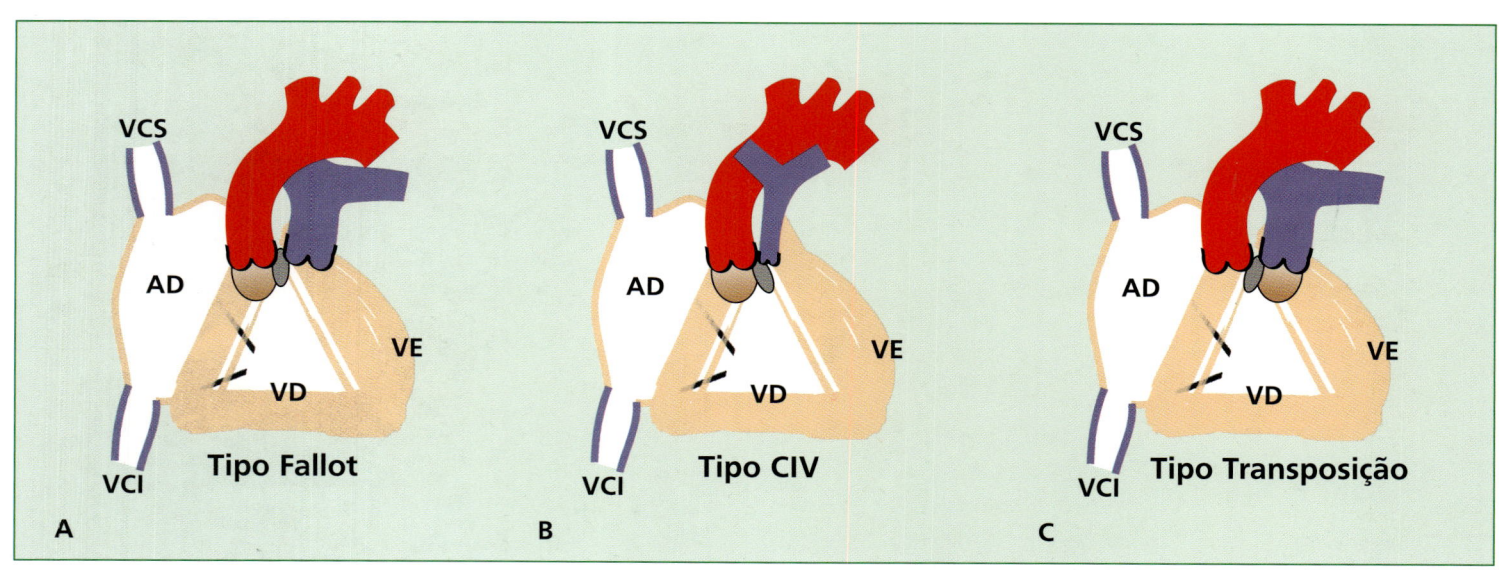

Fig. 27-2. (**A-C**) Tipos de duplas vias mais comumente encontrados na prática clínica. AD = Átrio direito; VD = ventrículo direito; VE = ventrículo esquerdo; VCS = veia cava superior; VCI = veia cava inferior.

Em relação à posição da comunicação interventricular (CIV), existem quatro possibilidades na DVSVD:

- Subaórtica (Fig. 27-3A).
- Subpulmonar (Fig. 27-3B).
- Duplamente relacionada (subaórtica e subpulmonar) (Fig. 27-3C).
- Não relacionada (distante das regiões subaórtica e subpulmonar) (Fig. 27-3D).

Na Figura 27-2, estão exemplificados os tipos mais comuns de dupla via que se diagnostica na prática diária de um serviço de referência em ecocardiografia pediátrica, sendo o mais frequente a dupla via tipo Fallot, seguida da dupla via tipo transposição ou Taussig-Bing e, mais raramente, o tipo CIV (Figs. 27-4 e 27-5). Mais de 50% dos pacientes com DVSVD têm anomalias das valvas atrioventriculares associadas. Uma das malformações mais comuns é a atresia mitral com ventrículo esquerdo hipoplásico (Fig. 27-6). Outras anomalias incluem estenose tricúspide, anomalia de Ebstein e defeito do septo atrioventricular total (DSAVT) ou parcial (Fig. 27-7). A DVSVD também pode fazer parte das múltiplas anomalias do *situs* ambíguos ou síndromes dos isomerismos atriais. A atresia tricúspide associada à justaposição esquerda dos apêndices atriais pode ocasionalmente estar presente. A coarctação da aorta também poderá ocorrer, particularmente quando a área subaórtica é estreitada por mal alinhamento do septo infundibular. A arquitetura ventricular tipo superior-inferior é uma forma rara, mas possível (Fig. 27-8).

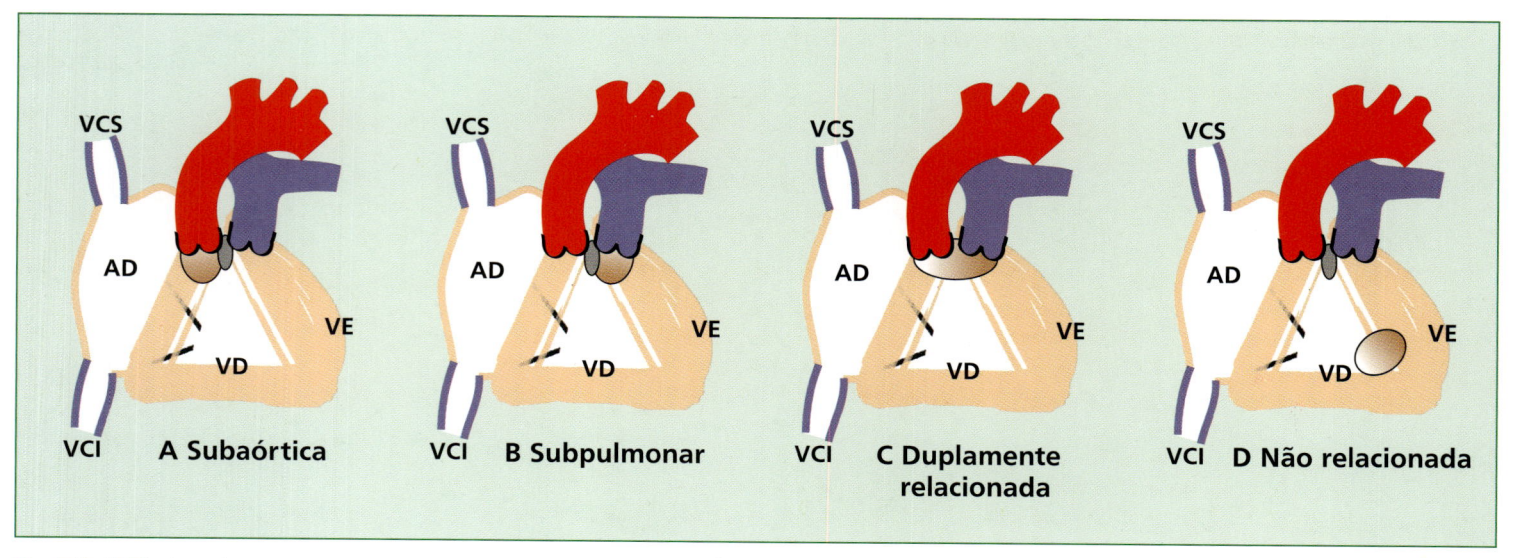

Fig. 27-3. (**A-D**) Tipos de posições da comunicação interventricular. AD = Átrio direito; VD = ventrículo direito; VE = ventrículo esquerdo; VCS = veia cava superior; VCI = veia cava inferior.

Capítulo 27 ▪ Dupla Via de Saída de Ventrículo Direito

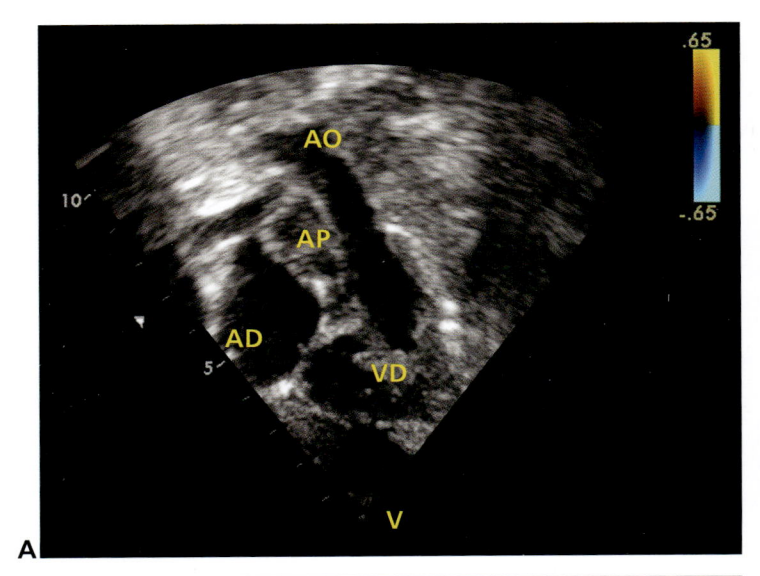

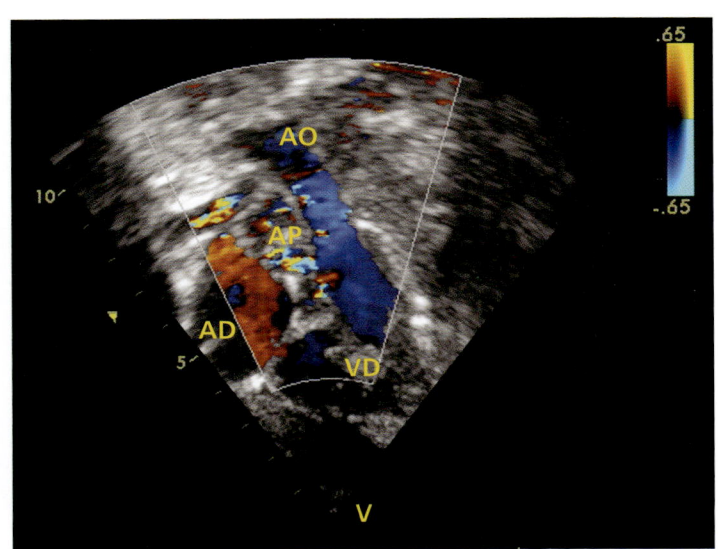

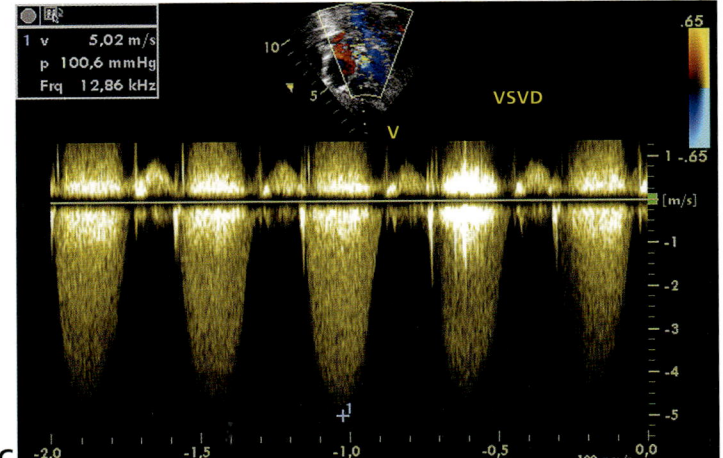

Fig. 27-4. Dupla via de saída de ventrículo direito do tipo Fallot. (**A**) O Corte subcostal demonstra ambas as artérias emergindo do ventrículo direito (VD), com a aorta (AO) mais dextroposta. (**B**) Mesmo corte demonstrando fluxo laminar para a aorta e fluxo acelerado para a artéria pulmonar (AP) ao Doppler colorido. (**C**) Doppler contínuo alinhado na via de saída do VD (VSVD) e artéria pulmonar com velocidade alta (5,00 m/s) e gradiente de pico de 100 mmHg. AD = Átrio direito.

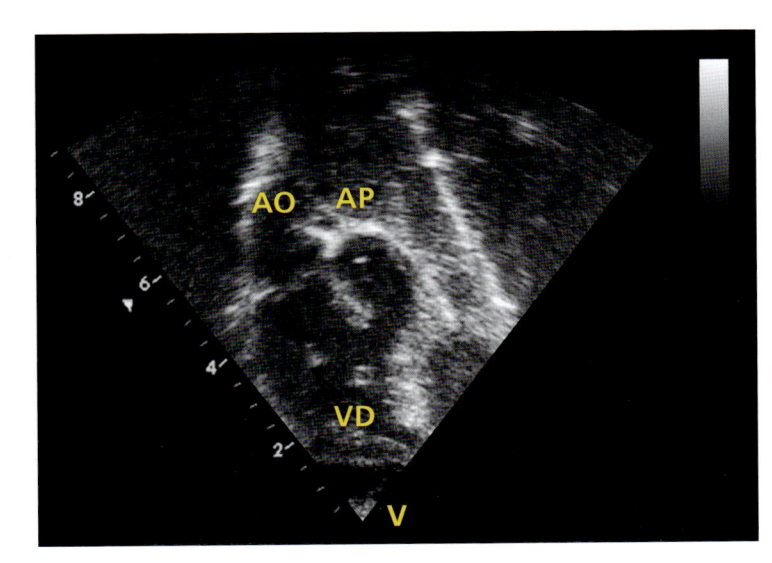

Fig. 27-5. Dupla via de saída de ventrículo direito do tipo transposição/Taussig-Bing. Corte subcostal demonstra ambas as artérias emergindo do ventrículo direito (VD) e o septo infundibular desviado (duplo infundíbulo). AO = Aorta; AP = artéria pulmonar; VD = ventrículo direito.

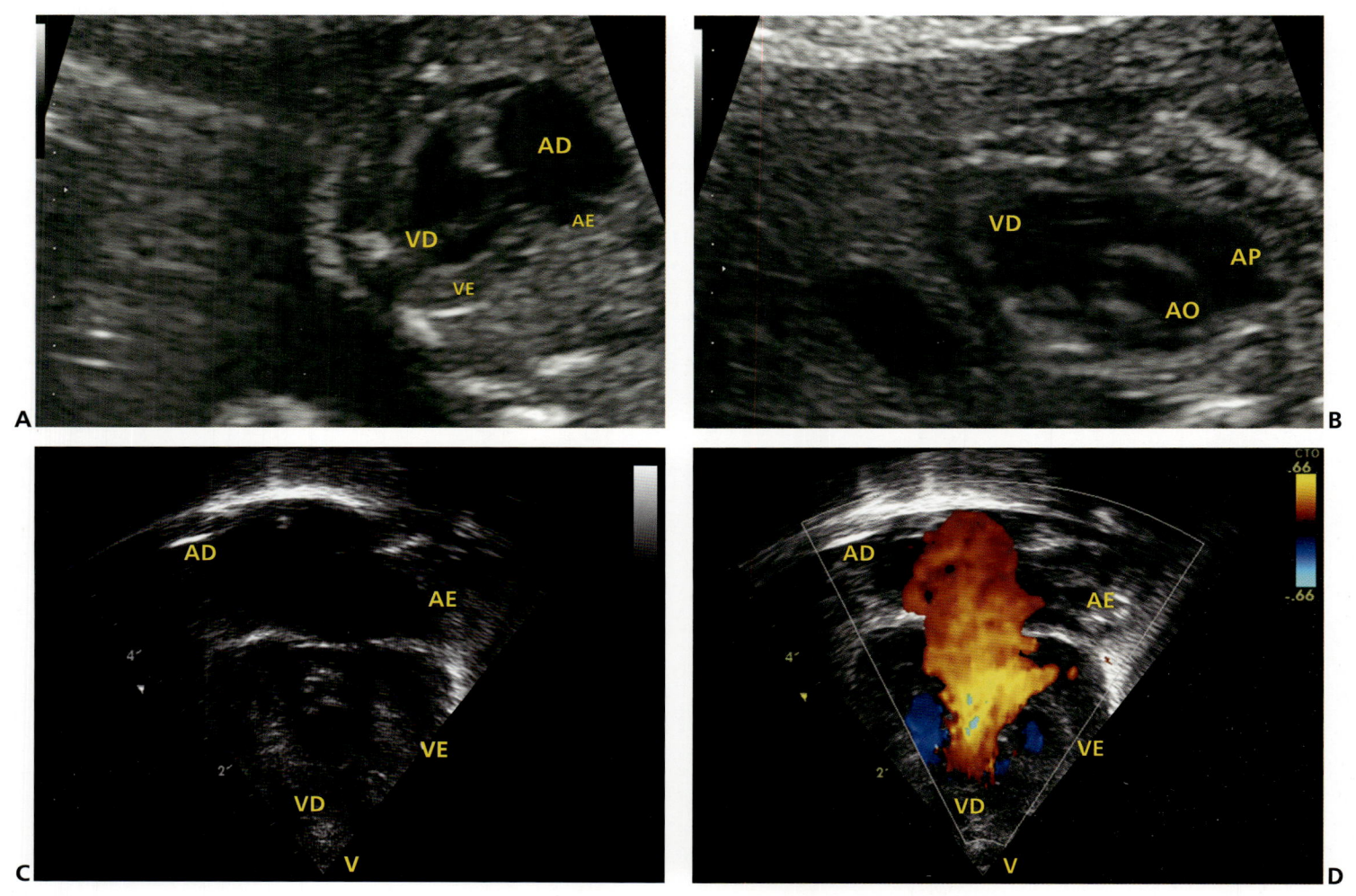

Fig. 27-6. Dupla via de saída de ventrículo direito com hipoplasia de ventrículo esquerdo. (**A**) Ecocardiograma fetal mostrando hipoplasia de câmaras esquerdas com câmaras direitas muito dilatadas em feto de 31 semanas de gestação, posição de quatro câmaras. (**B**) Corte longitudinal demonstrando ambas as artérias emergindo do ventrículo direito (VD). (**C**) Recém-nascido, posição de quatro câmaras confirmando a hipoplasia de câmaras esquerdas. (**D**) O Doppler colorido mostra fluxo anterógrado apenas pela valva tricúspide (atresia mitral). AD = Átrio direito; AE = átrio esquerdo; VE = ventrículo esquerdo; AO = aorta; AP = artéria pulmonar.

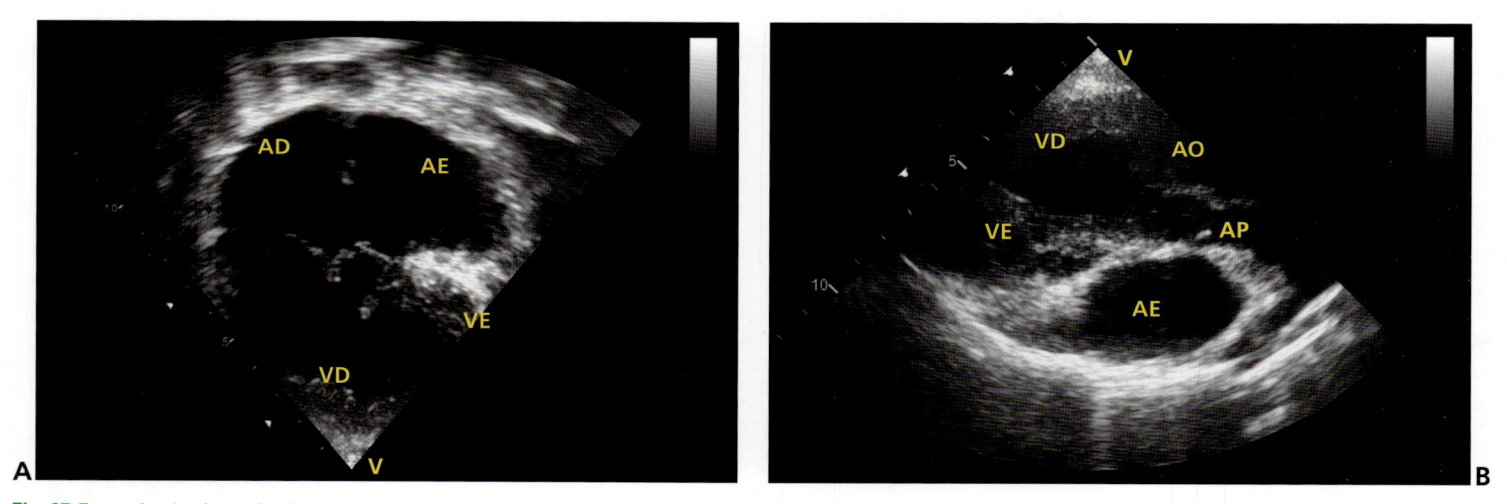

Fig. 27-7. Dupla via de saída de ventrículo direito com defeito do septo atrioventricular. (**A**) Posição de quatro câmaras demonstrando ampla comunicação interatrial *ostium primum* com atresia da porção esquerda da valva atrioventricular e hipoplasia de ventrículo esquerdo. (**B**) Corte paraesternal de eixo longo confirmando a emergência das artérias pulmonar (AP) e aorta (AO) do ventrículo direito. AD = Átrio direito; AE = átrio esquerdo; VD = ventrículo direito; VE = ventrículo esquerdo.

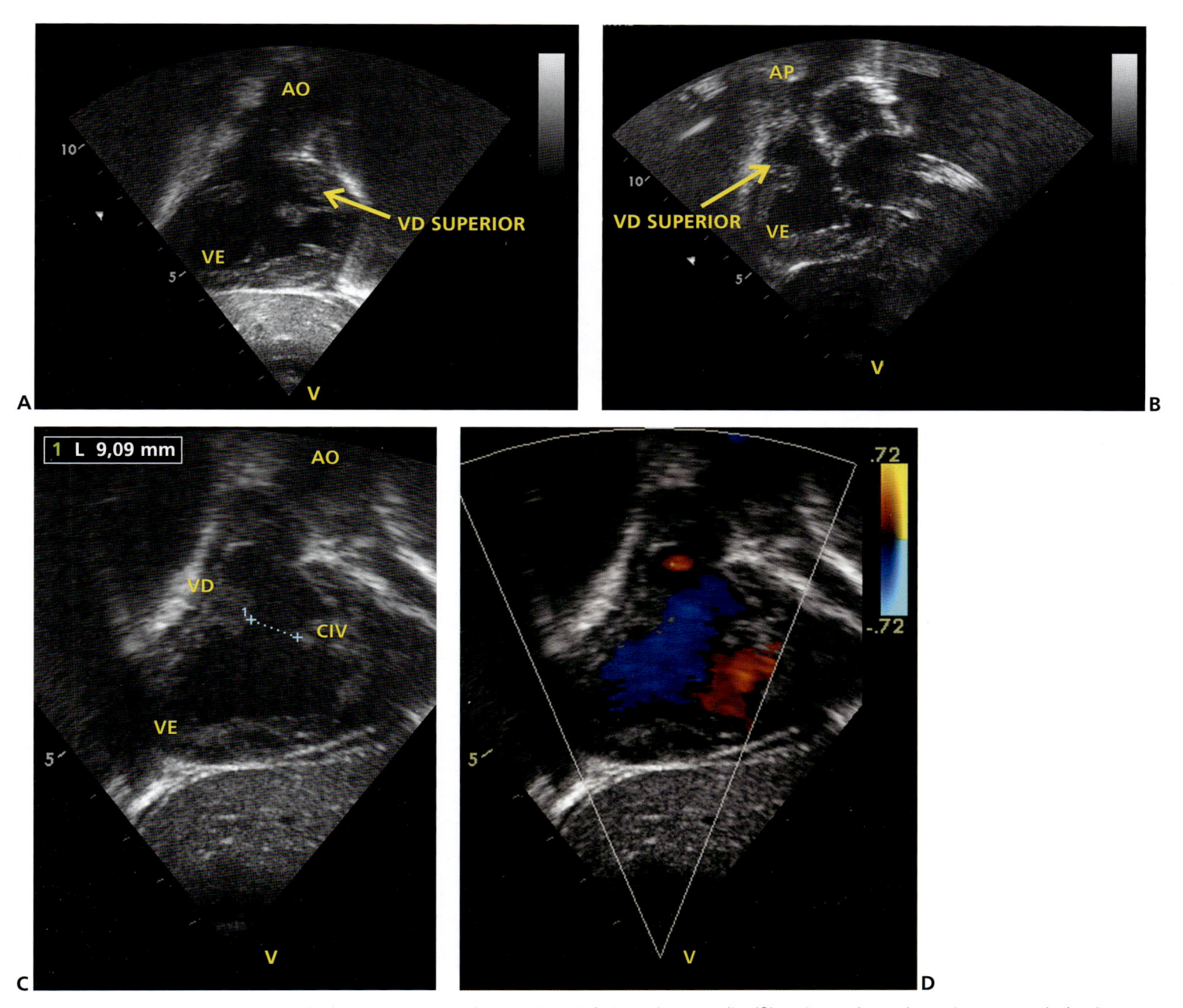

Fig. 27-8. Dupla via de saída de ventrículo direito com ventrículos superior e inferior e dextrocardia. (**A**) Posição subcostal, arquitetura ventricular tipo superior e inferior com ventrículo direito (VD) dando origem à aorta (AO). Formato triangular do VD superior. (**B**) Mesma posição com ventrículo direito dando origem à artéria pulmonar (AP). (**C**) Comunicação interventricular (CIV) ao bidimensional. (**D**) Doppler colorido mapeando o fluxo da comunicação interventricular em azul. VE = Ventrículo esquerdo.

Anomalias associadas

Mais de 50% dos pacientes com DVSVD têm anomalias das valvas atrioventriculares associadas, como atresia mitral com ventrículo esquerdo hipoplásico, estenose da valva tricúspide, Ebstein, DSAV total, *cleft* da valva mitral, *overriding/straddling* da valva tricúspide (via de defeito AV septal), *overriding/straddling* da valva mitral (via CIV por mal alinhamento).

A DVSVD acompanha múltiplas anomalias cardiovasculares, como heterotaxias, defeito do septo atrioventricular, justaposição esquerda dos apêndices atriais, atresia tricúspide. A coarctação da aorta pode estar associada à DVSVD, particularmente quando há estenose subaórtica.

ACHADOS INDIRETOS

Na DVSVD as grandes artérias podem ser identificadas pela sua ramificação, e seus ventrículos alinhados podem ser vistos especialmente no eixo curto com varredura craniocaudal e no subcostal com corte sagital. As seguintes características anatômicas precisam ser identificadas: a relação das grandes artérias entre si, a presença de infundíbulo e se houver obstrução nas vias de saída, posição e tamanho da CIV, presença de outras lesões associadas e perda ou alongamento da junção mitroaórtica.

TÉCNICA DE EXAME

Para a compreensão do prognóstico clínico e programação da conduta cirúrgica os principais pontos serão a posição e tamanho da comunicação interventricular, a relação das grandes artérias entre si e a presença ou não de obstrução ao fluxo pulmonar ou aórtico. O corte subcostal demonstra as grandes artérias sobre os ventrículos e o duplo infundíbulo (Fig. 27-9).

Para definir a posição da comunicação interventricular, a seguinte manobra deve ser feita:

A) Corte paraesternal de eixo longo para definir posição das grandes artérias, isto é, qual seria a aorta e qual seria a artéria pulmonar.
B) Rodar o transdutor para o corte paraesternal de eixo curto sem perder a orientação especial das artérias para definir a posição dos anéis, isto é, confirmar qual seria o anel valvar aórtico e qual seria o anel valvar pulmonar (Fig. 27-10A).
C) Neste mesmo corte transversal, bascular em direção ao ápex para localizar a CIV no septo, definindo qual seria o anel valvar que está mais próximo da CIV (Fig. 27-10B).
D) Acionar o Doppler colorido para definir a direção do fluxo, isto é, para qual artéria o fluxo da CIV se dirige preferencialmente (Fig. 27-10C).

Dessa forma, define-se se a CIV é subaórtica, subpulmonar, não relacionada ou duplamente relacionada. Embora o corte subcostal demonstre com clareza as grandes artérias sobre os ventrículos, não é adequado para estabelecer a relação dos vasos com a CIV, uma vez que rotações e angulações com a sonda criem falsas impressões (Fig. 27-11).

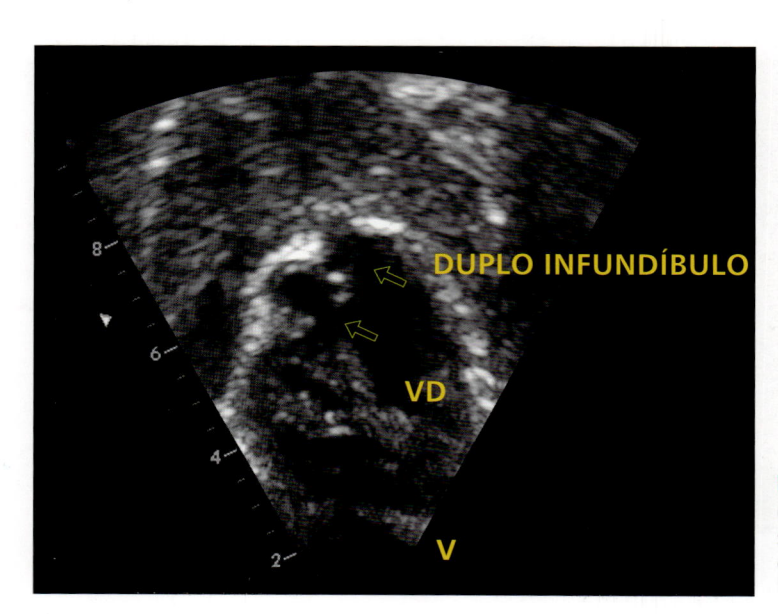

Fig. 27-9. Dupla via de saída de ventrículo direito tipo transposição/Taussig-Bing. Corte subcostal demonstra ambas as artérias emergindo do ventrículo direito (VD) e o septo infundibular desviado (duplo infundíbulo).

Capítulo 27 ▪ Dupla Via de Saída de Ventrículo Direito

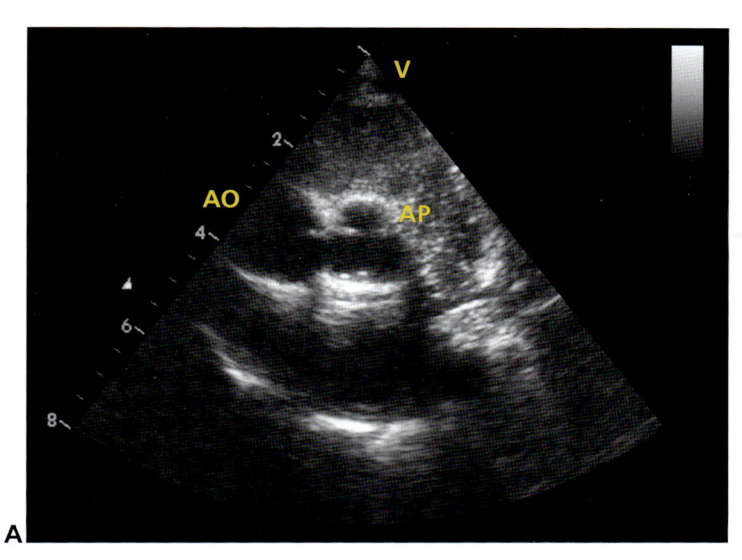

Fig. 27-10. Sequência de cortes para estabelecer relação da comunicação interventricular com as artérias. (**A**) O corte paraesternal de eixo curto define a posição dos anéis valvares. (**B**) Corte transversal abaixo do plano dos anéis valvares mostrando a comunicação interventricular (CIV) e (**C**) o fluxo ao Doppler colorido que, neste caso, se dirige para a artéria pulmonar. Trata-se, então, de uma dupla via de saída de ventrículo direito do tipo transposição/ Taussig-Bing.
AO = Aorta; AP = artéria pulmonar; VE = ventrículo esquerdo; VP = valva pulmonar.

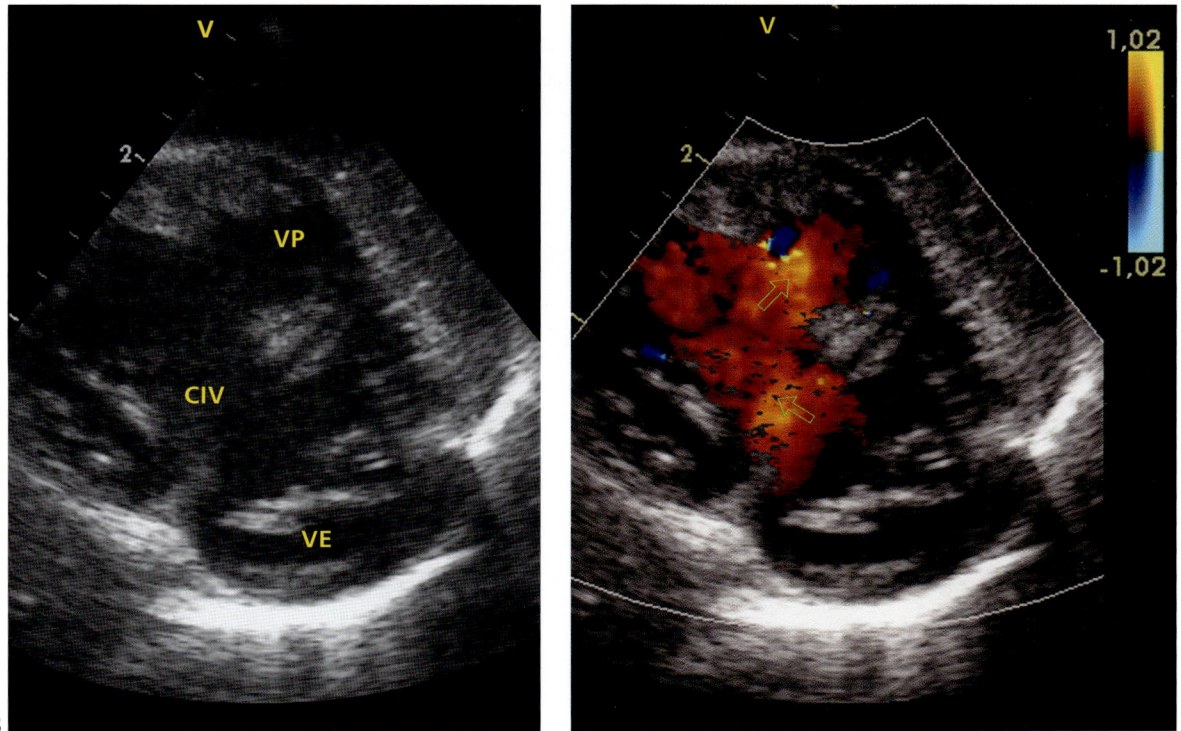

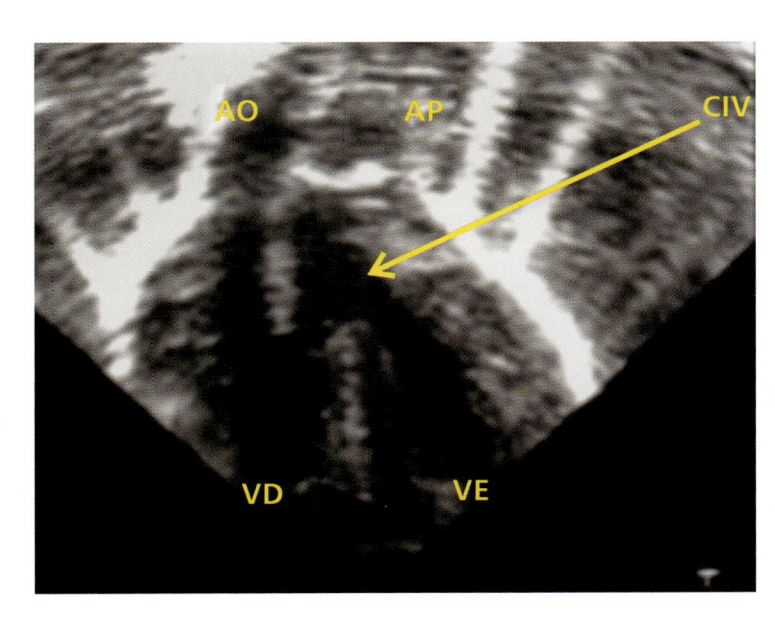

Fig. 27-11. Dupla via de saída de ventrículo direito do tipo transposição/Taussig-Bing, corte subcostal. Este corte demonstra com clareza as grandes artérias sobre os ventrículos, mas não é adequado para estabelecer a relação dos vasos com a comunicação interventricular (CIV). VD = Ventrículo direito; VE = ventrículo esquerdo; AO = aorta; AP = artéria pulmonar.

DIFICULDADES NO DIAGNÓSTICO

Duas características são típicas da DVSVD, o infundíbulo muscular duplo e a origem dos grandes vasos do VD. A identificação dessas duas características pode tornar-se difícil, sendo dependente de uma janela ecocardiográfica adequada e de uma análise técnica e detalhada.

A medida da CIV também costuma gerar muita dúvida entre os principiantes que, com frequência, medem a distância ente a borda do septo interventricular até a borda do septo infundibular. Esta é a medida da região que o cirurgião vai ancorar o *patch* para fazer a correção total da dupla via. A CIV deve ser medida no espaço que, se um *patch* fosse ali colocado, deixaria o ventrículo esquerdo sem saída (Fig. 27-12).

O grau de cavalgamento da aorta ou da artéria pulmonar pode ser difícil de identificar. Vistas tangenciais podem criar uma falsa impressão. Além disso, às vezes o septo interventricular pode estar curvado. A relação deve ser determinada com cuidado e em múltiplas posições do transdutor.

O mais comum tipo de erro está relacionado com a nomenclatura e não com o diagnóstico anatômico. Em casos complexos é mais importante a descrição dos componentes anatômicos (posição das grandes artérias, CIV, obstruções). A dupla via de saída de ventrículo esquerdo é bem mais rara, geralmente tem CIV subaórtica e VD hipoplásico ou atresia tricúspide (Fig. 27-13).

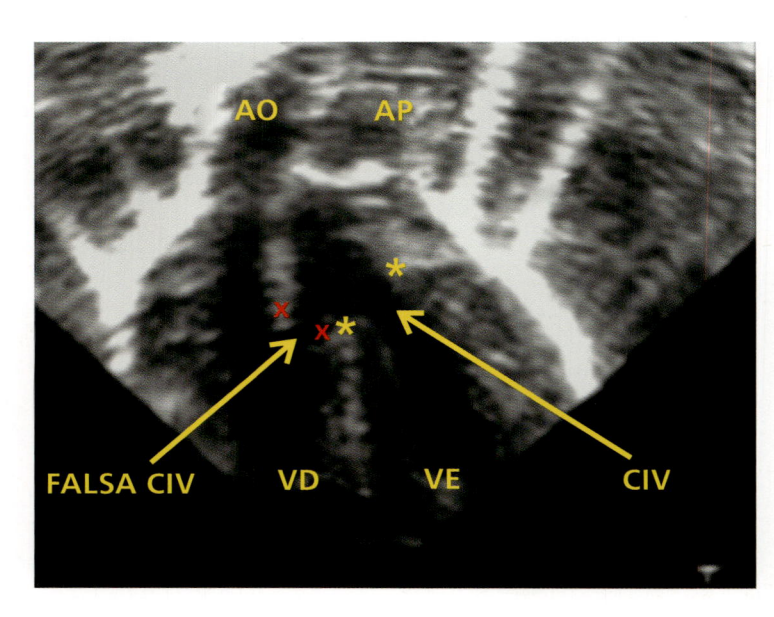

Fig. 27-12. Mensuração da comunicação interventricular na dupla via de saída de ventrículo direito. A seta aponta para a comunicação interventricular (CIV) verdadeira, medida no ponto comunicante do ventrículo esquerdo com direito (asterisco amarelo). A "falsa CIV" está demonstrada com letra "X" em vermelho, entre a borda do septo interventricular até a borda do septo infundibular. VD = Ventrículo direito; VE = ventrículo esquerdo; AO = aorta; AP = artéria pulmonar.

RESUMO DOS ACHADOS ECOCARDIOGRÁFICOS

- Ambas as grandes artérias emergem completa ou predominantemente do ventrículo morfológico direito, independente se este ventrículo está localizado à direita, à esquerda ou superiormente.
- Pela ampla variação de apresentação, checar após confirmar a dupla saída:
  - Posição e tamanho da comunicação interventricular.
  - Relação das grandes artérias entre si.
  - Presença ou não de estenose pulmonar ou aórtica.

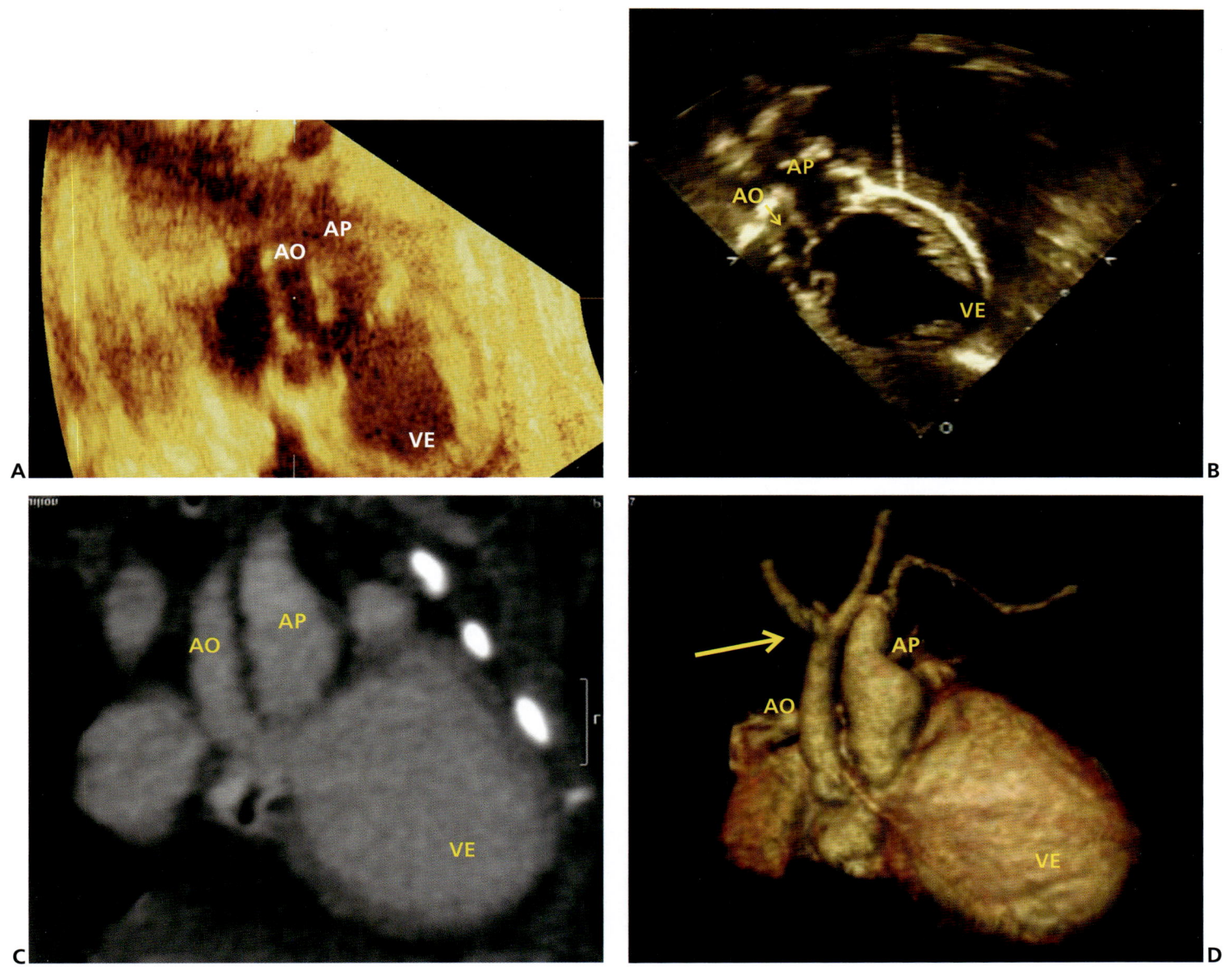

Fig. 27-13. Dupla via de saída de ventrículo esquerdo (DVSVE). (**A**) Feto de 30 semanas, corte mostrando o ventrículo esquerdo (VE) dilatado, do qual emergem as duas artérias, aorta (AO) que é hipoplásica, e artéria pulmonar (AP) dilatada. (**B**) Neonato, mesmo corte, confirmando a (DVSVE). (**C**) Imagem obtida por angiotomografia confirmando o diagnóstico feito em vida fetal de DVSVE. (**D**) Reconstrução tridimensional da imagem anterior, a seta aponta para uma interrupção do arco aórtico associado. (Imagem radiológica cedida pela Dra. Cintia Acosta Melo, Med Imagem, Hospital Beneficência Portuguesa de São Paulo.)

BIBLIOGRAFIA

Anderson RH, Becker AE, Freedom RM *et al.* Sequential segmental analysis of congenital heart disease. *Pediatr Cardiol* 1984;5:281.

Disessa TG, Hagan AD, Pope C *et al.* Two dimensional echocardiographic characteristics of double outlet right ventricle. *Am J Cardiol* 1979;44(6):1146.

Hagler DJ. Double-outlet right and left ventricles. In: Eidem BW, Frank C, O'Leary PW. (Eds.). *Echocardiography in pediatric and adult congenital heart disease.* Philadelphia: Wolters Kluwer Health, 2009. p. 269.

Loures DRR, Mulinari LA, Miyague NI. Dupla via de saída ventricular. In: Croti UA *et al. Cardiologia e cirurgia cardiovascular pediátrica.* 2. ed. São Paulo: Roca, 2013.

Obler D, Juraszek AL, Smoot LB *et al.* Double outlet right ventricle: aetiologies and associations. *J Medical Genetics* 2008;45(8):481.

Sridaromont S, Feldt RH, Ritter DG *et al.* Double outlet right ventricle: hemodynamic and anatomic correlations. *Am J Cardiol* 1976;38(1):85.

Williams RG, Bierman FZ, Sanders SP. Double outlet right ventricle. In: *Echocardiographic diagnosis of cardiac malformations.* Boston: Little Brown, 1986. p. 178.

28 Truncus Arteriosus

Lilian M. Lopes
Célia T. Nagamatsu

INTRODUÇÃO

O *truncus arteriosus* ou tronco arterial comum é uma forma de cardiopatia cianogênica onde apenas uma artéria emerge do coração, sendo responsável pelas circulações sistêmica, pulmonar e coronariana. Ocorre em 1,5% dos casos de cardiopatias congênitas em neonatos, apresentando variações em sua forma de apresentação quanto à origem da artéria pulmonar, o que gerou uma primeira classificação, em 1949, por Collett e Edwards, muito conhecida, porém com base apenas no local de origem das artérias pulmonares (Fig. 28-1A). Entretanto, mais recentemente a classificação de Calder *et al.* (1976) tem sido preferida pela maioria dos especialistas, por ser mais abrangente, à medida que leva em consideração não só o local de origem das artérias pulmonares, mas também a presença de comunicação interventricular e a morfologia do arco aórtico (Fig. 28-1B). Esta classificação divide o *truncus arteriosus* em quatro tipos, a saber:

- *Tipo I:* quando um tronco pulmonar comum se origina do *truncus* e divide-se em artéria pulmonar direita e esquerda (Fig. 28-2).
- *Tipo II:* quando os ramos pulmonares originam-se separadamente do *truncus* (Fig. 28-3).
- *Tipo III:* quando um dos ramos pulmonares está ausente, com colaterais sistêmicas suprindo um dos pulmões que não recebe artéria pulmonar do *truncus*.
- *Tipo IV:* quando o *truncus* se associa à interrupção do arco aórtico (Fig. 28-4).

Embora a valva truncal possa ter até seis folhetos, segundo Calder *et al.* (1976) em geral é tricúspide (60%), podendo ser quadricúspide (30%) ou bicúspide (10%) (Fig. 28-5). Um achado frequente nas valvas truncais é a abundância de tecido conectivo mucoso, responsável pelo aspecto grosseiramente nodular e espessado dos folhetos. Este espessamento ou displasia poderá resultar em insuficiência da valva truncal, estenose ou dupla lesão (Fig. 28-6). A valva truncal cavalga o septo interventricular relacionando-se igualmente com ambos os ventrículos na maioria das vezes. Entretanto, a origem do *truncus* poderá ter predominância do ventrículo direito (mais comumente) ou do esquerdo.

Em quase sua totalidade, há uma comunicação interventricular (CIV) do tipo mal alinhamento grande. O canal arterial é ausente, com exceção nos casos de interrupção do arco aórtico. Associado mais comumente a anomalias de coronárias (óstio único, trajeto intramural), arco aórtico à direita, comunicação interatrial, persistência da veia cava superior esquerda e interrupção do arco aórtico (tipo B). Em até 35% dos pacientes há associação à síndrome de DiGeorge e deleção do cromossomo 22.

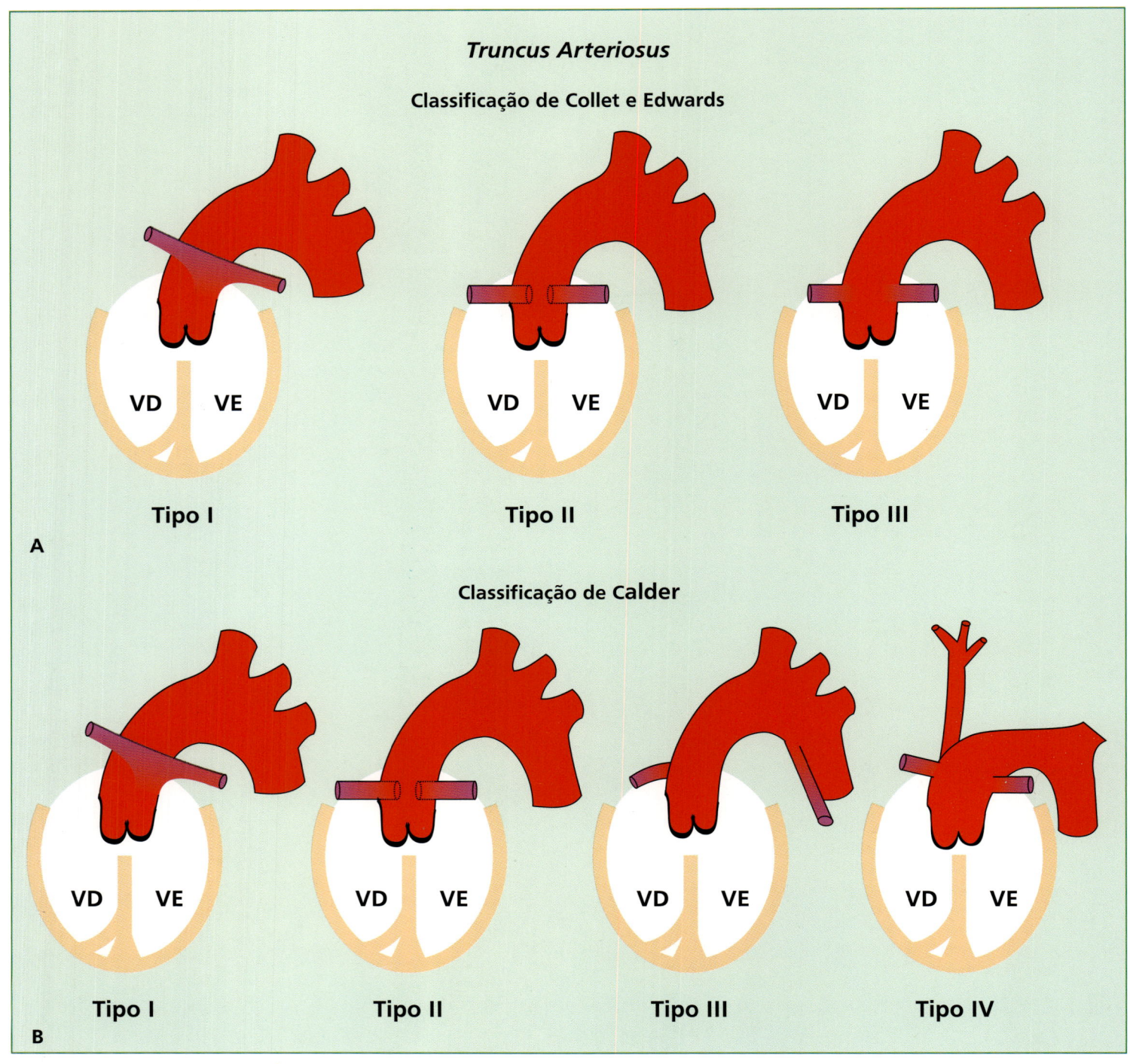

Fig. 28-1. Diagrama demonstrando as duas classificações mais utilizadas do *truncus arteriosus* ou tronco arterial comum. (**A**) Classificação de Collet & Edwards. Notar que *truncus* do tipo IV de Collet & Edwards não foi incluído no desenho, pois não é verdadeiramente um tipo de *truncus*, mas sim atresia pulmonar com comunicação interventricular (CIV) ou Fallot com atresia pulmonar. (**B**) Classificação de Calder *et al.*, mais utilizada. VD = ventrículo direito; VE = Ventrículo esquerdo.

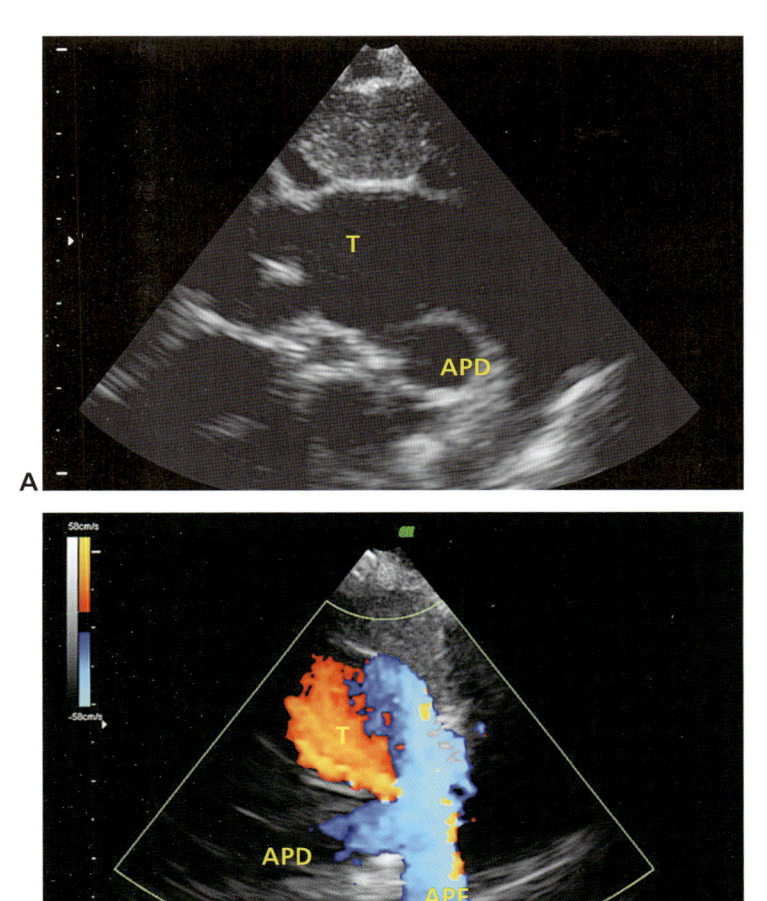

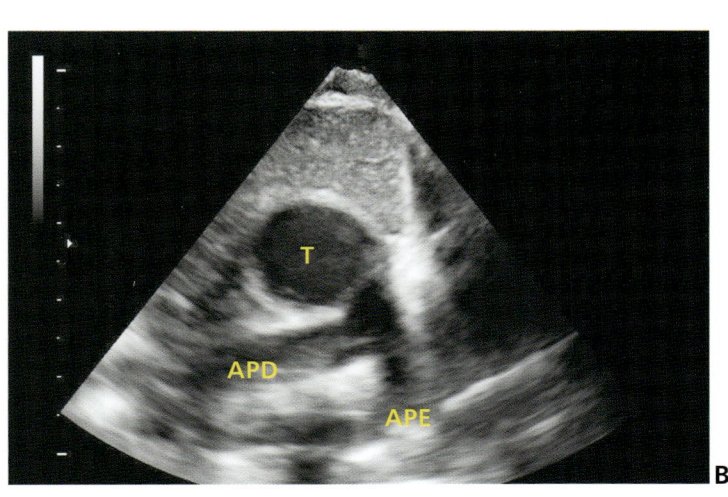

Fig. 28-2. *Truncus arteriosus* tipo I. (**A**) Corte paraesternal longitudinal mostrando o *truncus* (T) com emergência da artéria pulmonar direita. (**B**) Pequeno tronco pulmonar emergindo do *truncus* com bifurcação das artérias pulmonares direita e esquerda (APD e APE) em corte paraesternal de eixo curto ou transversal. (**C**) Doppler colorido do mesmo corte ecocardiográfico.

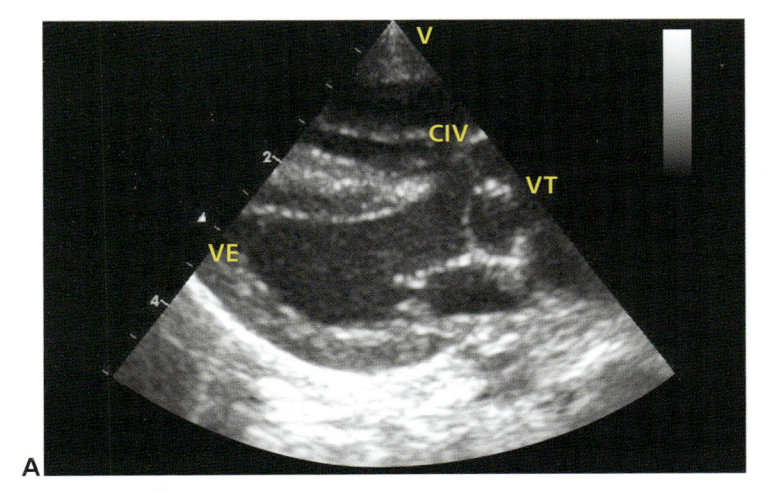

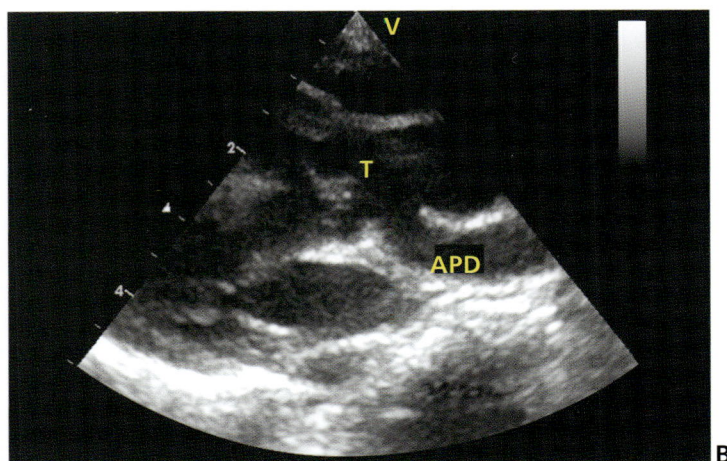

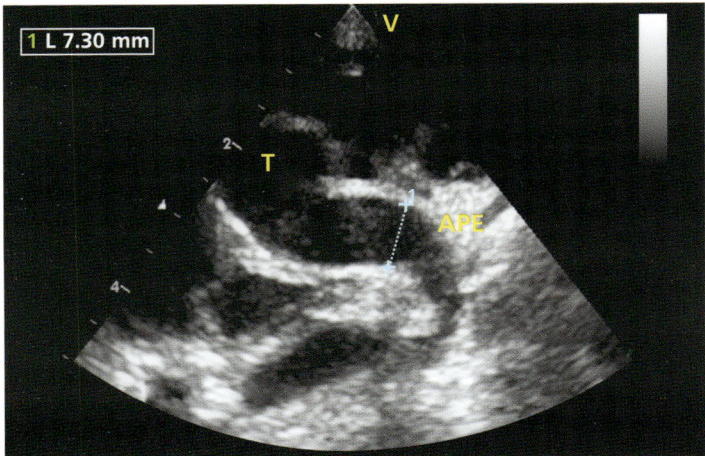

Fig. 28-3. *Truncus arteriosus* tipo II. Posição paraesternal longitudinal: (**A**) com valva truncal (VT) cavalgando septo interventricular em 50%; (**B**) focando emergência de ramos pulmonares, nota-se a artéria pulmonar direita (APD) emergindo diretamente da parede posterior do *truncus* (T). (**C**) Mesma posição com a artéria pulmonar esquerda (APE) emergindo diretamente da parede posterior do *truncus*. VE = Ventrículo esquerdo; CIV = comunicação interventricular.

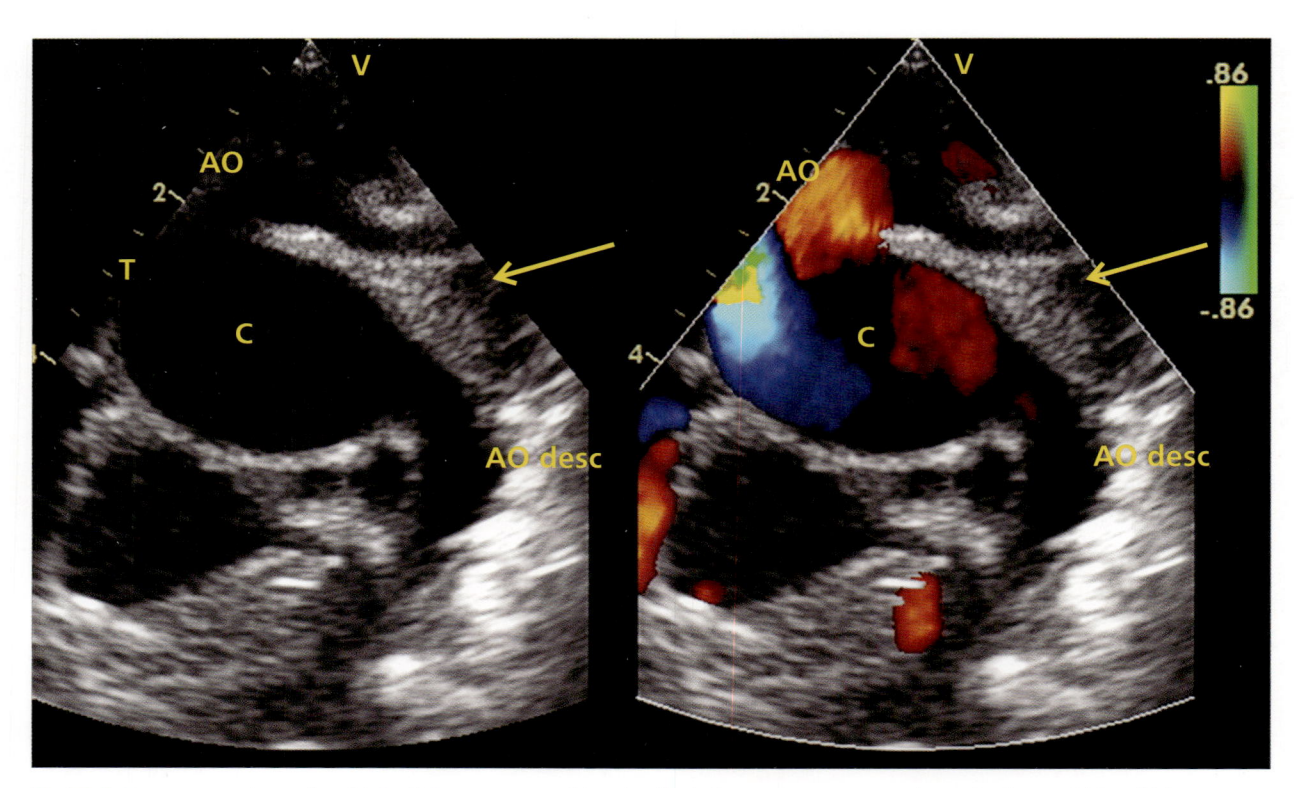

Fig. 28-4. *Truncus arteriosus* tipo IV. Posição paraesternal longitudinal alta, com aorta ascendente (AO) que é hipoplásica, originando-se do *truncus* (T). Um grande canal arterial (C) estabelece uma continuação natural com a aorta descendente (AO desc.). A seta aponta para o local da interrupção do arco aórtico.

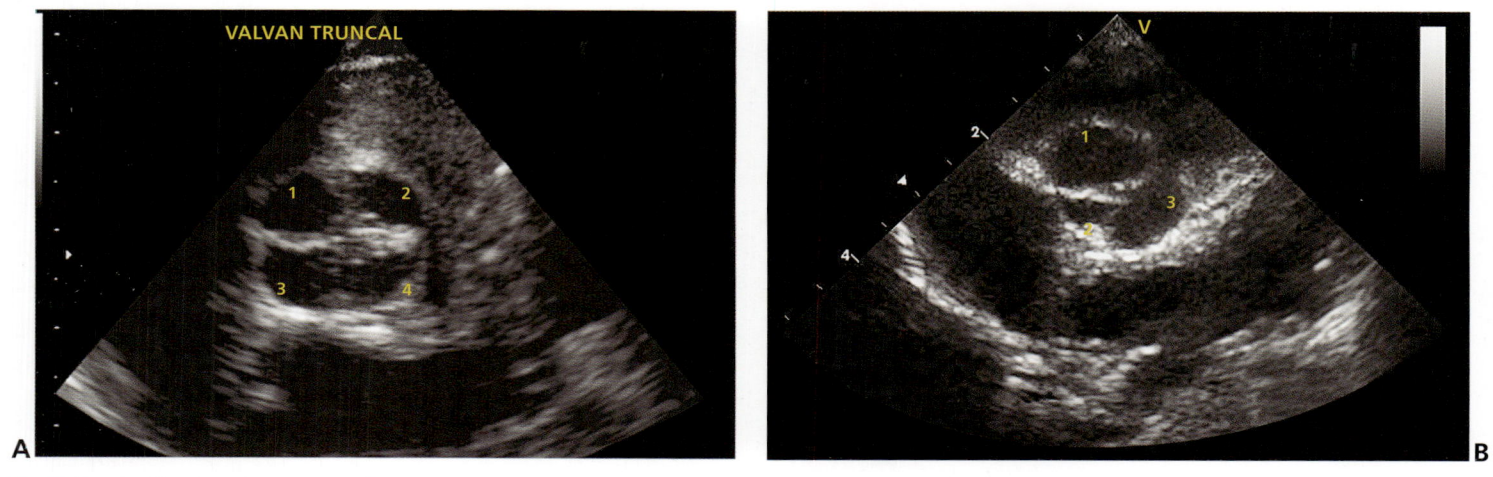

Fig. 28-5. Cúspides da valva truncal. (**A**) Valva truncal quadricúspide. (**B**) Valva truncal tricúspide e espessada.

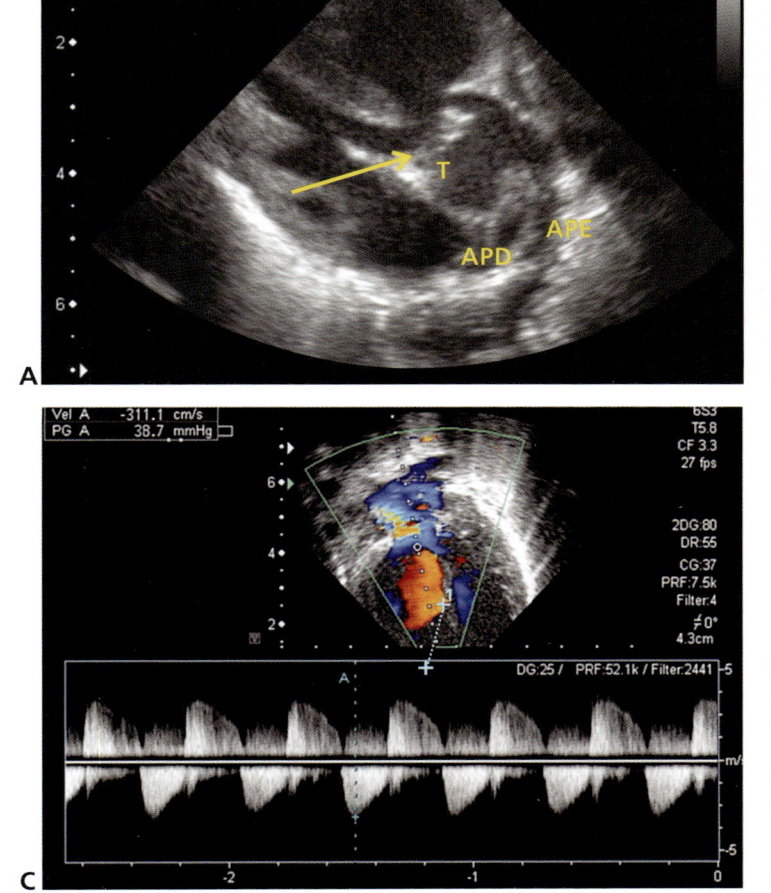

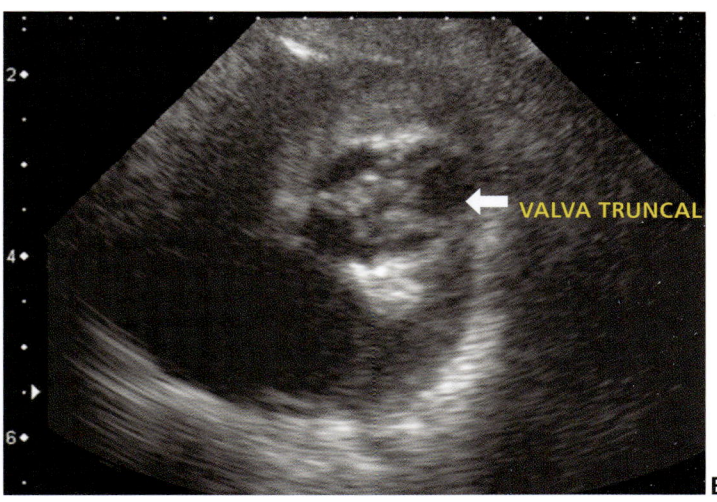

Fig. 28-6. Displasia valvar em *truncus* tipo II. (**A**) Valva truncal em corte paraesternal longitudinal com aspecto grosseiramente nodular e espessado das cúspides (seta). Notar a hipoplasia das artérias pulmonares. (**B**) Corte paraesternal de eixo curto mostrando abundância de tecido conectivo mucoso da valva truncal, responsável pelo aspecto grosseiramente irregular. (**C**) Doppler espectral da valva truncal mostrando gradiente sistólico de 38 mmHg e jato de insuficiência que, neste paciente, era importante. T = *Truncus*; APD = artéria pulmonar direita; APE = artéria pulmonar esquerda.

ACHADOS INDIRETOS

Grande artéria única dilatada que cavalga o septo interventricular com uma comunicação do tipo mal alinhamento.

Valva truncal malformada com insuficiência ou estenose.

Ausência de via de saída do ventrículo direito.

Embora na maior parte das vezes a valva truncal cavalgue o septo interventricular e se relacione de maneira proporcional com ambos os ventrículos, poderá haver um cavalgamento predominante para um dos ventrículos. Mais raramente, a valva truncal poderá emergir exclusivamente de apenas um ventrículo em casos em que existe atresia atrioventricular do ventrículo contralateral.

TÉCNICA DE EXAME

No corte paraesternal de eixo longo, observa-se grande vaso único em continuidade com a valva mitral, originando-se da base do coração e cavalgando o septo interventricular.

Com a incidência do eixo curto, visibilizam-se a morfologia e folhetos da valva truncal, a comunicação interventricular e as artérias coronárias.

No *truncus* tipo I, o segmento curto do tronco da artéria pulmonar origina-se posterior e à esquerda do tronco comum; no *truncus* tipo II, os ramos originam-se lado a lado, mas com óstios independentes. O corte paraesternal alto transverso é o mais importante para o diagnóstico diferencial entre *truncus* tipo I e II. Demonstra o pequeno tronco pulmonar com a bifurcação das artérias pulmonares no tipo I e a saída das artérias pulmonares diretamente do *truncus* sem tronco pulmonar no tipo II (Fig. 28-7).

No *truncus* tipo III, não é possível demonstrar as duas artérias simultaneamente, pois originam-se de orifícios independentes e bem separados.

Os cortes subcostal e apical permitem avaliar a comunicação interventricular, dimensões ventriculares de origem do tronco pulmonar e/ou seus ramos.

O Doppler das artérias pulmonares poderá diagnosticar aceleração de fluxo na emergência dos ramos, caracterizando uma estenose na origem.

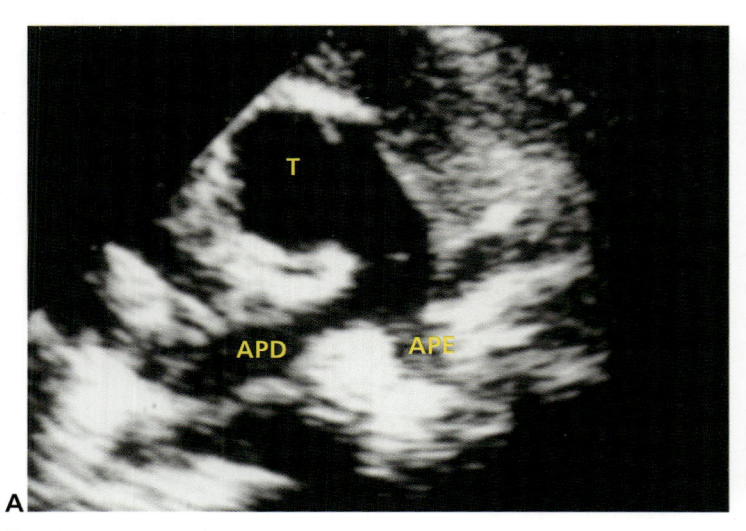

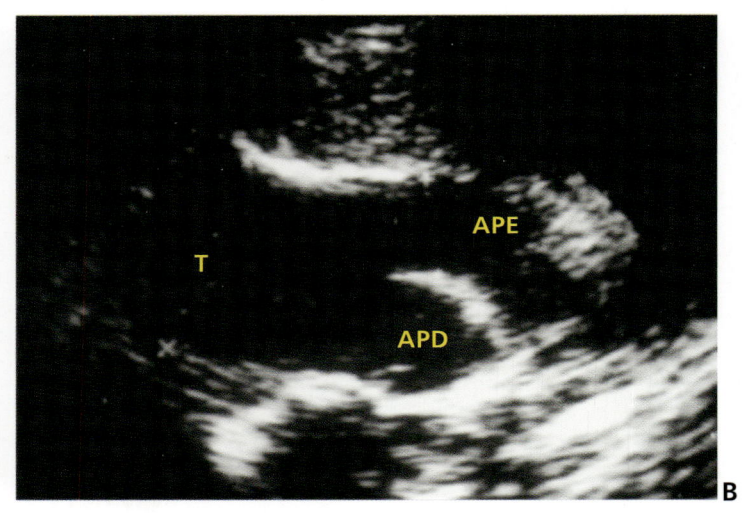

Fig. 28-7. Diagnóstico diferencial entre *truncus arteriosus* tipos I e II. (**A**) Corte paraesternal de eixo curto do *truncus* (T) com pequeno tronco pulmonar que se bifurca em artérias pulmonares direita (APD) e esquerda (APE). (**B**) Mesmo corte focando emergência das artérias pulmonares separadas e diretamente da parede posterior do *truncus*.

DIFICULDADES NO DIAGNÓSTICO

A identificação das artérias pulmonares emergindo do *truncus* poderá ser difícil, sendo então um diagnóstico diferencial muito difícil com tetralogia de Fallot com atresia pulmonar. Entretanto, no *truncus*, a valva truncal costuma apresentar displasia valvar e espessamento, o que não ocorre na tetralogia com atresia pulmonar. Outro dado importante é que no truncus as artérias pulmonares costumam ter bom calibre e na tetralogia com atresia pulmonar são hipoplásicas e frequentemente nutridas retrogradamente pelo fluxo do canal arterial.

O diagnóstico de *truncus* com interrupção de arco aórtico, presente em até 20% dos pacientes, costuma também ser difícil em razão da complexidade das lesões.

RESUMO DOS ACHADOS

- Posição de quatro câmaras normal (comum).
- Comunicação interventricular do tipo mal alinhamento.
- Cavalgamento da única artéria que emerge do coração (posição de eixo longo).
- Não se encontram as duas valvas, pulmonar e aórtica.
- Artéria pulmonar emergindo do *truncus*.
- Aorta é uma continuação natural do *truncus*.
- Valva truncal insuficiente e/ou estenótica (comum).
- Velocidade aumentada e jato turbulento pela valva truncal (comum).

HEMITRUNCUS ARTERIOSUS

Hemitruncus é a origem de uma das artérias pulmonares da aorta ascendente. Esta cardiopatia é muito rara e pode ocorrer isoladamente ou associada a anomalias conotruncais, como tetralogia de Fallot (Fig. 28-8).

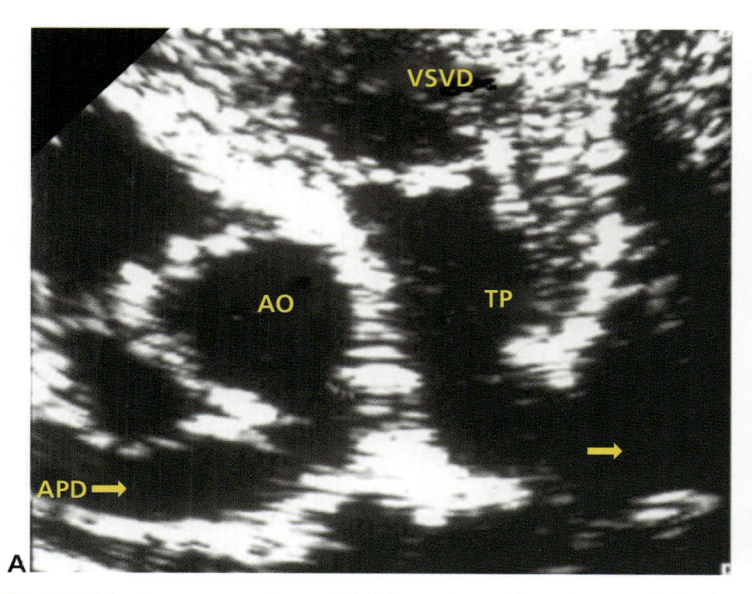

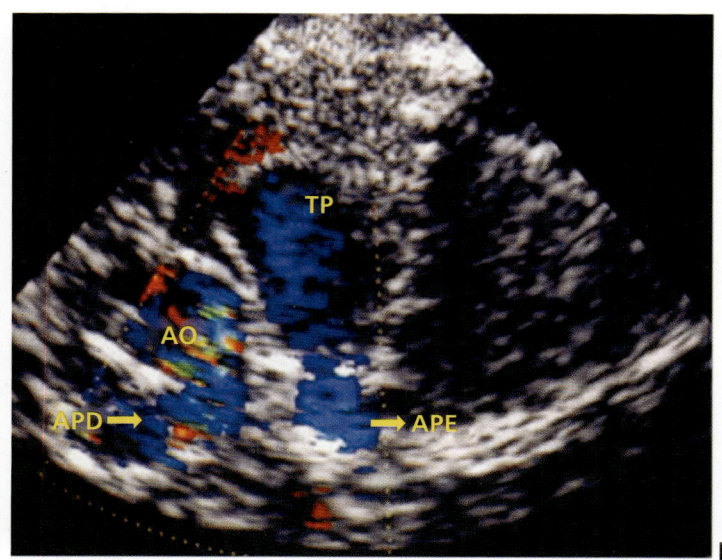

Fig. 28-8. *Hemitruncus arteriosus*. (**A**) Origem da artéria pulmonar direita (APD) da aorta ascendente (AO), permanecendo origem normal da artéria pulmonar esquerda (APE) do tronco pulmonar (TP). (**B**) Mesmo aspecto ao Doppler colorido. VSVD = Via de saída do ventrículo direito.

BIBLIOGRAFIA

Calder L, Praagh RV, Praagh SV *et al.* Clinical, angiocardiographic, and pathologic findings in 100 patients. *Am Heart J* 1976;92(1):23.

Collet RW, Edwards JE. Persistent truncus arteriosus: a classification according to anatomic types. *Surg Clin North Am* 1949;29:1245.

Jones FD, Fenstermaker B, Kovalchin JP. Truncus arteriosus. In: Eidem BW, Cetta F, O'Leary PW. (Eds.). *Echocardiography in pediatric and adult congenital heart disease.* Philadelphia: Wolters Kluwer Health 2009.

Konstantinov IE, Karamlou T, Blackstone EH *et al.* Truncus arteriosus associated with interrupted aortic arch in 50 neonates: a Congenital Heart Surgeons Society study. *Ann Thorac Surg* 2006;81(1):214.

Smallhorn JF, Anderson RH, Macartney FJ. Two dimensional echocardiographic assessment of communications between ascending aorta and pulmonary trunk or individual pulmonary arteries. *British Heart J* 1982;47(6):563.

Snider AR, Serwer GA, Ritter SB. (Eds.). *Echocardiography in pediatric heart disease.* 2nd ed. St. Louis: Mosby-Year Book, 1997.

Van Praagh R, Van Praagh S. The anatomy of common aorticopulmonary trunk (truncus arteriosus communis) and its embryological implications. *Am J Cardiol* 1965;16:406.

Parte VI

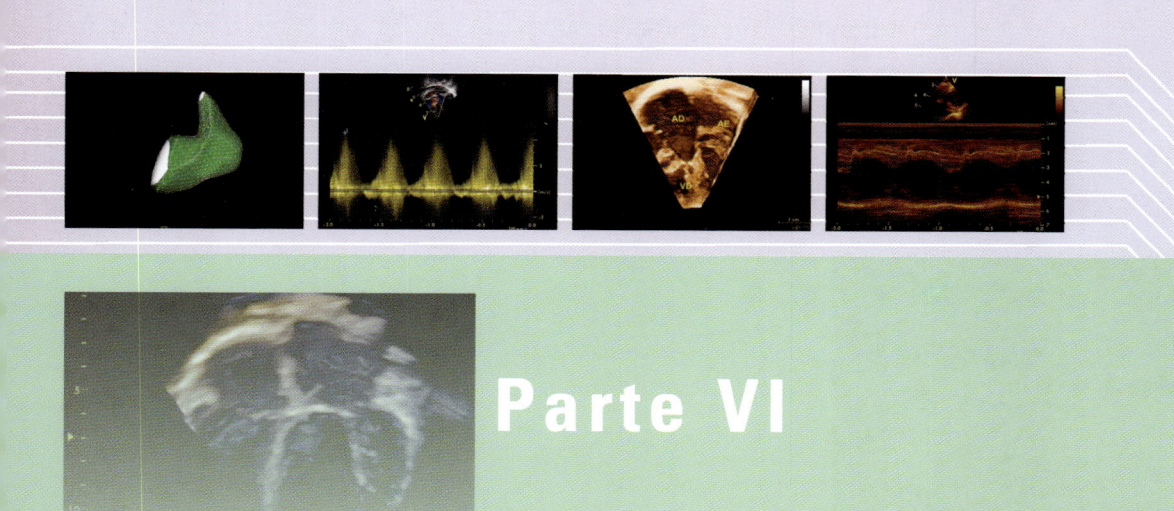

Anomalias Complexas

29 Síndromes do Isomerismo Atrial Esquerdo e Direito

Lilian M. Lopes
Erika Y. I. Takahashi

ANOMALIAS DO *SITUS* OU SÍNDROMES HETEROTÁXICAS

Anomalia de *situs* ou heterotaxia é definida pela posição anormal dos órgãos internos do corpo. Usualmente, utiliza-se este termo para determinar anormalidades do *situs* visceroatrial (morfologia dos apêndices atriais acompanhada do posicionamento e estrutura dos órgãos internos).

A Heterotaxia é representada pelo *situs ambíguous*, que é a simetria dos apêndices atriais (semelhanças na forma, tamanho e anatomia). Esse padrão de simetria recebe o nome de isomerismo. Há uma importante correlação com defeitos cardíacos complexos, anomalias de outros órgãos, como o baço (asplenia ou polisplenia), fígado, posição dos órgãos e vasos abdominais, brônquios e pulmões. Síndromes envolvendo anomalias de lateralização de átrios e órgãos deste tipo são chamadas de síndromes de heterotaxia, da polisplenia, da asplenia e síndrome de Ivemark. Mais modernamente, tem-se dado preferência aos termos síndrome do isomerismo dos apêndices atriais ou simplesmente síndrome do isomerismo atrial, quer seja direito ou esquerdo.

ACHADOS ECOCARDIOGRÁFICOS INDIRETOS

Tanto no isomerismo direito quanto no esquerdo, o coração pode estar posicionado no hemitórax direito (dextrocardia), esquerdo (levocardia) ou na linha média (mesocardia). Cardiopatias complexas acompanham as duas formas de isomerismo.

É achado frequente nas duas formas de isomerismo o defeito do septo atrioventricular total com ausência de septo interatrial (átrio único).

Isomerismo atrial esquerdo

O isomerismo atrial esquerdo basicamente caracteriza-se por dois átrios de morfologia esquerda, dois pulmões bilobados, dois brônquios longos, polisplenia e interrupção da parte hepática da veia cava inferior com continuação da drenagem por veias ázigos (Fig. 29-1).

Costuma ser mais frequente do que o isomerismo atrial direito.

- Átrios: ambos os apêndices atriais com morfologia tubular (esquerda). O septo interatrial é mais preservado do que no isomerismo direito, porém pode ocorrer defeito amplo ou ausência total de septo funcionando com átrio único (Fig. 29-2).
- Drenagem venosa pulmonar: a conexão venosa pulmonar geralmente não apresenta alterações significativas. Pode ocorrer drenagem venosa para ambos os átrios.
- Drenagem venosa sistêmica: dá-se por duas veias cavas superiores (direita e esquerda) diretamente no átrio ou no seio coronariano. A veia cava inferior é interrompida. A drenagem venosa sistêmica inferior ocorre por meio do sistema ázigos/hemiázigos e veias hepáticas drenando diretamente no átrio (Figs. 29-3 e 29-4). A aorta encontra-se anterior a um vaso venoso (ázigo) em relação à coluna do corte do *situs* (Fig. 29-5).
- Pode haver ausência de seio coronariano, porém sua presença descarta possibilidade de isomerismo direito (Fig. 29-6).
- Conexão atrioventricular: geralmente é biventricular, seja por valva única seja por duas valvas. Raramente há conexão univentricular.
- Ventrículos: presentes e geralmente com comunicação interventricular.
- Conexão ventriculoarterial: geralmente há concordância ventriculoarterial. Pode haver dupla via de saída do ventrículo direito e lesões obstrutivas à esquerda (coarctação da aorta).

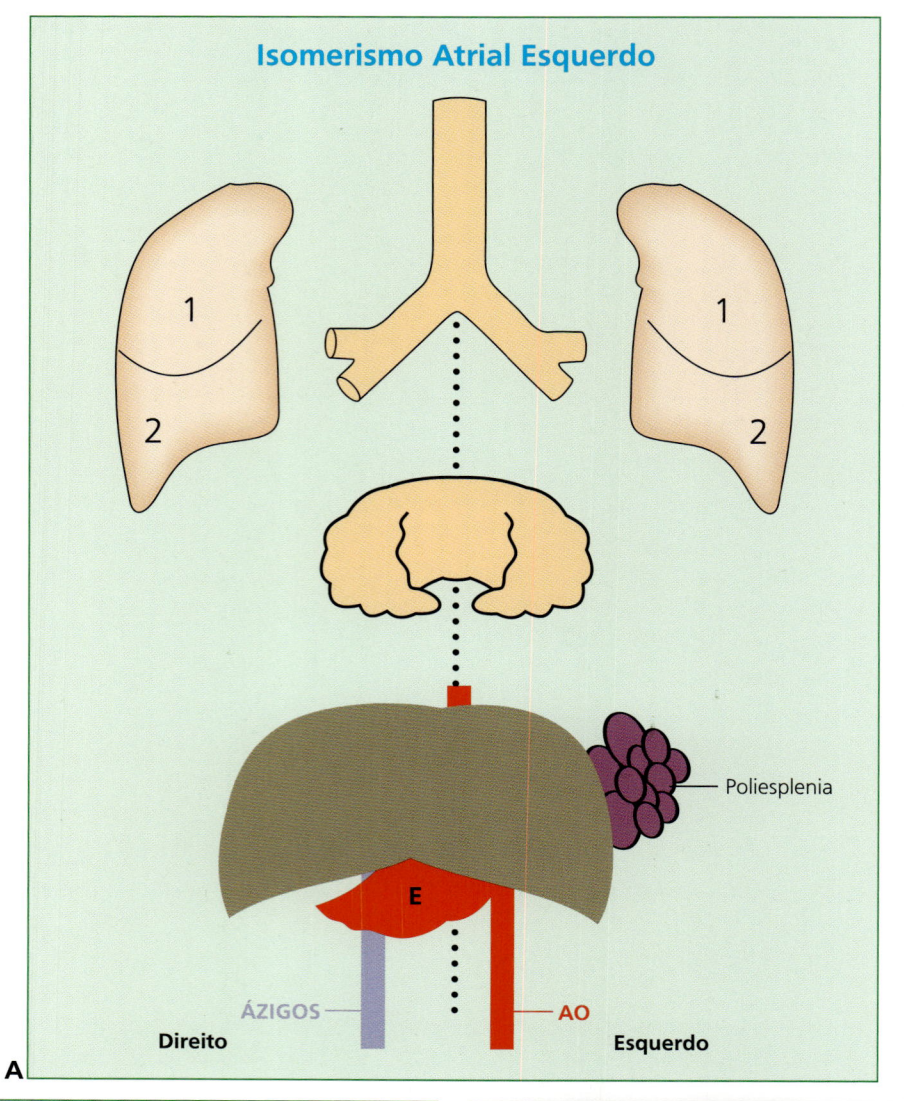

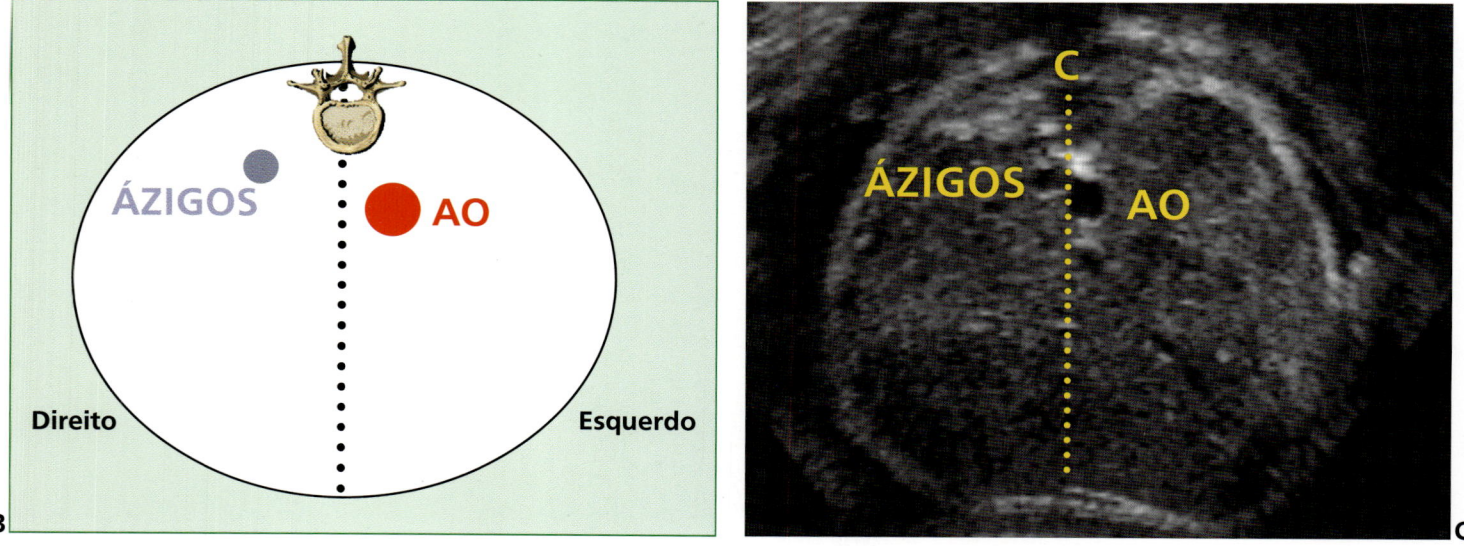

Fig. 29-1. Isomerismo atrial esquerdo, diagrama ilustrativo. (**A**) Isomerismo esquerdo ou síndrome da polisplenia predominando os órgãos de lateralidade esquerda em ambos os lados, o fígado costuma ser simétrico, o pulmão bilobado (1,2) e o estômago mesoposicionado com presença de veias ázigos substituindo a drenagem da veia cava inferior que se encontra interrompida em sua porção hepática. (**B** e **C**) Corte ecocardiográfico que demonstra a interrupção da parte hepática da veia cava inferior com veia ázigo posterior à aorta. AO = Aorta; C = coluna; E = estômago.

Capítulo 29 ▪ Síndromes do Isomerismo Atrial Esquerdo e Direito

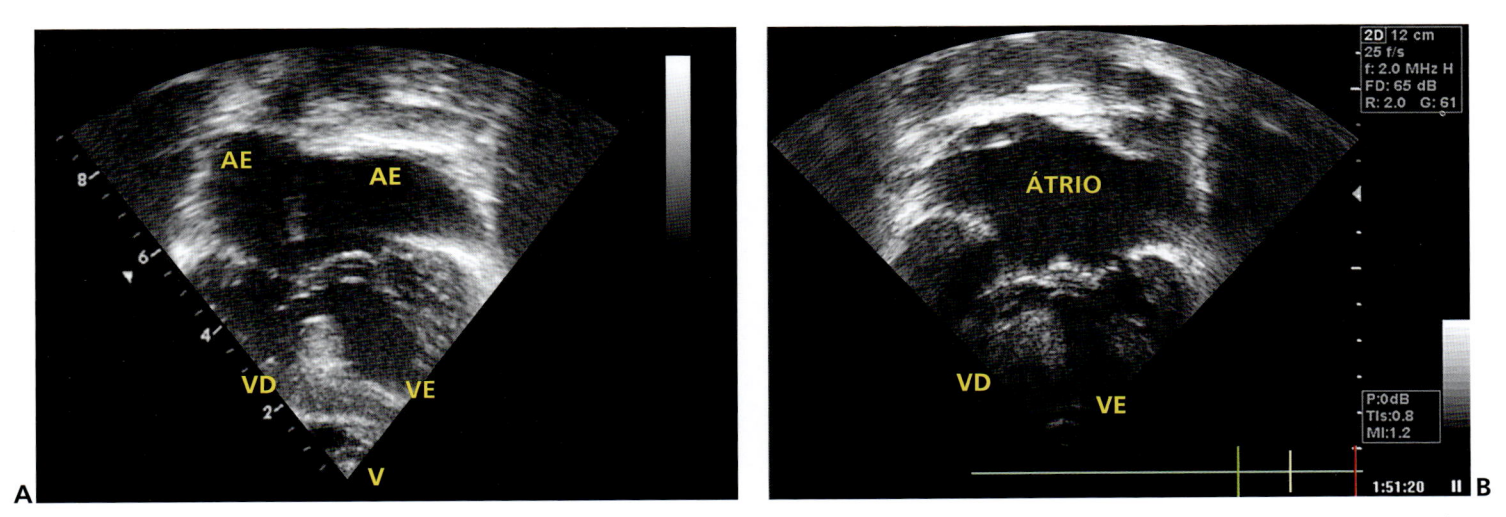

Fig. 29-2. Defeito do septo atrioventricular, forma total tipo A, em isomerismo atrial esquerdo. (**A**) Posição de quatro câmaras com valva atrioventricular única fechada durante a sístole. Observar septo interatrial mais preservado, com comunicação interatrial de dimensão discreta/moderada. (**B**) Mesma posição em outro paciente, não sendo possível definir o septo interatrial, que hemodinamicamente se comporta como átrio único. VD = Ventrículo direito; VE = ventrículo esquerdo; AE = átrio morfológico esquerdo.

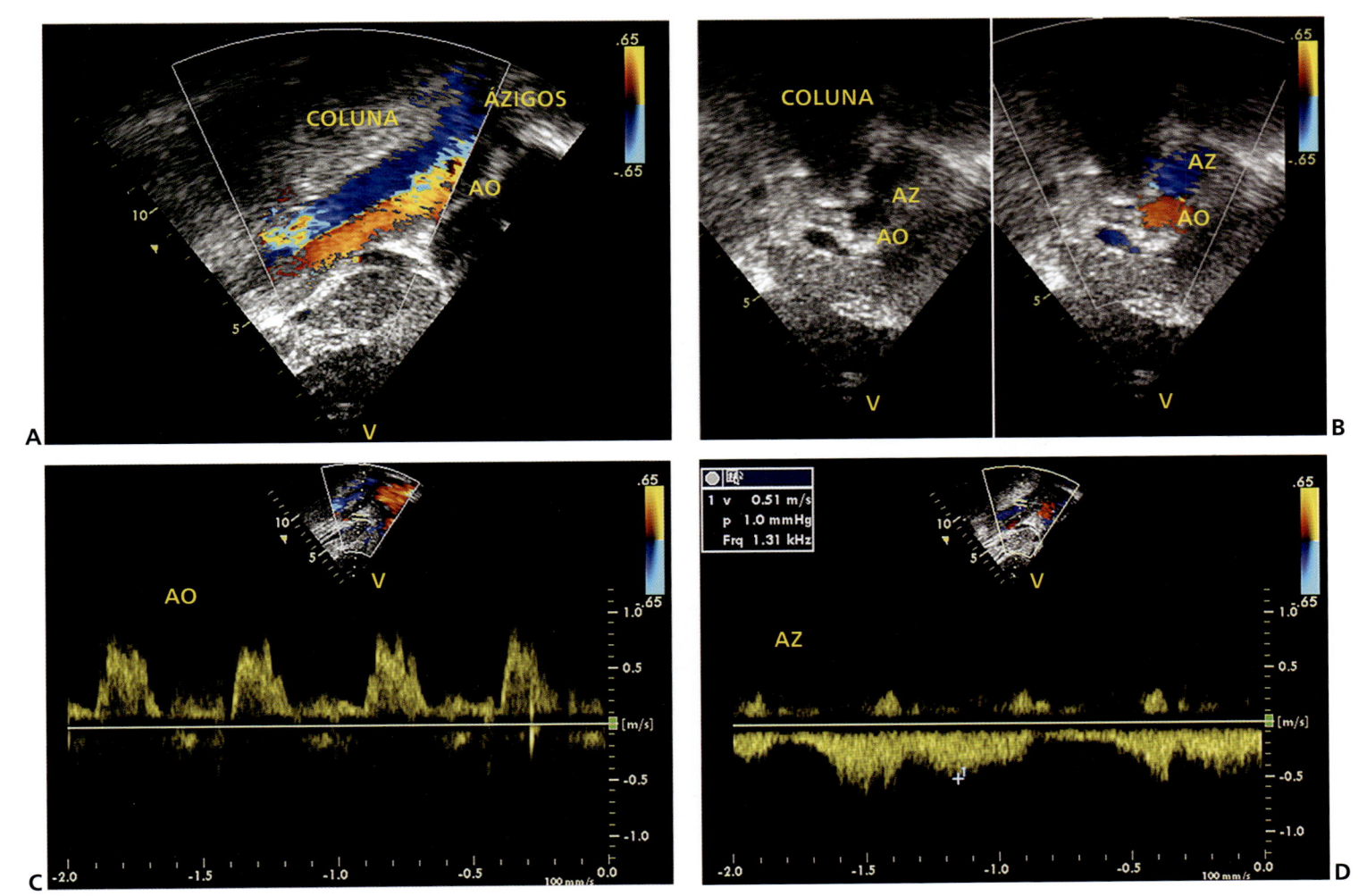

Fig. 29-3. Isomerismo atrial esquerdo, vasos abdominais. (**A**) Vasos abdominais e coluna, com veias ázigos (azul) mais posterior em relação à aorta (vermelho). (**B**) Posição subcostal sagital, notando-se dois vasos próximos à coluna (AZ = ázigos, AO = aorta). A confirmação da posição relativa dos vasos deve ser sempre confirmada pelo Doppler espectral. (**C**) O Doppler pulsátil com a amostra posicionada no vaso que julgamos ser a aorta confirma a impressão, pelo sinal arterial obtido. (**D**) O Doppler pulsátil, com a amostra posicionada no vaso que julgamos ser a veia ázigos, confirma a impressão, pelo sinal venoso obtido.

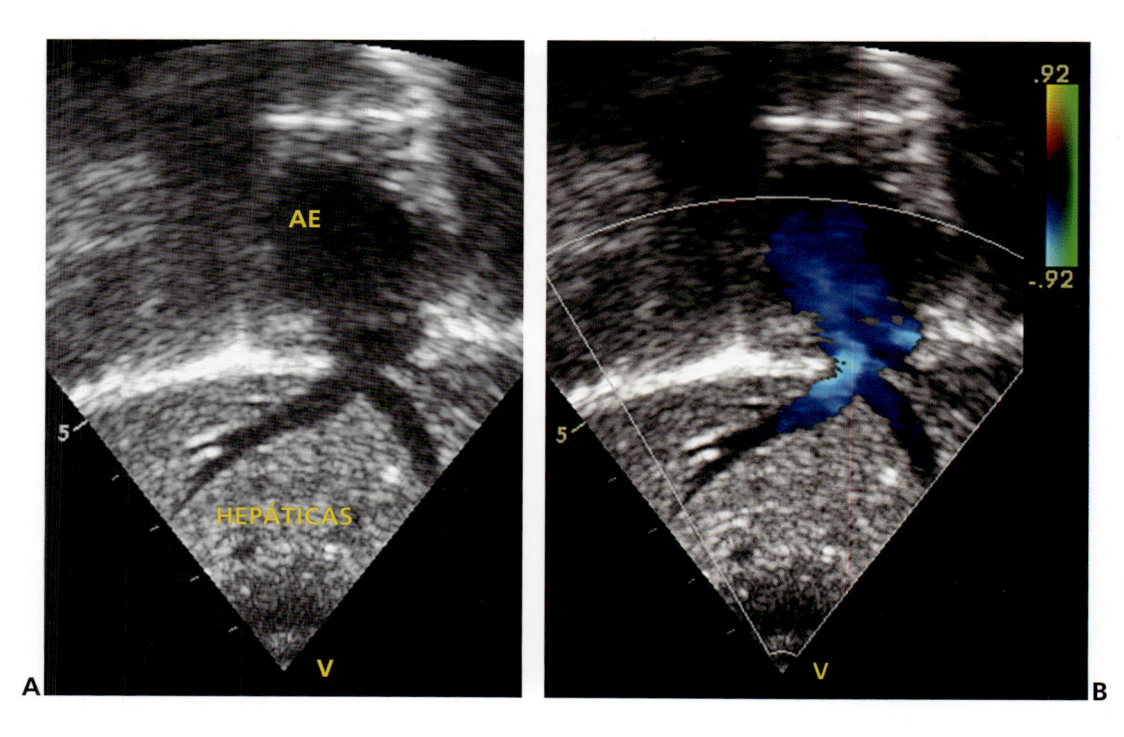

Fig. 29-4. Isomerismo atrial esquerdo, veias hepáticas. (**A** e **B**) Veias hepáticas entrando diretamente em um dos átrios de morfologia esquerda (AE).

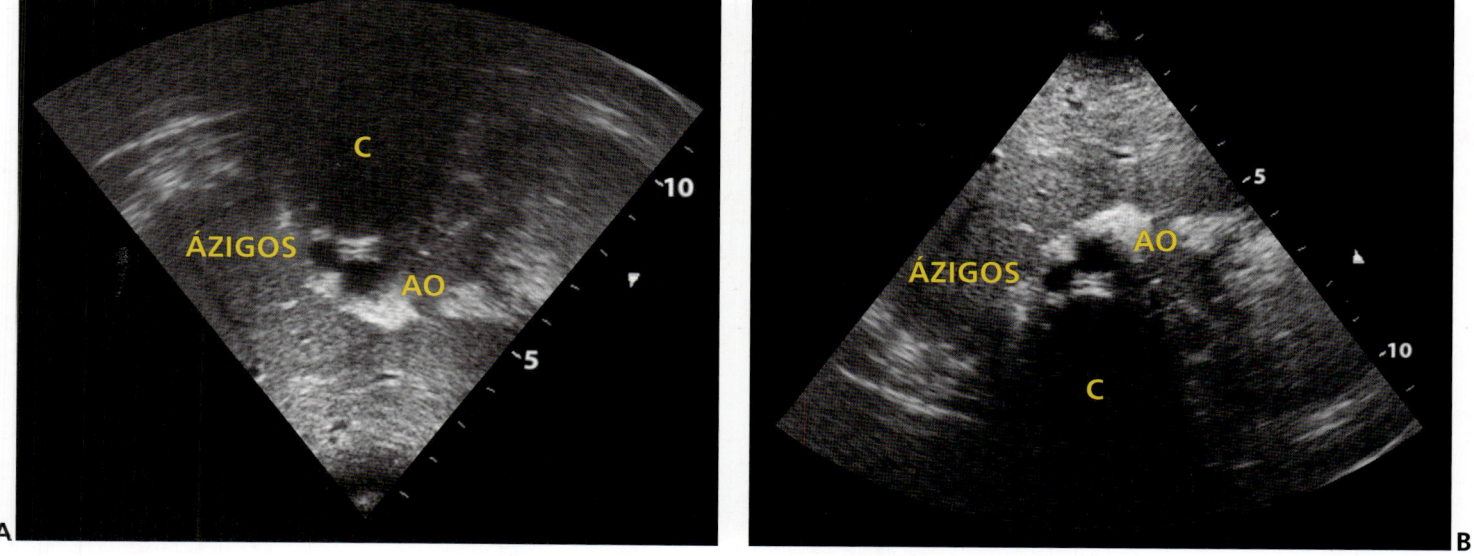

Fig. 29-5. Isomerismo atrial esquerdo, vasos abdominais, posição anatômica e invertida. (**A**) Posição subcostal dos vasos abdominais com coluna (C) posicionada na tela superiormente, notando-se a veia ázigos mais posterior em relação à aorta (AO). (**B**) Posição subcostal invertida mostrando dois vasos abdominais com coluna (C) posicionada na tela inferiormente. A confirmação da posição relativa dos vasos deve ser sempre confirmada pelo Doppler espectral.

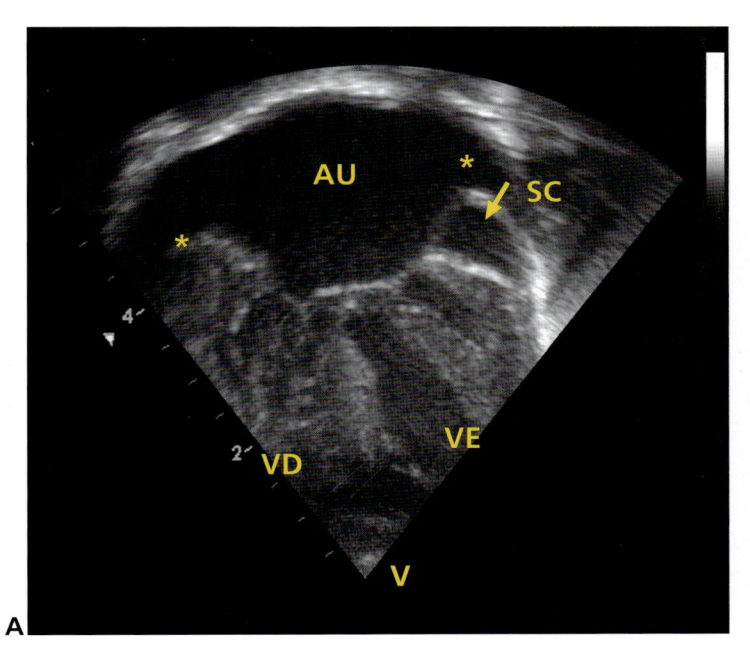

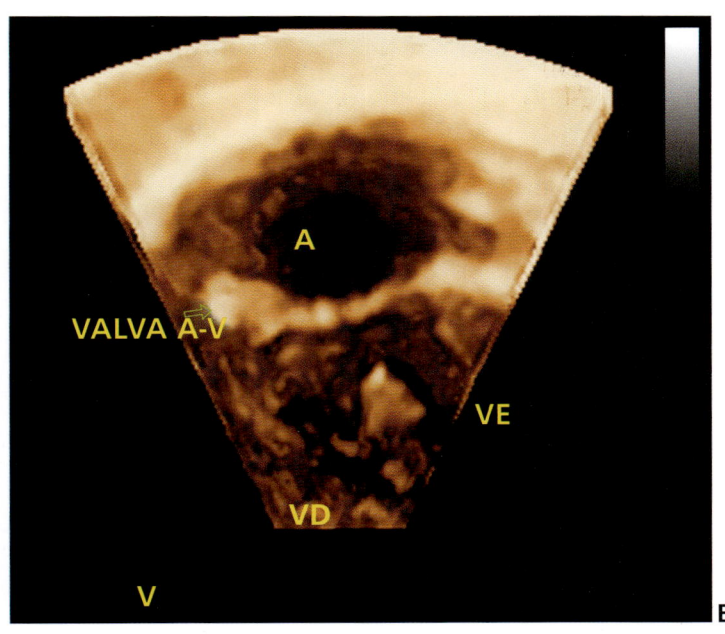

Fig. 29-6. Isomerismo atrial esquerdo. (**A**) Posição de quatro câmaras com valva atrioventricular única fechada durante a sístole. Observar septo interatrial ausente (AU = átrio único), dois apêndices atriais de morfologia esquerda (asterisco) e seio coronário (SC) dilatado abaixo do apêndice à esquerda (seta). (**B**) Mesmo corte ao tridimensional. VD = Ventrículo direito; VE = ventrículo esquerdo.

Isomerismo atrial direito   O isomerismo atrial direito basicamente caracteriza-se por: dois átrios de morfologia direita, dois pulmões trilobados, dois brônquios curtos, asplenia, veia cava inferior e aorta do mesmo hemilado em relação à linha média e coluna (Fig. 29-7).

Associação mais frequente com defeitos graves em relação ao isomerismo esquerdo.

- Átrios: ambos os apêndices atriais com morfologia triangular (direita). Na maioria das vezes não há septo interatrial, formando um átrio único (Fig. 29-8). A drenagem anômala infradiafragmática é um achado comum.
- Drenagem venosa pulmonar: conexão venosa pulmonar anômala extracardíaca, geralmente drenando na veia cava superior ou em um coletor que drena no teto do átrio (Fig. 29-9). A drenagem anômala infradiafragmática é um achado comum.
- A drenagem venosa sistêmica se dá por duas veias cavas superiores (Fig. 29-10). A veia cava inferior geralmente é única e está posicionada anterior à aorta, do mesmo lado em relação à coluna vertebral, podendo ser tanto a direita quanto a esquerda (Fig. 29-11).
- Uma característica comum aos casos de isomerismo direito é a ausência de seio coronariano.
- Conexão atrioventricular: geralmente há uma valva atrioventricular única (defeito do septo atrioventricular) ou conexão univentricular do tipo dupla via de entrada (Fig. 29-12). A atresia de uma das valvas atrioventriculares é rara (Fig. 29-13).
- Ventrículos: geralmente há um ventrículo dominante e outro rudimentar (Fig. 29-8). Se a conexão for biventricular, pode haver inversão ventricular (l-*loop*) com ventrículo direito à esquerda.
- Anomalia de artérias coronárias pode ocorrer como artéria coronária única.
- Conexão ventriculoarterial: atresia pulmonar é a anormalidade mais frequente seguida de dupla via de saída e discordância ventriculoarterial. É comum obstrução subpulmonar com aorta anterior (Fig. 29-14).

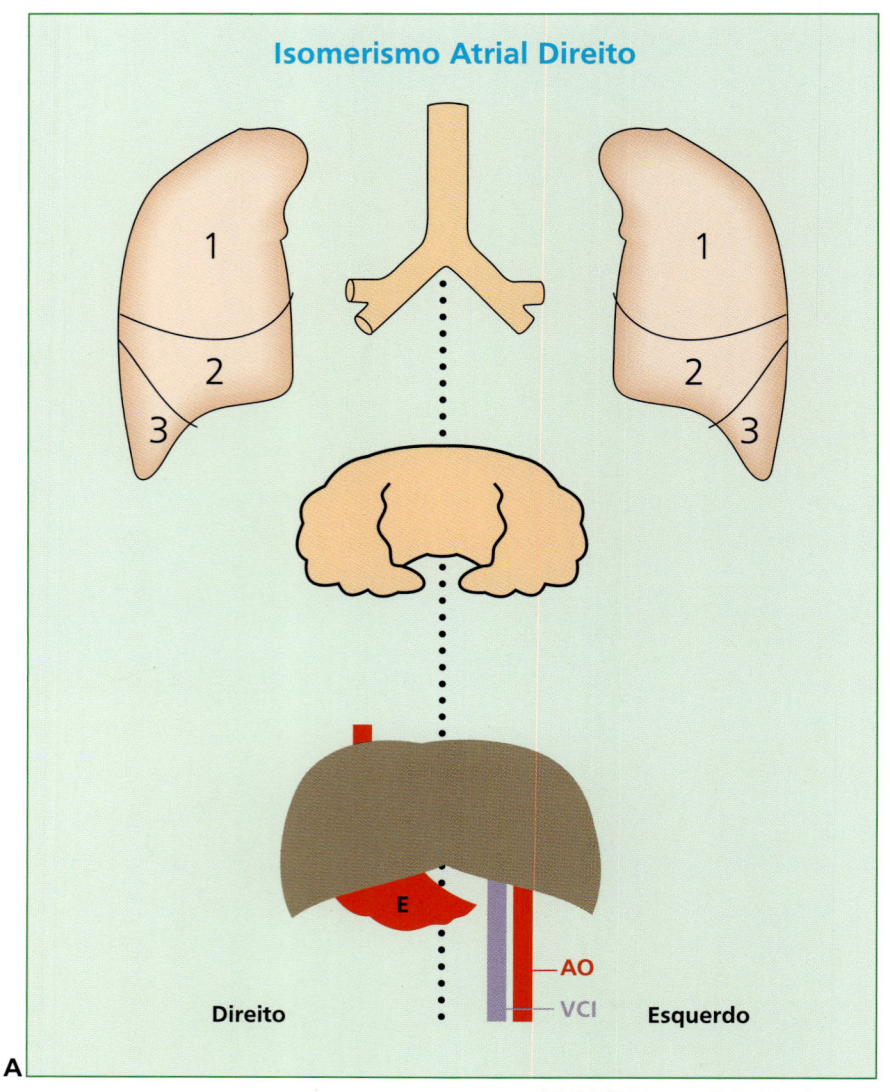

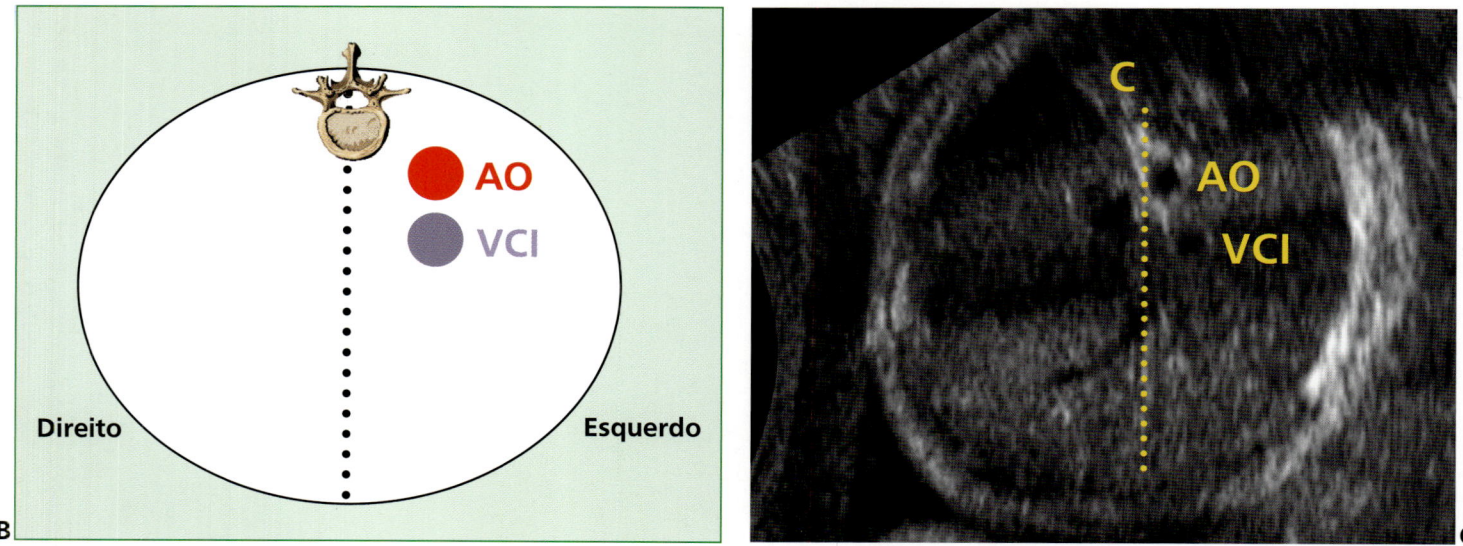

Fig. 29-7. Isomerismo atrial direito, diagrama ilustrativo. (**A**) Isomerismo atrial direito ou síndrome da asplenia, predominando os órgãos de lateralidade direita em ambos os lados, o fígado costuma ser simétrico, o pulmão trilobado (1, 2, 3), o estômago discordante da posição cardíaca, com presença de veia cava inferior e aorta justaposta no mesmo hemilado da coluna. (**B** e **C**) Corte ecocardiográfico que demonstra veia cava inferior e aorta do mesmo hemilado em relação à linha média e coluna, com aorta mais posterior. AO = Aorta; VCI = veia cava inferior; C = coluna; E = estômago.

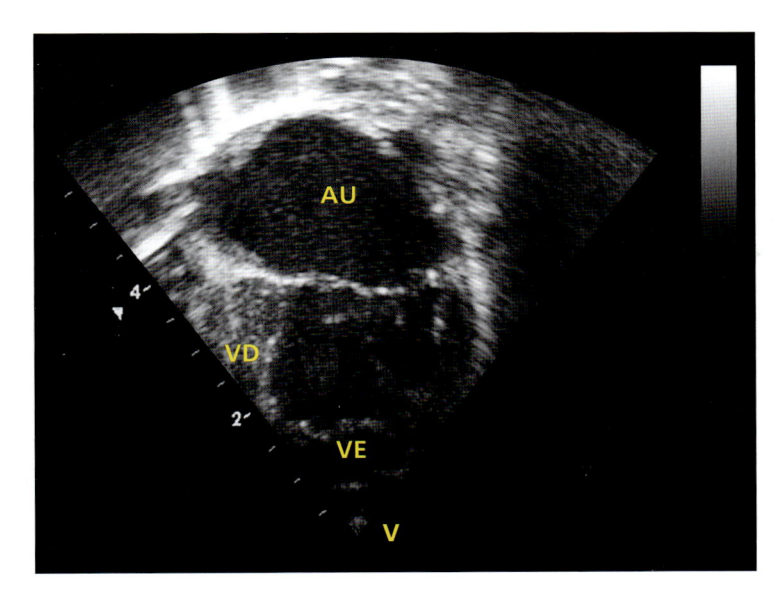

Fig. 29-8. Isomerismo atrial direito. Posição de quatro câmaras com valva atrioventricular única fechada durante a sístole. Observar septo interatrial ausente (AU = átrio único) e ventrículo direito hipoplásico (rudimentar). VD = Ventrículo direito; VE = ventrículo esquerdo.

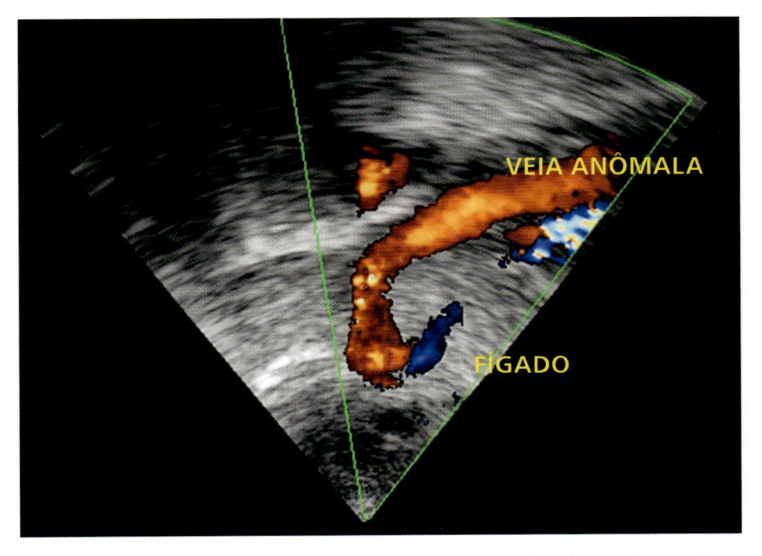

Fig. 29-9. Isomerismo atrial direito com drenagem anômala total em veias pulmonares infradiafragmática em veia cava inferior. Veia vertical anômala demonstrada no corte subcostal em vermelho, com curvatura para a esquerda em direção à veia cava inferior. (Imagem cedida pelo Dr. Gustavo A. G. Fávaro, Setor de Ecocardiografia do Hospital Santa Catarina de São Paulo.)

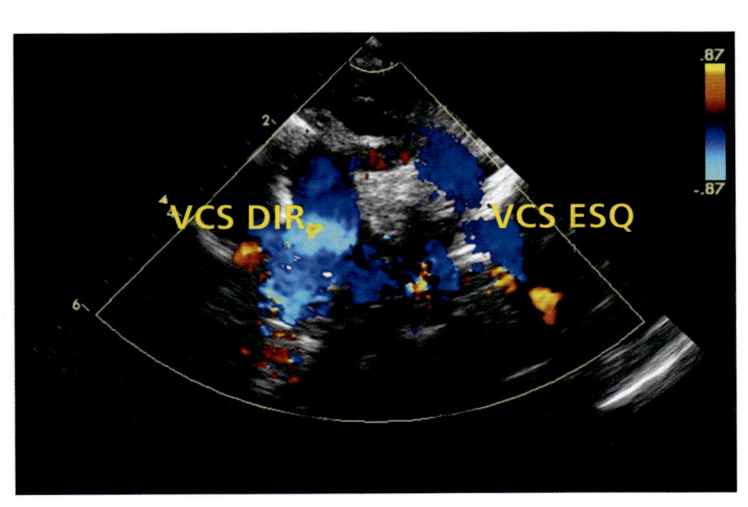

Fig. 29-10. Isomerismo atrial direito com veias cavas direita e esquerda. Notar persistência de duas veias cavas superiores (VCS). DIR = Direita; ESQ = esquerda.

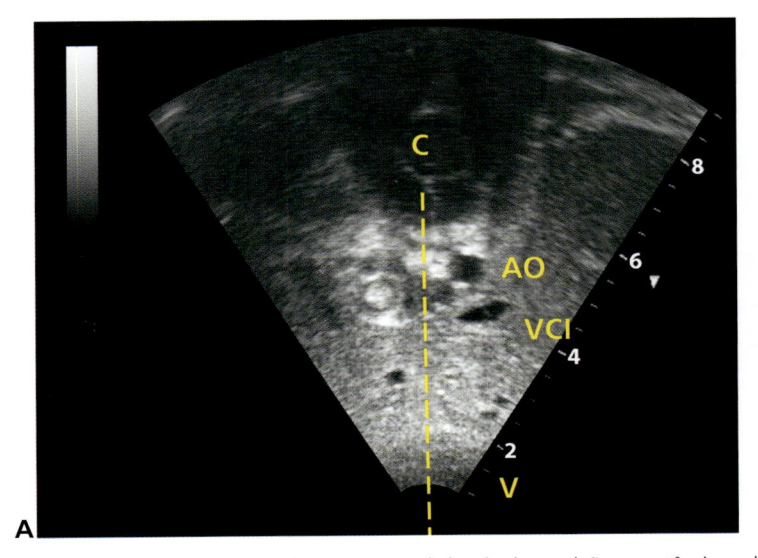

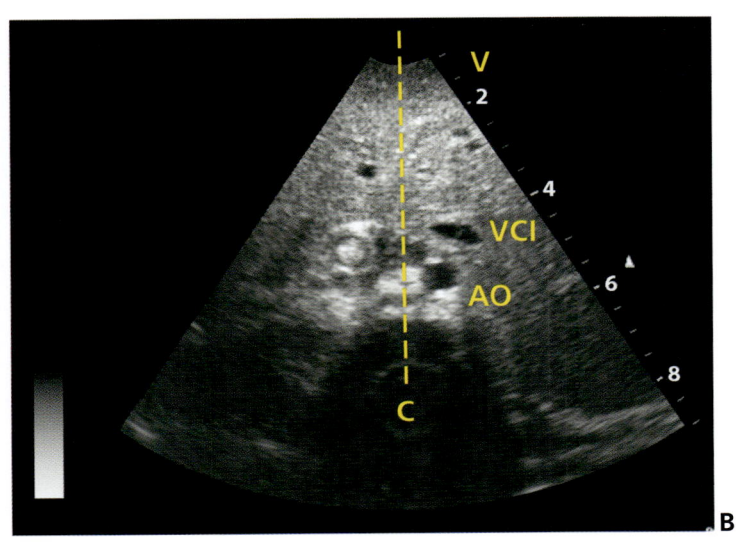

Fig. 29-11. Isomerismo atrial direito, vasos abdominais, posições anatômica e invertida. (**A**) Posição subcostal dos vasos abdominais com coluna (C) posicionada na tela superiormente, veia cava inferior (VCI) e aorta do mesmo hemilado em relação à linha média e coluna (linha tracejada), porém VCI mantém-se anterior à aorta (AO). (**B**) Posição subcostal invertida mostrando os vasos abdominais com coluna (C) posicionada na tela inferiormente. A confirmação da posição relativa dos vasos deve ser sempre obtida pelo Doppler espectral.

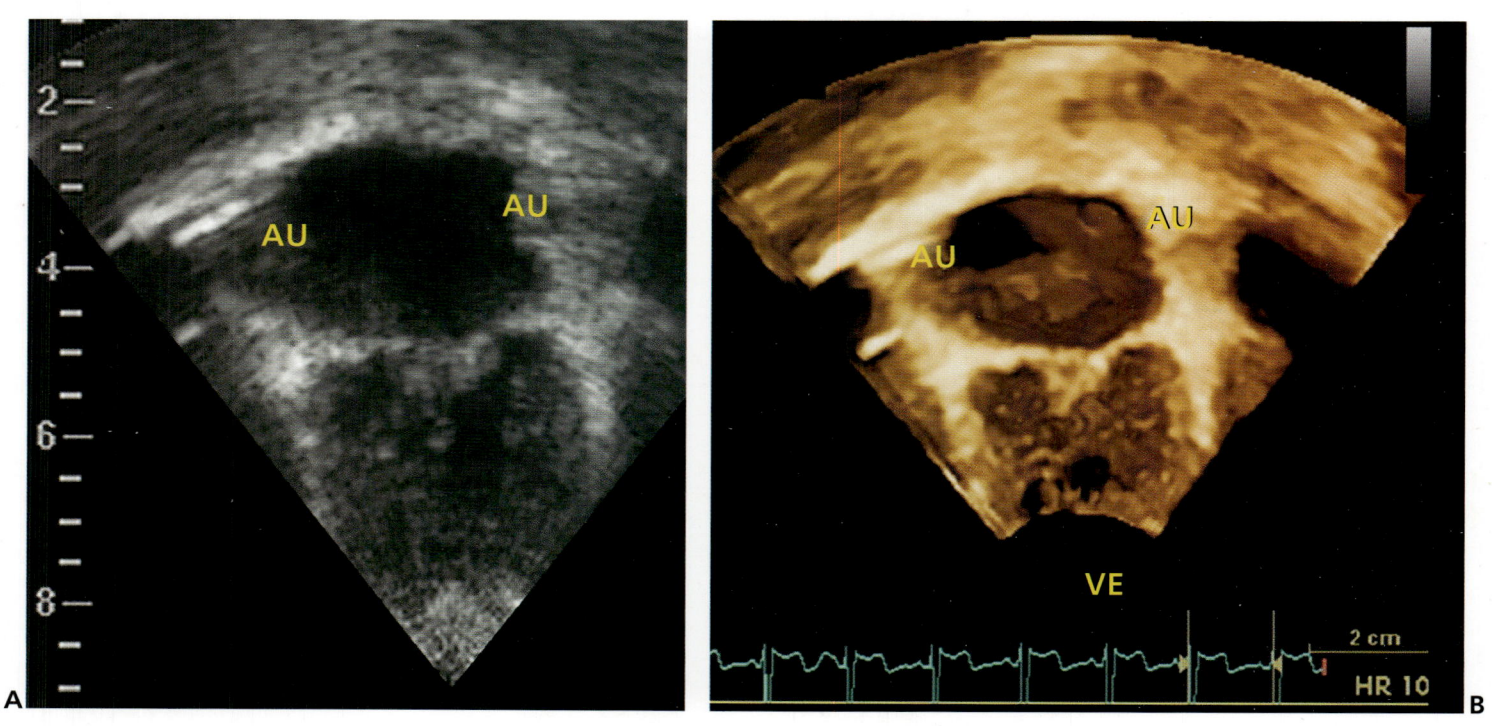

Fig. 29-12. Isomerismo atrial direito. (**A**) Posição de quatro câmaras com valva atrioventricular única fechada durante a sístole. Observar septo interatrial ausente (AU = átrio único) e conexão atrioventricular univentricular. (**B**) Mesmo corte ao tridimensional. VE = Ventrículo esquerdo.

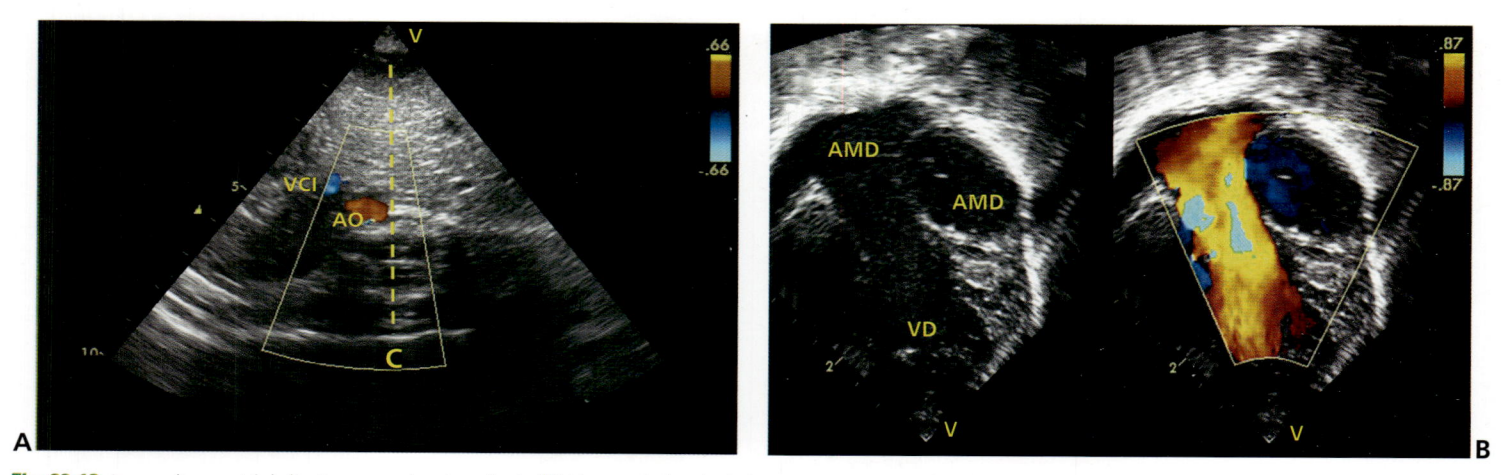

Fig. 29-13. Isomerismo atrial direito com atresia mitral. (**A**) Vasos abdominais justapostos, aorta (AO) e veia cava inferior (VCI) no mesmo hemilado. (**B**) Posição de quatro câmaras com ventrículo esquerdo hipoplásico e fluxo anterógrado apenas pela valva tricúspide, comprovando a atresia mitral. VD = Ventrículo direito; AMD = átrio morfológico direito; C = coluna.

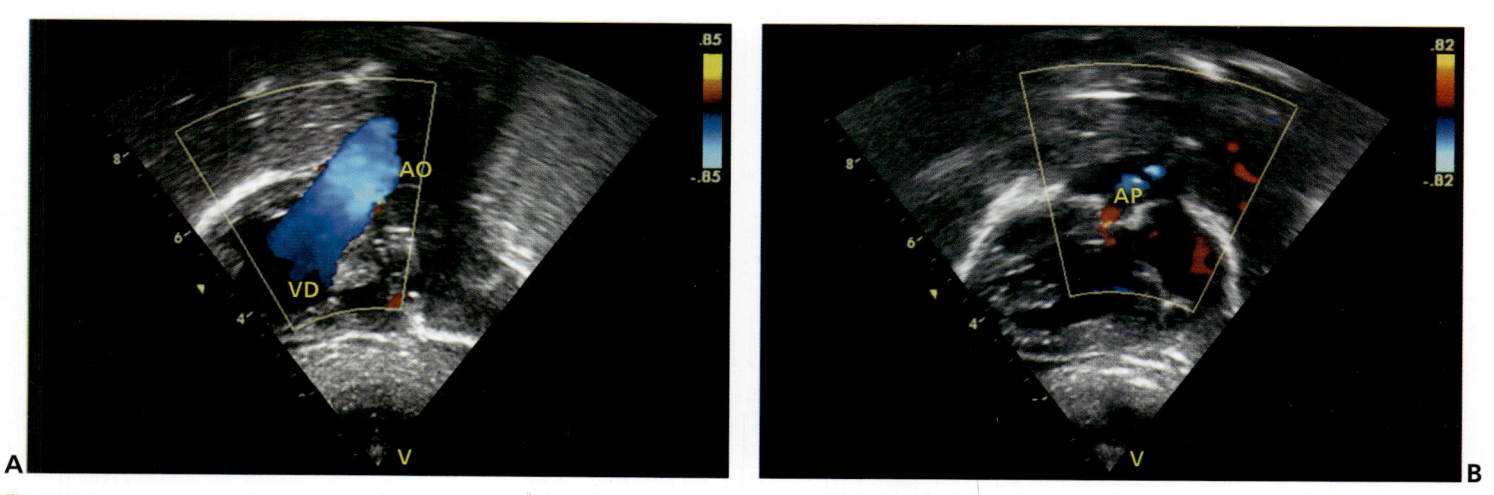

Fig. 29-14. Isomerismo atrial direito com dextrocardia, dupla via de saída de ventrículo direito e estenose subvalvar pulmonar importante. (**A**) Posição subcostal com grande aorta anterior e fluxo anterógrado laminar (azul). (**B**) Mesma posição mostrando a obstrução severa em via de saída de ventrículo direito, com fluxo anterógrado VD-TP mínimo. VD = Ventrículo direito; AO = aorta; AP = artéria pulmonar.

TÉCNICA DE EXAME

Inicia-se o exame na janela subcostal transversal subdiafragmática, definindo o *situs* pela posição da aorta, veia cava inferior em relação à coluna vertebral (a visibilização dos apêndices atriais é sempre difícil). Esta posição poderá ser utilizada em posição anatômica ou invertida, não havendo consenso entre os ecocardiografistas pediátricos, estando as duas corretas. No isomerismo esquerdo, como há interrupção da veia cava inferior, o retorno venoso ocorre pela veia ázigos/hemiázigos que se localiza posterior à aorta. Já no isomerismo direito, a veia cava inferior posiciona-se anterior e no mesmo lado da aorta em relação à coluna (à direita ou à esquerda). É frequente a presença de veia cava superior esquerda, que é mais bem visibilizada na janela supraesternal.

DIFICULDADES NO DIAGNÓSTICO

A localização posterior da veia ázigos/hemiázigos em relação à aorta é bastante útil para auxiliar no diagnóstico de isomerismo atrial esquerdo, porém não é patognomônico desta patologia, pois pode ser encontrada nos casos de *situs* atrial *solitus* também.

RESUMO DOS ACHADOS ECOCARDIOGRÁFICOS (QUADRO 29-1)

Quadro 29-1. ACHADOS MAIS COMUNS

	Isomerismo direito	Isomerismo esquerdo
Átrios	Átrio único	Septo geralmente mais preservado
Conexões venosas pulmonares	Drenagem anômala extracardíaca	Drenagem direta nos átrios
Conexões venosas sistêmicas	Presença de veia cava superior esquerda Veia cava inferior anterior e do mesmo lado da aorta	Presença de veia cava superior esquerda Veia cava inferior interrompida Veia ázigos/hemiázigos presente
Seio coronariano	Ausente	Presente
Conexão atrioventricular	Conexão univentricular Valva atrioventricular única desbalanceada	Conexão biventricular Valva atrioventricular única balanceada
Conexão ventriculoarterial	Dupla via de saída Discordância ventriculoarterial Estenose pulmonar importante	Concordância ventriculoarterial Obstrução à esquerda (Coarctação da aorta)

BIBLIOGRAFIA

Freedom RM, Jaeggi ET, Lim JS et al. Hearts with isomerism of the right atrial appendages–one of the worst forms of disease in 2005. *Cardiol Young* 2005;15(06):554.

Gillis E, Springer R, O´Leary PW. Practical issues related to the examination, anatomic image orientation, and segmental cardiovascular analysis. In: Eidem BW, Cetta F, O'Leary PW. (Eds.). *Echocardiography in pediatric and adult congenital heart disease*. Philadelphia: Wolters Kluwer Health, 2009.

Lim JS, McCrindle BW, Smallhorn JF et al. Clinical features, management, and outcome of children with fetal and postnatal diagnoses of isomerism syndromes. *Circulation* 2005;112(16):2454.

O'Leary PW, Seward JB, Hagler DJ et al. Echocardiographic documentation of splenic anatomy in complex congenital heart disease. *Am J Cardiol* 1991;68(15):1536.

Pepes S, Zidere V, Allan LD. Prenatal diagnosis of left atrial isomerism. *Heart* 2009;95(24):1974.

Silverman NH, Araujo LMD. An echocardiography method for the diagnosis of cardiac situs and malpositions. *Echocardiography* 1987;4(1):35.

Van Praagh R, Van Praagh S. Atrial isomerism in the heterotaxy syndromes with asplenia, or polysplenia, or normally formed spleen: an erroneous concept. Am J Cardiol 1990;66(20):1504.

30 Ventrículo Único

Lilian M. Lopes
Fabricio M. Camargo

INTRODUÇÃO

O termo ventrículo único é usado para descrever um grupo de lesões complexas que possuem câmara ventricular única e que recebe sangue de ambos os átrios ou por uma valva atrioventricular comum ou por valvas atrioventriculares separadas.

O ventrículo único mais frequente é o do tipo esquerdo, seguido do ventrículo único com características de ambos (ventrículo comum). O ventrículo único esquerdo é associado à câmara de saída anterior (geralmente considerado ventrículo hipoplásico) que é posicionado à direita (d-*ventricular loop*) ou à esquerda (L-*ventricular loop*) com o ventrículo dominante posterior (Fig. 30-1).

O ventrículo único do tipo direito é raro e frequentemente associado a um ventrículo esquerdo hipoplásico que não possui câmara de entrada ou de saída.

Uma forma incomum, mas interessante, de ventrículo único é conhecida como Coração de Holmes, que é a dupla via de entrada de ventrículo único do tipo esquerdo com vasos normoposicionados e câmara infundibular subpulmonar.

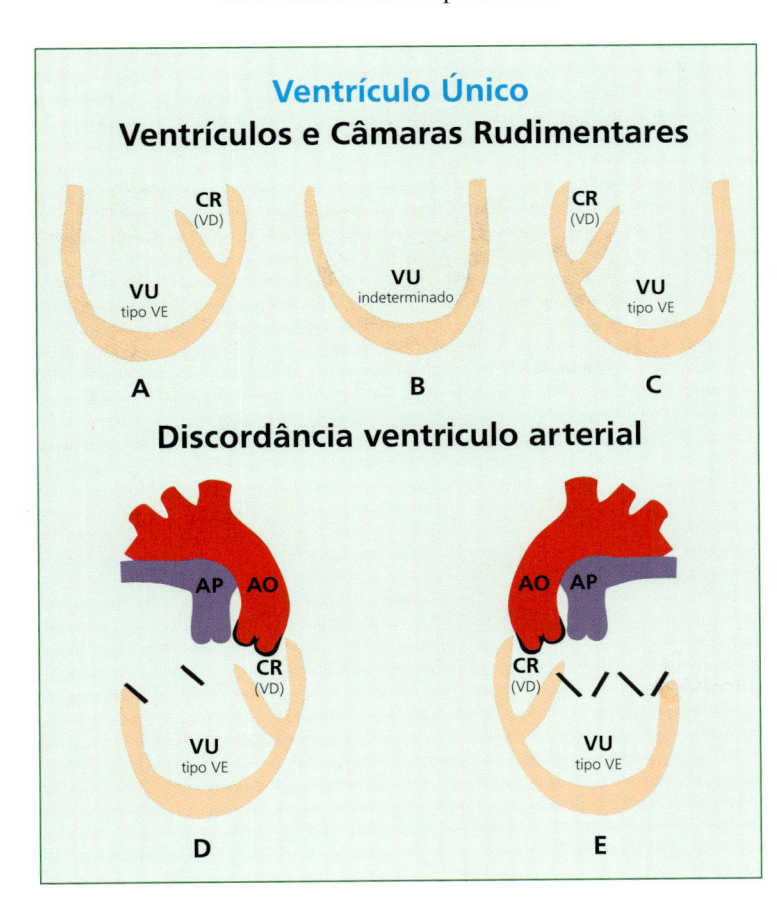

Fig. 30-1. Diagrama demonstrando o ventrículo único (VU) do tipo esquerdo. (**A**) Ventrículo único com câmara rudimentar (CR) anterior e à esquerda. (**B**) Ventrículo único indeterminado. (**C**) Ventrículo único com câmara rudimentar anterior e à direita. (**D**) Ventrículo único com câmara rudimentar anterior e à esquerda e discordância ventriculoarterial. (**E**) Ventrículo único com câmara rudimentar anterior e à direita e discordância ventriculoarterial. VD = Ventrículo direito; VE = ventrículo esquerdo; AP = artéria pulmonar; AO = aorta.

ACHADOS INDIRETOS

Comumente a aorta nasce da câmara anterior, podendo, em alguns casos, ter obstrução subaórtica no local da abertura desta câmara rudimentar para dentro da câmara principal (VE). Esta abertura é denominada de forame bulboventricular, que nada mais é que a comunicação interventricular (Fig. 30-2).

Obstrução subaórtica é frequentemente associada à coarctação da aorta ou interrupção de arco aórtico. Alguns graus de estenose pulmonar infundibular podem ocorrer, onde a fisiologia e a anatomia conotruncais são similares à Tetralogia de Fallot.

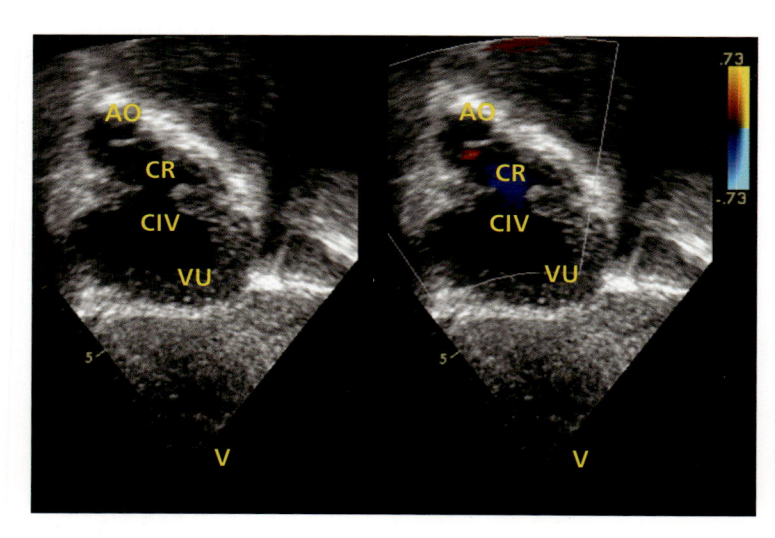

Fig. 30-2. Ventrículo único do tipo esquerdo. Posição superior e à esquerda da câmara rudimentar (CR) neste ventrículo único (VU) do tipo esquerdo, sendo visível uma comunicação interventricular (CIV) ou forame bulboventricular sem restrição ao fluxo em cores (azul). AO = Aorta.

TÉCNICA DE EXAME

No início do exame, o corte subcostal mostra a ausência de septo interventricular (dupla via de entrada) ou a presença de um ventrículo principal com *straddling* da valva mitral ou tricúspide. O corte apical de quatro câmaras confirma a ausência de septo na dupla via de entrada ou mostra um septo interventricular com *straddling* de uma das valvas atrioventriculares (mitral ou tricúspide).

O diagnóstico diferencial entre dupla via de entrada ou conexão atrioventricular concordante em presença de *straddling* da valva atrioventricular é feito com o Doppler colorido. Quando a maior parte da massa colorida de fluxo atrial se dirige ao ventrículo contralateral, estamos diante de uma dupla via de entrada:

A) **Dupla via de entrada de VE:** *straddling* da valva tricúspide com fluxo de átrio direito direcionado predominantemente para ventrículo esquerdo (Fig. 30-3).

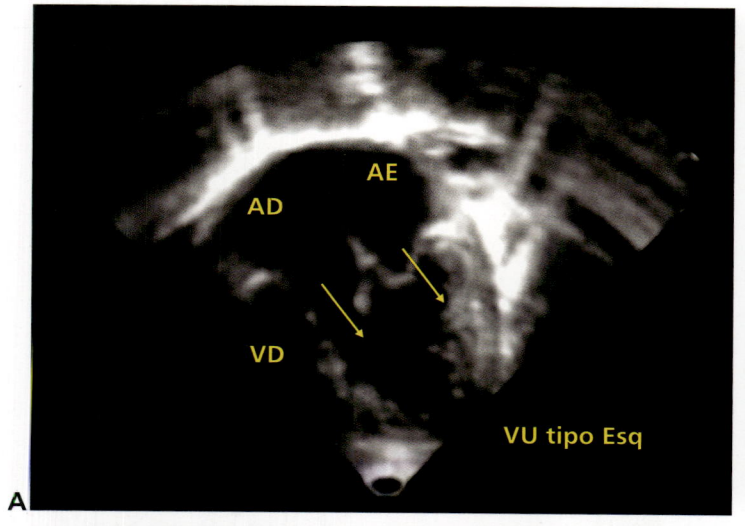

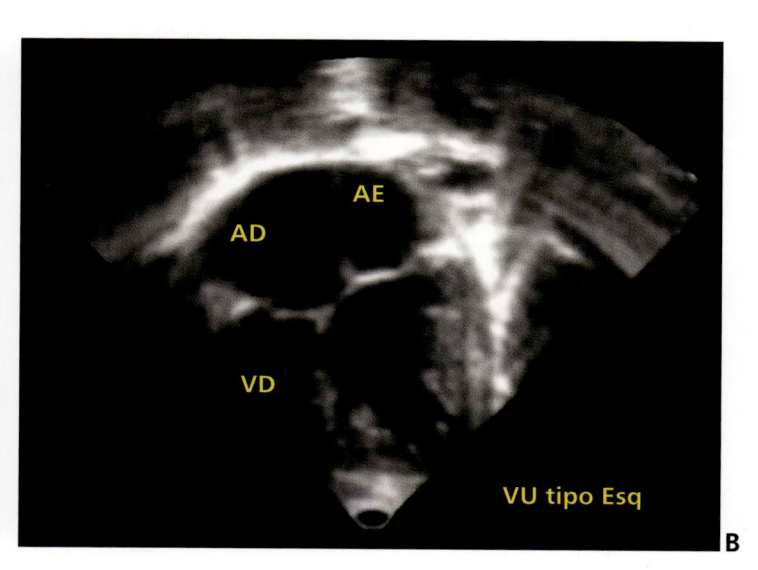

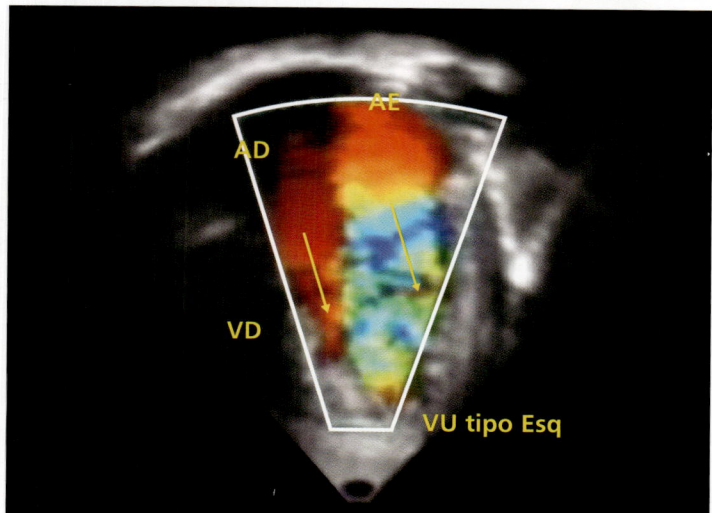

Fig. 30-3. Ventrículo único do tipo esquerdo. (**A**) Posição de quatro câmaras em diástole, com anel valvar tricúspide angulado sobre o ventrículo esquerdo (*straddling* tricúspide). (**B**) Mesma posição em sístole, valvas atrioventriculares direcionadas para o ventrículo esquerdo. (**C**) Mesmo aspecto da figura A observado ao Doppler colorido, com o fluxo de ambos os átrios dirigindo-se ao ventrículo esquerdo, fechando diagnóstico de ventrículo único (VU) do tipo esquerdo (Esq). Notar o fluxo acelerado da valva atrioventricular esquerda (mitral) que também apresenta estenose. AD = Átrio direito; AE = átrio esquerdo; VD = ventrículo direito.

B) **Dupla via de entrada de VD:** *straddling* da valva mitral com fluxo de átrio esquerdo direcionado predominantemente para ventrículo direito (Fig. 30-4).

A conexão ventrículo-arterial deve ser definida nos cortes convencionais. As grandes artérias poderão variar de posição:

- Relação normal, Holmes *heart* (a aorta é posterior e à esquerda da artéria pulmonar) (Fig. 30-5).
- A aorta anterior e à direita.
- A aorta anterior e à esquerda.

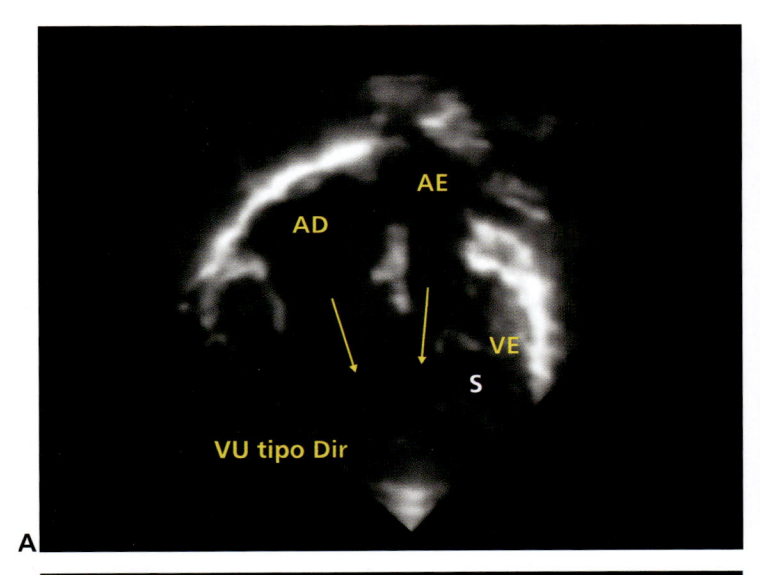

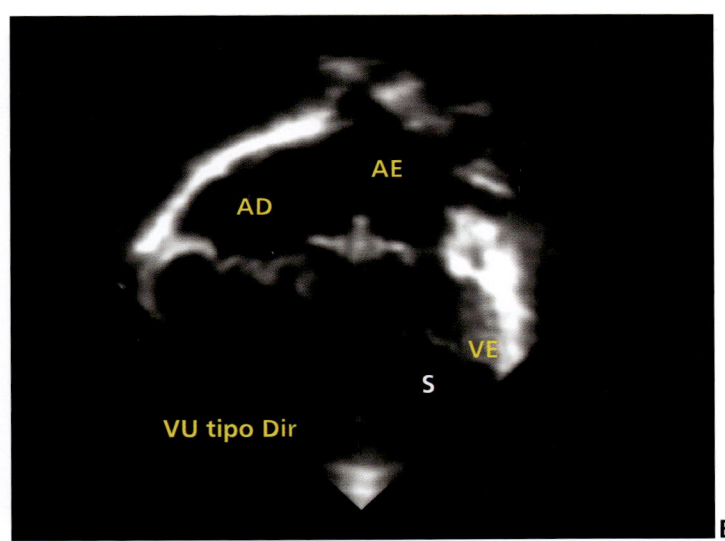

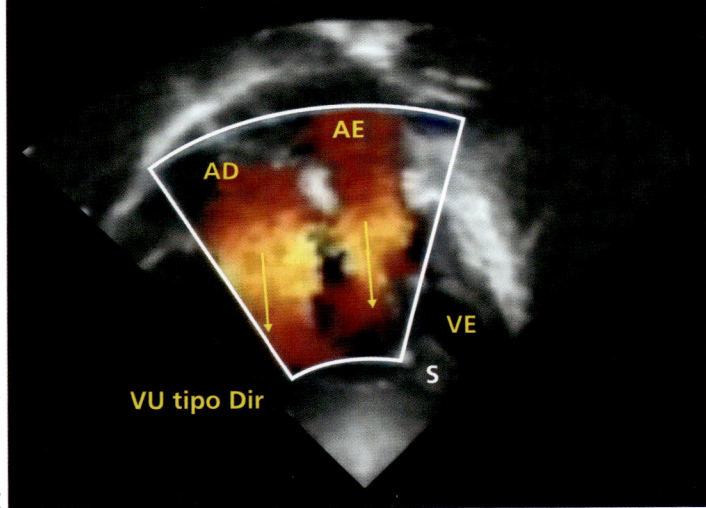

Fig. 30-4. Ventrículo único do tipo direito. (**A**) Posição de quatro câmaras em diástole, com anel valvar mitral angulado sobre o ventrículo direito (*straddling* mitral). (**B**) Mesma posição em sístole, valvas atrioventriculares direcionadas para o ventrículo direito. (**C**) Mesmo aspecto da Figura A observado ao Doppler colorido, com o fluxo de ambos os átrios dirigindo-se ao ventrículo direito, fechando diagnóstico de ventrículo único (VU) do tipo direito (Dir). S = Septo; AD = átrio direito; AE = átrio esquerdo; VE = ventrículo esquerdo.

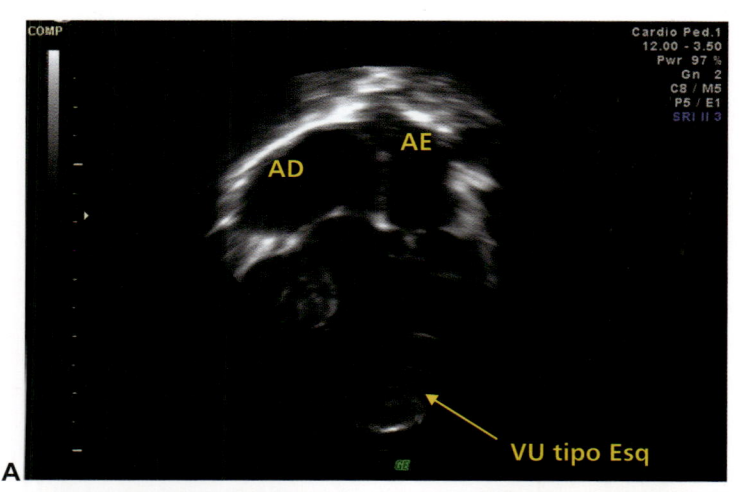

Fig. 30-5. Ventrículo único do tipo esquerdo – Holmes *Heart*. (**A**) Posição de quatro câmaras em sístole, com anel valvar tricúspide totalmente relacionado com o ventrículo esquerdo. (**B**) Corte das vias de saída mostrando o ventrículo esquerdo (VE) principal relacionado com a aorta e câmara rudimentar (CR) relacionada com a artéria pulmonar. (**C**) Corte paraesternal de eixo longo muito próximo do normal, com aorta relacionada com o VE. (**D**) Corte paraesternal de eixo curto com posição de artérias normal. AD = Átrio direito; AE = átrio esquerdo; Esq = esquerdo; VU = ventrículo único; AP = artéria pulmonar; AO = aorta; VD = ventrículo direito.

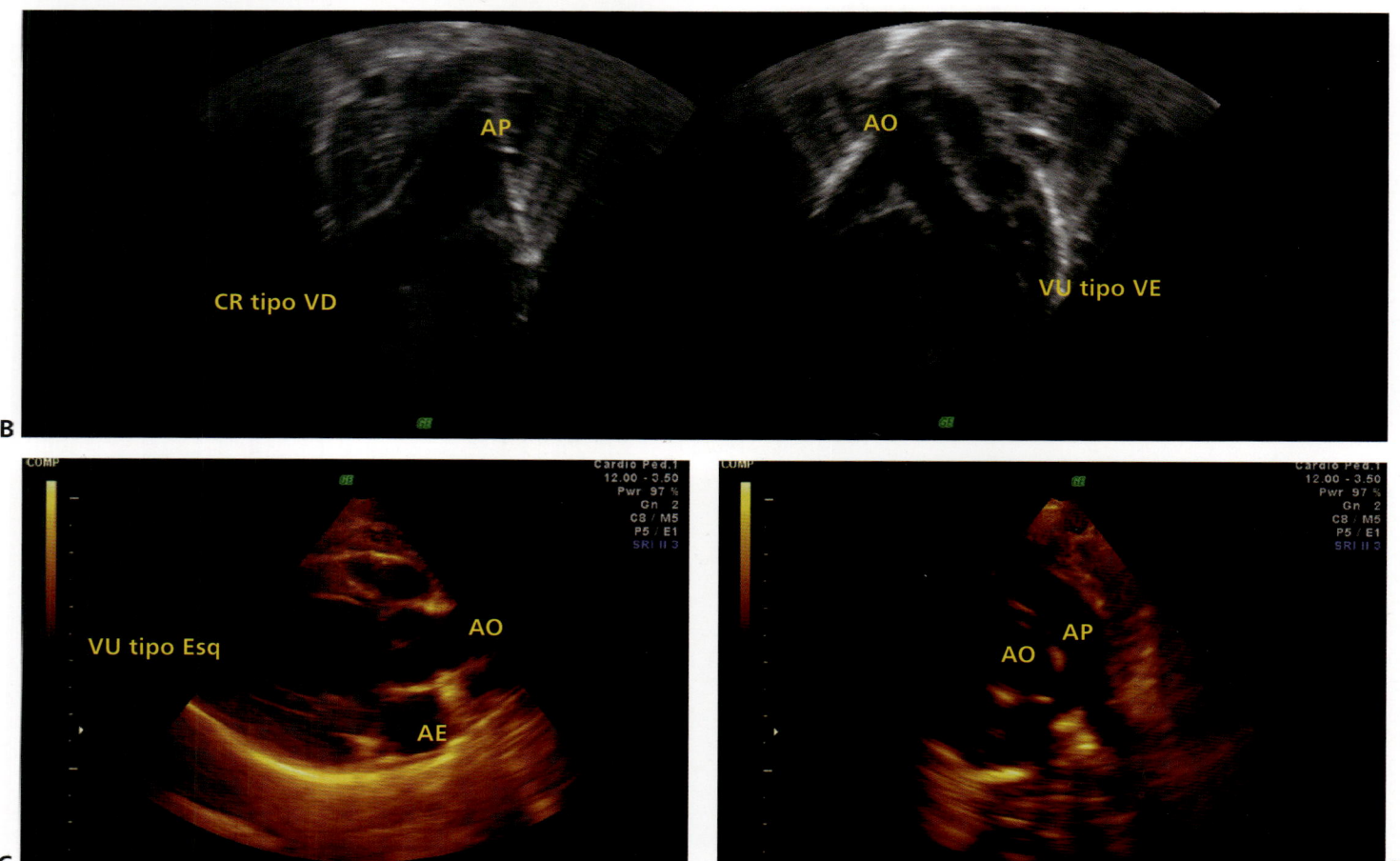

DIFICULDADES NO DIAGNÓSTICO

Como o ventrículo único é associado a inúmeras comorbidades, se o coração tiver heterotaxia ou ainda for em outra posição no tórax que não a habitual, o exame é de alta complexidade e dificuldade, tendo a execução individualizada para cada paciente.

O diagnóstico diferencial inclui uma comunicação interventricular extensa e um defeito do septo atrioventricular.

RESUMO DOS ACHADOS ECOCARDIOGRÁFICOS

Os achados ecocardiográficos da forma mais comumente encontrada incluem:

- Duas valvas atrioventriculares conectadas a uma câmara ventricular principal. Câmara rudimentar anterior e à esquerda mais frequentemente, podendo, entretanto, estar à direita.
- Artéria pulmonar dilatada emergindo do ventrículo único (câmara principal).
- Aorta geralmente pequena emergindo da câmara rudimentar.
- Comunicação interventricular, também chamada de forame bulboventricular, frequentemente é restritiva e responsável por hipoplasia do arco aórtico ou coarctação de aorta.

BIBLIOGRAFIA

Anderson RH, Becker AE, Wilkinson JL. Proceedings: morphogenesis and nomenclature of univentricular hearts. *Br Heart J* 1975;37(7):781.

Cook AC, Anderson RH. The anatomy of hearts with double inlet ventricle. *Cardiol Young* 2006;16(S1):22-26.

Holmes AF. Case of malformation of the heart. *Edinburgh Trans Medico-Chir Society* 1824;182(1):252.

Khairy P, Poirier N, Mercier LA. Univentricular heart. *Circulation* 2007;115(6):800.

Marín-García J, Tandon R, Moller JH *et al.* Common (single) ventricle with normally related great vessels. *Circulation* 1974;49(3):565.

Matitiau A, Geva T, Colan SD *et al.* Bulboventricular foramen size in infants with double-inlet left ventricle or tricuspid atresia with transposed great arteries: influence on initial palliative operation and rate of growth. *J Am Coll Cardiol* 1992;19(1):142.

Muñoz-Castellaños L, Espinola-Zavaleta N & Keirns C. Anatomoechocardiographic correlation double inlet left ventricle. *J Am Soc Echocardiogr* 2005;18(3):237.

Van Praagh R, Ongley PA, Swan HJ. Anatomic types of single or common ventricle in man: morphologic and geometric aspects of 60 necropsied cases. *Am J Cardiol* 1964;13(3):367.

31 Straddling das Valvas Tricúspide e Mitral

Lilian M. Lopes

INTRODUÇÃO

Define-se como *straddling* quando as cordoalhas de uma valva cruzam o septo interventricular por uma comunicação interventricular (CIV), inserindo-se no ventrículo oposto. Isso poderá causar dificuldades para o cirurgião fechar a CIV.

O *straddling* da valva mitral ou tricúspide é diagnosticado durante a sístole, com as valvas em posição sistólica, pois este é o momento ideal para analisar a linha de coaptação dos folhetos. A posição diastólica das valvas não deve ser considerada para o diagnóstico de *straddling*.

STRADDLING DA VALVA TRICÚSPIDE

O *straddling* da valva tricúspide caracteriza-se pela inserção bilateral da valva em ambos os lados do septo interventricular através de uma comunicação de via de entrada (Figs. 31-1 e 31-2).

O cavalgamento ou *overriding* do anel valvar tricúspide sobre o septo é frequente. O folheto septal da valva tricúspide pode mandar cordas para o lado esquerdo do septo interventricular ou para o músculo papilar anterolateral ou posteromedial do ventrículo esquerdo (VE). No *straddling* tricúspide o folheto anterior costuma ser pequeno, e o folheto septal é o maior dos três. A via de entrada do ventrículo direito (VD) pode estar hipoplásica quando o grau de cavalgamento da valva tricúspide em direção ao VE é importante. A associação principal é com dupla via de entrada de ventrículo esquerdo, podendo raramente ocorrer em associação à transposição corrigida, com a valva tricúspide posicionada à esquerda (Fig. 31-3).

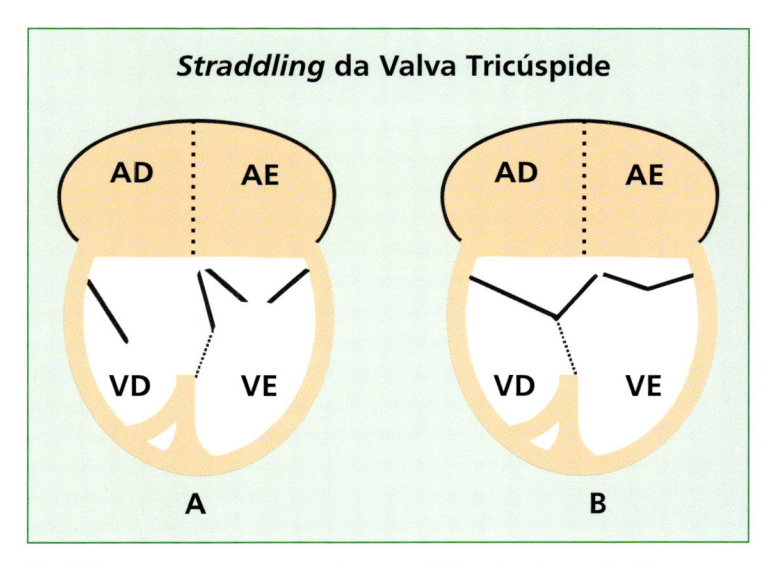

Fig. 31-1. Diagrama demonstrando o *straddling* da valva tricúspide, diástole (**A**) e sístole (**B**). Notar a inserção da cordoalha na face septal do ventrículo esquerdo através de uma grande comunicação interventricular de via de entrada. AD = Átrio direito; AE = átrio esquerdo; VD = ventrículo direito; VE = ventrículo esquerdo.

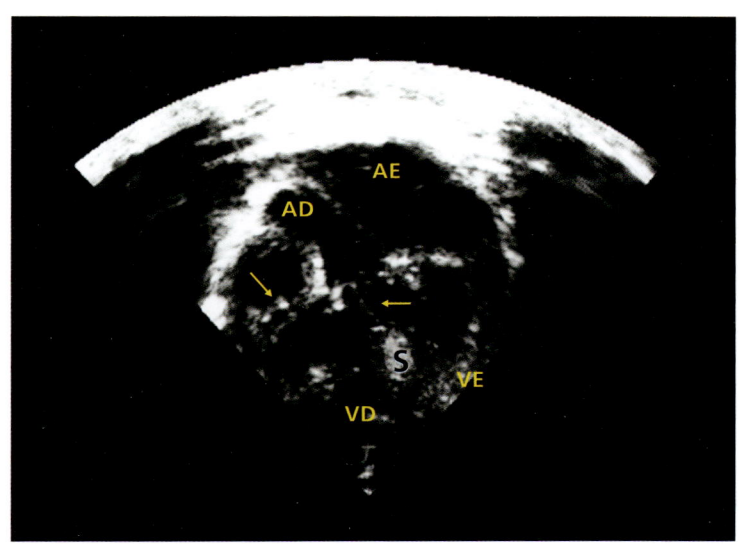

Fig. 31-2. *Straddling* da valva tricúspide. Posição de quatro câmaras em sístole, as setas apontam para a inserção cordal da valva tricúspide em parede lateral de ventrículo direito e inserção anômala na borda superior da comunicação interventricular (*straddling*). AE = Átrio esquerdo; AD = átrio direito; VD = ventrículo direito; VE = ventrículo esquerdo; S = septo.

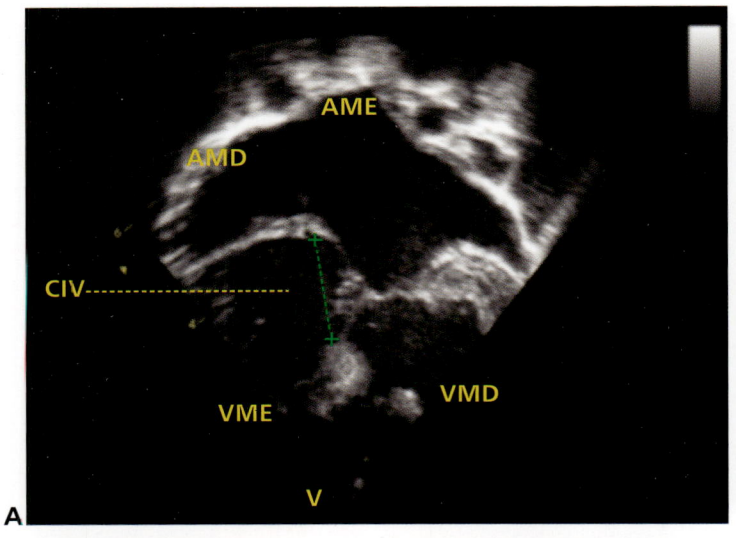

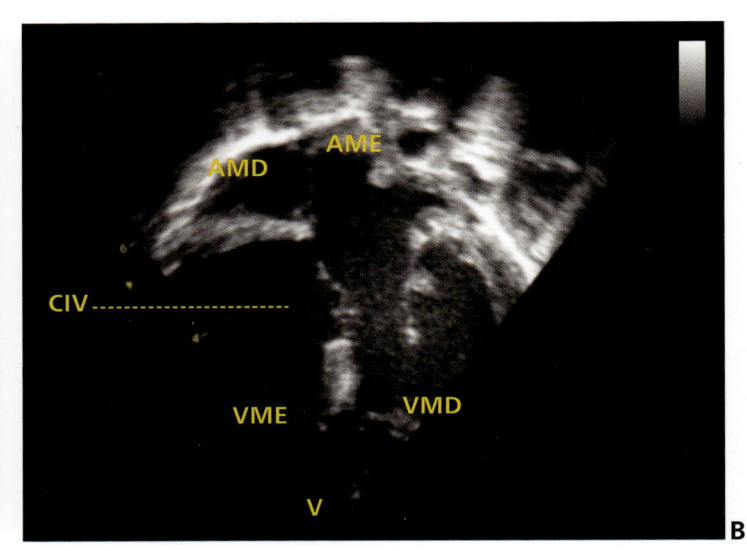

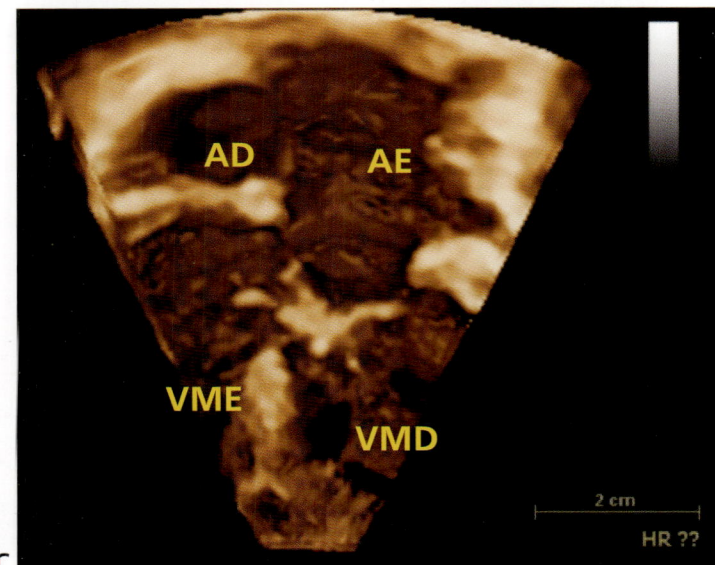

Fig. 31-3. *Straddling* da valva tricúspide em transposição corrigida das grandes artérias. (**A**) Posição de quatro câmaras em sístole, sendo visível uma grande comunicação interventricular (CIV) do tipo via de entrada e a inserção cordal da valva tricúspide, localizada à esquerda, em topo do septo interventricular. (**B**) Mesma posição em diástole, notando-se cordoalha septal ainda presa ao septo. (**C**) *Straddling* da valva tricúspide ao tridimensional. AME ou AE = Átrio morfológico esquerdo; AMD ou AD = átrio morfológico direito; VMD = ventrículo morfológico direito; VME = ventrículo morfológico esquerdo.

Técnica de exame	O *straddling* da valva tricúspide é bem avaliado nos planos apical e subcostal.
	A posição de quatro câmaras é a que melhor demonstra o folheto septal da valva tricúspide com inserção para ambos os ventrículos. O orifício valvar costuma cavalgar o septo interventricular em graus variados, o que acarreta graus variados de hipoplasia de ventrículo direito consequente ao deslocamento de parte do fluxo para o ventrículo esquerdo.
Dificuldades no diagnóstico	O *straddling* da valva tricúspide não apresenta dificuldade diagnóstica. A dificuldade que existe seria em relação ao falso negativo, isto é, a falta de atenção poderá fazer com que este defeito passe despercebido.
Resumo dos achados ecocardiográficos	Cordoalhas da valva tricúspide inserem-se no topo do septo interventricular na borda de uma CIV de via de entrada ou ultrapassam o septo interventricular e inserem-se no ventrículo esquerdo.
STRADDLING DA VALVA MITRAL	O *straddling* da valva mitral caracteriza-se pela inserção do folheto anterior da valva no ventrículo direito através de um músculo papilar, de tal maneira que existe inserção cordal em ambos os lados do septo interventricular através de uma comunicação em via de saída ou do tipo mal alinhamento (Figs. 31-4 e 31-5). Esta anomalia nunca se manifesta de maneira isolada, mas sim associada a uma grande comunicação interventricular, transposição ou dupla via de saída de ventrículo direito, especialmente com comunicação interventricular subpulmonar (tipo Taussig-Bing). Cordas do folheto anterior podem estar inseridas no septo infundibular ou em um músculo papilar do ventrículo direito.
Técnica de exame	O *straddling* da valva mitral é mais bem analisado nos planos subcostal em cortes sagital e paraesternal alto, isto é, qualquer plano que claramente demonstre o septo de via de saída pode mostrar o cavalgamento do folheto anterior da valva mitral e sua conexão. Mesmo com *straddling*, a valva mitral aparenta

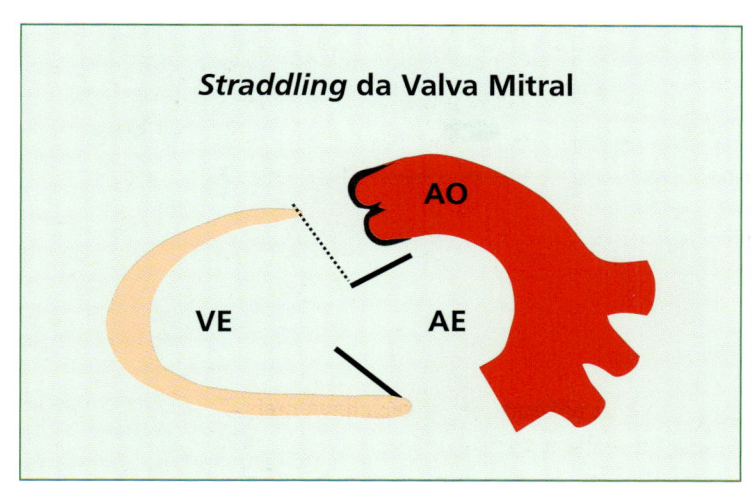

Capítulo 31 ▪ Straddling das Valvas Tricúspide e Mitral

Fig. 31-4. Diagrama demonstrando *straddling* da valva mitral. Notar a inserção de cordoalha em face direita do septo interventricular por uma comunicação de via de saída.
AE = Átrio esquerdo; VE = ventrículo esquerdo; AO = aorta.

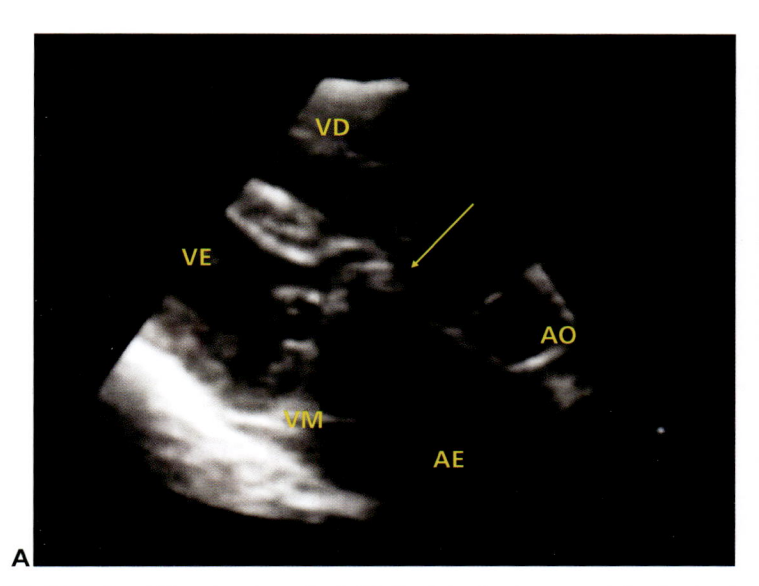

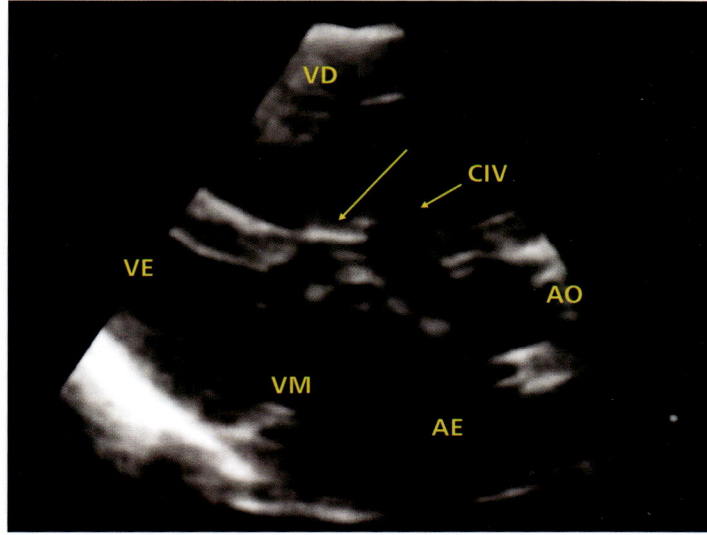

Fig. 31-5. *Straddling* da valva mitral. (**A**) Final de sístole em posição de eixo longo. Notar a inserção anômala do folheto anterior da valva mitral (seta). (**B**) Início da diástole, mesmo aspecto, sendo visível nesta fase do ciclo cardíaco a comunicação interventricular do tipo mal alinhamento (CIV).
AE = Átrio esquerdo; VE = ventrículo esquerdo; VD = ventrículo direito; AO = aorta; VM = valva mitral.

normalidade no corte apical de quatro câmaras e subcostal porque nestes planos só se observa a porção posterior dos folhetos valvares. Uma angulação anterior a partir do apical de quatro câmaras mostra a porção com inserção contralateral da valva.

Dificuldades no diagnóstico

Este defeito é muito difícil de ser reconhecido, porque somente a porção do folheto anterior da valva mitral se insere de maneira anormal, enquanto que as cordas da porção posterior da valva permanecem normalmente conectadas com o músculo papilar do ventrículo esquerdo. A porção da valva que se insere anomalamente em sentido contralateral (*straddling*) envia cordas para o músculo papilar do ventrículo direito e infundíbulo.

Resumo dos achados ecocardiográficos

Cordoalhas do folheto anterior da valva mitral inserem-se no ventrículo direito através de uma comunicação em via de saída ou do tipo mal alinhamento.

BIBLIOGRAFIA

Bharati S, Mcallister A, Lev M. Straddling and displaced atrioventricular orifices and valves. *Circulation* 1979;60:673.

Seward JB, Tajik AJ, Ritter DG. Echocardiographic features of straddling tricuspid valve. In Mayo Clinic proceedings. *Mayo Clinic* 1975;50(8):427.

Smallhorn JF. Echocardiographic assessment of mitral valve abnormalities. In: Eidem BW, Cetta F, O'Leary PW. (Eds.). *Echocardiography in pediatric and adult congenital heart disease.* Philadelphia: Wolters Kluwer Health, 2009.

Williams RG, Bierman FZ, Sanders SP. Straddling atrioventricular valves. In: Echocardiographic diagnosis of cardiac malformations. Boston: Little Brown, 1986. p. 178.

32 Justaposição de Apêndices

Lilian M. Lopes
Gustavo A. G. Fávaro

INTRODUÇÃO

O apêndice atrial direito (AAD) normal tem base larga e triangular, originando-se anteriormente à VCS. A base do apêndice atrial direito é mais bem vista no corte subcostal de eixo longo das veias cavas (Fig. 32-1). Movimentando-se levemente para a esquerda desta posição demonstra-se o corpo do apêndice atrial direito (Fig. 32-2).

O apêndice atrial esquerdo (AAE) origina-se junto à veia pulmonar esquerda, tem base estreita e seu corpo possui forma tubular. Pode ser visto nos planos subcostais, apicais de quatro câmaras e com leve rotação anti-horária no paraesternal curto onde está à esquerda da via de saída do VD e abaixo da artéria pulmonar (Fig. 32-3).

A justaposição dos apêndices ocorre quando ambos os apêndices se encontram do mesmo lado em relação às grandes artérias. A justaposição à esquerda é bem mais frequente do que à direita (Fig. 32-4).

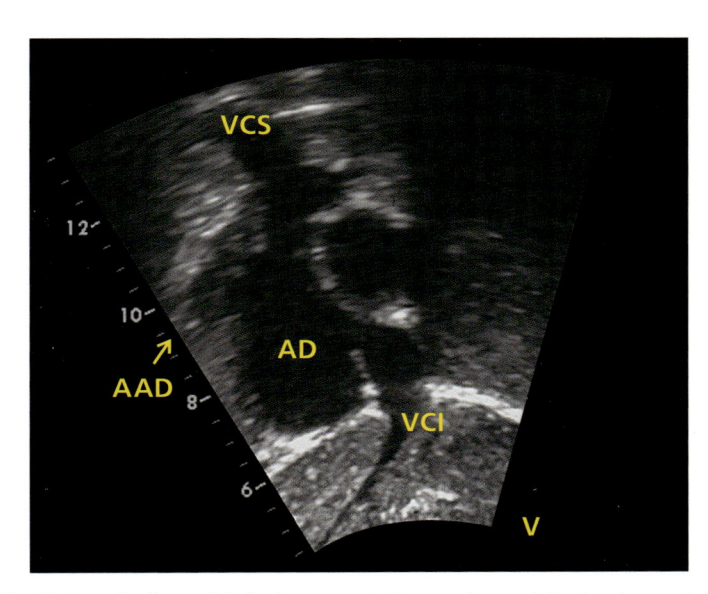

Fig. 32-1. Apêndice atrial direito normal. Corte subcostal de eixo longo das veias cavas, notar o apêncice atrial direito (AAD) projetando-se a partir da cavidade do átrio direito (AD). VCI = Veia cava inferior; VCS = veia cava superior.

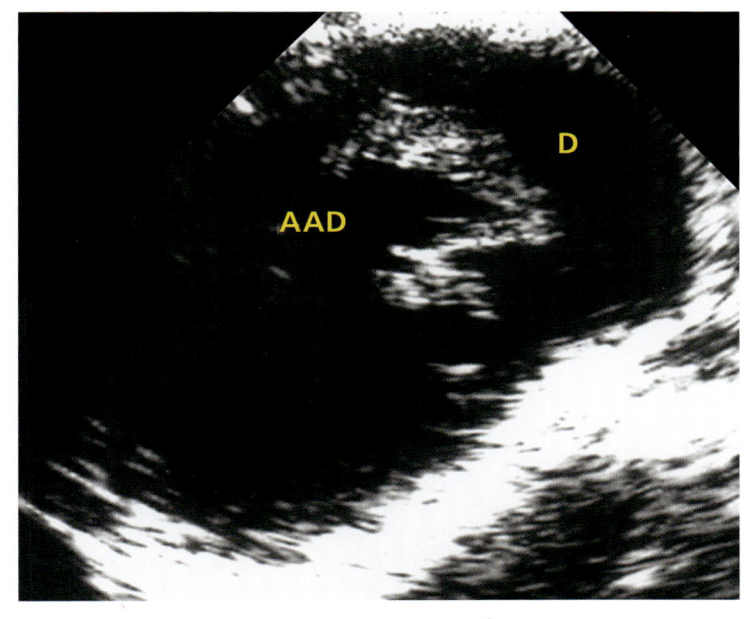

Fig. 32-2. Apêndice atrial direito normal. Corte paraesternal, notar as bases larga e triangular. A presença de derrame pericárdico (D) facilitou neste caso a visualização do apêndice atrial direito (AAD).

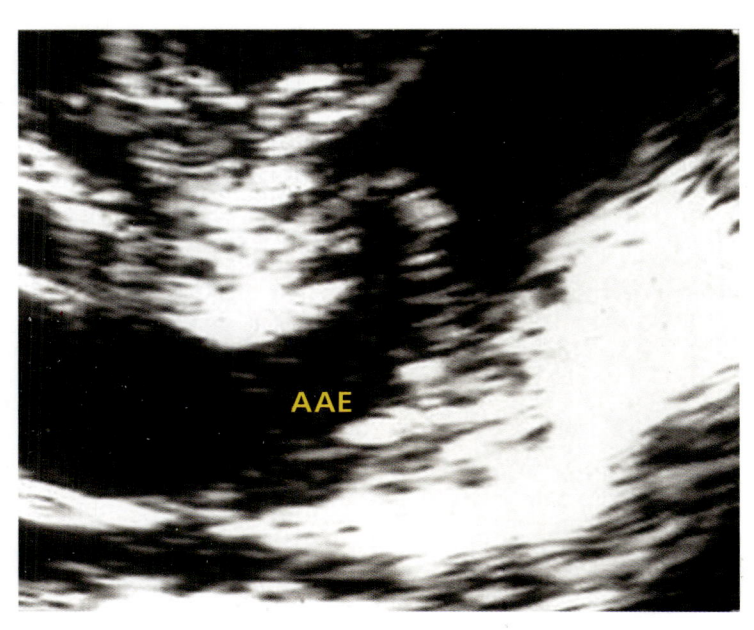

Fig. 32-3. Apêndice atrial esquerdo normal. Corte paraesternal, notar a base estreita e o aspecto tubular. AAE = Apêndice atrial esquerdo.

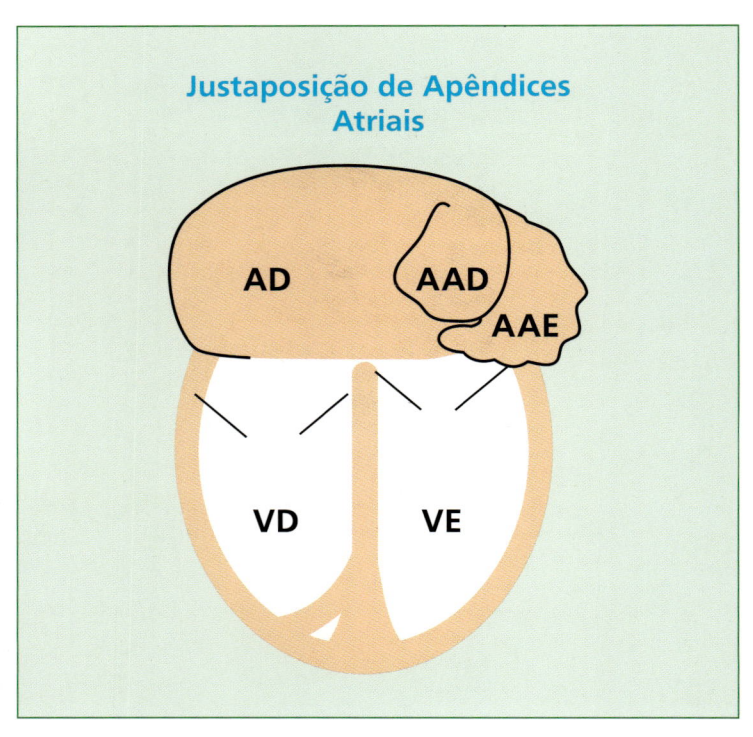

Fig. 32-4. Diagrama demonstrando o aspecto ecocardiográfico da justaposição esquerda dos apêndices atriais, o tipo mais comum. AD = Átrio direito; VD = ventrículo direito; VE = ventrículo esquerdo; AAD = apêndice atrial direito; AAE = apêndice atrial esquerdo.

JUSTAPOSIÇÃO ESQUERDA DOS APÊNDICES ATRIAIS

A justaposição esquerda dos apêndices atriais é comumente associada a outras anormalidades intracardíacas, particularmente TGA, atresia tricúspide e mais raramente isomerismo atrial esquerdo (Fig. 32-5). Na justaposição esquerda dos apêndices, o apêndice atrial direito, que se comunica com a cavidade do átrio direito, passa por trás das grandes artérias e pela frente do átrio esquerdo. O septo interatrial é desviado e tem aspecto encurvado, resultando na impressão que o átrio direito é menor que o normal (Fig. 32-6).

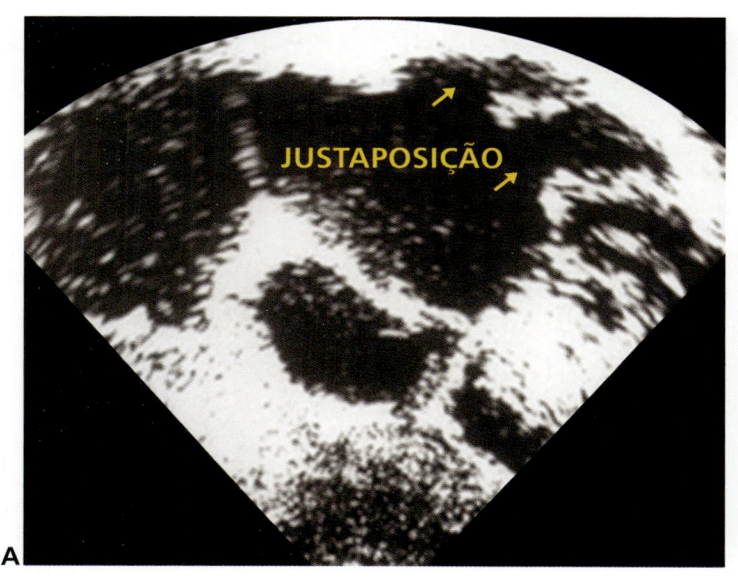

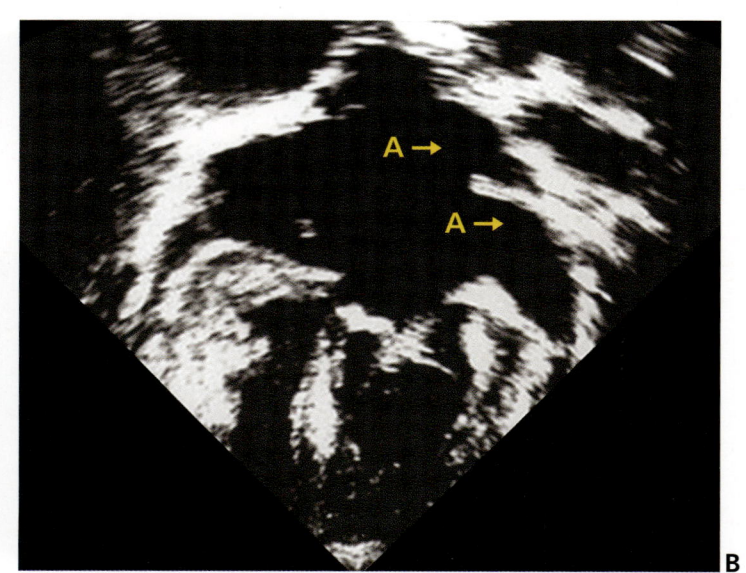

Fig. 32-5. Justaposição esquerda dos apêndices atriais em isomerismo atrial esquerdo. (**A**) Corte subcostal, as setas apontam para os apêndices justapostos com morfologia esquerda. (**B**) Corte apical de quatro câmaras em paciente com defeito do septo atrioventricular associado, as setas mostram os apêndices com morfologia esquerda justapostos; A = apêndice.

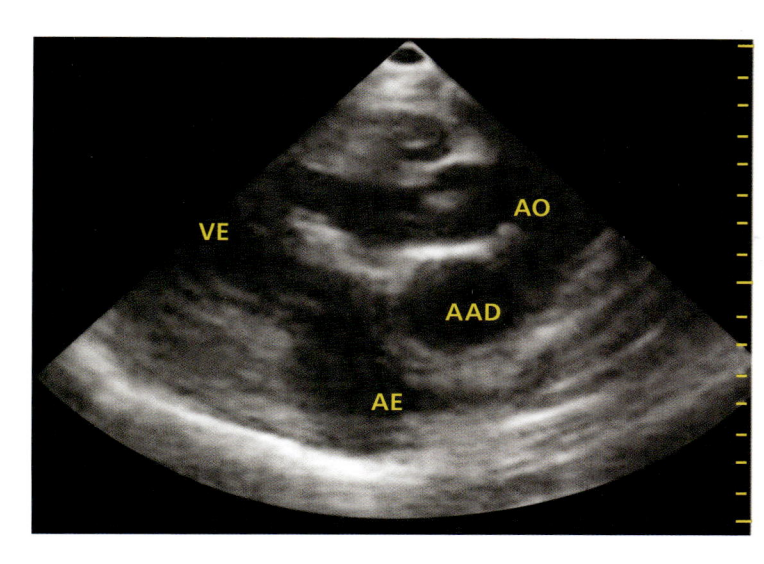

Fig. 32-6. Justaposição esquerda dos apêndices atriais em *situs solitus*. Corte paraesternal de eixo longo, notar apêndice atrial direito (AAD) posterior à aorta (AO) e anterior ao átrio esquerdo (AE). O septo interatrial é encurvado. VE = Ventrículo esquerdo.

ACHADOS INDIRETOS

O achado de uma orientação anormal do septo interatrial leva à necessidade de análise detalhada da posição dos apêndices atriais. A visualização dos apêndices atriais posterior e à esquerda das grandes artérias levanta a suspeita diagnóstica de justaposição esquerda de apêndices atriais.

TÉCNICA DE EXAME

A justaposição de apêndices atriais pode ser mostrada no paraesternal alto, apical ou subcostal. Na posição de quatro câmaras, o átrio direito aparece pequeno, e a porção posterior do septo interatrial é vista. Anteriormente, vê-se o apêndice atrial direito passando para a esquerda. No plano subcostal demonstra-se o desvio posterior do septo interatrial *secundum*.

DIFICULDADES NO DIAGNÓSTICO

O reconhecimento de uma orientação anormal do septo interatrial não é um fator específico para o diagnóstico de justaposição de apêndices atriais, já que casos de SHCE, heterotaxias e dextrocardia também podem ter uma posição anormal do SIA.

Um fator relevante para dificuldade diagnóstica é que a justaposição esquerda do apêndice atrial direito pode simular um seio coronário dilatado em alguns planos. Entretanto o seio coronário é uma estrutura mais posterior e inferior, enquanto que a justaposição dos apêndices atriais é mais superior e anterior que o átrio esquerdo.

RESUMO DOS ACHADOS ECOCARDIOGRÁFICOS

- Orientação anormal do septo interatrial.
- Apêndices justapostos mais comumente à esquerda.

BIBLIOGRAFIA

Charuzi Y, Spanos Pk, Amplatz K *et al.* Juxtaposition of the atrial appendages. *Circulation* 1973;47:620.

Melhuish BP, Van Praagh R. Juxtaposition of the atrial appendages: a sign of severe cyanotic congenital heart disease. *Br Heart J* 1968;30(2):269.

Zhang YQ, Yu ZQ, Zhong SW *et al.* Echocardiographic assessment of juxtaposition of the right atrial appendage in children with congenital heart disease. *Echocardiography* 2010;*27*(7):878.

33. Criss-Cross Heart, Ventrículos Superior e Inferior e Inversão Ventricular Isolada

Lilian M. Lopes

CRISS-CROSS HEART E VENTRÍCULOS SUPERIOR E INFERIOR

O termo *criss-cross* tem sido usado para descrever uma anomalia rara, em que tem-se a impressão de conexão atrioventricular (A-V) "cruzada", embora a corrente do fluxo sanguíneo sistêmico e pulmonar passe pela junção A-V sem se misturar. Muitos especialistas não apreciam este termo por entender que confunde o entendimento em relação à junção A-V (que poderá ser concordante ou discordante), porém desde 1974, ocasião em que foi introduzido, consagrou-se pelo uso. Esta ilusão espacial de cruzamento é causada pelo átrio posicionado à direita conectar-se a um ventrículo posicionado à esquerda (inferior), e pelo átrio posicionado à esquerda conectar-se a um ventrículo posicionado à direita (superior). Acredita-se que isto ocorra em razão da discrepância na velocidade do desenvolvimento da via de entrada e saída do ventrículo direito, resultando na impressão que os ventrículos rodaram em seu eixo longitudinal (sentido anti-horário, se imaginarmos o coração visto de cima), sem, entretanto, a rotação concomitante dos átrios nem das valvas atrioventriculares. Este fenômeno realmente produz uma rotação das vias de entrada dos ventrículos, colocando o ventrículo direito em plano superior e o ventrículo esquerdo em plano inferior (Fig. 33-1). As anomalias associadas mais comuns são a comunicação interventricular de via de entrada e a transposição das grandes artérias (conexão ventriculoarterial discordante).

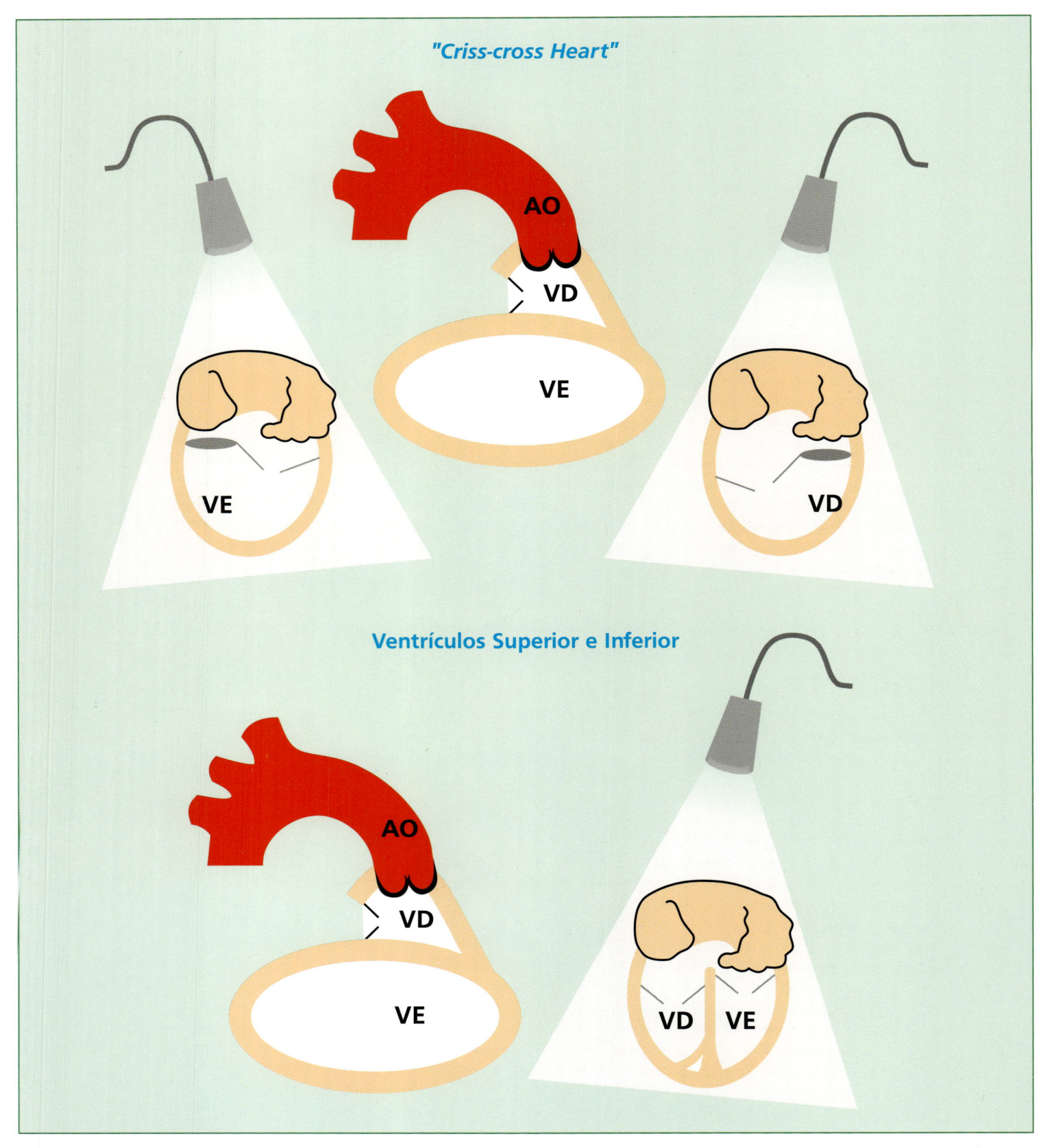

Fig. 33-1. Diagrama ilustrativo de *criss-cross heart* e ventrículos superior e inferior. (**A**) Ao centro, esquema de ventrículo direito superior e esquerdo inferior. O ventrículo direito é triangular, e o esquerdo, elíptico. A aorta neste exemplo origina-se do ventrículo direito, porém outros tipos de conexão ventriculoarteriais são possíveis. Os esquemas laterais na posição de quatro câmaras tentam ilustrar que nunca se coloca na tela ao mesmo tempo as duas valvas atrioventriculares. Assim, num determinado plano, a posição de quatro câmaras apresenta a valva mitral normal e a valva tricúspide falsamente atrésica. Rodando-se, então, o transdutor, a valva tricúspide aparece e a valva mitral dá lugar a uma falsa impressão de atresia mitral. (**B**) Ventrículos superior e inferior, sem conexão atrioventricular cruzada (*criss-cross*). A posição de quatro câmaras apresenta-se com as duas valvas atrioventriculares visíveis simultaneamente. AO = Aorta; VD = ventrículo direito; VE = ventrículo esquerdo.

Capítulo 33 ▪ Criss-Cross Heart, Ventrículos Superior e Inferior e Inversão Ventricular Isolada

Técnica de exame

Suspeitamos de *criss-cross* quando na posição de quatro câmaras nunca conseguimos ver simultaneamente as valvas tricúspide e mitral. Toda vez que se coloca uma das valvas atrioventriculares na tela, tem-se a impressão que a outra é atrésica. Assim, num determinado plano a posição de quatro câmaras apresenta a valva tricúspide normal e a valva mitral falsamente atrésica. Rodando-se então o transdutor, a valva mitral aparece, e a valva tricúspide dá lugar a uma falsa impressão de atresia tricúspide (Figs. 33-2 e 33-3).

Embora os ventrículos no *criss-cross heart* sejam dispostos em arranjo superior-inferior, o termo *criss-cross* não deve ser usado como sinônimo de **ventrículos superior e inferior**, sendo um diagnóstico diferencial que exige atenção no exame ecocardiográfico. Define-se como **ventrículos superior e inferior** corações onde ocorreu uma inclinação do ápice cardíaco no plano frontal, resultando em má posição superior-inferior dos ventrículos associada a um septo interventricular horizontalizado. Neste defeito não ocorre a ilusão de relações atrioventriculares cruzadas como no *criss-cross* (Fig. 33-4).

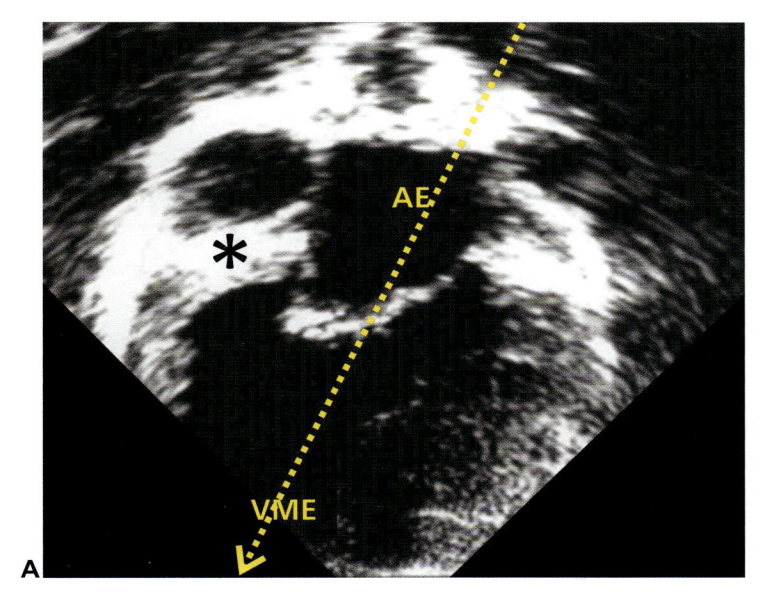

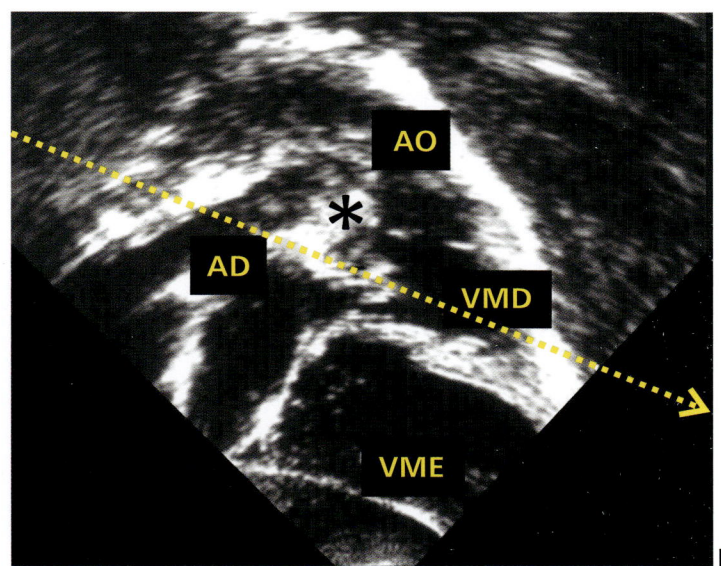

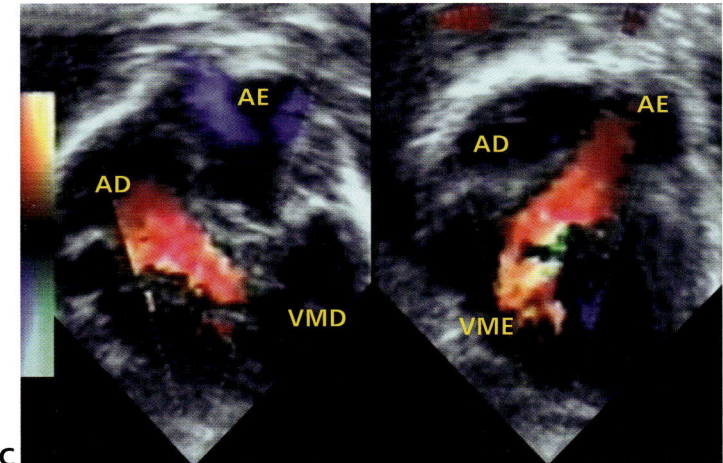

Fig. 33-2. *Criss-cross heart.* (**A**) Posição apical de quatro câmaras mostrando a conexão entre átrio esquerdo e ventrículo de morfologia esquerda angulada e com aparência "cruzada" (linha pontilhada amarela). Não é visível a conexão do átrio direito com o ventrículo de morfologia direita. A área ecogênica à direita lembra uma atresia tricúspide, entretanto, é uma falsa imagem criada pela alteração de posição dos ventrículos (asterisco). (**B**) Conexão entre átrio direito e ventrículo morfológico direito horizontalizada e também com aparência "cruzada" (linha pontilhada amarela). Não é visível a conexão do átrio esquerdo com o ventrículo morfológico esquerdo. A área ecogênica à esquerda lembra uma atresia mitral, sendo também uma falsa imagem (asterisco). (**C**) Conexão atrioventricular de aspecto cruzado ao Doppler colorido. AD = Átrio direito; AE = átrio esquerdo; VMD = ventrículo morfológico direito; VME = ventrículo morfológico esquerdo; AO = aorta.

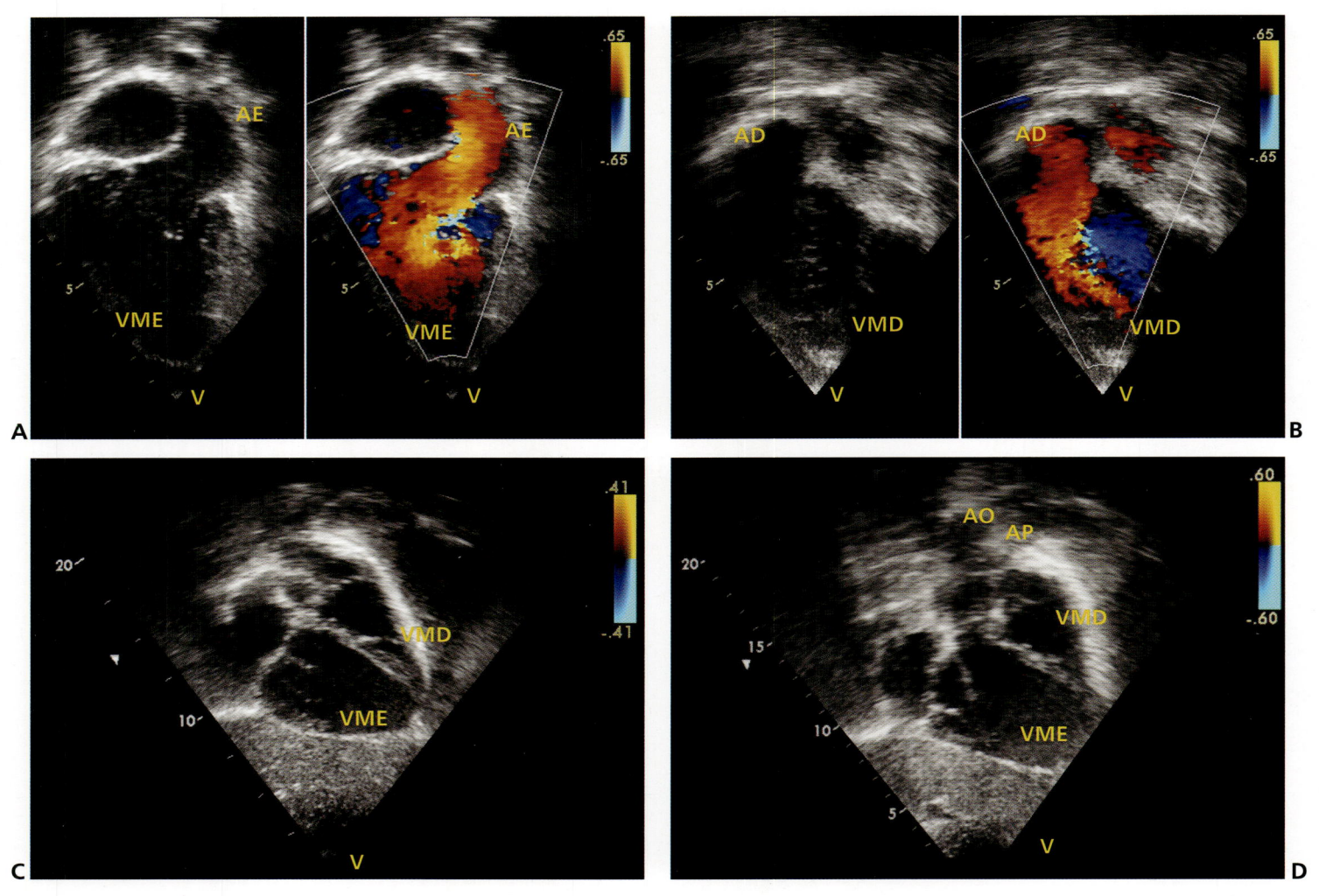

Fig. 33-3. *Criss-cross heart* pós-cirurgia de Jatene. (**A**) Posição apical de quatro câmaras, mostrando ao bidimensional e Doppler colorido a conexão entre átrio esquerdo e ventrículo de morfologia esquerda angulada e com aparência "cruzada". A não visualização da conexão do átrio direito e ventrículo morfológico direito cria a falsa impressão de uma átresia tricúspide". (**B**) Conexão entre átrio direito e ventrículo morfológico direito horizontalizada e também com aparência "cruzada". Da mesma maneira, a não visualização da conexão do átrio esquerdo e ventrículo morfológico esquerdo cria a falsa impressão de uma atresia mitral". (**C**) Ventrículos em posição superior inferior no *criss-cross*. (**D**) Vias de saídas visíveis em paciente com diagnóstico em vida fetal de transposição das grandes artérias e *criss-cross* em pós-operatório tardio de cirurgia de Jatene. Notar a conexão concordante em pós-operatório. AD = Átrio direito; AE = átrio esquerdo; VMD = ventrículo morfológico direito; VME = ventrículo morfológico esquerdo; AO = aorta; AP = artéria pulmonar.

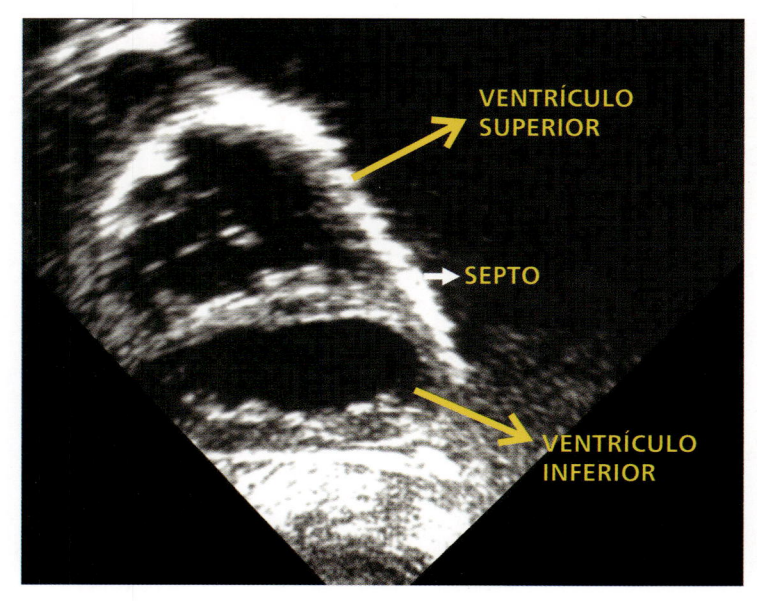

Fig. 33-4. Ventrículos superior e inferior. Posição subcostal mostrando o ventrículo morfológico esquerdo em posição inferior e o ventrículo morfológico direito em posição superior. Notar a arquitetura triangular do VMD e forma elíptica do VME.

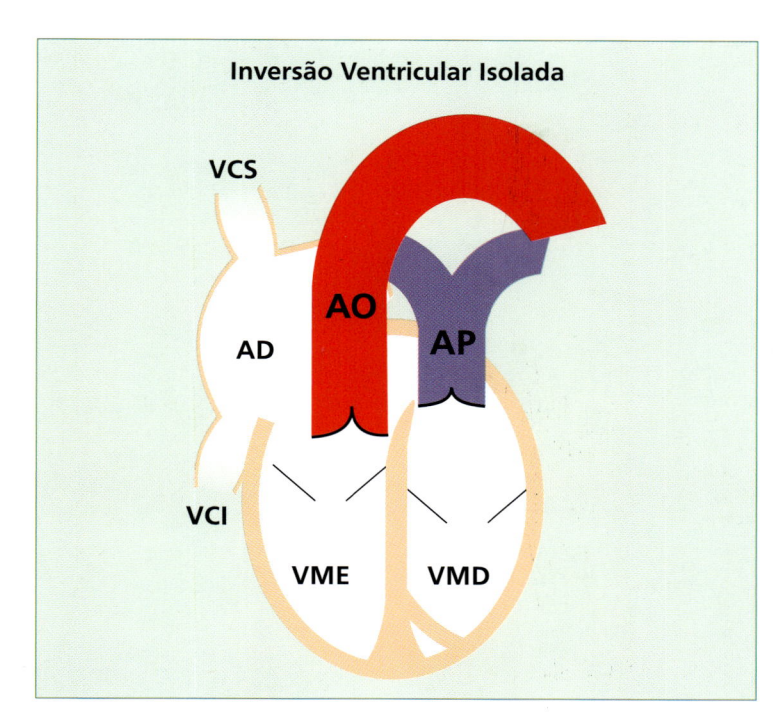

Fig. 33-5. Diagrama demonstrando a inversão ventricular isolada. Há discordância atrioventricular com concordância ventriculoarterial. VCS = Veia cava superior; VCI = veia cava inferior; AD = átrio direito; VMD = ventrículo morfológico direito; VME = ventrículo morfológico esquerdo; AO = aorta; AP = artéria pulmonar.

Resumo dos achados ecocardiográficos

Os achados ecocardiográficos mais comuns incluem:

- Ventrículo de morfologia direita à esquerda na posição de quatro câmaras, sendo nítida a banda moderadora e valva atrioventricular mais próxima da ponta do ventrículo posicionadas à esquerda.
- Origem paralela das grandes artérias, com aorta anterior e à direita emergindo do ventrículo de morfologia esquerda.
- Artéria pulmonar posterior e à esquerda, emergindo do ventrículo de morfologia direita.

INVERSÃO VENTRICULAR ISOLADA

A inversão ventricular isolada é uma anomalia congênita rara caracterizada por conexão atrioventricular discordante e conexão ventrículo-arterial concordante (Fig. 33-5). Foi descrita pela primeira vez por Van Praagh & Van Praagh, em 1966. Para a melhor compreensão desta anomalia, os tipos de associação de conexão atrioventricular e ventriculoarterial concordantes e discordantes são demonstrados no Quadro 33-1. Clinicamente os sintomas são idênticos ao da transposição das grandes artérias, com cianose e insuficiência cardíaca congestiva (Fig. 33-6).

Quadro 33-1. POSSIBILIDADES DE CONEXÃO SEGMENTAR ATRIOVENTRICULAR

Conexão A-V	Conexão V-A	Defeito cardíaco
Concordante	Concordante	Coração normal
Concordante	Discordante	Transposição das grandes artérias
Discordante	Discordante	Transposição corrigida das grandes artérias
Discordante	Concordante	Inversão ventricular isolada

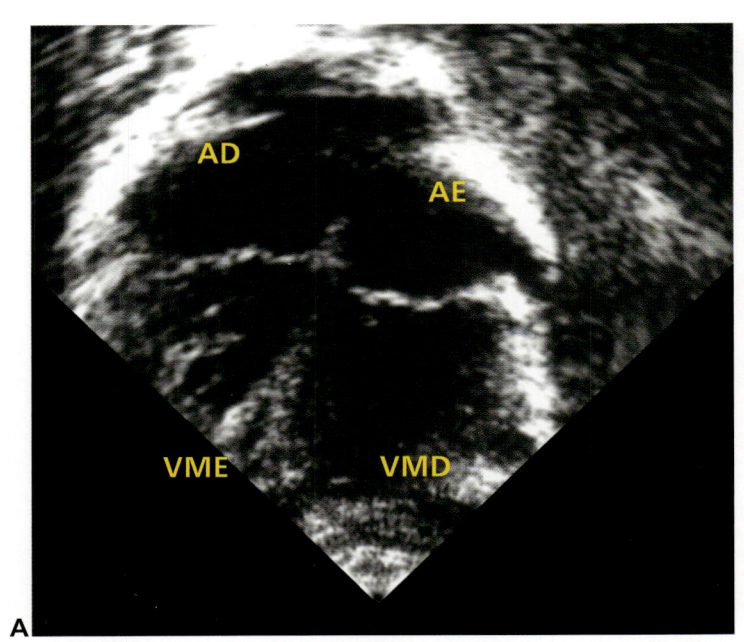

Fig. 33-6. Inversão ventricular isolada. (**A**) A posição de quatro câmaras demonstra a discordância atrioventricular com ventrículo morfológico direito à esquerda (com banda moderadora, BM). (**B**) Concordância ventrículo arterial nos painéis direito e esquerdo. VMD = Ventrículo morfológico direito; VME = ventrículo morfológico esquerdo; AO = aorta; AP = artéria pulmonar; AD = átrio direito; AE = átrio esquerdo.

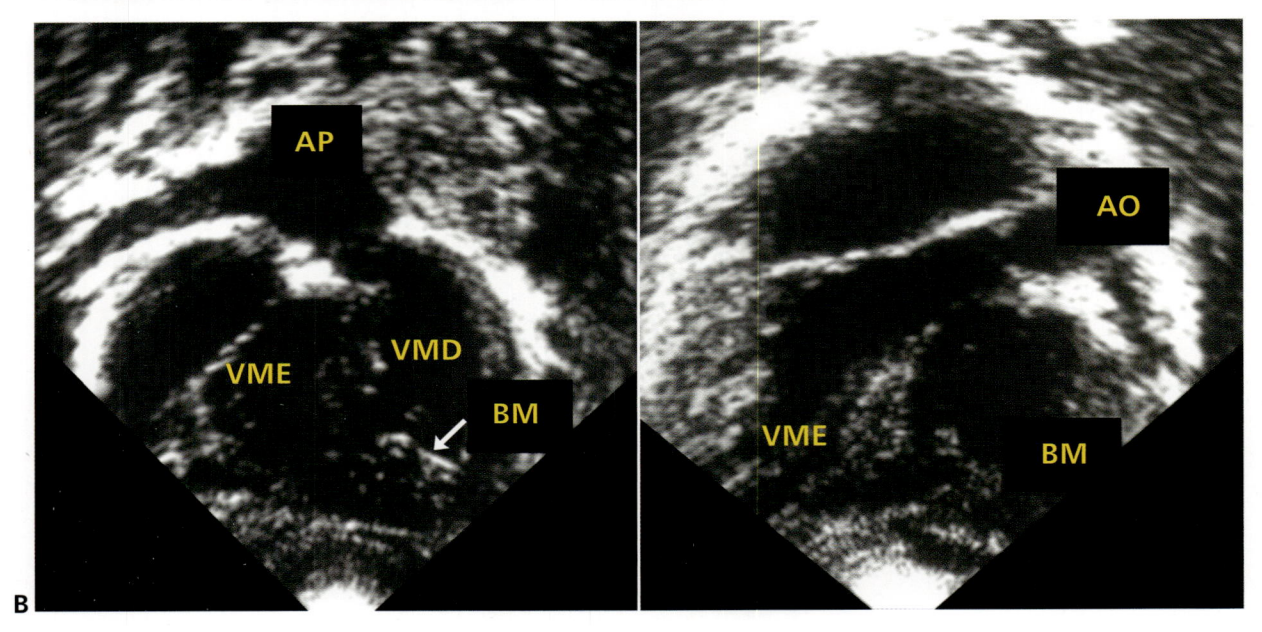

BIBLIOGRAFIA

Anderson RH, Shinebourne EA, Gerlis LM *et al.* Criss-cross atrioventricular relationships producing paradoxical atrioventricular atrioventricular concordance or discordance. Their significance to nomemclature of congenital heart disease. *Circulation* 1974;50:176.

Hery E *et al.* Echocardiographic and angiographic findings in superior-inferior cardiac ventricles. *Am J Cardiol* 1989;63:1385.

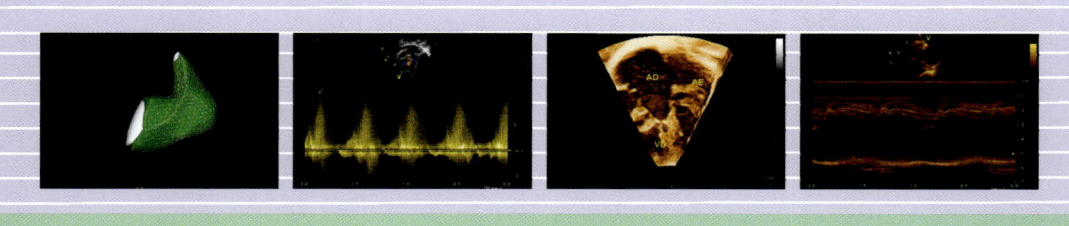

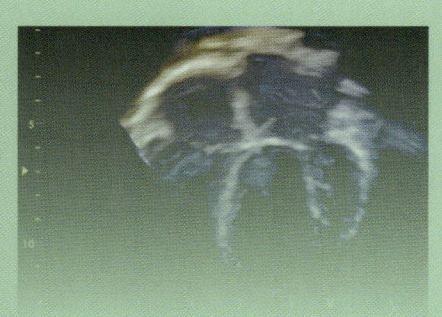

Parte VII

Ecocardiografia Fetal

34 Ecocardiografia Fetal Normal e nas Cardiopatias Congênitas

Lilian M. Lopes

INTRODUÇÃO

No início da década de 1980, a anatomia normal do coração fetal foi descrita por vários autores, e a seguir todas as formas de cardiopatias congênitas fetais foram sendo identificadas. Uma profunda modificação no potencial diagnóstico das cardiopatias congênitas em vida fetal ocorreu em 1985, quando uma nova ideia do grupo francês, liderado por Fermont, sugeria que os ultrassonografistas de toda a França incorporassem uma nova visão do coração fetal em sua rotina, chamada de posição de quatro câmaras, criando uma rede de ensino voltada para o treinamento destes profissionais. Embora esta posição não detecte todas as formas de cardiopatia congênita, teoricamente se aplicada de maneira sistemática, poderá detectar ao redor de 60% dos casos. Este grupo então introduziu o conceito de "rastreamento" das cardiopatias congênitas na população normal de baixo risco, feita pela ultrassonografia obstétrica de rotina, também chamado de ecocardiografia fetal de nível I, que tem como objetivo o reconhecimento da normalidade cardíaca e o rastreamento básico das cardiopatias através da obtenção de três cortes básicos do coração fetal durante a realização da ultrassonografia morfológica.

ECOCARDIOGRAFIA FETAL DE NÍVEL I

Planos de corte

1. **Posição de quatro câmaras:** analisar a presença das quatro cavidades cardíacas, átrios direito e esquerdo, ventrículos direito e esquerdo. As mesmas deverão ter dimensões e espessura proporcionais (Fig. 34-1).
2. **Posição de saída de aorta ou eixo longo:** analisar a aorta emergindo do ventrículo esquerdo. Esta posição pode ser comparada a um pé de bailarina para facilitar a memorização, onde a sapatilha representa o ventrículo esquerdo, e o tornozelo, a aorta (Fig. 34-2).

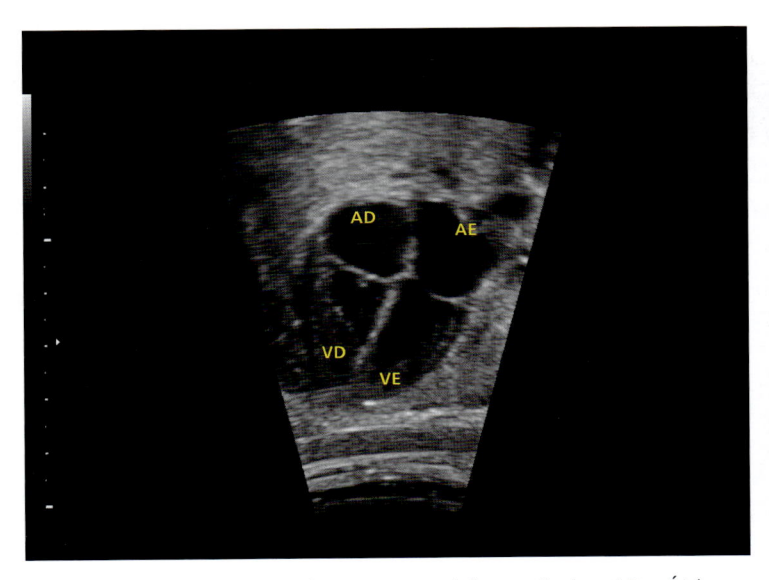

Fig. 34-1. Posição de quatro câmaras em posição anatômica. AD = Átrio direito; VD = ventrículo direito; AE = átrio esquerdo; VE = ventrículo esquerdo.

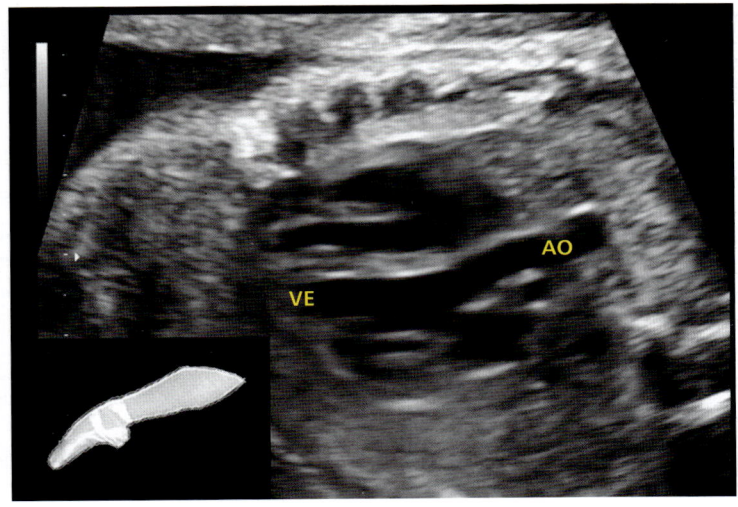

Fig. 34-2. Posição da saída da aorta ou "pé de bailarina". Corte longitudinal, onde se observa a aorta emergindo do ventrículo esquerdo e a similaridade do corte com um "pé de bailarina". Notam-se a parede anterior da aorta em continuidade com o septo interventricular e a parede posterior em continuidade com o folheto anterior da valva mitral. Esta posição demonstra o septo perimembranoso logo abaixo da aorta e parte do septo muscular. AO = Aorta; VE = ventrículo esquerdo.

3. **Posição de saída de pulmonar ou eixo curto:** esta posição pode ser comparada a uma margarida, onde o miolo representaria a aorta em corte transversal, que é o centro do corte, e a artéria pulmonar ao lado, vista longitudinalmente (Fig. 34-3).
4. **Posição dos três vasos com traqueia:** a partir das quatro câmaras, uma varredura em sentido cranial demonstra este corte (Fig. 34-4).

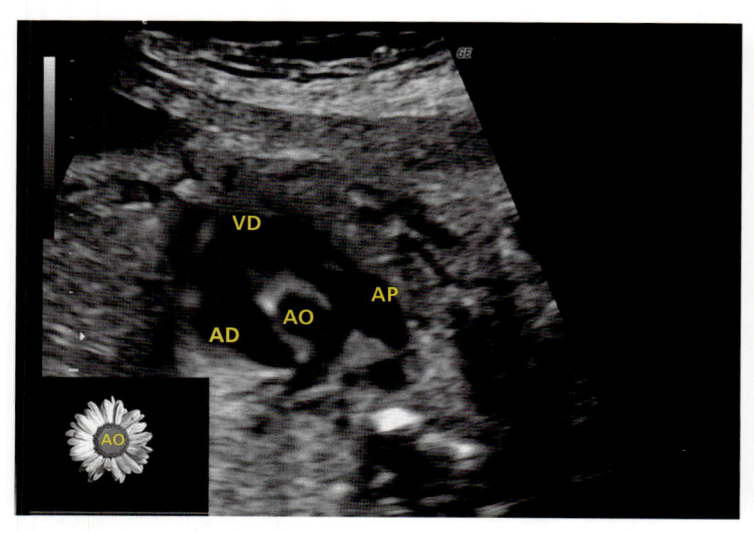

Fig. 34-3. Posição da saída da artéria pulmonar ou "margarida". Corte transversal, onde se observa a artéria pulmonar emergindo do ventrículo direito e a similaridade do corte com uma "margarida". Nesta posição a aorta é o centro do corte como se fosse o miolo de uma margarida. Os dois átrios e a via de saída do ventrículo direito também são vistos neste corte. AO = Aorta; VD = ventrículo direito; AD = átrio direito; AP = tronco de artéria pulmonar.

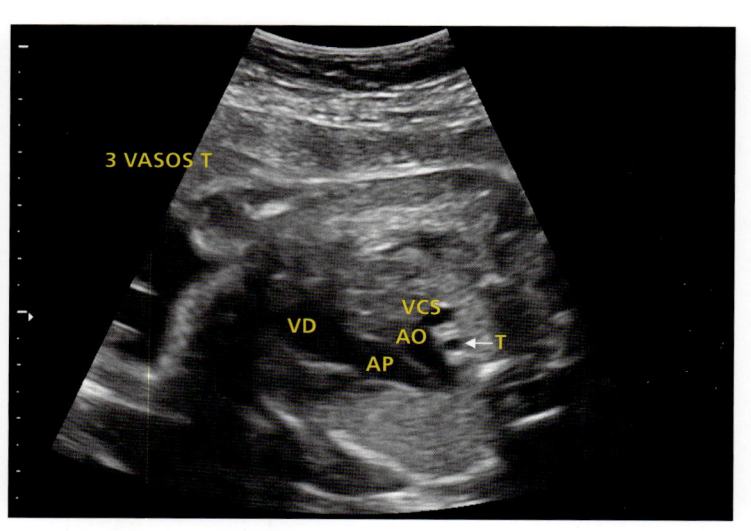

Fig. 34-4. Posição dos três vasos com traqueia. Aorta e artéria pulmonar mais alongada e confluindo para a mesma direção do canal arterial, formando a impressão de uma letra "V", principalmente ao mapeamento de fluxo em cores. Este corte é ideal para o estudo do calibre da aorta transversa e possíveis regiões coarctadas. AO = Aorta; AP = artéria pulmonar; VCS = veia cava superior; T = traqueia; VD = ventrículo direito.

ECOCARDIOGRAFIA FETAL ESPECIALIZADA DE NÍVEL II

A ecocardiografia fetal de nível II, ou seja, a ecocardiografia fetal propriamente dita consiste em exame especializado que utiliza todas as modalidades de ultrassonografia e todos os planos de cortes existentes para a análise cardíaca. Realizado por cardiologista treinado em ecocardiografias pediátrica e fetal, tem como objetivo a definição da anatomia pela obtenção de imagens bidimensionais de alta resolução, assim a análise hemodinâmica e funcional pelo Modo-M, Doppler pulsátil, contínuo e mapeamento de fluxo em cores.

Modalidades ecocardiográficas utilizadas pela ecocardiografia fetal de nível II:

1. **Modo bidimensional:** avaliação segmentar sequencial das estruturas cardíacas com análise de detalhes que não fazem parte do ecocardiograma de nível I:
   - *Quatro câmaras:* observação das cavidades atriais e o septo interatrial, a lâmina do forame oval dentro do átrio esquerdo, a conexão das veias pulmonares no átrio esquerdo, a conexão atrioventricular, as cavidades ventriculares, o septo interventricular e a banda moderadora do ventrículo direito (Fig. 34-5).
   - *Via de saída do ventrículo esquerdo (eixo longo):* avaliação da conexão ventrículo-arterial esquerda e a integridade do septo interventricular (Fig. 34-6).
   - *Via de saída do ventrículo direito (eixo curto):* avaliação da via de saída do ventrículo direito, a artéria pulmonar e seus ramos e a valva aórtica (Fig. 34-6).
   - *Arco ductal:* observação da artéria pulmonar, canal arterial e aorta descendente (Fig. 34-7).
   - *Arco aórtico:* demonstração do arco aórtico e a saída dos grandes vasos da base (Fig. 34-8).
   - *Eixo das veias cavas:* as veias cavas superior e inferior são vistas entrando posteriormente no átrio direito neste plano de corte, assim como o apêndice atrial direito com sua base larga e pequena porção do átrio esquerdo (Fig. 34-9).

2. **Doppler pulsátil e contínuo:** para análise qualitativa e quantitativa dos aspectos hemodinâmicos nos fluxos intracardíacos e arteriais (Fig. 34-10).

3. **Mapeamento do fluxo colorido:** utilizado para avaliar a velocidade e a direção do fluxo sanguíneo, facilitando o diagnóstico das estenoses, regurgitações e *shunts* (Fig. 34-11).

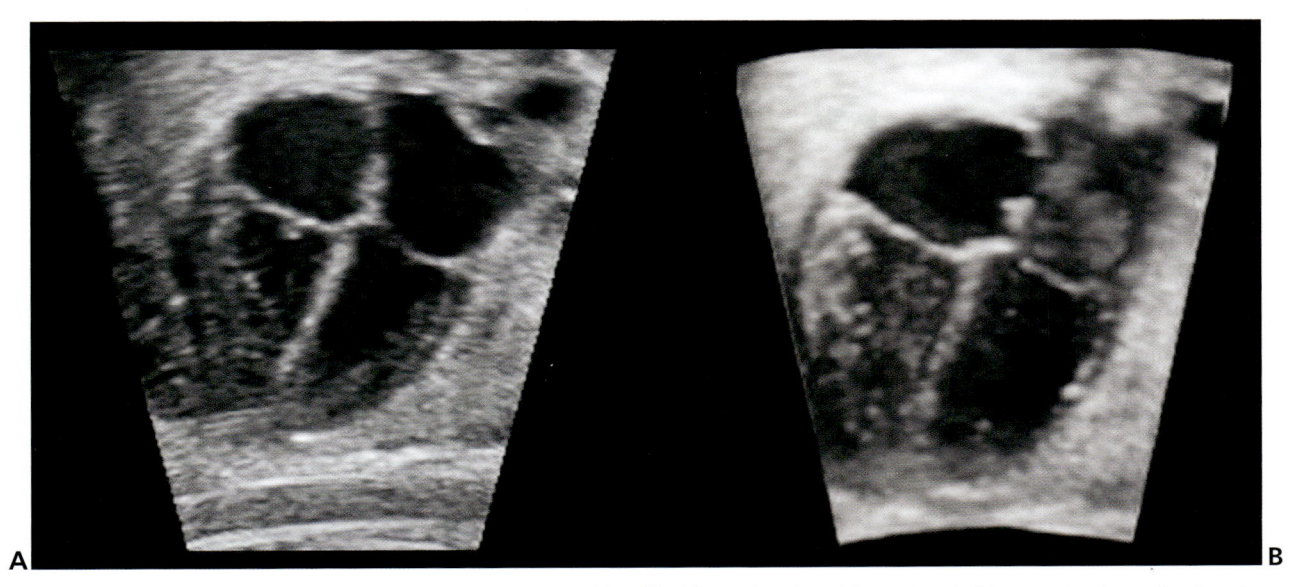

Capítulo 34 ■ Ecocardiografia Fetal Normal e nas Cardiopatias Congênitas

Fig. 34-5. Posição de quatro câmaras em posição anatômica. (**A** e **B**) Bidimensional e tridimensional. Observar implantação da valva tricúspide mais próxima do ápex, a banda moderadora preenchendo a ponta do ventrículo direito e o forame oval, que é mais bem demonstrado no painel da direita (tridimensional).

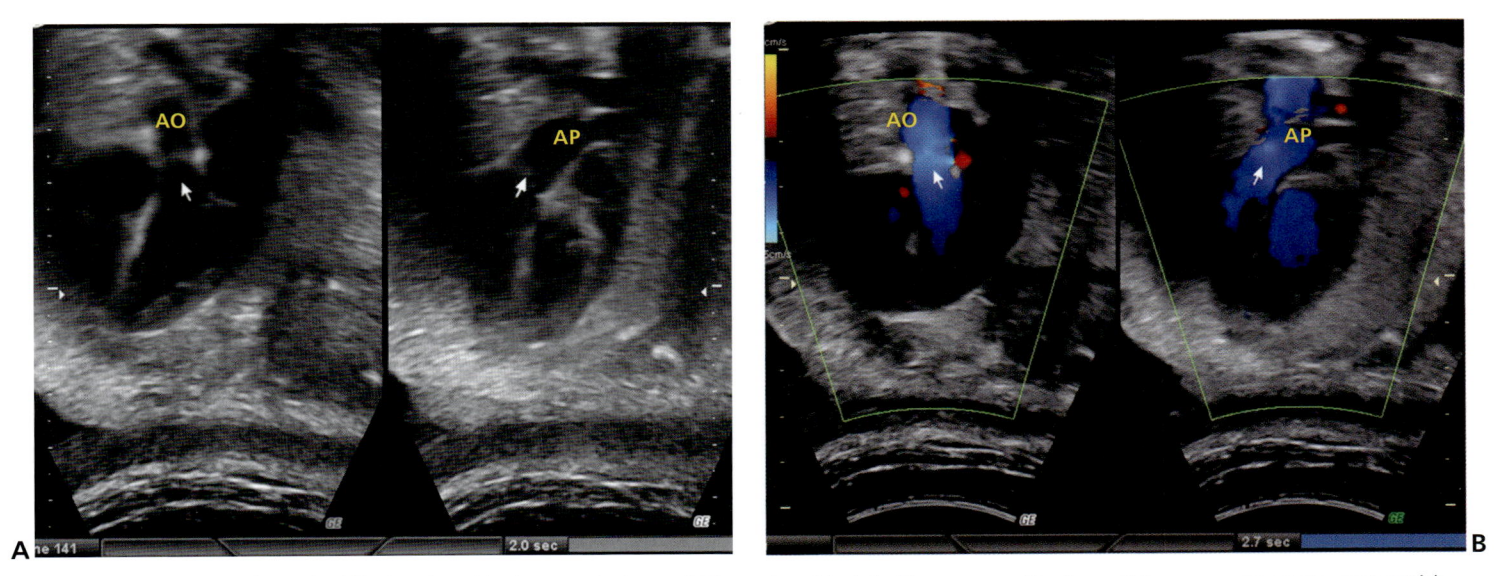

Fig. 34-6. Posição de vias de saída. (**A**) Vias de saída dos ventrículos ao bidimensional (seta). Observar a saída das artérias em cruzamento, com artéria pulmonar anterior à aorta. (**B**) Mesma posição ao Doppler colorido. AO = Aorta; AP = artéria pulmonar.

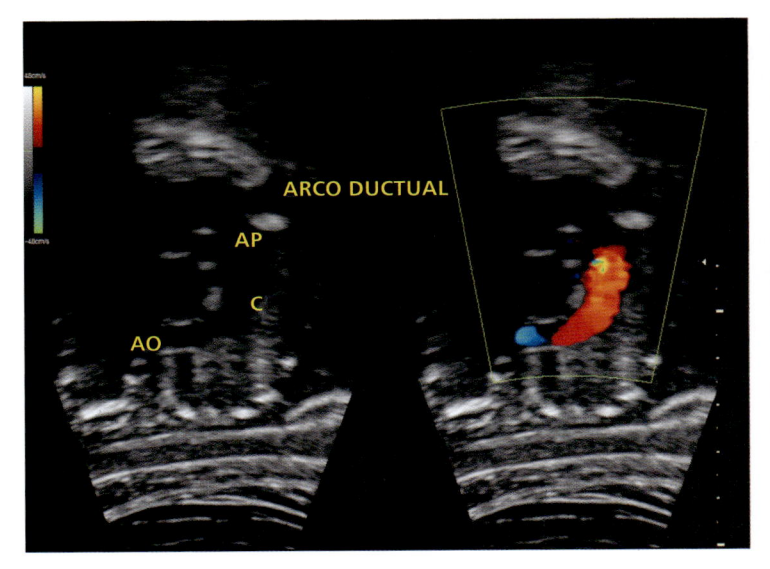

Fig. 34-7. Arco ductal. Observar a continuação natural da artéria pulmonar (AP), canal arterial (CA) e aorta (AO) descendente formando um arco, chamado de arco ductal.

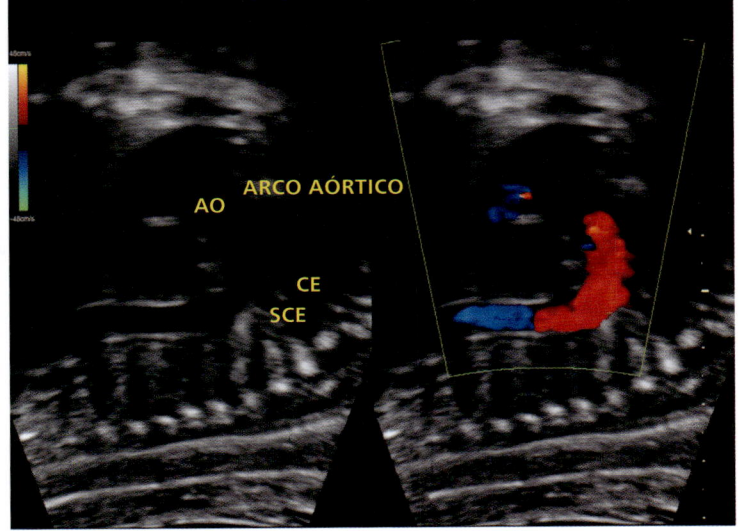

Fig. 34-8. Arco aórtico. Demonstração do arco aórtico com saída da carótida esquerda (CE) e subclávia esquerda (SCE). AO = Aorta.

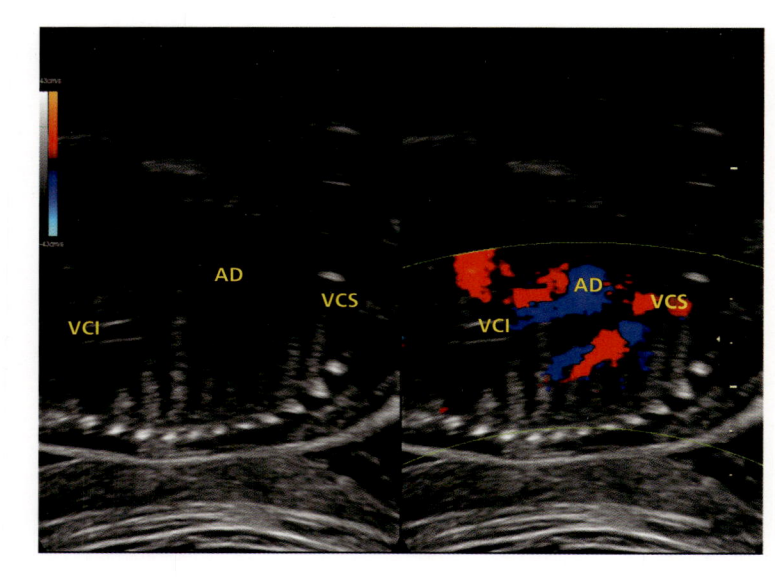

Fig. 34-9. Eixo das veias cavas. As veias cavas superior (VCS) e inferior (VCI) são vistas entrando posteriormente no átrio direito (AD) neste plano de corte.

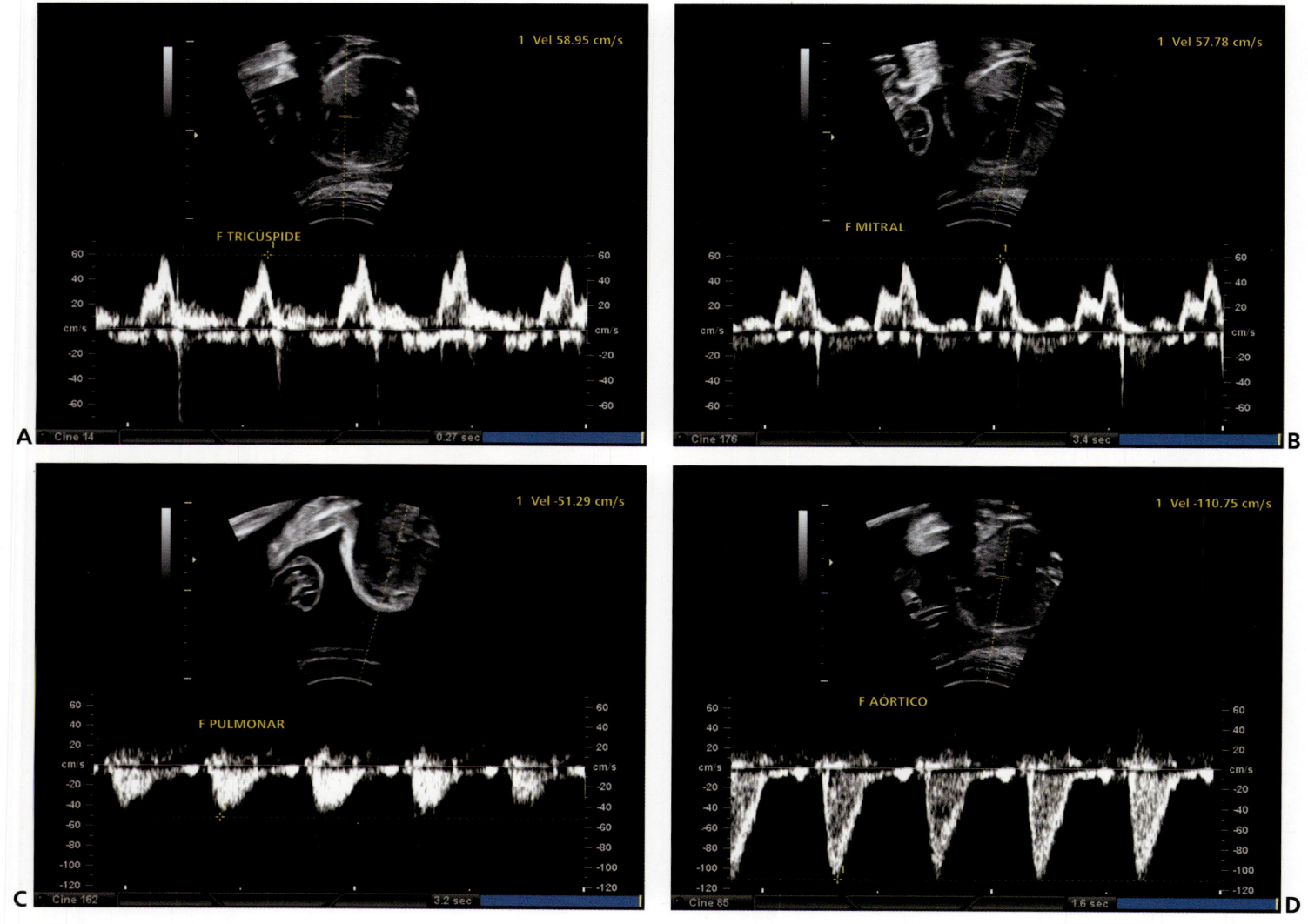

Fig. 34-10. Doppler pulsátil das valvas atrioventriculares e semilunares. (**A** e **B**) Fluxos tricúspide e mitral. Observar que é um fluxo diastólico e bifásico, existindo uma fase de enchimento passivo ventricular (onda E) seguida da onda A, que reflete a passagem do sangue pela valva durante a contração atrial. (**C** e **D**) Fluxos pulmonar e aórtico obtidos com o posicionamento da amostra de Doppler logo após os folhetos da valva aórtica. O padrão do fluxo é monofásico anterógrado durante a sístole, não havendo fluxo durante a diástole. F = Fluxo.

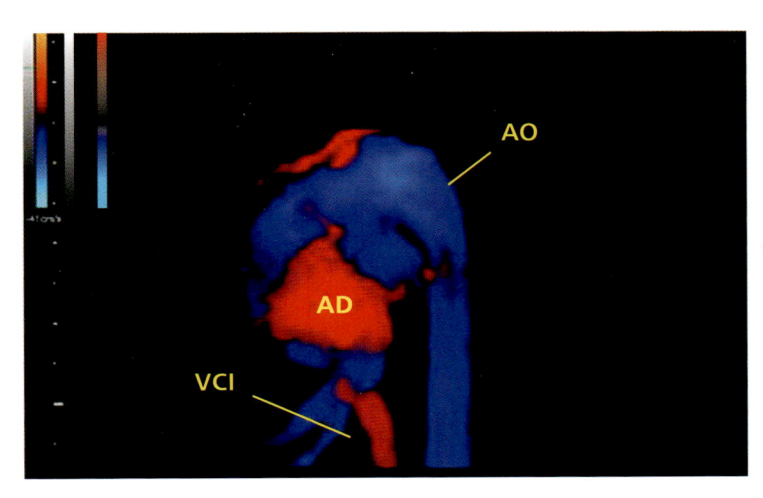

Fig. 34-11. Doppler colorido, corte sagital da aorta. Observar a reconstrução tridimensional do arco aórtico em azul (AO) e fluxo em vermelho da veia cava inferior (VCI). AD = Átrio direito.

4. **Modo-M:** com a melhora da qualidade de imagem bidimensional e do Doppler pulsátil, o modo-M foi sendo menos utilizado para avaliação do coração do feto e da criança (Fig. 34-12). A avaliação das valvas cardíacas foi abandonada, uma vez que a correlação com as anormalidades funcionais era muito pobre, ao contrário das medidas realizadas pelo Doppler espectral, que se mostraram bastante acuradas. Modernamente sua aplicação se restringe a:
   A) Medidas de dimensões de cavidades e espessura de paredes ventriculares.
   B) Estimativa de função ventricular.
   C) Estudo das arritmias cardíacas.

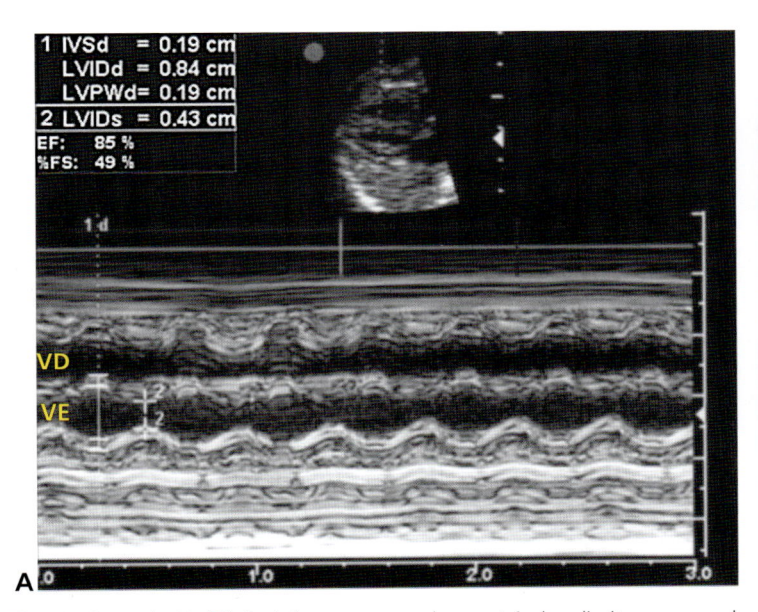

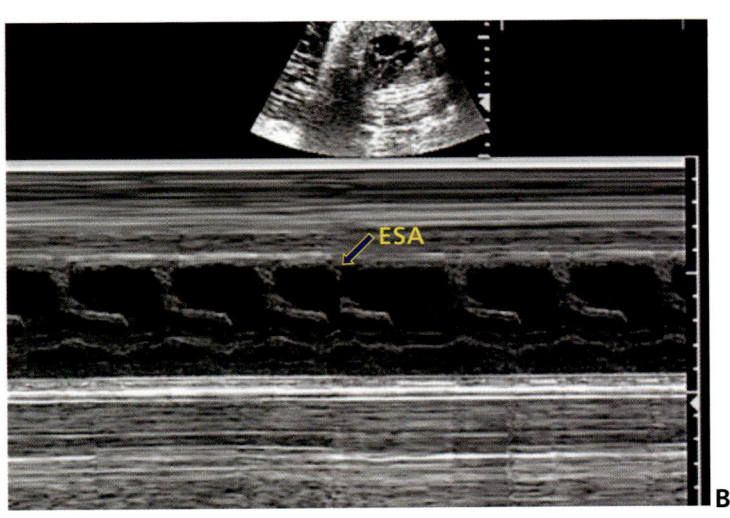

Fig. 34-12. Modo-M. (**A**) Posição transversa dos ventrículos direito e esquerdo. Esta é a posição ideal para tomada de medidas das câmaras ventriculares, assim como para o cálculo de função ventricular pelas frações de ejeção e de encurtamento. O septo e as dimensões das paredes ventriculares também podem ser medidas nesta posição. (**B**) Linha de modo-M posicionada em parede atrial identificando um batimento precoce ou uma extrassístole atrial (ESA, seta). VD = Ventrículo direito; VE = ventrículo esquerdo.

5. **Modo tridimensional 3D/4D:** a alta tecnologia 3D de aquisição de volumes independente da frequência cardíaca (*non-gated*) com subsequente reconstrução tridimensional resultou em imagens estáticas do coração fetal dispostas simultaneamente em três planos perpendiculares entre si (X, Y, Z) (Fig. 34-13). O plano X tem a melhor resolução e é equivalente à imagem bidimensional que foi ponto de partida para a aquisição do volume tridimensional. O plano Y dispõe a imagem perpendicular ao plano X, em orientação vertical. Este plano tem uma menor resolução que o plano X por ser reconstruído de *voxels* a partir dos dados do volume capturado. Cada *voxel* consiste nos componentes X, Y e Z. Um volume de *pixels* que contém o plano Z é perpendicular e horizontal ao plano X. A partir destes três planos, é possível realizar a reconstrução tridimensional da imagem cardíaca estática (3D) ou em movimento (4D).

Modalidades de processamento da imagem 4D apresentam imagens com alto nível de sofisticação como:

A) ***B-flow* ou *bidimensional flow*:** demonstração de fluxo mais sensível que o Doppler colorido e menos dependente de ângulo de insonação (Fig. 34-14A).
B) ***Invert-Flow* ou modo invertido:** reconstrução semelhante à angiotomografia (Fig. 34-14B).
C) ***HDlive*:** reconstrução com capacidade de calcular a propagação da luz através da pele e tecidos, criando imagens realísticas do coração e feto, semelhante ao órgão real visto na anatomia patológica (Fig. 34-14C).
D) ***TUI* ou *tomographic ultrasound imaging*:** reconstrução em planos paralelos semelhantes à tomografia computadorizada (Fig. 34-15).

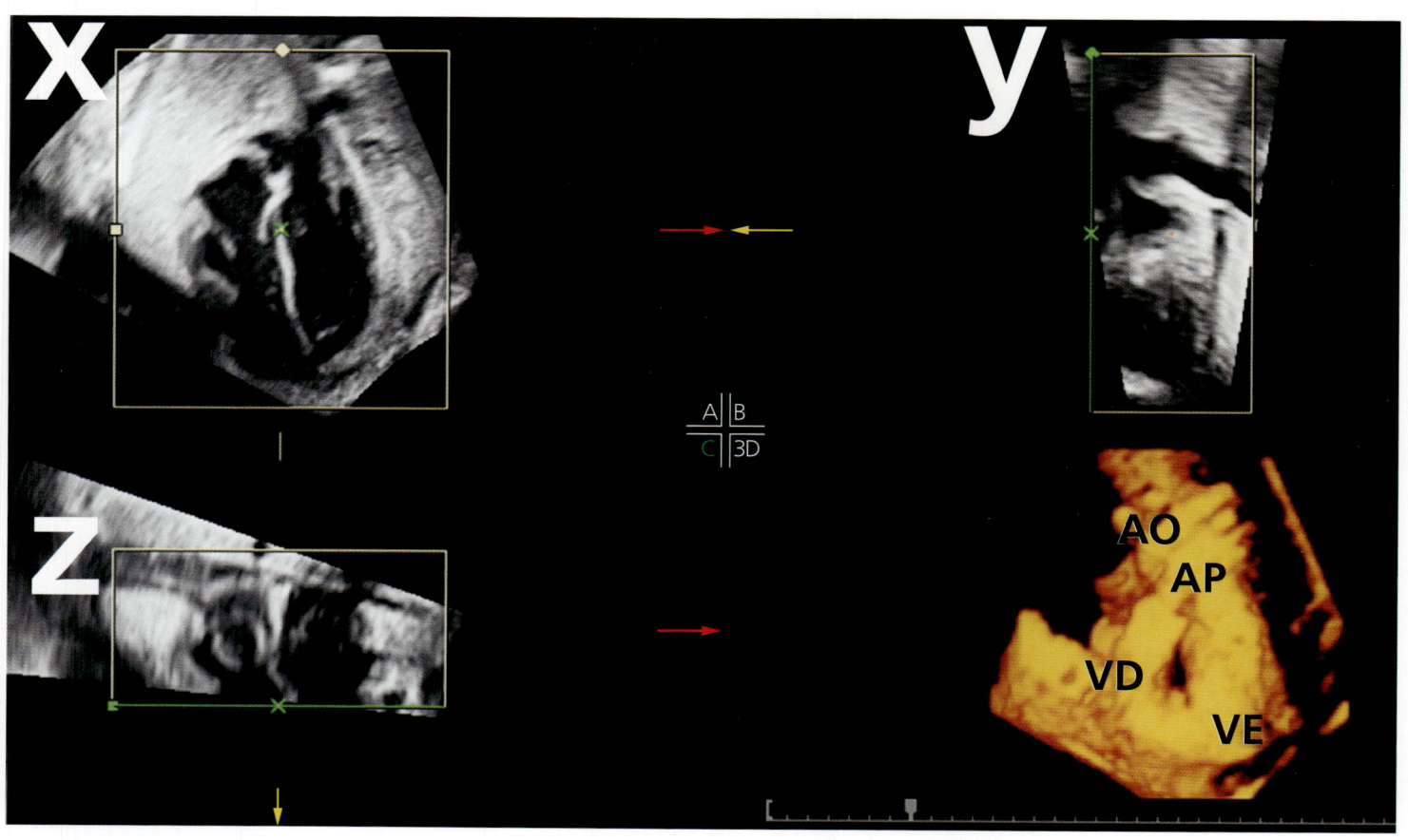

Fig. 34-13. Reconstrução tridimensional. Aquisição a partir do plano bidimensional de quatro câmaras, que consiste no plano X. O plano Y está menos nítido, e o plano Z é um plano transversal dos ventrículos. No canto inferior há reconstrução em Modo invertido do cruzamento das artérias. AO = Aorta; AP = tronco de artéria pulmonar; VD = ventrículo direito; VE = ventrículo esquerdo.

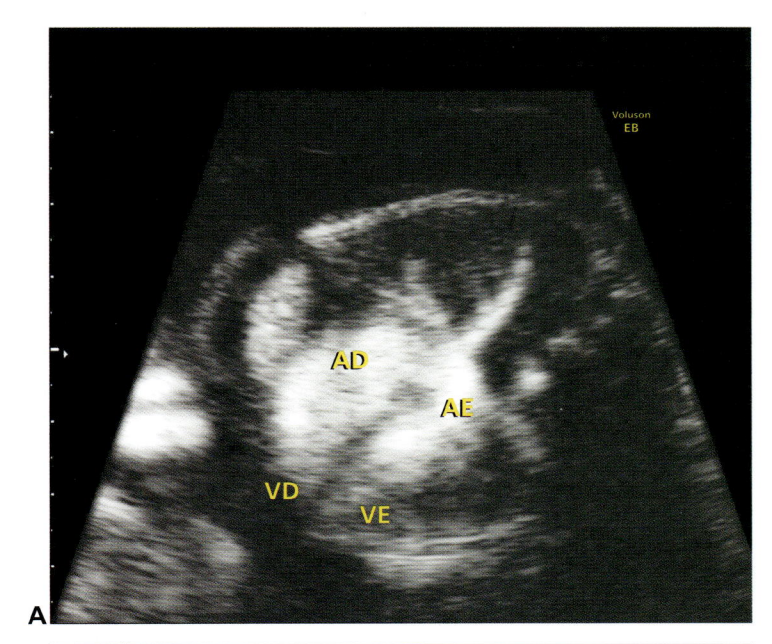

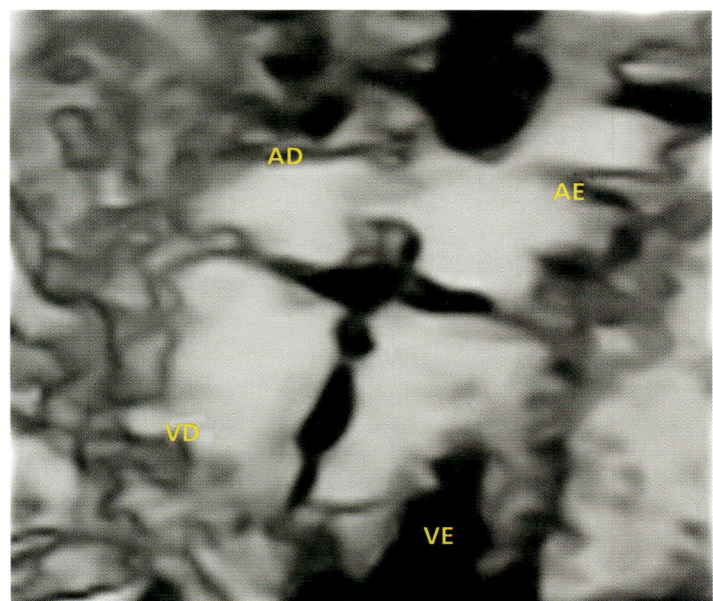

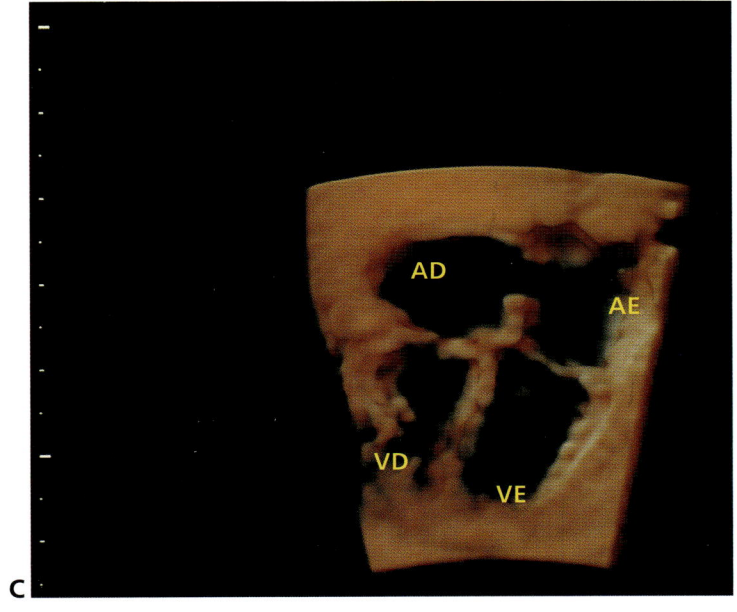

Capítulo 34 ▪ Ecocardiografia Fetal Normal e nas Cardiopatias Congênitas 279

Fig. 34-14. Posição de quatro câmaras. (**A**) *B-flow*, notar a posição das quatro câmaras, com a habitual predominância do volume ventricular direito e o fluxo das veias pulmonares chegando em átrio esquerdo. (**B**) Fluxo invertido, Visão negativa da cruz do coração, conhecida como *crux cordis*, formada pelos septos e valvas atrioventriculares. (**C**) *HD-live*, mesma posição, reconstrução realística do coração com 3D *HDlive rendering*. AD = Átrio direito; VD = ventrículo direito; AE = átrio esquerdo; VE = ventrículo esquerdo.

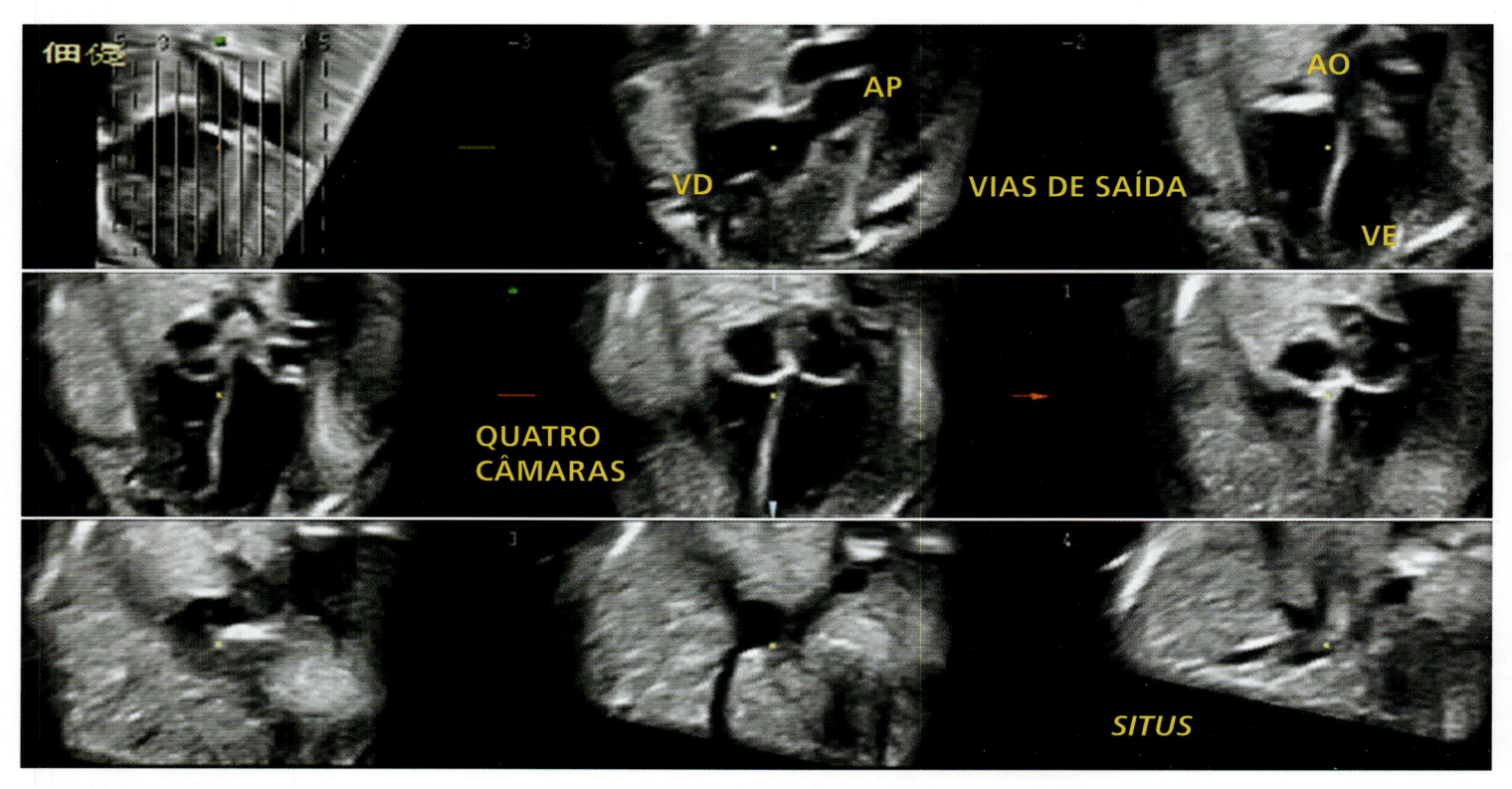

Fig. 34-15. Imagem ecocardiográfica em cortes, TUI. Com fatias a partir do abdome fetal (*situs*, inferior), chegando à posição de quatro câmaras (captura central), seguindo para um plano superior onde se observa as vias de saída do ventrículo esquerdo (VE-AO) e do ventrículo direito (VD-AP). AO = Aorta; AP = tronco de artéria pulmonar; VD = ventrículo direito; VE = ventrículo esquerdo.

CARDIOPATIAS CONGÊNITAS FETAIS

A avaliação das cardiopatias congênitas tem sido efetuada há mais de 25 anos. Após ser praticada apenas por especialistas cardiologistas e oferecida a um grupo restrito de gestantes de alto risco para cardiopatias congênitas, passou a ser rastreada pelos ultrassonografistas durante a ultrassonografia obstétrica de rotina. Embora não haja uniformidade nos esquemas de rastreamento adotados nos vários serviços do mundo, o interesse pelo diagnóstico das cardiopatias fetais tem aumentado nos últimos anos, causando um profundo impacto na cardiologia pediátrica.

Sabe-se que o espectro das cardiopatias congênitas vistas em vida fetal é bastante diferente das cardiopatias vistas em fase pós-natal. Isto porque as anomalias mais simples, que invariavelmente chegam ao cardiologista pediátrico, apresentam grande dificuldade de visualização e rastreamento à ultrassonografia obstétrica, não só pelo pequeno tamanho do defeito, como também pela posição de quatro câmaras frequentemente ser normal nestes casos. Ao contrário, muitas anomalias graves são facilmente detectadas pela posição de quatro câmaras, como as hipoplasias ventriculares. Outros fatores contribuem para que as cardiopatias congênitas diagnosticadas em vida fetal mostrem-se peculiarmente graves, com alta mortalidade, quando comparadas aos trabalhos de seguimento de cardiopatias diagnosticadas pós-natal. A referência de fetos com malformações de outros sistemas ou órgãos agrava o prognóstico, assim como as trissomias que com frequência se associam aos defeitos do septo atrioventricular e tetralogia de Fallot. A hidropsia fetal é um achado gravíssimo e comum em casos de higroma cístico associada à coartação de aorta e síndrome de Turner.

Segundo a experiência da autora, as cardiopatias congênitas fetais mais comumente diagnosticadas em vida fetal são:

- Comunicação interventricular (Fig. 34-16).
- Síndrome de hipoplasia do coração esquerdo/atresia mitral e aórtica (Fig. 34-17).
- Defeito de septo atrioventricular (Fig. 34-18).
- Síndrome de hipoplasia do coração direito/atresia tricúspide e pulmonar (Fig. 34-19).
- Tetralogia de Fallot (Fig. 34-20).

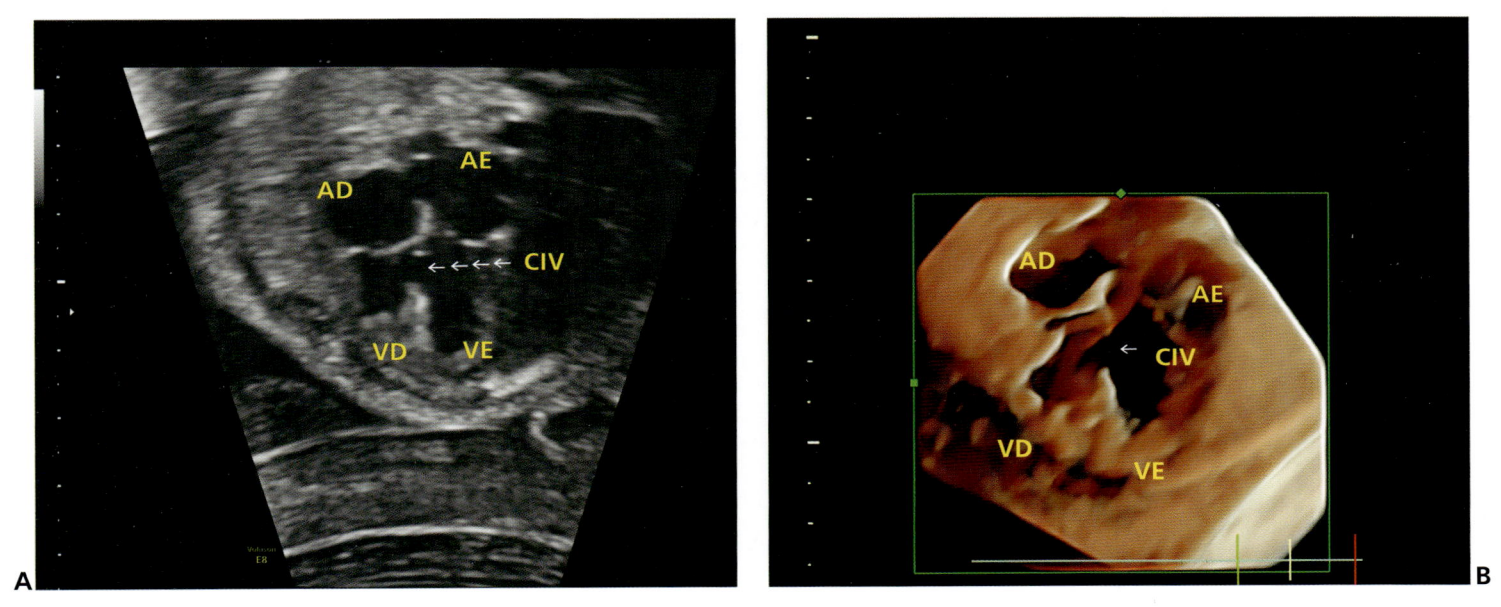

Capítulo 34 ■ Ecocardiografia Fetal Normal e nas Cardiopatias Congênitas

Fig. 34-16. Comunicação interventricular de via de entrada. (**A**) Grande comunicação na posição de quatro câmaras (seta) em feto com trissomia 18. (**B**) Reconstrução com software 3D *HDlive rendering*, notar a nitidez da CIV. AD = Átrio direito; VD = ventrículo direito; AE = átrio esquerdo; VE = ventrículo esquerdo; CIV = comunicação interventricular.

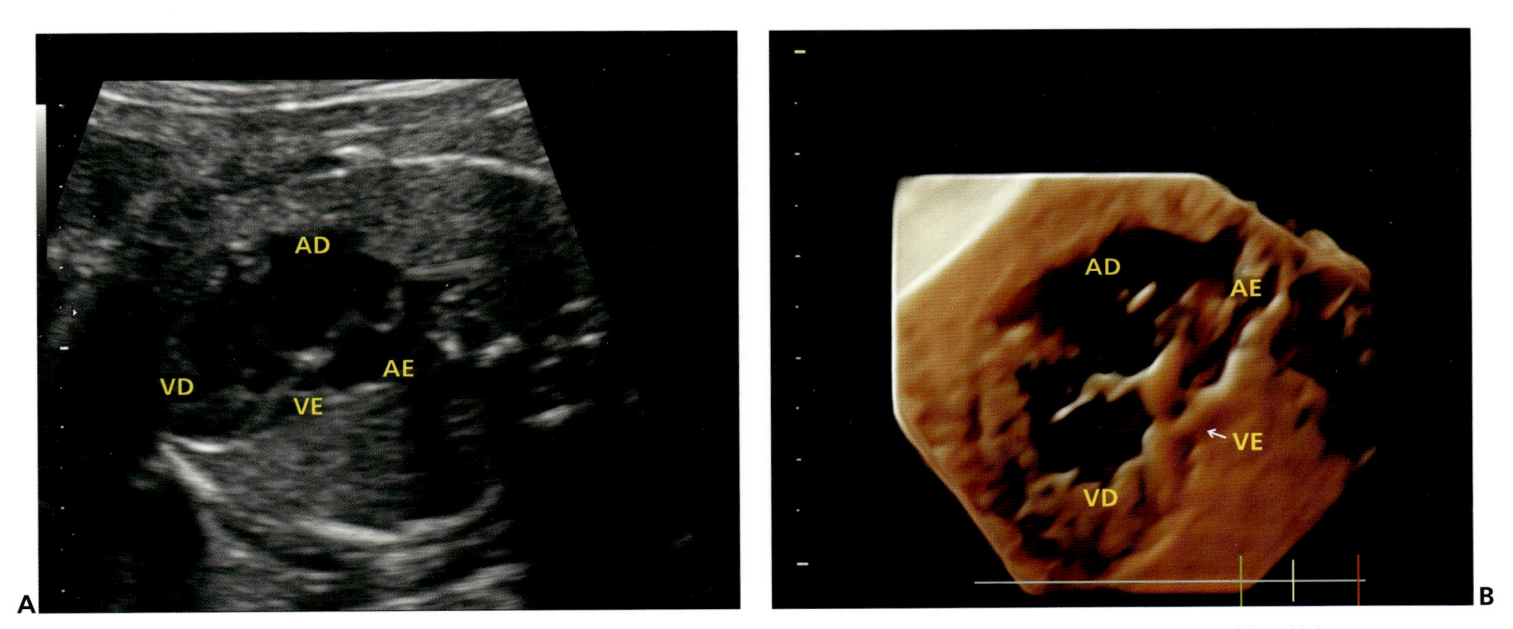

Fig. 34-17. Síndrome de hipoplasia de coração esquerdo. (**A**) Posição de quatro câmaras com ventrículo esquerdo severamente hipoplásico. (**B**) Reconstrução realística modo 3D *HDlive rendering*. AD = Átrio direito; AE = átrio esquerdo; VD = ventrículo direito; VE = ventrículo esquerdo.

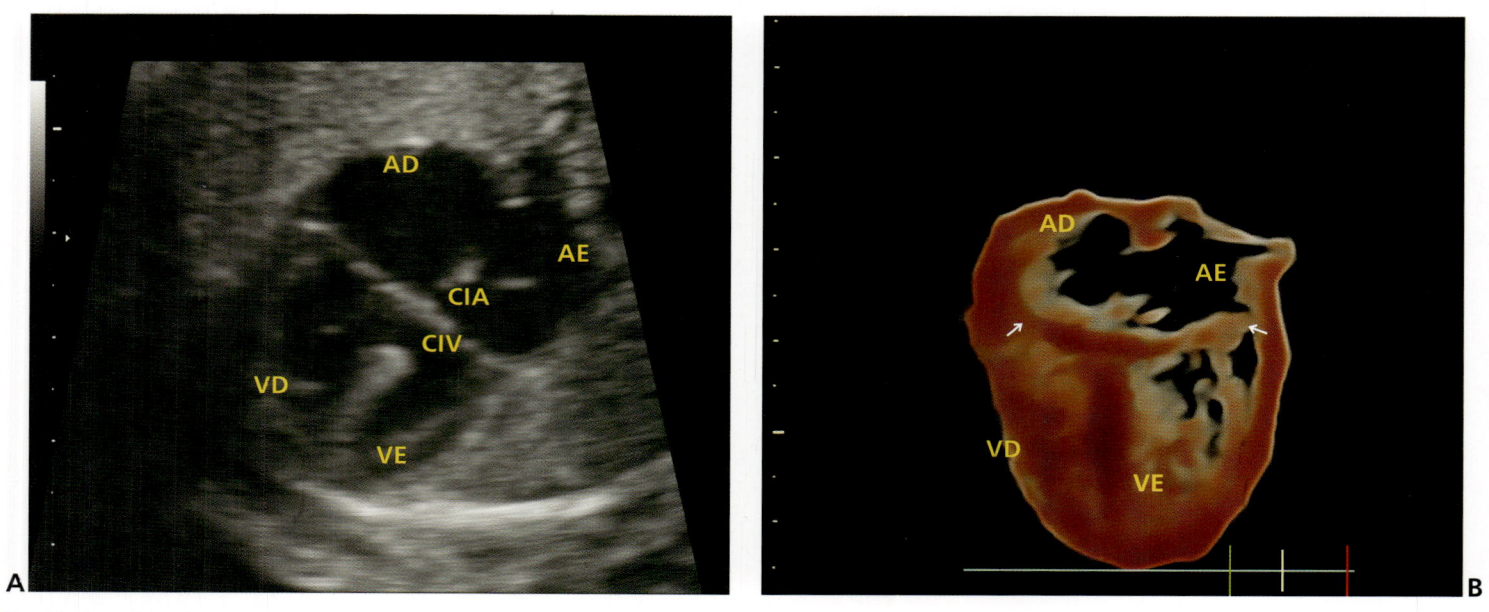

Fig. 34-18. Defeito do septo atrioventricular forma total tipo C. (**A**) Posição de quatro câmaras com valva atrioventricular única fechada durante a sístole, sem nenhuma inserção de cordoalhas ao nível do topo do septo interventricular, caracterizando o tipo C de Rastelli. (**B**) Reconstrução realística modo 3D *HDlive rendering*. Notar a valva única retificada (seta). AD = Átrio direito; AE = átrio esquerdo; VD = ventrículo direito; VE = ventrículo esquerdo; CIA = comunicação interatrial; CIV = comunicação interventricular.

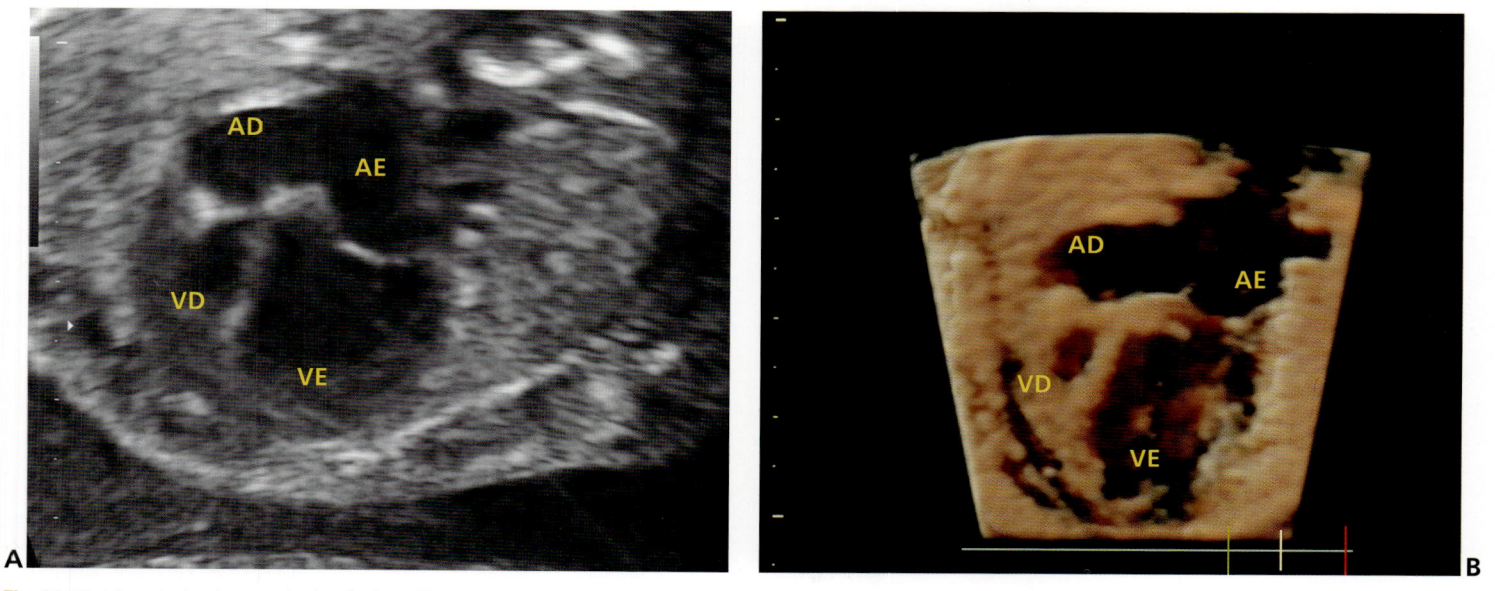

Fig. 34-19. Hipoplasia de ventrículo direito. (**A**) Ventrículo direito hipoplásico na posição de quatro câmaras. (**B**) Reconstrução realística modo 3D *HDlive rendering*. AD = Átrio direito; AE = átrio esquerdo; VD = ventrículo direito; VE = ventrículo esquerdo.

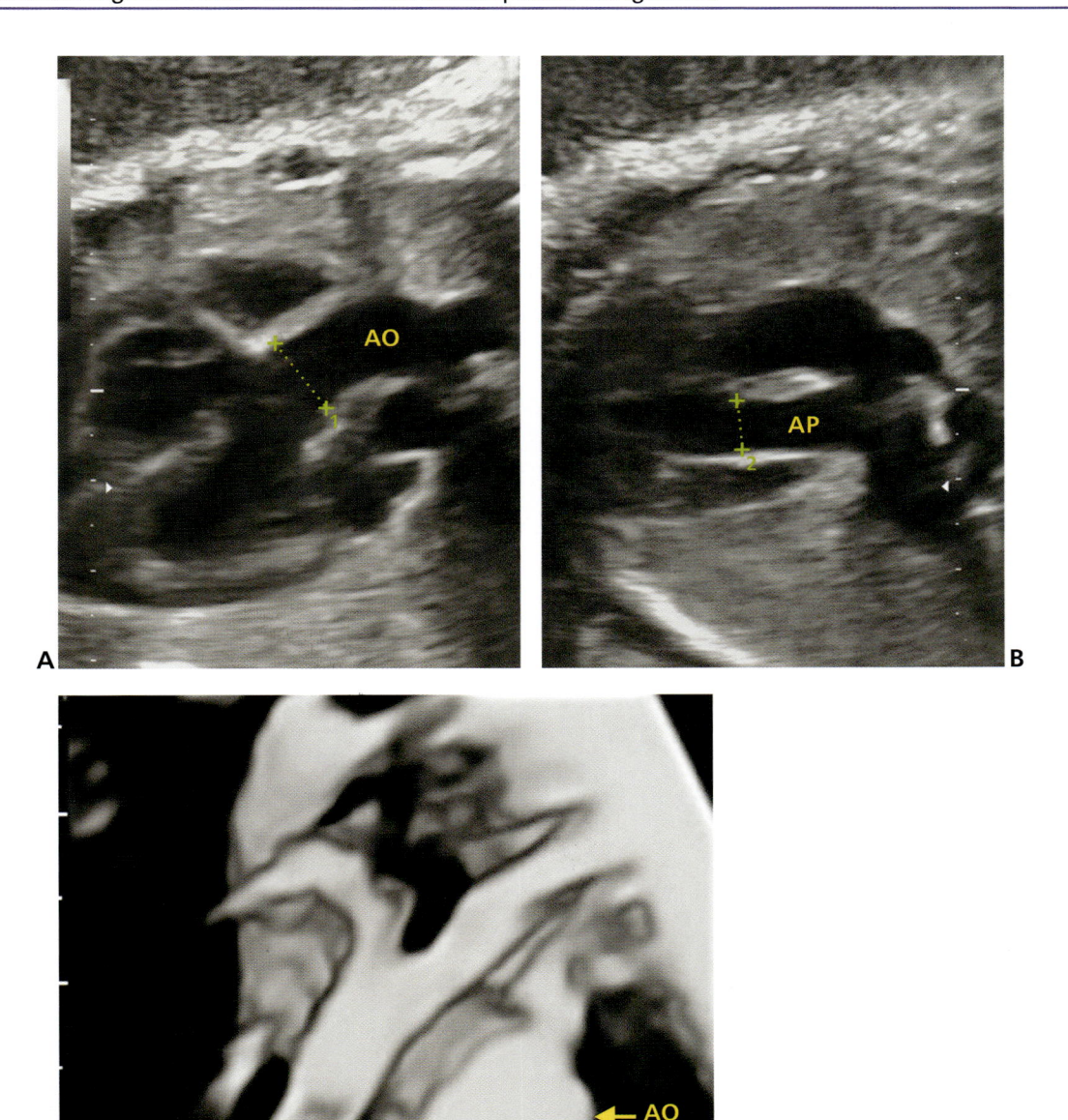

Fig. 34-20. Tetralogia de Fallot clássica. (**A**) A aorta (AO) é vista cavalgando o septo interventricular por uma grande comunicação interventricular, posição longitudinal; (**B**) a artéria pulmonar (AP) é pequena, bem menor que a aorta. (**C**) Reconstrução tridimensional em fluxo invertido. Observar a artéria pulmonar hipoplásica (AP) e aorta dilatada (AO).

BIBLIOGRAFIA

Achiron R, Glaser J, Gelernter I et al: Extended fetal echocardiographic examination for detecting cardiac malformation in low risk pregnancies. *BMJ* 1992;304:671-74.

Allan L. Impact of prenatal diagnosis on the paediatric management of heart. *A Fetal and Maternal Medicine Review* 2004;15:327-41.

Allan LD, Huggon IC. Counselling following a diagnosis of congenital heart disease. *Prenat Diagn* 2004;24:1136-42.

Araujo LML, Silverman NH, Filly RA *et al.* Prenatal diagnosis of left atrial isomerism by ultrasound J. *Ultrasound Med* 1987;6:667-70.

Bonnet D, Coltri A, Butera G *et al.* Detection of transposition of the great arteries in fetuses reduces neonatal morbidity and mortality. *Circulation* 1999;99:916-18.

Fermont L, De Geeter B, Aubry J *et al.* A close collaboration between obstetricians and pediatric cardiologists allows antenatal detection of sever cardiac malformation by 2D echocardiography. In: Doyle EF, Engle ME, Gersony WM *et al.* (Eds.). *Pediatric cardiology: proceedings of the second World Congress.* New York: Epringer-Verlag, 1986. p. 34.

Garne E, Stoll C, Vlementi M, European Group. Evaluation of prenatal diagnosis of congenital heart diseases by ultrasound: experience from 20 European registries. *Ultrasound Obstet Gynecol* 2001;17:386-91.

Lopes LM, Brizot ML, Lopes MAB *et al.* Structural and functional cardiac abnormalities identified prior to 16 weeks' gestation in fetuses with increased nuchal translucency. *Ultrasound Obstet Gynecol* 2003;22:470-78.

Lopes LM, Damiano AP, Zugaib M. Programa educativo de treinamento em ecocardiografia fetal nível I: impacto na referência e análise de resultados. *Rev Bras Ecocardiogr* 2003;16(3):61-68.

Lopes LM, Lopes MAB, Myiadahira S *et al.* Rastreamento ultrassonográfico das cardiopatias congênitas no pré-natal. *Rev Ginecol Obstet* 1999;10:29-34

Lopes LM, Zugaib M. O programa de rastreamento da Clínica Obstétrica da USP. In: Lopes LM, Zugaib M. (Eds.). *Atlas comentado de cadiologia fetal.* São Paulo, RR Donnelley, 2003. p. 420-30.

35 Arritmias Fetais

Lilian M. Lopes

INTRODUÇÃO

A ecocardiografia fetal diagnostica com precisão as arritmias cardíacas fetais que muitas vezes necessitam de tratamento por via transplacentária com digital ou outros antiarrítmicos. As arritmias fetais mais comuns serão exemplificadas a seguir.

EXTRASSÍSTOLES ATRIAIS OU VENTRICULARES

As extrassístoles atriais são mais comuns que as ventriculares e ocorrem frequentemente no terceiro trimestre, representando 3 a 5% das arritmias que ocorrem durante o trabalho de parto. Costumam ser benignas e reverter espontaneamente antes ou logo após o parto. Diagnosticam-se as extrassístoles fetais mais facilmente ao Modo-M, observando-se uma contração precoce na parede atrial ou ventricular (Fig. 35-1).

TAQUICARDIA SUPRAVENTRICULAR

Frequência cardíaca acima de 200 bpm, com intervalos regulares entre os batimentos e condução atrioventricular 1:1 (Fig. 35-2). Em relação ao mecanismo eletrofisiológico, pode ser por reentrada (reciprocante) ou por foco ectópico (automática). No feto, o mecanismo mais comum é o da reentrada, mostrando início e término abruptos.

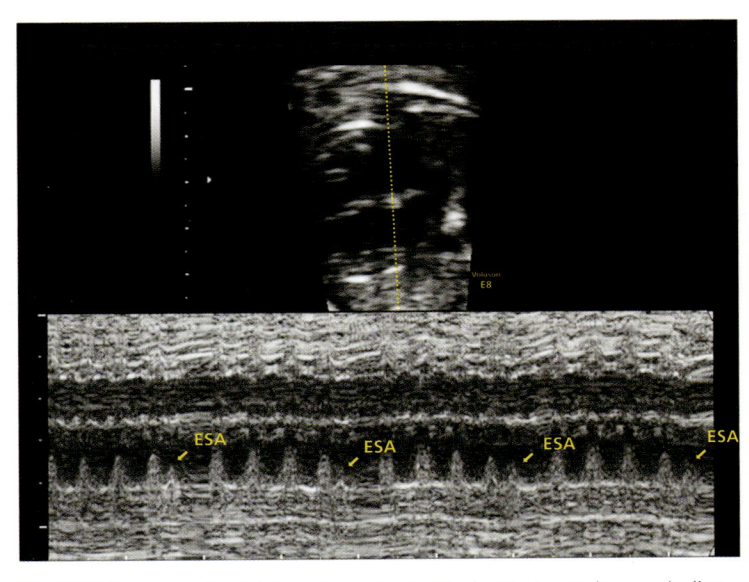

Fig. 35-1. Extrassístole atrial em traçado de Modo-M. A seta branca indica a contração precoce da parede atrial, isto é, a extrassístole. ESA = Extrassístole atrial.

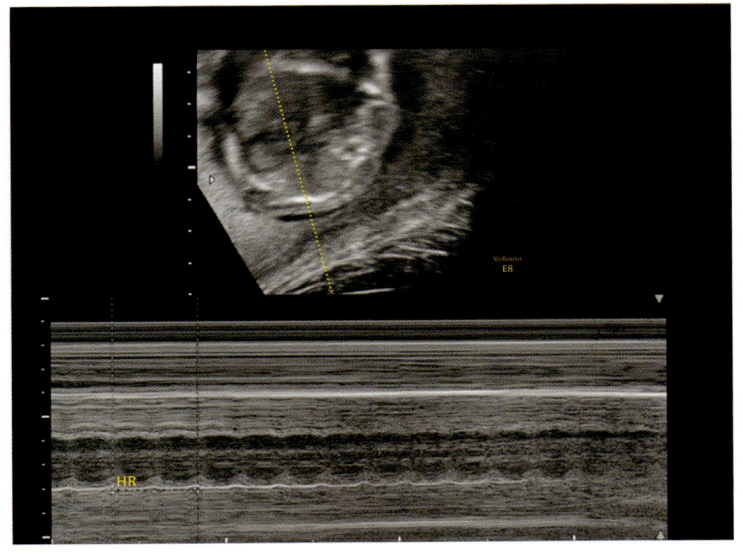

Fig. 35-2. Taquicardia supraventricular fetal sustentada. Paredes atrial e ventricular em frequência de 245 batimentos por minuto.

***FLUTTER* ATRIAL**

Frequência atrial geralmente entre 300 - 500 batimentos por minuto, facilmente observada ao ecocardiograma pela demonstração de ondulações finas em parede atrial (Fig. 35-3). A frequência ventricular varia entre 200 a 300 batimentos por minuto e é usualmente irregular, em razão do bloqueio atrioventricular variável, sempre presente. Ritmo cardíaco regular ocorre somente quando o bloqueio atrioventricular é fixo. O *flutter* atrial é mais raramente diagnosticado em fetos e, na série de Kleinman & Copel (1994), apresenta mortalidade mais alta e mais difícil controle através de terapêutica antiarrítmica que as taquicardias supraventriculares.

TAQUICARDIA VENTRICULAR

Define-se como três ou mais extrassístoles ventriculares consecutivas. Quando a taquicardia ventricular apresenta condução retrógrada para átrio, o aspecto ao ecocardiograma é o mesmo de uma taquicardia supraventricular, sendo, portanto, impossível o diagnóstico diferencial por este método (Fig. 35-4).

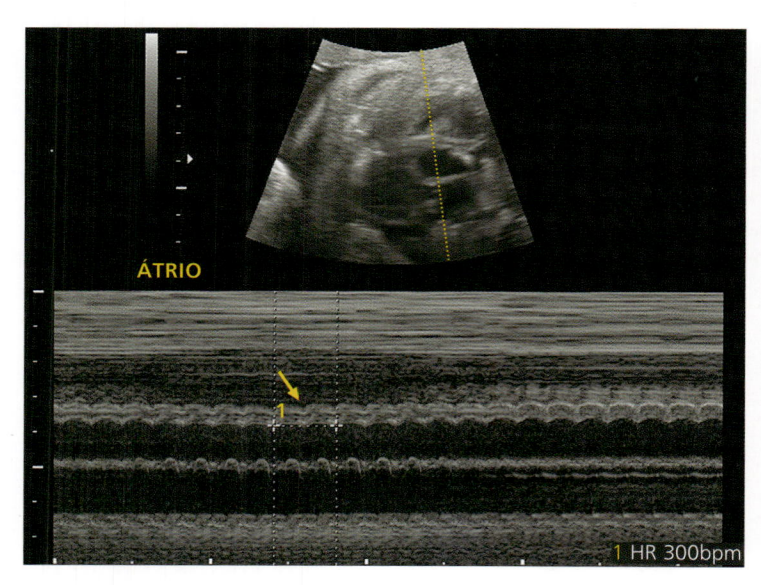

Fig. 35-3. *Flutter* atrial. Nesta situação, as paredes atriais tremulam com frequência de 300 batimentos por minuto (seta). Neste caso a condução para ventrículo era 1:1, o que acarretou insuficiência cardíaca precoce.

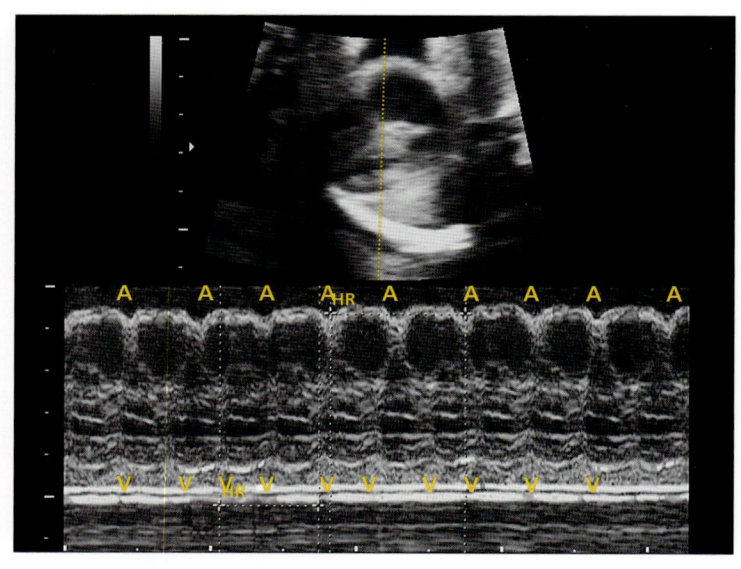

Fig. 35-4. Taquicardia ventricular fetal. Batimentos atriais (A) e ventriculares (V) dissociados, parede atrial com frequência de 129 bpm e parede ventricular com frequência de 176 batimentos por minuto.

BLOQUEIO ATRIOVENTRICULAR

O bloqueio atrioventricular total (BAVT) é uma arritmia rara, determinada pela alteração na condução do impulso elétrico cardíaco entre átrio e ventrículo, atrasando ou impossibilitando sua transmissão na forma total. Levando em conta a relação temporal entre o estímulo atrial e a resposta ventricular, pode-se, então, dividir em bloqueio atrioventricular de primeiro grau, segundo grau e total (Figs. 35-5 e 35-6). A forma total é a mais comum no feto e caracteriza-se por uma interrupção completa da comunicação elétrica entre átrio e ventrículo, leva os ventrículos a assumirem um ritmo determinado por marca-passo próprio, contraindo-se de forma independente do comando atrial, e com frequência menor que este.

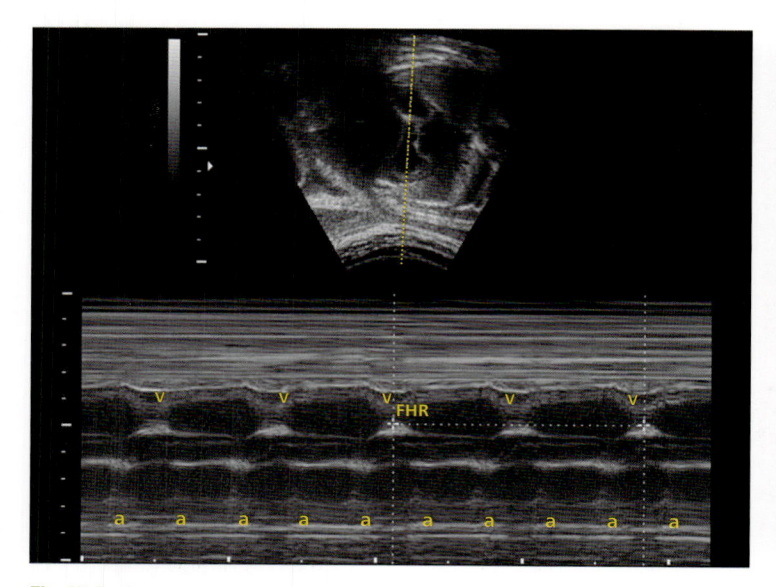

Fig. 35-5. Bloqueio atrioventricular tipo 2:1 total. Notar a contração atrial (a) abaixo com frequência de 140 bpm e a contração ventricular (v) acima, com frequência ventricular de 70 batimentos por minuto. Para cada dois batimentos atriais, há um ventricular, caracterizando o bloqueio 2:1.

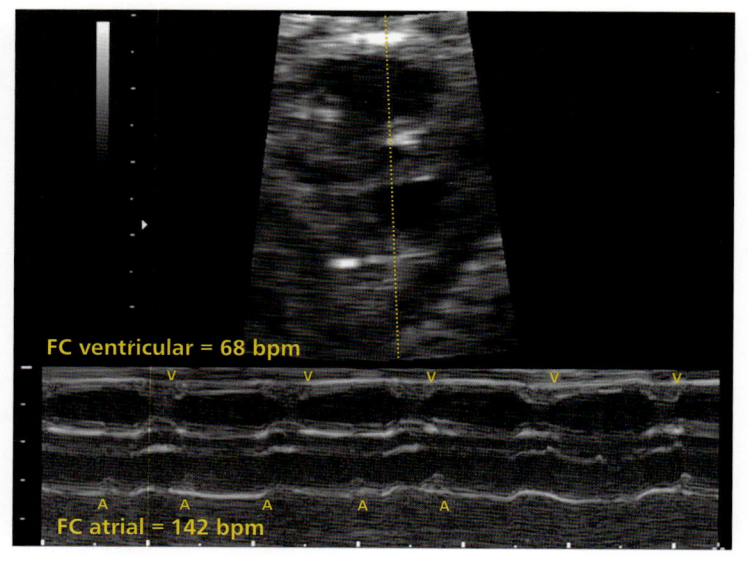

Fig. 35-6. Bloqueio atrioventricular total. Notar a contração atrial (A) abaixo e a contração ventricular (V) acima, com frequência atrial de 142 bpm e frequência ventricular de 68 batimentos por minuto. Os batimentos atriais não apresentam nenhuma relação com os batimentos ventriculares. FC = Frequência cardíaca.

BIBLIOGRAFIA

Allan LD. Congenital heart disorders in the fetus. *Fetal Med Rev* 1993;5:39-44.

Kleinman CS, Copel JA. Fetal cardiac arrhythmias: diagnosis and therapy. In: Creasy RK, Resnik R. (Eds.). *Maternal-fetal medicine: principles and practice*. 3rd ed. Philadelphia: Sauders, 1994.

Krapp M, Kohl T, Simpson JM et al. Review of diagnosis, treatment, and outcome of fetal atrial flutter compared with supraventricular tachycardia. *Heart* 2003;89:913.

Lopes LM, Zugaib M. Arritmias fetais. In: Lopes LM, Zugaib M. (Eds.). Atlas comentado de cardiologia fetal. São Paulo: RR Donnelley, 2003. p. 366.

Lopes LM, Cha SC, Scanavacca MI *et al.* Idiopathic ventricular tachycardia with nonimmune hydrops. *Benign Course Ped Cardiol* 1996;17:192.

Lopes LM, Tavares GMP, Damiano AP *et al.* Perinatal outcome of fetal atrioventricular block: 116 cases from one single institution. *Circulation* 2008;118:1268.

Lopes LM, Zugaib M. Fetal tachyarrythmia: management, and outcome. *Cardiol Young* 2001;11 (Suppl 1):37.

Simpson JM, Sharland GK. Fetal tachycardias: management and outcome of 127 consecutive cases. *Heart* 1998;79:576.

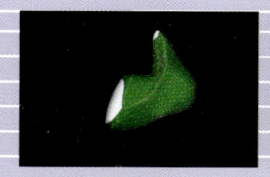

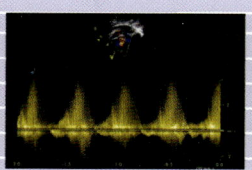

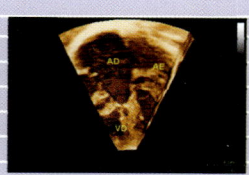

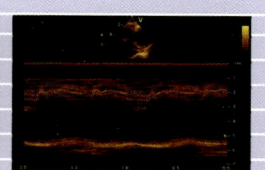

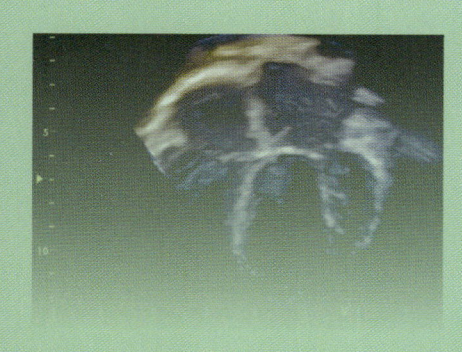

Parte VIII

Avaliação Pós-Operatória das Cardiopatias Congênitas

O ecocardiograma é de extrema importância na avaliação de pacientes em pós-operatório. Apesar de muitas vezes a captura das imagens ser difícil, seja pela existência de ar residual no mediastino seja pela janela ecocardiográfica limitada pela dificuldade de mobilizar o paciente ou pela presença de tórax aberto e drenos torácicos, informações consideráveis podem ser obtidas por um exame minucioso. O conhecimento da cirurgia realizada é de extrema importância para um correto diagnóstico anatômico e ajudará a entender as alterações fisiológicas encontradas.

Se há cateter em AE, o eco com contraste pode ser utilizado para demonstrar *shunt* residual E-D; a função ventricular pode ser facilmente determinada pelo 2D e modo M, assim como a presença de derrame pericárdico ao bidimensional, mostrando se há ou não restrição ao débito cardíaco. Através do Doppler, é possível detectar regurgitação valvar, obstruções e lesões de *shunt* residuais.

36 Derrame Pericárdico e Pleural

Lilian M. Lopes
Juliana Torres Pacheco

INTRODUÇÃO

Toda a avaliação pós-operatória imediata deverá iniciar pela avaliação cuidadosa do pericárdio. Um diagnóstico simples, mas de extrema importância, muito comum em pacientes com síndrome pós-pericardiotomia ou em pacientes submetidos à cirurgia de Fontan. O derrame pericárdico, quando presente em quantidade moderada e/ou importante, indica necessidade de seguimento evolutivo diário.

A distribuição do derrame ao redor do coração, sua quantificação e a presença de fibrina ou coágulos podem ser realizadas pelo bidimensional e em qualquer janela ecocardiográfica, entretanto os cortes subcostais e paraesternal eixo longo costumam ser os mais apropriados (Figs. 36-1 e 36-2).

Normalmente, o derrame localiza-se posterior e inferiormente ao coração, mas em casos de derrames pericárdicos maiores, o derrame pode ser facilmente visto ao redor dos apêndices atriais. Para uma avaliação evolutiva mais adequada, é importante realizar a medida da distância das lâminas pericárdicas afastadas pelo derrame sempre na mesma posição, para que tenha valor comparativo. O modo M também pode ajudar a classificar a intensidade do derrame.

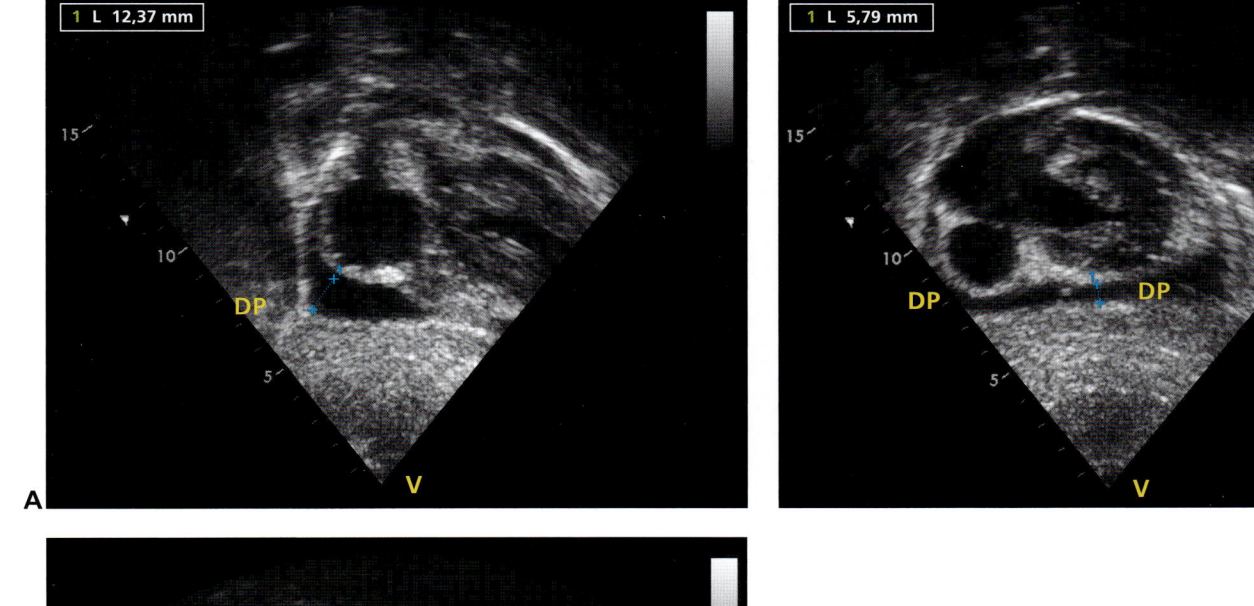

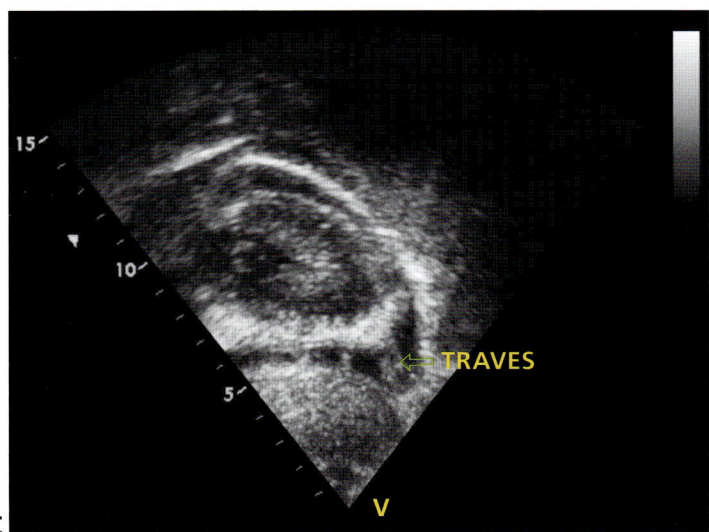

Fig. 36-1. Derrame pericárdico, posição subcostal. (**A**) Medida do derrame posterior à parede do átrio direito. (**B**) Medida do derrame em parede diafragmática. (**C**) Traves de fibrina em região apical (setas). DP = Derrame pericárdico.

Fig. 36-2. Derrame pericárdico, posição paraesternal de eixo longo. Medida do derrame em parede posterior do ventrículo esquerdo (VE). DP = Derrame pericárdico.

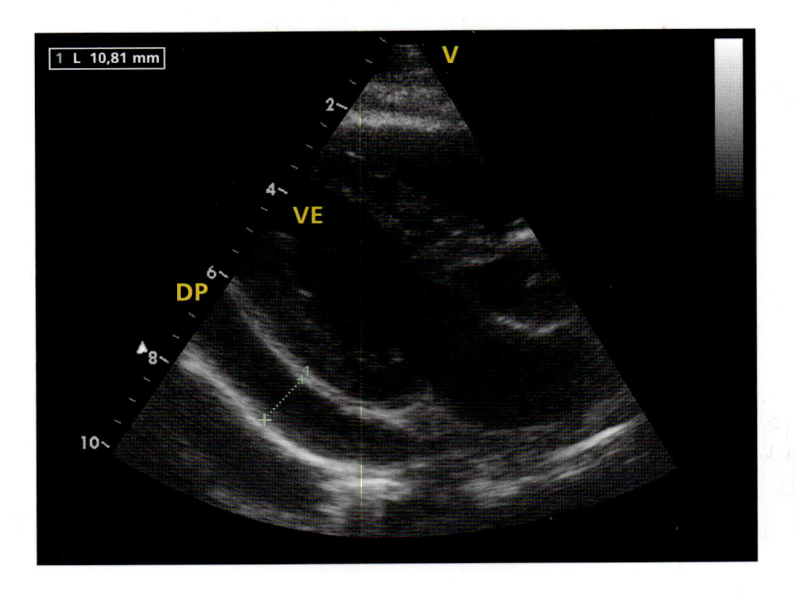

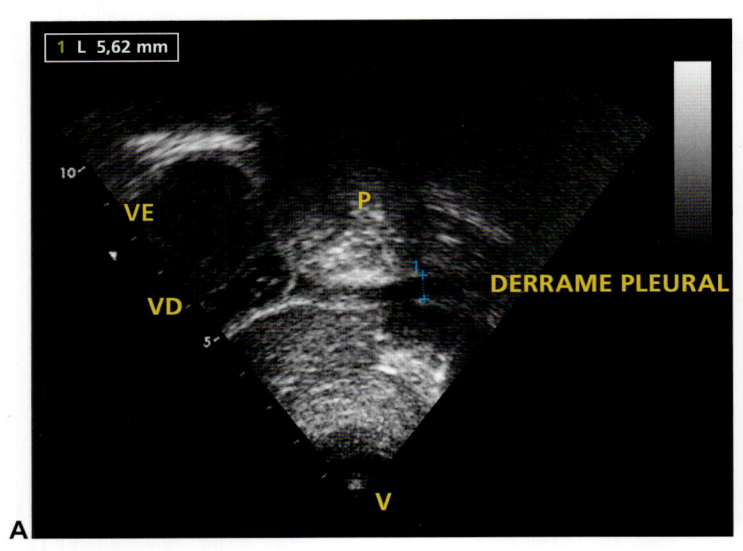

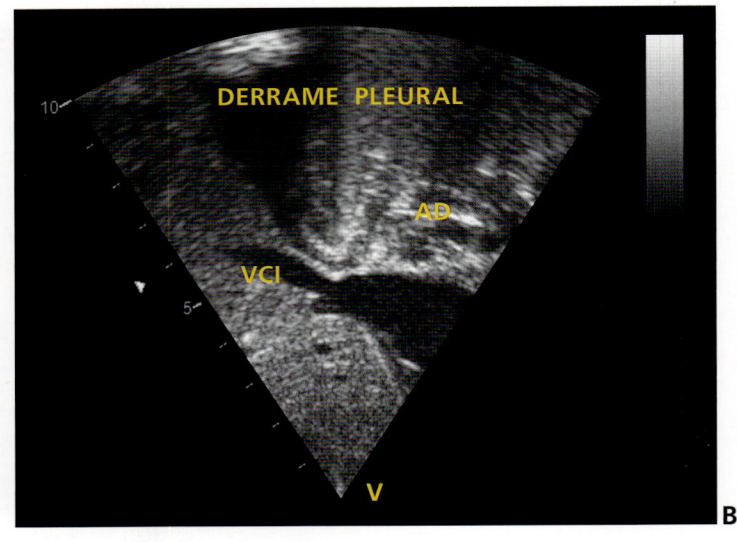

Fig. 36-3. Derrame pleural, posição subcostal: (**A**) discreto derrame pleural em base pulmonar esquerda; (**B**) moderado derrame pleural em base pulmonar direita. VE = Ventrículo esquerdo; VD = ventrículo direito; AD = átrio direito; VCI = veia cava inferior; P = pulmão.

Embora o ecocardiograma pós-operatório também possibilite o diagnóstico de derrame pleural, sua quantificação é normalmente difícil. Como costumam ser maiores nas bases pulmonares, ao lado do coração, são frequentemente superestimados (Fig. 36-3).

DIFICULDADES NO DIAGNÓSTICO

Um sinal de gravidade, indicativo de tamponamento cardíaco com repercussão hemodinâmica, é a presença de compressão do átrio e ventrículo direitos, entretanto, em crianças com hipertrofia do VD, esse achado pode nem sempre estar presente.

BIBLIOGRAFIA

Perera P, Lobo V, Williams SR et al. Cardiac echocardiography. *Crit Care Clin* 2014;30(1):47.

Raut MS, Maheshwari A, Shivnani G. Localized pericardial tamponade: does it always need exploration? *Ann Cardiac Anaesthesia* 2014;17(1):67.

Reeves ST, Finley AC, Skubas NJ et al. Council on Perioperative Echocardiography of the American Society of Echocardiography; Society of Cardiovascular Anesthesiologists. Basic perioperative transesophageal echocardiography examination: a consensus statement of the American Society of Echocardiography and the Society of Cardiovascular Anesthesiologists. *J Am Soc Echocardiogr* 2013;26(5):443-56.

37 Avaliação de *Patches* e Retalhos

Lilian M. Lopes
Juliana Torres Pacheco

INTRODUÇÃO

O ecocardiograma na avaliação pós-operatória das atriosseptoplastias ou ventriculosseptoplastias é fundamental para afastar a presença de defeitos residuais. Nesses tipos de cirurgias, podem-se utilizar pericárdio autólogo, material com a mesma refletividade das demais estruturas cardíacas, ou materiais protéticos, como Gortex e Dacron, que podem levar ao efeito sombra ou falso *dropout* de estruturas subjacentes, por serem materiais extremamente refletivos.

O bom resultado cirúrgico ecocardiográfico consiste na ausência de *shunt*s nas bordas do *patch*/retalho ao mapeamento de fluxo em cores. Além da avaliação pelo Doppler colorido, a detecção de defeito residual deve ser confirmada pela presença de velocidade aumentada através do defeito pelo Doppler contínuo ou pulsátil.

O corte subcostal é o ideal para a avaliação do *patch* ou de dispositivos do tipo Amplatzer, utilizados para o fechamento de comunicações interatriais (Fig. 37-1). Também deve ser avaliado o tamanho das câmaras cardíacas direitas, que costumam apresentar melhora imediata, mas continuam a regredir com o tempo. No caso dos dispositivos do tipo Amplatzer, a avaliação ecocardiográfica deve não só assegurar a ausência de *shunt* residual, mas também verificar o posicionamento correto dos discos, para que não sofram prolapso, nem interfiram nas estruturas cardíacas subjacentes (Fig. 37-2).

Já no pós-operatório da correção de comunicações interventriculares (CIVs), o local do retalho varia com o tipo e a localização do defeito (Figs. 37-3 e 37-4). No reparo das CIVs perimembranosas, pode haver necessidade de sutura do *patch* da CIV muito próximo ao folheto septal da valva tricúspide, na tentativa de evitar danos ao sistema de condução, e o paciente poderá evoluir com insuficiência tricúspide importante se as ligações septais da valva tricúspide romperem-se durante o fechamento do remendo. Insuficiência aórtica também pode ocorrer por distorção do folheto aórtico direito no momento da sutura do *patch*. É possível a ocorrência de estenose subaórtica após ventriculosseptoplastias pelo desenvolvimento de uma crista fibromuscular ou algo relacionado com o tecido acessório da valva mitral (Fig. 37-5).

Defeitos residuais podem resultar da ruptura da sutura ou localização inadequada do *patch*. *Shunt*s pequenos *peripatches* são comumente encontrados no pós-operatório imediato, mas tendem a desaparecer com o passar do tempo (Fig. 37-6). As trabéculas do VD, às vezes, tornam muito difícil o fechamento completo de alguns defeitos, sendo possível a passagem residual de fluxo sanguíneo pelas margens da sutura do *patch* às trabéculas.

No pós-operatório tardio, a presença de endocardite deve ser excluída, já que é comum na presença de *shunt* residual, quando o defeito estiver adjacente ao local de instalação do *patch* com inibição da endotelização.

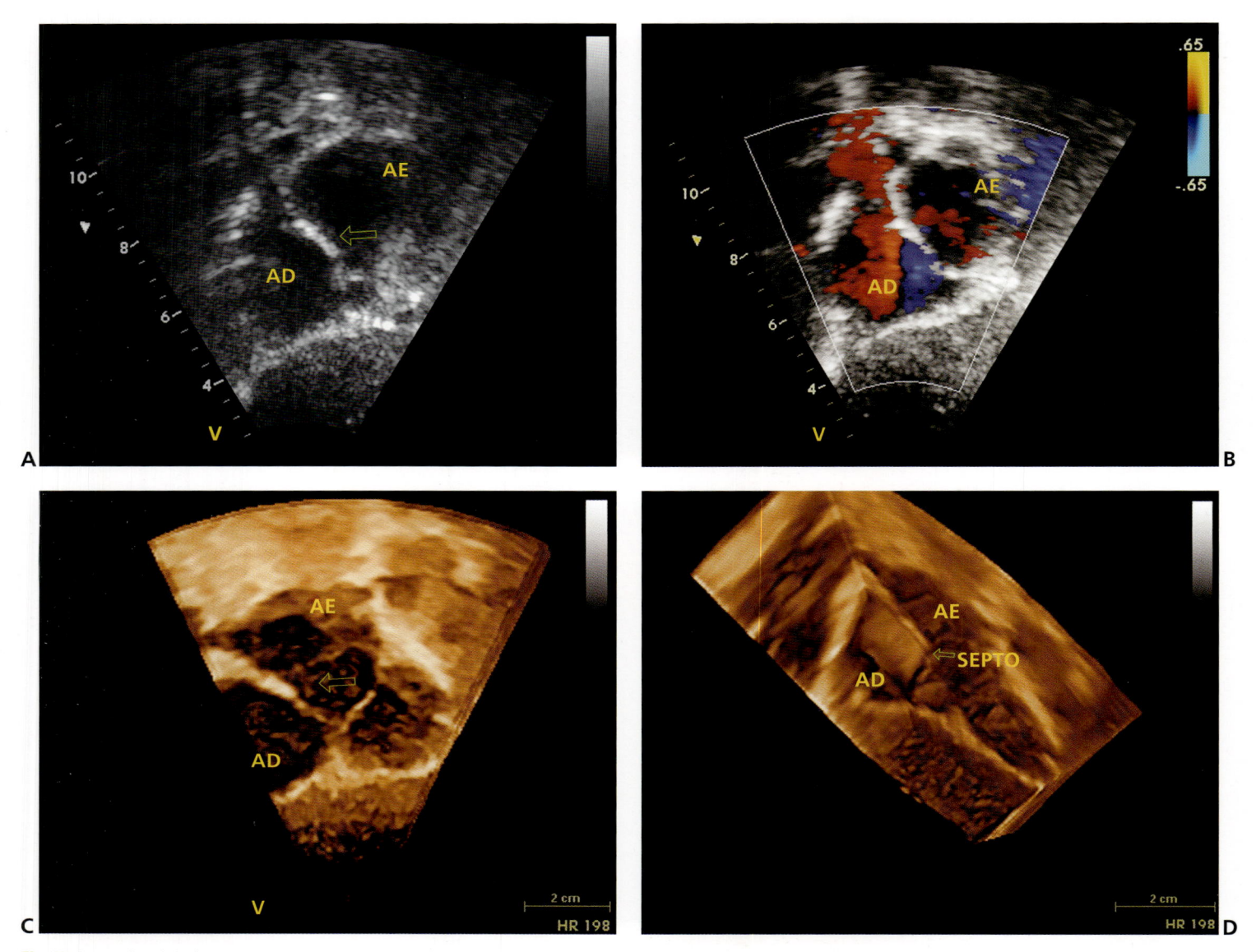

Fig. 37-1. *Patch* ocluindo comunicação interatrial do tipo *ostium secundum*. (**A**) Posição subcostal com *patch* em região central do septo interatrial (seta). (**B**) Mesma posição ao Doppler colorido mostrando não haver *shunt*s residuais. (**C**) Mesma posição ao tridimensional. (**D**) Visão do *patch* em plano frontal *in face*. AD = Átrio direito; AE = átrio esquerdo.

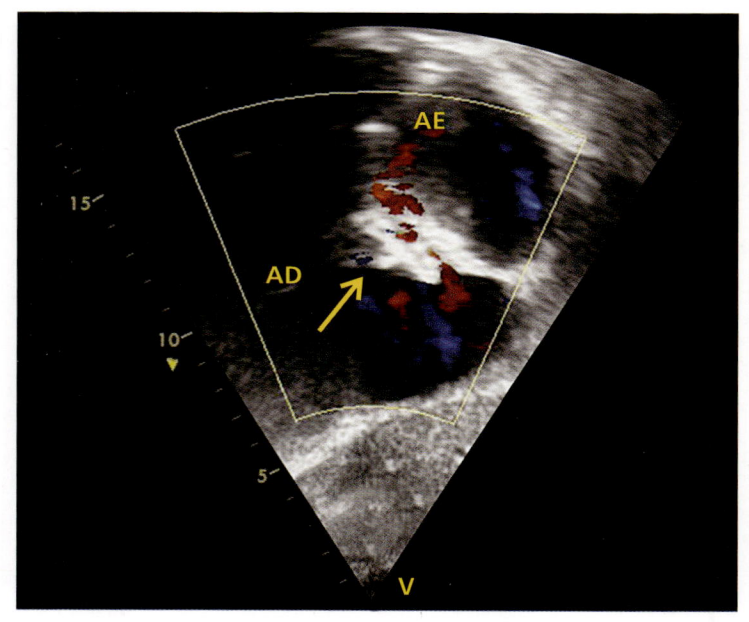

Fig. 37-2. Dispositivo do tipo Amplatzer, posição subcostal. Fechamento de comunicação interatrial com Amplatzer. Dispositivo bem posicionado, sem *shunt*s residuais ao Doppler colorido (seta). AD = Átrio direito; AE = átrio esquerdo.

Capítulo 37 ▪ Avaliação de *Patches* e Retalhos

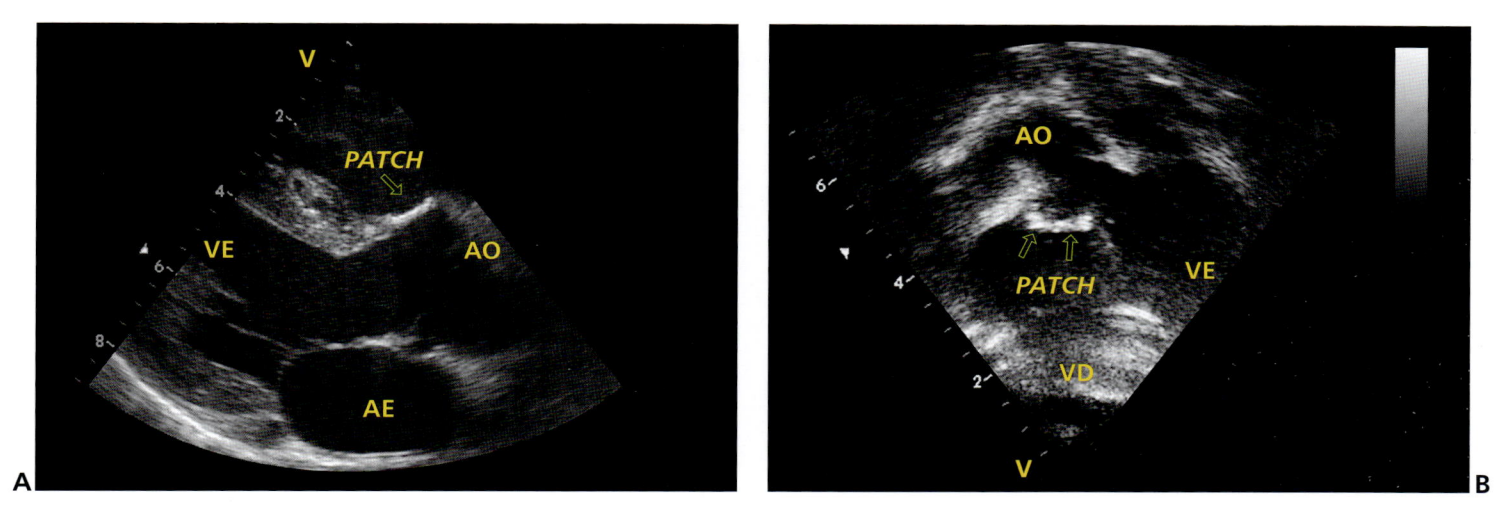

Fig. 37-3. *Patch* ocluindo comunicação interventricular em tetralogia de Fallot. (**A**) Posição paraesternal de eixo longo com *patch* em região subaórtica. (**B**) Outro paciente, posição apical de cinco câmaras, mostrando *patch* angulado pela dextroposição acentuada da aorta. VD = Ventrículo direito; VE = ventrículo esquerdo; AE = átrio esquerdo; AO = aorta.

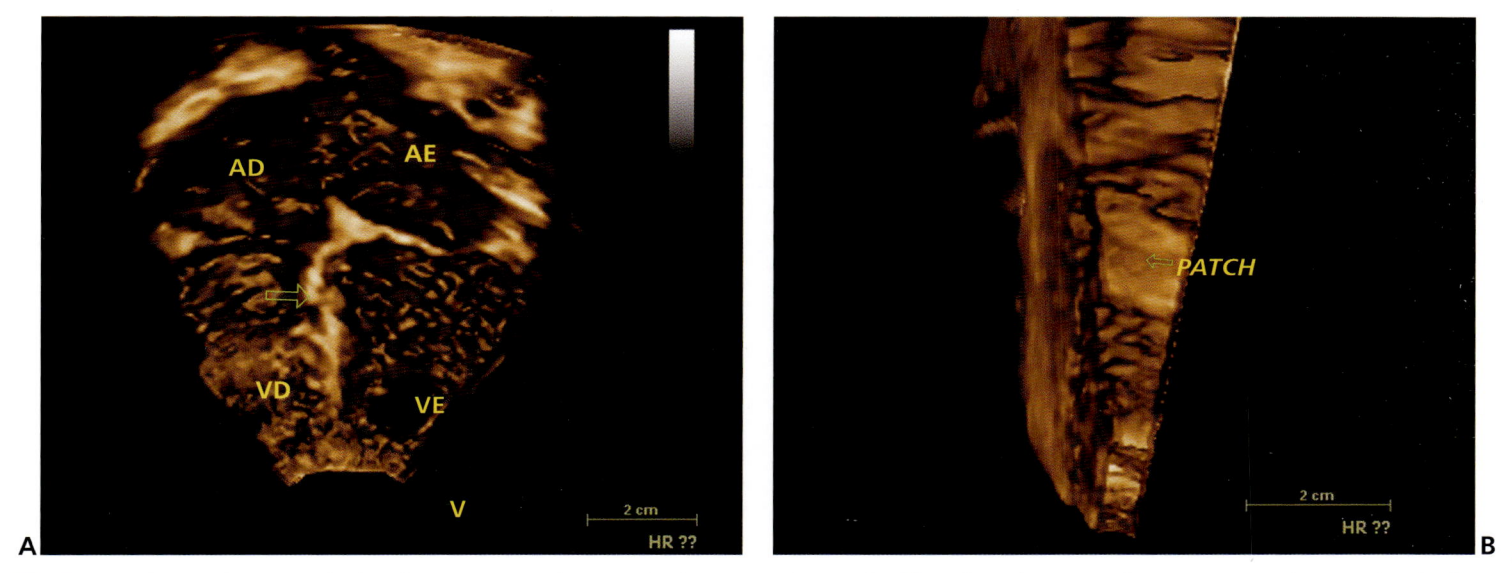

Fig. 37-4. *Patch* ao tridimensional ocluindo comunicação interventricular em via de entrada. (**A**) Posição de quatro câmaras com *patch* em região de via de entrada, logo abaixo da valva tricúspide (seta). (**B**) Visão tridimensional do *patch* em plano frontal *in face*. AD = Átrio direito; AE = átrio esquerdo; VD = ventrículo direito; VE = ventrículo esquerdo.

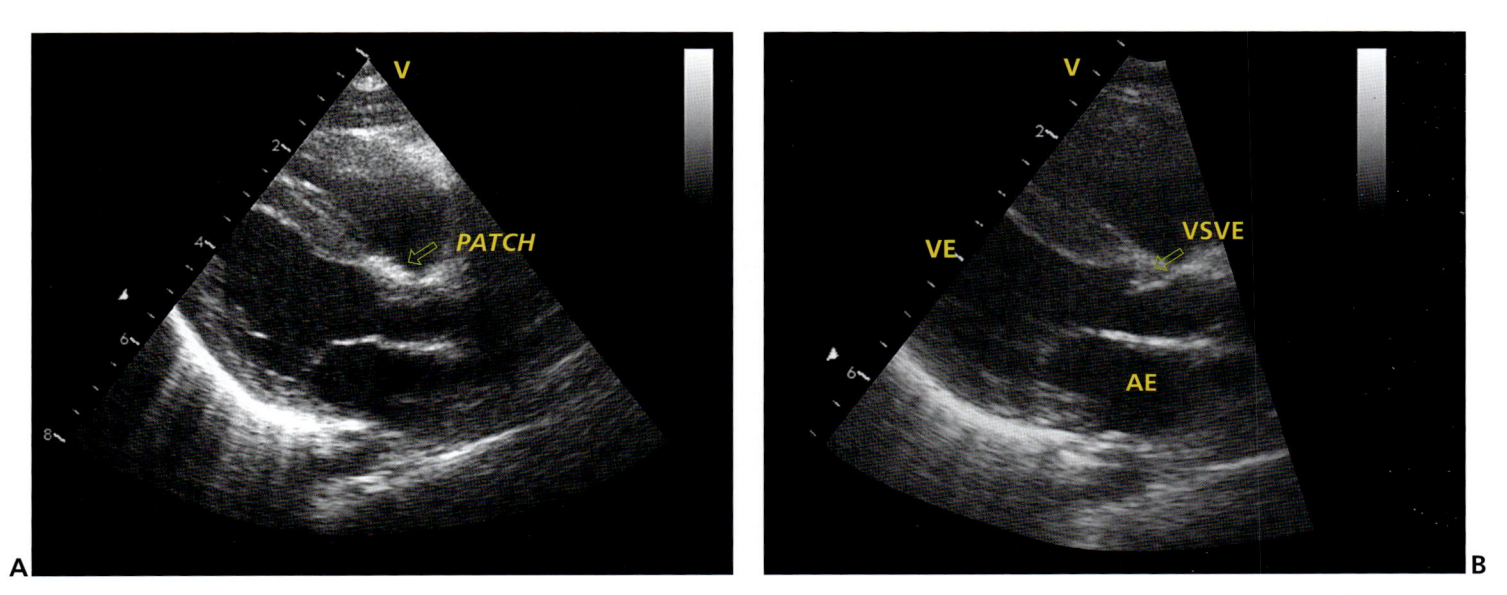

Fig. 37-5. *Patch* ocluindo comunicação interventricular perimembranosa. (**A**) Posição paraesternal de eixo longo com *patch* em região subaórtica. (**B**) Estenose subaórtica pós-ventriculosseptoplastia por crista fibromuscular. VE = Ventrículo esquerdo; AE = átrio esquerdo; VSVE = via de saída de ventrículo esquerdo.

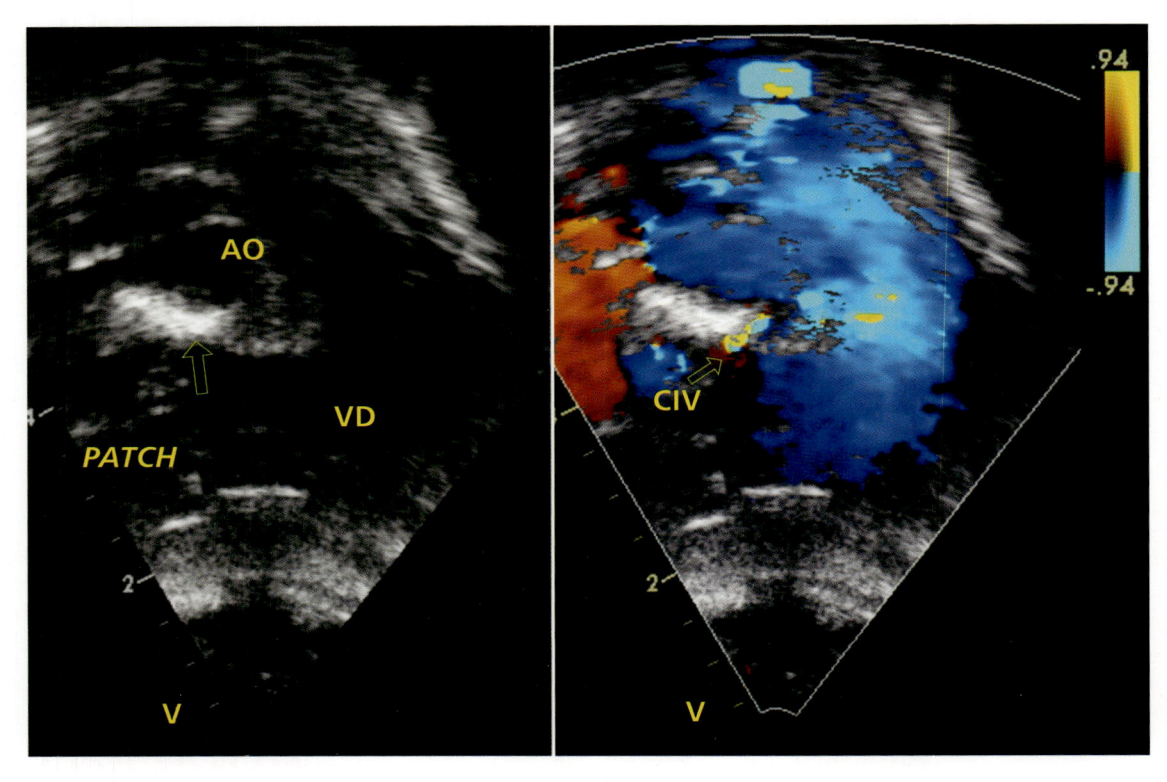

Fig. 37-6. *Shunt peri-patch* mínimo. Comunicação interventricular (CIV) perimembranosa ocluída com *patch* que apresentou comunicação residual mínima ao Doppler colorido em pós-operatório imediato.
VD = Ventrículo direito; AO = aorta.

DIFICULDADES NO DIAGNÓSTICO

Falhas próximas ao reparo só significarão defeito residual se a coluna de eco estiver atravessando totalmente o *patch*, ou se houver confirmação de *shunt* na área pelo Doppler colorido e espectral.

CIVs adicionais musculares podem ser identificadas no pós-operatório de pacientes em que o defeito inicialmente identificado é grande, após equalização das pressões ventriculares direita e esquerda. Uma vez fechada a grande comunicação, os defeitos menores tendem a ser mais facilmente visualizados.

BIBLIOGRAFIA

Cetta F, Seward J, O'Leary P. Echocardiography in congenital heart disease: an overview. In: Oh J, Tajik A. (Eds.). *The echo manual*. 3rd ed. Philadelphia, PA: Lippincott Williams & Wilkens 2006. p. 334.

Cheng TO, Xie MX, Wang XF *et al.* Real-time 3-dimensional echocardiography in assessing atrial and ventricular septal defects: an echocardiographic-surgical correlative study. *Am Heart J* 2004;148(6):1091.

Lee EM, Chir MBB, Rana BS *et al.* Echocardiography in the Management of Atrial Septal Defect (ASD) and Patent Foramen Ovale (PFO). *Clin Echocardiogr* 2012. p. 281.

Stevenson JG, Sorensen GK, Gartman DM *et al.* Transesophageal echocardiography during repair of congenital cardiac defects: identification of residual problems necessitating reoperation. *J Am Soc Echocardiogr* 1993;6(4):356.

38 Anastomoses Sistemicopulmonares, Cirurgia de *Blalock* e *Shunt* Central

Lilian M. Lopes
Juliana Torres Pacheco

INTRODUÇÃO

Os *shunts* sistemicopulmonares, realizados com o objetivo de prover uma fonte estável de fluxo sanguíneo pulmonar, são condutos, sem válvula, de tamanho variado, mas normalmente medindo 3 a 4 mm, que conectam a artéria subclávia ou a inominada ao ramo direito da artéria pulmonar. Materiais, como Gortex e Dacron, são os mais utilizados para confecção desses *shunts*, com exceção do *Blalock* clássico, que utiliza a própria artéria subclávia para anastomose com a pulmonar (Fig. 38-1).

O bom resultado cirúrgico ecocardiográfico consiste na confirmação da patência do *shunt* e de seu padrão de fluxo. A anastomose é mais bem visibilizada no corte paraesternal alto e supraesternal de eixo curto, mas dependendo do curso e da extensão do *shunt*, podem ser necessários cortes adicionais. É possível, algumas vezes, ver as linhas paralelas do material utilizado, mas o Doppler é normalmente quem mais ajuda na identificação desses *shunts*. O Doppler colorido permite o mapeamento do curso do *shunt* e sua entrada na artéria pulmonar. O Doppler pulsátil ou contínuo define o gradiente através do *shunt* (Fig. 38-2).

Além da visibilização do *shunt*, é possível avaliar o tamanho ou a direção do *shunt* de forma indireta. A presença de dilatação das câmaras esquerdas, por exemplo, é um bom indicador de que o *shunt* é da esquerda para a direita. Seu tamanho aumentado pode ser inferido pela presença de fluxo retrógrado (roubo de fluxo) na aorta abdominal (corte subcostal), presente também na persistência do canal arterial e insuficiência aórtica.

Doppler colorido com mosaico excessivo e velocidade alta associada a fluxo retrógrado na aorta abdominal podem sugerir *Blalock* hiperfuncionante e a necessidade de diminuição do calibre do tubo.

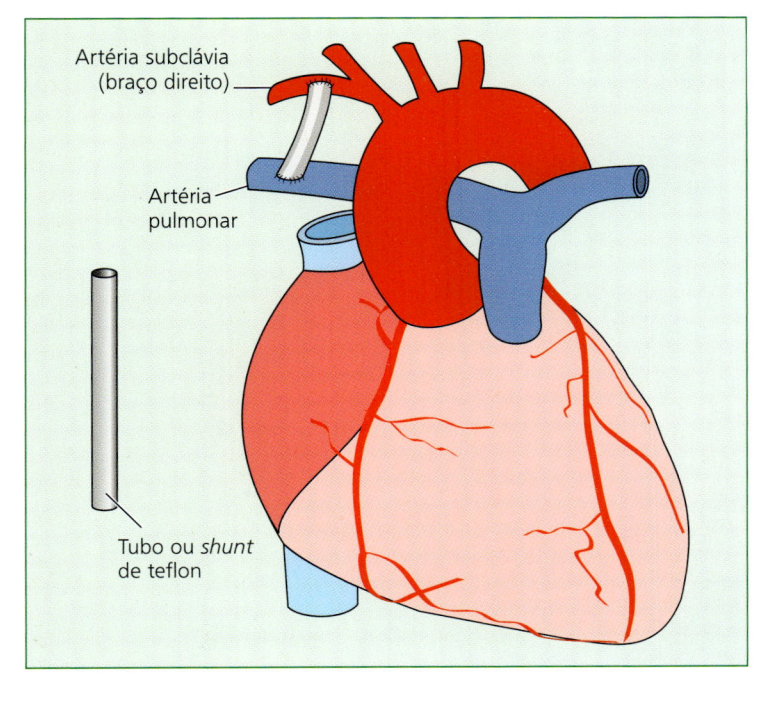

Fig. 38-1. Diagrama ilustrativo da anastomose sistemicopulmonar do tipo *shunt* central. Tubo interposto entre a artéria subclávia e o ramo direito da artéria pulmonar.

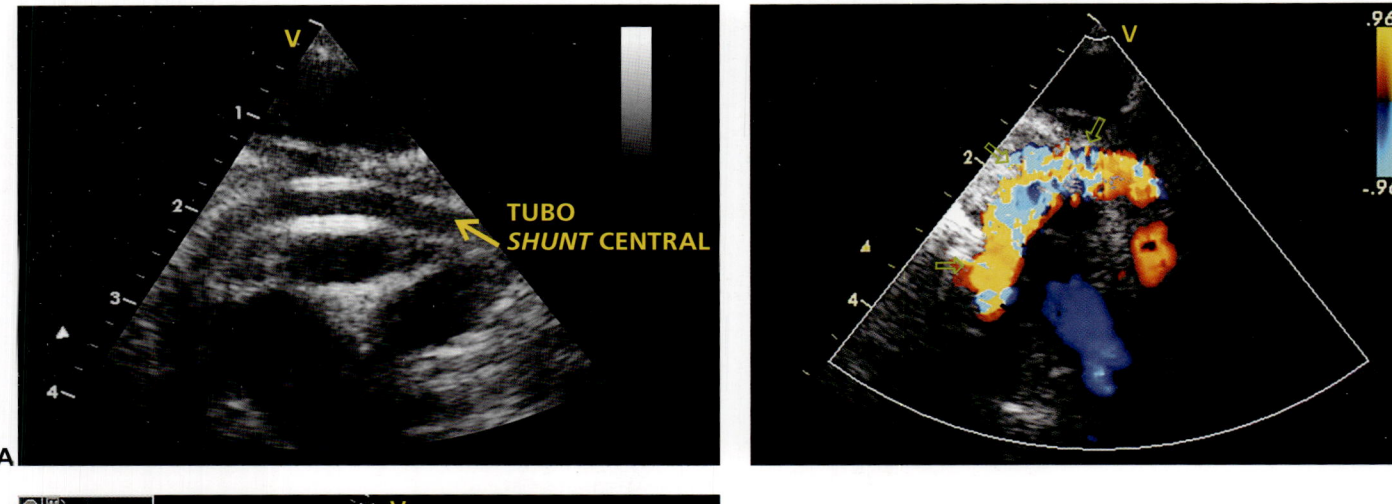

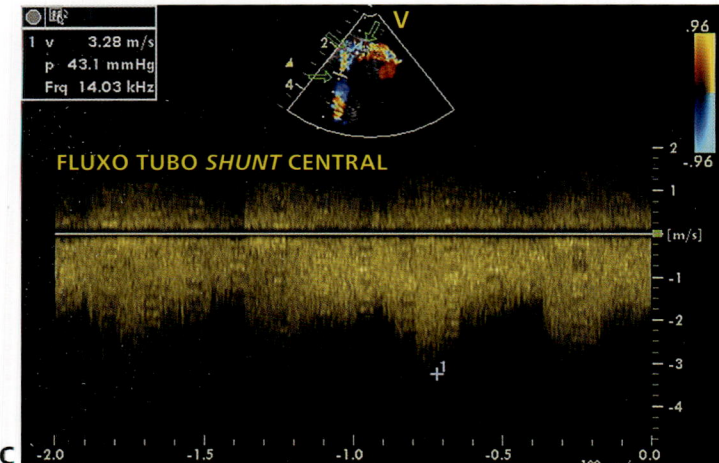

Fig. 38-2. Anastomose sistemicopulmonar do tipo *shunt* central. (**A**) Corte supraesternal com visão do tubo. (**B**) Doppler colorido definindo o fluxo contínuo do tubo, que neste caso estava adequado. (**C**) Doppler contínuo mostrando patência do tubo e velocidade de fluxo de 3,28 m/s.

DIFICULDADES NO DIAGNÓSTICO

A natureza tubular do *shunt* interfere na precisão da determinação da queda na pressão para cálculo exato do gradiente. Entretanto, aumento no gradiente (velocidade acima de 4 m/s), observado em exames seriados, ajuda a identificar a estenose do *shunt*. A velocidade e o padrão de fluxo em cada artéria pulmonar devem ser avaliados para afastar a possibilidade de estenose de ramos.

BIBLIOGRAFIA

Ahmad U, Fatimi SH, Naqvi I *et al.* Modified Blalock-Taussig shunt: immediate and short-term follow-up results in neonates. *Heart Lung & Circulation* 2008;17(1):54.

Hofbeck M, Singer H, Wild F *et al.* Color Doppler imaging of modified Blalock-Taussig shunts during infancy. *Pediatr Cardiol* 1994;15(6):163.

Marino B, Corno A, Pasquini L *et al.* Indication for systemic-pulmonary artery shunts guided by two-dimensional and Doppler echocardiography: criteria for patient selection. *Ann Thorac Surg* 1987;44(5):495.

39 Cerclagem ou Bandagem da Artéria Pulmonar

Lilian M. Lopes
Juliana Torres Pacheco

INTRODUÇÃO

A cerclagem/bandagem da AP é vista como uma constrição no lúmen pulmonar (Fig. 39-1). Sua posição na artéria pulmonar, a anatomia dos ramos pulmonares e seu gradiente ao Doppler são obrigatórios na avaliação ecocardiográfica pós-operatória. O gradiente através da bandagem ajuda a estimar a pressão arterial pulmonar distal. Com o transdutor posicionado no segmento médio da artéria pulmonar, é possível obter alinhamento ideal para o Doppler a partir dos cortes paraesternal de eixo curto e subcostal (Fig. 39-2). Se a artéria pulmonar for posterior à aorta, ao eixo subcostal com angulação anterior ou a partir da posição de quatro câmaras, será possível ver melhor o segmento da artéria pulmonar (Fig. 39-3).

O bom resultado cirúrgico ecocardiográfico consiste na demonstração do gradiente ao Doppler de pelo menos 35 mmHg. Apesar de o gradiente estimado ao Doppler ser o melhor método para avaliar a efetividade da bandagem, a visibilização do diâmetro da artéria pulmonar no local da bandagem também oferece suporte na evidência do grau de constrição, seja como um número absoluto ou em comparação ao anel pulmonar ou aórtico (Fig. 39-4).

Valores pressóricos baixos estimados pelo gradiente Doppler sugerem aumento na pressão arterial pulmonar distal ou frouxidão da bandagem. Inversamente, à medida que a criança cresce, a bandagem vai restringindo cada vez mais o fluxo pulmonar, e o gradiente de pressão tende a aumentar.

Ao longo do tempo, a cerclagem/bandagem pode migrar distalmente e causar distorção dos ramos pulmonares, principalmente no ramo direito. Se estiver localizada muito próxima da valva pulmonar, os folhetos da valva podem ser atingidos durante a sístole.

A cerclagem/bandagem pode também produzir distorção do próprio tronco pulmonar e resultar em graus variados de regurgitação pulmonar.

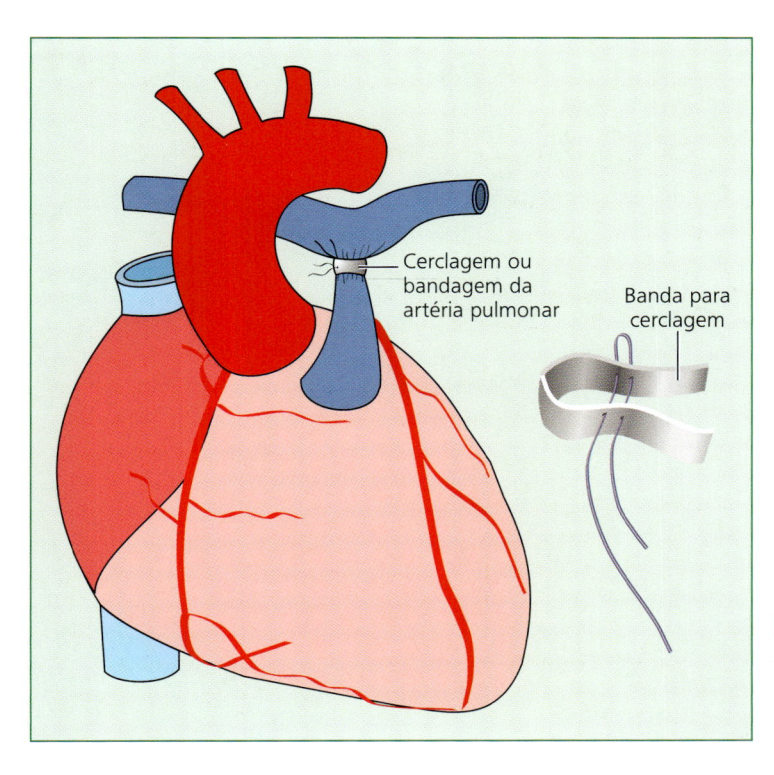

Fig. 39-1. Diagrama ilustrativo da cerclagem da artéria pulmonar. Nota-se ao lado a banda de material sintético para realização do estreitamento (cerclagem) no tronco da artéria pulmonar.

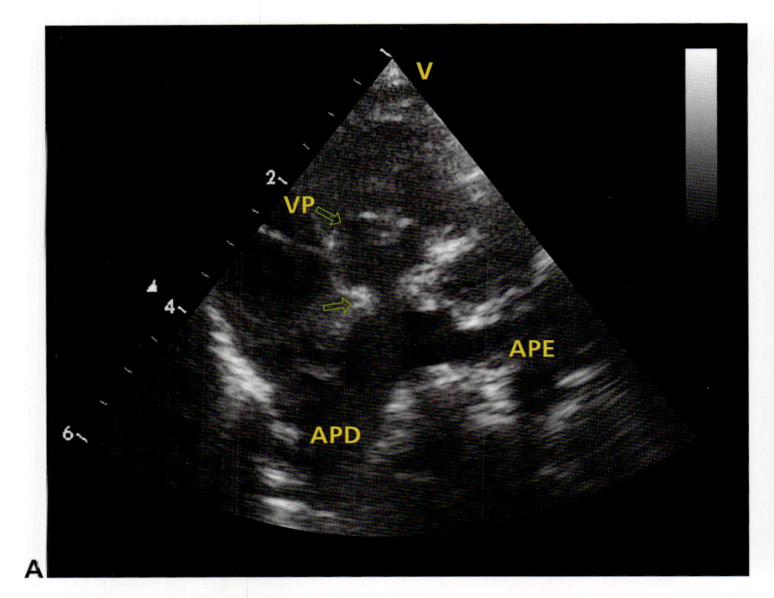

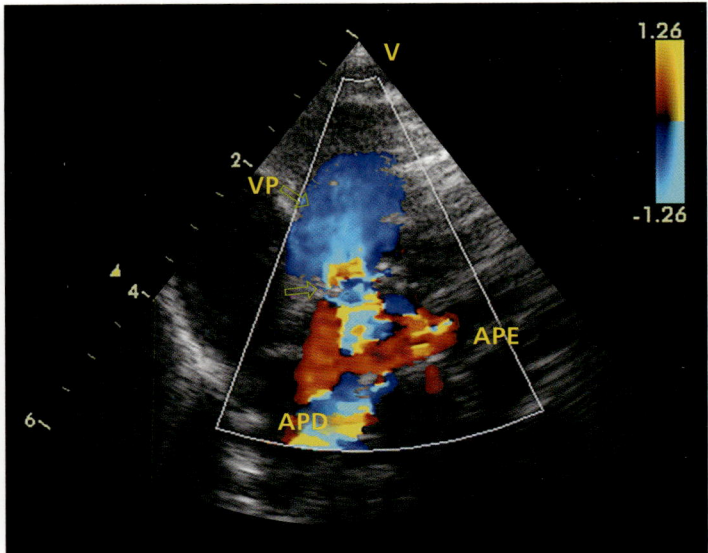

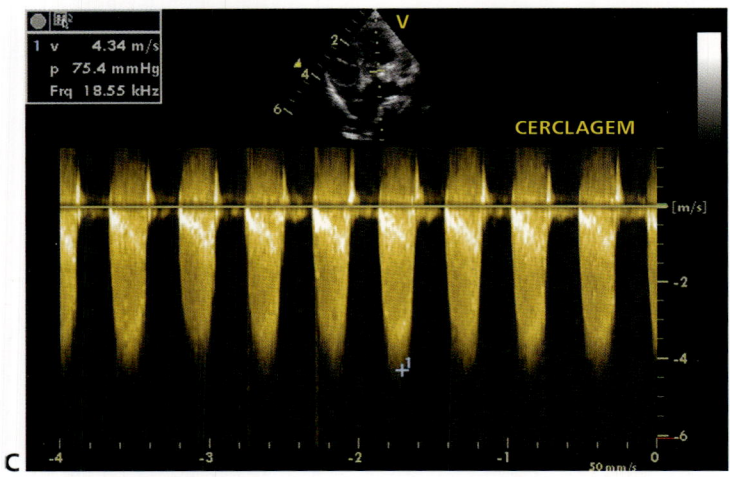

Fig. 39-2. Cerclagem da artéria pulmonar. (**A**) Posição paraesternal de eixo curto ligeiramente rodada em sentido anti-horário. Nota-se estreitamento importante no local da bandagem (seta). Artérias pulmonares de dimensão normal. (**B**) Fluxo muito acelerado no local da bandagem (seta). (**C**) Fluxo ao Doppler contínuo mostrando gradiente pela bandagem de 75,4 mmHg. VP = Valva pulmonar; APD = artéria pulmonar direita; APE = artéria pulmonar esquerda.

Capítulo 39 ▪ Cerclagem ou Bandagem da Artéria Pulmonar

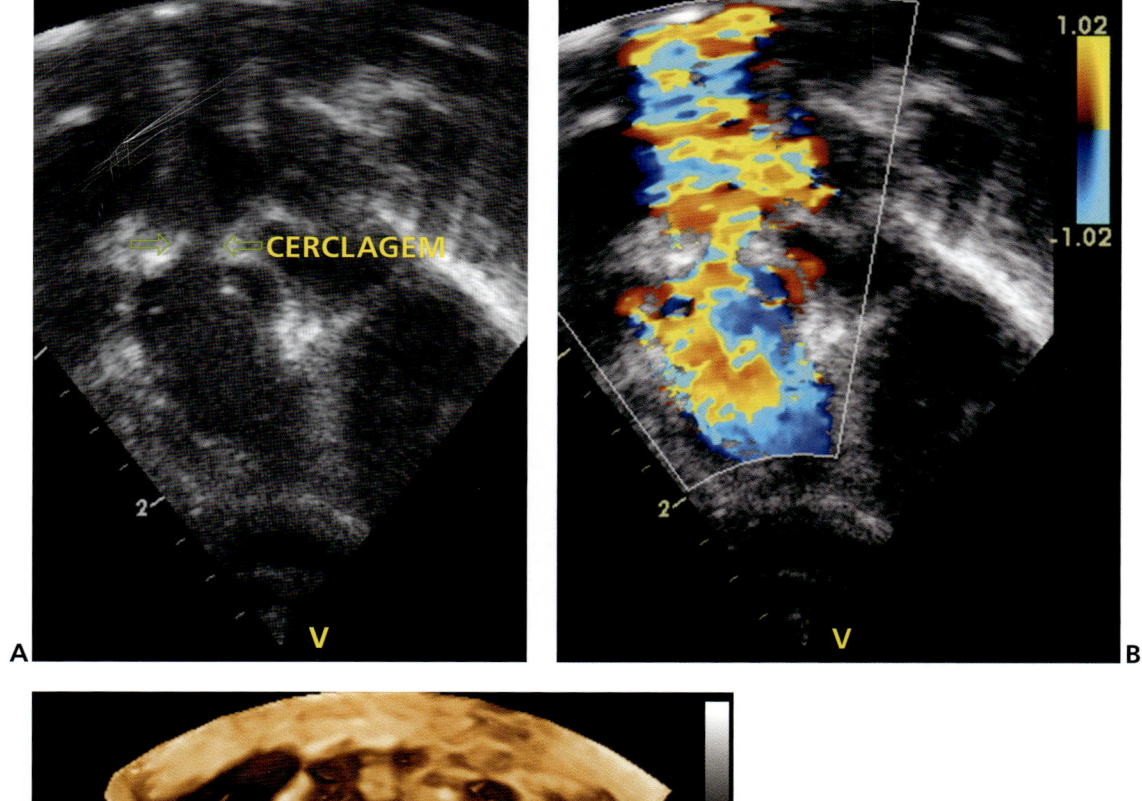

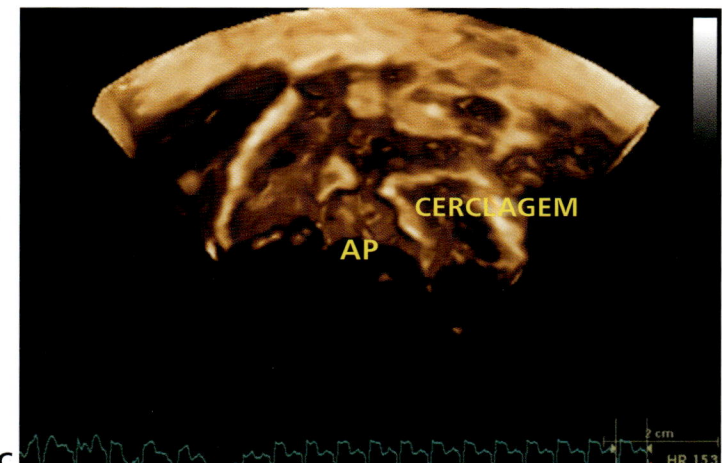

Fig. 39-3. Cerclagem da artéria pulmonar. (**A** e **B**) Posição subcostal com angulação anterior mostrando bem a cerclagem ao bidimensional. (**B**) Nota-se intensa aceleração de fluxo na cerclagem ao Doppler colorido. (**C**) Mesma posição mostrando a cerclagem ao tridimensional. AP = Artéria pulmonar.

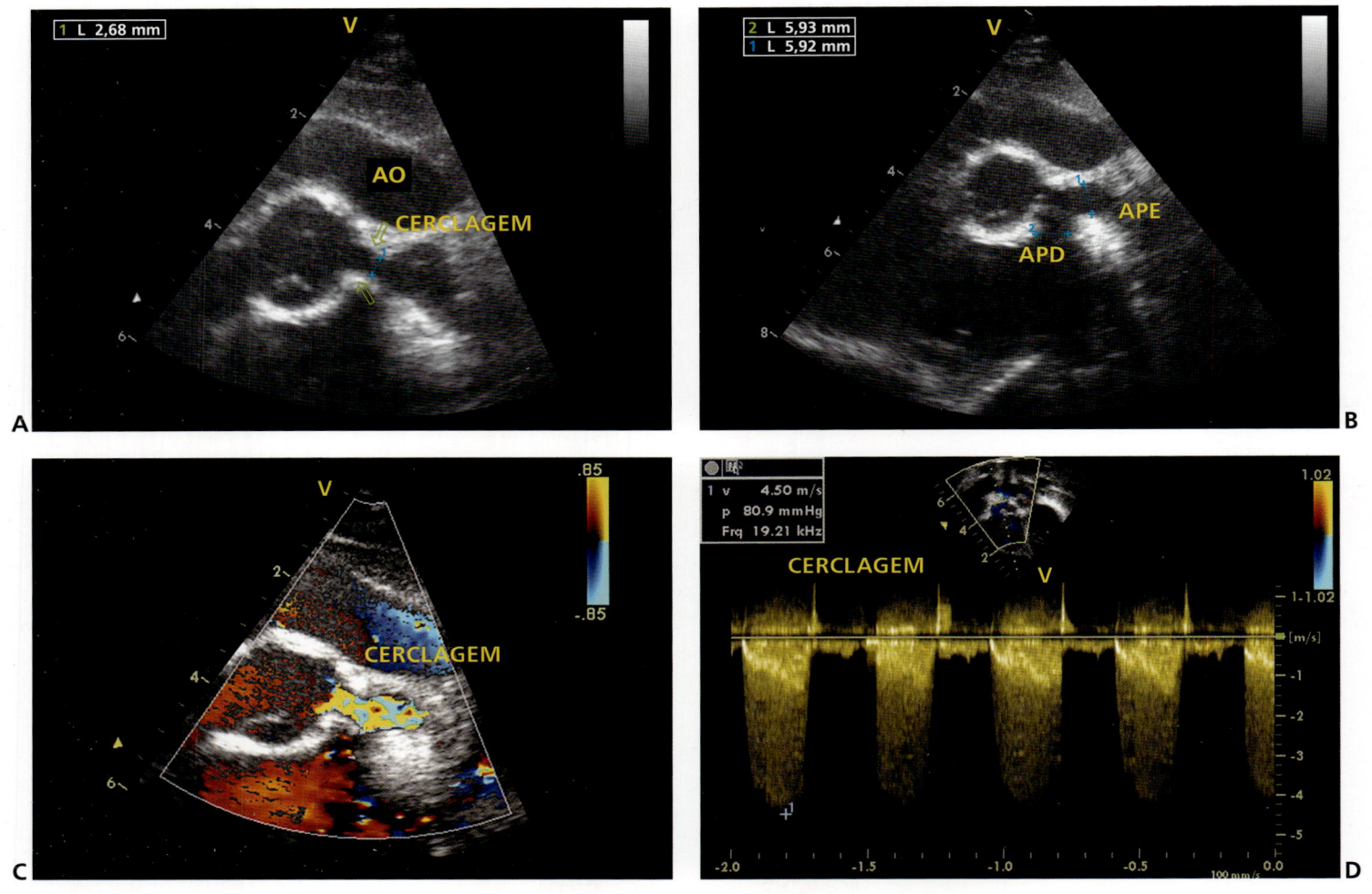

Fig. 39-4. Cerclagem estenótica da artéria pulmonar. (**A**) Posição paraesternal de eixo longitudinal da artéria pulmonar mostrando a cerclagem estenótica, medindo 2,68 mm. (**B**) Visão das artérias pulmonares após a cerclagem. (**C**) Mosaico de cores intensas ao Doppler colorido, confirmando a aceleração importante de velocidade de fluxo. (**D**) Fluxo ao Doppler contínuo mostrando gradiente pela bandagem de 80,9 mmHg. APD = Artéria pulmonar direita; APE = artéria pulmonar esquerda; AO = aorta.

DIFICULDADES NO DIAGNÓSTICO

Obstrução da via de saída aórtica ou regurgitação da valva AV devem ser avaliadas, já que podem afetar a efetividade da bandagem pulmonar, independente do grau de obstrução.

BIBLIOGRAFIA

Brooks A, Geldenhuys A, Zuhlke L et al. Pulmonary artery banding: still a valuable option in developing countries? *Eur J Cardio-thoracic Surg* 2012;41(2):272.

Erek E, Abud B, Oz K et al. Preservation of systemic tricuspid valve function by pulmonary conduit banding in a patient with corrected transposition of the great arteries. *Interact Cardiovasc Thorac Surg* 2012;15(2):332.

Sutherland GR, van Daele ME, Quaegebeur J. Intraoperative ultrasound monitoring of banding of the pulmonary trunk: a new technique? *Int J Cardiol* 1989;22(3):395.

40 Avaliação de Rastelli, Implantes de Tubo VD-TP e Próteses Valvares

Lilian M. Lopes
Juliana Torres Pacheco

INTRODUÇÃO

Os condutos utilizados para suprir o fluxo para as artérias pulmonares incluem homoenxertos e tubos de Dacron valvados ou não. A avaliação ecocardiográfica realizada após a cirurgia de Rastelli se baseia na avaliação bidimensional, no Doppler colorido e no pulsado, através das janelas paraesternal e subcostal.

É comum, no pós-operatório tardio, a presença de calcificações do tubo e da valva, levando à estenose do fluxo pulmonar. São caracterizadas por imagem hiper-refringente à avaliação ecocardiográfica bidimensional e velocidade aumentada e gradiente significativo, normalmente de caráter progressivo, na avaliação pelo Doppler. Além da estenose próxima à região da valva pulmonar, também é comum estreitamento na anastomose distal do tubo com as artérias pulmonares. A porção proximal do tubo pode ser frequentemente vista numa angulação superior do corte subcostal de eixo longo ou paraesternal de eixo curto, enquanto a porção final pode ser mais bem vista nos cortes paraesternais altos de eixo curto (Fig. 40-1). A porção média é geralmente vista alongando-se para cima do final da porção proximal ou para baixo da porção distal. Em tubos não valvados, é importante, ainda, a quantificação da regurgitação pulmonar.

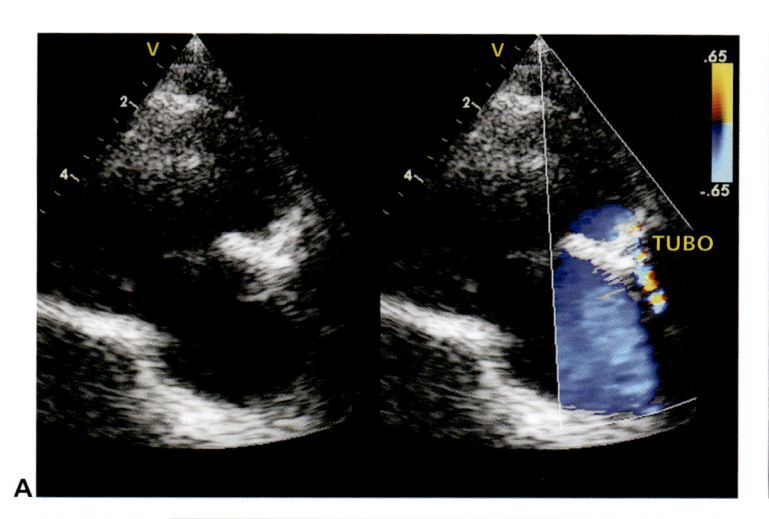

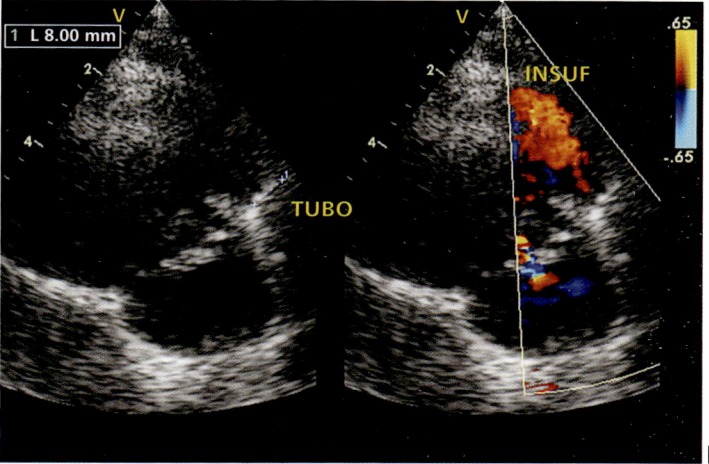

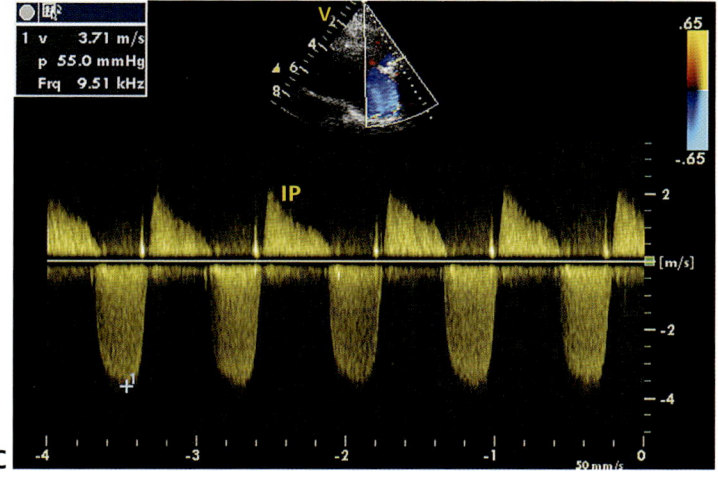

Fig. 40-1. Tubo valvado estenótico em paciente adulto operado de Tetralogia de Fallot com atresia pulmonar. (**A**) Notar a haste ecogênica da prótese em posição pulmonar, assim como o mosaico de cores ao Doppler colorido. (**B**) Insuficiência do tubo valvado (insuficiência pulmonar – IP). (**C**) Doppler contínuo do fluxo do tubo, gradiente sistólico de 55 mmHg. INSUF = Insuficiência.

O bom resultado cirúrgico ecocardiográfico consiste na demonstração de fluxo adequado para as artérias pulmonares, sem sinais de obstrução.

Com relação às próteses valvares, a avaliação ecocardiográfica normalmente requer os mesmos cortes usados para avaliar as valvas nativas. Os cortes paraesternais de eixos longo e curto são particularmente úteis para examinar próteses aórtica e pulmonar, enquanto próteses na valva tricúspide ou mitral devem ser examinadas pelo apical de quatro câmaras (Fig. 40-2).

Deve ser avaliada a presença de insuficiência residual e de estenose através do cálculo dos gradientes máximo e médio do Doppler. Bioproteses valvares costumam ser normais quando apresentam gradientes médios inferiores a 6 mmHg.

Além disso, devem-se analisar: 1) o movimento da oclusão dos folhetos; 2) o movimento do anel suturado com respeito ao tecido cardíaco ao seu redor; e 3) massas associadas às valvas.

O bom resultado cirúrgico ecocardiográfico consiste na ausência de insuficiência e/ou estenoses significativas.

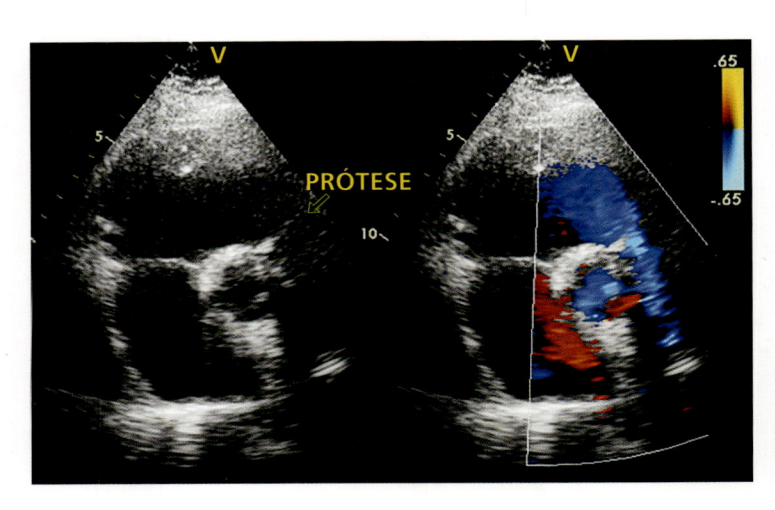

Fig. 40-2. Prótese biológica em posição pulmonar. Posição paraesternal de eixo curto com prótese de difícil análise por tratar de paciente adulto obeso. Fluxo ao Doppler colorido laminar (azul).

DIFICULDADES NO DIAGNÓSTICO

O gradiente medido ao Doppler pode, muitas vezes, não evidenciar precisamente o grau efetivo de estenose, pois a equação de Bernoulli simplificada não deve ser aplicada a processos obstrutivos com segmentos longos. Por este motivo, sempre que possível, a pressão do VD deve ser confirmada pela avaliação da velocidade do jato da insuficiência tricúspide. Se os valores das medidas diretas e indiretas da pressão forem muito diferentes, levar também em consideração a possibilidade de coexistência de estenose dos ramos pulmonares, que diminuem a velocidade através do conduto, quando comparada à velocidade da regurgitação tricúspide.

BIBLIOGRAFIA

Puchalski MD, Askovich B, Sower CT. Pulmonary regurgitation: determining severity by echocardiography and magnetic resonance imaging. *Congenital Heart Disease* 2008;3:168.

Trowitzsch E, Colan SD, Sanders SP. Two-dimensional echocardiographic evaluation of right ventricular size and function in newborns with severe right ventricular outflow tract obstruction. *J Am Coll Cardiol* 1985;6:338.

van Meurs-van Woezik H, Debets T, Klein HW. Growth of the internal diameters in the pulmonary arterial tree in infants and children. *J Anatomy* 1987;151:107.

41 Correção do Defeito do Septo Atrioventricular Total

Lilian M. Lopes
Juliana Torres Pacheco

INTRODUÇÃO

A cirurgia para a correção do defeito do septo atrioventricular total (DSAVT) inclui o fechamento da comunicação interatrial (CIA) e interventricular (CIV), com *patches* separados ou *patch* único, assim como a divisão da valva atrioventricular (AV) comum em orifícios direito e esquerdo, além da realização de plastia valvar, se necessário.

A avaliação ecocardiográfica pós-operatória inclui afastar ou confirmar a presença de regurgitação ou estenose da valva AV, anomalias residuais dos septos atrial e ventricular, obstrução da via de saída do ventrículo esquerdo (VSVE), hipertensão pulmonar e disfunção ventricular.

O bom resultado cirúrgico ecocardiográfico consiste na comprovação de ausência de *shunt* intracardíaco residual e em valvas AV sem disfunção (Fig. 41-1).

A atriosseptoplastia é mais bem visualizada no subcostal de quatro câmaras e eixo curto à direita. O corte apical também pode ser usado, mas, às vezes, uma sombra pode ocorrer em razão da imagem do *patch*. A porção atrial do *patch* deve ocupar toda a região inferior do septo interatrial (SIA), até o nível das valvas A-V (Fig. 41-2). CIA residual ocorre se o material do retalho for visto solto junto à interseção das valvas AV. Imagem similar é vista na CIV residual, com a diferença que a porção solta do *patch* está abaixo do local de fixação das valvas A-V (Fig. 41-3).

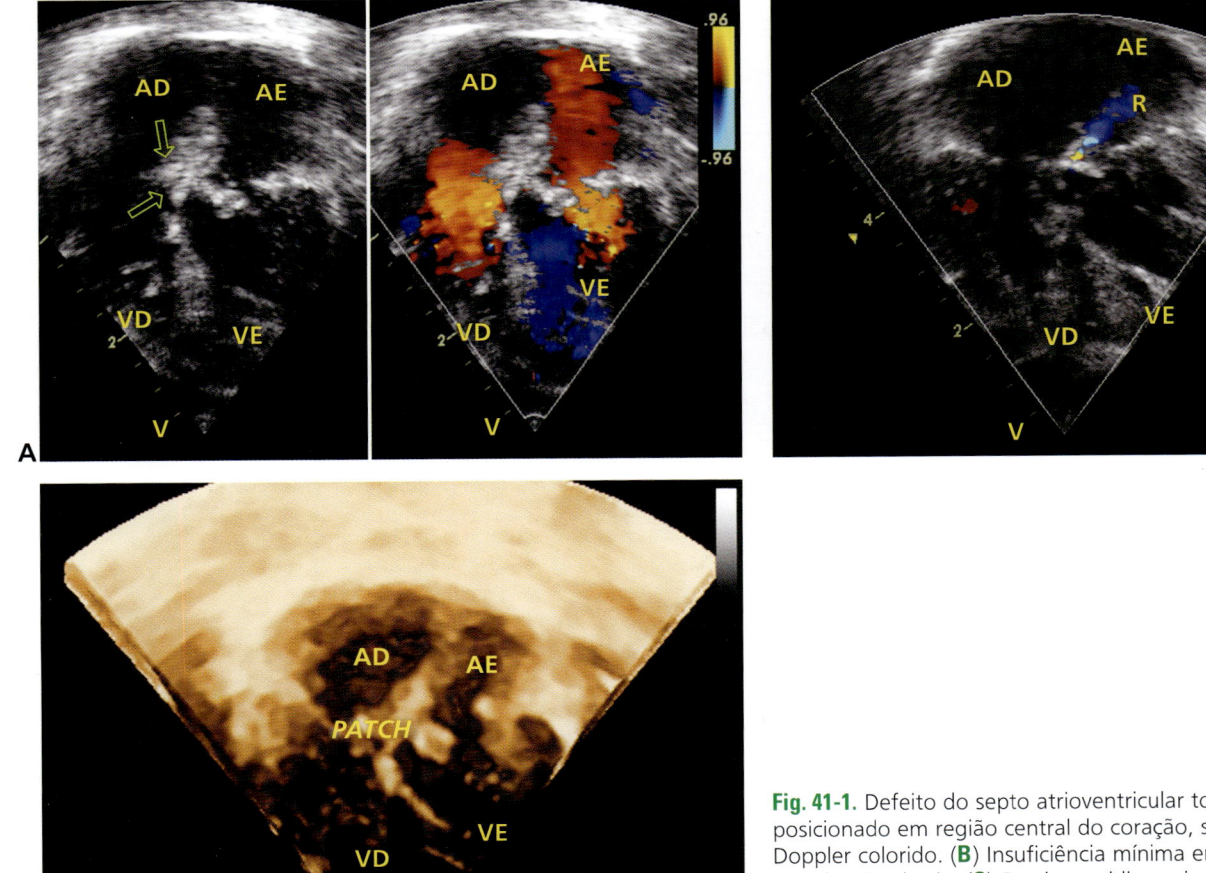

Fig. 41-1. Defeito do septo atrioventricular total corrigido. (**A**) *Patch* bem posicionado em região central do coração, sem *shunt* residual ao Doppler colorido. (**B**) Insuficiência mínima em folheto septal da valva mitral após plastia. (**C**) *Patch* ao tridimensional. AD = Átrio direito; AE = átrio esquerdo; VD = ventrículo direito; VE = ventrículo esquerdo; R = regurgitação.

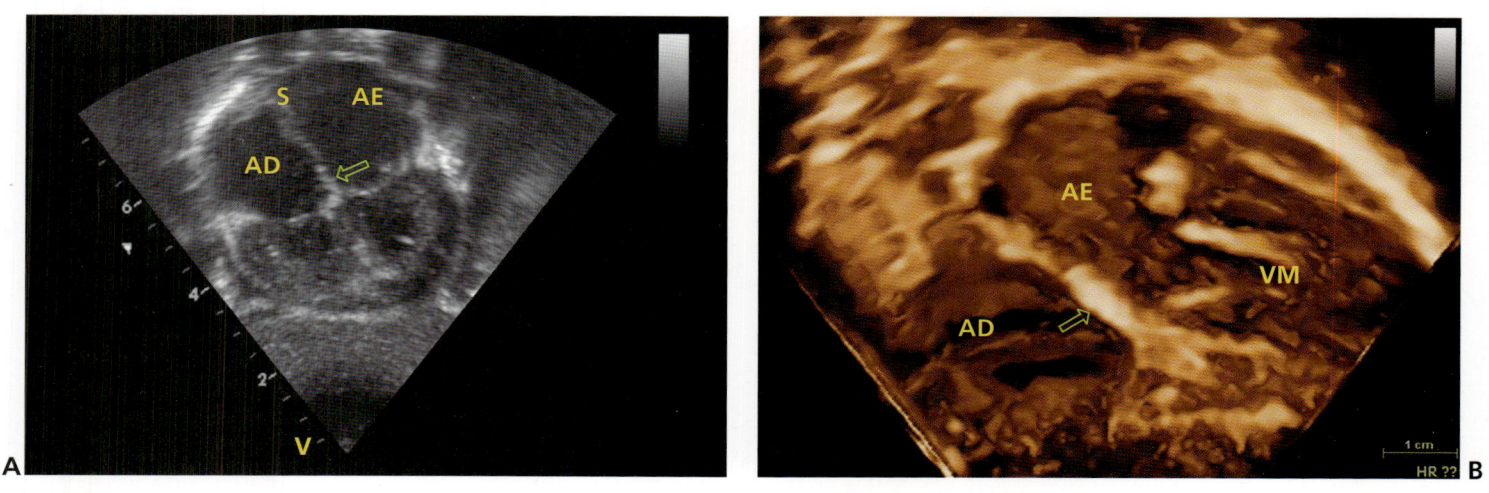

Fig. 41-2. *Patch* em septo interatrial em defeito do septo atrioventricular total corrigido. (**A**) Ecogenicidade aumentada em região septal próxima às valvas atrioventriculares, característica de materiais sintéticos utilizados no fechamento destas comunicações (seta). (**B**) Mesmo aspecto ao tridimensional. AD = Átrio direito; AE = átrio esquerdo; S = septo; VM = valva mitral.

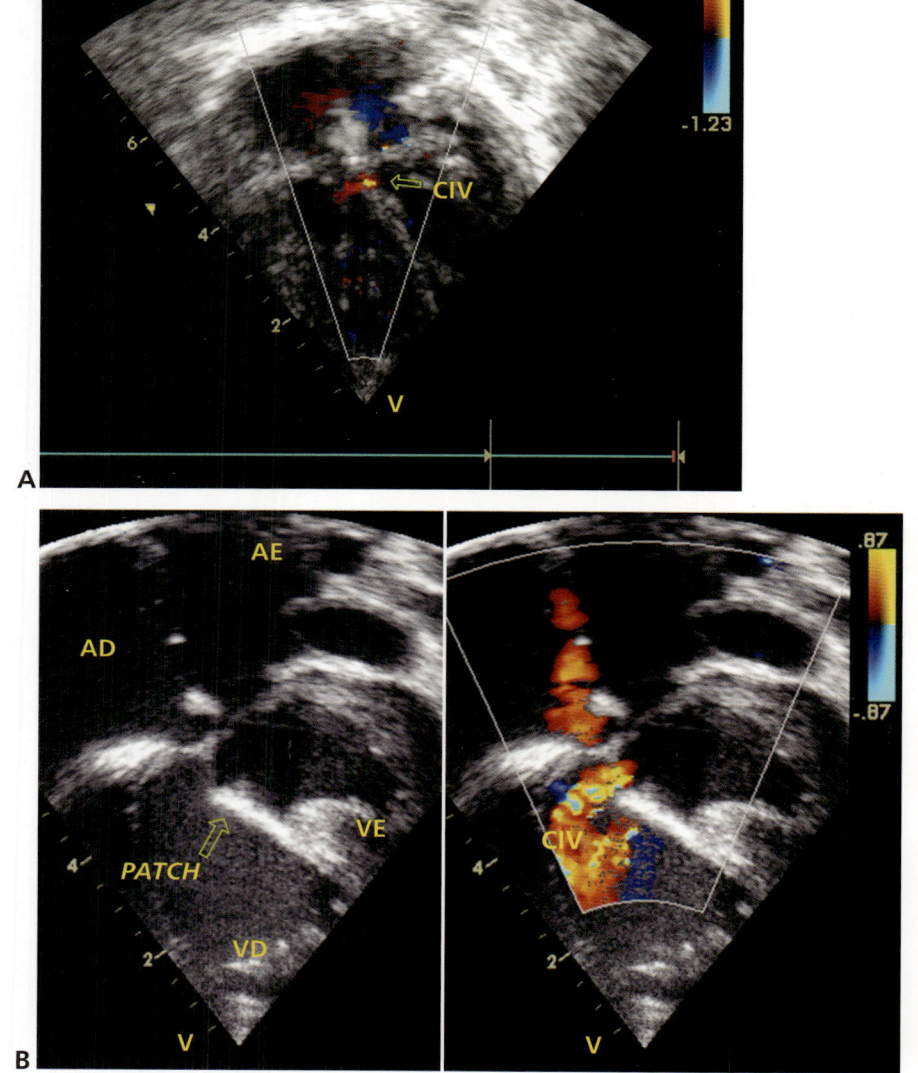

Fig. 41-3. *Patch* em septo interventricular em defeito do septo atrioventricular total corrigido. (**A**) Pequeno fluxo de *shunt* residual na porção anterior do *patch*, caracterizando uma comunicação interventricular (CIV) mínima. (**B**) Outro paciente com *shunt* residual moderado na porção posterior do *patch*, caracterizando uma comunicação interventricular (CIV) moderada. AD = Átrio direito; AE = átrio esquerdo; VD = ventrículo direito; VE = ventrículo esquerdo.

A regurgitação da valva AV esquerda é o problema mais encontrado depois do reparo do DSAV, sendo também a razão mais comum de reoperação. Vinte por cento dos pacientes irão apresentar regurgitação importante no pós-operatório imediato, porém 25% recuperam a competência com o passar do tempo. A presença de regurgitação importante antes da cirurgia é o fator que mais influencia no prognóstico pós-operatório. A valva AV esquerda pode ser examinada no subcostal, apical de quatro câmaras, e paraesternal de eixos longos e curto (Fig. 41-4). Após sutura do *cleft*, técnica mais comumente usada, a valva mitral passa a se mover em bloco como uma só unidade. Insuficiências residuais estão relacionadas com a displasia dos folhetos ou sutura inadequada do *cleft*, detectada ao ecocardiograma pela aparência tripartida da valva mitral e insuficiência ao Doppler colorido (Fig. 41-5).

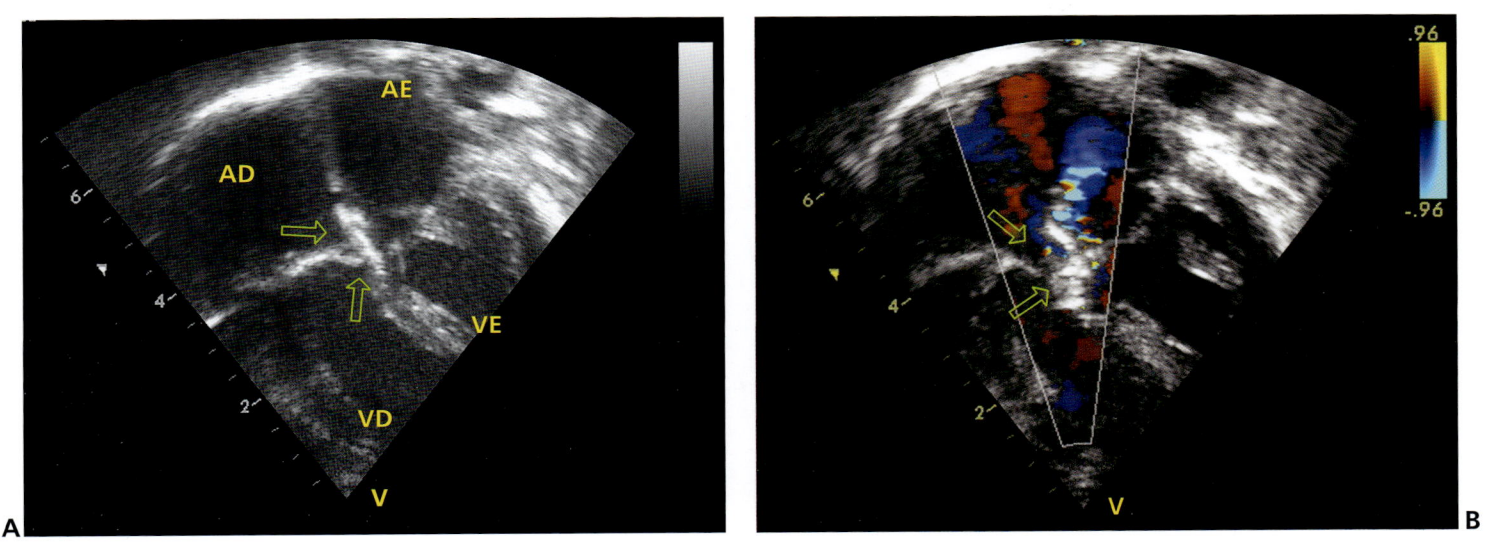

Fig. 41-4. Insuficiência mitral residual em defeito do septo atrioventricular total corrigido. (**A**) *Patch* bem posicionado em região central do coração (seta). (**B**) Insuficiência discreta em folheto septal da valva mitral próxima ao *patch*. AD = Átrio direito; AE = átrio esquerdo; VD = ventrículo direito; VE = ventrículo esquerdo.

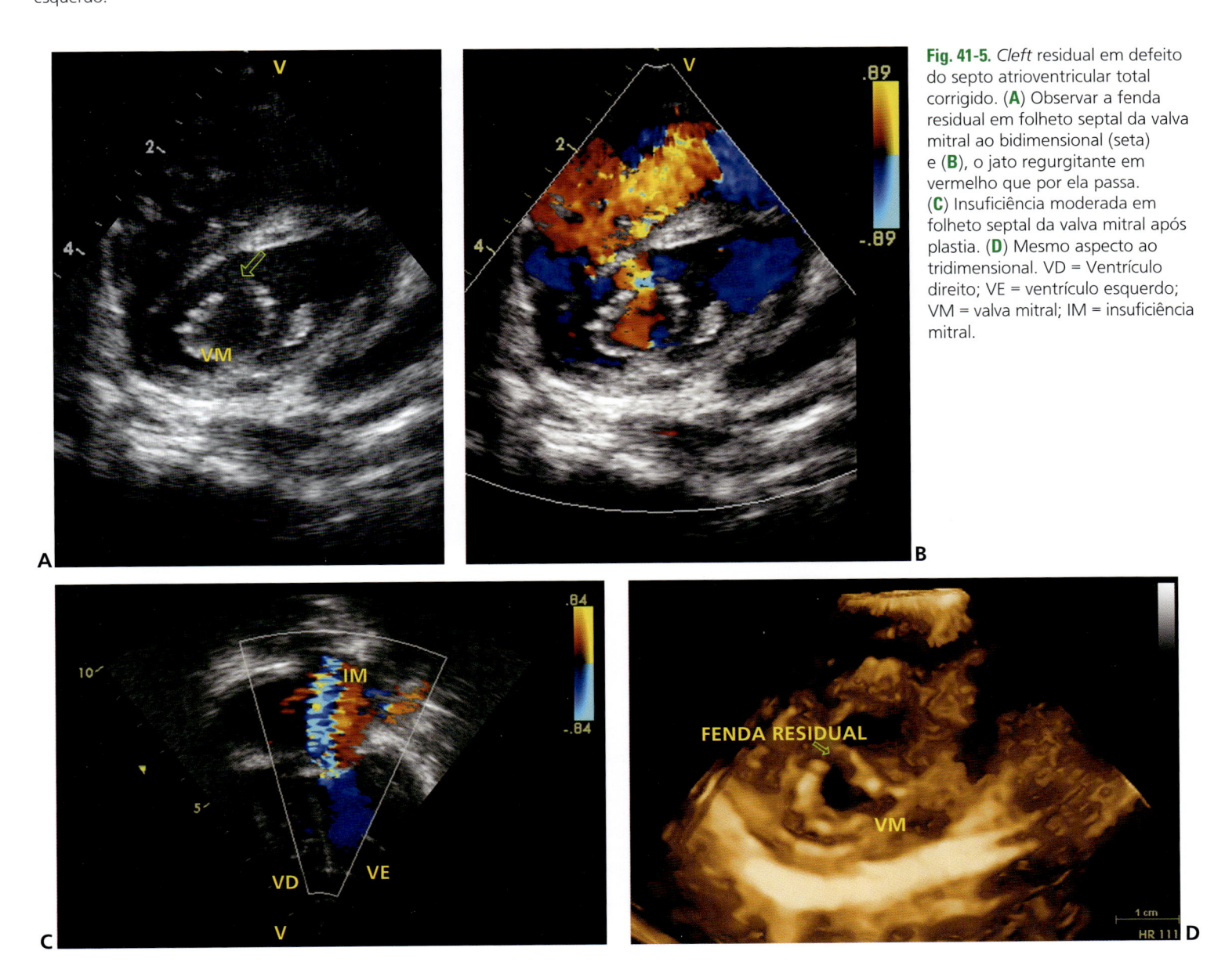

Fig. 41-5. *Cleft* residual em defeito do septo atrioventricular total corrigido. (**A**) Observar a fenda residual em folheto septal da valva mitral ao bidimensional (seta) e (**B**), o jato regurgitante em vermelho que por ela passa. (**C**) Insuficiência moderada em folheto septal da valva mitral após plastia. (**D**) Mesmo aspecto ao tridimensional. VD = Ventrículo direito; VE = ventrículo esquerdo; VM = valva mitral; IM = insuficiência mitral.

A presença de estenose valvar após a plastia também deve ser avaliada e ocorre mais comumente com as valvas mitrais hipoplásicas, displásicas, com orifícios duplos ou em paraquedas. A avaliação deve ser realizada pelo cálculo dos gradientes máximo e médio do traçado da curva com o Doppler (Fig. 41-6).

O cálculo da pressão estimada do VD através da regurgitação da valva AV direita ou de um *shunt* ventricular residual é importante para se excluir a presença de hipertensão pulmonar.

Obstrução da VSVE é mais comum nos casos de DSAV parcial, mas pode estar presente também na técnica de remendo com um só *patch*, que também está relacionada com uma incidência mais alta de CIV residual e com o agravamento da regurgitação da valva.

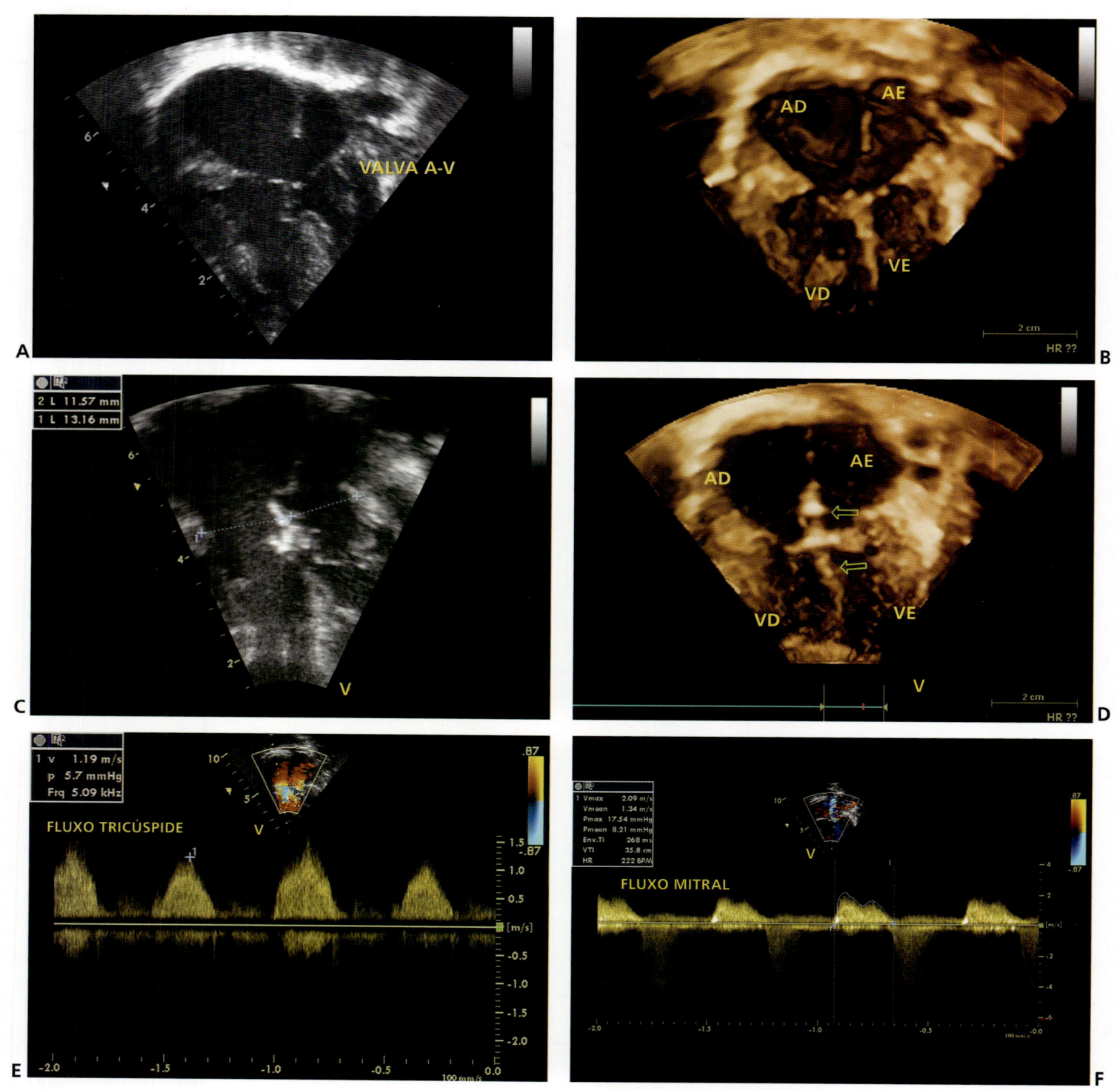

Fig. 41-6. Defeito do septo atrioventricular total do tipo A de Rastelli, pré e pós-operatório. (**A** e **B**) Bidimensional e tridimensional, posição de quatro câmaras com valva atrioventricular única fechada durante a sístole. Notar cavidades esquerdas menores em razão da relação desbalanceada da valva única com os ventrículos. (**C**) Medida dos anéis valvares após correção, com anel mitral menor em relação ao anel tricúspide. (**D**) As setas apontam para os *patch*s bem posicionados ao tridimensional. (**E**) Fluxo transvalvar tricúspide normal após plastia. (**F**) Fluxo transvalvar mitral com velocidade aumentada após plastia, gradiente médio estimado em 8,21 mmHg. AD = Átrio direito; AE = átrio esquerdo; VD = ventrículo direito; VE = ventrículo esquerdo.

DIFICULDADES NO DIAGNÓSTICO

Às vezes, o jato da CIV acaba contaminando o fluxo tricúspide e impedindo a quantificação precisa da pressão sistólica do VD. Nesses casos, a presença de HP deve ser excluída indiretamente pela avaliação do abaulamento do septo interventricular, pela dimensão e função do VD e, se presente regurgitação pulmonar, pelo cálculo da pressão média de artéria pulmonar.

BIBLIOGRAFIA

Cohen GA, Stevenson JG. Intraoperative echocardiography for atrioventricular canal: Decision-making for surgeons. *Semin Thorac Cardiovasc Surg* 2007;47.

Ten Harkel AD, Cromme-Dijkhuis AH, Heinerman BC. Developing of left atrioventricular valve regurgitation after correction of atrioventricular septal defect. *Ann Thorac Surg* 2005;79:607.

Van den Bosch AE, van Dijk VF, McGhie JS *et al.* Real-time transthoracic three-dimensional echocardiography provides additional information of left-sided AV valve morphology after AVSD repair. *Int J Cardiol* 2006;106(3):360.

42 Correção da Drenagem Anômala Total de Veias Pulmonares

Lilian M. Lopes
Juliana Torres Pacheco

INTRODUÇÃO

A drenagem anômala total de veias pulmonares (DATVP) ocorre quando todas as veias pulmonares estão ligadas a outras veias sistêmicas ou ao átrio direito. Na correção da DATVP supra ou infracardíaca, a confluência das veias pulmonares (canais horizontal e vertical, respectivamente) é anastomosada na porção superior da parede posterior do AE, próximo ao septo interatrial, utilizando o assoalho da veia cava superior e um remendo pericárdico. Na drenagem para o seio coronário geralmente o defeito é corrigido com a retirada do teto do seio coronário, para criar uma conexão com o átrio esquerdo, e fechamento do orifício do seio coronário no átrio direito com um *patch*. Na DATVP para o átrio direito (ou para a veia cava superior proximal), a correção é realizada desviando-se as veias pulmonares para o átrio esquerdo através de uma comunicação interatrial (natural ou cirurgicamente criada).

A avaliação ecocardiográfica pós-operatória deve incluir avaliação do fluxo da veia cava superior pelo Doppler colorido e espectral, a demonstração da veia pulmonar entrando no átrio esquerdo através do bidimensional e a exploração do septo interatrial para excluir a presença de *shunt* residual.

A anastomose entre a confluência das veias pulmonares e o átrio esquerdo pode ser vista no subcostal de eixos curto e longo, apical de quatro câmaras, e paraesternal de eixo longo. O diâmetro da anastomose pode ser medido em, no mínimo, dois planos ortogonais e deve aproximar-se do diâmetro proximal da veia pulmonar. Se o diâmetro da anastomose for significativamente menor que o do átrio esquerdo, e uma velocidade acima de 2 m/s for visibilizada ao Doppler, deve-se suspeitar de estenose das veias pulmonares (Fig. 42-1).

O defeito septal criado entre o seio coronário e o átrio esquerdo pode ser mais bem visto no corte subcostal de eixo curto. O desvio redirecionando o fluxo sanguíneo das veias pulmonares para o átrio esquerdo, na DATVP para o átrio direito, é mais bem observado no corte apical de quatro câmaras. O aspecto posterior do septo interatrial aparece mais denso (material do *patch*) e é mais dirigido para a direita que o normal para incorporar as veias pulmonares. Rompimento do *patch* resulta numa comunicação interatrial que pode ser vista do corte apical ou subcostal de quatro câmaras.

O bom resultado cirúrgico ecocardiográfico consiste na ausência de obstrução da veia cava superior e da anastomose das veias pulmonares ao átrio esquerdo, além de ausência de fluxo residual pelo septo interatrial.

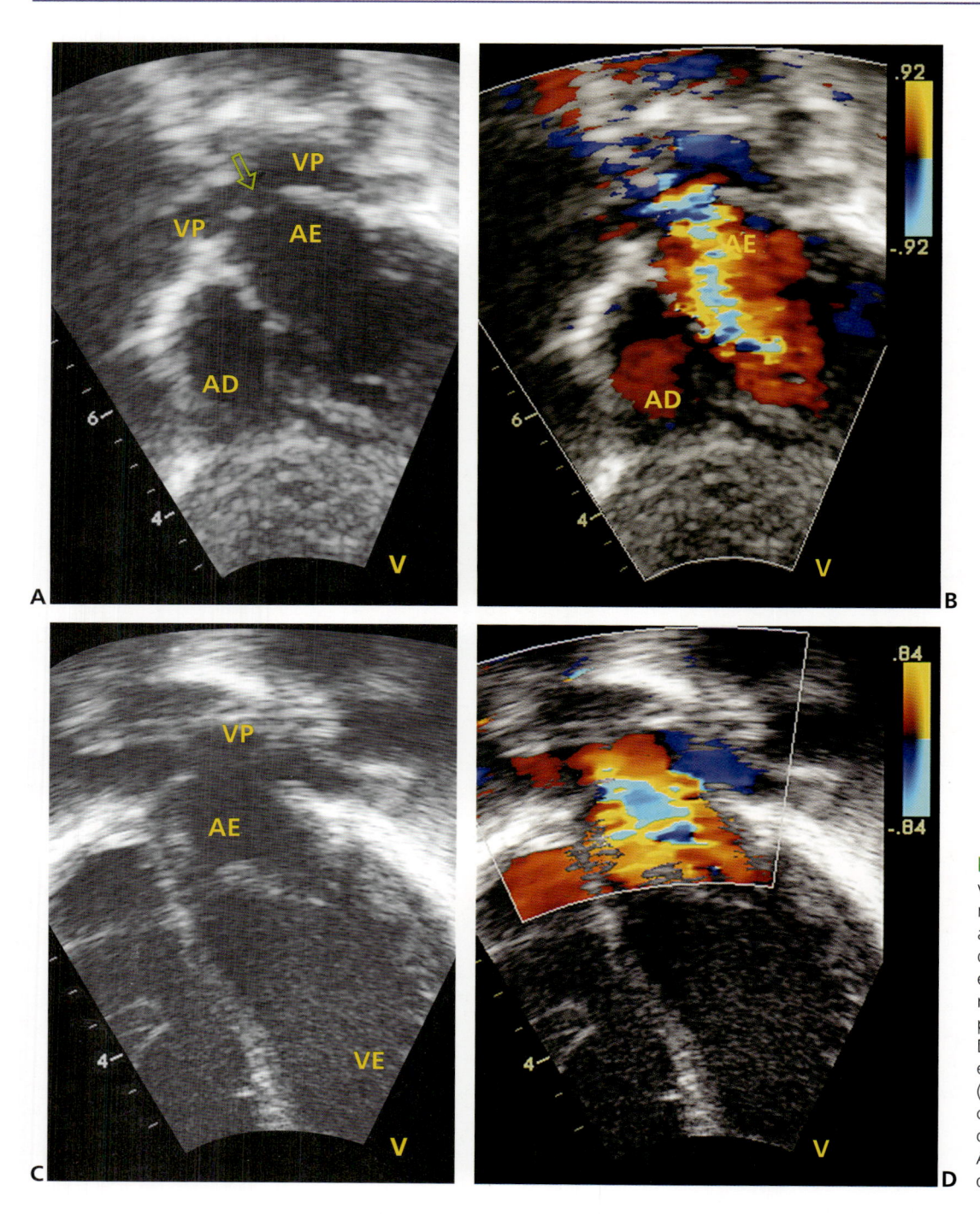

Fig. 42-1. Drenagem anômala total de veias pulmonares com estenose residual. (**A**) Posição subcostal, a seta aponta para a região de anastomose do coletor venoso com o átrio esquerdo, mostrando estreitamento residual e dilatação das veias pulmonares. (**B**) Intenso mosaico ao Doppler colorido confirmando a estenose na boca da anastomose. (**C** e **D**) Mesmo aspecto pode ser observado na posição apical de quatro câmaras. VP = Veia pulmonar; AE = átrio esquerdo; AD = átrio direito; VE = ventrículo esquerdo.

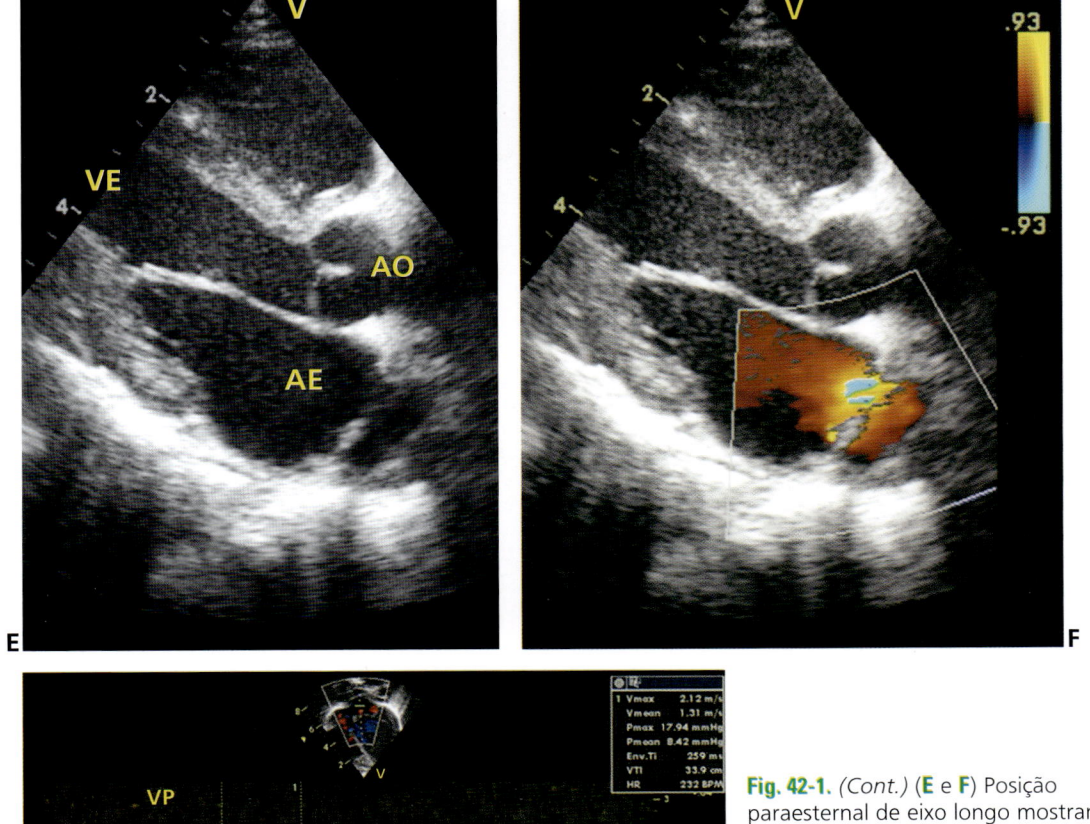

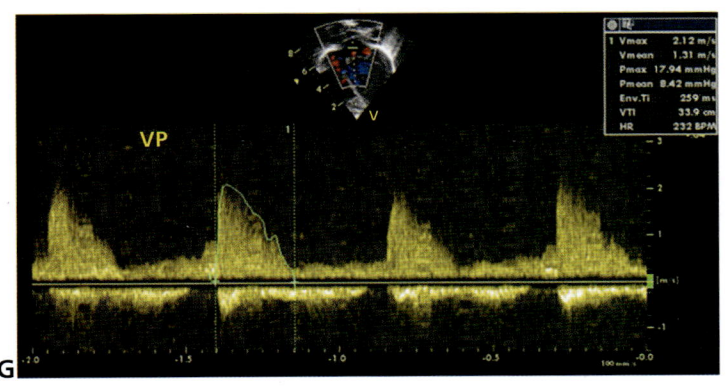

Fig. 42-1. *(Cont.)* (**E** e **F**) Posição paraesternal de eixo longo mostrando a anastomose estenótica ao bidimensional e Doppler colorido. (**G**) Fluxo ao Doppler pela linha de sutura, confirmando a estenose. Velocidade de pico acima de 2,12 m/s e gradiente médio de 8,42 mmHg.
AD = Átrio direito; AE = átrio esquerdo; VP = veia pulmonar; VE = ventrículo esquerdo; AO = aorta.

DIFICULDADES NO DIAGNÓSTICO

A imagem bidimensional dos pontos de anastomose nem sempre é nítida, sendo a utilização do Doppler (colorido e espectral) fundamental para o diagnóstico de lesões obstrutivas residuais.

BIBLIOGRAFIA

Ammash NM, Seward JB, Warnes CA. Partial anomalous pulmonar vennous connection: diagnosis by transesophageal echocardiography. *J Am Coll Cardiol* 1997;29:1351.

Bernstein HS, Moore P, Stanger P *et al.* The levoatriocardinal vein: morphology and echocardiographic identification of the pulmonary-systemic connection. *J Am Coll Cardiol* 1995;26(4):995.

Brown VE, De Lange M, Dyar DA *et al.* Echocardiographic spectrum of supracardiac total anomalous pulmonary venous connection. *J Am Soc Echocardiogr* 1998;11(3):289.

Saxena A, Reddy SC, Kothari SS *et al.* Mixed variety of total anomalous pulmonary venous connection: diagnosis by 2D echocardiography and Doppler colour flow imaging. *Indian Heart J* 1999;51(1):65.

43 Correção da Coarctação da Aorta e Interrupção do Arco Aórtico

Lilian M. Lopes
Juliana Torres Pacheco

INTRODUÇÃO

A correção cirúrgica das patologias do arco aórtico inclui a ressecção do segmento coarctado com anastomose término-terminal, a utilização de *flap* da artéria subclávia ou até mesmo a interposição de condutos protéticos (Fig. 43-1). O bom resultado cirúrgico da correção da coarctação de aorta e interrupção do arco aórtico consiste na inexistência de obstrução residual na croça aórtica (Figs. 43-2 e 43-3).

É sinônimo de obstrução residual a presença de estreitamentos no local de sutura ou "prateleiras" residuais, que podem ser avaliadas ao bidimensional, assim como gradiente de pico aumentado na área mais estreita da aorta descendente, medido pelo Doppler. A avaliação da aorta abdominal, através de um tempo de pulsatilidade reduzido, tempo de aceleração da curva retardado e presença de fluxos sistólico e diastólico contínuos também são evidências de coarctação residual (Fig. 43-4).

A disfunção sistólica do VE pode permanecer mesmo após um reparo bem-sucedido, mas normalmente indica persistência da obstrução ao fluxo aórtico.

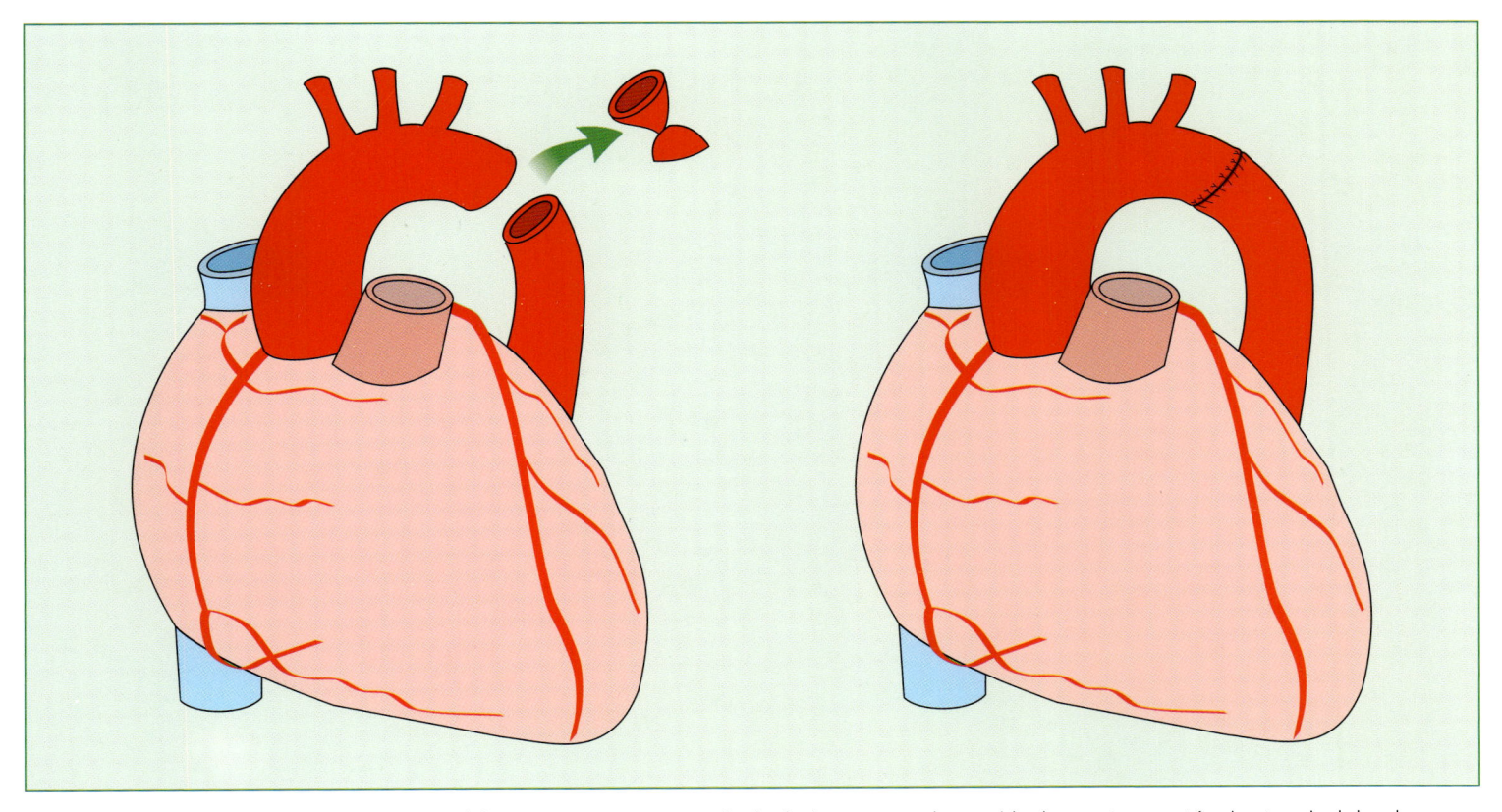

Fig. 43-1. Diagrama ilustrativo da correção total da coarctação. Notar a retirada da área coarctada seguida de anastomose término-terminal das duas extremidades da aorta.

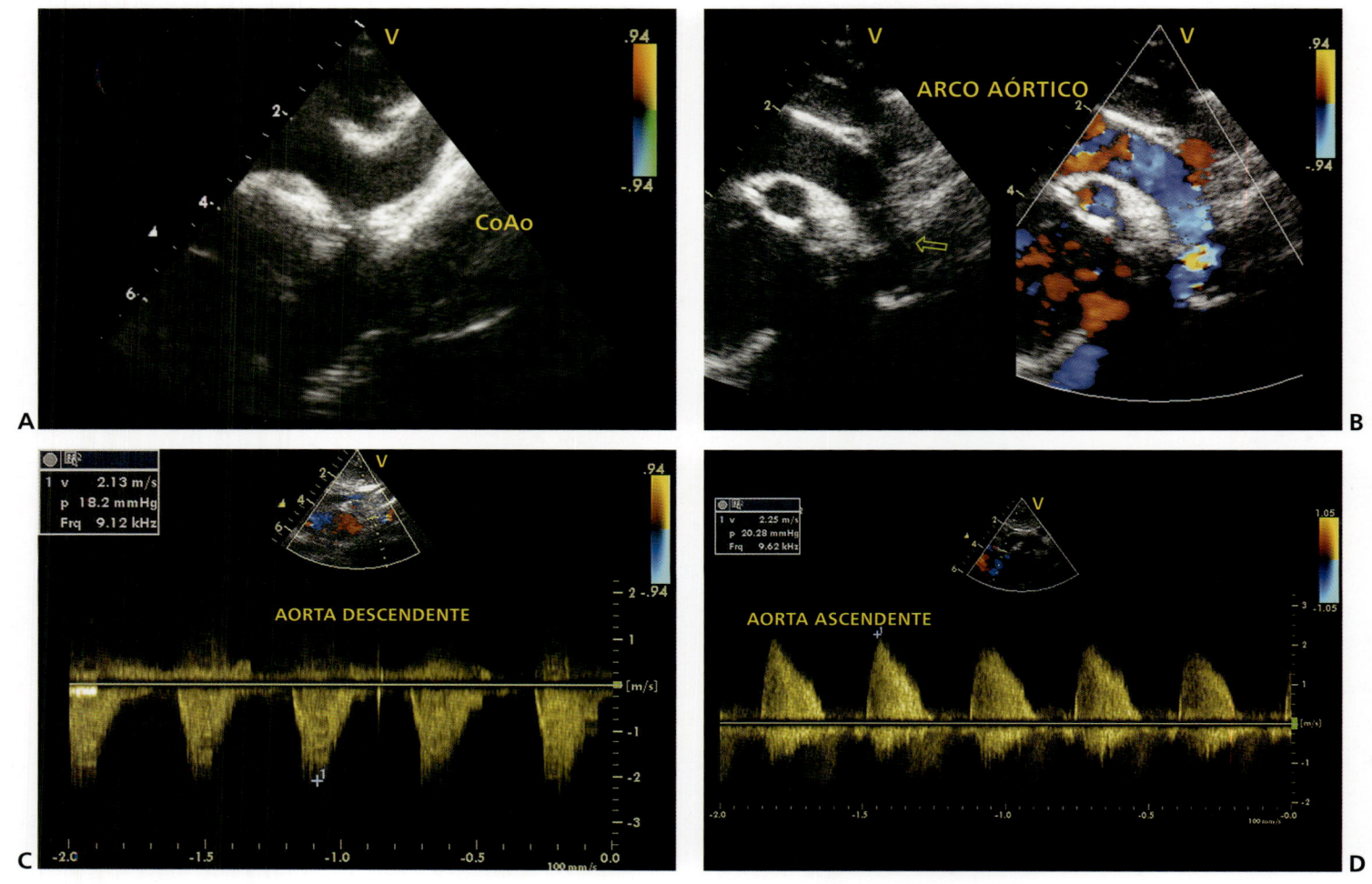

Fig. 43-2. Correção total de coarctação em lactente. (**A**) Coarctação importante em aorta descendente após a emergência da artéria subclávia esquerda. Notar a trave ecodensa (*shelf*) que nasce da porção posterior da aorta descendente. (**B**) Arco aórtico reconstruído com bom resultado (seta) e aceleração mínima do fluxo ao Doppler colorido em linha de sutura. (**C**) Fluxo da aorta descendente ao Doppler contínuo após a plastia mostrando velocidade de 2,13 m/s e gradiente de 18,2 mmHg (V2). (**D**) Fluxo em aorta ascendente com velocidade de 2,25 m/s e gradiente de 20,2 mmHg (V1) por valva aórtica bicúspide. Como V1 é maior que 1 m/s, o gradiente máximo instantâneo, neste caso, é calculado aplicando-se a Equação de Bernoulli modificada, $4 \times (V2-V1)^2$, ou seja, 18,2 mmHg – 20,2 mmHg = -2, isto é, consideram-se gradiente ausente e resultado cirúrgico excelente. CoAo = Coarctação da aorta.

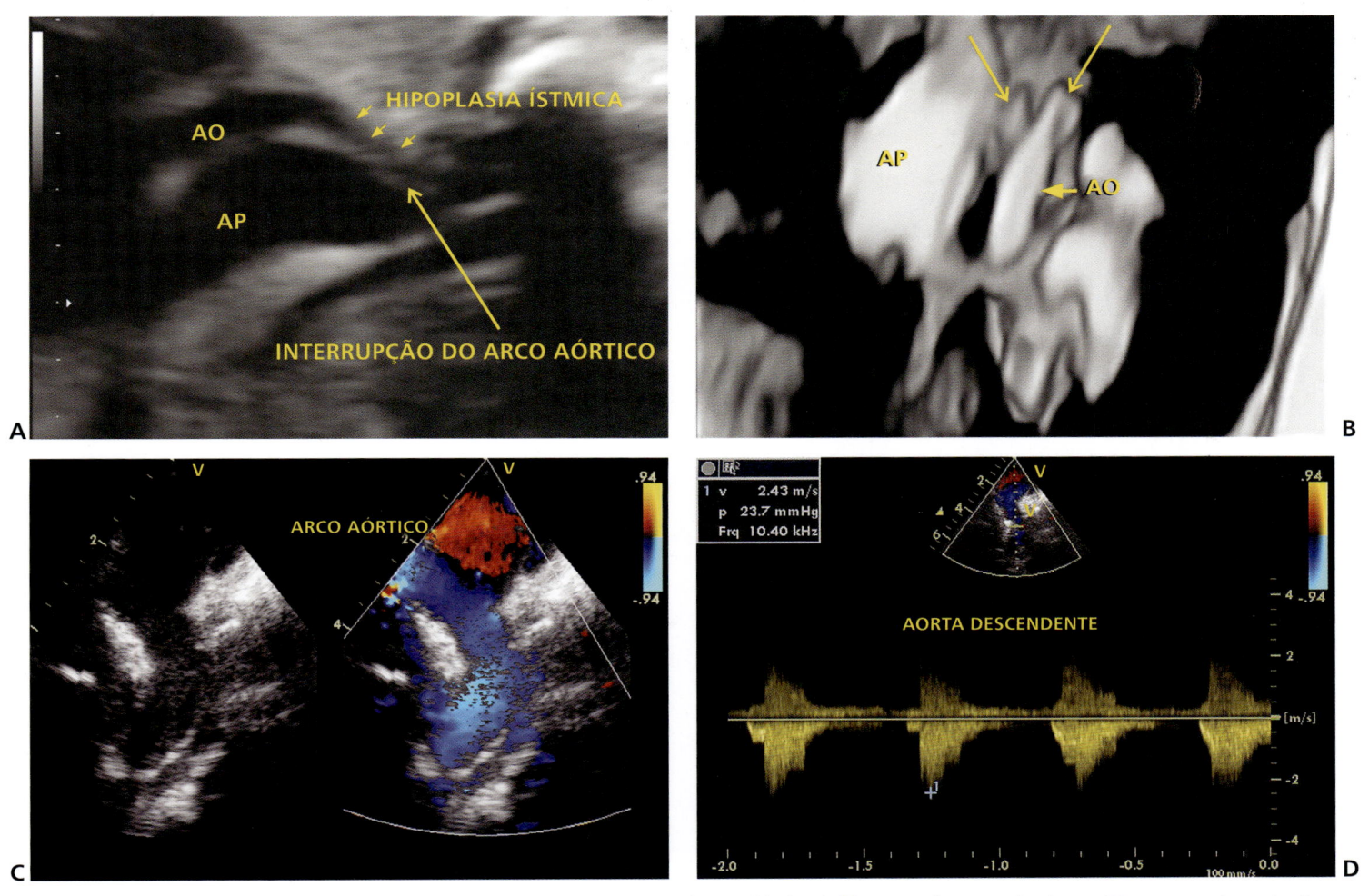

Fig. 43-3. Correção total de interrupção do arco aórtico do tipo C diagnosticado em vida fetal. (**A**) Ecocardiograma fetal com 32 semanas de gestação mostrando hipoplasia de aorta descendente com interrupção do arco aórtico (bidimensional). (**B**) Arco aórtico reconstruído por técnica tridimensional de "fluxo invertido" (*invert flow*), semelhante à imagem de angiotomografia, mostrando a aorta ascendente (seta menor) em continuidade com o tronco braquiocefálico e sua bifurcação em subclávia e carótida direita (setas maiores). Notar a desproporção entre os diâmetros da artéria pulmonar (AP) e aorta ascendente (AO). (**C**) Arco aórtico ao bidimensional com bom resultado, sem aceleração do fluxo em linha de sutura ao Doppler colorido. (**D**) Fluxo da aorta descendente ao Doppler contínuo após a plastia, mostrando velocidade de 2,43 m/s e gradiente de 23,7 mmHg. Neste caso, após aplicar a Equação de Bernoulli modificada, $4X (V2-V1)^2$, por haver também discreto gradiente em aorta ascendente, não havia gradiente efetivo ao nível da plastia em aorta descendente. AO = Aorta; AP = artéria pulmonar.

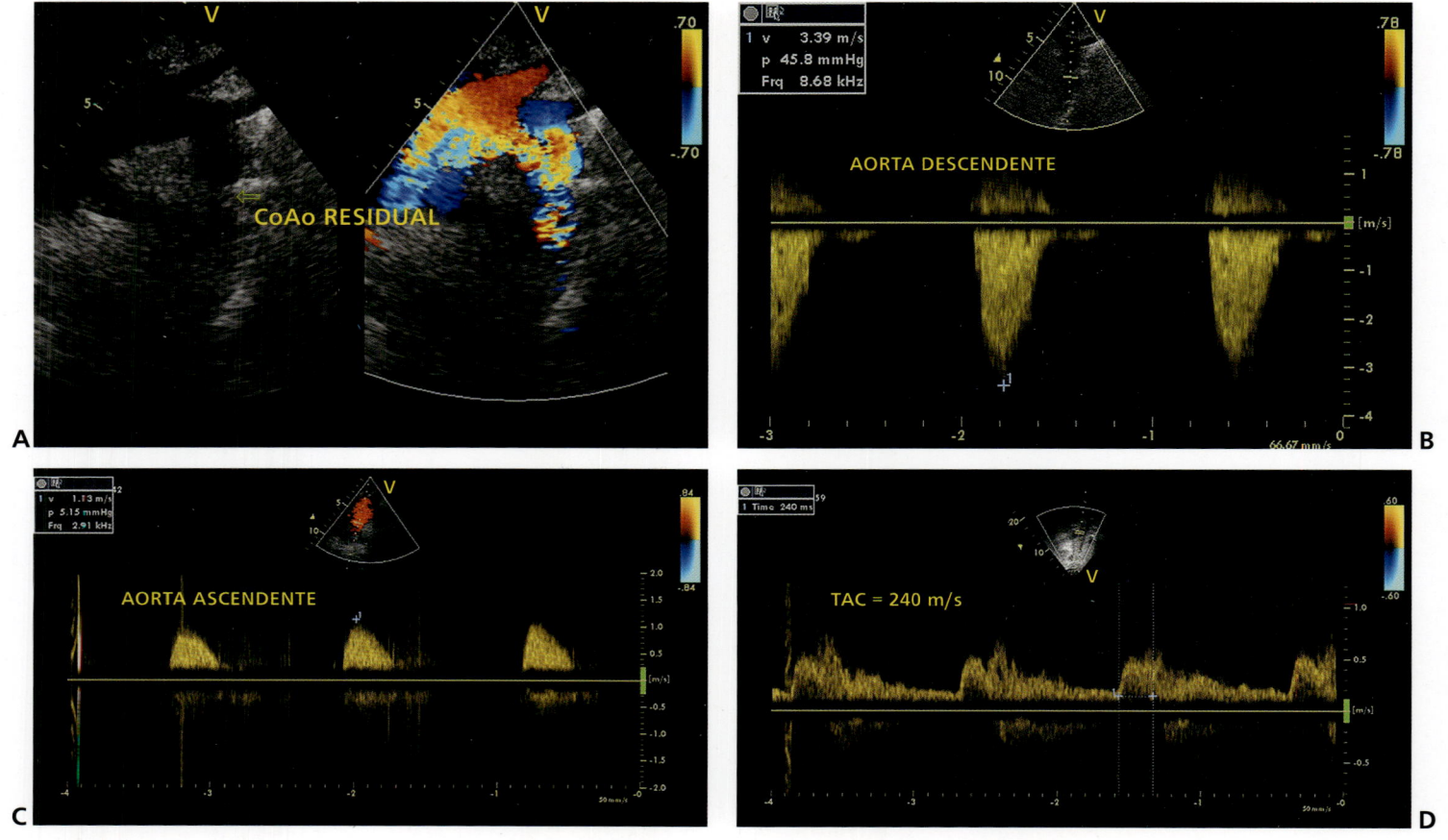

Fig. 43-4. Recoarctação da aorta em paciente adulto operado há 15 anos. (**A**) Coarctação moderada/importante em aorta descendente após a emergência da artéria subclávia esquerda. Notar o estreitamento da aorta descendente e a aceleração da velocidade ao Doppler colorido. (**B**) Fluxo da aorta descendente ao Doppler contínuo após a plastia, mostrando velocidade de 3,39 m/s e gradiente de 45,8 mmHg (V2). (**C**) Fluxo em aorta ascendente com velocidade de 1,13 m/s e gradiente de 5,1 mmHg (V1). Como V1 é maior que 1 m/s, o gradiente máximo instantâneo neste caso é calculado aplicando-se a Equação de Bernoulli modificada, 4X (V2-V1)^2, ou seja, 45,8 mmHg – 5,1 mmHg = 40,7 mmHg. (**D**) Fluxo em aorta abdominal com velocidade baixa e tempo de aceleração muito aumentado (240 m/s), além dos fluxos sistólico e diastólico contínuos. CoAo = Coarctação da aorta; TAC = tempo de aceleração.

DIFICULDADES NO DIAGNÓSTICO

Mesmo após uma istmoplastia aórtica bem sucedida, é comum a detecção de aumento da velocidade de pico sistólica na área do reparo. Entretanto, diferentemente do que ocorre na avaliação pré-operatória da coarctação, o perfil ao Doppler não mais evidencia continuidade do fluxo durante a diástole.

Como a associação a estenoses aórtica e subaórtica não é incomum em pacientes operados de coarctação, o fluxo pré-coarctação nestes casos (velocidade proximal/V1) já chega acelerado. Então, se a velocidade de fluxo proximal V1 (pré-coarctação) for maior que 1 m/s, a equação de Bernoulli modificada deve ser usada, isto é, deve ser feita a diferença entre velocidade pós-coarctação (V2) menos velocidade pré-coarctação (V1) para a obtenção do gradiente máximo instantâneo.

$$\text{Equação de Bernoulli modificada} = \Delta P = 4x\ [V2^2 - V1^2]$$

BIBLIOGRAFIA

Al Akhfash AA, Almesned AA, Al Harbi BF et al. Two-dimensional echocardiographic predictors of coarctation of the aorta. *Cardiol Young* 2013;16:1.

Collins-Nakai RI, Dick M, Parisi-Buckley L. Interrupted aortic arch in infancy. *Am J Cardiol* 1976;88:959.

Dodge-Khatami A, Ott S, Di Bernardo S et al. Carotid-subclavian artery index: new echocardiographic index to detect coarctation in neonates and infants. *Ann Thorac Surg* 2005;80(5):1652.

Mivelaz Y, Di Bernardo S, Meijboom EJ et al. Validation of two echocardiographic indexes to improve the diagnosis of complex coarctations. *Eur J Cardio-thoracic Surg* 2008;34(5):1051.

44 Correção da Tetralogia de Fallot

Lilian M. Lopes
Juliana Torres Pacheco

INTRODUÇÃO

A correção da Tetralogia de Fallot clássica consiste, basicamente, no fechamento da comunicação interventricular e na ampliação da via de saída de ventrículo direito (Fig. 44-1). A avaliação ecocardiográfica pós-operatória da Tetralogia de Fallot inclui:

1. Avaliação dos *patches* e possíveis *shunts* intracardíacos residuais.
2. Avaliação anatômica detalhada da via de saída de ventrículo direito.
3. Avaliação do grau da insuficiência pulmonar.
4. Avaliação da valva aórtica, quantificando insuficiência aórtica, quando presente.
5. Avaliação da dimensão da aorta ascendente.
6. Avaliação da presença e grau de insuficiência tricúspide.
7. Avaliação ao Doppler da pressão do ventrículo direito e artéria pulmonar.
8. Avaliação das funções sistólica e diastólica do ventrículo direito.
9. Avaliação das funções sistólica e diastólica do ventrículo esquerdo.

O bom resultado cirúrgico ecocardiográfico consiste na ausência de fluxo residual pelo septo interventricular e interatrial, ausência de gradiente significativo ao Doppler da via de saída de ventrículo direito, função biventricular normal e insuficiência pulmonar residual discreta ou ausente (Fig. 44-2).

Comunicações interventriculares residuais normalmente são identificadas na margem do *patch* e, a menos que sejam grandes, dificilmente aparecem ao bidimensional. Falhas pequenas normalmente regridem em alguns meses após a endotelização do remendo. É possível, ainda, o aparecimento de comunicações interventriculares musculares, antes não diagnosticadas em razão das pressões ventricu-

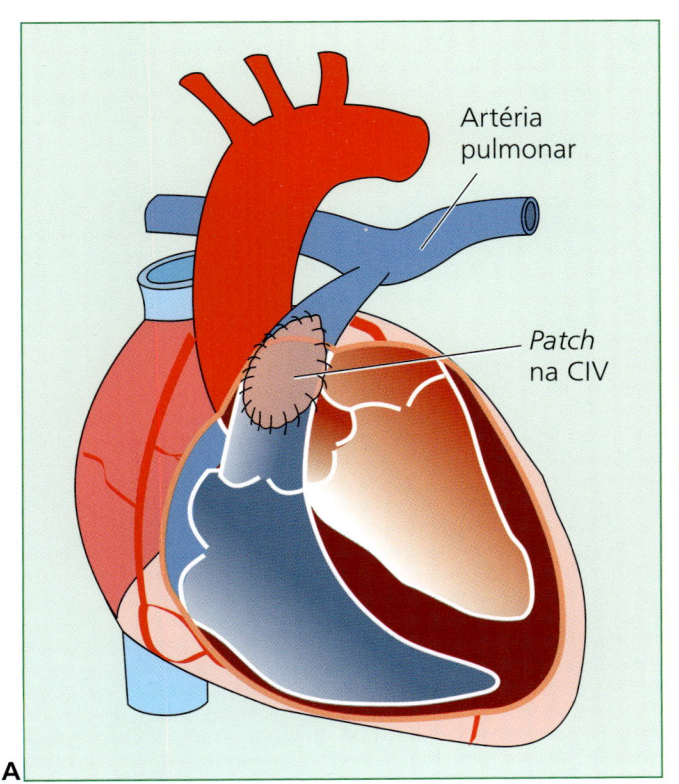

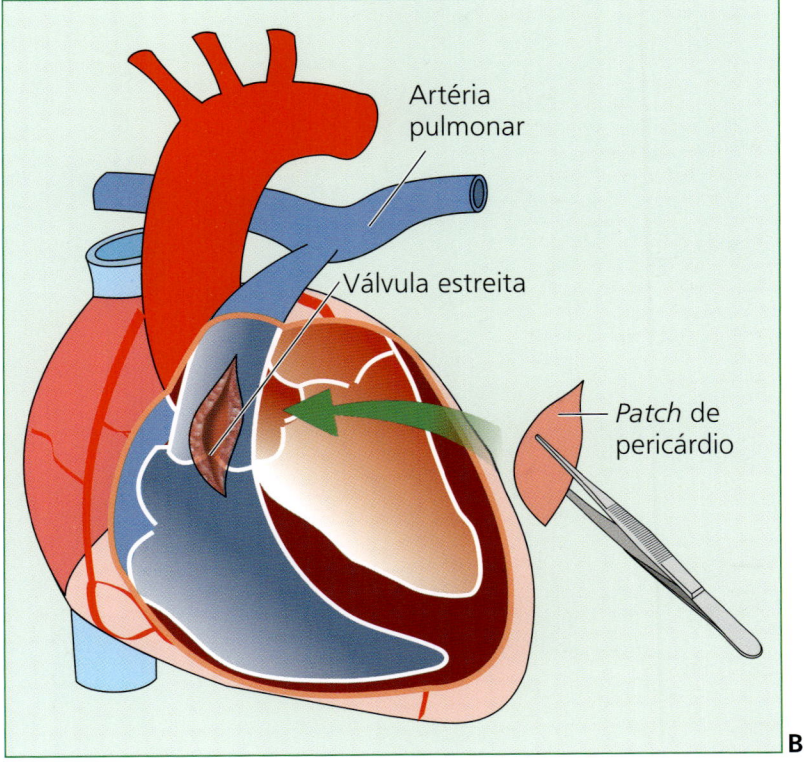

Fig. 44-1. Diagrama ilustrativo das etapas da Tetralogia de Fallot. (**A**) Fechamento da comunicação interventricular com *patch*. (**B**) Ampliação da via de saída de ventrículo direito, que utiliza *patch*, quando a hipoplasia dessa região é acentuada.

Fig. 44-2. Tetralogia de Fallot operada com bom resultado. (**A**) Posição de quatro câmaras normal e balanceada ao bidimensional e (**B**) tridimensional. (**C**) Posição apical de cinco câmaras, sendo visível a aorta dextroposta e a posição horizontalizada do *patch* em septo interventricular.
(**D**) Insuficiência pulmonar residual mínima ao Doppler colorido com anel valvar de dimensão normal. (**E**) Valva pulmonar nativa ao tridimensional submetida à plastia, mas preservada no ato cirúrgico. (**F**) Insuficiência tricúspide discreta. (**G**) Insuficiência pulmonar residual que se estende durante toda a diástole, indicando ser a insuficiência de grau discreto.
AD = Átrio direito; AE = átrio esquerdo; VD = ventrículo direito; VE = ventrículo esquerdo; VP = valva pulmonar; AP = artéria pulmonar; IP = insuficiência pulmonar.

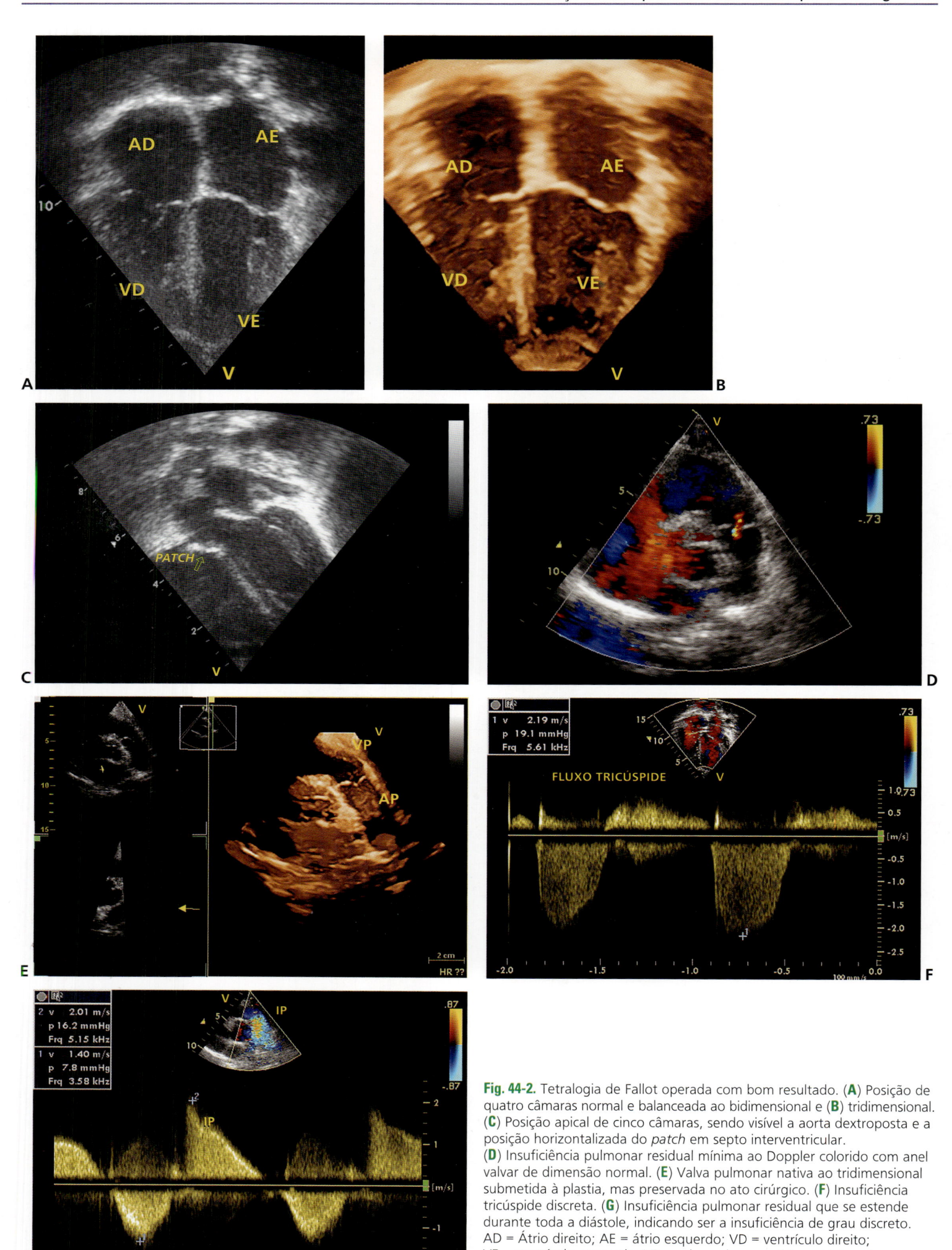

lares igualmente elevadas. O Doppler colorido possibilita a demonstração do *shunt* da esquerda para direita, já que a obstrução da via de saída de ventrículo direito foi eliminada, e o Doppler contínuo do jato telessistólico da comunicação interventricular possibilita a estimativa do gradiente de pressão entre os ventrículos esquerdo e direito. A avaliação da comunicação interventricular no Fallot é realizada nos eixos curto e longo do paraesternal, no subcostal e no apical, cinco câmaras.

Além do fechamento da comunicação interventricular, a correção do Fallot inclui a ampliação da via de saída de ventrículo direito através da ressecção do septo infundibular e, às vezes, ampliação com *patch*, monocúspide ou até mesmo a interposição de um conduto entre o ventrículo direito (VD) e o tronco pulmonar (TP).

Em casos de estenose pulmonar residual, a avaliação ecocardiográfica visa a definir precisamente o local da estenose: se no nível subvalvar, valvar ou supravalvar, através do gradiente de pico do Doppler contínuo que fornece o gradiente total VD-TP. A curva do gradiente da via de saída de ventrículo direito costuma estar embutida na curva do gradiente total VD-TP ao Doppler contínuo. Normalmente utiliza-se o corte paraesternal de eixo curto ou o subcostal de eixo longo, com discreta rotação em sentido anti-horário. A avaliação dos ramos pulmonares também deve ser realizada para excluir estenoses distais, seja no paraesternal de eixo curto, seja no paraesternal alto à direita e esquerda ou no supraesternal (Fig. 44-3).

Com base em estudos com ressonância magnética, os critérios de gravidade e indicação de troca valvar nos pacientes em pós-operatório de Tetralogia de Fallot foram revisados por Geva T (2011). A associação de pelo menos dois dos seguintes achados em pacientes assintomáticos seria indicação de reoperação para troca de valva pulmonar:

- Volume diastólico final indexado de ventrículo direito > 150 ml/m^2 ou Z-escore > 4.
  Para pacientes com superfície corpórea abaixo da curva normal:
- Volume sistólico final indexado de ventrículo direito > 80 ml/m^2.
- Fração de ejeção de ventrículo direito < 47%.
- Fração de ejeção de ventrículo esquerdo < 55%.
- Presença de aneurisma grande em via de saída de ventrículo direito.
- QRS > 140 ms.
- Taquicardias relacionadas com a dilatação de ventrículo direito.

Outras alterações hemodinâmicas importantes:

- Pressão sistólica de ventrículo direito estimada pelo ecocardiograma > 2/3 da sistólica.
- Estenose de ramo pulmonar não acessível à dilatação com balão.
- Insuficiência tricúspide moderada ou importante.
- *Shunt* residual em *patch* atrial ou ventricular elevando Qp/Qs ≥ 1,5.
- Insuficiência aórtica importante.
- Dilatação de aorta importante (> 5 cm).

Apenas um critério seria necessário para a indicação de troca de valvar pulmonar em pacientes sintomáticos (intolerância ao exercício ou insuficiência cardíaca congestiva).

Insuficiência aórtica discreta e aneurismas pequenos em via de saída de ventrículo direito deverão ser acompanhados periodicamente pelo potencial evolutivo que apresentam (Figs. 44-4 e 44-5).

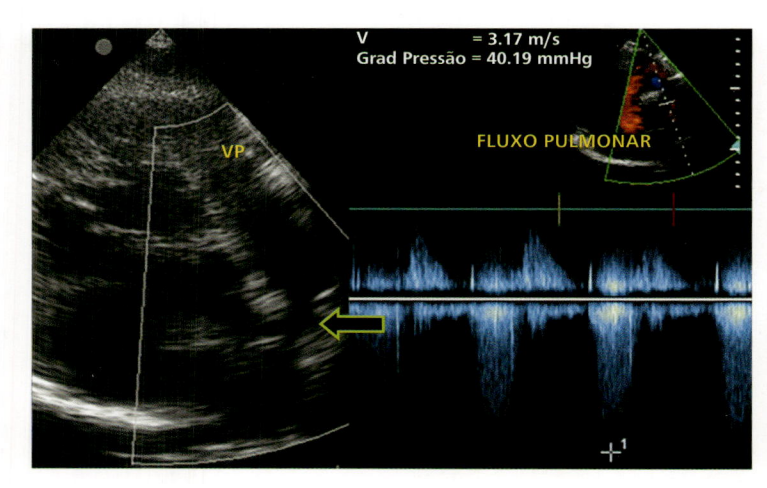

Fig. 44-3. Estenose de artéria pulmonar esquerda em paciente com Tetralogia de Fallot operada. Corte paraesternal de eixo curto, a seta indica o local da estenose, sendo neste caso o gradiente sistólico estimado em 40,1 mmHg. VP = Valva pulmonar.

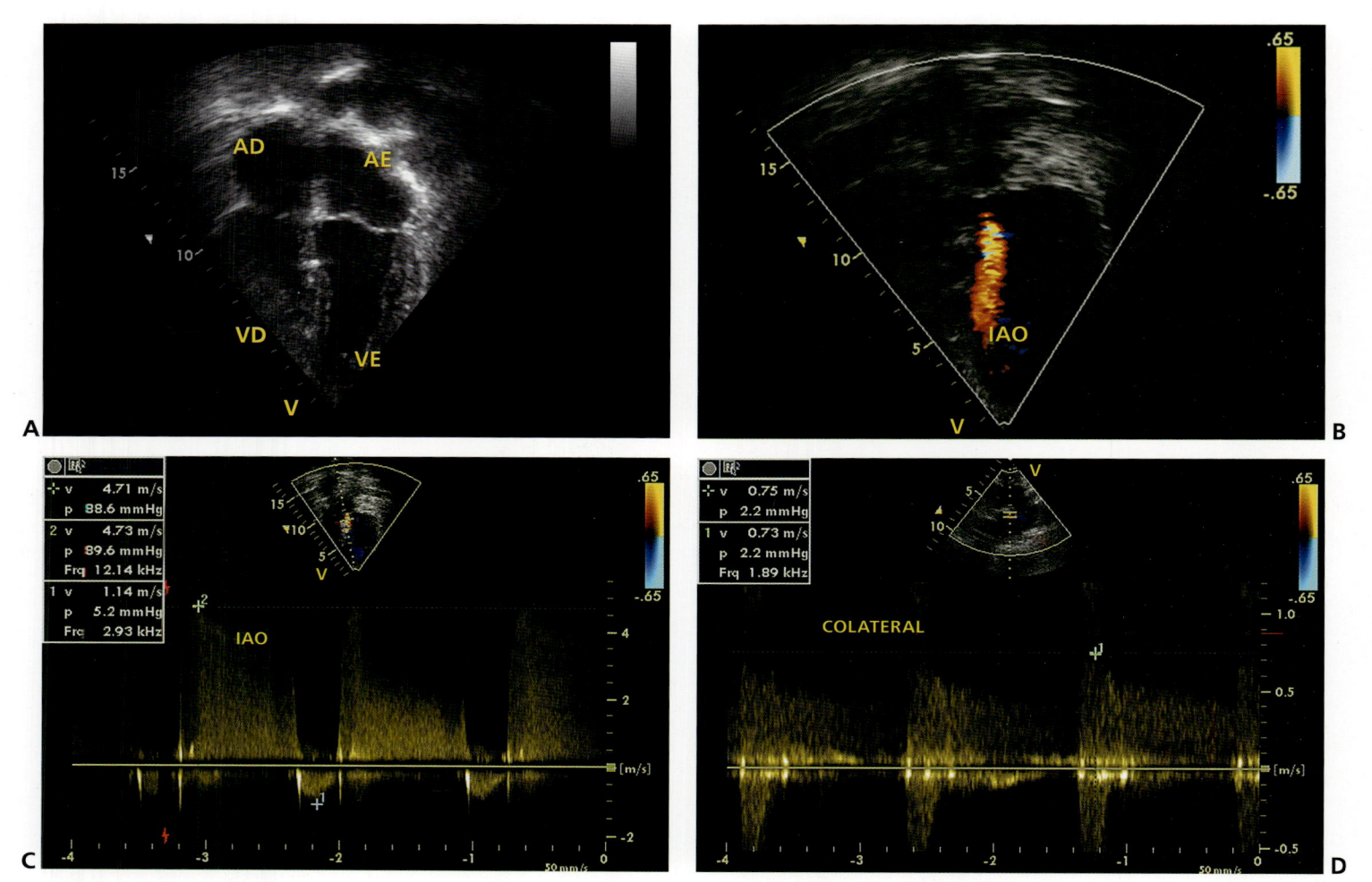

Fig. 44-4. Insuficiência aórtica em paciente adulto com Tetralogia de Fallot. (**A**) Posição de quatro câmaras preservada, com leve hipertrofia do ventrículo direito. (**B** e **C**) Mesmo corte mostrando insuficiência aórtica (IAO) discreta/moderada ao Doppler colorido e espectral. (**D**) Posição supraesternal mostrando fluxo contínuo típico de colateral sistemicopulmonar. AD = Átrio direito; AE = átrio esquerdo; VD = ventrículo direito; VE = ventrículo esquerdo.

Capítulo 44 ▪ Correção da Tetralogia de Fallot

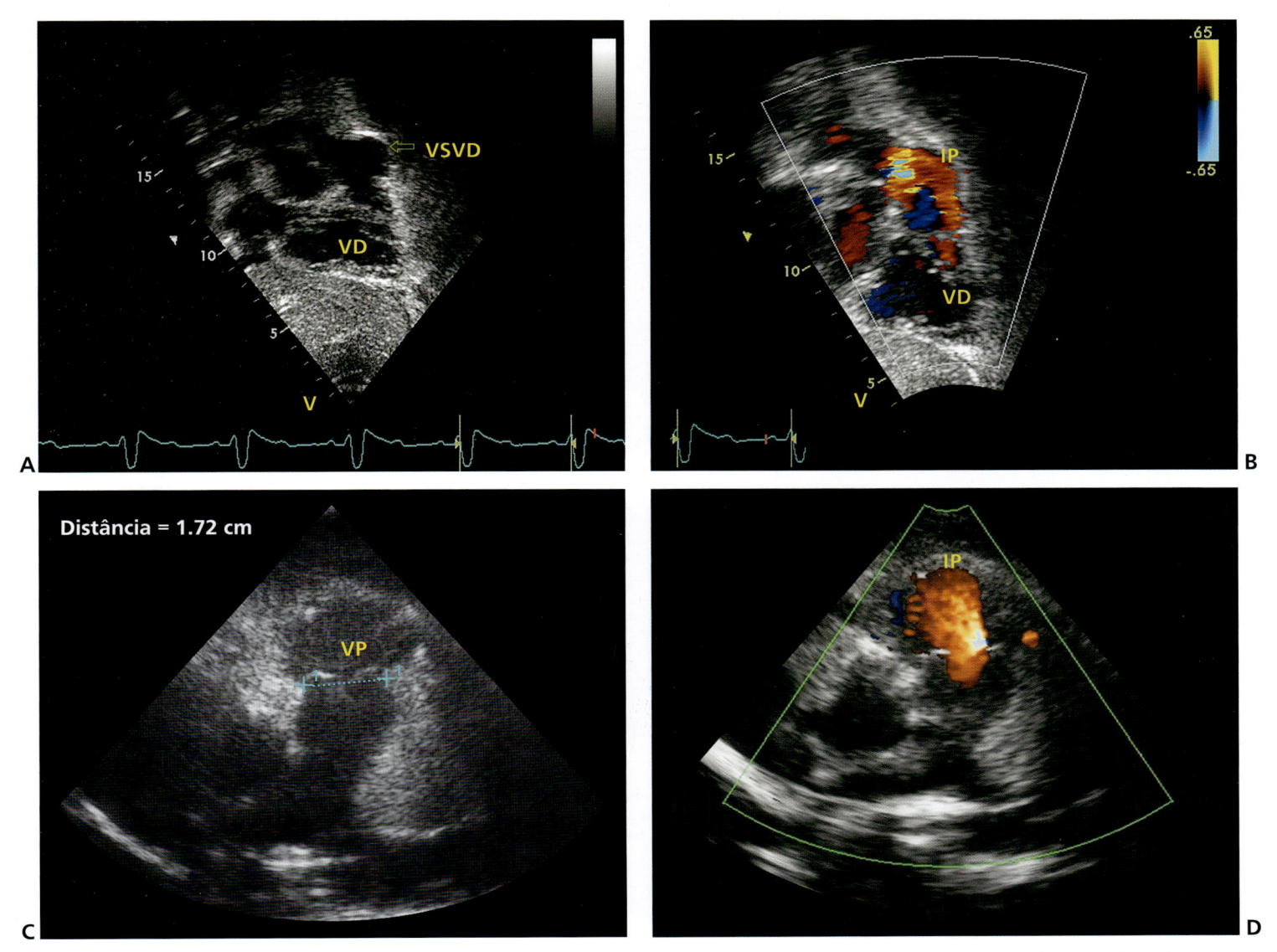

Fig. 44-5. Aneurisma de via de saída de ventrículo direito em Tetralogia de Fallot. (**A** e **B**) Posição subcostal de eixo curto mostrando o aneurisma de dimensão moderada em paciente com 7 anos de pós-operatório e insuficiência pulmonar quantificada como discreta/moderada ao Doppler colorido. (**C**) Valva pulmonar (VP) nativa ao bidimensional submetida à plastia, mas preservada no ato cirúrgico, eixo curto paraesternal. (**D**) Insuficiência pulmonar (IP) discreta/moderada no mesmo corte ao Doppler colorido. VD = Ventrículo direito; VSVD = via de saída de ventrículo direito.

AVALIAÇÃO DO GRAU DA INSUFICIÊNCIA PULMONAR

Embora a insuficiência pulmonar crônica no pós-operatório de Tetralogia de Fallot seja bem tolerada por muitos anos, lentamente leva a uma dilatação do ventrículo direito seguida de disfunções sistólica e diastólica, com agravamento da insuficiência tricúspide e risco de insuficiência cardíaca. A insuficiência pulmonar é também associada à disfunção tardia de ventrículo esquerdo e considerada o maior fator de risco para arritmias atriais, ventriculares e morte súbita. Isto faz com que a avaliação ecocardiográfica da insuficiência pulmonar no acompanhamento tardio dos pacientes operados de Tetralogia de Fallot seja de grande importância. Nos pacientes operados em que a valva pulmonar seja preservada, a insuficiência pulmonar não costuma ser um problema no pós-operatório tardio, entretanto nos casos de utilização de monocúspides a insuficiência pulmonar de graus variados é uma constante (Fig. 44-6).

Os parâmetros ecocardiográficos qualitativos e quantitativos para se considerar uma insuficiência pulmonar importante são:

1. Qualitativa
   A) Insuficiência pulmonar total ao Doppler colorido, caracterizada por um jato regurgitante livre na via de saída do ventrículo direito (*free pulmonary regurgitation*), associado a fluxo diastólico reverso nos ramos das artérias pulmonares (Fig. 44-7).
   B) Pulsação do tronco da artéria pulmonar e, eventualmente, dos ramos pulmonares, caracterizada por pulsações vigorosas da artéria pulmonar consequentes à pressão diastólica baixa da artéria pulmonar com aumento da pressão de pulso.

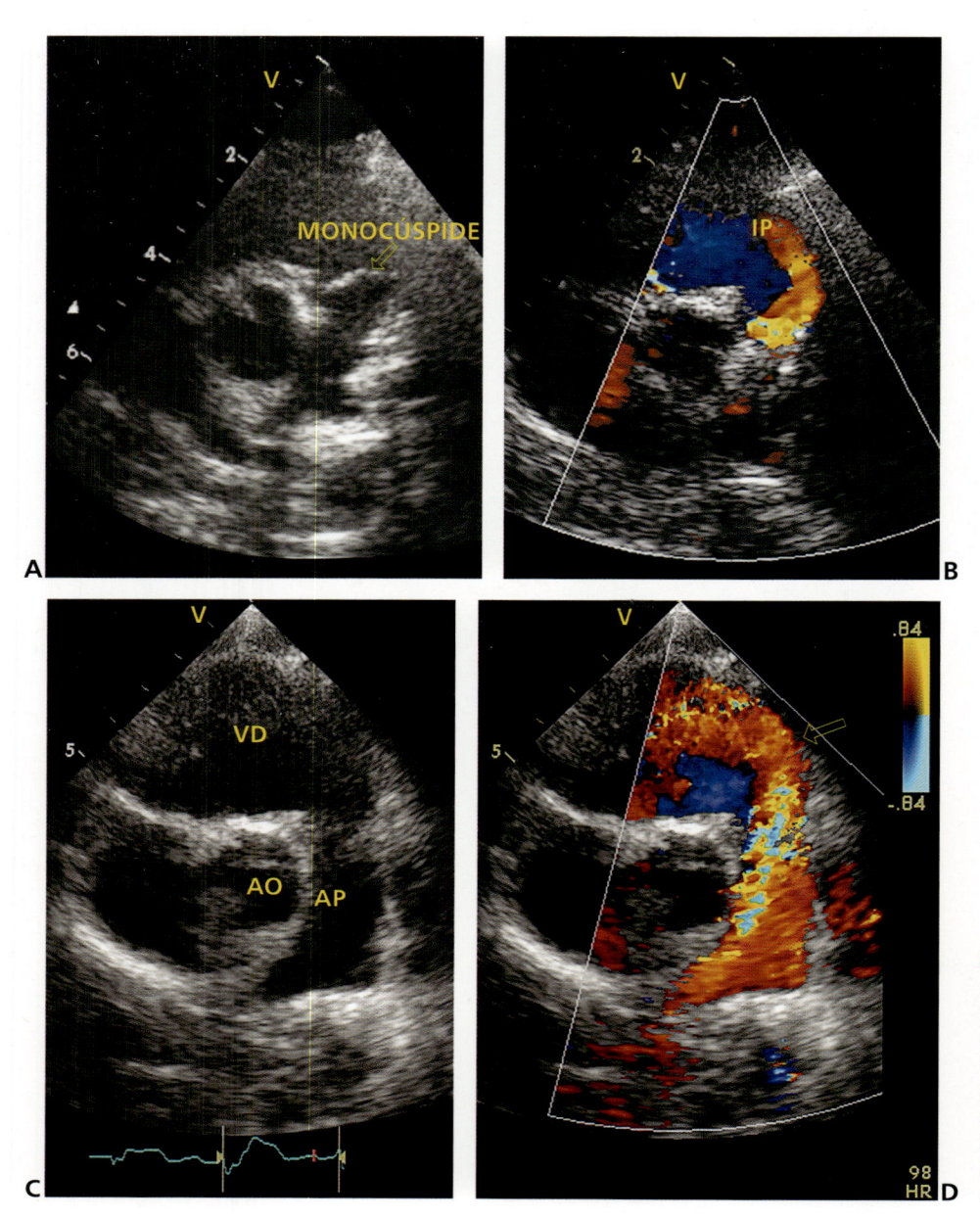

Fig. 44-6. Monocúspide em Tetralogia de Fallot operada. (**A**) Posição paraesternal de eixo curto mostra a monocúspide e (**B**) insuficiência pulmonar (IP) discreta após 1 mês de pós-operatório. (**C**) Evolução tardia do mesmo paciente mostrando após 2 anos a monocúspide espessada, sem bordas nítidas; (**D**) com insuficiência pulmonar residual importante ao Doppler colorido. VD = Ventrículo direito; AP = artéria pulmonar; AO = aorta.

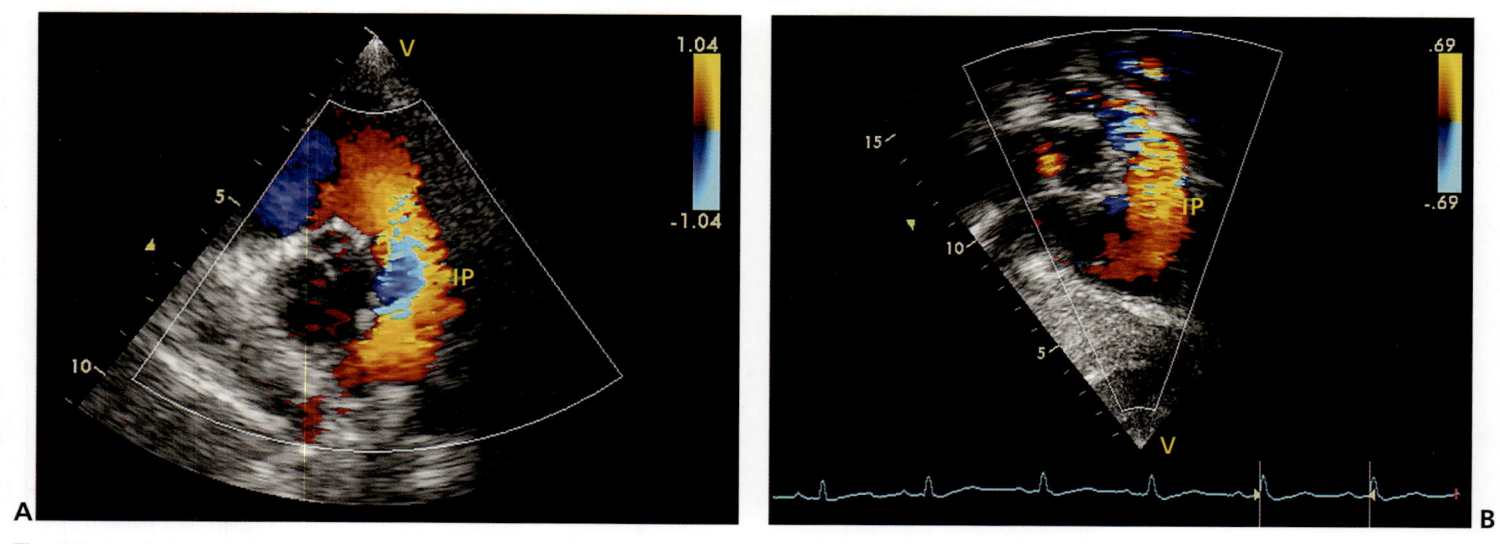

Fig. 44-7. Insuficiência pulmonar total em Tetralogia de Fallot operada há 10 anos. (**A**) Posição paraesternal de eixo curto mostrando no painel à direita a insuficiência pulmonar total (IP), com jato regurgitante entrando livremente em ventrículo direito. (**B**) Mesmo paciente; corte de eixo curto subcostal mostrando o mesmo aspecto. Notar o jato tocando a parede diafragmática do ventrículo direito.

2. Quantitativa

A) Rápido retorno à linha de base da curva da insuficiência pulmonar ao Doppler espectral, em razão da equalização rápida das pressões da artéria pulmonar e do ventrículo direito logo no início da diástole (Fig. 44-8).
B) Insuficiência pulmonar em ramos pulmonares ao Doppler espectral maior que 50% do tempo de diástole (Fig. 44-9).
C) Fluxo regurgitante laminar de baixa velocidade no Doppler espectral, < 2,5 m/s (Fig. 44-10).
D) Presença de curva anterógrada pré-sistólica na curva da insuficiência pulmonar ao Doppler espectral. Isto ocorre porque a pressão diastólica final do ventrículo direito excede a pressão da artéria pulmonar no final da diástole, ocorrendo uma pequena onda de pulso após a contração atrial. Este sinal não é patognomônico da Tetralogia de Fallot, mas serve para diferenciar a insuficiência pulmonar isolada da associada à disfunção de ventrículo direito.
E) *Pressure half-time* da insuficiência pulmonar menor que 100 ms (alta sensibilidade e especificidade na detecção de insuficiências graves) (Fig. 44-11).

Outros métodos ecocardiográficos foram descritos para a avaliação da insuficiência pulmonar, como PISA, equação de continuidade e vena contracta, sem grande utilização na prática diária por apresentar uma série de limitações.

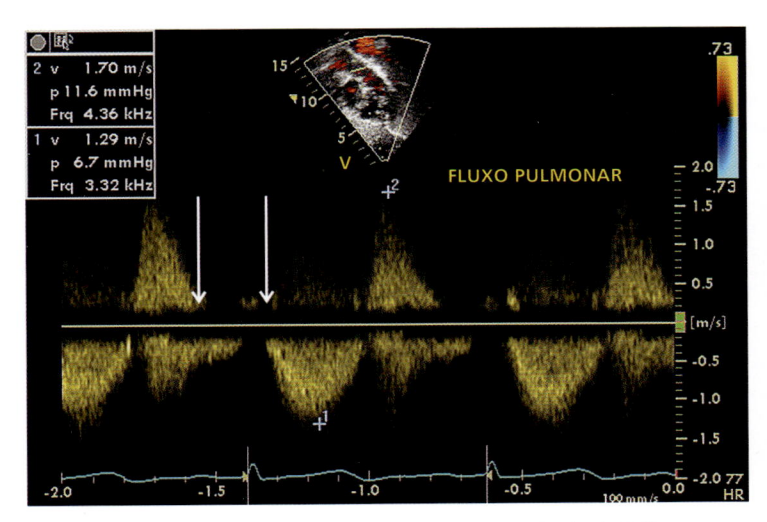

Fig. 44-8. Insuficiência pulmonar importante em Tetralogia de Fallot operada. Observar o rápido retorno à linha de base da curva da insuficiência pulmonar ao Doppler espectral, em razão da equalização rápida das pressões da artéria pulmonar e do ventrículo direito logo no início da diástole. As setas mostram o longo período diastólico sem fluxo regurgitante.

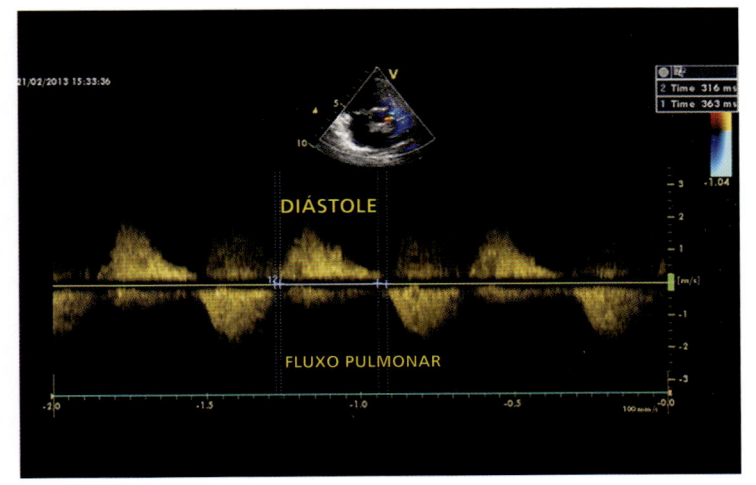

Fig. 44-9. Insuficiência pulmonar importante em Tetralogia de Fallot operada. Insuficiência pulmonar em ramos pulmonares ao Doppler espectral maior que 50% do tempo de diástole.

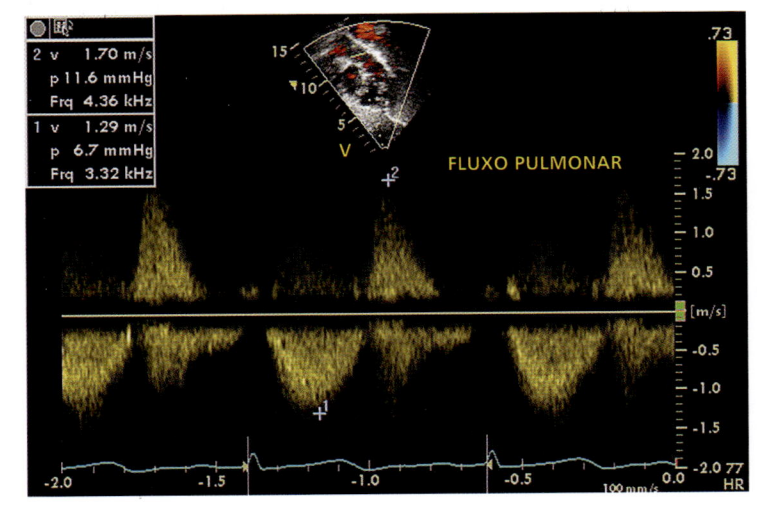

Fig. 44-10. Insuficiência pulmonar importante em Tetralogia de Fallot operada. Fluxo regurgitante laminar de baixa velocidade ao Doppler espectral em torno de 1,7 m/s (< 2,5 m/s).

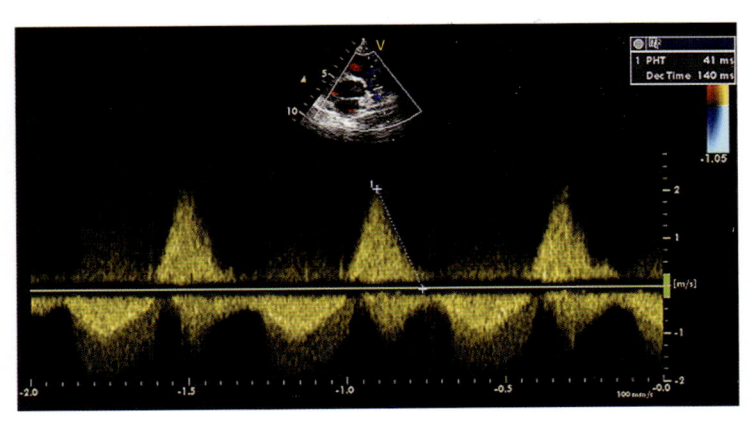

Fig. 44-11. Insuficiência pulmonar importante em Tetralogia de Fallot operada. *Pressure half-time* da insuficiência pulmonar de 41 ms, sendo menor que 100 ms, confirmando o grau importante.

AVALIAÇÃO DAS FUNÇÕES SISTÓLICA E DIASTÓLICA DO VENTRÍCULO DIREITO

O tamanho do ventrículo direito na diástole deve ser monitorado no pós-operatório tardio como consequência de insuficiências pulmonares importantes. A indicação para substituição valvar pulmonar depois da correção cirúrgica da Tetralogia de Fallot inclui o desenvolvimento de disfunção e a dilatação progressiva do ventrículo direito. O estudo da função sistólica do VD inclui a alteração da área porcentual (FAC), a excursão do plano sistólico do ânulo tricúspide (TAPSE), o índice de *performance* miocárdica (IPM), o Doppler tecidual, o *strain* e *strain rate* e a ecocardiografia tridimensional.

A avaliação da função diastólica do ventrículo direito no Fallot poderá demonstrar restrição ao enchimento diastólico (a > e).

Investigação complementar pela ecocardiografia tridimensional

Embora a ressonância magnética seja considerada o método mais acurado para a avaliação da função ventricular direita e esquerda no pós-operatório de Tetralogia de Fallot, ainda assim apresenta variação intra e interobservador e costuma subestimar o grau da insuficiência pulmonar.

Cada vez mais a literatura médica apresenta estudos robustos de boa correlação com a ressonância magnética de dados de quantificação volumétrica e cálculo de fração de ejeção através da ecocardiografia tridimensional. Muitos avanços já ocorreram na resolução da imagem tridimensional e validação de programas computadorizados para análises específicas de funções ventriculares direita e esquerda. *Software*s específicos para análise de função de ventrículo direito já estão comercialmente disponíveis.

Embora tenha uma curva de aprendizado áspera e difícil, com um longo tempo de investimento, a quantificação de volumes de câmaras pelo ecocardiograma tridimensional terá um grande impacto no acompanhamento de cardiopatias complexas por ter um custo menor e também por se evitarem riscos anestésicos relacionados com a ressonância magnética nos pequenos pacientes. Cursos interativos com programas de computador e aulas práticas têm mostrado grande valor no treinamento médico, segundo experiência em nosso serviço.

A análise de pacientes em pós-operatório tardio de Tetralogia de Fallot através da ecocardiografia tridimensional tem sido realizada em nosso serviço pelas seguintes modalidades:

1. Fração de ejeção e volumetria de ventrículo direito pela técnica triplanar (Fig. 44-12).
2. Fração de ejeção e volumetria de ventrículo direito pelo *software* de análise específica para ventrículo direito TomTec (Unterschleissheim, Germany) (Fig. 44-13).
3. *Strain* bidimensional de ventrículo direito na posição de quatro câmaras (Fig. 44-14).
4. Fração de ejeção e volumetria de ventrículo esquerdo pela técnica triplanar (Fig. 44-15).
5. *Strain* bidimensional de ventrículo esquerdo na posição de quatro câmaras, eixo longo e duas câmaras com construção do gráfico *bull eye* com representação regional de deformidade das paredes (Fig. 44-16).

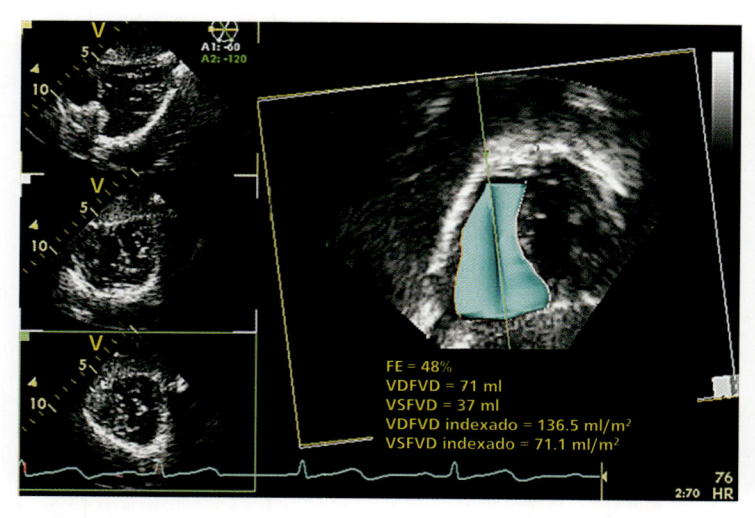

Fig. 44-12. Fração de ejeção e volumetria de ventrículo direito pela técnica triplanar em pós-operatório de Tetralogia de Fallot. Paciente com 8 anos de pós-operatório de correção total, evoluindo com insuficiência pulmonar crônica. Posição subcostal, notar fração de ejeção (FE) pouco diminuída (48%) com volumes diastólico final (VDFVD) e sistólico final do ventrículo direito (VSFVD) bem aumentados (136,5 ml/m² e 71,1 ml/m²).

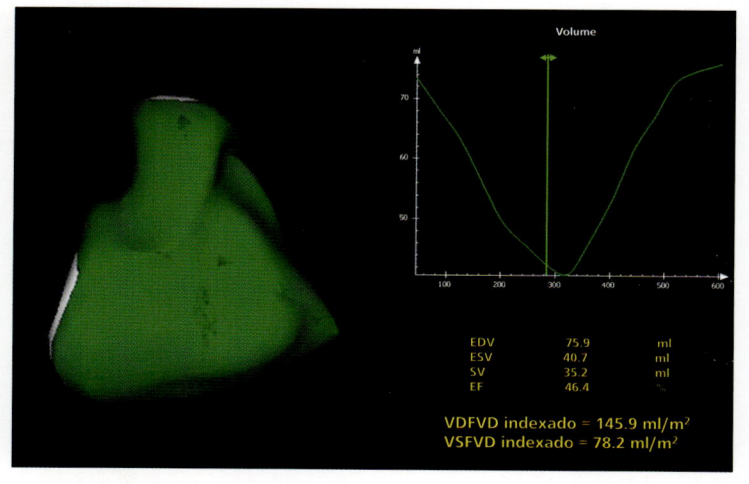

Fig. 44-13. Fração de ejeção e volumetria de ventrículo direito pelo *software* TomTec em pós-operatório de Tetralogia de Fallot. Mesmo paciente anterior; quantificação dos volumes do ventrículo direito (VD) através do ciclo cardíaco com *software* especial (Tomtec) após captura de volume tridimensional. Notar os volumes diastólico final (VDFVD) e sistólico final do ventrículo direito (VSFVD) bastante aumentados (145,9 ml/m² e 78,2 ml/m²), muito próximo do limite para indicação cirúrgica de troca valvar, estabelecido pela ressonância magnética em 150 ml/m² e 80 ml/m². Os valores obtidos por este *software* parecem correlacionar-se melhor com os resultados da ressonância.

Capítulo 44 ■ Correção da Tetralogia de Fallot

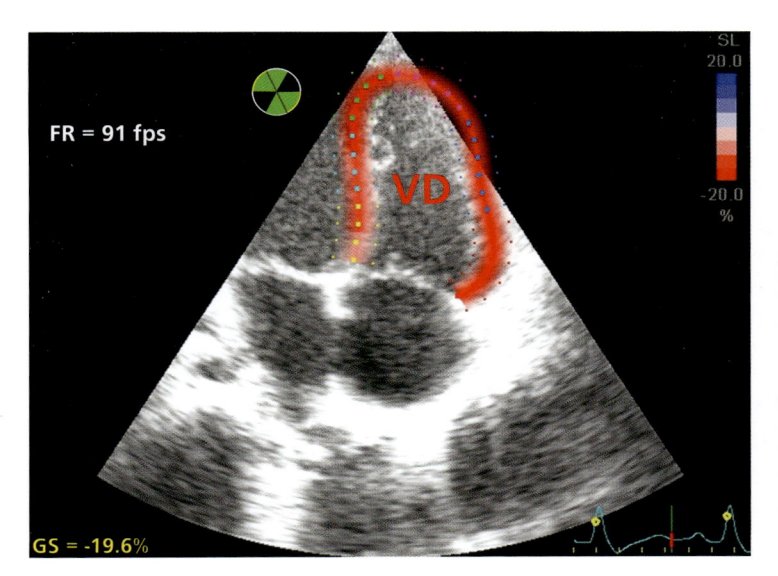

Fig. 44-14. *Strain* bidimensional de ventrículo direito em pós-operatório de Tetralogia de Fallot. Posição de quatro câmaras do mesmo paciente da figura anterior mostrando deformidade de VD abaixo dos limites normais. *Strain* = -19,6, deformidade normal acima de -20.

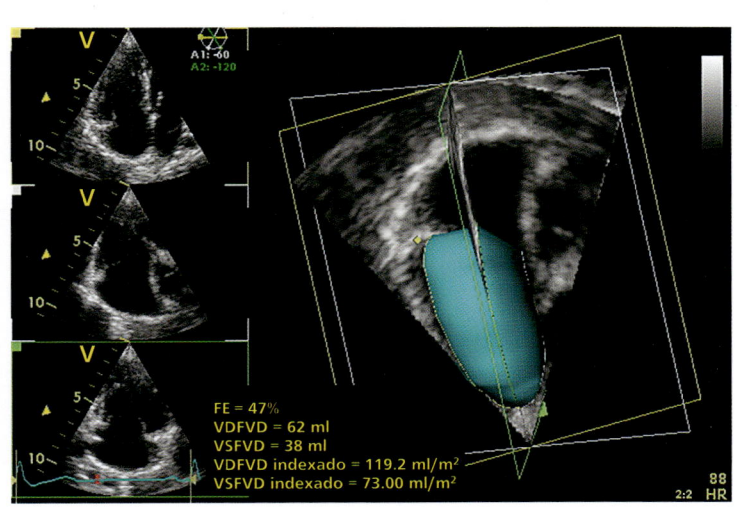

Fig. 44-15. Fração de ejeção e volumetria de ventrículo esquerdo pela técnica triplanar em pós-operatório de Tetralogia de Fallot. Mesmo paciente; notar que a fração de ejeção do ventrículo esquerdo também se encontra levemente diminuída (47%) com volumetria alterada, acima dos valores normais.

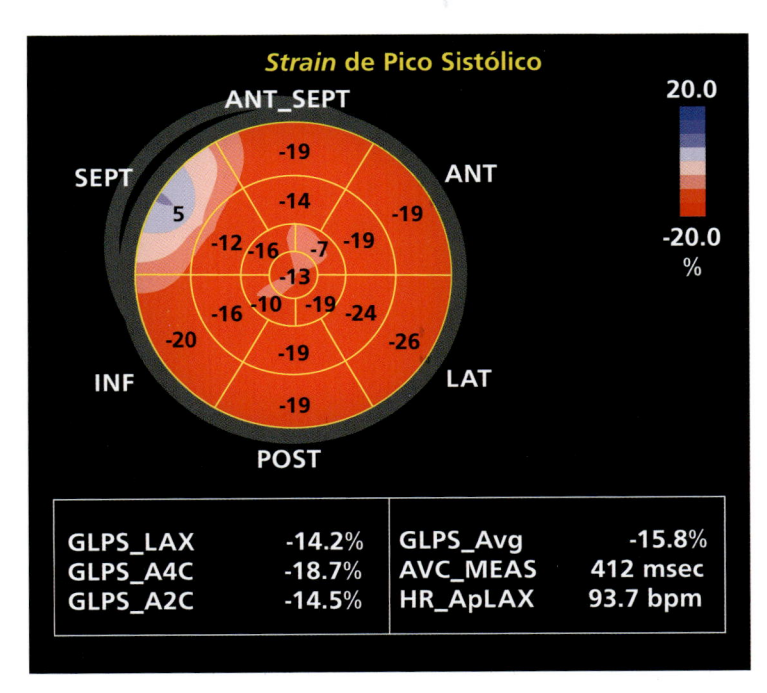

Fig. 44-16. *Strain* bidimensional de ventrículo esquerdo em pós-operatório de Tetralogia de Fallot. Mesmo paciente; reconstrução do *strain* em gráfico *bull eye* com representação regional de deformidade das paredes. Média do *strain* normal: -15,8 (normal acima de -20).

6. Menos importante nesses casos são as imagens tridimensionais em tempo real que, embora acrescentem detalhes, representam adição cosmética qualitativa.

Nossa experiência nestes 3 anos de treinamento em ecocardiografia com tecnologia tridimensional tem mostrado uma excelente correlação dos dados com a ressonância magnética.

DIFICULDADES NO DIAGNÓSTICO

Fístulas arteriais coronarianas podem aparecer após a ressecção do músculo da via de saída do ventrículo direito e se caracterizam por fluxo contínuo ao Doppler colorido ou predominantemente diastólico, na direção do VD. Segundo Urcelay *et al.*, em todos os casos as fístulas foram clinicamente silenciosas, sem nenhum tipo de sopro contínuo ou diastólico detectável no momento da realização da ecocardiografia. Não existia evidência de fístulas antes da cirurgia, e nenhum paciente mostrou fluxo diastólico reverso no Doppler de aortas ascendente e descendente, causado por fuga de sangue da aorta para dentro da fístula.

BIBLIOGRAFIA

Ammash NM. Tetralogy of fallot with pulmonary regurgitation. In: Eidem BW, Cetta F, O'Leary PW. (Eds.). *Echocardiography in pediatric and adult congenital heart disease*. Philadelphia: Wolters Kluwer Health, 2009. p. 450.

Buechel ERV, Dave HH, Kellenberger CJ *et al.* Remodelling of the right ventricle after early pulmonary valve replacement in children with repaired tetralogy of Fallot: assessment by cardiovascular magnetic resonance. *Eur Heart J* 2005;26(24):2721.

Dragulescu A, Grosse-Wortmann L, Fackoury C et al. Echocardiographic assessment of right ventricular volumes: a comparison of different techniques in children after surgical repair of tetralogy of Fallot. *Eur Heart J Cardiovasc Imaging* 2012;13(7):596.

Geva T. Repaired tetralogy of Fallot: the roles of cardiovascular magnetic resonance in evaluating pathophysiology and for pulmonary valve replacement decision support. *J Cardiovasc Magn Reson* 2011;13:9.

Gopal AS, Chukwu EO, Iwuchukwu CJ et al. Normal values of right ventricular size and function by real-time 3-dimensional echocardiography: comparison with cardiac magnetic resonance imaging. *J Am Soc Echocardiogr* 2007;20(5):445.

Harada K, Toyono M, Yamamoto F. Assessment of right ventricular function during exercise with quantitative Doppler tissue imaging in children late after repair of tetralogy of Fallot. *J Am Soc Echocardiogr* 2004;17:863.

Iriart X, Montaudon M, Lafitte S et al. Right ventricle three-dimensional echocardiography in corrected tetralogy of Fallot: accuracy and variability. *Eur J Echocardiogr* 2009;10(6):784.

Lu X, Nadvoretskiy V, Bu L et al. Accuracy and reproducibility of real-time three-dimensional echocardiography for assessment of right ventricular volumes and ejection fraction in children. *J Am Soc Echocardiogr* 2008;21(1):84.

Mertens LL, Friedberg MK. Imaging the right ventricle—current state of the art. *Nature Reviews Cardiology* 2010;7(10):551.

Niemann PS, Pinho L, Balbach T et al. Anatomically oriented right ventricular volume measurements with dynamic three-dimensional echocardiography validated by 3-Tesla magnetic resonance imaging. *J Am Coll Cardiol* 2007;50(17):1668.

Shirali GS, Salgo I. Three-dimensional echocardiography in congenital heart diseases. In: Eidem BW, Cetta F, O'Leary PW. (Eds.). *Echocardiography in pediatric and adult congenital heart disease*. Philadelphia: Wolters Kluwer Health, 2009. p. 388.

Sugeng L, Mor-Avi V, Weinert L et al. Multimodality comparison of quantitative volumetric analysis of the right ventricle. *JACC: Cardiovascular Imaging* 2010;3(1):10.

Therrien J, Provost Y, Merchant N. Optimal timing for pulmonary valve replacement in adults after tetralogy of Fallot repair. *Am J Cardiol* 2005;95:779.

Urcelay G, Ludomirsky A, Vermilion RP et al. Acquired coronary artery fistulae after right ventricular myotomy and/or myectomy for congenital heart disease. *Am J Cardiol* 1995;75:408.

Winter MM, Bernink FJ, Groenink M et al. Evaluating the systemic right ventricle by CMR: the importance of consistent and reproducible delineation of the cavity. *J Cardiovasc Magn Reson* 2008;10(1):1.

45 Cirurgia de Reconstrução Cônica da Valva Tricúspide

Lilian M. Lopes
Juliana Torres Pacheco

INTRODUÇÃO

O surgimento recente da reconstrução cônica da valva tricúspide, dentre as poucas opções cirúrgicas para a anomalia de Ebstein, aumentou o número de pacientes em que é possível reparar com sucesso a valva tricúspide (Fig. 45-1). A técnica foi desenvolvida visando à reconstrução da valva tricúspide à semelhança da valva normal (da Silva, 2004). Para tanto, realiza-se uma rotação no sentido horário da borda livre do folheto posterior que é suturada na borda septal do folheto anterior, transformando a nova valva tricúspide em um cone com vértice fixo na ponta do ventrículo direito. Em seguida, faz-se a plicatura longitudinal do VD atrializado, excluindo-se sua porção fina. O novo anel valvar é construído no nível anatomicamente correto por meio da plicatura do anel verdadeiro, adequando-o à base do cone previamente construído. A valva é fixada ao anel verdadeiro com pontos separados. A seguir, realiza-se uma sutura contínua, com o reforço da nova junção da valva tricúspide ao anel, utilizando-se fios de polipropileno em pacientes adultos e fios de polidioxanone (PDS) em crianças, quando há interesse do crescimento da junção atrioventricular. O forame oval quando presente é fechado parcialmente e, em caso de comunicação interatrial tipo *ostium secundum*, fecha-se com a técnica valvada, permitindo, dessa forma, fluxo da direita para a esquerda, caso necessário.

A cirurgia do cone não apenas reduz o volume da regurgitação tricúspide, como também traz os pontos de articulação da valva reparada para uma posição mais normal, nas proximidades da junção atrioventricular (Fig. 45-2).

O bom resultado cirúrgico ecocardiográfico consiste nos seguintes achados:

1. Funcionamento adequado da valva tricúspide, sendo aceitáveis insuficiências residuais discretas.
2. Ausência de gradiente em valva tricúspide.
3. Diminuição do volume do átrio direito e incorporação ao ventrículo direito de sua porção atrializada.
4. Recuperação total ou parcial da função do ventrículo direito.

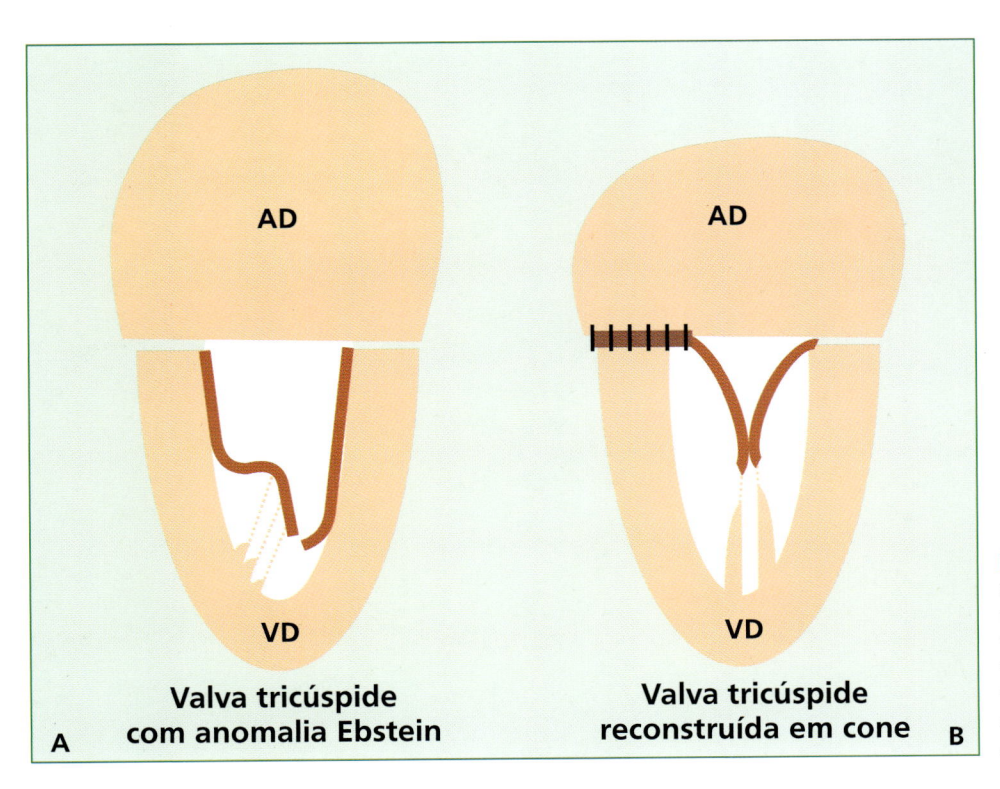

Fig. 45-1. Diagrama mostrando a valva tricúspide com anomalia de Ebstein e após correção pela técnica do cone. (**A**) Anomalia de Ebstein da valva tricúspide, com acolamento do folheto septal, folheto anterior redundante em vela de barco com traves fibrosas. (**B**) Valva tricúspide reconstruída em cone, com redução do anel valvar concomitante. AD = Átrio direito; VD = ventrículo direito.

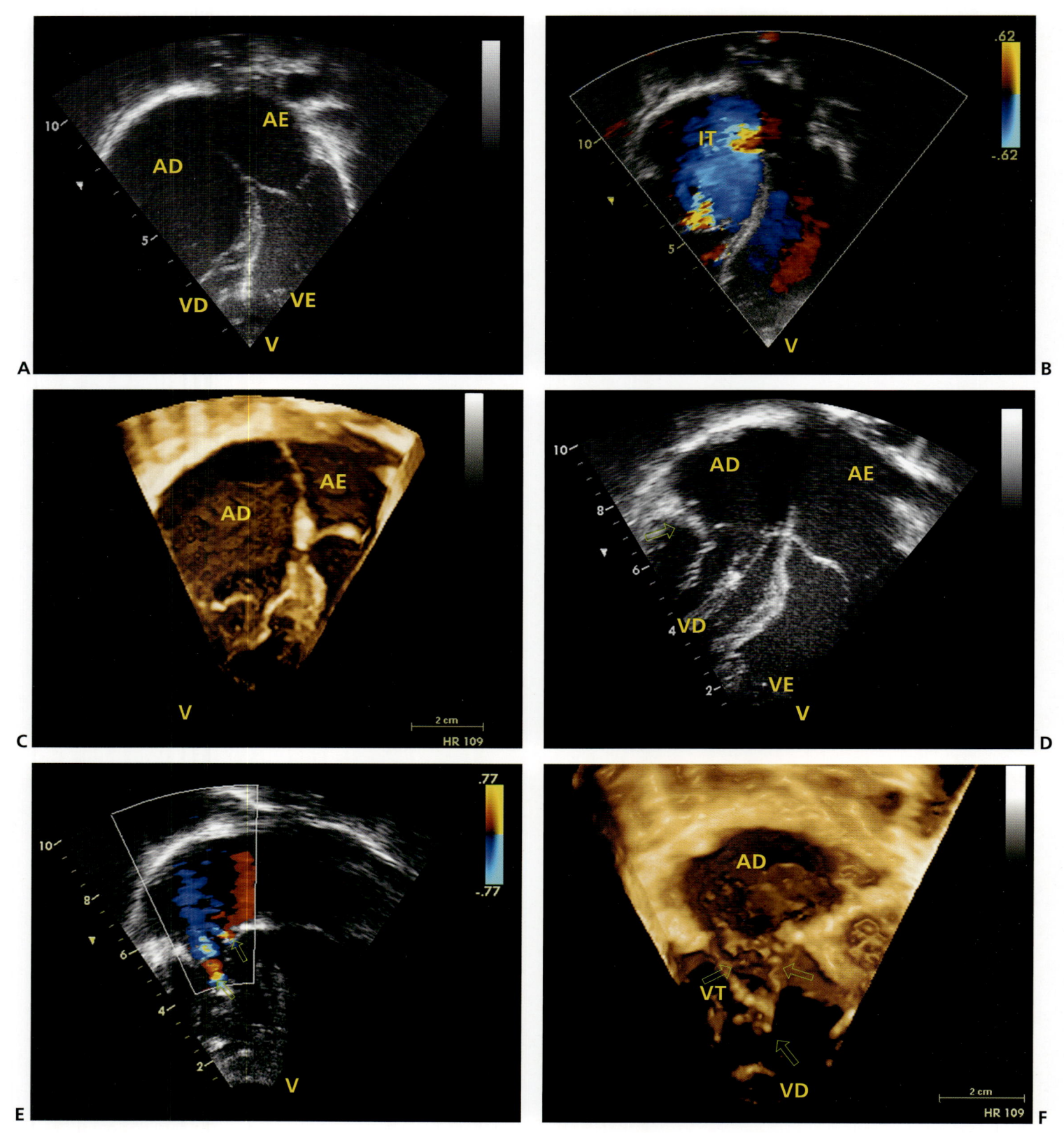

Fig. 45-2. Valva tricúspide com anomalia de Ebstein e após reconstrução cônica, posição de quatro câmaras. (**A**) Anomalia de Ebstein da valva tricúspide (VT), com acolamento importante do folheto septal e grande porção atrializada do ventrículo direito. (**B**) Insuficiência tricúspide (IT) importante em azul, preenchendo quase totalmente o átrio direito. (**C**) Tridimensional demonstrando acolamento do folheto septal com folheto anterior redundante. (**D**) Aspecto em cone da valva tricúspide reconstruída cirurgicamente ao bidimensional e tridimensional. (**E**) Insuficiência tricúspide residual discreta em azul. (**F**) Tridimensional demonstrando aspecto em cone da valva tricúspide reconstruída cirurgicamente. AD = Átrio direito; AE = átrio esquerdo; VD = ventrículo direito; VE = ventrículo esquerdo.

A insuficiência tricúspide não deve ser apenas descrita, mas também quantificada. Sua avaliação precisa é difícil pelo deslocamento rotacional do orifício valvar funcional para fora da posição esperada dentro da via de entrada do VD, sendo muitas vezes necessário angular anteriormente a partir do corte apical de quatro câmaras ou utilizar os cortes subcostal e paraesternal de eixo curto. A presença de um ou mais pequenos jatos regurgitantes é esperada em razão da displasia do tecido valvar, caracterizada por múltiplos e minúsculos orifícios (Fig. 45-3). No processo da reconstrução cônica da valva, os orifícios maiores são suturados um a um, entretanto fenestrações muito pequenas poderão permanecer por não serem acessíveis cirurgicamente, gerando jatos regurgitantes mínimos ao Doppler colorido, habitualmente sem repercussão hemodinâmica (Figs. 45-4 e 45-5). Por esta razão, a estimativa do grau da insuficiência tricúspide na coexistência de vários jatos regurgitantes não é simples, e a ecocardiografia tridimensional tem mostrado muito valor ao separar com maior clareza a origem e extensão dos jatos regurgitantes. Portanto, a simples somatória dos diâmetros dos jatos regurgitantes poderá superestimar consideravelmente o grau da insuficiência tricúspide.

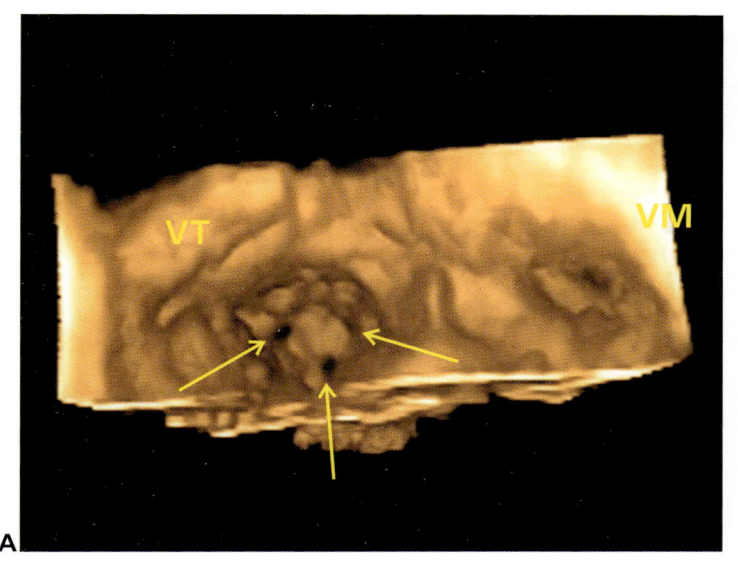

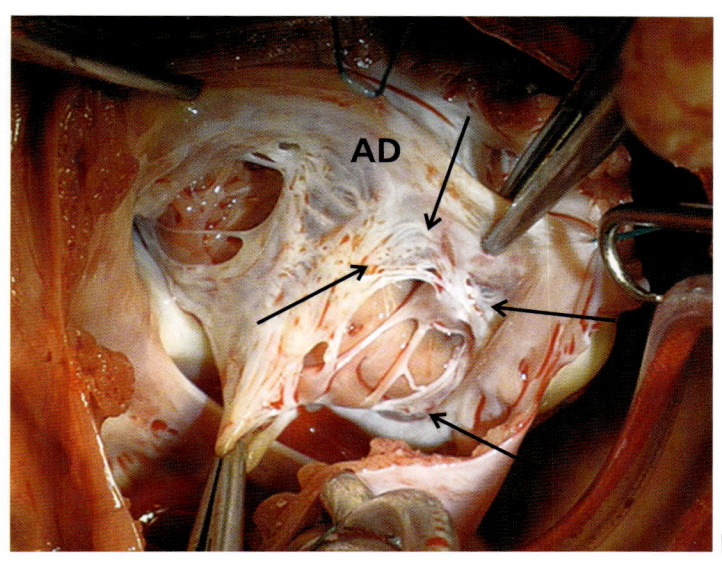

Fig. 45-3. Fenestrações em valva tricúspide com anomalia de Ebstein. (**A**) Três fenestrações são demonstradas nesta visão tridimensional, a partir do átrio direito (AD). Notar a valva deslocada em sentido apical. (**B**) Aspecto cirúrgico da valva tricúspide (VT) na anomalia de Ebstein, mostrando grande número de fenestrações no folheto anterior e também no posterior (setas). (Imagens cedidas pelo Dr. José Pedro da Silva, Hospital Beneficência Portuguesa de São Paulo.)

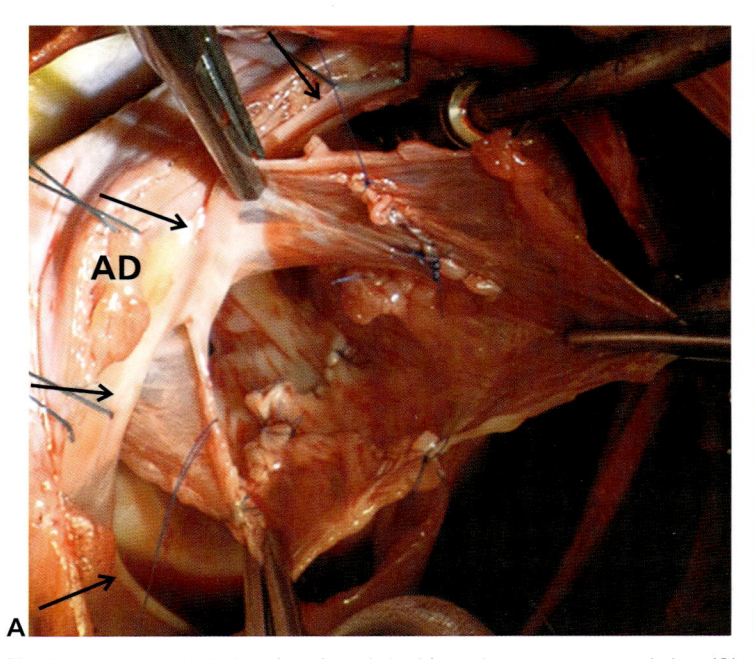

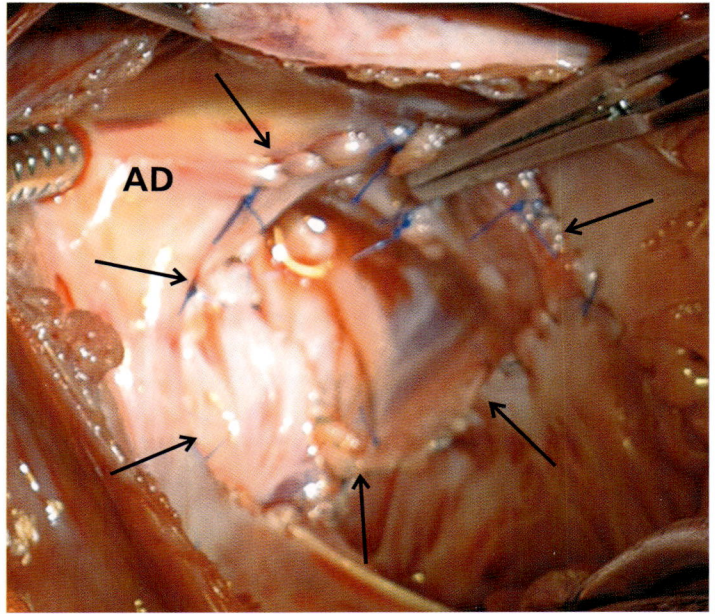

Fig. 45-4. Aspecto cirúrgico da valva tricúspide após reconstrução cônica. (**A**) Visão a partir do átrio direito (AD), folhetos e fenestrações suturadas, valva ainda desinserida do anel valvar. (**B**) Valva tricúspide já reimplantada no anel valvar anatômico verdadeiro notando-se a linha de sutura na ponta das setas. (Imagens cedidas pelo Dr. José Pedro da Silva, Hospital Beneficência Portuguesa de São Paulo.)

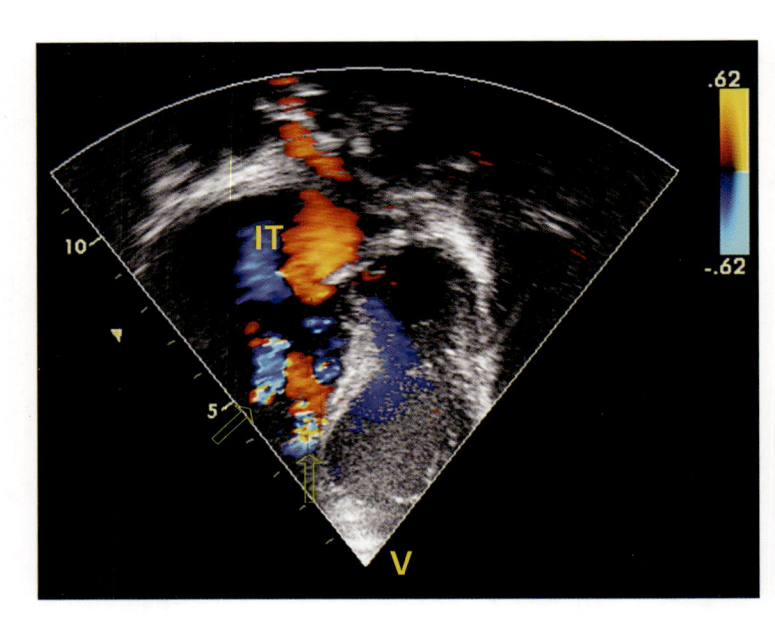

Fig. 45-5. Aspecto ecocardiográfico da valva tricúspide após reconstrução cônica. Dois pequenos jatos regurgitantes são observados ao Doppler colorido, correspondendo a pequenas fenestrações não acessíveis cirurgicamente e que habitualmente não evoluem nem causam repercussão hemodinâmica. IT = Insuficiência tricúspide.

Em adultos, a largura do jato regurgitante em sua origem (*vena contracta*) é o melhor indicativo do volume da regurgitação tricúspide residual (< 3 mm em regurgitação discreta e entre 8 e 10 mm em regurgitação grave).

O diâmetro da *vena contracta* não costuma ser utilizado de rotina na população pediátrica em nosso serviço, mas a experiência internacional de alguns centros de referência em ecocardiografia pediátrica sugere que a insuficiência tricúspide deve ser considerada discreta, quando o diâmetro da *vena contracta* for menor que 10% do diâmetro do anel valvar tricúspide e importante quando o diâmetro da *vena contracta* for maior que 30% do diâmetro do anel valvar tricúspide.

A existência de estenose tricúspide residual é mais bem avaliada pelo gradiente médio do fluxo Doppler através da valva. Basicamente poderá ocorrer em situações de valva tricúspide muscularizada e com pouco tecido para realização da plastia. Em razão da proeminência das variações respiratórias no traçado, é sempre necessário avaliar os ciclos consecutivos, e a média dos resultados deve ser calculada. Gradientes médios acima de 10 mmHg geralmente indicam estenose valvar significativa (Fig. 45-6).

O grau de crescimento do átrio e ventrículo direitos também deve ser determinado. A medida das áreas das câmaras cardíacas na posição de quatro câmaras e do comprimento das valvas tricúspide e mitral antes e após a cirurgia ajuda na avaliação da recuperação do tamanho das câmaras (Fig. 45-7).

Quase nenhum paciente com anomalia de Ebstein tem função ventricular direita normal. A avaliação qualitativa é subjetiva, sendo útil acrescentar uma medida quantitativa na avaliação. A FAC (*fractional area change*), realizada pela subtração da área sistólica da diastólica e dividindo-se o resultado pela área diastólica original, medidas no apical de quatro câmaras, é um bom método para esta avaliação. Essa medida é semelhante ao cálculo da fração de encurtamento ventricular, mas utiliza imagens bidimensionais, em vez do modo M. O ventrículo direito normal tem FAC iguais ou maiores que 40%.

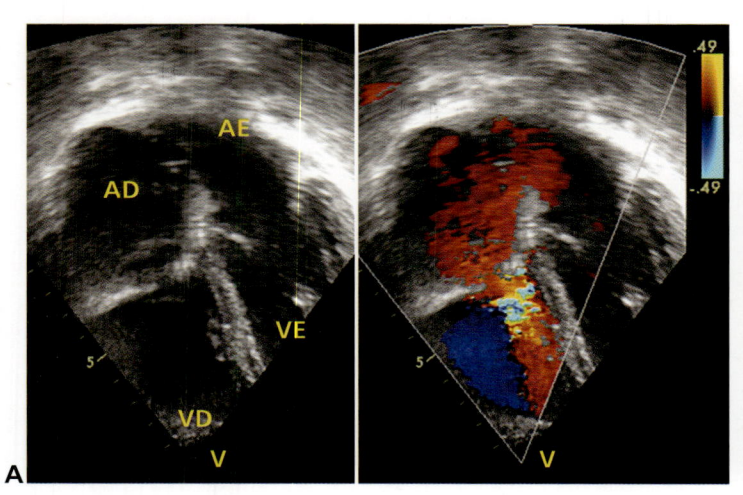

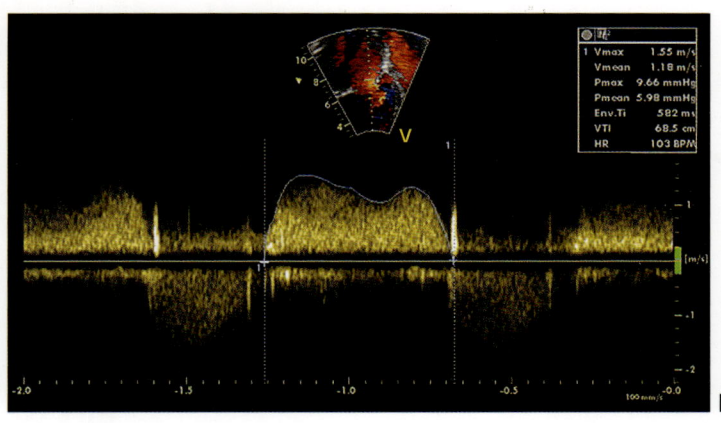

Fig. 45-6. Valva tricúspide com estenose tricúspide residual discreta após reconstrução cônica, posição de quatro câmaras. (**A**) Fluxo diastólico acelerado ao Doppler colorido. (**B**) Gradiente médio ao Doppler espectral de 5,98 mmHg. AD = Átrio direito; AE = átrio esquerdo; VD = ventrículo direito; VE = ventrículo esquerdo.

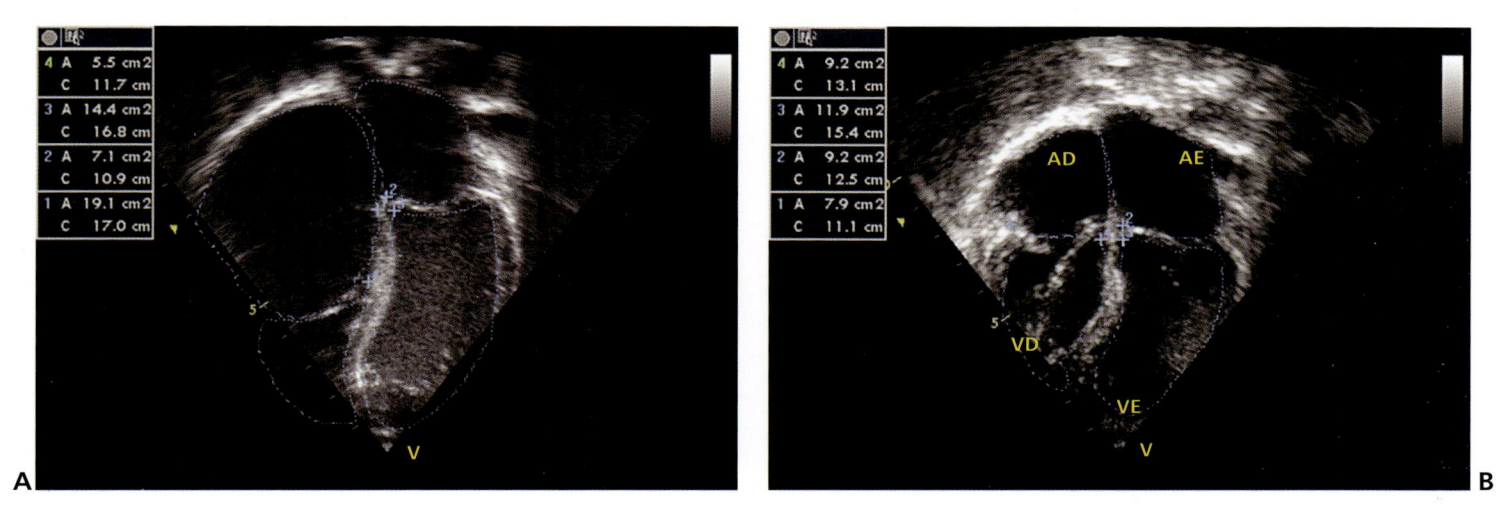

Fig. 45-7. Áreas das câmaras cardíacas antes e após reconstrução cônica, posição de quatro câmaras. (**A**) Notar a dilatação importante do átrio direito em razão da porção atrializada (área = 19,1 cm²) e o ventrículo direito muito pequeno (área = 5,5 cm²). (**B**) Redução significativa da área do átrio direito (área = 7,9 cm²) com recuperação da área e anatomia do ventrículo direito (área = 9,2 cm²). AD = Átrio direito; AE = átrio esquerdo; VD = ventrículo direito; VE = ventrículo esquerdo.

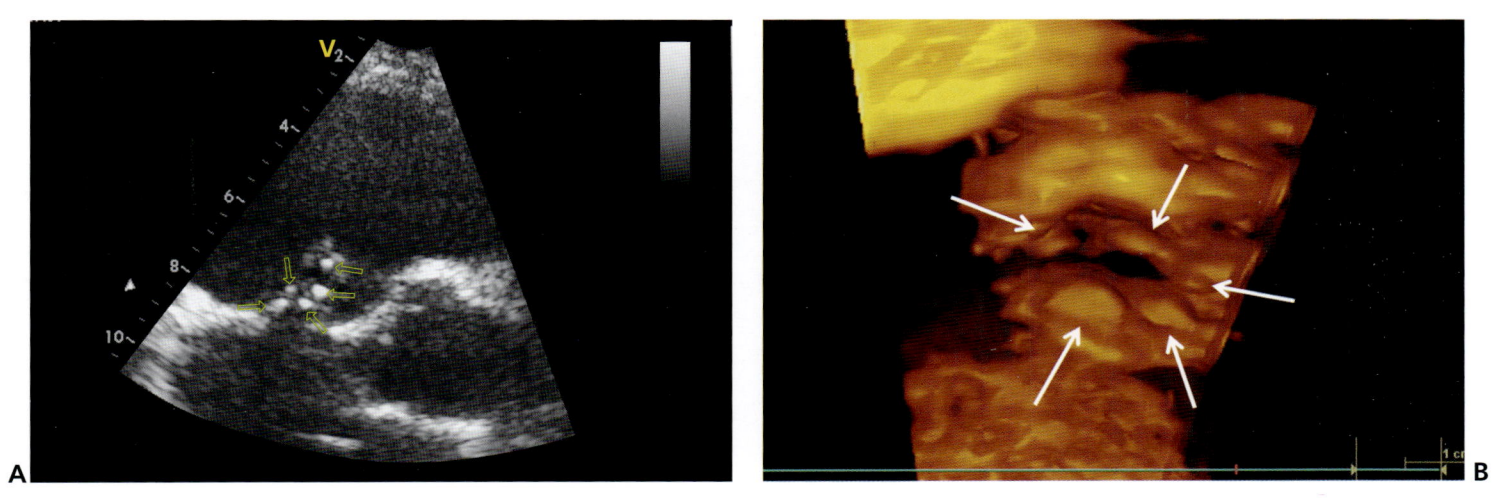

Fig. 45-8. Endocardite bacteriana da valva tricúspide após reconstrução cônica. (**A** e **B**) Notar múltiplas e pequenas vegetações ao bidimensional e tridimensional.

O fluxo coronariano direito pode ser comprometido pela manipulação do sulco atrioventricular direito durante a anuloplastia tricúspide ou a plicatura do VD, sendo importante a avaliação regional das paredes miocárdicas. O VE também sofre influência do acolamento da valva tricúspide, tendo sua função miocárdica prejudicada em uma porcentagem significativa de pacientes.

Endocardite bacteriana costuma ser uma complicação rara (Fig. 45-8).

Investigação complementar pela ecocardiografia tridimensional

Tendo como base em estudos realizados em pacientes com outras cardiopatias congênitas que mostraram a boa correlação da ecocardiografia tridimensional com a ressonância magnética, iniciamos há 2 anos o estudo da recuperação da função ventricular direita em pacientes com anomalia de Ebstein, sendo impressionantes os resultados preliminares.

A análise de pacientes em pós-operatório tardio de anomalia de Ebstein através da ecocardiografia tridimensional tem sido realizada em nosso serviço pelas seguintes modalidades:

1. Fração de ejeção e volumetria de ventrículo direito pela técnica triplanar (Fig. 45-9).
2. Fração de ejeção e volumetria de ventrículo direito pelo *software* de análise específica para ventrículo direito TomTec (Unterschleissheim, Germany) (Fig. 45-10).
3. *Strain* bidimensional de ventrículo direito na posição de quatro câmaras (Fig. 45-11).
4. Fração de ejeção e volumetria de ventrículo esquerdo pela técnica triplanar (Fig. 45-12).
5. *Strain* bidimensional de ventrículo esquerdo na posição de quatro câmaras, eixo longo e duas câmaras com construção do gráfico *bull eye* com representação regional de deformidade das paredes (Fig. 45-13).
6. Análise do cone tricúspide em tridimensional em tempo real (Fig. 45-14).

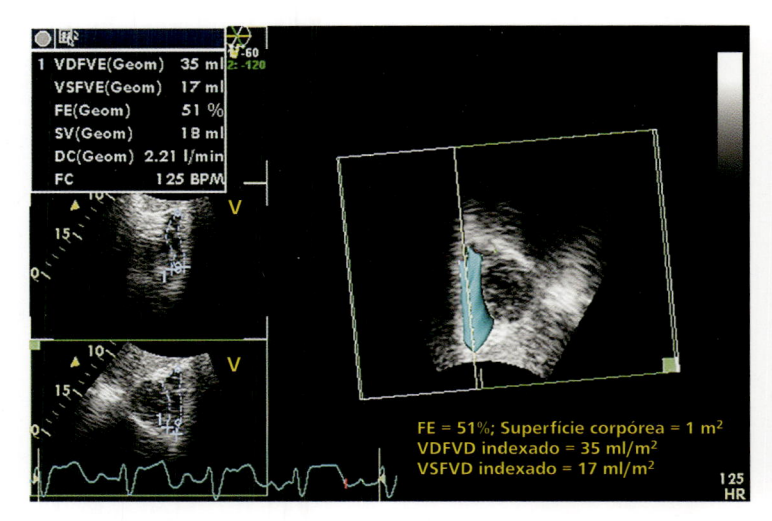

Fig. 45-9. Fração de ejeção e volumetria de ventrículo direito pela técnica triplanar em pós-operatório de reconstrução cônica da valva tricúspide. Paciente com 3 meses de pós-operatório. Posição subcostal, notar fração de ejeção normal (51%) com volumes diastólico final (VDFVD) e sistólico final do ventrículo direito (VSFVD) recuperados, mas ainda menores quando comparados aos valores do ventrículo esquerdo (35 ml/m² e 17 ml/m²).

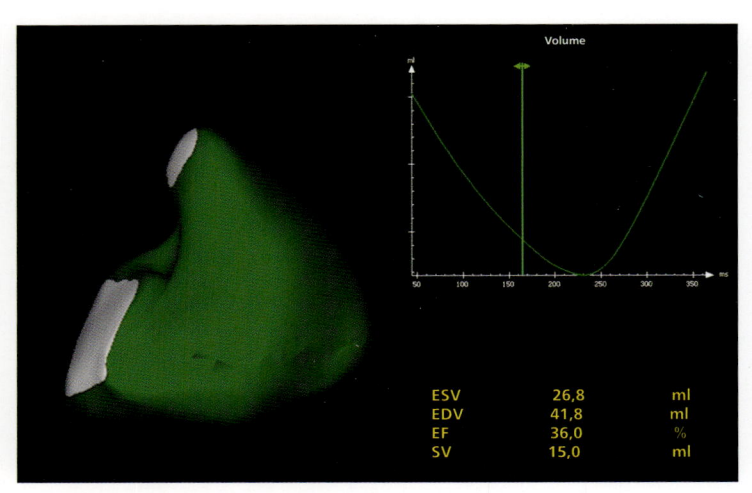

Fig. 45-10. Fração de ejeção e volumetria de ventrículo direito pelo *software* TomTec em pós-operatório de reconstrução cônica da valva tricúspide. Mesmo paciente anterior, quantificação dos volumes do ventrículo direito (VD) através do ciclo cardíaco com *software* especial (TomTec) após captura de volume tridimensional. Notar os volumes diastólico final (VDFVD) e sistólico final do ventrículo direito (VSFVD) semelhantes aos valores do método triplanar (41,8 ml/m² e 26,8 ml/m². Os valores obtidos por este *software* parecem correlacionar-se melhor com os resultados da ressonância.

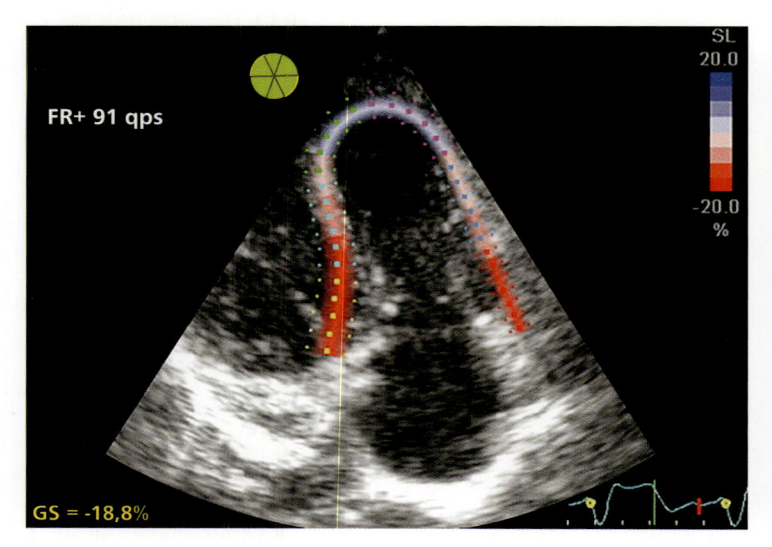

Fig. 45-11. *Strain* bidimensional de ventrículo direito em pós-operatório de reconstrução cônica da valva tricúspide. Mesmo paciente da Figura 45-10, posição de quatro câmaras do mesmo paciente da figura anterior, mostrando deformidade de VD ainda alterada em região apical (azul). *Strain* = -18,8.

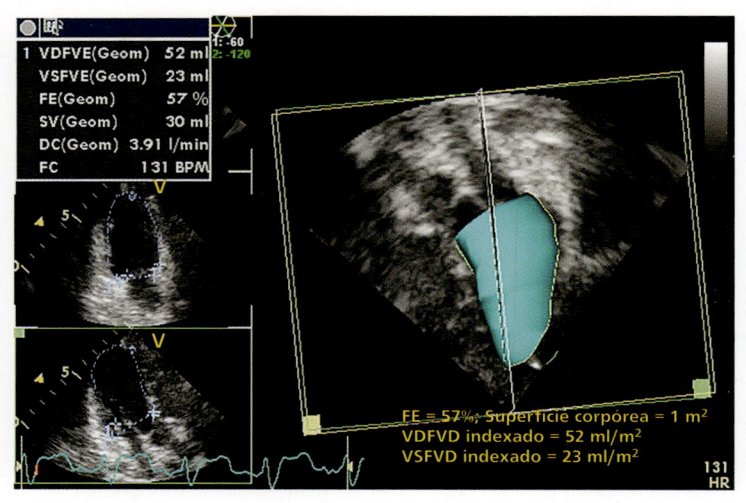

Fig. 45-12. Fração de ejeção e volumetria de ventrículo esquerdo pela técnica triplanar em pós-operatório de reconstrução cônica da valva tricúspide. Paciente da Figura 45-10, fração de ejeção e volumetria do ventrículo esquerdo normal.

DIFICULDADES NO DIAGNÓSTICO

O átrio direito volumoso e complacente geralmente absorve volumes regurgitantes ainda maiores. Por esta razão, a análise das inversões do fluxo venoso é menos confiável na anomalia de Ebstein que nos pacientes com átrio e ventrículo direitos normais. O diâmetro atrial direito também tem pouca utilidade na avaliação da gravidade da regurgitação por ser influenciado pela existência de disfunção ventricular direita e pelas contrações ineficazes do componente atrial do VD.

Na presença de *shunt* atrial da esquerda-direita, o volume excessivo que atravessa o anel tricúspide aumenta o gradiente pressórico medido para estimar a presença de estenose valvar. Por outro lado, quando houver *shunt* atrial no sentido D-E, o gradiente na valva tricúspide poderá ser subestimado, ou seja, o grau de estenose tricúspide.

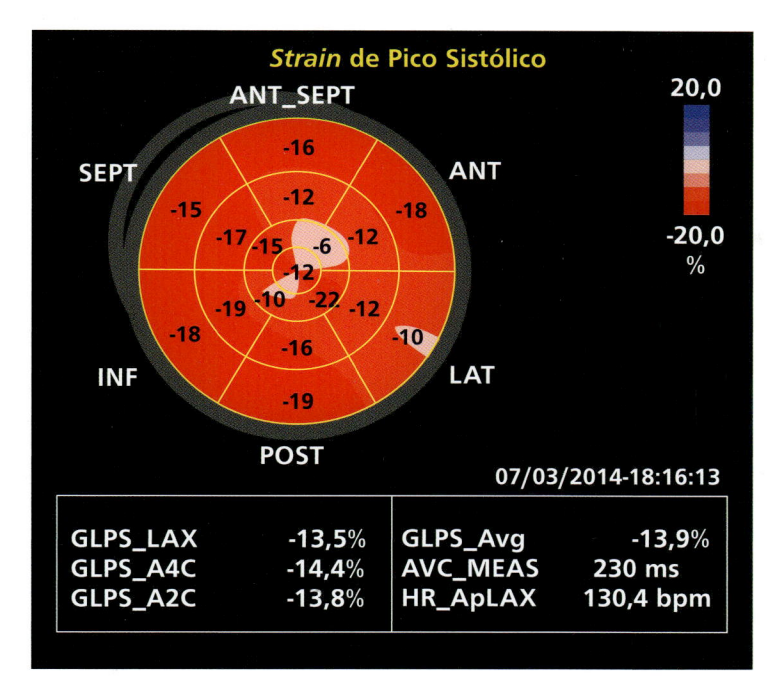

Fig. 45-13. Strain bidimensional de ventrículo esquerdo em pós-operatório de reconstrução cônica da valva tricúspide. Paciente da Figura 45-10, embora a fração de ejeção tenha sido normal, a reconstrução do *strain* em gráfico *bull eye* com representação regional de deformidade das paredes apresentou-se anormal, média = -13,9.

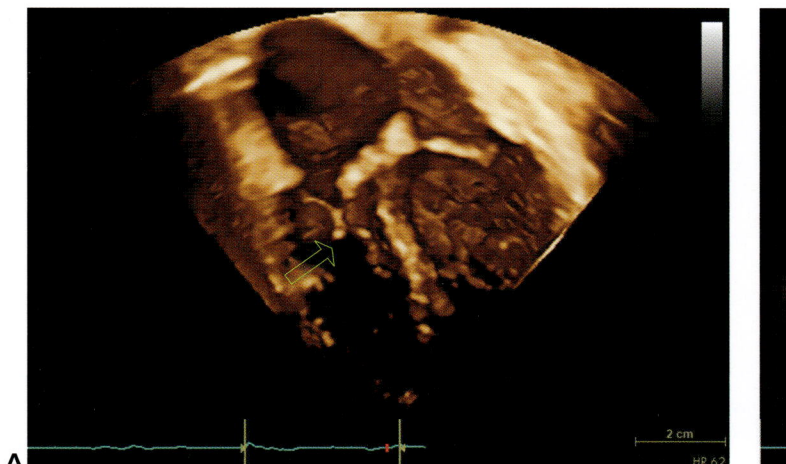

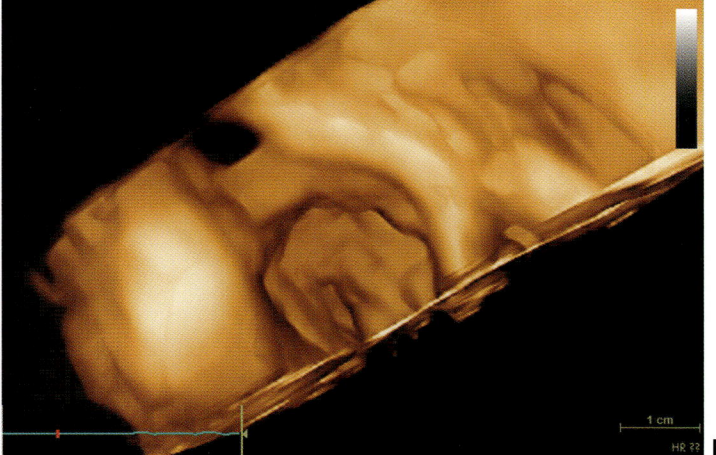

Fig. 45-14. Valva tricúspide após reconstrução cônica, tridimensional. (**A**) Aspecto em cone da valva tricúspide reconstruída cirurgicamente ao tridimensional. (**B**) Visão tridimensional da valva em cone a partir do átrio direito.

BIBLIOGRAFIA

Da Silva JP, Baumgratz J, da Fonseca L *et al.* Anomalia de Ebstein. Resultados com a reconstrução cônica da valva tricúspide. *Arq Bras Cardiol* 2004;82(3):212.

Da Silva JP, Baumgratz J, da Fonseca L *et al.* The one reconstruction of the tricuspid valve in Ebstein's anomaly. The operation: early and midterm results. *J Thorac Cardiovasc Surg* 2007;133:215.

Da Silva JP, Silva LF, Moreira LFP *et al.* A ténica do cone para correção da anomalia de Ebstein: Resultados imediatos e em longo prazo. *Arq Bras Cardiol* 2011;97(3):199.

Dearani JA, Said SM, O'Leary PW *et al.* Anatomic repair of Ebstein's malformation: lessons learned with cone reconstruction. *Ann Thorac Surg* 2013;95(1):220.

Krieger EV, Valente AM. Diagnosis and management of Ebstein anomaly of the tricuspid valve. *Curr Treat Options Cardiovasc Med* 2012;14(6):594.

O'Leary PW. Ebstein's malformation and tricuspid valve diseases. In: Eidem BW, Cetta F, O'Leary PW. (Eds.). *Echocardiography in pediatric and adult congenital heart disease.* Philadelphia: Wolters Kluwer Health 2009. p. 116.

Seward J. Ebstein's anomaly: ultrasound imaging and haemodynamic evaluation. *Echocardiography* 1993;10:641.

46 Cirurgia de Jatene ou *Switch* Arterial

Lilian M. Lopes
Juliana Torres Pacheco

INTRODUÇÃO

O *switch* arterial é a correção anatômica da transposição das grandes artérias e hoje é sem dúvida a cirurgia de escolha para esta cardiopatia (Fig. 46-1). O ecocardiograma pós-operatório inclui principalmente a avaliação das neovalvas aórtica e pulmonar e da anastomose das coronárias, assim como a avaliação de comunicações residuais, das valvas atrioventriculares e da função ventricular.

O bom resultado cirúrgico ecocardiográfico consiste na visibilização das linhas de sutura sem sinais de estreitamentos e gradientes significativos, ausência de insuficiência nas valvas semilunares e boa função ventricular (Figs. 46-2 e 46-3).

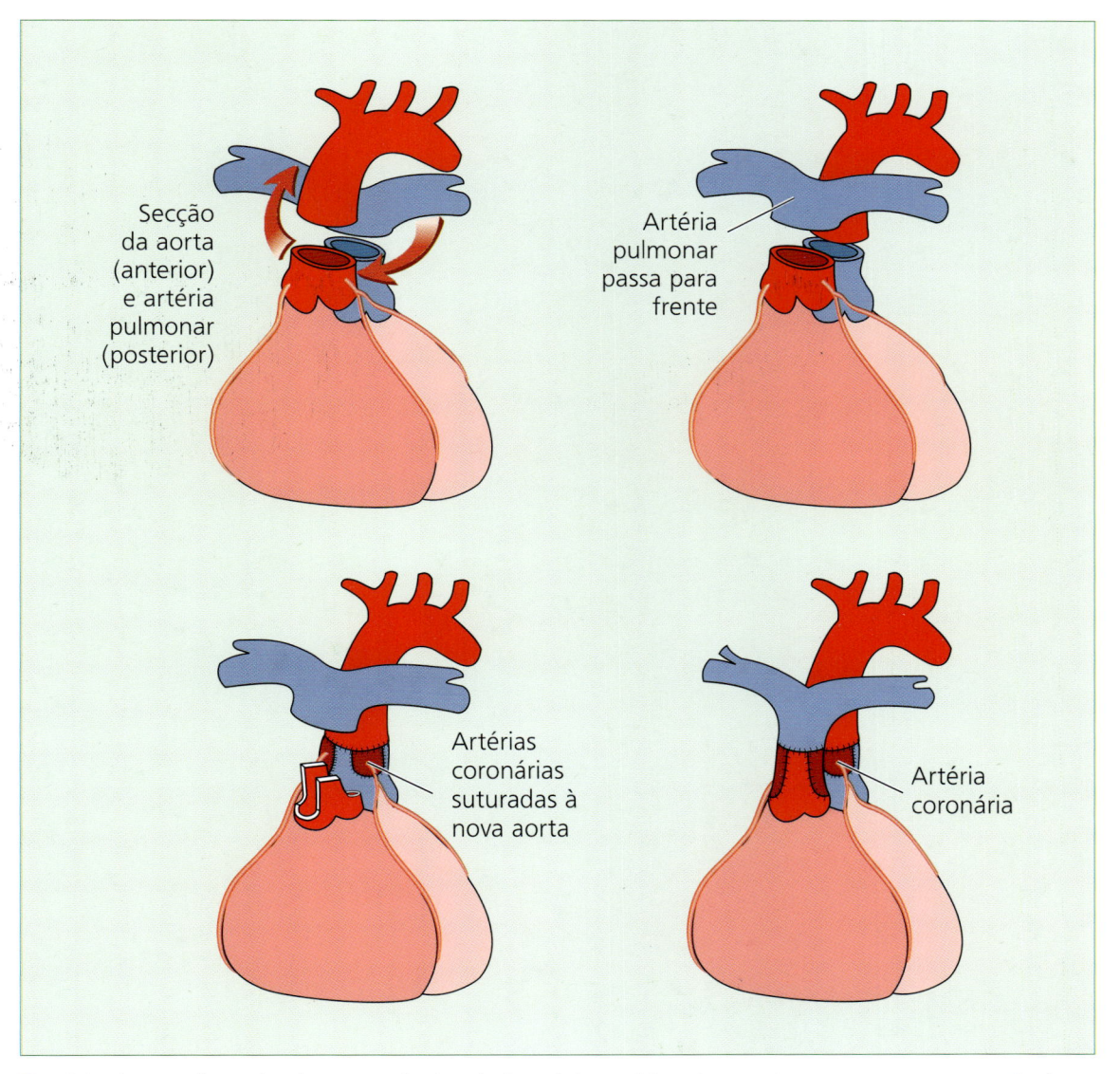

Fig. 46-1. Diagrama ilustrativo das etapas da cirurgia de *switch* arterial **ou Jatene**. As etapas mostram a secção das artérias com translocação das mesmas seguidas de reimplante das artérias coronárias.

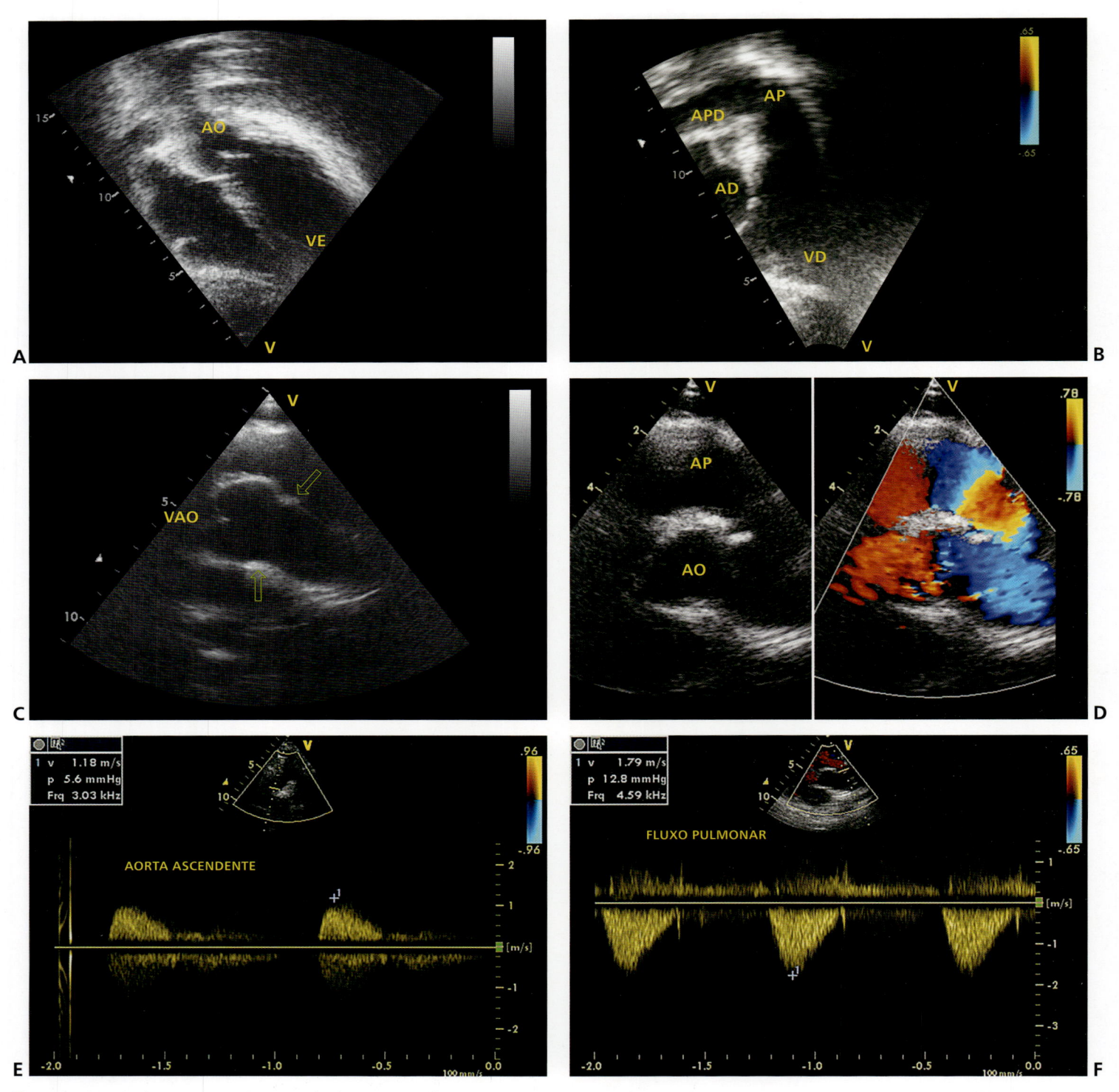

Fig. 46-2. Cirurgia de Jatene com bom resultado cirúrgico. (**A**) Aorta reimplantada restabelecendo conexão com o ventrículo esquerdo. (**B**) Artéria pulmonar reimplantada restabelecendo conexão com o ventrículo direito. (**C**) Raiz da aorta dilatada com linha de sutura visível e sem estenose (setas). (**D**) Corte paraesternal de eixo longo com grandes artérias paralelas, diâmetros proporcionais e sem pontos de estenose. (**E**) Doppler de aorta ascendente com velocidade de fluxo normal. (**F**) Doppler de artéria pulmonar com velocidade de fluxo ligeiramente aumentada (1,79 m/s). AD = Átrio direito; VD = ventrículo direito; VE = ventrículo esquerdo; AP = artéria pulmonar; APD = artéria pulmonar direita; AO = aorta; VAO = valva aórtica.

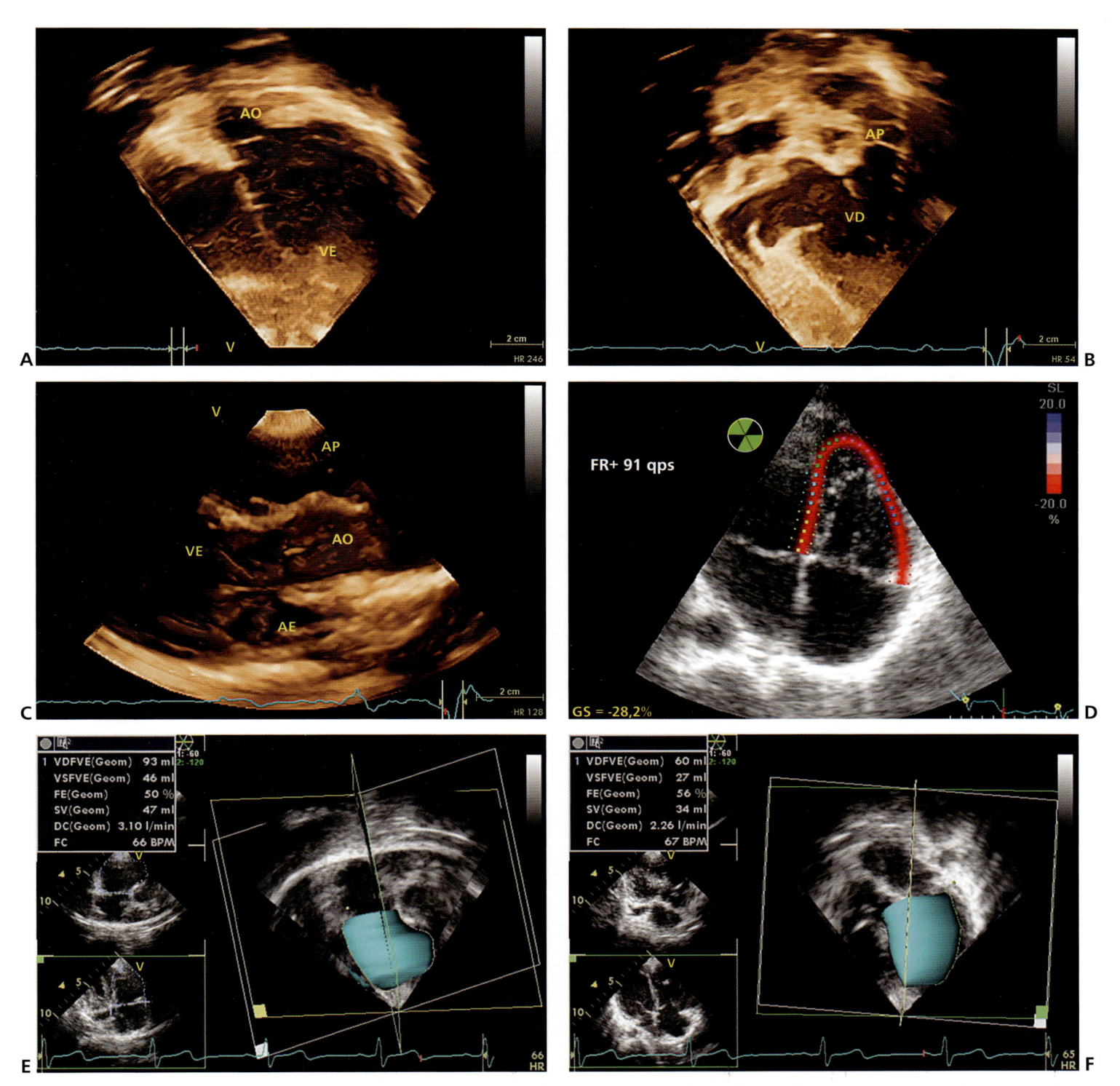

Capítulo 46 ▪ Cirurgia de Jatene ou *Switch* Arterial

Fig. 46-3. Cirurgia de Jatene com bom resultado cirúrgico, tridimensional. (**A**) Aorta reimplantada restabelecendo conexão com o ventrículo esquerdo. (**B**) Artéria pulmonar reimplantada restabelecendo conexão com o ventrículo direito. (**C**) Corte paraesternal eixo longo com grandes artérias paralelas, diâmetros proporcionais e sem pontos de estenose. (**D**) *Strain* bidimensional longitudinal mostrando deformidade normal e valor dentro do limite normal (-28,2%). (**E** e **F**) Função triplanar normal de ambos os ventrículos, VD = 50% e VE = 56%. AE = Átrio esquerdo; VD = ventrículo direito; VE = ventrículo esquerdo; AP = artéria pulmonar; AO = aorta.

Estenose supravalvar da neopulmonar e dilatação da raiz da neoaorta, com graus variados de insuficiência aórtica, costumam ser os problemas mais comuns após esta cirurgia. Normalmente se utilizam as imagens do eixo curto paraesternal ou a janela subcostal para uma melhor visibilização das anastomoses (Figs. 46-4 e 46-5). Estenose em linha de sutura aórtica é uma complicação mais rara (Fig. 46-6).

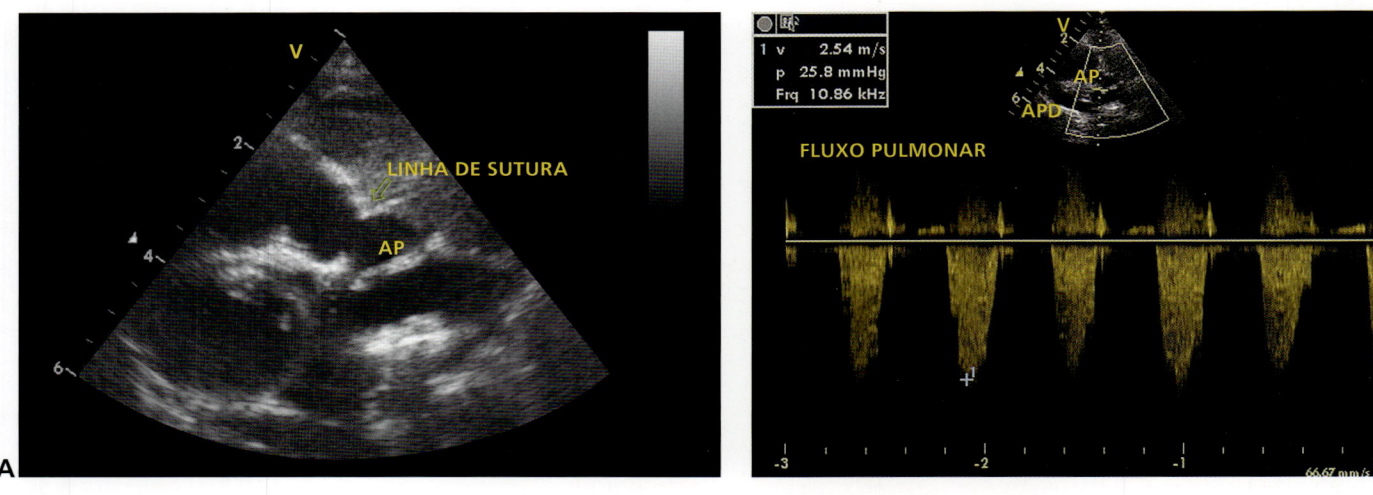

Fig. 46-4. Cirurgia de Jatene com estenose supravalvar pulmonar residual. (A) Linha de sutura em artéria pulmonar (AP) estenótica. (B) Gradiente em linha de sutura pulmonar discreto, de 25 mmHg.

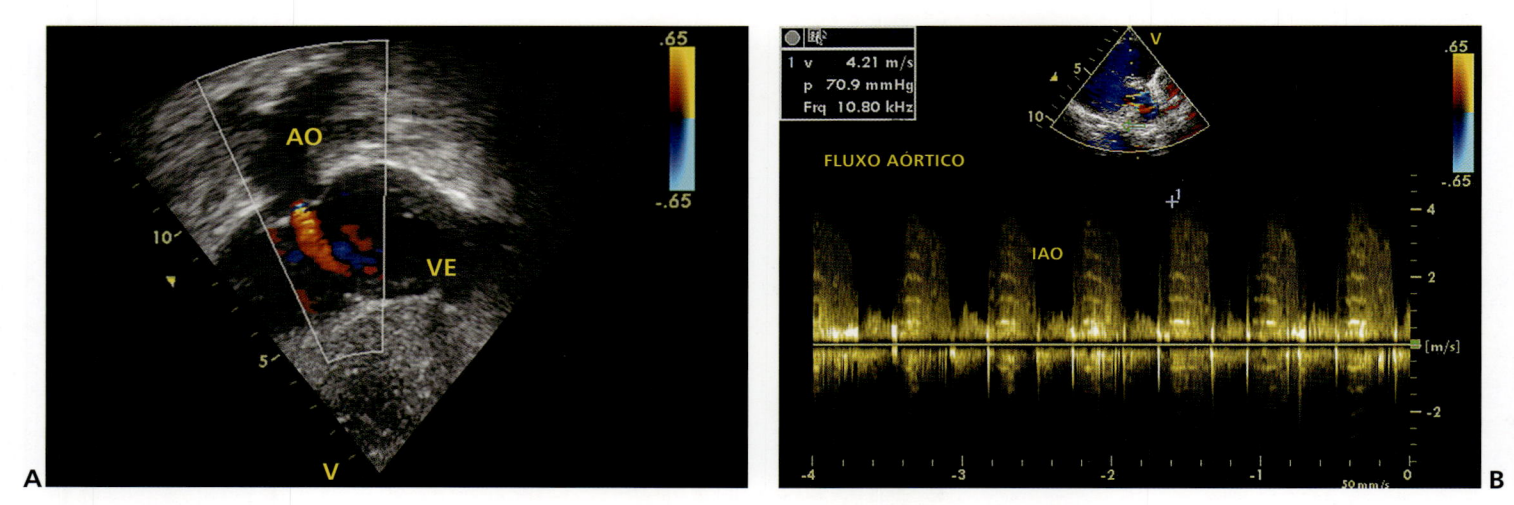

Fig. 46-5. Cirurgia de Jatene com insuficiência aórtica residual. (A) Notar jato de insuficiência discreto em posição subcostal. (B) Curva ao Doppler da insuficiência aórtica (IAO). VE = Ventrículo esquerdo; AO = aorta.

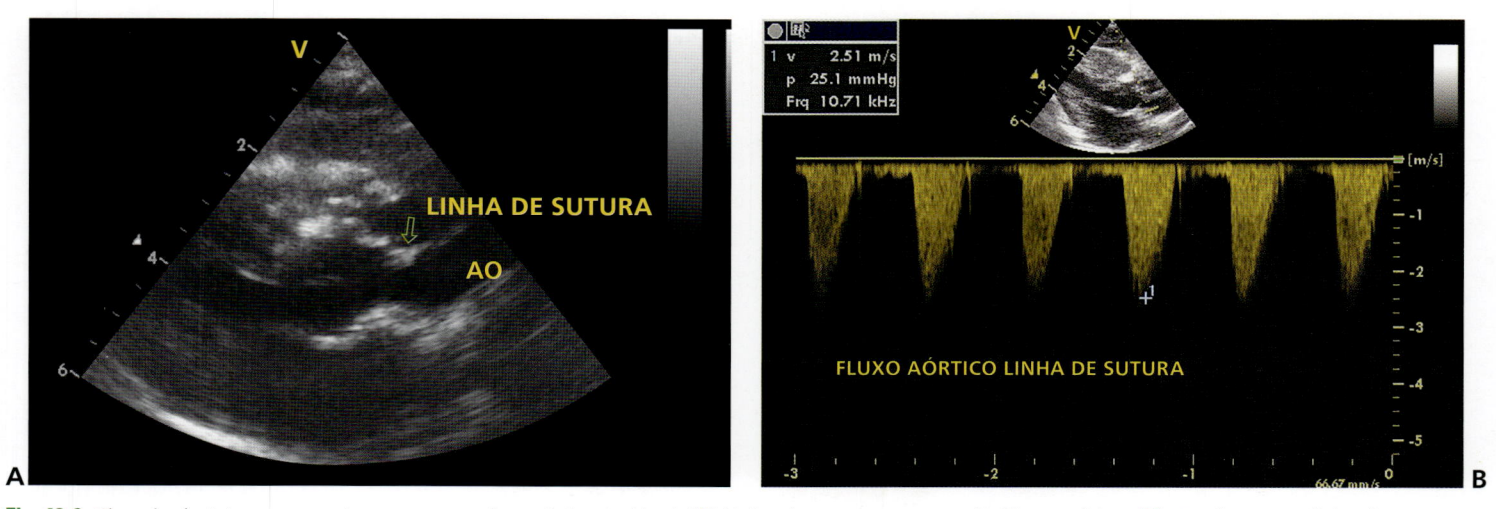

Fig. 46-6. Cirurgia de Jatene com estenose supravalvar aórtica residual. (A) Linha de sutura em aorta (AO) estenótica. (B) Gradiente em linha de sutura aórtico, discreto, de 25 mmHg.

A manobra de LeCompte, que é a translocação anterior da bifurcação pulmonar sem a utilização de tubo, também deve ser avaliada, pois é uma região sujeita à tensão e potencialmente suscetível ao aparecimento de estenose em tronco pulmonar ou ramos. O eixo curto paraesternal demonstra a aorta entre os ramos pulmonares, sendo possível a medida direta das artérias pulmonares e a aferição do gradiente ao Doppler (Figs. 46-7 a 46-9).

Anormalidades na implantação das coronárias na neoaorta podem ser diagnosticadas por sua visualização direta, mas são normalmente realizadas pelo achado indireto de disfunção ventricular esquerda.

Realizamos atualmente a investigação complementar da função ventricular pela ecocardiografia tridimensional em todos os casos de cardiopatias complexas operadas, conforme já descrito no Capítulo 44.

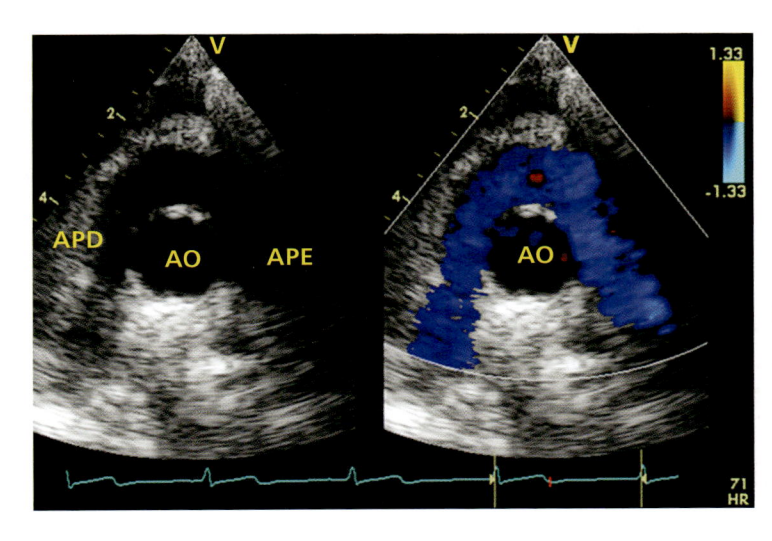

Fig. 46-7. Manobra de LeCompte em Cirurgia de Jatene. A translocação anterior da artéria pulmonar cria uma imagem característica das artérias pulmonares direita e esquerda "abraçando" a aorta. Neste caso o fluxo é laminar e sem estenoses periféricas.
APD = Artéria pulmonar direita; APE = artéria pulmonar esquerda; AO = aorta.

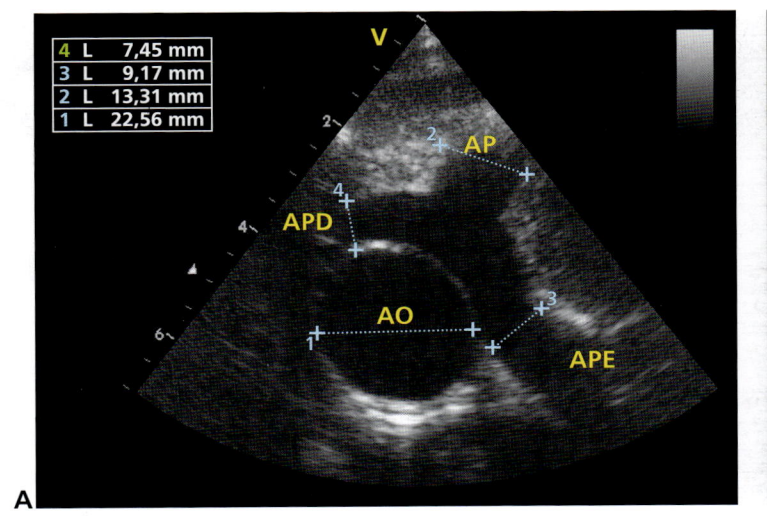

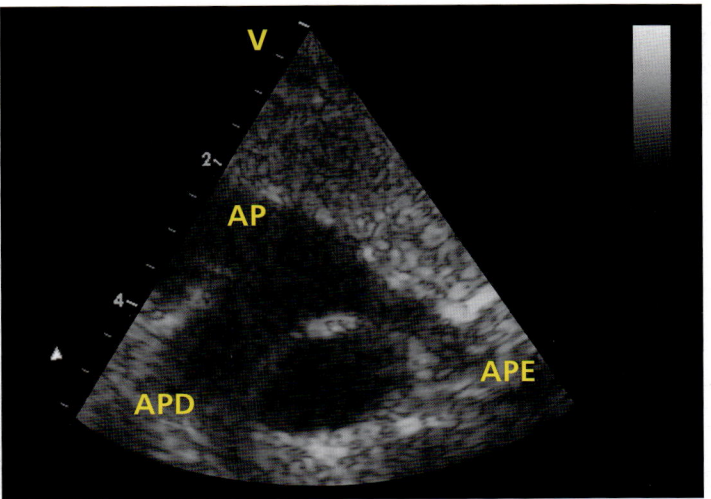

Fig. 46-8. Manobra de LeCompte em cirurgia de Jatene. (**A**) Estenose da artéria pulmonar direita (APD). (**B**) Estenose da artéria pulmonar esquerda (APE). AP = Artéria pulmonar; AO = aorta.

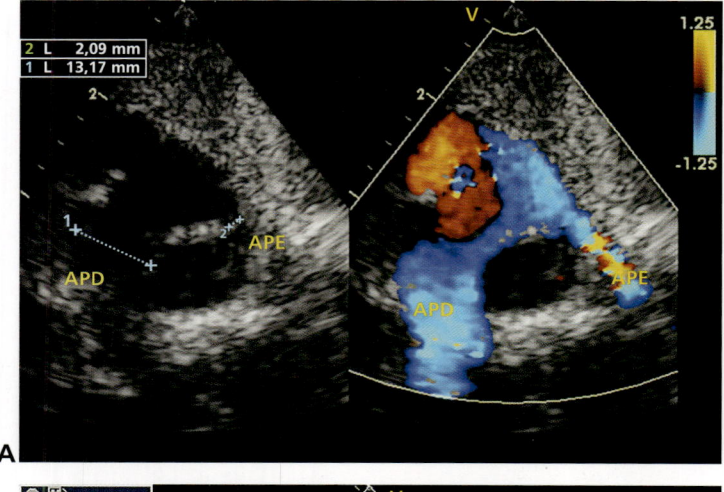

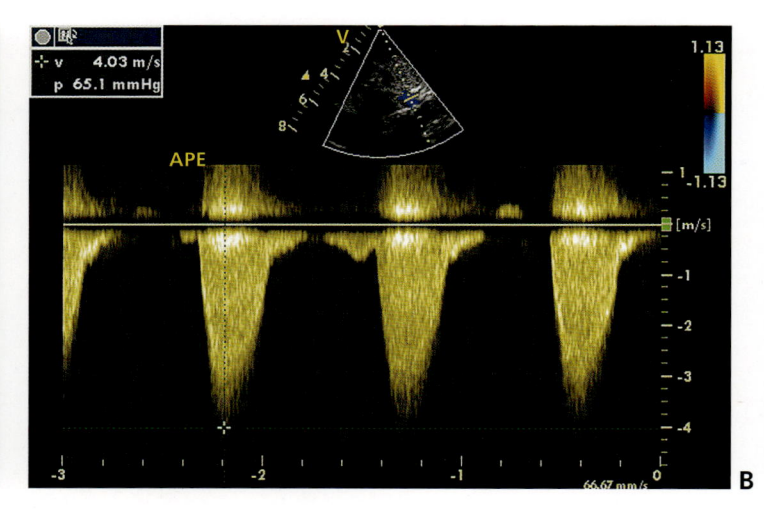

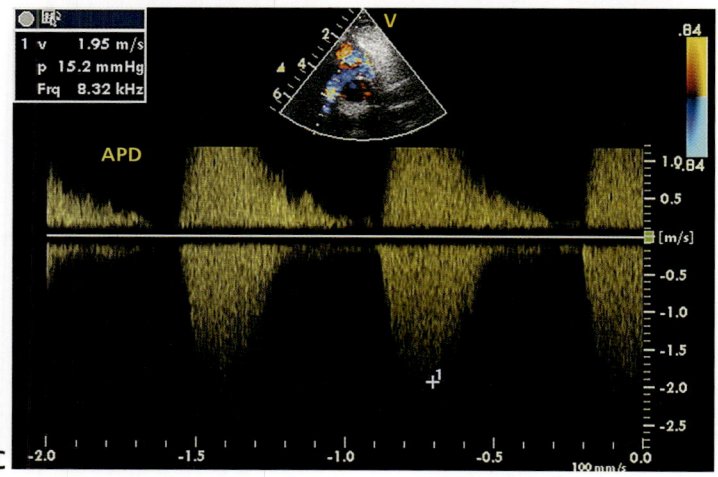

Fig. 46-9. Estenose de artéria pulmonar esquerda em pós-operatório de cirurgia de Jatene. (**A**) Artéria pulmonar esquerda muito estenótica, medindo 2 mm e com mosaico de cores intenso ao Doppler colorido. (**B**) Estenose da artéria pulmonar esquerda (APE) confirmada por gradiente ao Doppler de 65 mmHg. (**C**) Observar gradiente mínimo em artéria pulmonar direita (APD), que apresenta dimensão preservada.

DIFICULDADES NO DIAGNÓSTICO

Apesar de sugerir a presença de torção ou alterações do fluxo coronariano em pacientes com alterações clínicas ou eletrocardiográficas sugestivas de isquemia, a ecocardiografia das artérias coronárias raramente tem precisão aceitável para que o cirurgião considere o reparo apenas com seus resultados.

BIBLIOGRAFIA

Gottlieb D, Schwartz ML, Bischoff K et al. Predictors of outcome of arterial switch operation for complex D-transposition. *Ann Thorac Surg* 2008;85(5):1698.

Hutter PA, Thomeer BJ, Jansen P et al. Fate of the aortic root after arterial switch operation. *Eur J Cardio-thoracic Surg* 2001;20(1):82.

Iyer KS, Sharma R, Kumar K et al. Serial echocardiography for decision making in rapid two-stage arterial switch operation. *Ann Thorac Surg* 1995;60(3):658.

Jatene AD, Fontes VF, Paulista PP et al. Successful anatomic correction of transposition of the great vessels. A preliminary report. *Arq Brasileiros Cardiol* 1975;28(4):461.

Vouhé PR, Tamisier D, Leca F et al. Transposition of the great arteries, ventricular septal defect, and pulmonary outflow tract obstruction. Rastelli or Lecompte procedure? *J Thorac Cardiovasc Surg* 1992;103(3):428.

Yacoub MH, Radley-Smith R. Anatomy of the coronary arteries in transposition of the great arteries and methods for their transfer in anatomical correction. *Thorax* 1978;33(4):418.

47 Cirurgia de Mustard e Senning

Lilian M. Lopes
Juliana Torres Pacheco

INTRODUÇÃO

Os *patches* intra-atriais colocados para desvios (túneis) do fluxo das veias pulmonares e sistêmicas encontrados nas cirurgias de Senning e Mustard para correção de TGA são difíceis de representar numa superfície, por apresentarem um formato curvo, complexo, não acessível em um único plano. A cirurgia de Mustard, muito pouco utilizada atualmente, utiliza *patch* para a confecção do desvio venoso das cavas e, por esta razão, obstrução neste desvio tem sido uma complicação comum no pós-operatório tardio. A cirurgia de Senning, por utilizar apenas tecido do septo interatrial, raramente apresenta obstrução de desvios no pós-operatório tardio (Fig. 47-1).

A avaliação ecocardiográfica desses desvios pode demonstrar estreitamento anatômico dos túneis ao bidimensional, velocidade de fluxo venoso diminuída ao Doppler pulsátil, turbulência ao Doppler colorido e fluxo reverso dentro das cavas com a contração atrial. O bom resultado cirúrgico ecocardiográfico consiste na exclusão de obstrução dos desvios venosos sistêmicos e pulmonares intra-atriais (Figs. 47-2 e 47-3).

Quase nenhuma diferença se percebe ao ecocardiograma entre as cirurgias de Mustard e Senning. Nas duas técnicas, o desvio das veias cavas superior e inferior é dirigido para a esquerda, para a valva mitral, enquanto o fluxo sanguíneo das veias pulmonares é dirigido anteriormente para o orifício tricúspide.

Os desvios venosos sistêmicos de ambas as cirurgias podem ser vistos no corte subcostal de eixo longo, pela leve rotação horária, para veia cava superior ou anti-horária, para veia cava inferior. Pode ocorrer uma curvatura para fora do plano setorial, dando uma falsa impressão de obstrução completa do túnel. O ponto exato da obstrução normalmente não é visto ao bidimensional, sendo parcialmente diagnosticada pela aceleração de velocidade do fluxo dentro do átrio venoso e antes de passar pela valva mitral. Velocidades ao Doppler acima de 2,0 m/s confirmam a suspeita de obstrução no túnel venoso de cavas, entretanto, como a maioria destes pacientes são adultos, o ecocardiograma transesofágico costuma ser necessário para visibilizar a obstrução.

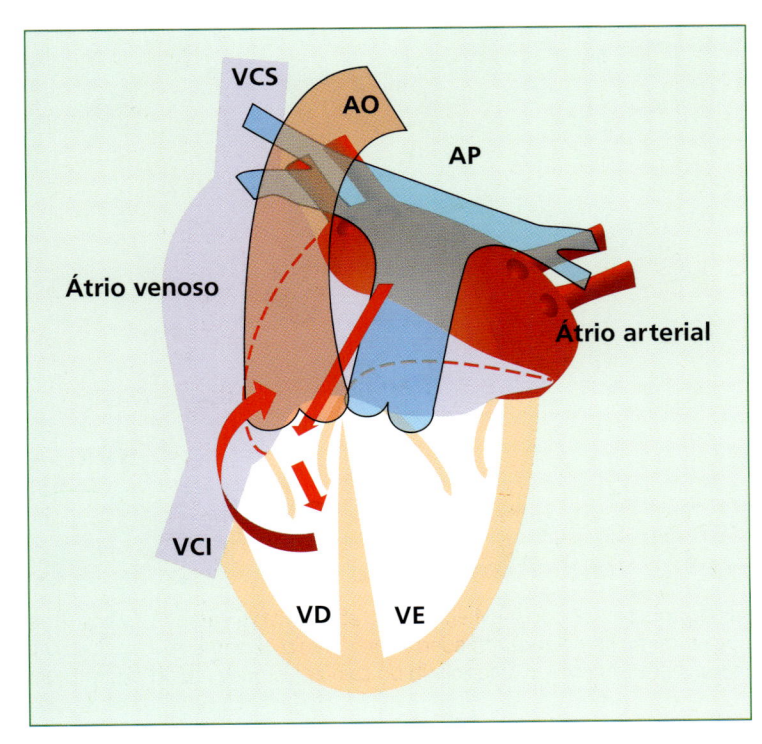

Fig. 47-1. Diagrama ilustrativo do aspecto final da cirurgia de Senning. Após construção de um túnel ligando as veias cavas superior e inferior, o sangue das veias pulmonares segue obrigatoriamente caminho sobre o túnel, alcançando o ventrículo direito e a aorta. Nesta cirurgia, as artérias permanecem em conexão discordante. VCS = Veia cava superior; VCI = veia cava inferior; VD = ventrículo direito; VE = ventrículo esquerdo; AP = artéria pulmonar; AO = aorta.

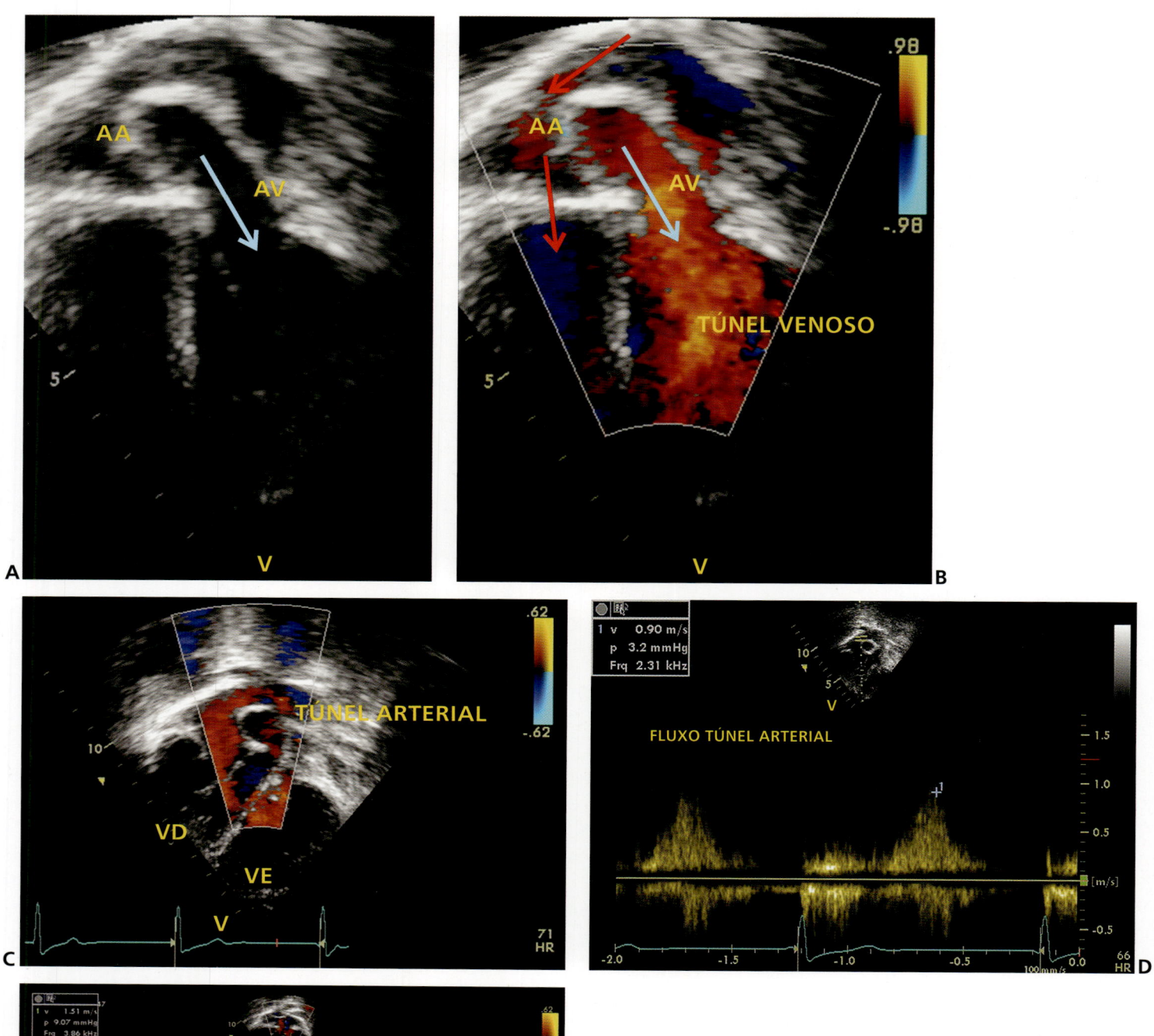

Fig. 47-2. Cirurgia de Senning com bom resultado cirúrgico. (**A**) *Patch* atrial formando o túnel das veias cavas e a separação dos átrios em átrios venoso e arterial. (**B**) A seta vermelha mostra o trajeto percorrido pelo sangue proveniente das veias pulmonares, e a seta azul mostra a chegada do sangue proveniente das veias cavas. (**C**) Túnel arterial das veias pulmonares sem obstrução e com fluxo laminar. (**D**) Fluxo com velocidade normal em túnel arterial. (**E**) Fluxo com velocidade normal em túnel venoso. VD = Ventrículo direito; VE = ventrículo esquerdo; AA = átrio arterial; AV = átrio venoso.

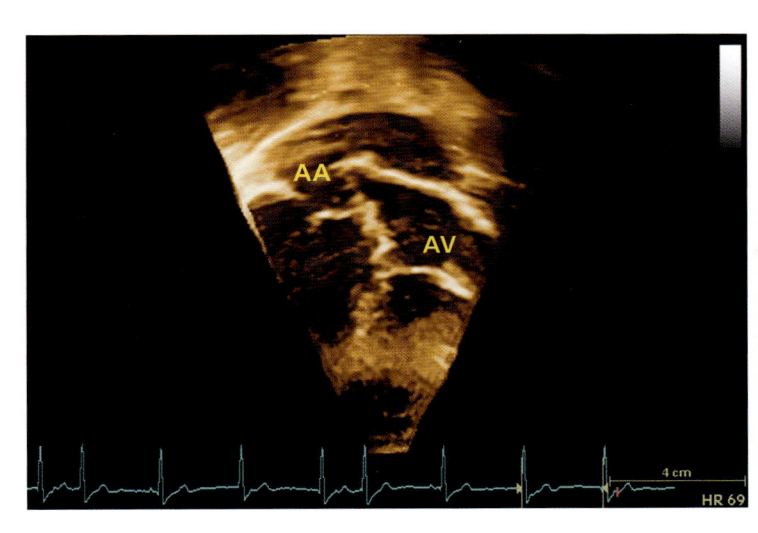

Fig. 47-3. Cirurgia de Senning, tridimensional. Notar *patch* atrial formando o túnel das veias cavas e a separação dos átrios em átrio venoso e arterial. AA = Átrio arterial; AV = átrio venoso.

Em ambas as técnicas, a obstrução do desvio arterial pulmonar costuma ser bem demonstrada no corte subcostal ou apical de quatro câmaras. Ao bidimensional nota-se um estreitamento entre a parede do túnel venoso e a parede posterior atrial. O Doppler espectral acima de 2,0 m/s confirma a suspeita de obstrução no túnel arterial pulmonar. Este tipo de obstrução é acompanhada de dilatação das veias pulmonares.

Comunicação interatrial residual após a cirurgia de Senning pode eventualmente ser vista pelo subcostal ou nos cortes apicais. Como a direção do fluxo é sempre invariável do átrio venoso sistêmico para o átrio arterial das pulmonares, a injeção periférica de contraste é extremamente útil para documentar CIA residual.

Realizamos atualmente a investigação complementar da função ventricular pela ecocardiografia tridimensional em todos os casos de cardiopatias complexas operadas, conforme já descrito no Capítulo 44.

DIFICULDADES NO DIAGNÓSTICO

Como a maioria dos pacientes com este tipo de cirurgia encontram-se hoje na fase adulta, frequentemente a janela ecocardiográfica é inadequada, e o ecocardiograma transesofágico pode ser útil para delinear o processo obstrutivo.

BIBLIOGRAFIA

Bottega NA, Silversides CK, Oechslin EN *et al.* Stenosis of the superior limb of the systemic venous baffle following a Mustard procedure: an under-recognized problem. *Int J Cardiol* 2012;154(1):32.

Bouma BJ, van der Sloot JA. Utility of contrast echocardiography to detect baffle leak in mustard patients. *Echocardiography* 2011;28(7):E154.

Ho JH, Cohen MD, Ebenroth ES *et al.* Comparison between transthoracic echocardiography and cardiac magnetic resonance imaging in patients status post atrial switch procedure. *Congenital Heart Disease* 2012;7(2):122.

Poerner TC, Goebel B, Figulla HR. Diastolic biventricular impairment at long-term follow up after atrial switch operation for complete transposition of the great arteries: an exercise tissue Doppler echocardiography study. *J Am Soc Cardiol* 2007;20:1285.

48 Cirurgia de *Double Switch*

Lilian M. Lopes
Juliana Torres Pacheco

INTRODUÇÃO

A cirurgia de *double switch*, que é a cirurgia de Senning e Jatene realizadas conjuntamente e de maneira combinada, por apresentar baixa mortalidade nos centros de referência, tem sido o tratamento cirúrgico de escolha para a transposição corrigida das grandes artérias. O reparo corresponde à cirurgia de Senning, para correção da discordância atrioventricular associada à cirurgia de Jatene, para correção da discordância ventrículo-arterial. A avaliação ecocardiográfica dessas duas cirurgias já foi detalhada anteriormente.

O bom resultado cirúrgico ecocardiográfico consiste na ausência de obstrução dos desvios sistêmicos e pulmonares intra-atriais e valvas semilunares sem disfunção (Fig. 48-1).

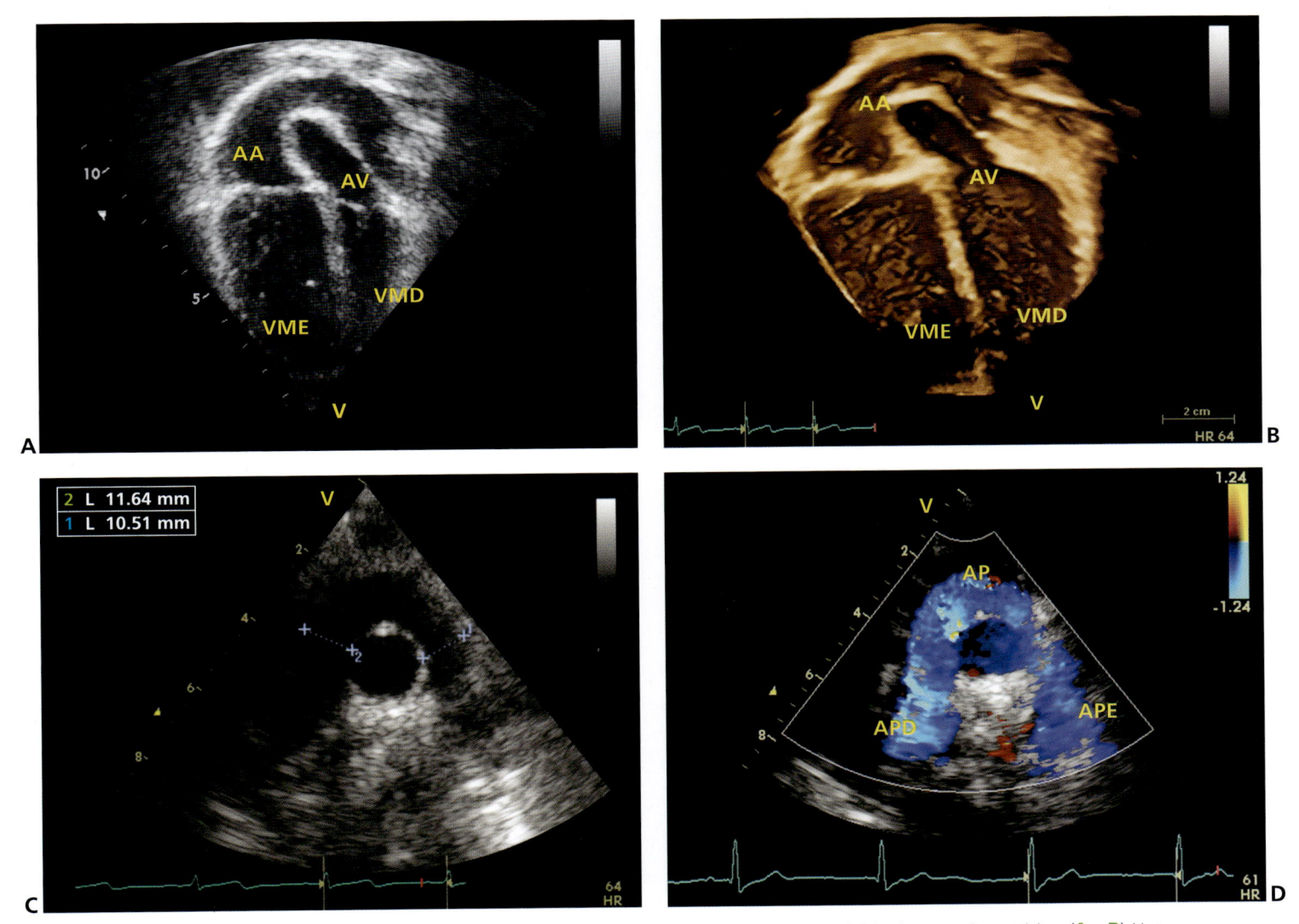

Fig. 48-1. Aspecto da cirurgia de *double switch* (Senning+Jatene) em paciente com transposição corrigida das grandes artérias. (**A** e **B**) Nota-se na posição de quatro câmaras um *patch* atrial formando o túnel das veias cavas e a separação dos átrios em átrios venoso e arterial, bidimensional e tridimensional. (**C** e **D**) Nota-se translocação anterior da artéria pulmonar criando uma imagem característica das artérias pulmonares direita e esquerda "abraçando" a aorta. AA = Átrio arterial; AV = átrio venoso; VMD = ventrículo morfológico direito; VME = ventrículo morfológico esquerdo; AP = artéria pulmonar; APD = artéria pulmonar direita; APE = artéria pulmonar esquerda.

Esta cirurgia apresenta excelentes resultados em lactentes e crianças menores, entretanto quando realizada em pacientes adultos jovens, uma bandagem para "retreinamento" do ventrículo esquerdo (VE) deve ser realizada (Fig. 48-2). O retreinamento do VE não é indicado para pacientes adultos mais velhos, cuja opção é o transplante cardíaco em caso de insuficiência cardíaca e sintomatologia.

O retreinamento do VE trata a insuficiência tricúspide sintomática grave. Em teoria, a realização de bandagem pulmonar aumentaria a pressão do VE e resultaria em alteração da posição do septo ventricular, além de melhorar a coaptação dos folhetos da valva tricúspide.

Realizamos atualmente a investigação complementar da função ventricular pela ecocardiografia tridimensional em todos os casos de cardiopatias complexas operadas, conforme já descrito no Capítulo 44 (Fig. 48-3).

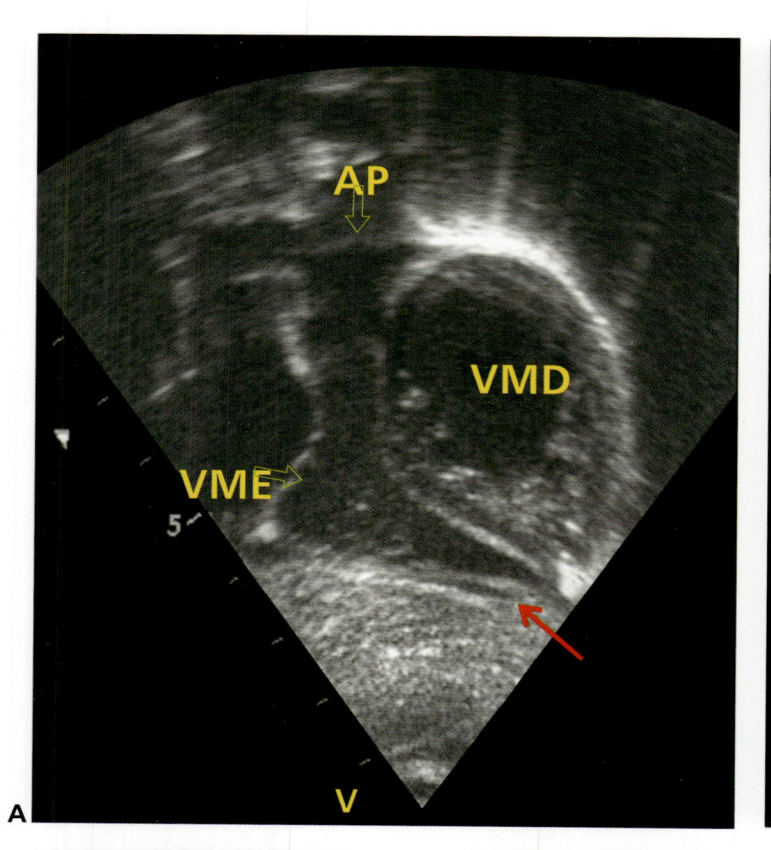

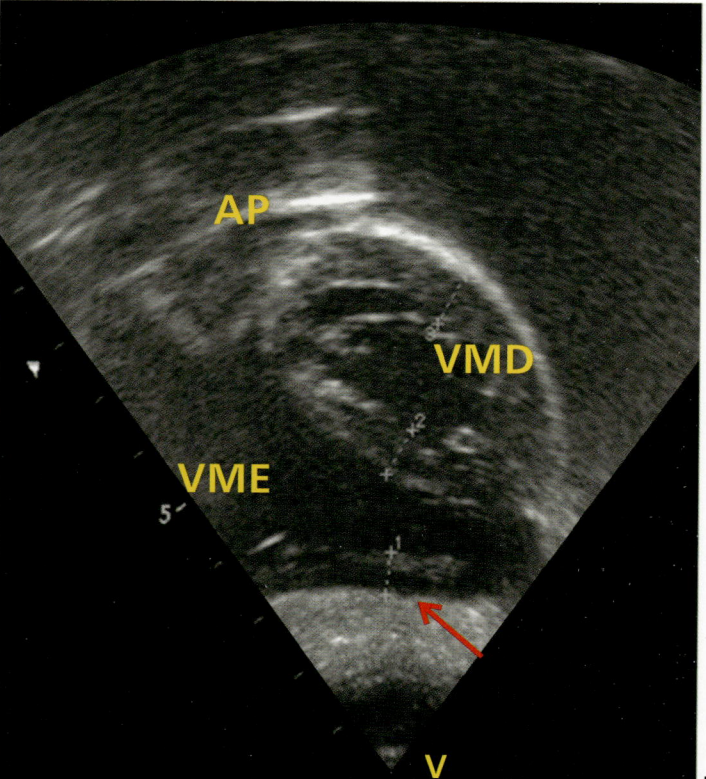

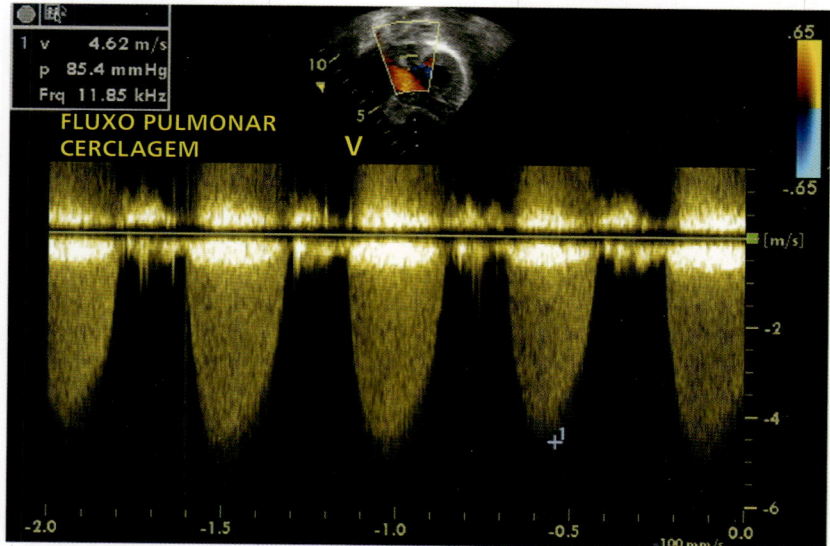

Fig. 48-2. Preparo de ventrículo esquerdo para cirurgia de *double switch* (Senning + Jatene) em paciente com transposição corrigida das grandes artérias. (**A**) Parede muito delgada do ventrículo morfológico esquerdo; (**B**) ganho de massa muscular após 6 meses de bandagem da artéria pulmonar. (**C**) Gradiente pela cerclagem de 85 mmHg atingido no final do período de preparo do ventrículo esquerdo. VME = Ventrículo morfológico esquerdo; VMD = ventrículo morfológico direito; AP = artéria pulmonar.

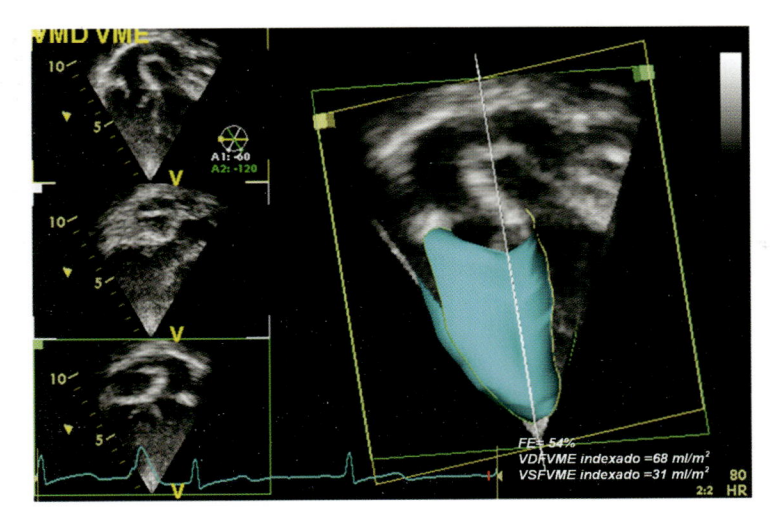

Fig. 48-3. Fração de ejeção e volumetria de ventrículo morfológico esquerdo pela técnica triplanar em pós-operatório de *double switch* (Senning+Jatene) em paciente com transposição corrigida das grandes artérias. Mesmo paciente, notar que a fração de ejeção (FE) do ventrículo morfológico esquerdo, o volume diastólico final indexado (VDFVME) e o volume sistólico final indexado (VSFVME) encontram-se normais, VDFVME = 68,3 ml/m², VSFVME = 31,6 ml/m².

DIFICULDADES NO DIAGNÓSTICO

As mesmas relatadas nas cirurgias de Jatene e Senning.

BIBLIOGRAFIA

Ilbawi MN, OCampo CB, Allen BS. Intermediate results of the anatomic repair for congenitally corrected transposition. *J Thorac Cardiovasc Surg* 2002;73:594.

Ly M, Belli E, Leobon B *et al.* Results of the double switch operation for congenitally corrected transposition of the great arteries. *Eur J Cardio-Thorac Surg* 2009;35(5):879.

Shin'oka T, Kurosawa H, Imai Y *et al.* Outcomes of definitive surgical repair for congenitally corrected transposition of the great arteries or double outlet right ventricle with discordant atrioventricular connections: risk analyses in 189 patients. *J Thorac Cardiovasc Surg* 2007;133(5):1318.

49 Cirurgia de Norwood e Damus-Kaye-Stansel

Lilian M. Lopes
Juliana Torres Pacheco

INTRODUÇÃO

A cirurgia de Norwood para Síndrome da Hipoplasia do Coração Esquerdo (SHCE) compreende uma anastomose aortopulmonar para redirecionamento do fluxo do ventrículo direito (VD) para a neoaorta seguida de interposição de um tubo VD-TP (Norwood-Sano) (Fig. 49-1A) ou de uma anastomose sistemicopulmonar (Norwood clássico), para manter o fluxo pulmonar. Istmoplastia aórtica, se coarctação presente, também pode ser realizada no mesmo tempo cirúrgico.

A modificação realizada por Sano (tubo VD-TP) tem a vantagem de impedir a fuga diastólica presente no *shunt* sistemicopulmonar, proporcionando estabilidade hemodinâmica no pós-operatório imediato. Entretanto, os efeitos a longo prazo da cicatrização de uma ventriculotomia sobre a função do VD e no desencadeamento de arritmias ainda não foram avaliados.

O ecocardiograma pós-operatório objetiva avaliar a comunicação interatrial (CIA), obstrução residual ou recorrente do arco aórtico, a presença de insuficiência aórtica, a permeabilidade do tubo VD-TP e a presença de estenose ou distorção dos ramos pulmonares. O bom resultado cirúrgico ecocardiográfico consiste na ausência de restrição ao fluxo em septo interatrial, fluxo do tubo VD-TP sem gradiente significativo, fluxos aórtico e pulmonar laminar, insuficiência tricúspide discreta ou ausente e boa função ventricular (Fig. 49-2).

A cirurgia de Damus-Kaye-Stansel é semelhante à cirurgia de Norwood, diferindo apenas no tipo de anastomose e costuma ser indicada nos casos de estenose aórtica crítica com ventrículo esquerdo *borderline* ou para corações univentriculares com obstrução em aorta (Figs. 49-1B e 49-3).

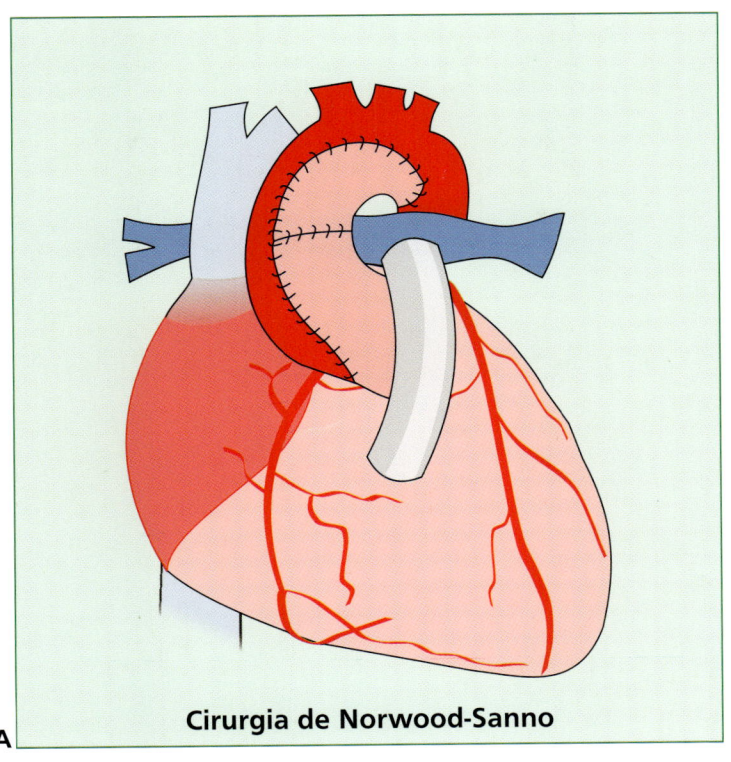

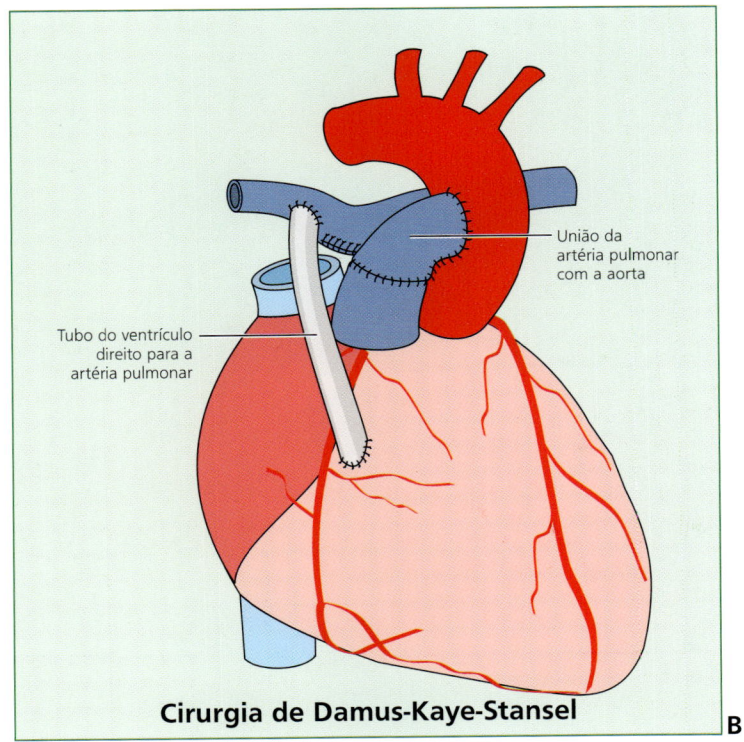

Fig. 49-1. Diagrama ilustrativo do aspecto final da cirurgia de Norwood-Sano e cirurgia de Damus-Kaye-Stansel. (**A**) Anastomose aortopulmonar para redirecionamento do fluxo do ventrículo direito para a neoaorta seguida de interposição de um tubo VD-TP. (**B**) Anastomose aortopulmonar para redirecionamento do fluxo de um ventrículo único ou direito para a neoaorta seguida de interposição de um tubo VD-TP.

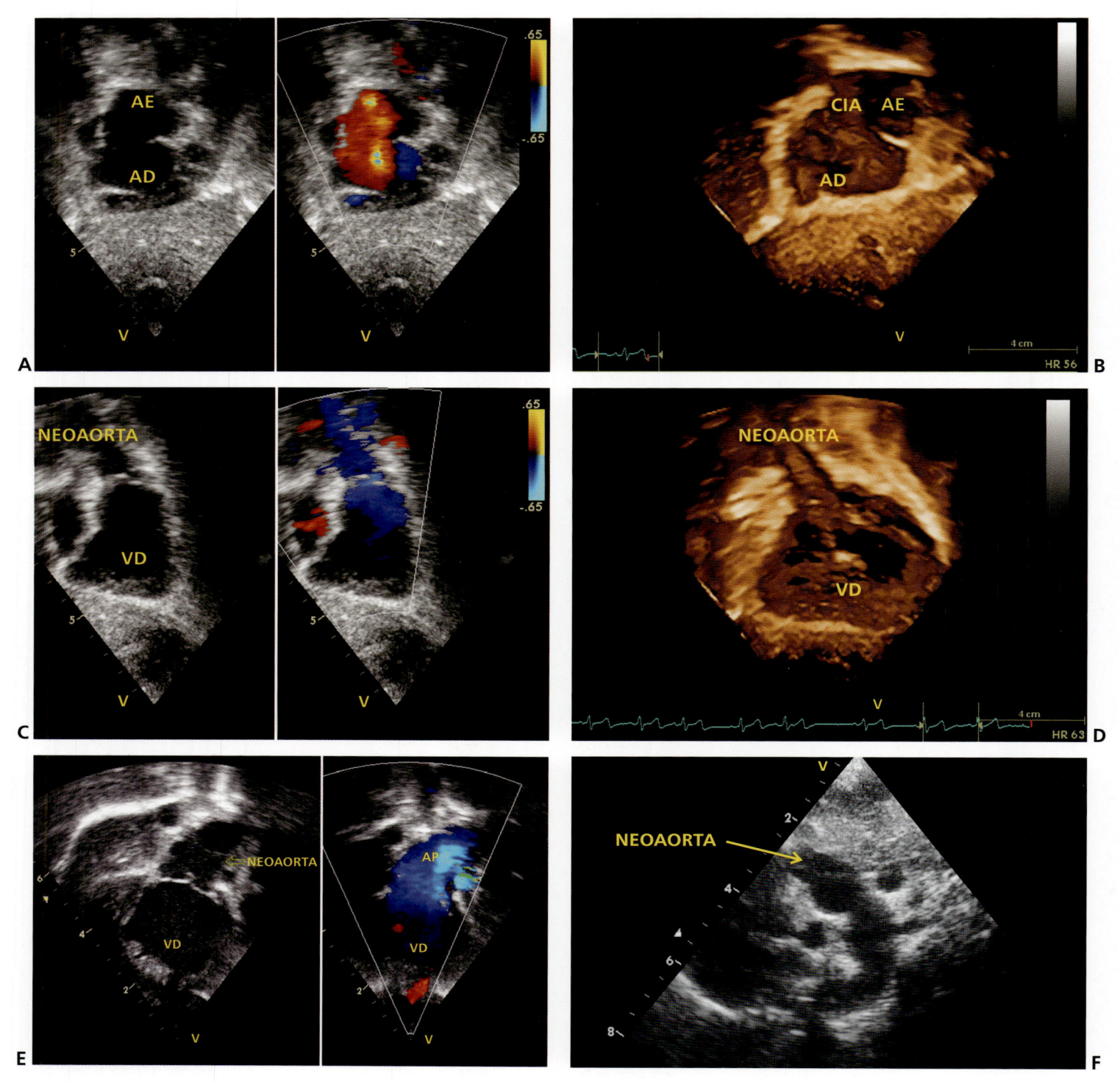

Fig. 49-2. Cirurgia de Norwood com bom resultado cirúrgico. (**A**) Grande comunicação interatrial (CIA) após ressecção de parte do septo interatrial. (**B**) Mesmo aspecto ao tridimensional. (**C**) Corte subcostal do ventrículo direito com neoaorta, fluxo laminar em azul. (**D**) Mesmo aspecto ao tridimensional. (**E**) Corte longitudinal subcostal do ventrículo direito, mostrando neoaorta com fluxo laminar em azul. (**F**) Corte supraesternal, neoaorta reconstruída com o trecho inicial da artéria pulmonar. AD = Átrio direito; AE = átrio esquerdo; VD = ventrículo direito; AP = artéria pulmonar.

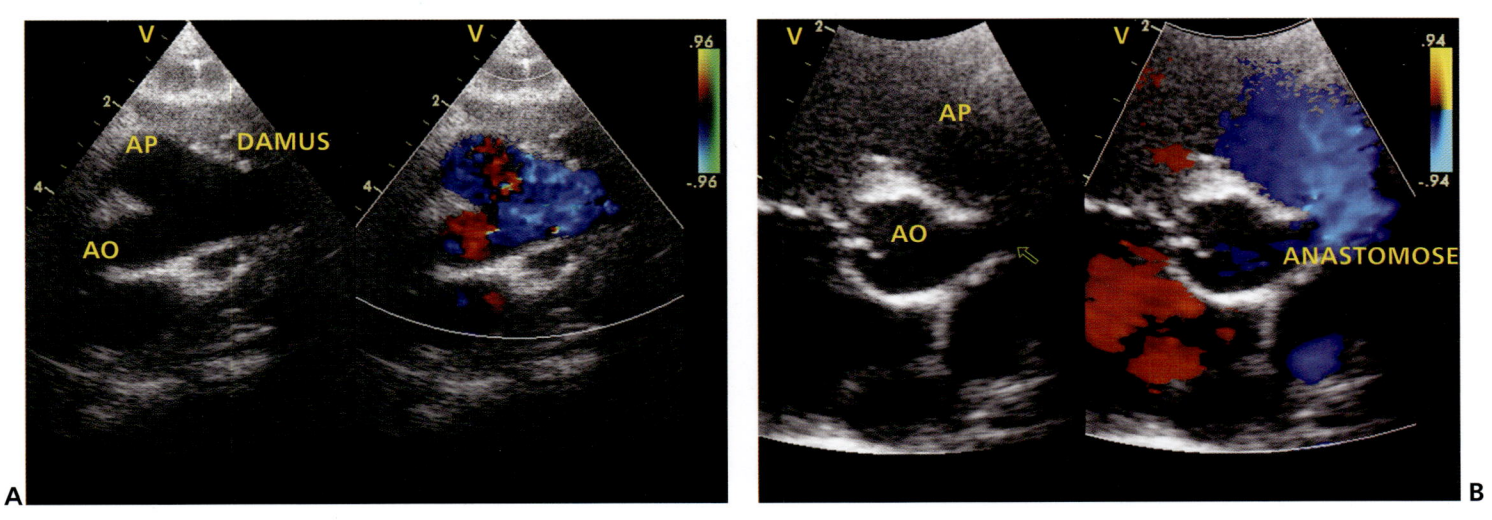

Fig. 49-3. Cirurgia de Damus-Kaye-Stansel. (**A**) Neste corte paraesternal notam-se artéria pulmonar (AP) e aorta (AO) anastomosadas, ambas apresentando diâmetro interno semelhante. (**B**) Mesmo corte paraesternal com anastomose da artéria pulmonar e aorta, que neste caso apresenta porção ascendente com diâmetro interno muito reduzido em comparação com a artéria pulmonar (seta).

Para avaliação do tamanho da CIA, o eixo subcostal é o mais utilizado, e o gradiente do fluxo AE-AD deve ser calculado. A presença de fluxo acelerado ao Doppler colorido e gradiente acima de 5 mmHg no Doppler contínuo são indicativos de CIA restritiva.

Para avaliação de coarctação residual, o corte supraesternal é o mais utilizado. O VD sistêmico dos pacientes com SHCE não costuma suportar obstruções no arco aórtico. Piora da insuficiência tricúspide e redução da função ventricular devem levantar suspeita de obstrução residual do arco aórtico. É comum a diferença de calibre entre a neoaorta e a aorta nativa, sendo normal uma leve aceleração de fluxo no local da anastomose. Gradiente significativo, discreta lesão em prateleira e estreitamento expressivo em comparação ao diâmetro da aorta abdominal na altura do diafragma são sinais de recoarctação.

O tubo VD-TP pode sofrer obstrução tanto na sua conexão com o VD, decorrente da hipertrofia muscular e obstrução dinâmica, como na sua confluência com a artéria pulmonar. Os cortes subcostal sagital e paraesternal eixo longo são os mais usados para medir o gradiente no conduto. Conforme se dirige à artéria pulmonar, o tubo sofre uma angulação posterior, podendo ser mais bem visualizado no corte supraesternal de eixo curto. O esterno também pode levar à compressão do tubo anteriormente, sendo comum a distorção ou estenose das artérias pulmonares. Como o tubo não é valvado, é normal a visibilização de fluxo reverso diastólico pelo Doppler nas artérias pulmonares, mas de velocidade caracteristicamente baixa e que tende à linha de base muito rapidamente (Fig. 49-4).

A boa evolução cirúrgica da cirurgia de Norwood e Damus-Kaye-Stansel também depende de uma valva tricúspide sem disfunção e de uma boa função ventricular. Para tanto, a avaliação da valva tricúspide deve ser realizada pelo apical de quatro câmaras. A avaliação da função ventricular direita tem sido feita qualitativamente e ainda permanece um grande desafio, pois são poucos os métodos quantitativos

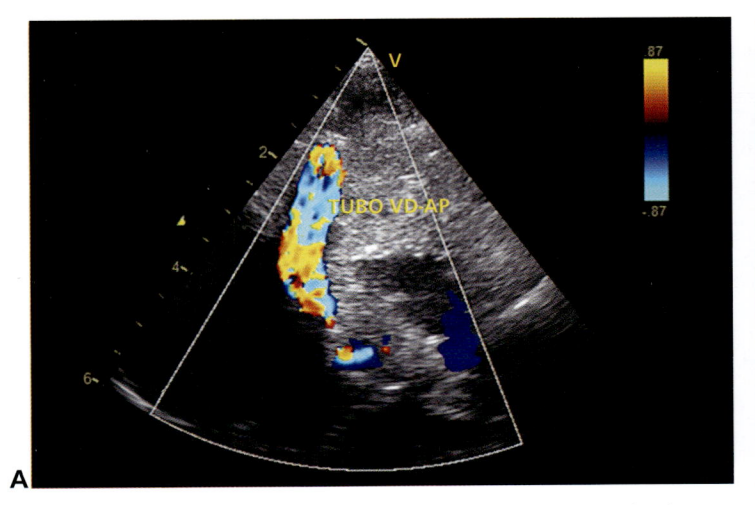

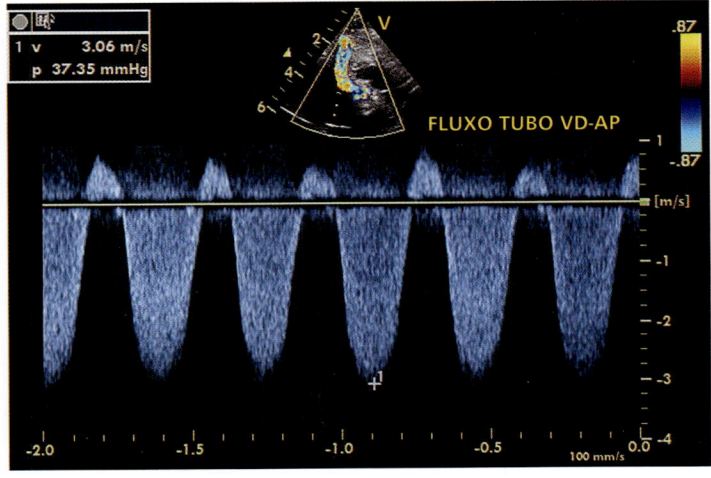

Fig. 49-4. Tubo VD-TP em cirurgia de Norwood. (**A**) O Doppler colorido mostra fluxo abundante e adequado na anastomose entre o ventrículo direito (VD) e a artéria pulmonar (AP). (**B**) O Doppler espectral mostra fluxo reverso diastólico de velocidade baixa no tubo.

confiáveis, já que o VD sistêmico apresenta geometria variável. Temos utilizado o TAPSE e o Modo-M com medições de diâmetros sistólico e diastólico do VD, mesmo sabendo das grandes limitações existentes nos dois métodos (Fig. 49-5).

A colocação percutânea de *stent* em canal arterial com bandagem das artérias pulmonares (procedimento híbrido) tem sido indicado também para tratamento da hipoplasia de ventrículo esquerdo, podendo ocorrer complicações do tipo compressão de ramos pulmonares (Figs. 49-6 e 49-7).

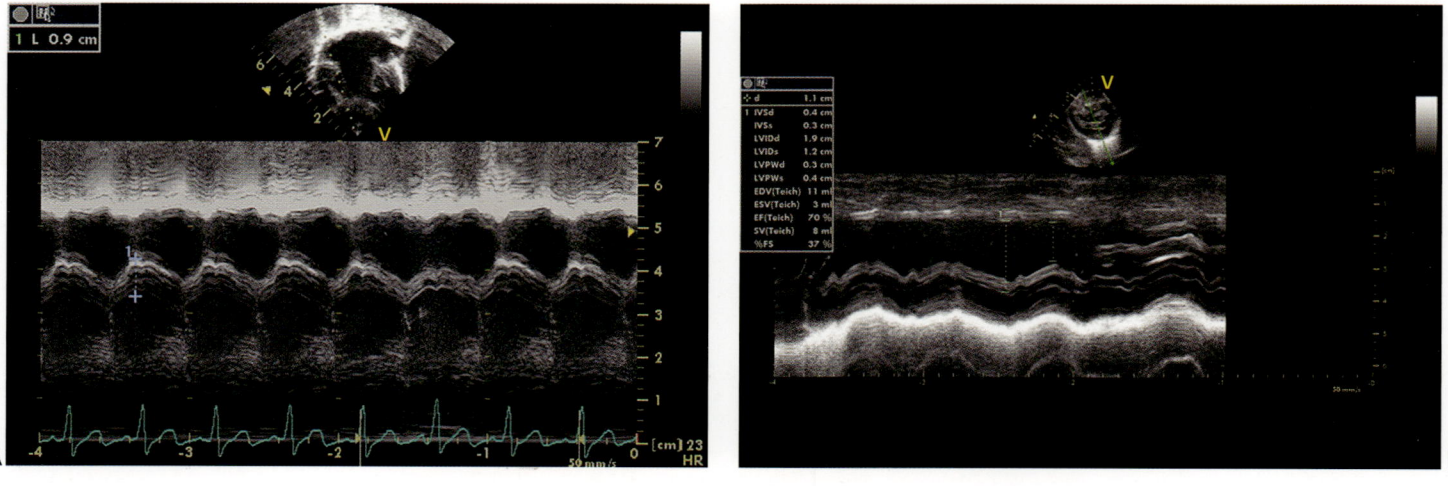

Fig. 49-5. Função ventricular direita ao bidimensional em síndrome de hipoplasia de ventrículo esquerdo. (**A**) TAPSE de ventrículo direito abaixo da normalidade (9 mm). (**B**) Modo-M do ventrículo direito remodelado mostrando função normal.

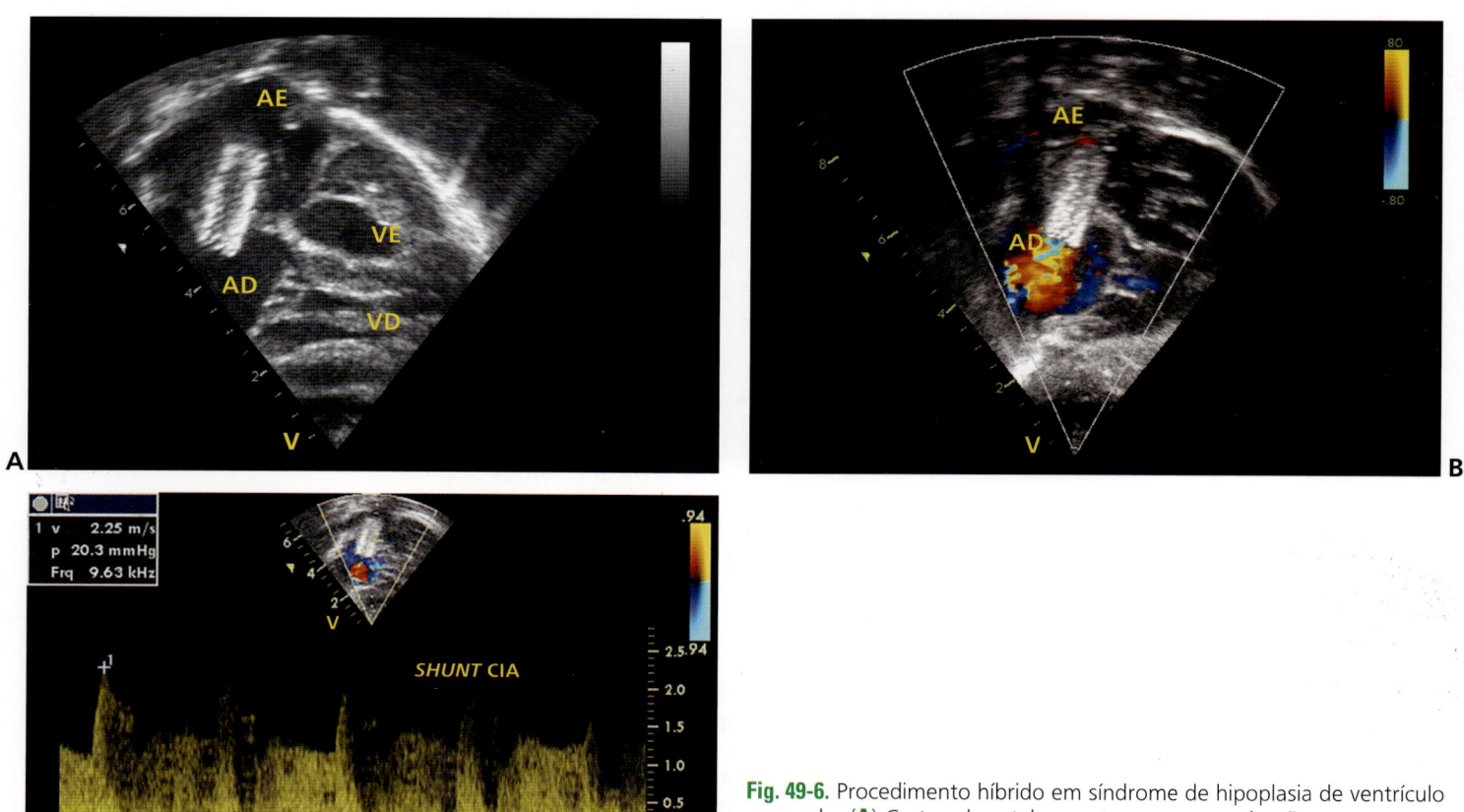

Fig. 49-6. Procedimento híbrido em síndrome de hipoplasia de ventrículo esquerdo. (**A**) Corte subcostal com *stent* em comunicação no septo interatrial (CIA). (**B**) Mesmo corte mostrando mosaico de cores por fluxo acelerado dentro do *stent*. (**C**) Doppler espectral demonstra gradiente elevado de 20,3 mmHg por fluxo acelerado dentro do *stent* posicionado em CIA. AD = Átrio direito; AE = átrio esquerdo; VD = ventrículo direito; VE = ventrículo esquerdo.

Capítulo 49 ▪ Cirurgia de Norwood e Damus-Kaye-Stansel 355

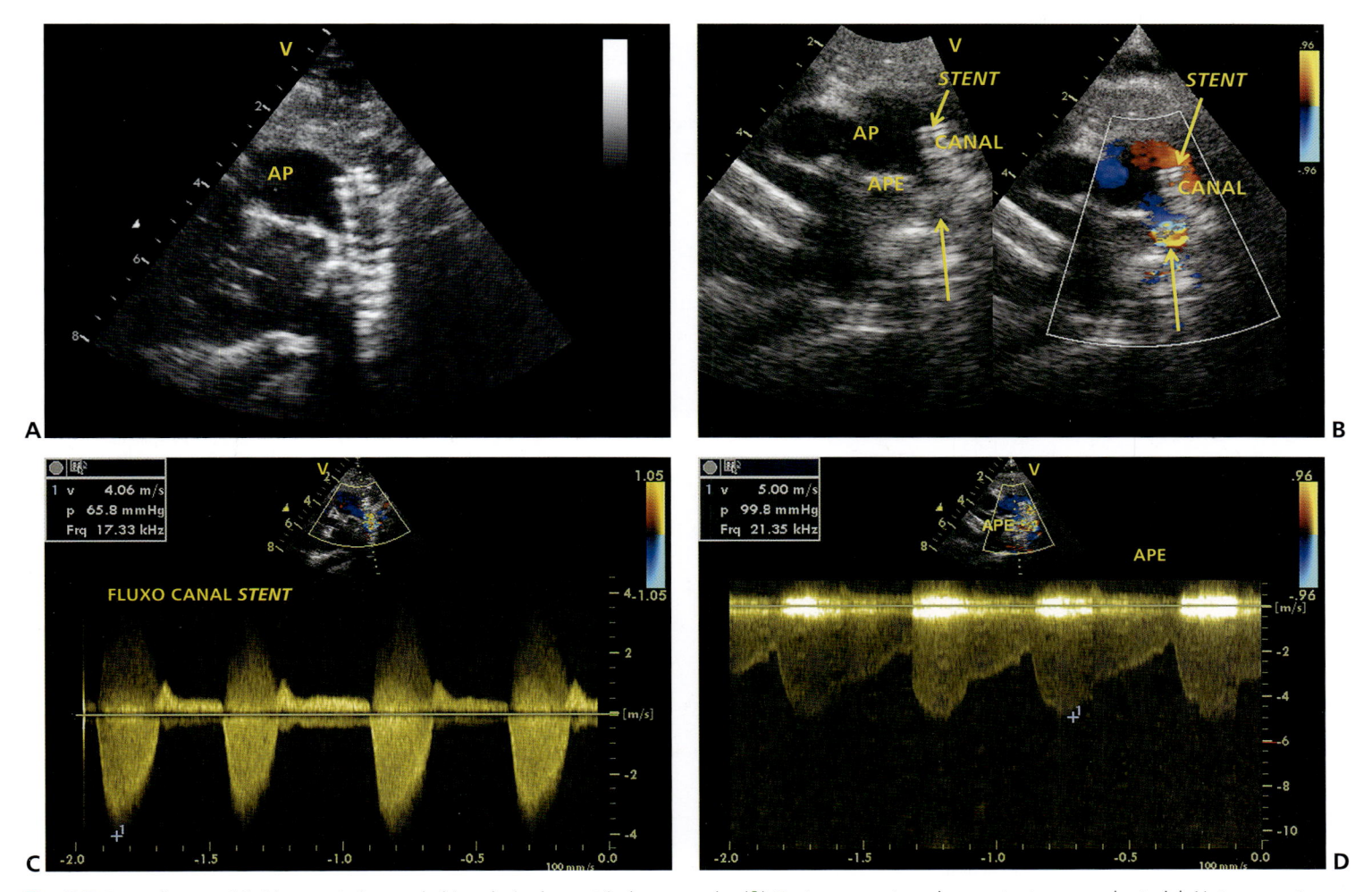

Fig. 49-7. Procedimento híbrido em síndrome de hipoplasia de ventrículo esquerdo. (**A**) Corte supraesternal com *stent* em canal arterial. Notar aspecto tubular e característico do dispositivo. (**B**) Mesmo corte com mosaico de cores em artéria pulmonar esquerda (APE – setas maiores) comprimida pelo *stent*. O fluxo do canal aparece em vermelho. (**C**) Doppler espectral demonstra gradiente elevado de 65,8 mmHg pelo *stent* posicionado em canal arterial. (**D**) Doppler espectral confirma estenose em artéria pulmonar esquerda causada pelo *stent*, gradiente elevado de 99,8 mmHg e fluxo contínuo. AP = Artéria pulmonar.

Investigação complementar pela ecocardiografia tridimensional

Em razão da importância da análise da função do ventrículo direito neste grupo de pacientes portadores de síndrome de hipoplasia do coração esquerdo, desenvolvemos um protocolo de avaliação pela ecocardiografia tridimensional semelhante ao relatado no Capítulo 44, aplicado aos pacientes em pós-operatório de Tetralogia de Fallot:

1. Fração de ejeção e volumetria de ventrículo direito pela técnica triplanar (Fig. 49-8).
2. Fração de ejeção e volumetria de ventrículo direito pelo *software* de análise específica para ventrículo direito TomTec (Unterschleissheim, Germany) (Fig. 49-9).
3. *Strain* bidimensional longitudinal de ventrículo direito na posição de quatro câmaras (Fig. 49-10).

Nos casos de ventrículo esquerdo *borderline* de pacientes em retreinamento de ventrículo esquerdo, acrescentamos a análise tridimensional do VE:

4. Fração de ejeção e volumetria de ventrículo esquerdo pela técnica triplanar.
5. *Strain* bidimensional longitudinal de ventrículo esquerdo na posição de quatro câmaras, eixo longo e duas câmaras com construção do gráfico *bull eye* com representação regional de deformidade das paredes.

As Figuras 49-11 e 49-12 mostram caso de paciente com recuperação de fisiologia biventricular após cirurgia de reabilitação do ventrículo esquerdo (delaminação de fibroelastose de ventrículo esquerdo hipoplásico com restrição de CIA). Neste paciente o Norwood foi desfeito, e a fisiologia biventricular, reconstituída.

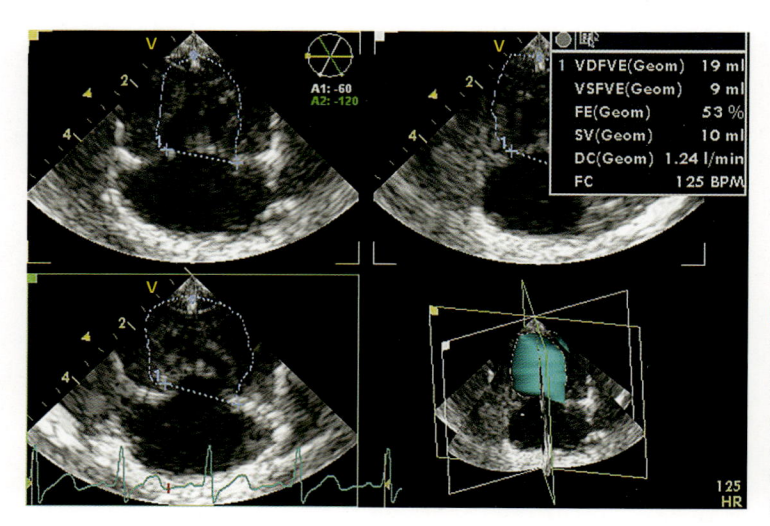

Fig. 49-8. Fração de ejeção e volumetria de ventrículo direito pela técnica triplanar em pós-operatório de segundo estágio de cirurgia de Norwood. Paciente com 2 anos de pós-operatório e boa evolução, posição apical de quatro câmaras. Notar fração de ejeção normal (53%) com volume diastólico final aumentado (VDFVD = 19 ml, indexado = 100 ml/m^2).

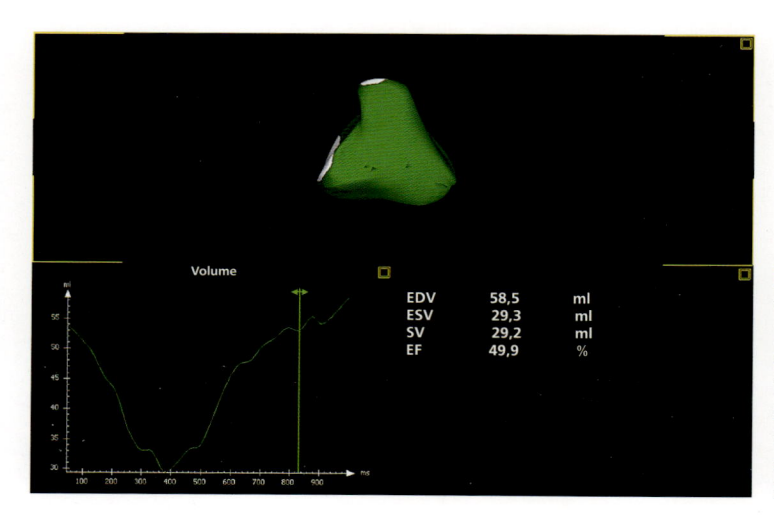

Fig. 49-9. Fração de ejeção e volumetria de ventrículo direito pelo *software* Tomtec em pós-operatório de terceiro estágio de cirurgia de Norwood. Quantificação dos volumes do ventrículo direito através do ciclo cardíaco com *software* especial (TomTec) após captura de volume tridimensional. Neste caso a fração de ejeção está limítrofe e o paciente apresenta-se bem clinicamente.

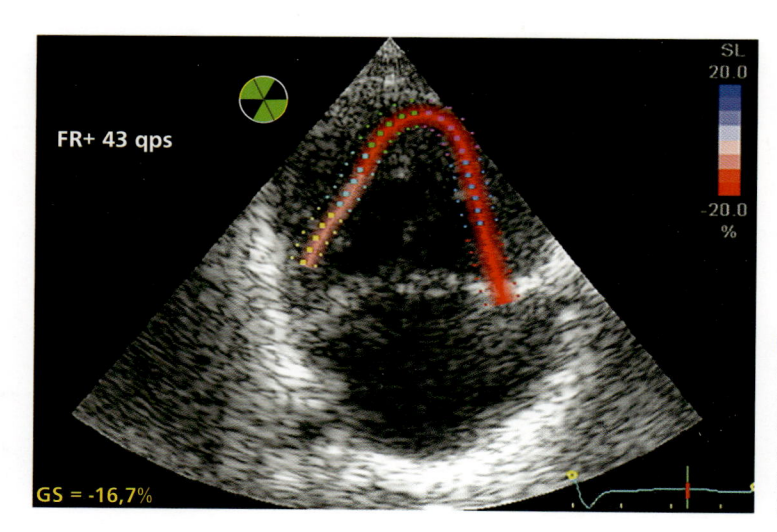

Fig. 49-10. *Strain* bidimensional de ventrículo direito em pós-operatório de terceiro estágio de cirurgia de Norwood. Posição de quatro câmaras do mesmo paciente da Figura 49-9, mostrando deformidade de ventrículo direito discretamente abaixo dos limites normais. *Strain* = -16,7%, normal acima de -20.

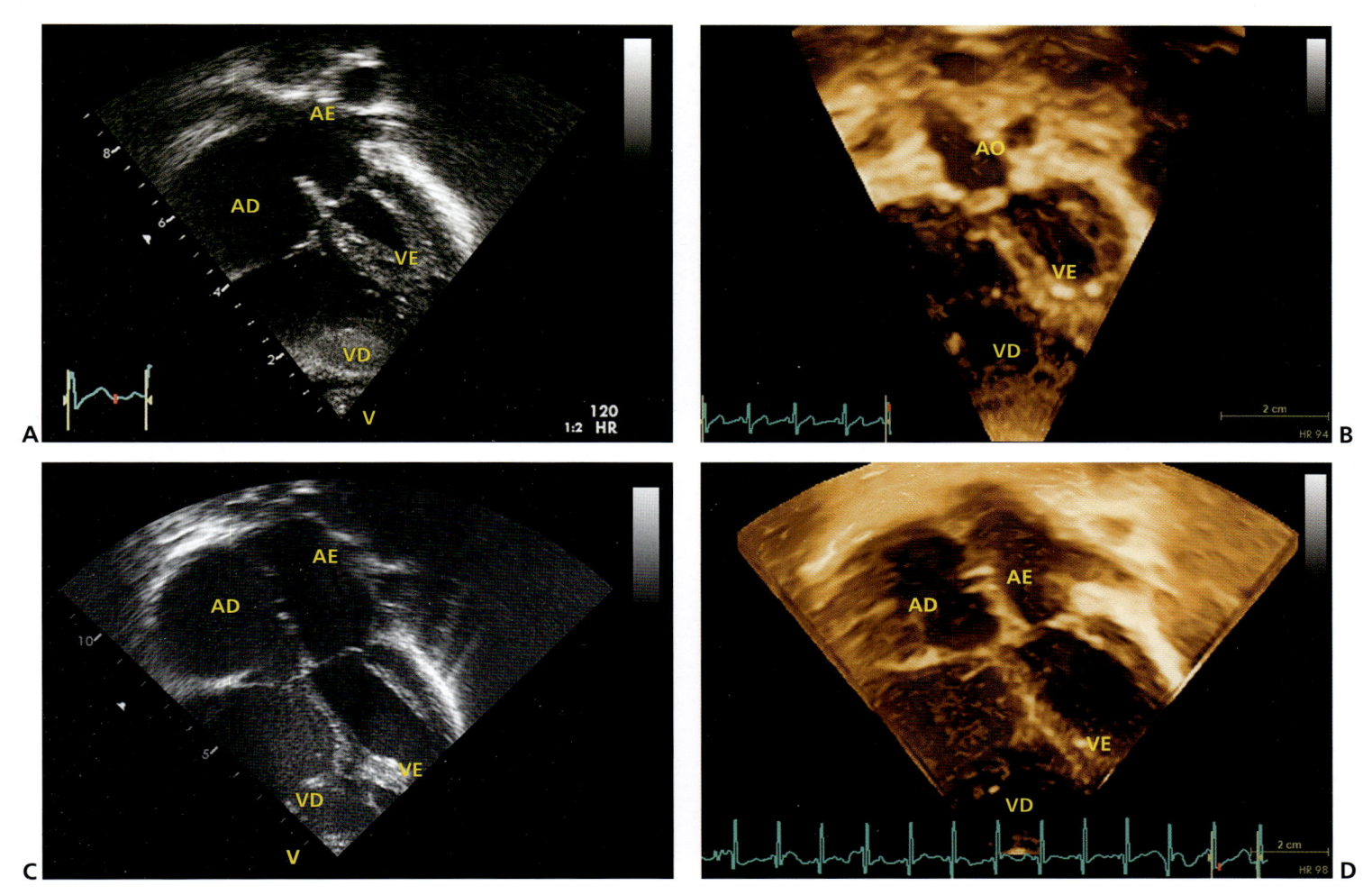

Capítulo 49 ■ Cirurgia de Norwood e Damus-Kaye-Stansel

Fig. 49-11. Paciente com ventrículo esquerdo *borderline* em protocolo de reabilitação de ventrículo esquerdo. (**A** e **B**) Posição de quatro câmaras mostrando ventrículo esquerdo (VE) pequeno e limítrofe (*borderline*), bidimensional e tridimensional. (**C** e **D**) Após delaminação de fibroelastose endocárdica de VE, notar aspecto recuperado em dimensão, bidimensional e tridimensional. AD = Átrio direito; AE = átrio esquerdo; VD = ventrículo direito; VE = ventrículo esquerdo; AO = aorta.

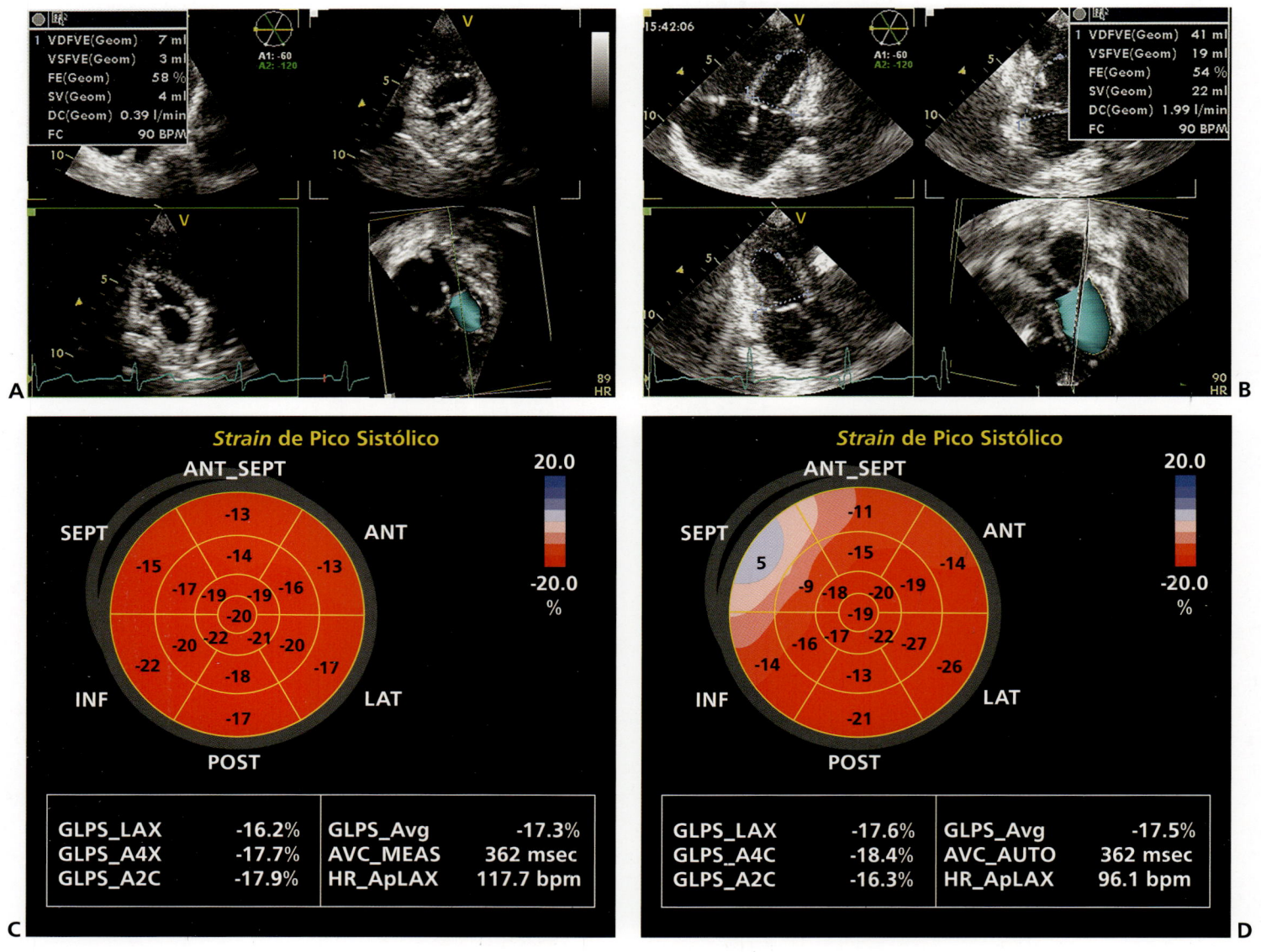

Fig. 49-12. Fração de ejeção e volumetria de ventrículo esquerdo pela técnica triplanar em pós-operatório recente de delaminação de ventrículo esquerdo. (**A**) Posição de quatro câmaras mostrando volumetria de ventrículo esquerdo (VE), que é pequeno e limítrofe (*borderline*). (**B**) Após delaminação de fibroelastose endocárdica de VE, notar aspecto recuperado em dimensão. (**C** e **D**) Gráfico *bull eye* do VE mostrando média do *strain* praticamente igual em fase pré e pós-delaminação (-17,3% e -17,5%), diferindo apenas na intensa alteração de deformidade em região septal após delaminação, correspondendo à área de maior ressecção de fibroelastose.

DIFICULDADES NO DIAGNÓSTICO

Pacientes submetidos à cirurgia de Norwood geralmente são pacientes graves, encontram-se com tórax aberto nos primeiros dias após a cirurgia, dificultando a janela ecocardiográfica para uma avaliação adequada dos resultados cirúrgicos.

BIBLIOGRAFIA

Cardis BM, Fyfe DA, Ketchum D. Echocardiographic features and complications of the modified Norwood operation using the right ventricle to pulmonary artery conduit. *J Am Soc Echocardiogr* 2005;18(6):660.

Emani SM, Bacha EA, McElhinney DB et al. Primary left ventricular rehabilitation is effective in maintaining two-ventricle physiology in the borderline left heart. *J Thorac Cardiovasc Surg* 2009;138(6):1276.

Nguyen T, Miller M, Gonzalez J et al. Echocardiography of hypoplastic left heart syndrome. *Cardiol Young* 2011;21(Suppl S2):28.

Reemtsen BL, PIke NA, Starnes VA. Stage I palliation for hypoplastic left heart syndrome: Norwood versus Sano modification. *Curr Opin Cardiol* 2007;22(2):60.

Sahn DJ, Harder JR, Freedom RM et al. Cross-sectional echocardiographic diagnosis and subclassification of univentricular hearts: imaging studies of atrioventricular valves, septal structures and rudimentary outflow chambers. *Circulation* 1982;66(5):1070.

50 Anastomoses Cavopulmonares – Cirurgia de Glenn e Fontan

Lilian M. Lopes
Juliana Torres Pacheco

INTRODUÇÃO

A cirurgia de Glenn bidirecional baseia-se na anastomose da veia cava superior (VCS) à artéria pulmonar (AP), com o objetivo de reduzir a carga de volume sobre o coração de maneira significativa e melhorar a *performance* do VD sistêmico (Fig. 50-1). Na presença de VCSE persistente, ambas as cavas são anastomosadas nas artérias pulmonares.

A avaliação da cirurgia de Glenn é mais bem realizada pelo corte supraesternal de eixo curto que evidencia um fluxo laminar venoso, bifásico, anterógrado, de baixa velocidade e com acentuação significativa durante a inspiração (Fig. 50-2). O limite de Nyquist deve ser reduzido para menos de 60 cm/s para que se possa avaliar esse fluxo de baixa velocidade. A determinação do gradiente médio ao longo de três ciclos cardíacos deverá demonstrar um valor inferior a 3 mmHg. A presença de fluxo contínuo com velocidade superior a este valor e que não retorna à linha de base do traçado Doppler é sugestiva de obstrução.

A presença de estenose ou distorção da artéria pulmonar no local onde era a anastomose do Blalock ou do tubo VD-TP deve ser excluída. Diferente das circulações biventriculares, em que o fluxo sanguíneo pulmonar é pulsátil, as estenoses das artérias pulmonares nas circulações univentriculares assemelham-se a obstruções venosas, levando a um gradiente de fluxo ao Doppler artificialmente baixo. Qualquer redução do diâmetro vascular deve ser considerada uma estenose em potencial. No local desse estreitamento, gradiente médio medido durante vários ciclos cardíacos maior que 3 mmHg deve ser considerado sugestivo de obstrução.

No pós-operatório tardio da cirurgia de Glenn, no caso de piora da cianose, dilatação ou reabertura da veia ázigo, indicando obstrução da anastomose cavopulmonar ou presença de colaterais venovenosas, poderão explicar este achado.

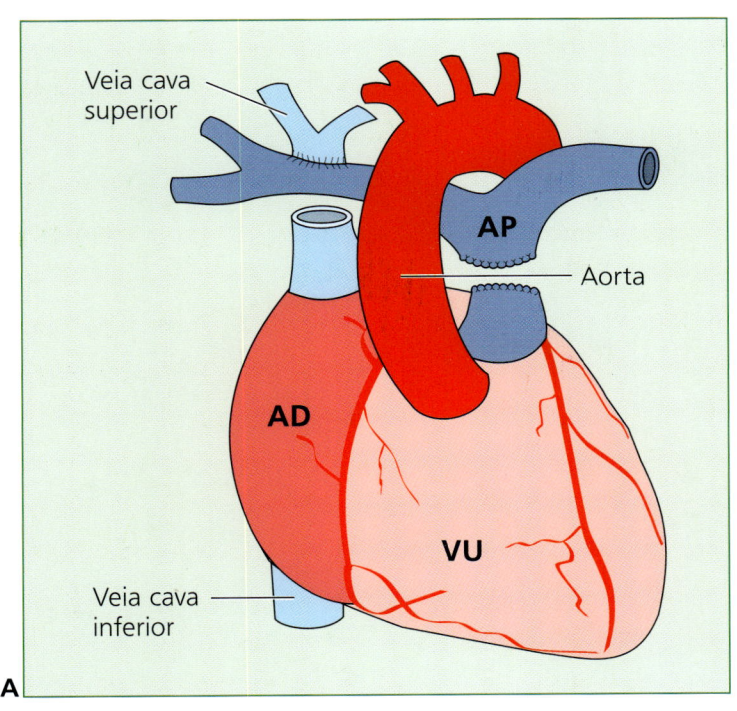

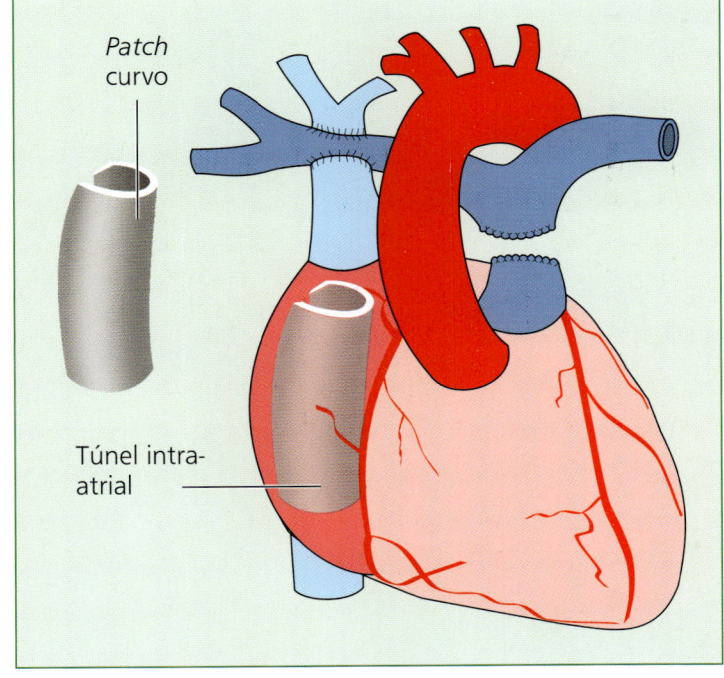

Fig. 50-1. Diagrama ilustrativo das etapas da cirurgia de Glenn e Fontan. (**A**) Cirurgia de Glenn, observando-se a anastomose da veia cava superior (VCS) na artéria pulmonar direita (AP). (**B**) Cirurgia de Fontan mostrando túnel de Gortex saindo da veia cava inferior em direção ao coto proximal da veia cava superior, que já está anastomosada na artéria pulmonar direita. AD = Átrio direito; VU = ventrículo único.

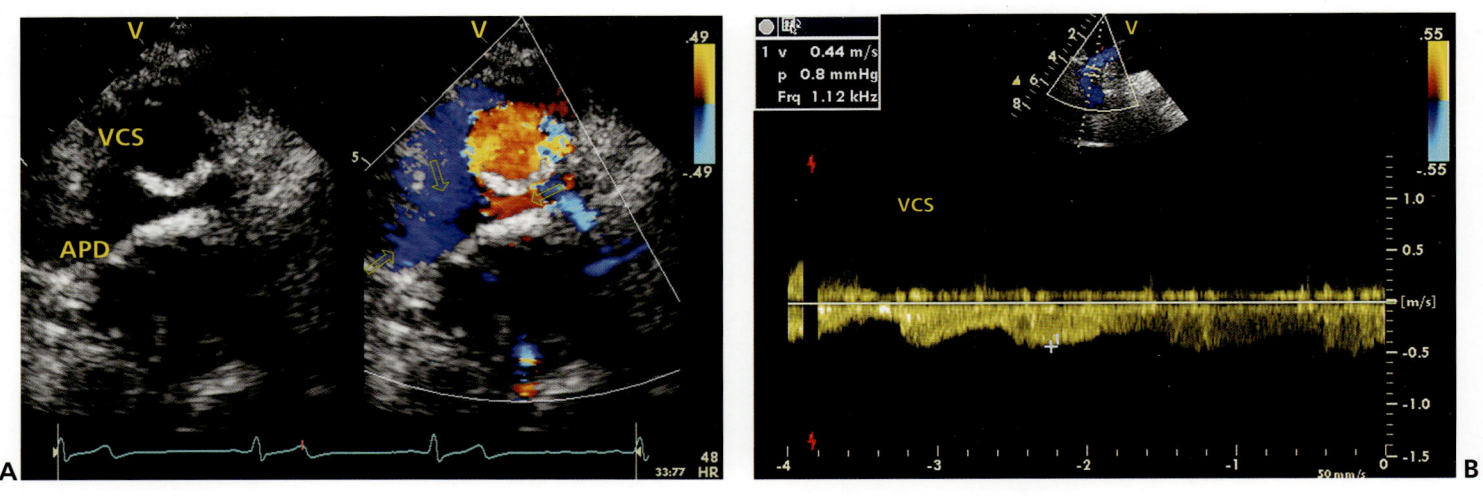

Fig. 50-2. Cirurgia de Glenn. (**A**) Notar veia cava superior anastomosada na artéria pulmonar direita, cirurgia de Glenn, observando-se a anastomose da veia cava superior (VCS) na artéria pulmonar direita (APD). (**B**) Doppler espectral da veia cava superior próximo à anastomose com a APD. O fluxo tem padrão venoso e velocidade baixa de 0,44 m/s.

A cirurgia de Fontan compreende a anastomose da porção supra-hepática da veia cava inferior (VCI) à artéria pulmonar, com o intuito de reduzir ainda mais a sobrecarga ventricular e eliminar ou diminuir a insaturação de oxigênio dos pacientes com coração funcionalmente univentricular, que passam agora a apresentar uma circulação "em série".

A cirurgia de Fontan é avaliada nos cortes subcostal ou apical, ao mostrar o túnel de Gortex saindo da veia cava inferior em direção à artéria pulmonar (Figs. 50-3 e 50-4). Assim como a anastomose de Glenn, também apresenta fluxo laminar bifásico de baixa velocidade, que pode aumentar durante a inspiração.

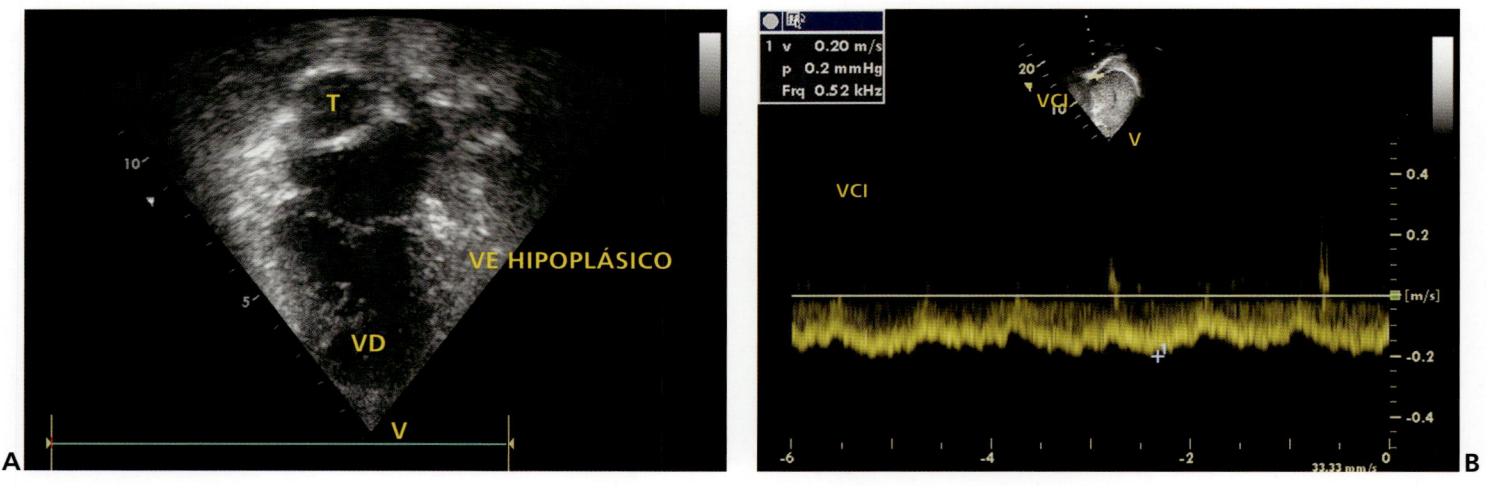

Fig. 50-3. Cirurgia de Fontan em síndrome de hipoplasia de coração esquerdo. (**A**) Posição de quatro câmaras observando-se ventrículo direito dilatado (VD) com túnel intra-atrial (T). (**B**) Doppler espectral da veia cava inferior (VCI) com padrão venoso e velocidade baixa de 0,20 m/s.

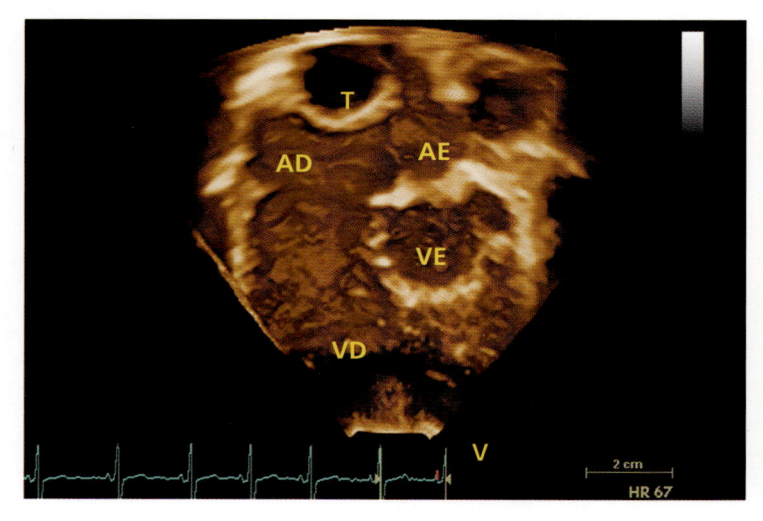

Fig. 50-4. Cirurgia de Fontan em síndrome de hipoplasia de coração esquerdo, tridimensional. Imagem tridimensional da posição de quatro câmaras observando-se ventrículo direito dilatado, ventrículo esquerdo hipoplásico e túnel intra-atrial (T). AD = Átrio direito; AE = átrio esquerdo; VD = ventrículo direito; VE = ventrículo esquerdo.

Capítulo 50 ▪ Anastomoses Cavopulmonares – Cirurgia de Glenn e Fontan

A presença de trombos comprometendo o trajeto de ambas as anastomoses deve ser sempre excluída. Sua avaliação pode ser realizada tanto pela imagem ao bidimensional, quanto pela presença de uma velocidade aumentada ao Doppler.

Veias hepáticas e cava inferior dilatadas no Fontan sugerem pressão venosa sistêmica elevada, e a existência de contraste espontâneo está associada à lentidão do fluxo sanguíneo e/ou à redução do débito cardíaco.

A presença de fenestração entre o tubo e o átrio direito permite um *shunt* direita-esquerda contínuo de pequenas proporções, à custa de ligeira insaturação do paciente, com o objetivo de descomprimir o sistema venoso sistêmico e ajustar o débito cardíaco. A fenestração normalmente mede em torno de 3 a 5 mm e deve ser avaliada na janela apical, pelo Doppler colorido e Doppler contínuo (Figs. 50-5 e 50-6). O gradiente médio através da fenestração fornece uma estimativa do gradiente da pressão transpulmo-

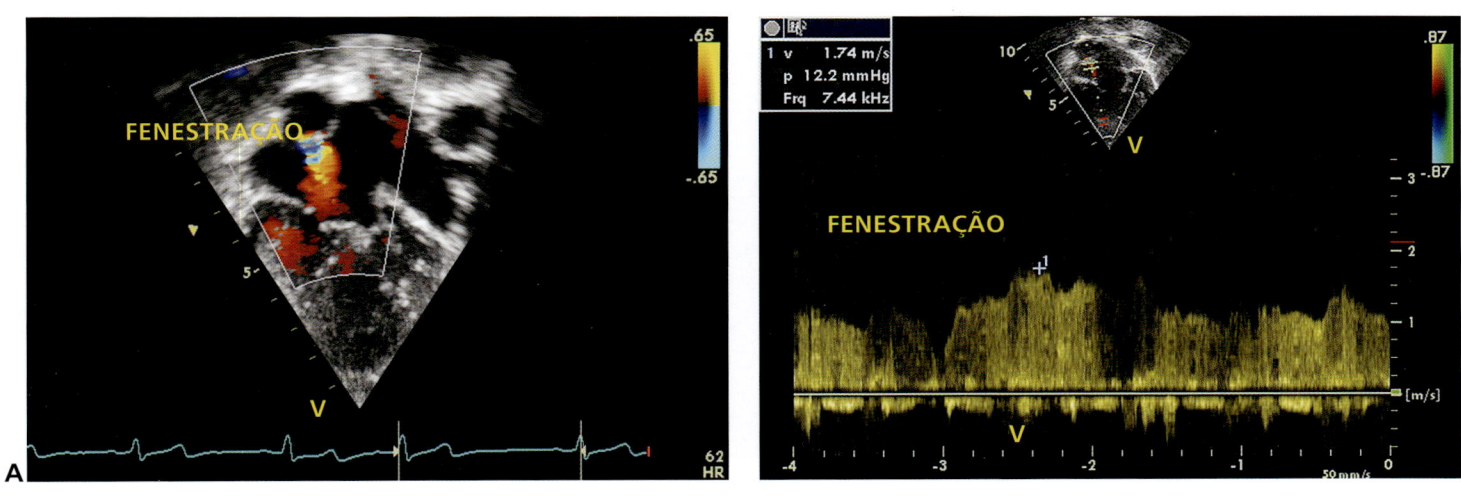

Fig. 50-5. Cirurgia de Fontan com fenestração em síndrome de hipoplasia de coração esquerdo. (**A**) Posição de quatro câmaras observando-se ao Doppler colorido o fluxo da fenestração a partir do túnel. (**B**) Fenestração com fluxo contínuo com velocidade de 1,74 m/s ao Doppler pulsátil.

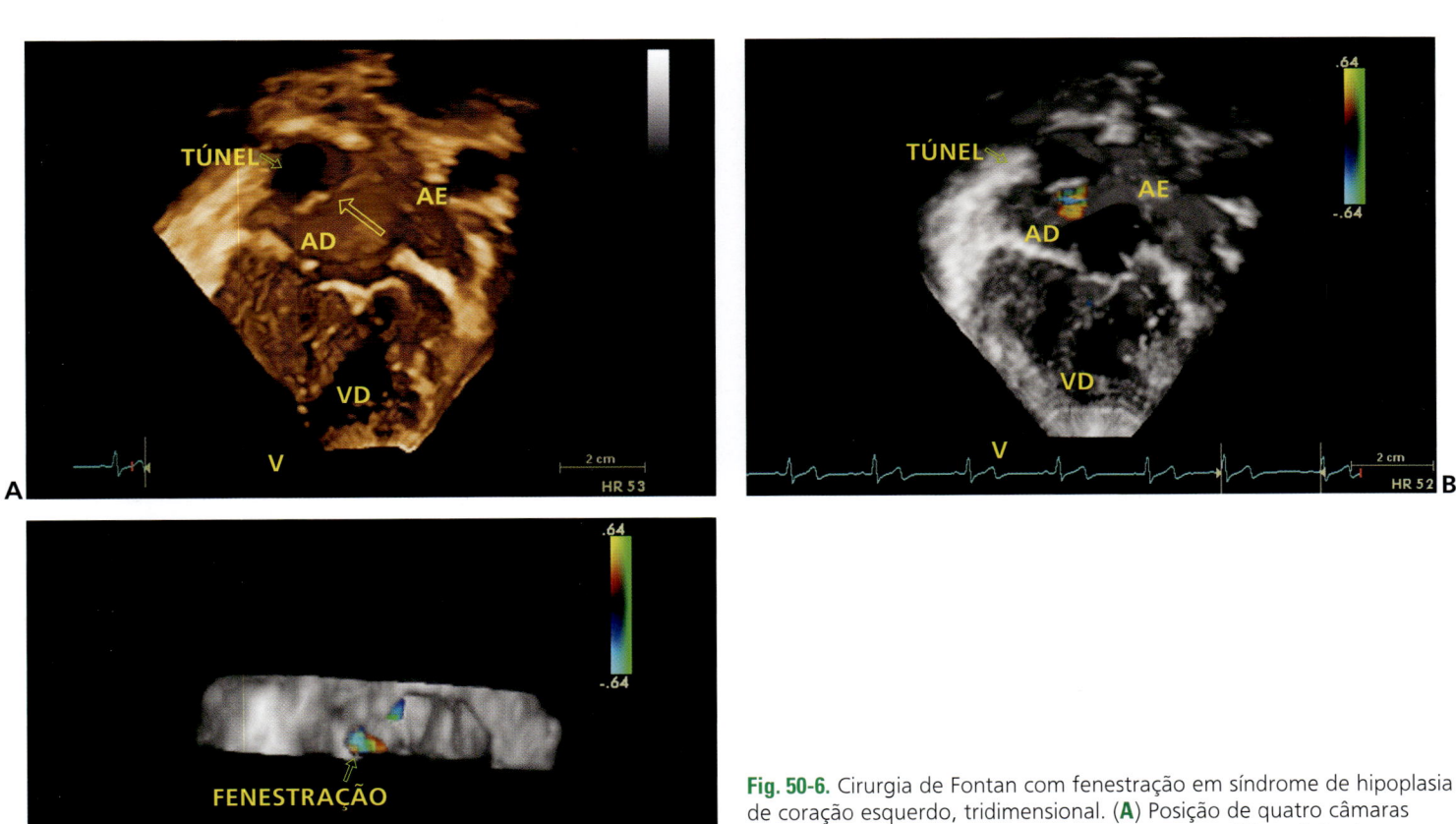

Fig. 50-6. Cirurgia de Fontan com fenestração em síndrome de hipoplasia de coração esquerdo, tridimensional. (**A**) Posição de quatro câmaras observando-se o pequeno orifício da fenestração. (**B**) Posição de quatro câmaras observando-se ao Doppler colorido o fluxo da fenestração a partir do túnel. (**C**) Visão tridimensional da porção interna do túnel com pequeno ponto de mosaico ao Doppler colorido, correspondente ao local da fenestração. AD = Átrio direito; AE = átrio esquerdo; VD = ventrículo direito.

nar. Este gradiente é determinado principalmente pela resistência vascular pulmonar do paciente, que é um determinante fundamental do prognóstico dos pacientes com circulação de Fontan. Gradientes médios abaixo de 5 mmHg refletem uma fisiologia aquém do ideal ou podem ser decorrentes da desidratação com pressões atriais direitas artificialmente baixas. Gradientes acima de 8 mmHg, por outro lado, indicam resistência transpulmonar ao fluxo sanguíneo elevada.

Estenose subaórtica e coarctação da aorta residual, mesmo que com gradientes pequenos (15-25 mmHg), podem afetar negativamente a *performance* ventricular e a reserva cardíaca desses pacientes.

O bom resultado cirúrgico ecocardiográfico consiste na determinação de um fluxo laminar bifásico de baixa velocidade em ambas as anastomoses cavopulmonares, além de uma função ventricular (sistólica e diastólica) adequada, pois a função ventricular juntamente com a resistência vascular pulmonar são as variáveis mais importantes relacionadas com o sucesso e/ou insucesso das cirurgias de Glenn e Fontan.

Nos corações com morfologia de ventrículo esquerdo predominante, os métodos padronizados utilizados para calcular a fração de ejeção, o encurtamento das fibras circunferenciais e o estresse mural ainda são clinicamente úteis. No caso de VD predominante, além da análise qualitativa da função ventricular, métodos, como FAC, Doppler tecidual e IPM, têm mostrado validade relativa.

Realizamos atualmente a investigação complementar da função ventricular pela ecocardiografia tridimensional em todos os casos de cardiopatias complexas operadas, conforme já descrito no Capítulo 44.

DIFICULDADES NO DIAGNÓSTICO

Muitas vezes é necessária a complementação com ecocardiograma transesofágico para excluir a presença de trombos, principalmente nos pacientes de Fontan com mais idade, que não mais apresentam imagens transtorácicas satisfatórias.

BIBLIOGRAFIA

Birnbaum B, Berger G, Fenstermaker B *et al.* Echocardiographic parameters that predict outcome in aortic atresia patients undergoing comprehensive stage ii procedure. *Congenital Heart Disease* 2010;5(5):409.

Cook AC, Anderson RH. The functionally univentricular circulation: anatomic substrates as related to function. *Cardiol Young* 2005;15(Suppl 3):7.

Rigby ML, Anderson RH, Gibson D *et al.* Two dimensional echocardiographic categorisation of the univentricular heart. Ventricular morphology, type, and mode of atrioventricular connection. *Br Heart J* 1981;46(6):603.

Tham EB, Smallhorn JF, Kaneko S *et al.* Insights into the evolution of myocardial dysfunction in the functionally single right ventricle between staged palliations using speckle-tracking echocardiography. *J Am Soc Echocardiogr* 2014;27(3):314.

Índice Remissivo

Números de páginas acompanhados por um *f* ou *q* itálico indicam Figuras e Quadros, respectivamente.

A

3D (Tridimensional)
  cardiomiopatia ao, 168*f*
    hipertrófica, 168*f*
  imagens, 15
  SHCE ao, 156*f*
    estudo em, 156*f*
      da função ventricular direita, 156*f*
AAD (Apêndice Atrial Direito), 261
  normal, 261*f*
AAE (Apêndice Atrial Esquerdo), 261
  normal, 262*f*
AD (Átrio Direito), 5*f*, 6*f*, 7*f*, 8*f*, 12*f*, 13*f*, 14*f*, 26*f*, 28*f*
AE (Átrio Esquerdo), 5*f*, 7*f*, 8*f*, 11*f*, 12*f*, 13*f*, 14*f*, 26*f*, 28*f*
Agenesia
  da VP, 201-205
    com tetralogia de Fallot, 201-205
      achados indiretos, 202
      diagrama da, 201*f*
      dificuldades no diagnóstico, 202
      forma clássica, 202*f*
      resumo dos achados, 202
        ecocardiográficos, 202
      técnica de exame, 202
Ampulheta
  estenose aórtica em, 177*f*
    supravalvar, 177*f*
Anastomose(s)
  cavopulmonares, 359-362
  sistemicopulmonares, 297, 298
    diagnóstico, 298
      dificuldades no, 298
    tipo *shunt* central, 297*f*, 298*f*
Anel
  supravalvar, 140*f*
    mitral, 140*f*
      diagrama, 140*f*
Aneurisma(s) (Aneu)
  da artéria coronária, 83
    por doença de Kawasaki, 83
      classificação, 83
      resumo dos achados ecocardiográficos, 86
      técnica de exame, 84
  de septo membranoso, 38*f*
    com pequena comunicação, 38*f*
  de VSVD, 323*f*
    em tetralogia de Fallot, 323*f*
  fusiforme, 83*f*, 84*f*
    gigante, 84*f*
    múltiplos, 85*f*
      criança com, 85*f*
        doença de Kawasaki em, 85*f*
  sacular, 83*f*
    médio, 83*f*
    pequeno, 83
Anomalia(s)
  complexas, 239-270
    apêndices, 261-263
      justaposição de, 261-263
    criss-cross heart, 265-270
    inversão ventricular, 265-270
      isolada, 265-270
    síndromes do isomerismo atrial, 241-249
      direito, 241-249
      esquerdo, 241-249
    straddling, 257-259
      da VM, 257-259
      da VT, 257-259
    ventrículo, 265-270
      inferior, 265-270
      superior, 265-270
    VU, 251-254
  congênitas, 137-143
    da VM, 137-143
      achados indiretos, 143
      dificuldades no diagnóstico, 143
      resumo dos achados, 143
        ecocardiográficos, 143
      técnicas de exame, 143
  conotruncais, 191-237
    DVSVD, 221-229
    TCGA, 215-220
    tetralogia de Fallot, 193-200, 201-205
      agenesia da VP com, 201-205
    TGA, 207-213
    truncus arteriosus, 231-236
  das artérias coronárias, 79-86
    na criança, 79-86
      aneurisma por doença de Kawasaki, 83
      fístulas coronarianas, 81
      origem anômala, 79
  de Ebstein, 99-107, 217*f*, 329*f*
    da VT, 99-107, 329*f*
      achados ecocardiográficos, 101, 104
        indiretos, 101
        resumo dos, 104
      diagrama da, 329*f*
        após correção, 329*f*
      dificuldades no diagnóstico, 104
      muscularizada, 106*f*
      técnica de exame, 103
    em posição de quatro câmaras, 100*f*
    TCGA associada à, 217*f*
    tipo D, 105*f*
      de Carpentier, 105*f*
  do *situs*, 241
AO asc (Aorta Ascendente), 10*f*, 11*f*
AO desc (Aorta Descendente), 11*f*
AO (Aorta), 7*f*, 8*f*, 12*f*, 13*f*
  abdominal, 4*f*
    Doppler da, 4*f*
  cavalgamento da, 198*f*
    na tetralogia de Fallot, 198*f*
      clássica, 198*f*
  diagrama da posição da, 194*f*
    em corte de eixo curto, 194*f*
      na tetralogia de Fallot, 194*f*
  Doppler da, 277*f*
    colorido, 277*f*
    na SHCE, 153*f*
  posição da saída da, 273*f*
  raiz da, 9*f*
  recoarctação da, 318*f*
    em adulto, 318*f*
      operado há 15 anos, 318*f*
  transversa, 14*f*
Artéria(s) Pulmonar(es) (AP), 6*f*, 8*f*, 13*f*, 359
  bandagem da, 299-302
  cerclagem da, 299-302
    diagnóstico, 302
      dificuldades no, 302
    diagrama, 299*f*
    estenótica, 302*f*
  esquerda, 322*f*
    estenose de, 322*f*
      em tetralogia de Fallot operada, 322*f*
  na SHCE, 153*f*
  posição de saída da, 274*f*
  ramo das, 9*f*
  tronco das, 9*f*
APD (Artéria Pulmonar Direita), 8*f*, 9*f*, 11*f*, 14*f*
APE (Artéria Pulmonar Esquerda), 8*f*, 9*f*, 11*f*
  estenose de, 342*f*
    em pós-operatório, 342*f*
      de cirurgia de Jatene, 342*f*
Apêndice(s)
  justaposição de, 261-263
    achados, 263
      indiretos, 263
    atriais, 262*f*
      esquerdo, 262*f*
    diagnóstico, 263
      dificuldades no, 263
    resumo dos achados, 263
      ecocardiográficos, 263
    técnica de exame, 263
Arco
  aórtico, 11*f*, 180*f*, 200*f*
    à direita, 200*f*
      na tetralogia de Fallot, 200*f*
    do recém-nascido, 180*f*
  ductal, 155*f*, 275*f*
    em neonato, 155*f*
      com SHCE, 155*f*
Arritmia(s)
  fetais, 285, 286
    bloqueio atrioventricular, 286
    extrassístoles, 285
      atriais, 285
      ventriculares, 285
    flutter atrial, 285
    taquicardia, 285
      supraventricular, 285
      ventricular, 285
Artéria(s)
  coronária(s), 79-86, 155*f*, 212*f*
    anomalias na criança das, 79-86
      aneurisma por doença de Kawasaki, 83
      fístulas coronarianas, 81
      origem anômala, 79
    na SHCE, 155*f*
    na TGA, 212*f*
  paralelas, 210*f*, 211*f*
    na TGA, 210*f*, 211*f*
      em feto, 211*f*
      em neonato, 211*f*

AT (Atresia Tricúspide), 109-115
  achados ecocardiográficos, 111, 115
    indiretos, 111
    resumo dos, 115
  classificação da, 109q
  dificuldades diagnósticas, 114
  técnica de exame, 112
    posição, 112-114
      apical de quatro câmaras, 112
      paraesternal, 114
      subcostal, 113
      supraesternal, 114
  tipos de, 110f
    diagrama dos, 110f
Atresia
  mitral, 150f, 248f
    isomerismo atrial com, 248f
      direito, 248f
    SHCE com, 150f
  pulmonar, 117-122, 303f
    com septo íntegro, 117-122
      achados ecocardiográficos, 121
        indiretos, 121
        resumo dos, 122
      diagrama de, 117f
      dificuldades no diagnóstico, 122
      técnica de exame, 121
    fibromuscular, 119f
    membranosa, 118f
    tetralogia de Fallot com, 303f
      adulto operado de, 303f
        tubo valvado estenótico em, 303f
Átrio
  único, 27, 32f
Atriosseptostomia
  com balão, 209f
    monitorada pelo ecocardiograma, 209f
      em TGA com FO, 209f
        severamente restritivo, 209f
AV (Atrioventricular)
  septo, 32f
  valva, 305
Avaliação Pós-Operatória
  das cardiopatias congênitas, 289-362
    anastomoses, 297, 298, 359-362
      cavopulmonares, 359-362
      sistemicopulmonares, 297, 298
    AP, 299-302
      bandagem da, 299-302
      cerclagem da, 299-302
    cirurgia, 297, 298, 329-335, 337-342,
      343-345, 347-349, 351-358, 359-362
      de *Blalock*, 297, 298
      de Damus-Kaye-Stansel, 351-358
      de *double switch*, 347-349
      de Fontan, 359-362
      de Glenn, 359-362
      de Jatene, 337-342
      de Mustard, 343-345
      de Norwood, 351-358
      de reconstrução cônica da VT, 329-335
      de Senning, 343-345
      de *switch* arterial, 337-342
    correção, 305-309, 311-313, 315-318,
      319-327
      da CoAo, 315-318
      da DATVP, 311-313
      da IAA, 315-318
      de tetralogia de Fallot, 319-327
      do DSAVT, 305-309
    de *patches*, 293-296
    de Rastelli, 303, 304
    de retalhos, 293-296

derrame, 291, 292
  pericárdico, 291-292
  pleural, 291-292
implantes, 303, 304
  de próteses valvares, 303, 304
  de tubo VD-TP, 303-304
shunt central, 297-298

B
Banda Anômala
  de VD, 125-127
    achados, 125
      ecocardiográficos, 127
        resumo dos, 127
      indiretos, 125
    dificuldades no diagnóstico, 127
    técnica de exame, 125
Bandagem
  da AP, 299-302
    diagnóstico, 302
    dificuldades no, 302
BAVT (Bloqueio Atrioventricular Total), 286
Bernoulli
  equação de, 183, 318
Biventricular, 18
Bloqueio
  atrioventricular, 286
    tipo 2, 286f

# C
Câmara(s)
  cardíacas, 87
    dilatação de, 88f
    dimensão de, 87
  direitas, 155f
    dilatadas, 155f
      na SHCE, 155f
Canal
  arterial, 57, 58, 212f
    e cardiopatias congênitas, 58
      com obstrução de VSVD, 58, 59f
    e CoAo, 60f
    e TGA, 60f
    em coração normal, 57, 58f
    grande, 61f
      com HP, 61f
    na TGA, 212f
    pérvio, 59f, 60f
      em corte do canal, 60f
      em *ductus view*, 60f
    pequeno, 59f
    prótese em, 62f
Cardiomiopatia
  hipertrófica, 165-170
    achados ecocardiográficos, 165
      resumo dos, 165
    ao 3D, 168f
    diagnóstico, 165
      dificuldades no, 165
    Doppler espectral, 167f
      mitral, 168f
    técnica de exame, 165
Cardiopatia(s) Congênita(s)
  avaliação pós-operatória das, 289-362
    anastomoses, 297, 298, 359-362
      cavopulmonares, 359-362
      sistemicopulmonares, 297, 298
    AP, 299-302
      bandagem da, 299-302
      cerclagem da, 299-302
    cirurgia, 297-298, 329-335, 337-342,
      343-345, 347-349, 351-358, 359-362
      de *Blalock*, 297, 298

de Damus-Kaye-Stansel, 351-358
      de *double switch*, 347-349
      de Fontan, 359-362
      de Glenn, 359-362
      de Jatene, 337-342
      de Mustard, 343-345
      de Norwood, 351-358
      de reconstrução cônica da VT, 329-335
      de Senning, 343-345
      de *switch* arterial, 337-342
    correção, 305-309, 311-313, 315-318,
      319-327
      da CoAo, 315-318
      da DATVP, 311-313
      da IAA, 315-318
      de tetralogia de Fallot, 319-327
      do DSAVT, 305-309
    de *patches*, 293-296
    de Rastelli, 303, 304
    de retalhos, 293-296
    derrame, 291, 292
      pericárdico, 291, 292
      pleural, 291, 292
    implantes, 303, 304
      de próteses valvares, 303, 304
      de tubo VD-TP, 303, 304
    shunt central, 297, 298
  base diagnóstica das, 16
    análise segmentar sequencial como, 16
      biventricular, 18
      junção atrioventricular, 18
      junção ventriculoarterial, 19
      posição do coração, 21
      situs, 16
      univentricular, 18
    com obstrução, 58
      de VSVD, 58
      canal arterial em, 58
    ecocardiografia fetal nas, 273-283
Carpentier
  anomalia de Ebstein de, 105f
    tipo D, 105f
CD (Artéria Coronária Direita), 9f
CE (Artéria Coronária Esquerda), 9f
  da AP, 79
    origem anômala da, 79
      achados indiretos, 79
      dificuldades no diagnóstico, 81
      resumo dos achados escocardiográficos,
        81
      técnicas de exame, 79
  ectasia de, 84f
CE (Carótida Esquerda), 11f
Cerclagem
  da AP, 299-302
    diagnóstico, 302
      dificuldades no, 302
    diagrama, 299f
    estenótica, 302f
CIA (Comunicação Interatrial), 25-33, 88, 305,
  351
  achados, 32, 33
    ecocardiográficos, 33
      resumo dos, 33
    indiretos, 32
  classificação, 25
    átrio único, 27
    FO, 25
    OI, 27, 30f
    ostium secundum, 27, 28f
    seio, 27
      coronariano, 27
      venoso, 27

Índice Remissivo

diagnóstico, 33
   dificuldades no, 33
      falso negativo, 33
      falso positivo, 33
   técnica de exame, 32
Cimitarra
   síndrome da, 75f, 76f, 77f
      em adulto, 76f, 77f
      em neonato, 75f
Cirurgia
   de *Blalock*, 297, 298
      diagnóstico, 298
      dificuldades no, 298
   de Damus-Kaye-Stansel, 351-358
      aspecto final da, 351f
      diagrama do, 351f
      diagnóstico, 358
      dificuldades no, 358
   de *double switch*, 347-349
      aspecto da, 347f
      diagnóstico, 349
      dificuldades no, 349
      preparo para, 348f
      do VE, 348f
      técnica triplanar em pós-operatório de, 349f
      FE de VME pela, 349f
      volumetria de VME pela, 349f
   de Fontan, 359-362
      diagnóstico, 362
      dificuldades no, 362
      em SHCE, 360f, 361f
      3D, 360f
      com fenestração, 361f
      etapas da, 359f
      diagrama das, 359f
   de Glenn, 359-362
      diagnóstico, 362
      dificuldades no, 362
      etapas da, 359f
      diagrama das, 359f
   de Jatene, 337-342
      com bom resultado, 338f, 339f
      com estenose supravalvar, 340f
      aórtica residual, 340f
      pulmonar residual, 340f
      com IAO, 340f
      residual, 340f
      diagnóstico, 342
      dificuldades no, 342
      etapas da, 337f
      diagrama das, 337f
      manobra de LeCompte em, 341f
      pós-operatório de, 342f
      estenose de APE em, 342f
   de Mustard, 343-345
      diagnóstico, 345
      dificuldades no, 345
   de Norwood, 351-358
      aspecto final da, 351f
      diagrama do, 351f
      com bom resultado, 352f
      pós-operatório de, 356f
      software TomTec, 356f
      FE de VD pelo, 356f
      volumetria de VD pela, 356f
      strain bidimensional de VD em, 356f
      técnica triplanar em, 356f
      FE de VD pela, 356f
      volumetria de VD pela, 356f
      tubo VD-TP em, 353f
   de reconstrução cônica da VT, 329-335
      diagnóstico, 334
      dificuldades no, 334

de Senning, 343-345
   3D, 345f
   aspecto final da, 343f
   diagrama do, 343f
   com bom resultado, 344f
   diagnóstico, 345
   dificuldades no, 345
de *switch* arterial, 337-342
   diagnóstico, 342
   dificuldades no, 342
   etapas da, 337f
   diagrama das, 337f
CIV (Comunicação Interventricular), 35-44, 88, 198, 207, 221, 305
   achados, 43, 44
      ecocardiográficos, 44
      resumo dos, 44
      indiretos, 43
   classificação, 36
      de mal alinhamento, 39, 40f
      anterior, 39, 40f
      posterior, 40f
      de via de entrada, 39
      em DSAV total, 39f
      duplamente relacionada, 41, 42f, 44f
      muscular, 42
      perimembranosa, 36
      ampla, 36f
      moderada, 36f
      pequena, 35f, 36f
   com dimensão, 89f
      importante, 89f
      moderada, 89f
      pequena, 89f
   de via de entrada, 281f
   diagnóstico, 43
      dificuldades no, 43
   do tipo mal alinhamento posterior, 208f
      TGA com, 208f
   exemplos de, 90f
   na DVSVD, 228f
      mensuração da, 228f
      posições da, 222f
      tipos de, 222f
      TCGA com, 216f
   técnica de exame, 43
   tipos de, 35f
      diagrama dos, 35f
Cleft
   isolado, 50
   da VM, 50
   residual, 307f
      em DSAVT, 307f
      corrigido, 307f
CNC (Cardiomiopatia Não Compactada), 165-170
   achados ecocardiográficos, 170
      resumo dos, 170
   diagnóstico, 170
      dificuldades no, 170
   técnica de exame, 170
CoAo (Coarctação da Aorta), 179-185
   achados, 180, 185
      indiretos, 180
      resumo dos, 185
   aspecto ecocardiográfico da, 179f
      diagrama do, 179f
      em vida fetal, 179f
      na criança, 179f
   canal arterial e, 60f
   correção da, 315-318
      diagnóstico, 318
      dificuldades no, 318

      diagrama, 315f
      total, 316f
      em lactente. 316f
   diagnóstico, 184
      dificuldade no, 184
   discreta, 183
   forma clássica, 180f, 181f
      3D, 181f
   importante, 183, 184f
      com VAo bicúspide, 184f
   severa, 184f
      em recém-nascido, 184f
   técnica de exame, 180
      diagnóstico, 180
      ao bidimensional, 180
      ao Doppler, 182
   tubular, 181f
Comunicação
   tipos de, 25f
      localização dos, 25f
      diagrama da, 25f
Conexão
   segmentar, 269q
      atrioventricular, 269q
      possibilidades de, 269q
Cor
   triatriatum, 145-148
      achados ecocardiográficos, 146
      indiretos, 146
      resumo dos, 148
      com orifício, 145f, 146f
      centralizado, 146f, 147f
      estenótico, 145f, 146f, 147f
      excêntrico, 145f
      dificuldades diagnósticas, 148
      técnica de exame, 147
Coração Normal, 3-21
   base diagnóstica das cardiopatias congênitas, 16
   análise segmentar sequencial como, 16
      situs, 16
      biventricular, 18
      junção atrioventricular, 18
      junção ventriculoarterial, 19
      posição do coração, 21
      univentricular, 18
   canal arterial em, 57, 58f
   Doppler, 12, 14
      colorido, 14
   ecocardiografia nas crianças, 3
      conceitos gerais sobre, 3
   imagens 3D, 15
   mapeamento de fluxo, 12
      em cores, 12
      principais aplicações, 12
   planos ecocardiográficos, 4
      posição apical, 6
      corte das quatro câmaras, 6
      posição precordial, 8
      eixo curto paraesternal, 8
      eixo longo paraesternal, 8
      posição subcostal, 4
      posição supraesternal, 10
      corte supraesternal, 10
Coração
   direito, 205f
      síndrome de hipoplasia do, 205f
      agenesia de VP associada à, 205f
   posição do, 21
Correção
   da AO, 318f
      em adulto, 318f
      operado há 15 anos, 318f

da CoAo, 315-318
  diagnóstico, 318
    dificuldades no, 318
  diagrama, 315f
    total, 316f
      em lactente. 316f
da DATVP, 311-313
  diagnóstico, 313
    dificuldades no, 313
da IAA, 315-318
  diagnóstico, 318
    dificuldades no, 318
  total, 317f
    do tipo C, 317f
de tetralogia de Fallot, 319-327
  avaliação das funções do VD, 326
    diastólicas, 326
    sistólicas, 326
  diagnóstico, 327
    dificuldades no, 327
  diagrama, 319f
  insuficiência pulmonar, 323
    avaliação do grau de, 323
do DSAVT, 305-309
  diagnóstico, 309
    dificuldades no, 309
Corte(s)
  apical(is), 7f, 8f
    angulação posterior do, 8f
    de cinco câmaras, 7f
    de duas câmaras, 7f
    de quatro câmaras, 7f, 8f
    posicionamento nos, 7f
      das mãos, 7f
      do transdutor, 7f
  ecocardiográficos, 193f
    que diagnosticam a tetralogia de Fallot, 193f
    diagrama dos planos de, 193f
  paraesternal, 8f
    de eixo, 8f
      curto, 8f
      longo, 8f
  subcostal, 4f
    posicionamento no, 4f
      das mãos, 4f
      do transdutor, 4f
  supraesternal, 10
    posicionameto no, 11f
      das mãos, 11f
      do transdutor, 11f
Criança(s)
  ecocardiografia nas, 3
    conceitos gerais sobre, 3
  salas para atendimento de, 3f
    humanizadas, 3f
    de espera, 3f
    de exame, 3f
Criss-Cross Heart, 265-270
  achados ecocardiográficos, 269
    resumo dos, 269
  diagrama de, 266f
  pós-cirurgia, 268f
  pós-cirurgia, 268f
  de Jatene, 268f
  técnica de exame, 267
Cúspide(s)
  da valva truncal, 234f
  prolapso de, 174f
    estenose aórtica com, 174f
      valvar, 174f

D

Damus-Kaye-Stansel
  cirurgia de, 351-358
    aspecto final da, 351f
    diagrama do, 351f
  diagnóstico, 358
    dificuldades no, 358
DAPVP (Drenagem Anomala Parcial de Veias Pulmonares), 67
  achados, 77
    ecocardiográficos, 77
      resumo dos, 77
    indiretos, 77
  CIA, 74f
    tipo seio venoso superior, 74f
  classificação, 73
    forma parcial, 73
  diagnóstico, 77
    dificuldades no, 77
  direitas, 74f
  técnica de exame, 77
DATVP (Drenagem Anômala Total de Veias Pulmonares)
  achados, 68, 73
    ecocardiográficos, 73
      resumo dos, 73
    indiretos, 68
  cardíaca, 68, 70f
    em AD, 68
    em SC, 68
  classificação, 67
  com estenose residual, 312, 313f
  correção da, 311-313
    diagnóstico, 313
      dificuldades no, 313
  diagnóstico, 73
    dificuldades no, 73
  infradiafragmática, 68, 70f, 247f
    em VCI, 70f, 247f
  mista, 68, 71, 72f
  supracardíaca, 68, 69f
    em SC, 69f
    em VCS, 68f
      via veia inominada, 68f
  técnica de exame, 68
DCVD (Dupla Câmara Ventricular Direita), 125-127
  achados, 125
    ecocardiográficos, 127
      resumo dos, 127
    indiretos, 125
  dificuldades no diagnóstico, 127
  técnica de exame, 125
Defeito(s)
  tamanhos dos, 88, 89q
    classificação dos, 89q
Derrame
  pericárdico, 291, 292
    diagnóstico, 292
      dificuldades no, 292
    posição, 291f, 292f
      paraesternal, 292f
      subcostal, 291f
  pleural, 291, 292
    diagnóstico, 292
      dificuldades no, 292
Dextrocardia
  isomerismo atrial com, 248f
  direito, 248f
Displasia
  não Ebstein, 107f
    da VT, 107f
  valvar tricúspide, 106
    não Ebstein, 106
      achados ecocardiográficos, 106
        resumo dos, 106
Doença de Kawsaki
  aneurismas por, 83
    da artéria coronária, 83
    classificação, 83
    resumo dos achados ecocardiográficos, 86
  técnica de exame, 84
Doppler, 12
  colorido, 12, 277f
    da AO, 277f
    principais aplicações do, 12
  da AO, 4f
    abdominal, 4f
  diagnóstico ao, 182
    CoAo, 182
  pulsátil, 276f
    das valvas, 276f
      atrioventriculares, 276f
      semilunares, 276f
  velocidades normais ao, 12q
    dos fluxos cardíacos, 12q
Double Switch
  cirurgia de, 347-349
    aspecto da, 347f
  diagnóstico, 349
    dificuldades no, 349
  preparo para, 348f
    do VE, 348f
  técnica triplanar em pós-operatório de, 349f
    FE de VME pela, 349f
    volumetria de VME pela, 349f
Drenagem
  anômala, 67-77
    de VP, 67-77
    DAPVP, 67, 73
    DATVP, 67
    diagrama da localização, 67f
DSAV (Defeito do Septo Atrioventricular), 45-55
  achados, 52, 55
    ecocardiográficos, 55
      resumo dos, 55
    indiretos, 52
  classificação, 45
  cleft isolado, 50
    da VM, 50
  forma(s), 46-48
    atípica, 51
    balanceadas, 52
    completa, 49
    desbalanceadas, 52
    frusta, 50
    incompleta, 46
    intermediária, 47
    parcial, 46
    total, 49
    transicional, 48
  diagnóstico, 53
    dificuldades no, 53
  forma total, 243f
    tipo A, 243f
  SHCE associada a, 154f
  técnica de exame, 52
  tipos de, 45f
    diagrama dos, 45f
DSAVT (Defeito de Septo Atrioventricular Total), 217, 222
  correção do, 305-309
    diagnóstico, 309
      dificuldades no, 309
  corrigido, 305f, 306f, 307f
  cleft residual em, 307f
  septo interatrial em, 306f
  patch em, 306f

SIV em, 306*f*
   patch em, 306*f*
   tipo A, 308*f*
      de Rastelli, 308*f*
   tipo C, 282*f*
DVSVD (Dupla Via de Saída do Ventrículo Direito), 179, 198, 221-229
   achados, 225
      ecocardiográficos, 228
         resumo dos, 228
      indiretos, 225
   CIV na, 228*f*
      mensuração da, 228*f*
   classificação, 221, 225*f*
      anomalias associadas, 225*f*
   com dextrocardia, 225*f*
   com DSAV, 224*f*
   com hipoplasia, 224*f*
      de VE, 224*f*
   com ventrículos, 225*f*
      superior, 225*f*
      inferior, 225*f*
   diagnóstico, 228
      dificuldades no, 228
   isomerismo atrial com, 248*f*
      direito, 248*f*
   técnica de exame, 226
   tetralogia de Fallot e, 199*f*
      diagnóstico diferencial, 199*f*
   tipos de, 222*f*, 223*f*, 226*f*, 227*f*
      Fallot, 223*f*
      mais comumente encontrados, 222*f*
         na prática clínica, 222*f*
      transposição, 223*f*, 226*f*, 227*f*
      variações anatômicas da, 221*f*
         diagrama, 221*f*
DVSVE (Dupla Via de Saída de Ventrículo Esquerdo), 229*f*

E
Ebstein
   anomalia de, 99-107, 217*f*, 329*f*
      da VT, 99-107, 329*f*
         achados ecocardiográficos, 101, 104
            indiretos, 101
            resumo dos, 104
         diagrama da, 329*f*
            após correção, 329*f*
         dificuldades no diagnóstico, 104
         muscularizada, 106*f*
         técnica de exame, 103
      em posição de quatro câmaras, 100*f*
      TCGA associada à, 217*f*
      tipo D, 105*f*
         de Carpentier, 105*f*
Ecocardiografia
   fetal, 271-287
      arritmias fetais, 285, 286
      nas cardiopatias, 273-283
         congênitas, 273-283
         normal, 273-283
            de nível I, 273
            especializada, 274
   nas crianças, 3
      conceitos gerais sobre, 3
Eixo(s)
   curto, 6*f*, 8
      paraesternal, 8
      subcostal, 6*f*
         do VD, 6*f*
      de cavas, 5*f*
      do ETE, 5*f*
   longo, 6*f*, 8

em plano subcostal, 6*f*
   de AO asc, 6*f*
   de VE, 6*f*
   paraesternal, 8
Endocardite
   bacteriana, 333*f*
      da VT, 333*f*
         após reconstrução cônica, 333*f*
Equação
   de Bernoulli, 183
ESA (Extrassístole Atrial), 285
Estenose
   aórtica supravalvar, 171-177, 340*f*
      achados, 177
         indiretos, 177
         resumo dos, 177
      diagnóstico, 177
         dificuldade no, 177
      diagrama, 177
      em ampulheta, 177*f*
      residual, 340*f*
         cirurgia de Jatene com, 340*f*
      técnica de exame, 177
   aórtica valvar, 171-177
      achados, 171, 176
         indiretos, 171
         resumo dos, 176
      com prolapso de cúspides, 174*f*
      crítica, 171*f*
         diagrama, 171*f*
         em feto, 171*f*
      diagnóstico, 176
         dificuldade no, 176
      discreta, 172*f*
      por VAo trivalvular, 172*f*
      por VAo, 172*f*, 173*f*, 176*f*
         bicúspide, 172*f*, 176*f*
         unicomissural, 173*f*
   aórtica valvar, 171-177
   técnica de exame, 171
   congênita, 139*f*
      não paraquedas, 139*f*
      VM com, 139*f*
   de AP esquerda, 322*f*
      em tetralogia de Fallot, 322*f*
      operada, 322*f*
   graduação de, 133*q*
      variação de acordo com a, 133*q*
         do gradiente, 133*q*
   mitral, 139*f*, 143*f*
      congênita, 143*f*
   pulmonar, 129-133, 216*f*
      supravalvar, 131
      TCGA com, 216*f*
      valvar, 129-133
         achados indiretos, 131
         crítica, 131
         diagrama da, 129*f*
         dificuldades no diagnóstico, 131
         resumo dos achados, 133
            ecocardiográficos, 133
         técnica de exame, 131
      residual, 312, 313*f*
         DATVP com, 312, 313*f*
      subaórtica, 159*f*, 160*f*, 161*f*, 162*f*
         por desvio posterior, 161*f*
            do septo infundibular, 161*f*
         por membrana, 160*f*, 161*f*, 162*f*
            de corte paraesternal, 160*f*
         por túnel fibroso, 162*f*
         três tipos de, 159*f*
            diagrama dos, 159*f*

subvalvar pulmonar, 248*f*
   isomerismo atrial com, 248*f*
      direito, 248*f*
supravalvar pulmonar, 340*f*
   residual, 340*f*
      cirurgia de Jatene com, 340*f*
valvar, 173*f*
   aórtica, 173*f*
ETE (Ecocardiograma Transesofágico)
   eixo do, 5*f*
      de cavas, 5*f*
   para seleção, 29*f*
      de fechamento percutâneo, 29*f*
         com prótese, 29*f*
Extrassístole(s)
   ventriculares, 285

F
FE (Fração de Ejeção)
   do VD, 326*f*, 327*f*
      em pós-operatório de tetralogia de Fallot, 326*f*
         pela técnica triplanar, 326*f*
         pelo *software* Tom Tec, 326*f*
         strain bidimensional de, 327*f*
   do VE, 327*f*
      em pós-operatório de tetralogia de Fallot, 327*f*
         pela técnica triplanar, 327*f*
         strain bidimensional de, 327*f*
   do VME, 349*f*
      pela técnica triplanar, 349*f*
      em pós-operatório de *double switch*, 349*f*
Fechamento
   percutâneo, 29*f*
      com prótese, 29*f*
         ETE para seleção de, 29*f*
Fístula(s)
   coronariana(s), 81
      achados ecocardiográficos, 82
         resumo dos, 82
      cavitária, 82*f*
      clinicamente silenciosa, 82*f*
      exemplos mais comuns de, 81*f*
      técnicas de exame, 82
Flutter
   atrial, 285, 286*f*
Fluxo(s)
   cardíacos, 12*q*
      velocidades normais dos, 12*q*
         ao Doppler, 12*q*
      em cores, 12, 13*f*, 14*f*
         mapeamento de, 12, 13*f*, 14*f*
         principais aplicações, 12
   pulmonar, 59*f*, 90
      ao Doppler, 59*f*
         em canal arterial pérvio pequeno, 59*f*
      avaliação do, 90
         classificação dos defeitos pela, 91*q*
FO (Forame Oval), 25
   fechado, 152*f*
      em neonato, 152*f*
         SHCE com, 152*f*
   na TGA, 209*f*
   pérvio, 26*f*, 27*f*, 153*f*
      adequado, 153*f*
         SHCE com, 153*f*
      em adulto, 27*f*
      em neonato, 26*f*
      severamente restritivo, 209*f*
         TGA com, 209*f*
            atriosseptostomia com balão em, 209*f*
               monitorada pelo ecocardiograma, 209*f*

Fontan
cirurgia de, 359-362
diagnóstico, 362
dificuldades no, 362
em SHCE, 360f, 361f
com fenestração, 361f
3D, 360f
etapas da, 359f
diagrama das, 359f
Função(ões)
do VD, 326
avaliação das, 326
diastólica, 326
sistólica, 326
triplanar, 16f
ventricular direita, 156f
estudo ao 3D da, 156f
em SHCE, 156f

G
Glenn
cirurgia de, 359-362
diagnóstico, 362
dificuldades no, 362
etapas da, 359f
diagrama das, 359f
Gradiente
do *shunt*, 89
avaliação através do, 90q
dos defeitos, 90q
variação do, 175q
de acordo com a graduação, 175q

H
Hemitruncus arteriosus, 236
Hiperfluxo
pulmonar, 91f
crescente, 91f
exemplo de, 91f
Hipertrofia
ventricular direita, 198f
na tetralogia de Fallot, 198f
Hipoplasia
do coração esquerdo, 149-157
atresia mitral e aórtica, 149-157
achados ecocardiográficos, 154, 157
resumo dos, 157
dificuldades no diagnóstico, 157
técnica de exame, 156
do VD, 282f
externa, 154f
de AO asc, 154f
SHCE associada à, 154f
HP (Hipertensão Pulmonar)
canal arterial e, 61f
grande, 61f
classificação da, 96q
e CIV ampla, 95f
e trissomia 21, 95f

I
IAA (Interrupção do Arco Aórtico), 187-190
achados, 188, 190
indiretos, 188
resumo dos, 190
correção da, 315-318
diagnóstico, 318
dificuldades no, 318
total, 317f
do tipo C, 317f

diagnóstico, 189
dificuldades no, 189
técnica de exame, 188
tipos de, 187f
A, 188f, 189f, 190f
B, 188f
diagrama dos, 187f
IAO (Insuficiência Aórtica)
cirurgia de Jatene com, 340f
em adulto, 322f
com tetralogia de Fallot, 322f
IM (Insuficiência Mitral)
residual, 307f
em DSAVT corrigido, 307f
Imagem(ns)
3D, 15
Implante(s)
de próteses valvares, 303, 304
diagnóstico, 304
dificuldades no, 304
de tubo VD-TP, 303, 304
diagnóstico, 304
dificuldades no, 304
Insuficiência
pulmonar, 323, 324f, 325f
em tetralogia de Fallot operada, 324f, 325f
importante, 325f
total, 324f
grau da, 323
avaliação do, 323
Inversão
ventricular, 265-270
isolada, 265-270
diagrama da, 269f
Isomerismo
atrial, 241-249, 262f
esquerdo, 262f
apêndices atriais em, 262f
justaposição esquerda dos, 262f
síndromes do, 241-249
direito, 241-249
esquerdo, 241-249

J
JAP (Janela Aortopulmonar), 63-66, 88
achados, 65
ecocardiográficos, 65
resumo dos, 65
indiretos, 65
classificação, 63
de Mori *et al.*, 64f
diagnóstico, 65
dificuldades no, 65
técnica de exame, 65
Jatene
cirurgia de, 337-342
com bom resultado, 338f, 339f
com estenose supravalvar, 340f
aórtica residual, 340f
pulmonar residual, 340f
com IAO, 340f
residual, 340f
diagnóstico, 342
dificuldades no, 342
etapas da, 337f
diagrama das, 337f
manobra de LeCompte em, 341f
pós-operatório de, 342f
estenose de APE em, 342f
Junção
atrioventricular, 18
ventriculoarterial, 19

Justaposição
de apêndices, 261-263
achados, 263
indiretos, 263
atriais, 262f
esquerda, 262f
diagnóstico, 263
dificuldades no, 263
resumo dos achados, 263
ecocardiográficos, 263
técnica de exame, 263

L
LeCompte
manobra de, 341f
em cirurgia de Jatene, 341f
Lesão(ões) Obstrutiva(s)
à direita, 97-133
anomalia de Ebstein, 99-107
da VT, 99-107
AT, 109-115
atresia pulmonar, 117-122
com septo íntegro, 117-122
banda anômala, 125-127
de VD, 125-127
DCVD, 125-127
estenose pulmonar, 129-133
valvar, 129-133
à esquerda, 135-190
anomalias congênitas, 137-143
da VM, 137-143
cardiomiopatia, 165-170
hipertrófica, 165-170
CNC, 165-170
CoAo, 179-185
Cor *triatriatum*, 145-148
estenose aórtica, 171-177
supravalvar, 171-177
valvar, 171-177
hipoplasia do coração esquerdo, 149-157
atresia mitral e aórtica, 149-157
IAA, 187-190
obstrução fixa, 159-162
da VSVE, 159-162
Lesão(ões)
de *shunt*, 23-96
anomalias das artérias coronárias, 79-86
na criança, 79-86
CIA, 25-33
CIV, 35-44
drenagem anômala, 67-77
de VP, 67-77
DSAV, 45-55
JAP, 63-66
PCA, 57-62
repercussão hemodinâmica nas, 87-96
avaliação da, 87-96

M
Manobra
de LeCompte, 341f
em cirurgia de Jatene, 341f
Mão(s)
posicionamento das, 4f, 10f
no(s) corte(es), 4f, 7f, 10f
apicais, 7f
paraesternal, 10f
subcostal, 4f
Margarida, 274f
Mediastino
superior, 11f
anatomia venosa do, 11f

Índice Remissivo

Membrana
　estenose por, 160*f*, 161*f*, 162*f*
　　subaórtica, 160*f*, 161*f*, 162*f*
　　　de corte paraesternal, 160*f*
Monocúspide
　em tetralogia de Fallot, 324*f*
　　operada, 324*f*
MP (Músculo Papilar), 138*f*, 218
　do VE, 10*f*
　e inserções, 5*f*
　em VM, 139*f*
　　estenótica, 139*f*
Músculo
　trabecular, 218
　e TCGA, 218
Mustard
　cirurgia de, 343-345
　　diagnóstico, 345
　　　dificuldades no, 345

N

Neonato
　com SHCE, 155*f*
　　arco ductal em, 155*f*
　FO em, 26*f*, 152*f*
　　fechado, 152*f*
　　　SHCE com, 152*f*
　　pérvio, 26*f*
　síndrome da Cimitarra em, 75*f*
　TGA em, 208*f*, 211*f*
　　artérias paralelas na, 211*f*
Norwood
　cirurgia de, 351-358
　　aspecto final da, 351*f*
　　　diagrama do, 351*f*
　　com bom resultado, 352*f*
　　pós-operatório de, 356*f*
　　　software TomTec, 356*f*
　　　　FE de VD pelo, 356*f*
　　　　volumetria de VD pelo, 356*f*
　　　strain bidimensional de VD em, 356*f*
　　　técnica triplanar em, 356*f*
　　　　FE de VD pela, 356*f*
　　　　volumetria de VD pela, 356*f*
　　tubo VD-TP em, 353*f*

O

Obstrução
　de VSVD, 58
　　cardiopatias congênitas e, 58
　　　canal arterial em, 58
　　fixa, 159-162
　　　da VSVE, 159-162
　　　　achados ecocardiográficos, 160
　　　　　indiretos, 160
　　　　　resumo dos, 162
　　　　dificuldades no diagnóstico, 162
　　　　técnicas de exame, 160
OI (*Ostium Primum*), 27, 30*f*
Ostium
　secundum, 27, 28*f*

P

Patch(es)
　avaliação de, 293-296
　　ao 3D, 295*f*
　　　ocluindo 294*f*, 295*f*
　　　　CIA, 294*f*
　　　　CIV, 295*f*
　　em septo interatrial, 306*f*
　　em DSAVT, 305*f*
　　　corrigido, 305*f*
　　em SIV, 306*f*
　　em DSAVT, 306*f*
　　　corrigido, 306*f*
PCA (Persistência do Canal Arterial), 57-62, 88
　achados, 59, 62
　　ecocardiográficos, 62
　　　resumo dos, 62
　　indiretos, 59
　diagnóstico, 62
　　dificuldades no, 62
　técnica de exame, 59
　variações morfológicas, 57
　　com cardiopatias congênitas, 58
　　　com obstrução de VSVD, 58
　　em coração normal, 57, 58*f*
Pé de bailarina, 273*f*
Plano(s) Ecocardiográfico(s)
　posição, 4
　　apical, 6
　　　corte das quatro câmaras, 6
　　precordial, 8
　　　eixo curto paraesternal, 8
　　　eixo longo paraesternal, 8
　　subcostal, 4
　　supraesternal, 10
　　　corte supraesternal, 10
Posicionamento
　das mãos, 4*f*, 7*f*, 10*f*, 11*f*
　　no(s) corte(s), 4*f*, 7*f*, 10*f*, 11*f*
　　　apicais, 7*f*
　　　paraesternal, 10*f*
　　　subcostal, 4*f*
　　　supraesternal, 11*f*
　do transdutor, 4*f*, 7*f*, 10*f*, 11*f*
　　no(s) corte(s), 4*f*, 7*f*, 10*f*, 11*f*
　　　apicais, 7*f*
　　　paraesternal, 10*f*
　　　subcostal, 4*f*
　　　supraesternal, 11*f*
Pressão(ões)
　em câmaras direitas, 93
　　e AP, 93
　　　avaliação das, 93
　sistólica, 94*f*, 122*f*
　　de AP, 94*f*
　　　crescente, 94*f*
　　de VD, 122*f*
　　　estimativa de, 122*f*
Prolapso
　de cúspides, 174*f*
　　estenose aórtica com, 174*f*
　　valvar, 174*f*
Prótese(s)
　biológica, 304*f*
　　em posição pulmonar, 304*f*
　em canal arterial, 62*f*
　valvares, 303, 304
　　implantes de, 303, 304
　　　dificuldades no diagnóstico, 304

Q

QP/QS (Relação Fluxo Pulmonar/Fluxo Sistêmico)
　avaliação da, 92, 93*q*
　cálculo do, 92*f*
　etapas do, 92*f*

R

Ramo(s)
　pulmonares, 197*f*
　　na tetralogia de Fallot, 197*f*
Rastelli
　avaliação de, 303, 304
　　diagnóstico, 304
　　　dificuldades no, 304
　DSAVT de, 308*f*
　　do tipo A, 308*f*
Recém-Nascido
　arco aórtico do, 180*f*
　CoAo em, 184*f*
　　severa, 184*f*
Repercussão Hemodinâmica
　nas lesões de *shunt*, 87-96
　　avaliação da, 87-96
　　　achados ecocardiográficos, 96
　　　dimensão de câmaras cardíacas, 87
　　　final, 96
　　　fluxo pulmonar, 90, 91*q*
　　　gradiente do *shunt*, 89, 90*q*
　　　pressões, 93
　　　　em AP, 93
　　　　em câmaras direitas, 93
　　　QP/QS, 92, 93*q*
　　　tamanho dos defeitos, 88, 89*q*
Retalho(s)
　avaliação de, 293-296

S

S (Septo), 8*f*, 26*f*
　AV, 32*f*
　infundibular, 161*f*, 196*f*
　　desvio posterior do, 161*f*
　　　estenose subaórtica por, 161*f*
　　na tetralogia de Fallot, 196*f*
　　　desvio do, 196*f*
　íntegro, 117-122
　　atresia pulmonar com, 117-122
　　　achados ecocardiográficos, 121
　　　　indiretos, 121
　　　　resumo dos, 122
　　　diagrama de, 117*f*
　　　dificuldades no diagnóstico, 122
　　　técnica de exame, 121
　interatrial, 5*f*, 306*f*
　　em DSAVT corrigido, 306*f*
　　patch em, 306*f*
　　em plano, 5*f*
　　　de VCS, 5*f*
　　　de VP, 5*f*
　membranoso, 38*f*
　　aneu. de, 38*f*
　　　com pequena comunicação, 38*f*
SAM (*Sistolic Anterior Motion*/Movimento Sistólico Anterior), 165
SC (Seio Coronariano), 8*f*, 27, 32*f*, 33*f*
　dilatado, 31*f*
SCE (Subclávia Esquerda), 11*f*
Seio
　venoso, 27
　　inferior, 31*f*
Senning
　cirurgia de, 343-345
　　3D, 345*f*
　　aspecto final da, 343*f*
　　　diagrama do, 343*f*
　　com bom resultado, 344*f*
　　diagnóstico, 345
　　　dificuldades no, 345
SHCE (Síndrome de Hipoplasia do Coração Esquerdo), 149, 150*f*, 151*f*, 281*f*, 351
　ao 3D, 156*f*, 157*f*
　　estudo em, 156*f*
　　　da função ventricular direita, 156*f*
　　VD em, 157*f*
　　　strain bidimensional do, 157*f*

AO na, 153f
AP na, 153f
artérias coronárias na, 155f
associada, 154f
  a DSAV, 154f
  à hipoplasia extrema, 154f
    de AO asc, 154f
câmaras direitas na, 155f
  dilatadas, 155f
cirurgia em, 360f, 361f
  de Fontan, 360f
    com fenestração, 361f
    3D, 360f
com atresia mitral, 150f
com FO, 152f, 153f
  fechado, 152f
    em neonato, 152f
  pérvio, 153f
    adequado, 153f
diagrama, 149f
em espectro de gravidade, 150f
neonato com, 155f
  arco ductal em, 155f
Shunt
  central, 297, 298
    anastomose tipo, 297f, 298f
      sistemicopulmonares, 297f, 298f
    diagnóstico, 298
      dificuldades no, 298
  gradiente do, 89
    avaliação através do, 90q
      dos defeitos, 90q
  lesões de, 23-96
    anomalias das artérias coronárias, 79-86
      na criança, 79-86
    CIA, 25-33
    CIV, 35-44
    drenagem anômala, 67-77
      de VP, 67-77
    DSAV, 45-55
    JAP, 63-66
    PCA, 57-62
    repercussão hemodinâmica nas, 87-96
      avaliação da, 87-96
  peri-patch, 296f
    mínimo, 296f
Síndrome(s)
  da Cimitarra, 75f, 76f, 77f
    em adulto, 76f, 77f
    em neonato, 75f
  de hipoplasia, 205f
    do coração direito, 205f
      agenesia de VP associada à, 205f
  do isomerismo atrial, 241-249
    direito, 241-249
      achados ecocardiográficos, 241, 249
        indiretos, 245
        resumo dos, 249
      com atresia mitral, 248f
      com DATVP infradiafragmática, 247f
        em VCI, 247f
      com dextrocardia, 248f
      com DVSVD, 248f
      com estenose subvalvar pulmonar, 248f
      com veias cavas, 247f
      diagrama, 246f
      dificuldades no diagnóstico, 249
      técnica de exame, 249
      vasos abdominais, 247f
    esquerdo, 241-249
      achados ecocardiográficos, 241, 249
        indiretos, 241
        resumo dos, 249

diagrama, 242f
dificuldades no diagnóstico, 249
técnica de exame, 249
vasos abdominais, 243f, 244f
veias hepáticas, 244f
heterotáxicas, 241
Situs, 16, 18f
  solitus, 263f
    apêndices atriais em, 263f
      justaposição esquerda dos, 263f
  tipos de, 17f
    em diagramas, 17f
SIV (Septo Interventricular), 8, 159, 165
  em DSAVT corrigido, 306f
  patch em, 306f
Straddling
  da VM, 257-259
    achados ecocardiográficos, 259
      resumo dos, 259
    diagnóstico, 259
      dificuldades no, 259
    diagrama, 259f
    técnica de exame, 258
  da VT, 257-259
    achados ecocardiográficos, 258
      resumo dos, 258
    diagnóstico, 258
      dificuldades no, 258
    diagrama, 257f
    em TCGA, 258f
    técnica de exame, 258
Switch Arterial
  cirurgia de, 337-342
    diagnóstico, 342
      dificuldades no, 342
    etapas da, 337f
      diagrama das, 337f

T
Taquicardia
  supraventricular, 285
    fetal, 285f
      sustentada, 285f
  ventricular, 285, 286f
    fetal, 286f
TBC (Tronco Braquiocefálico), 11f, 200f
TCGA (Transposição Corrigida das Grandes Artérias), 215-220
  achados, 216, 219
    ecocardiográficos, 219
      resumo dos, 219
    indiretos, 216
  associada à anomalia de Ebstein, 217f
  com CIV, 216f
  com estenose pulmonar, 216f
  continuidade mitropulmonar, 218f
  diagnóstico, 219
    dificuldades no, 219
  diagrama, 215f
  técnica de exame, 217
    forma do ventrículo, 218
    MP, 218
    músculo trabecular, 218
    posição das grandes artérias, 219
    via, 217, 218
      de entrada, 217
      de saída, 218
Tetralogia de Fallot, 193-200, 283f, 303f
  achados ecocardiográficos, 194
    indiretos, 194
    resumo dos, 200
  adulto com, 322f
    IAO em, 322f

agenesia da VP com, 201-205
aneu em, 323f
  de VSVD, 323f
arco aórtico na, 200f
  à direita, 200f
clássica, 195f, 197f, 198f
  cavalgamento na, 198f
  colaterais na, 197f
com atresia pulmonar, 303f
  adulto operado de, 303f
    tubo valvado estenótico em, 303f
coronárias na, 199f
correção da, 319-327
  avaliação das funções do VD, 326
    diastólicas, 326
    sistólicas, 326
  diagnóstico, 327
    dificuldades no, 327
  diagrama, 319f
  insuficiência pulmonar, 323
    avaliação do grau de, 323
cortes ecocardiográficos que diagnosticam a, 193f
  diagrama dos planos de, 193f
desvio de septo na, 196f
  infundibular, 196f
diagnósitco, 198, 199f
  diferencial, 199f
  dificuldades no, 198
em eixo, 195f
  curto, 195f
  longo, 195f
hipertrofia na, 198f
  direita, 198f
operada, 320f, 322f
  com bom resultado, 320f
  estenose de AP em, 322f
    esquerda, 322f
  insuficiência pulmonar em, 324f, 325f
    importante, 325f
    total, 324f
  monocúspide em, 324f
pós-operatório de, 326f, 327f
  software Tom Tec em, 326f
    FE de VD em, 326f
  strain bidimensional em, 327f
    de VD, 327f
    de VE, 327f
  técnica triplanar em, 326f, 327f
    FE em, 326f, 327f
      de VD, 326f
      de VE, 327f
    volumetria em, 326f, 327f
      de VD, 326f
      de VE, 327f
ramos pulmonares na, 197f
técnica de exame, 194
VP na, 196f
TGA (Transposição das Grandes Artérias), 207-213
  achados, 207, 213
    ecocardiográficos, 213
      resumo dos, 213
    indiretos, 207
  artérias paralelas na, 210f, 211f
    em feto, 211f
    em neonato, 211f
  canal arterial e, 60f, 212f
  com CIV, 208f
    do tipo mau alinhamento posterior, 208f
  com FO severamente restritivo, 209f
    atriosseptostomia com balão em, 209f
      monitorada pelo ecocardiograma, 209f

coronárias na, 212
diagnóstico, 213
  dificuldades no, 213
diagrama, 207f
em neonato, 208f
FO na, 209f
técnica de exame, 208
Transdutor(es)
  posicionamento dos, 4f, 10f
    no corte, 4f, 7f, 10f
      apicais, 7f
      paraesternal, 10f
      subcostal, 4f
Truncus
  arteriosus, 231-236
    achados, 235
      indiretos, 235
      resumo dos, 236
    classificações do, 232f
      diagrama, 232f
    diagnóstico, 236
      dificuldades no, 236
    displasia valvar em, 235f
      tipo II, 235f
    Hemitruncus, 236
      arteriosus, 236
    técnica de exame, 235
    tipo, 233f
      I, 233f
      II, 233f
      IV, 234f
Tubo
  valvado estenótico, 303f
    em adulto operado de tetralogia de Fallot, 303f
      com atresia pulmonar, 303f
    VD-TP, 303, 304
      implantes de, 303, 304
      dificuldades no diagnóstico, 304
Túnel
  fibroso, 162f
    estesnose subaórtica por, 162f

U
Univentricular, 18

V
VAo (Valva Aórtica), 9f
  bicúspide, 172f, 176f, 184f
    CoAo com, 184f
      importante, 184f
    estenose aórtica por, 172f, 176f
  trivalvular, 172f
    estenose aórtica por, 172f
      discreta, 172f
  unicomissural, 173f
    estenose aórtica, 173f
Vaso(s)
  abdominais, 243f, 244f, 247f
    isomerismo atrial, 243f, 244f, 247f
    direito, 247f
    esquerdo, 243f, 244f
VCI (Vaia Cava Inferior), 4f, 5f, 14f, 25f, 360
  DATVP em, 70f, 247f
    infradiafragmática, 70f, 247f
VCS (Vaia Cava Superior), 11f, 14f, 25f, 359
  plano de, 5f
    septo interatrial em, 5f
VD (Ventrículo Direito), 7f, 9f, 12f, 25f, 28f
  diagrama do, 194f
    na tetralogia de fallot, 194f
      em corte subcostal, 194f
      de eixo curto, 194f

longitudinal, 194f
eixo curto do, 6f
  subcostal, 6f
funções do, 326
  avaliação das, 326
  diastólica, 326
  sistólica, 326
hipoplasia de, 282f
strain bidimensional do, 157f
  ao 3D, 157f
  em SHCE, 157f
volumes do, 16f
  quantificação dos, 16f
VE (Ventrículo Esquerdo), 7f, 8f, 9f, 12f, 13f, 25f, 28f
  borderline, 151f
  eixo longo de, 6f
    em plano subcostal, 6f
Veia(s)
  cavas, 247f
    isomerismo atrial com, 247f
    direito, 247f
  hepáticas, 244f
    isomerismo atrial, 244f
    esquerdo, 244f
Velocidade(s)
  normais, 12
    dos fluxos cardíacos, 12q
      ao Doppler, 12q
Ventrículo(s)
  e TCGA, 218, 219f
    forma do, 218
    trabeculação dos, 219f
  inferior, 265-270
    achados ecocardiográficos, 269
      resumo dos, 269
    diagrama de, 266f
    técnica de exame, 267
  superior, 265-270
    achados ecocardiográficos, 269
      resumo dos, 269
    diagrama de, 266f
    técnica de exame, 267
VM (Valva Mitral), 9f
  anomalias congênitas da, 137-143
    achados indiretos, 143
    diagnóstico, 143
      dificuldades no, 143
    resumo dos achados, 143
      ecocardiográficos, 143
    técnicas de exame, 143
  cleft da, 50
    isolado, 50
  com estenose congênita, 139f
    não paraquedas, 139f
  duplo orifício da, 140f, 141f
    diagrama, 140f
  em arcada, 142
  estenótica, 137f, 138f, 139f
    em paraquedas, 137f, 138f
      diagrama da, 137f, 138f
    MP em, 139f
  VT e, 5f
    transversal da, 5f
VME (Ventrículo Morfológico Esquerdo)
  FE de, 349f
    pela técnica triplanar, 349f
    em pós-operatório de *double switch*, 349f
  volumetria de, 349f
    pela técnica triplanar, 349f
    em pós-operatório de *double switch*, 349f
Volumetria
  de VD, 326f, 327f

em pós-operatório de tetralogia de Fallot, 326f
  pela técnica triplanar, 326f
  pelo *software* Tom Tec, 326f
do VE, 327f
  em pós-operatório de tetralogia de Fallot, 327f
  pela técnica triplanar, 327f
do VME, 349f
  pela técnica triplanar, 349f
  em pós-operatório de *double switch*, 349f
VP (Valva Pulmonar)
  imperfurada, 118f
  na tetralogia de Fallot, 196f
  agenesia da, 201-205
    associada à síndrome de hipoplasia, 205f
      do coração direito, 205f
    com tetralogia de Fallot, 201-205
      achados indiretos, 202
      diagrama da, 201f
      dificuldades no diagnóstico, 202
      forma clássica, 202f
      resumo dos achados, 202
        ecocardiográficos, 202
      técnica de exame, 202
    parcial, 203-204f
    isolada, 203-204f
VP (Veias Pulmonares), 11f, 14f
  drenagem anômala de, 67-77
    DAPVP, 67, 73
    DATVP, 67
  plano de, 5f
    septo interatrial em, 5f
VSVD (Via de Saída do Ventrículo Direito), 6f, 8f
  aneu de, 323f
    em tetralogia de Fallot, 323f
  obstrução de, 58, 59f
    cardiopatias congênitas com, 58
    canal arterial em, 58
VSVE (Via de Saída do Ventrículo Esquerdo), 305
  obstrução fixa da, 159-162
    achados ecocardiográficos, 160
      indiretos, 160
      resumo dos, 162
    diagnóstico, 162
      dificuldades no, 162
    técnica de exame, 160
VT (Valva Tricúspide)
  anomalia de Ebstein da, 99-107, 329f, 331f
    achados ecocardiográficos, 101, 104
      indiretos, 101
      resumo dos, 104
    diagnóstico, 104
      dificuldades no, 104
    diagrama da, 329f
      após correção, 329f
    fenestrações em, 331f
    técnica de exame, 103
  displasia da, 107f
    não Ebstein, 107f
  e VM, 5f
    transversal das, 5f
  muscularizada, 106f
    anomalia de Ebstein com, 106f
    forma rara de, 106f
  reconstrução cônica da, 329-335
    aspecto após, 331f, 332f
      cirúrgico, 332f
      ecocardiográfico, 332f
    cirurgia de, 329-335
      diagnóstico, 334
        dificuldades no, 334

investigação complementar, 333
    pela ecocardiografia 3D, 333
  com estenose tricúspide, 332*f*
    residual, 332*f*
  endocardite bacteriana após, 333*f*
VU (Ventrículo Único), 251-254

achados, 251, 254
  ecocardiográficos, 254
    resumo dos, 254
  indiretos, 251
diagnóstico, 254
  dificuldades no, 254

técnica de exame, 252
tipo direito, 253*f*
tipo esquerdo, 251*f*, 252*f*, 254*f*
  Holmes Heart, 254*f*
  diagrama, 251*f*